国家卫生健康委员会"十三五"规划教材

专科医师核心能力提升导引丛书

供专业学位研究生及专科医师用

整形外科学

Plastic Surgery

主　编　李青峰

人民卫生出版社
·北京·

图书在版编目（CIP）数据

整形外科学 / 李青峰主编. —北京：人民卫生出
版社，2021.6
ISBN 978-7-117-31683-5

Ⅰ. ①整… Ⅱ. ①李… Ⅲ. ①整形外科学－医学院校
－教材 Ⅳ. ① R25

中国版本图书馆 CIP 数据核字（2021）第 104775 号

| 人卫智网 | www.ipmph.com | 医学教育、学术、考试、健康，购书智慧智能综合服务平台 |
| 人卫官网 | www.pmph.com | 人卫官方资讯发布平台 |

整形外科学
Zhengxing Waikexue

主　　编：李青峰
出版发行：人民卫生出版社（中继线 010-59780011）
地　　址：北京市朝阳区潘家园南里 19 号
邮　　编：100021
E - mail：pmph @ pmph.com
购书热线：010-59787592　010-59787584　010-65264830
印　　刷：北京盛通印刷股份有限公司
经　　销：新华书店
开　　本：889×1194　1/16　印张：34
字　　数：960 千字
版　　次：2021 年 6 月第 1 版
印　　次：2021 年 8 月第 1 次印刷
标准书号：ISBN 978-7-117-31683-5
定　　价：198.00 元

编　者 （按姓氏笔画排序）

马显杰　空军军医大学西京医院

亓发芝　复旦大学附属中山医院

龙　笑　北京协和医院

朱晓海　上海长征医院

刘宏伟　暨南大学附属第一医院

孙家明　华中科技大学同济医学院附属协和医院

李圣利　上海交通大学医学院附属第九人民医院

李青峰　上海交通大学医学院附属第九人民医院

李学拥　空军军医大学唐都医院

杨　军　上海交通大学医学院附属第九人民医院

吴溯帆　浙江省人民医院

何　伦　东南大学

余墨声　武汉大学人民医院

张金明　中山大学孙逸仙纪念医院

张家平　陆军军医大学西南医院

林晓曦　上海交通大学医学院附属第九人民医院

周　晓　湖南省肿瘤医院

周建大　中南大学湘雅三医院

赵启明　浙江医院

胡志奇　南方医科大学南方医院

姚　敏　上海交通大学医学院附属第九人民医院

顾建英　复旦大学附属中山医院

郭　澍　中国医科大学附属第一医院

陶　凯　中国人民解放军北部战区总医院

章庆国　中国医学科学院整形外科医院

韩　岩　中国人民解放军总医院

程　飚　中国人民解放军南部战区总医院

鲁　峰　南方医科大学南方医院

樊　星　空军军医大学西京医院

编写秘书： 张国佑　金奚佳

主 编 简 介

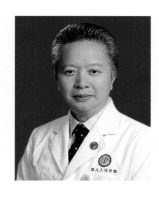

李青峰 上海交通大学医学院附属第九人民医院副院长、整复外科主任、教授、博士生导师；国家教育部"长江学者"特聘教授、国家"杰出青年"科学基金获得者。现为中国医师协会整形外科分会名誉会长、美国整复外科协会（AAPS）外籍 Fellow、英文版《中国整形外科杂志》主编、《美国转化医学杂志》副主编、美国移植重建外科学会发起会员（ASRT）等。

从事医学教学 30 年，带领研究团队先后完成"国家中长期科技计划""国家自然科学基金重点项目""国家十二五支撑计划"等 20 余项研究，编撰教材专著 18 部。在学校开设"整形外科学""显微外科学"等课程，带教各类学制的研究生 100 余名，多名学生获得国际学术会议的研究和优秀论文奖，8 人次入选省部级人才计划。

在创伤修复、体表肿瘤、再生医学等治疗上，提出和建立了多项有影响的创新思想和治疗方法。在 *Lancet*、*Ann.Surg*、*Biomaterial* 等发表论文 200 余篇，成果编入多部本专业国际专著。其团队先后获得国际实验显微外科学会（ISEM）Z.Robert Award 奖、美国整复外科学会（ASPS）年度 Best Paper 奖、美国 ASAPS 年度 BJA-I Award，以及国家科技进步奖二等奖、国家教育部科技进步奖一等奖、上海市科技进步奖一等奖等。其所在学科为国家重点学科，在国际上享有广泛声誉，蝉联全国"最佳专科"和"科技影响力"排名第一。

全国高等学校医学研究生"国家级"规划教材 第三轮修订说明

　　进入新世纪,为了推动研究生教育的改革与发展,加强研究型创新人才培养,人民卫生出版社启动了医学研究生规划教材的组织编写工作,在多次大规模调研、论证的基础上,先后于2002年和2008年分两批完成了第一轮50余种医学研究生规划教材的编写与出版工作。

　　2014年,全国高等学校第二轮医学研究生规划教材评审委员会及编写委员会在全面、系统分析第一轮研究生教材的基础上,对这套教材进行了系统规划,进一步确立了以"解决研究生科研和临床中实际遇到的问题"为立足点,以"回顾、现状、展望"为线索,以"培养和启发读者创新思维"为中心的教材编写原则,并成功推出了第二轮(共70种)研究生规划教材。

　　本套教材第三轮修订是在党的十九大精神引领下,对《国家中长期教育改革和发展规划纲要(2010—2020年)》《国务院办公厅关于深化医教协同进一步推进医学教育改革与发展的意见》,以及《教育部办公厅关于进一步规范和加强研究生培养管理的通知》等文件精神的进一步贯彻与落实,也是在总结前两轮教材经验与教训的基础上,再次大规模调研、论证后的继承与发展。修订过程仍坚持以"培养和启发读者创新思维"为中心的编写原则,通过"整合"和"新增"对教材体系做了进一步完善,对编写思路的贯彻与落实采取了进一步的强化措施。

　　全国高等学校第三轮医学研究生"国家级"规划教材包括五个系列。①科研公共学科:主要围绕研究生科研中所需要的基本理论知识,以及从最初的科研设计到最终的论文发表的各个环节可能遇到的问题展开;②常用统计软件与技术:介绍了SAS统计软件、SPSS统计软件、分子生物学实验技术、免疫学实验技术等常用的统计软件以及实验技术;③基础前沿与进展:主要包括了基础学科中进展相对活跃的学科;④临床基础与辅助学科:包括了专业学位研究生所需要进一步加强的相关学科内容;⑤临床学科:通过对疾病诊疗历史变迁的点评、当前诊疗中困惑、局限与不足的剖析,以及研究热点与发展趋势探讨,启发和培养临床诊疗中的创新思维。

　　该套教材中的科研公共学科、常用统计软件与技术学科适用于医学院校各专业的研究生及相应的科研工作者;基础前沿与进展学科主要适用于基础医学和临床医学的研究生及相应的科研工作者;临床基础与辅助学科和临床学科主要适用于专业学位研究生及相应学科的专科医师。

全国高等学校第三轮医学研究生"国家级"规划教材目录

1	医学哲学（第 2 版）	主　编	柯　杨	张大庆		
		副主编	赵明杰	段志光	边　林	唐文佩
2	医学科研方法学（第 3 版）	主　审	梁万年			
		主　编	刘　民	胡志斌		
		副主编	刘晓清	杨土保		
3	医学统计学（第 5 版）	主　审	孙振球	徐勇勇		
		主　编	颜　艳	王　彤		
		副主编	刘红波	马　骏		
4	医学实验动物学（第 3 版）	主　编	秦　川	谭　毅		
		副主编	孔　琪	郑志红	蔡卫斌	李洪涛
			王靖宇			
5	实验室生物安全（第 3 版）	主　编	叶冬青			
		副主编	孔　英	温旺荣		
6	医学科研课题设计、申报与实施（第 3 版）	主　审	龚非力	李卓娅		
		主　编	李宗芳	郑　芳		
		副主编	吕志跃	李煌元	张爱华	
7	医学实验技术原理与选择（第 3 版）	主　审	魏于全			
		主　编	向　荣			
		副主编	袁正宏	罗云萍		
8	统计方法在医学科研中的应用（第 2 版）	主　编	李晓松			
		副主编	李　康	潘发明		
9	医学科研论文撰写与发表（第 3 版）	主　审	张学军			
		主　编	吴忠均			
		副主编	马　伟	张晓明	杨家印	
10	IBM SPSS 统计软件应用	主　编	陈平雁	安胜利		
		副主编	欧春泉	陈莉雅	王建明	

11	SAS 统计软件应用（第 4 版）	主　编	贺　佳			
		副主编	尹　平	石武祥		
12	医学分子生物学实验技术（第 4 版）	主　审	药立波			
		主　编	韩　骅	高国全		
		副主编	李冬民	喻　红		
13	医学免疫学实验技术（第 3 版）	主　编	柳忠辉	吴雄文		
		副主编	王全兴	吴玉章	储以微	崔雪玲
14	组织病理技术（第 2 版）	主　编	步　宏			
		副主编	吴焕文			
15	组织和细胞培养技术（第 4 版）	主　审	章静波			
		主　编	刘玉琴			
16	组织化学与细胞化学技术（第 3 版）	主　编	李　和	周德山		
		副主编	周国民	肖　岚	刘佳梅	孔　力
17	医学分子生物学（第 3 版）	主　审	周春燕	冯作化		
		主　编	张晓伟	史岸冰		
		副主编	何凤田	刘　戟		
18	医学免疫学（第 2 版）	主　编	曹雪涛			
		副主编	于益芝	熊思东		
19	遗传和基因组医学	主　编	张　学			
		副主编	管敏鑫			
20	基础与临床药理学（第 3 版）	主　编	杨宝峰			
		副主编	李　俊	董　志	杨宝学	郭秀丽
21	医学微生物学（第 2 版）	主　编	徐志凯	郭晓奎		
		副主编	江丽芳	范雄林		
22	病理学（第 2 版）	主　编	来茂德	梁智勇		
		副主编	李一雷	田新霞	周　桥	
23	医学细胞生物学（第 4 版）	主　审	杨　恬			
		主　编	安　威	周天华		
		副主编	李　丰	吕　品	杨　霞	王杨淦
24	分子毒理学（第 2 版）	主　编	蒋义国	尹立红		
		副主编	骆文静	张正东	夏大静	姚　平
25	医学微生态学（第 2 版）	主　编	李兰娟			
26	临床流行病学（第 5 版）	主　编	黄悦勤			
		副主编	刘爱忠	孙业桓		
27	循证医学（第 2 版）	主　审	李幼平			
		主　编	孙　鑫	杨克虎		

28	断层影像解剖学	主　编	刘树伟	张绍祥		
		副主编	赵　斌	徐　飞		
29	临床应用解剖学（第2版）	主　编	王海杰			
		副主编	臧卫东	陈　尧		
30	临床心理学（第2版）	主　审	张亚林			
		主　编	李占江			
		副主编	王建平	仇剑崟	王　伟	章军建
31	心身医学	主　审	Kurt Fritzsche	吴文源		
		主　编	赵旭东			
		副主编	孙新宇	林贤浩	魏　镜	
32	医患沟通（第2版）	主　审	周　晋			
		主　编	尹　梅	王锦帆		
33	实验诊断学（第2版）	主　审	王兰兰			
		主　编	尚　红			
		副主编	王传新	徐英春	王　琳	郭晓临
34	核医学（第3版）	主　审	张永学			
		主　编	李　方	兰晓莉		
		副主编	李亚明	石洪成	张　宏	
35	放射诊断学（第2版）	主　审	郭启勇			
		主　编	金征宇	王振常		
		副主编	王晓明	刘士远	卢光明	宋　彬
			李宏军	梁长虹		
36	疾病学基础	主　编	陈国强	宋尔卫		
		副主编	董　晨	王　韵	易　静	赵世民
			周天华			
37	临床营养学	主　编	于健春			
		副主编	李增宁	吴国豪	王新颖	陈　伟
38	临床药物治疗学	主　编	孙国平			
		副主编	吴德沛	蔡广研	赵荣生	高　建
			孙秀兰			
39	医学3D打印原理与技术	主　编	戴尅戎	卢秉恒		
		副主编	王成焘	徐　弢	郝永强	范先群
			沈国芳	王金武		
40	互联网＋医疗健康	主　审	张来武			
		主　编	范先群			
		副主编	李校堃	郑加麟	胡建中	颜　华
41	呼吸病学（第3版）	主　编	王　辰	陈荣昌		
		副主编	代华平	陈宝元	宋元林	

42	消化内科学（第3版）	主　审	樊代明	李兆申		
		主　编	钱家鸣	张澍田		
		副主编	田德安	房静远	李延青	杨　丽

43	心血管内科学（第3版）	主　审	胡大一			
		主　编	韩雅玲	马长生		
		副主编	王建安	方　全	华　伟	张抒扬

| 44 | 血液内科学（第3版） | 主　编 | 黄晓军 | 黄　河 | 胡　豫 | |
| | | 副主编 | 邵宗鸿 | 吴德沛 | 周道斌 | |

45	肾内科学（第3版）	主　审	谌贻璞			
		主　编	余学清	赵明辉		
		副主编	陈江华	李雪梅	蔡广研	刘章锁

| 46 | 内分泌内科学（第3版） | 主　编 | 宁　光 | 邢小平 | | |
| | | 副主编 | 王卫庆 | 童南伟 | 陈　刚 | |

47	风湿免疫内科学（第3版）	主　审	陈顺乐			
		主　编	曾小峰	邹和建		
		副主编	古洁若	黄慈波		

48	急诊医学（第3版）	主　审	黄子通			
		主　编	于学忠	吕传柱		
		副主编	陈玉国	刘　志	曹　钰	

49	神经内科学（第3版）	主　编	刘　鸣	崔丽英	谢　鹏	
		副主编	王拥军	张杰文	王玉平	陈晓春
			吴　波			

| 50 | 精神病学（第3版） | 主　编 | 陆　林 | 马　辛 | | |
| | | 副主编 | 施慎逊 | 许　毅 | 李　涛 | |

| 51 | 感染病学（第3版） | 主　编 | 李兰娟 | 李　刚 | | |
| | | 副主编 | 王贵强 | 宁　琴 | 李用国 | |

| 52 | 肿瘤学（第5版） | 主　编 | 徐瑞华 | 陈国强 | | |
| | | 副主编 | 林东昕 | 吕有勇 | 龚建平 | |

53	老年医学（第3版）	主　审	张　建	范　利	华　琦	
		主　编	刘晓红	陈　彪		
		副主编	齐海梅	胡亦新	岳冀蓉	

| 54 | 临床变态反应学 | 主　编 | 尹　佳 | | | |
| | | 副主编 | 洪建国 | 何韶衡 | 李　楠 | |

55	危重症医学（第3版）	主　审	王　辰	席修明		
		主　编	杜　斌	隆　云		
		副主编	陈德昌	于凯江	詹庆元	许　媛

56	普通外科学（第3版）	主　编	赵玉沛			
		副主编	吴文铭	陈规划	刘颖斌	胡三元
57	骨科学（第3版）	主　审	陈安民			
		主　编	田　伟			
		副主编	翁习生	邵增务	郭　卫	贺西京
58	泌尿外科学（第3版）	主　审	郭应禄			
		主　编	金　杰	魏　强		
		副主编	王行环	刘继红	王　忠	
59	胸心外科学（第2版）	主　编	胡盛寿			
		副主编	王　俊	庄　建	刘伦旭	董念国
60	神经外科学（第4版）	主　编	赵继宗			
		副主编	王　硕	张建宁	毛　颖	
61	血管淋巴管外科学（第3版）	主　编	汪忠镐			
		副主编	王深明	陈　忠	谷涌泉	辛世杰
62	整形外科学	主　编	李青峰			
63	小儿外科学（第3版）	主　审	王　果			
		主　编	冯杰雄	郑　珊		
		副主编	张潍平	夏慧敏		
64	器官移植学（第2版）	主　审	陈　实			
		主　编	刘永锋	郑树森		
		副主编	陈忠华	朱继业	郭文治	
65	临床肿瘤学（第2版）	主　编	赫　捷			
		副主编	毛友生	沈　铿	马　骏	于金明
			吴一龙			
66	麻醉学（第2版）	主　编	刘　进	熊利泽		
		副主编	黄宇光	邓小明	李文志	
67	妇产科学（第3版）	主　审	曹泽毅			
		主　编	乔　杰	马　丁		
		副主编	朱　兰	王建六	杨慧霞	漆洪波
			曹云霞			
68	生殖医学	主　编	黄荷凤	陈子江		
		副主编	刘嘉茵	王雁玲	孙　斐	李　蓉
69	儿科学（第2版）	主　编	桂永浩	申昆玲		
		副主编	杜立中	罗小平		
70	耳鼻咽喉头颈外科学（第3版）	主　审	韩德民			
		主　编	孔维佳	吴　皓		
		副主编	韩东一	倪　鑫	龚树生	李华伟

71	眼科学（第3版）	主　审	崔　浩	黎晓新		
		主　编	王宁利	杨培增		
		副主编	徐国兴	孙兴怀	王雨生	蒋　沁
			刘　平	马建民		
72	灾难医学（第2版）	主　审	王一镗			
		主　编	刘中民			
		副主编	田军章	周荣斌	王立祥	
73	康复医学（第2版）	主　编	岳寿伟	黄晓琳		
		副主编	毕　胜	杜　青		
74	皮肤性病学（第2版）	主　编	张建中	晋红中		
		副主编	高兴华	陆前进	陶　娟	
75	创伤、烧伤与再生医学（第2版）	主　审	王正国	盛志勇		
		主　编	付小兵			
		副主编	黄跃生	蒋建新	程　飚	陈振兵
76	运动创伤学	主　编	敖英芳			
		副主编	姜春岩	蒋　青	雷光华	唐康来
77	全科医学	主　审	祝墡珠			
		主　编	王永晨	方力争		
		副主编	方宁远	王留义		
78	罕见病学	主　编	张抒扬	赵玉沛		
		副主编	黄尚志	崔丽英	陈丽萌	
79	临床医学示范案例分析	主　编	胡翊群	李海潮		
		副主编	沈国芳	罗小平	余保平	吴国豪

全国高等学校第三轮医学研究生"国家级"规划教材评审委员会名单

顾　问

　　　韩启德　桑国卫　陈　竺　曾益新　赵玉沛

主任委员（以姓氏笔画为序）

　　　王　辰　刘德培　曹雪涛

副主任委员（以姓氏笔画为序）

于金明	马　丁	王正国	卢秉恒	付小兵	宁　光	乔　杰
李兰娟	李兆申	杨宝峰	汪忠镐	张　运	张伯礼	张英泽
陆　林	陈国强	郑树森	郎景和	赵继宗	胡盛寿	段树民
郭应禄	黄荷凤	盛志勇	韩雅玲	韩德民	赫　捷	樊代明
戴尅戎	魏于全					

常务委员（以姓氏笔画为序）

文历阳	田勇泉	冯友梅	冯晓源	吕兆丰	闫剑群	李　和
李　虹	李玉林	李立明	来茂德	步　宏	余学清	汪建平
张　学	张学军	陈子江	陈安民	尚　红	周学东	赵　群
胡志斌	柯　杨	桂永浩	梁万年	瞿　佳		

委　员（以姓氏笔画为序）

于学忠	于健春	马　辛	马长生	王　彤	王　果	王一镗
王兰兰	王宁利	王永晨	王振常	王海杰	王锦帆	方力争
尹　佳	尹　梅	尹立红	孔维佳	叶冬青	申昆玲	田　伟
史岸冰	冯作化	冯杰雄	兰晓莉	邢小平	吕传柱	华　琦
向　荣	刘　民	刘　进	刘　鸣	刘中民	刘玉琴	刘永锋
刘树伟	刘晓红	安　威	安胜利	孙　鑫	孙国平	孙振球
杜　斌	李　方	李　刚	李占江	李幼平	李青峰	李卓娅
李宗芳	李晓松	李海潮	杨　恬	杨克虎	杨培增	吴　皓

吴文源　吴忠均　吴雄文　邹和建　宋尔卫　张大庆　张永学
张亚林　张抒扬　张建中　张绍祥　张晓伟　张澍田　陈　实
陈　彪　陈平雁　陈荣昌　陈顺乐　范　利　范先群　岳寿伟
金　杰　金征宇　周　晋　周天华　周春燕　周德山　郑　芳
郑　珊　赵旭东　赵明辉　胡　豫　胡大一　胡翊群　药立波
柳忠辉　祝墡珠　贺　佳　秦　川　敖英芳　晋红中　钱家鸣
徐志凯　徐勇勇　徐瑞华　高国全　郭启勇　郭晓奎　席修明
黄　河　黄子通　黄晓军　黄晓琳　黄悦勤　曹泽毅　龚非力
崔　浩　崔丽英　章静波　梁智勇　谌贻璞　隆　云　蒋义国
韩　骅　曾小峰　谢　鹏　谭　毅　熊利泽　黎晓新　颜　艳
魏　强

前　言

21世纪国家的竞争是人才的竞争，而人才的竞争是人才培养体系的竞争。为了满足全国高等学校医学专业研究生的人才培养需求，从学科发展的高度，展望学科发展前沿，以培养未来所需人才为目标，国家教育部、国家卫生健康委员会组织编写第三轮全国高等学校医学专业研究生国家级规划教材。相较于其他学科已完成二轮教材的编写、出版，整形外科学是首次被确定纳入编写规划，从而填补了整形外科专业研究生目前无教材可用的这一空白。

全国高等学校医学专业研究生国家规划教材《整形外科学》的编写，主要面对的对象是整形外科专业研究生及住院、专培医师。根据规划要求，着重培养整形外科研究生的创新思维和解决临床问题的能力，在培养过程中起到"手电筒"和"导航系统"的作用，注重学生基于临床实践提出问题、分析问题、解决问题能力的培养。本教材的特点是既强调实用性（临床与研究实践中用得上），又要强调思想性（启发学生批判性思维、创新性思维）。

在内容编写上，本书强调了"更新、更深、更精、更广"四个方面的要求。更新：要有反映研究前沿的新内容、新思想和新进展，如本书中对整形外科学相关最新前沿技术和知识的介绍等；更深：基于整形外科治疗范围广泛、疾病临床表现丰富、治疗原则和方案"千变万化"等特点，本教材不仅对整形外科学相关的基本概念和理论进行介绍，对其具体的相关内容的剖析也更深、更完整一些，使研究生阅读本书后知其所以然，并能将其灵活运用于未来的研究和实践中；更精：文字和语言尽可能精练，内容通俗易懂，部分前沿知识点到为止，留给学生更多自由发挥的思维空间；更广：不仅涵盖整形外科修复重建的相关基础知识和理论，还包括精准医学、数字医学、再生医学等相关内容。此外，本教材结合研究生学习需要，编写了整形外科相关研究期刊及其投稿介绍等章节。

《整形外科学》规划教材的编写是有史以来的第一次，我们力求使本教材能够适应我国整形外科研究生教学的需要，但在编撰过程中难免存在纰漏与瑕疵，希望各位同仁和师生不吝指出，使之与时俱进、不断完善。

2021年1月

目　　录

第一章 绪 论

第一节 整形外科的发展史

一、整形外科发展的主要历史阶段

意大利博洛尼亚的 Caspare Tagliacozzi（1545—1597 年）将整形外科定义为致力于修复先天或后天缺陷（"恢复自然给予的或被灾祸剥夺的"）的艺术，其首要目标是矫正功能障碍，同时也重新塑造尽可能接近正常的外观。整形"plastic"一词，来源于希腊语 πλαστικός（plasticós），是可塑造的意思。

（一）整形外科的起源

之所以对古埃及的外科手术有充分的了解，得益于最古老的医学著作《史密斯莎草纸文稿》（Smyth papyrus）。其中描述了：新鲜的创面用亚麻布和棉签涂抹油脂和蜂蜜进行保守治疗，或采用黏性布条、缝线或联合使用夹子和缝线将创面的边缘对合。在印度，记录医学知识的神圣之书《阿育吠陀》中，记载了面颊部局部皮瓣转移修复鼻缺损的应用，还详细描述了钝性和锐性手术器械在外科手术尤其是鼻整形术中的应用。遗憾的是，我们无法确定这本书完成的确切时间（目前认为这本书写于约公元前 500 年）。罗马人 Aulars Cormelius Celsus（公元前 25—公元 50 年）是《医学论》（De Medicina）的作者。《医学论》出版于约公元 30 年，共 8 卷，在第 7 卷第 9 章中记述了血管结扎术、取石术以及用皮瓣的方法进行唇裂或唇部肿瘤术后唇部修复。书中阐述如何"修复耳、唇和鼻的缺损"，随后描述了推进皮瓣修复创面的方法。

公元 3 世纪，我国晋书中有唇裂修复的叙述。西晋（公元 265—316 年）史书的《魏咏至传》中有下列一段记载：魏咏之，任城人，生而兔缺，闻荆州刺吏殷仲堪帐下有名医能治，乃设法趋前求治。医曰："可割而治之，但须百日不进食，不得言笑"。魏毅然接受，果百日而愈。可见中国古代整形手术已发展到相当的高度。

（二）近代整形外科

文艺复兴时期最伟大的外科学人物之一是法国人 Ambroise Pare（1510—1590 年），Pare 从他在战场上不知疲倦的工作中积累了相当丰富的经验。他用缝合的方法修复唇裂，用腭闭合器修复腭裂。为了使瘢痕最小化，他在创面边缘的两侧使用黏合材料并进行缝合，同时为 Tagliacozzi 在鼻再造方面的工作提供了帮助。在西方，第一次尝试进行鼻修复手术的时间可以追溯到 15 世纪上半叶。博洛尼亚大学的外科学教授 Gaspare Tagliacozzi（1544—1599 年），于 1597 年在威尼斯出版了《损伤移植外科学》，其中展示了再造手术的具体步骤并配有精美插图。该书首先介绍了所需要的手术器械，然后是适应证，上臂皮瓣的形状，皮瓣转移、断蒂和修整，鼻部修复后的效果，以及在唇部及耳部的各种不同临床应用方法，并提出了皮瓣延迟和延迟期限的概念。虽然 Taglacozzi 不是鼻整形手术的发明者，而且现在也很少用上臂皮瓣进行鼻再造，但是值得称赞的是他首次将外科手术提升为一种具有艺术性的工作，并且为鼻再造手术的系统化和传播做出了贡献。因此，他被公认为整形外科的创始人。

19 世纪，外科学最大的进步之一是证明了从身体一个部位切取的一块完全游离的皮肤移植到另一部位的肉芽创面上可以成活。皮肤移植的成功归功于米兰的 Giuseppe Baronio（1758—1811 年）所做的开创性工作，1804 年他在一只公羊身上第一次实施了自体皮肤移植术。65 年之后，Jacques Reverdin（1842—1929 年）在巴黎内克尔医院首次成功地进行了人体表皮（2mm×3mm）移植手术，为创伤愈合的治疗开创了一个新时代。从此开始了皮肤移植的历程，Louis Ollier（1830—1900 年）进行了更大面积的（4mm×8mm）皮片移植。Carl Thiersch（1822—1895 年）扩大了 Ollier 的经验，其皮片移植不仅面积更大，同时包括较多真皮组织，现将此种植皮片技术，总称为 Ollier-Thiersch 皮片移植术。

法国 Harold Gilles（1882—1960 年）在锡德卡普皇后医院（Queen's Hospital，Sidcup）建立了颌面损伤治疗中心，成为整个欧洲的颌面损伤转诊中心。俄国人 Vladimir Filatov（1875—1956 年）描述了可以覆盖大面积皮肤缺损的管状皮瓣的应用，还有皮瓣转移、骨和软骨移植以及植皮术。德国的 Erich Lexer（1867—1937 年）应用软骨、骨、皮肤以及脂肪移植的方法修复面部、下颌及眼窝缺损，积累了丰富的经验。在意大利，Gustavo Sanveneroselli（1897—1974 年）被任命为米兰面部残疾者之家（Padiglioneperi Mutilatidel Viso）的院长，这里成为欧洲重建外科转诊中心。Vilray Blair（1871—1955 年）在 Waltr Reed 医院建立了美国第一个治疗复杂颌面部损伤的独立科室。其他著名的重建外科医师有 Robertlvy、Truman Brophy、Jodu Staige Davis。

总之，到第一次世界大战结束，整形外科得到了极大的发展，由此积累的经验和实践为学科的建立和成熟奠定了基础。

（三）现代整形外科

到第二次世界大战时期（1937—1945 年），整复外科的范围和实用意义已发生了重要变化，它已开始包括四肢的复杂性骨折、颅面部骨折、修复缺损的组织、褥疮治疗、冻伤和烧伤治疗，为骨科手术准备软组织条件、周围神经损伤的修复等内容。同一时期，有关组织移植的基础理论研究亦已开始，特别是在同种组织移植、器官移植方面有较快进展。Gibson 和 Medawar（1943）观察了各种异体皮片在烧伤创面上的成活和排斥过程，并证实了这一排斥机制是人体免疫反应所引起，这标志着移植免疫学的开端，为此他们在 1960 年获得诺贝尔生理学或医学奖。战后，整复外科领域的实验研究更加深入，Murray 是一名整复外科医师，他是世界上第一个为一对同卵双胎进行肾移植得到成功的人（1954 年），为此他也荣获诺贝尔生理学或医学奖（1990 年）。20 世纪 60 年代后期到 70 年代，是整复外科发展历程中的黄金时代，这表现在几项新技术的出现和推广，它们是显微外科技术、皮瓣概念的革命性变化、颅面外科技术以及皮肤扩张器的应用等。

在美国整形外科医师协会成立（1921 年）的同时，比利时人 Maurice Coelst 创立了 *Reue de Chirurgie Plastique* 杂志并担任编辑。这是第一部以整形外科为主题的杂志。1935 年，*Revue de Chirurgie Plastique* 更名为 *Revue de Chirurgie Structive*，并成为 Societe Europenne de Chirurgie Sructive 的官方期刊。该期刊一直持续到 1938 年末（共 8 年），后由于第二次世界大战爆发而停刊。1946 年，《整形与重建外科学杂志》（*Plastic and Reconstructive Surgery Journal*）创立，Warren B Davis 担任主编，从此奠定了整形外科被正式认定为一独立专业的基础。

第二次世界大战结束后，尤其是近些年，美容外科取得了显著进展。已有技术，如鼻部、面部、颈部、眼睑、耳、额、乳房和腹部等部位的整形手术质量得到了较大程度的提高。为了解决更多的问题，一系列新的美容手术被开发出来，乳房发育不良的治疗就是典型的例子。多年以来，一直是采用石蜡、海绵假体脂肪移植或液体硅胶填充的方法来治疗，效果差或很夸张。在 20 世纪 60 年代中期，硅胶乳房假体开始用于临床，这是第一个令人信服的解决方案。在 80 年代中期推出了吸脂术，并很快就成为最流行的手术干预措施之一。填充剂、肉毒毒素和脂肪注射方法的出现使得通过微创的方式即可解决大部分美容问题。

（四）中国近代整形外科学发展

我国整复外科发展较晚。但 20 世纪 30—40 年代，我国几位著名外科学家，如张先林、董秉奇、倪葆春等教授曾在美国留学深造，归国后开展唇腭裂修复及植皮等手术。1950 年末，朝鲜战争开始，大量伤员急待救治，全国各地医务人员组织许多志愿手术医疗队奔赴东北鸭绿江地区。张涤生、宋儒耀等先后在长春、辽阳等地建立了整复外科专业的医疗中心。

1958 年，全国各地大炼钢铁，发生了许多严重烧伤事故。上海广慈医院（现名瑞金医院）抢救一名烧伤总面积达 89%，三度烧伤面积达 23%

的炼钢工人邱财康获得成功，张涤生参加了此项抢救任务。不久，大量的烧伤后瘢痕挛缩的患者需要进行晚期整复手术。因而设置了专科病床，收治各类畸形患者，并开办学习班（其中少数由中央卫生部指定开设），培养进修医生，为专业发展开拓了前进道路。在这时期，许多专著纷纷出版，如张涤生著《唇裂与腭裂的整复》（1957 年）、朱洪荫著《整形外科概论》（1959 年）、宋儒耀编著《唇裂与腭裂的修复》（1960 年）和《手部创伤外科治疗》（1962 年）、孔繁祜等编写《实用成形外科手术学》（1964 年）以及张涤生主编的《整复外科学》（1979）。此后，汪良能、高学书主编《整形外科必》、张涤生主编《显微修复外科学》（以中英文同时出版，1987 年）和《颅面外科学》（1997 年）等经典著作也先后出版，为我国广大从事有关专业的中青年医师提供了极有价值的参考书，对推广和提高本专业发展起了极大的指导和推动作用。

显微外科技术是 20 世纪 60 年代初期得到同步发展的，我国是现代显微外科发源地之一。早在 1964 年张涤生等就开始进行腹壁皮瓣异位和原位再植的动物实验，得到成功。杨东岳（1973 年）首先在国内获得吻合小血管的游离皮瓣移植的成功，这和国外的 Daniel 几乎在同一时期进行。随后显微外科手术在我国各地迅速发展普及，并开展到各有关专业领域。上海第九人民医院在 1977 年先后成功地进行了肠段移植再造食管、大网膜移植修复头颅骨秃发性溃疡、断指再植和足趾移植再造拇指等手术。头皮撕脱伤再植手术成功，可以使秀发重长，自 1992 年以来，上海第九人民医院再移成功 20 余例，是世界上最大一组成功病例。杨果凡等（1975 年）首创吻合血管的前臂皮瓣游离移植，已被国内外同行称为"中国皮瓣"，目前已广泛应用于临床；1981 年上海第九人民医院张涤生采用前臂皮瓣首创阴茎再造手术成功，迄今已累积了 150 例成功经验，被国外同行称为阴茎再造术中的"中国卷筒技术"，已被广泛采用，且有多名国外患者来上海第九人民医院治疗。在此基础上，现又发展了前臂逆行岛状皮瓣，前臂逆行筋膜瓣的新技术，为修复手部创伤带来新方法。

同时，颅面外科、淋巴医学、皮肤软组织扩张技术在 20 世纪 60—80 年代也都得到极大的发展、应用和推广。尤其在淋巴治疗方面，上海第九人民医院张涤生提出中医学传统治疗方法：烘绑疗法并获得较好疗效（显效率达 68%）。目前已被国际上公认为是当前保守治疗肢体慢性淋巴水肿最有效的方法之一。

改革开放以来，我国进入经济蓬勃发展的新时期。人民生活水平不断提高，生活质量相应受到重视，美容外科应运而生，在我国已成为一门最短、发展最快的专业项目，日益受到重视。但从另一方面来看，美容外科的发展既有社会需要的一面，又存在过分冲击整复外科主要发展方向的不良趋势，对于这个问题，我们必须有清醒的认识和正确的对待。

我国整复外科起步虽较晚，基础较弱，但在全国同行的努力和开拓下，不但在临床取得较大成就，有些已居于国际领先地位；科研工作方面，亦已开始在各地建立了研究所、实验室，深入开展各类基础研究，如瘢痕组织、皮肤衰老、周围神经损伤修复、淋巴医学、颅面外科、显微外科技术、组织工程、胎儿外科、人工代用品等。展望未来，可以预见在新世纪将取得令人瞩目的临床和科研成果。

我国早在 1982 年正式建立了中华医学会整形外科专业组，并在上海召开了第一次全国学术会议，1984 年又在北京召开了首次国际整形外科学术会议，同时，《中华整形烧伤外科》杂志也创刊出版；1985 年正式建立了全国整形外科学会。在老中二代专家的推动下，又联合了骨科、手外科等专业的专家，发起建立了一门新的专业学科"修复重建外科委员会"，并隶属于中国康复医学会，同时发行了《中国修复重建外科杂志》。这是整复外科专业对未来学科发展提出的新挑战。上海第二医科大学早在 1986 年建立了整复外科教研室，这是我国在医科大学中建立的第一个整复外科专业教研室，主要为医疗系学生授课，为普及专业知识、推动医学界对本专业的认识、提高社会认知，起了积极的作用。

我国是一个幅员广大、人口众多的国家，各种先天性及后天获得性畸形患者众多，加上社会经济发展、交通发达以后，工伤交通事故频繁、伤残患者的数字与日俱增。这些修残补缺的任务，一定会给广大的整复外科医生带来更大的挑战和更重的责任。结合高新技术的发展，将给整复外科带来辉煌的前程。我们面临的将是一个既光荣、又艰巨的任务。

二、整形外科的基本科学问题

整形外科是现代外科学的一门分支学科，是通过手术方法或组织移植等多种手段，对组织或器官的缺损、畸形进行形态和功能上的修复与重建。随着现代医学的发展，包括再生医学、数字医学、生物医学工程等的兴起，整形外科的跨学科特点愈见明显，和其他学科相互渗透融合，进一步提高了"使伤者不残，残者不废，健康者更自信"的治疗能力。

整形外科治疗范围包括：①对各类先天性体表组织器官畸形的整形修复；②后天获得性（如创伤、感染、肿瘤切除等）组织器官缺损的修复和功能重建；③各类体表肿瘤的诊断与治疗；④血管、淋巴管畸形和淋巴水肿的诊疗；⑤对健康人进行各类形态整形，改善功能，增进自信。

整形外科几乎与所有的临床外科学科都有密不可分的联系，但也有自身的特殊性，大部分整形外科患者常带着显而易见的畸形来寻求医生的帮助，相对于其他学科，较易于得出正确的诊断。同一名患者的同一种畸形，对不同的整形外科医师而言，却往往会给出不同的治疗方案，这就是整形外科的特殊性和治疗的多样性所在。同时，即使相同的治疗方案在不同个体间的治疗结果往往有天壤之别，因此，治疗方案的设计极为重要，兹将整形外科一些特殊的诊断和治疗原则叙述如下：

（1）畸形或缺损的范围和功能损伤的评估：整形外科医生必须先对畸形或缺损做出一个正确的估测，如实际范围、大小和深度，邻近组织及器官被牵拉移位的程度及对功能的影响；深部组织（如软骨及骨骼）有无骨折、移位或缺损的情况；关节活动、肌腱粘连等引起的功能障碍都必须进行仔细的检查。瘢痕切除后，挛缩得到松解，局部创面会增大 2~3 倍之多，术前应依据毗邻的人体解剖或体表标志点，估计出在手术中所需要的皮片或皮瓣的近似面积，并在手术切除时实际测量。

（2）手术方法的选择：为帮助临床医生更好地选择治疗方案，阶梯原则的概念应运而生，直接缝合关闭创面——游离植皮覆盖——局部皮瓣转移——远处带蒂皮瓣——游离皮瓣移植。"重建阶梯"的宗旨是尽量采用简单的方法实现修复创面的目的。但是，随着技术水平的提高，这一理念受到了挑战，人们不再从"最简单的"开始，而是从使用"最好的"方法开始，只要能够完全满足修复的需要，哪怕方法再复杂也是一种选择，即所谓"电梯原则"。应该强调的是"最好的方法"与再生实际能力和患者的综合情况密切相关。

（3）移植组织的选择：在畸形修复、功能重建时，可以根据畸形的程度、部位及范围来选择所需要移植的组织，依据创面情况如：肉芽创面、新鲜创面、骨外露或骨缺损等来选择不同的修复方法，如游离植皮时要考虑皮片的厚度及部位，皮片与皮瓣的适应证，邻近或远位皮瓣，带蒂皮瓣或游离皮瓣的选择；应用软骨、骨及人工骨修复骨缺损；选择神经吻合、神经移植或转位术修复神经缺损；选择脂肪充填、筋膜移植、生物材料或组织工程学技术修复各种凹陷性畸形。面对众多的移植组织，整形外科医师应集思广益，善于学习他人的经验，取长补短，以得出最佳方案。

（4）手术时机的选择：整形外科医师对手术时机的选择也非常重要，许多先天性畸形，如：唇腭裂、颅面畸形、小耳畸形及上睑下垂等都有最佳的手术时机，与小儿承受麻醉的能力、生长发育的影响等有关。

治疗时机的选择直接影响患者功能的康复及身心健康。例如对于手部深度烧伤造成的手畸形的治疗，宜在瘢痕挛缩造成继发畸形之前进行，即使手部创面尚未全部愈合，也可以进行治疗，而不必等到创面愈合，瘢痕"成熟"后再进行治疗。

（5）麻醉方法的选择：整形外科手术往往手术范围广，手术部位多，具体应选择何种麻醉方法为宜，应根据患者的体质、病变的性质、范围、手术部位以及麻醉药物对机体可能产生的影响等多方面加以综合考虑，从而选择安全、有效、简便的麻醉方法，对于复杂手术，术前应与麻醉医师讨论，制订合理的麻醉方案。

在对由于创伤、先天性畸形、感染或肿瘤等引起的缺损和畸形，在修复过程中主要存在的基本科学问题包括以下六个方面：

（一）组织移植

具有完整血供的组织瓣的应用为整形外科和器官移植外科领域带来了极大变革，尤其是显微外科技术的进展，将传统的任意或带蒂组织移植改进为可以更加灵活地吻合血管的组织游离移植，这为手外伤、先天性畸形、肿瘤切除等造成的组织器官缺损的修复或再造，开辟了广阔的天地，也进一步拓展了神经、淋巴损伤等修复范围。近些年来，随着对组织血管解剖理念的认识拓展和显微吻合器械的进展（如超显微外科、机器人辅助技术等），使得显微吻合技术突破传统的生理-物理极限，进入"任意自由的空间吻合"阶段，从而为整形外科组织缺损修复和器官再造等带来极为广阔的应用前景。

组织移植是修复重建非常重要的手段。随着科学研究的积累以及整形外科学技术的不断创新并投入临床应用，传统的组织移植将会逐渐过渡到以干细胞治疗为主体的组织再生技术以及组织工程技术，尤其是以自体来源细胞（组织）为基础的相关技术应用。近年来，陆续成功开展了复合组织/器官（如手、脸面等）的同种异体移植并取得了一定的进展，但仍存在诸多问题，如免疫排斥、供体来源、伦理、费用、对技术团队的要求等。尤其是免疫排斥的问题，不同于内脏器官移植反应后免疫药物的成熟应用，截至目前，这种复合组织的同种异体移植的免疫排斥未得到"有效"解决，从而限制了其未来应用。因此，结合各种不同组织再生技术，以自体组织和/或器官来源的"材料"为基础的在体或离体后的组织或器官"再造"技术（如：在体组织预构技术），将有望解决这一难题。

（二）组织再生与构建

组织缺损后的组织来源一直是困扰整形外科医生的难题，如何避免"拆东墙补西墙"是每一个整形外科医生不懈探索而努力的方向，也是整形外科医生在治疗创伤后、肿瘤切除和先天性畸形患者时所面临的巨大挑战。人工材料虽能弥补部分组织缺损，但都存在着使用时间不长和感染的隐患。异体或自体组织移植也被供体不足等所限制。此外，目前的置入物和移植物并不能完全复制动态活组织为了适应环境因素而重建和再生的能力，最终的组织重建必须从组织移植修复转化为组织再生。

干细胞技术及在其基础上发展起来的组织工程技术有望能为我们打开一扇大门，尤其是多功能干细胞的发现和临床实际中可广泛获取的脂肪来源干细胞极大地推动了这一领域的发展。组织工程是利用细胞、支架材料和各种生长因子进行组织的立体构建，旨在"复制"组织再生的胚胎发育过程，而非"模拟"成熟组织的修复。相比这个复杂的过程，目前我们的工作认识还是非常基础的。遗憾的是，目前的组织工程主要实验都是基于体外实验，而体外实验又是无法预估细胞和基质在体内实验的实际情况。尤其是种子细胞——干细胞需要在严格控制的环境状态下才能生存，其所发挥作用的微环境（niche）的改变能使其行为和功能发生剧烈变化。此外，这些干细胞总是应用于"毒性"信号遍布的疾病或损伤部位。因此，弄清干细胞所必须的复杂信号和相互作用，利用各种可能的技术-组织工程技术-精确重现各种内源性干细胞微环境愈发必要。进一步，由于伦理等问题的限制，组织工程临床实验目前较少进行，并且跟踪植入细胞后的预后也较为困难。

（三）创面愈合和瘢痕

快速而简单的创伤愈合能保证机体的完整性，也是所有生物存在所必需的。不恰当的创伤愈合过程在成人中则表现为瘢痕形成，而对于胎儿皮肤而言则表现为无瘢痕愈合。创面愈合过程中任何环节发生障碍均有可能导致其走向两个极端，即创面愈合的"过度"：增生性瘢痕；创面愈合的"不足"：慢性创面。可以明确的是，创面愈合和瘢痕是多种因素引起的复杂病理过程，虽然经过多年的探索发现已了解其背后的部分发生、发展机制，但其潜在的生物学分子过程及详细的作用机制等，仍有待进一步探索研究。基于其发病机制等方面的进展，未来有效确切的治疗方法值得期待。

（四）组织血管化

如何促进创面、移植组织和重建器官构建有效新生血管，建立新的血液循环，是所有整复外科医生面临的重要挑战之一。除却传统的直接血管化方法（如游离穿支皮瓣）的进展外，近年来，为了寻找更加有效地促进血管化的方法，学者们进行了各种前期实验研究和探索：促血管化因子

（或理化因素的诱导或刺激）应用，具有再生血管潜能的多种干细胞（如间充质干细胞、脂肪来源干细胞和多能干细胞等）、不同材料支架（自体或异种，有机或无机材料）的辅助应用均取得不同程度的进展。但在临床应用前，还存在诸多问题和挑战：如种子细胞的来源？采用何种分离和提取方法？如何精确地诱导种子细胞定向分化？如何缩短制备支架的时间？如何使得生长因子作用可以持续生效？

（五）组织与器官衰老

衰老是机体组织、器官功能随年龄增长而发生的退行性变化。抗衰老是指为延缓、阻断甚至逆转衰老相关的现象并延长寿命所采取的措施。随着我国老龄化问题的日益突出，如何更进一步了解衰老的发生、发展，并能够有效解决抗衰老的问题，不仅成为医学研究领域关注的热点和焦点，也是整形外科领域面临的基本科学问题。影响衰老的因素复杂多样，相对于已知的各种微观上影响衰老的因素（如基因组不稳定、端粒缩短、表观遗传学改变、线粒体功能障碍等），整形外科更多地关注宏观上皮肤老化、肌肉萎缩、骨钙沉积减少等一系列衰老的表现。目前更多的是采用针对宏观衰老表现进行抗衰老，如自体成分（干细胞、血液相关制品）等，但在许多技术环节、安全性、有效性等方面存在诸多困难和不足，有待将来攻克和明确。

（六）其他

随着 5G 技术、人工智能、大数据、云计算等为代表的高新技术的飞速发展，人们普遍认为第四次工业革命即将到来或者我们正身处其中。由这些新技术衍生而来的新技术不断更新换代，并以强有力的姿态迅速渗透到各个领域。如何结合现有的这些新技术，并融合和应用到整形外科领域，是学科未来的发展方向。

（李青峰）

第二节 整形外科的发展趋势

一、再生医学与整形外科

再生医学是一门研究如何促进创伤与组织器官缺损生理性修复以及如何进行组织器官再生与功能重建的新兴学科，可以理解为通过研究机体的正常组织特征、功能创伤修复与再生的机制及干细胞分化的机制，寻找有效的生物治疗方法，促进机体自我修复与再生，或构建新的组织与器官以维持、修复、再生或改善损伤组织和器官功能。基于干细胞的修复与再生能力的再生医学，有望成为继药物治疗、手术治疗后的第三种疾病治疗手段。再生医学主要研究对人体已经发生病变的组织、器官，采用修复、替换或再造的医疗策略，治疗传统医疗手段无法治愈的先天性遗传缺陷疾病与后天获得的退行性疾病，如创伤、衰老、阿尔茨海默等。

（一）再生医学的主要概念

1. 干细胞 干细胞是一类具有自我更新、高度增殖和多向分化潜能的细胞总称，可以进一步分化成各种不同的组织细胞，从而构成机体各种复杂组织和器官。使用干细胞诱导的不同成熟细胞的生长和复杂的三维组织构建的能力已经成为再生医学的基础和关键。这些基于细胞治疗的最初描述主要集中在造血干细胞上，随后对骨髓来源的成纤维细胞样细胞的成骨倾向进行描述后，"间充质干细胞"一词就被用来描述结缔组织中的干细胞。

干细胞可以应用到几乎涉及人体所有重要的组织器官及人类面临的许多医学难题，在细胞替代、组织修复、疾病治疗等方面具有巨大潜力。不同类型的干细胞可以用于各种不同的实验和临床应用。胚胎干细胞可从囊胚的内细胞团中提取，分化为外胚层、内胚层和中胚层。中胚层细胞形成造血细胞、内皮细胞和间充质细胞。最近，其他细胞系通过遗传操作可形成"诱导"多能干细胞，它们具有模仿胚胎干细胞分化的能力。这些细胞在组织工程构建和再生医学领域发挥了关键作用。基于干细胞的再生医学研究代表了当代生命科学发展的前沿，正在引领现有临床治疗模式发生深刻变革，并成为新医学革命核心，并有望帮助人类实现器官再造的梦想。

2. 组织工程 组织工程是生物医学工程领域中一个快速发展的新方向。这门交叉学科的核心是应用生物学和工程学的原理和方法来发展具有生物活性的人工替代物，用以维持、恢复或提高人体组织的功能。这种治疗模式不同于目前生物工程中占主导地位的基于蛋白质及重组技术的第二代治疗方式，而属于新兴的第三代基于细胞的治疗方式。并且对于工程组织的活细胞成分，还可以进行适当的遗传操作，使其具有特殊的遗传性状，从而可以结合基因治疗的优点。经过优化设计的工程组织植入体内后，还可与受体的活组织有机整合，达到彻底的治疗目的，是其他传统治疗方式所无法比拟的。

组织工程技术的基本原理是将体外培养扩增的、具有特定生物学功能的种子细胞与可降解生物材料相结合形成细胞材料复合物，在体外培养一定时间后植入体内，用以修复或替代病损组织、器官，随着种子细胞在体内或体外不断增殖并分泌细胞外基质，生物材料被逐渐降解吸收，最终形成与相应组织、器官形态和功能相一致的组织或器官，从而达到修复病损和重建功能的目的。

3. 原位再生 原位再生，是指不使用传统组织工程技术所需要的外来种子细胞，通过性能良好的支架材料与体内微环境的相互作用，促进并诱导自体干细胞增殖、迁移并黏附在支架材料上，进而实现损伤组织的原位再生。该过程不仅克服了常规生物材料难以实现功能再生性愈合的缺陷，也可避免传统组织工程和干细胞疗法在种子细胞来源和免疫排斥等方面的问题，是充分调动和激活人体自身再生能力的全新研究思路，代表着再生医学今后的发展方向。

与组织工程的传统方法相比，原位再生方法免除了重新构建组织微环境的需要。传统组织工程主要依赖于在生物反应器内构建细胞存活、迁移、增殖和分化的生理环境，而原位再生免去了体外培养，直接利用体内微环境获取调控细胞和组织的必要基础。同时，传统组织工程在制造、运输和贮存方面具有较高的风险、较高标准的操作流程和复杂的规范，与之相比，原位组织再生涉及有关细胞操作的风险较小，操作相对简单，涉及的法规相对较少，更易于向临床转化和应用。

（二）再生医学的基本科学问题

1. 组织再生 作为细胞生长和组织形成的场所，创面微环境决定了细胞的功能发挥和细胞行为。因此，在再生过程中，调控材料与宿主微环境之间的相互作用是促进组织再生过程的关键，如湿润愈合环境理论，即清洁没有结痂的湿润伤口更有利于上皮的生长，从而延伸出基于这种理论的"湿润原位再生技术"和相应的湿润烧伤膏，主要通过最大限度地保留残存成活组织，激活受损皮肤组织深层的再生潜能细胞形成干细胞。此外，随着免疫微环境概念的提出和发展，在组织修复和再生过程中，免疫细胞如何通过调节生长因子、趋化因子、炎症因子等多种因子的表达，进而调节微环境中细胞的募集、增殖与分化，控制区域中组织的修复与再生成为另一重要的值得探讨的基本科学问题，如自然界中具有很强再生能力的哺乳动物之一蝾螈，除了蝾螈的成体干细胞保留了胚胎时期的特征外，免疫微环境及其相关调控机制也被证明在在蝾螈肢体完整再生过程中发挥重要作用。因此，组织再生须考虑材料对损伤部位免疫微环境的影响及调控，通过优化材料的性能，构建合适的免疫微环境，实现高效再生。基于材料对生物功能的影响规律，在再生过程中如何从不同组织缺损发生的病理规律出发，结合组织/细胞的结构、生物功能等特点，设计相应的分子结构，结合先进制备技术构建系列新型材料，从而利用材料快速启动内源干细胞归巢、强化细胞定向分化，实现对材料生物学性能的有效调控同样值得重视，毕竟针对材料生物学效应的研究和应用还处于起步阶段，还有待于进一步的完善和丰富。

组织工程中的种子细胞来源于自体、同种异体，或转基因细胞系。传统组织工程遵循少量外源性种子细胞经体外扩增后与生物材料和生长因子结合，在体外构建组织后植入体内修复损伤组织的研究思路。但外源性细胞来源有限，加上细胞分离、增殖培养、细胞在支架上孵化等复杂工序，及植入后的营养传递困难，造成存活率低、定向分化能力弱，及移植后产生排异等突出问题，短期内难以实现临床应用。近年来发展起来的干细胞疗法，将外源性干细胞直接植入体内促进组织再生。研究表明，植入的干细胞可以向损伤组织迁移，分泌细胞因子，减缓全身及局部炎症，减轻器官组织功能紊乱，加速创面愈合。然而，植入的干细胞在较复杂的受损组织（如骨、中枢神经）内的移植率和分化率低。同时，大量外源干细胞的引入会产生一定的免疫原性、潜在致肿瘤风险，并存在伦理审批的问题，也难以实现临床应用。与其相比,诱导性多能干细胞可以在一定程度上避免异体外源干细胞,如胚胎干细胞面临的伦理争议。然而,在体外扩增过程中,这一技术存在基因组变异和化学诱导物效率低等难题,而且具有较高的致癌和快速衰老风险,其临床应用前景尚无法预测。

与种子细胞来源问题相似,组织再生过程中支架材料的参与和支架整合的问题自组织工程诞生之日起就一直是研究者们关注的热点。早期组织工程使用的合成聚合物材料虽具有生物相容性、可降解性以及适宜的强度、弹性、韧性和多孔性,但这些材料对组织的整合和重建促进功能极为有限。近年来的研究表明,生物材料的组成、结构和性能对其生物学功能的发挥具有重要作用。因此,人们试图结合仿生原理使用各种方法(如自组装、共混复合、3D 打印等)制备不同组成和结构的生物材料。

2. 组织血管化 组织工程技术近年来取得了巨大的进步,但是组织工程植入体内后产生的血管化不足,成为阻碍其临床应用的主要瓶颈之一。血管发生(vasculogenesis)和 / 或血管新生(angiogenesis)机制,是使构建的工程组织和器官内及时形成密集有序的血管网络的基础,是确保其在体内存活并发挥功能的必要条件。目前可以通过:①人工合成聚合物复合活性材料;②添加血管生成相关细胞;③添加血管生成因子或采用基因修饰方法;④预血管化等方法以促进工程组织的血管化,但单纯地依赖一种血管化策略效果较差,根据不同的靶向器官组织,个性化地联合应用多种血管化策略可能是今后的发展趋势。此外,今后还需通过长期观察以探讨新生血管的转归,从而验证其有效性和安全性。iPS、脂肪微血管片段、细胞片技术、微流控技术等的应用,为工程化组织的血管化研究提供了新的工具。非编码 RNA、炎症反应和血管生成主调控因子(如低氧诱导因子 -1 的调控)可能是影响工程组织血管化的主要机制,为组织工程血管化提供了理论基础。血管化的基础是内皮细胞、壁细胞等血管生成细胞的组装成管、稳定成熟,关键是细胞因子等微环境因素的调控。由于目前工程技术和细胞技术的限制,尚无理想的解决办法,借助于体内轴心血管、利用体内微环境孵育血管化,

或许是目前最佳的解决办法。随着工程学、生物学、临床医学等的密切合作和血管化策略的不断进展,相信组织工程血管化不足的难题将会得到解决。

3. 组织神经化 周围神经损伤后神经功能的恢复和促进神经再生的治疗策略在临床研究中受到了很多关注,周围神经损伤后传统的修复方法效果往往并不令人满意,在临床上应用最广泛的修复方式是以自体神经移植为主。但自体神经移植存在供区感觉功能缺失、自体神经来源有限及遗留手术瘢痕等问题,对于较长或粗大的神经缺损,自体神经移植难以满足需要。随着组织工程在周围神经领域的研究不断深入,组织工程人工神经将成为修复周围神经损伤的新途径。

周围神经组织工程的基础是以施万细胞为核心,以相容性良好的生物可降解材料为支架,能维持施万细胞存活和神经再生的生长因子为诱导剂的有机整体。组织工程人工神经是一种桥梁,在修复周围神经损伤中起着营养支持的作用,但组织工程人工神经若要满足自体移植"黄金标准",甚至超越自体移植仍有很多的技术问题需要进一步解决,如:①支架材料的选择,需选择与种子细胞相容性良好,更好地促进种子细胞在其上增殖分化,同时能负载细胞生长因子,从而更好地改善体内微血管化;②在时间和空间上调控加入的生长因子,把关平衡,实现生长因子的高度表达;③周围神经血管系统促进周围神经再生的相关机制还未见明确。为此,希望神经组织工程研究不断深入与完善,精准而快速地促进神经再生和神经功能恢复,在临床实践中得到更为广泛的推广和应用,为人类造福。

(三)再生医学在整形外科中的应用

1. 皮肤 皮肤的再生研究主要集中在通过分离表皮细胞(通常是角质形成细胞)并结合到相应的生物或合成支架上,然后将其应用于创面治疗中,但这种再生的皮肤很大程度上依赖于受区基底床的条件。近年来,脂肪来源的干细胞已被应用于分化成表皮、真皮和皮下组织,但还需进一步探索研究以便创造出一种包含皮肤的所有成分替代物。这种不同来源的干细胞作用机制主要通过自分泌、旁分泌和直接细胞间相互作用发挥其再生和促进血管生成的能力。未来的研究将

着重于如何利用外胚层和中胚层来源的干细胞相互作用发展为具有特殊多维结构的组织或器官（如上皮和上皮下组织的重构再生）。

2. 软骨 软骨组织工程再生技术的整形应用研究已获得诸多进展，目前临床已有支气管、鼻等应用报道案例。但种子细胞的来源问题仍是软骨组织工程的重要瓶颈。软骨细胞是目前最成熟、应用最广泛的种子细胞，但其去分化问题、获取后继发组织缺损等仍是临床转化面临的重要挑战。因此，明确软骨细胞生理状态下的发育及分化机制，应用软骨细胞的发育机制优化体外培养扩增体系可能是避免软骨细胞去分化、稳定其细胞表型的重要方向。尽管脂肪干细胞（ASCs）、骨髓间充质干细胞（BMSCs）来源广、易获取，但其软骨形成能力是否能满足临床应用需求仍需进一步验证，其体内长期稳定性和安全性如何仍需大量的大动物及临床试用研究。iPSCs、ESCs 等细胞具有强大的软骨再生能力，但其人体内的生物安全性仍需进一步验证，此外临床转化所面临的伦理问题也需解决。

3. 神经 临床上，由于创伤、肿瘤等原因造成的周围神经缺损非常多见，周围神经损伤已成为全球所面临的健康问题之一。目前，临床修复周围神经缺损的主要方法是自体神经移植，但存在自体神经来源有限、供区神经功能丧失及神经直径难以匹配等问题。同种异体神经或异种神经是理想的神经来源，但因存在严重免疫排斥反应常导致治疗失败。随着材料科学、细胞生物学的进步，采用组织工程技术构建组织工程周围神经，为神经损伤的修复带来了新希望。利用各种神经导管可成功桥接修复短段周围神经缺损已为许多学者公认，但构建的组织工程周围神经修复大段周围神经缺损还存在诸多问题，尤其是组织工程周围神经的血管化问题成为限制其发挥生物学效能的一个"瓶颈"。

4. 骨 小部分骨缺损机体可以自我修复，但当缺损长度超过缺损骨横径的 1.5 倍时，则会造成缺损处迁延不愈的情况。自体骨移植用于治疗缺损尺寸小于骨横径 1.5 倍的骨缺损疗效确切，但对于超过骨横径 1.5 倍的骨缺损，或合并感染，或合并软组织缺损等情况时，目前临床应用广泛的治疗方法主要有带血瓣的自体骨移植、异体骨移植、诱导膜技术、骨搬移技术等传统方法。随着组织工程学的发展，骨组织工程技术也在不断进步，从将骨组织工程技术应用到小型动物骨缺损治疗到大型动物再到目前的临床试验阶段，疗效得到了证实，目前骨髓间充质细胞和脂肪干细胞基本可以满足人们的需要，虽然不是最为理想的种子细胞，但相信随着基因工程的发展，基因修饰干细胞也将不断应用于临床，不久就可以找到理想的种子细胞。对于支架材料的选取，随着3D 打印技术的发展，以及多种材料进行复合取长补短，使得组织工程骨技术在骨缺损的治疗方面有着广阔的前景。

5. 脂肪 脂肪移植近年来被广泛应用于整形外科相关的修复和美容手术。已有大量相关研究和前期临床应用实例表明：脂肪移植不仅可以改善三维轮廓的不规则性，还可由于脂肪来源的干细胞和 / 或新环境中的脂肪细胞相互作用，可能存在促进局部组织修复或再生的能力，但脂肪移植还存在很多有待进一步探索明确的问题，如：如何确保脂肪移植的安全性和有效性；脂肪移植后对周围组织的影响、作用机制和持续时间；脂肪组织的贮存，以及脂肪组织中多种活性成分的提取与应用等。

（四）结语

即使作为再生医学的核心，目前飞速发展的干细胞及相关技术已取得了一定的研究成果，但进一步临床转化尚面临着很多新问题，如何工程化并快速形成有生物功能的组织或器官是其中一个。3D 打印技术的兴起为短期产生一种组织或器官提供了新平台。目前这种技术在只含几种细胞的简单组织（如软骨）上取得了较大成功，而对多达数十种细胞的实质器官还有诸多难题亟待攻克。此外，尽管组织工程学家可以在体外模仿出各式各样的组织和器官，但与真实的组织和器官仍相差甚远。究其原因，主要由于体外培养条件难以做到与体内环境完全一致，培养过程中会受到多种不可控的因素干扰，造成生物功能丧失或被机体排斥。总之，再生不是一个简单的复制过程，必须充分考虑组织或器官的结构、生理以及作用机制等特性。综合组织工程学、免疫组学，甚至基因组学等多种学科对再生研究来说势在必行。

二、精准医学在临床中的应用

临床精准医疗进入一个多维临床诊治时代：临床跨组学与临床多学科团队。

精准医疗通常被理解为是针对基因突变和异质性的靶向治疗或个体化治疗。在治疗单基因疾病的同时，近几年精准医疗也应用于肿瘤治疗。复旦大学附属中山医院自2015年5月成立全国第一个以医院临床为主体的"中华临床精准医疗中心"。本章节根据中山医院在临床精准医疗方面的五年基础研究和临床实践，对精准医疗的理论认识和经验进行了系统总结，特别提出我们前瞻性假说：临床精准医疗进入一个多维临床诊治时代，临床跨组学与临床多学科团队是重要组成部分。临床跨组学是将分子多组学数据（例如基因组学、蛋白质组学、代谢组学和脂质组学）与临床表型组学结合起来以鉴定诊断性生物标志物和治疗靶点的新概念和新兴科学。临床跨组学强调通过临床表型和分子多组学多层次因素网络的交叉结点，揭示潜在的药物反应机制并确定新的疾病特异性生物标志物和靶点。临床精准医疗多学科团队（MDTS-PM）作为精准医学的一种实践方法，很好地整合了多学科专家，并根据临床表型和组织DNA、血液循环肿瘤DNA的基因测序结果制订了实时治疗策略。我们根据团队的经验总结了目前MDTS-PM策略的现状、优点及面临的挑战。MDTS-PM的强项是将动态的临床表型、遗传信息、诊断与治疗相结合，使治疗更有针对性和特异性。MDTS-PM为复杂肿瘤或复杂耐药进展患者提供全面、全过程、个性化的诊疗服务，为进一步调整用药提供指导，建立多学科协作团队，提高临床诊疗质量，优化医疗服务流程。

精准医疗通常被理解为是针对基因突变和异质性的靶向治疗或个体化治疗。在治疗单基因疾病的同时，近几年精准医疗也应用于肿瘤治疗。中山医院的"中华临床精准医疗中心"，建立了医院内临床基因测序实验室和操作平台，制定了168个临床基因检测标准，研发了数十个检测项目，培训了一大批临床医护人员，使其获得精准医疗技能并加深了对分子医学的认识（图1-2-1）。临床跨组学是一种新兴的科学学科，它将临床表型与分子多组学结合在一起以进一步了解疾病发生发展、患者对治疗的敏感性、预后、治疗方案的设计和开发的分子机制。临床跨组学的重要性在于

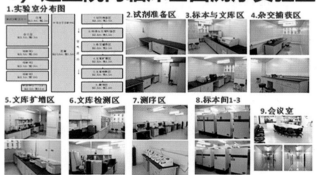

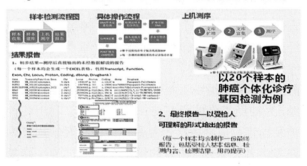

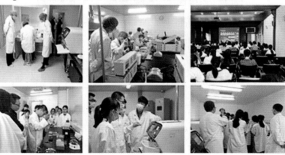

图1-2-1　复旦大学附属中山医院与华大基因合作建立"中华临床精准医疗中心"

它可能会产生一种新颖的疾病治疗策略，该策略可根据改变的组学概况进行设计，提高对患者体征和症状的多维度理解，并引领我们进入分子药物的新时代。临床跨组学的应用最关键和最具挑战性的因素是拥有自动学习系统，该系统可以动态生成、收集、整合和分析多组学的大规模数据。但是，仍然需要克服许多挑战。"跨"是一个关键字，它表示不同形式的组学各个层面的聚集和/或跨越，这有时可能是彼此完全无法比拟的。例如，基因组学和蛋白质组学图谱的表达可以表示为密度或数值，而大多数临床表型则记录为文字描述或基于图像的信息。越来越多的工具和方法的发现和开发，可以此来建立分子多组学与临床表型的相关性和网络，通过使用全基因组测序数据对患者特征预测来识别疾病的个体化表现，并通过基因图谱预测来提示遗传的改变，越来越多的证据表明这种方法的潜力。目前临床跨组学的应用集中在疾病特异性诊断生物标志物和治疗靶点的发现和开发上。临床跨组学将进一步用于个体化治疗策略的设计和决策，以及患者预后和社会医疗负担的预测。现在是时候定义临床跨组学的概念并将其转化为临床实践，以使患者受益，尤其是那些患有严重、罕见或复杂疾病的患者。

（一）精确医疗生物标志物需要具有多维性

多组学被定义为一种生物分析方法，在一个细胞、器官/组织或体内同时进行两个以上的组学检测。随着技术的迅速发展，带有"组学"后缀的术语越来越多，例如基因组学、蛋白质组学、代谢组学、转录组学、脂质组学、免疫组学、糖组学或 RNA 组学。人类疾病的发生主要与遗传和环境有关。例如，慢性肺病发生在具有易感遗传背景的患者中，并且在反复受到感染和污染之后可由气道炎症和慢性阻塞性肺疾病恶化为肺癌。有一个示例研究细菌与环境元素之间的相互作用和影响，方法是将细菌转录组学和高通量组学与环境表型网络进行跨组学整合，并将多组学层面集中到一个网络中与全球环境要素网络进行比较。这表明可以合并和整合来自分子网络、现象网络或任何其他因素的网络组学数据，尽管这离临床实践还很遥远。目前，在多组学疾病特异性生物标志物方面存在一定的知识空白，因此提出了将临床表型考虑在内的明确要求。

（二）临床跨组学确定精准医疗靶点

治疗靶点可以是分子或亚细胞器，主要取决于关键的和特定的生物学功能。多组学在临床试验中鉴定治疗靶点上可以发挥独特且重要的作用，而在靶点验证中的作用待进一步阐明。基于跨组学原理，通过检测基于药物疗法的胃肠道肿瘤鸟氨酸脱羧酸降解决定子阳性的癌症干细胞模型中的甲基化组学和转录组学来确定胃肠道癌症的治疗靶点。除了对基因表达和 DNA 甲基化的标准分析之外，迫切需要一种新的策略来分析跨组学数据，计算治疗期间和治疗后转录和 DNA 甲基化之间的差异，并关联甲基化和基因表达显著变化的核心基因。前期临床跨组学的这种方案可以被认为是鉴定靶向分子的参考，该靶向分子可以控制和调节患者的敏感性和/或耐药性。临床跨组学对于在癌症治疗中基于靶点的耐药性或毒性发展过程中发现其机制和靶点可能越来越重要。特异性的治疗靶点或者对药物敏感性或耐药性的靶点是从多组学挑选的，其取决于多组学的特征和选择、有效消除干扰和假阳性靶点、个体化动态网络以及调节增强剂和抑制剂。临床跨组学的目标包括：①深度理解疾病发生发展的分子机制；②动态了解患者对治疗的敏感性和预后的可能性；③优化治疗方案和多维发展新型治疗（图 1-2-2）。

（三）精准医疗需要跨组学数据分析方法

为了满足临床疗效质量要求，最困难的挑战之一是开发精确的分析方法并标准化深层挖掘过程。在前期临床研究中，可以探索多种不成熟分

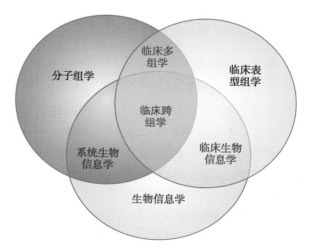

图 1-2-2 临床跨组学是多学科、多科学的中心

析并将其应用于基于细胞和动物模型的研究，因为在临床实践中是禁止使用这些分析的。一项具有里程碑意义的研究开发了一种新的方法，用于分析个体化生物标记物动态网络以定义每个患者通用和特异性的网络特征。通过同时整合具有不同特征的基因，例如差异基因表达、表达变化和差异表达协方差，将其打造为个性化的功能失调的基因网络。与根据分组患者基因构建的网络相反，基因和蛋白质的个体化网络具有全新的双色拓扑结构，可以识别具有创新能力的基因或基因对，并可检测不同特征基因和网络表达的状态或活性进行个体化调整。Sun 和 Hu 概述并强调了在复杂的人类疾病的设计、发现和功能研究中对多组学数据进行整合分析的重要性。他们为不同类型的人类多组学数据和研究设计的分析方法提供了宝贵建议。人类疾病比我们理解或预期的要复杂。追踪跨越多组学层面的核心信息需要大量方法并实时改进和更新。

（四）临床表型在精准医疗的重要性

在发现疾病特异性标志物方面，临床跨组学最重要的问题是设计可比较的系统或模型并将分子多组学和临床表型整合在一起。在治疗慢性阻塞性肺疾病患者急性发作期我们已经尝试整合基因组学的核心基因网络和临床表型，例如患者的症状和体征、生物医学分析、病理学、图像以及对治疗的反应，并与健康个体、长期吸烟或处于慢性阻塞性肺疾病或肺癌稳定阶段的个体相比。最具挑战性的过程是使用设计的数字评分评估系统将临床描述的现象转换成数字值，以使临床表型网络可与分子多组学对比。经过跨组学分析可以选择针对疾病状态、严重程度、持续时间、临床表型特异性的生物标志物，并在生物系统中进行验证。尽管需要进一步改进整合和分析多组学的方法，但这种针对疾病特异性生物标记物鉴定和验证的开创性研究为临床跨组学的应用创造了新的潜力。Srivastava 等通过使用三种不同方式将组织病理学图像表现与转录组和蛋白质组数据作为预测模型联系起来，从而提供了有力的证据来支持临床表型组与分子多组学整合在一起的临床跨组学的现实。这项研究特别关注疾病状态、雌激素受体状态、病理亚型和基于卷积神经网络的分类器，这些分类器是建立该模型并在所有数据模

式中进行比较的临床表型的一部分。具有挑战性的是全球数据库中病例的数量和设计受到限制且有自己的来源目标。因此，非常需要对临床多组学进行更前瞻性和设计良好的研究。

（五）临床表型学是临床跨组学的重要部分

另一个具有挑战性的问题是通用组学检测和分析方法的改进来了解患者临床表型和跨组学之间的精确相关性。理想的分子药物将根据跨组学 - 多组学数据或基因 / 蛋白质谱来定义和预测患者的临床表型。一项有关表现组学转化的革命性研究之一是通过使用基因组数据（如全基因组测序数据）进行特征预测来鉴定个体和个体化的临床表型。他们进行了一项大型队列研究并通过整合全基因组测序、详细的表型和统计建模并开发了最大的熵算法来预测个体特征。这项特殊的研究证明，可以通过基因谱来定义和预测临床表型，如患者的症状和体征。除了预测患者的临床表型本身，还可以通过检测那些病原体的代谢组学和基因组学来确定感染细菌的菌株，并预测感染的严重性和药物敏感性。Monk 等通过检测基因组、表型组和转录组以及基因组规模的模型确定了菌株特异性差异，并通过定义每种组学谱的特定特征，从菌株特异性基因组规模模型中建立代谢的功能特征来预测高产量的现象集成特定于组学的模型。这证明，有潜在的解决方案可以预测复杂的环境因素和风险的现象，并能更好地理解环境与人类、疾病与病原体以及现象和功能之间的相互作用。如果可以从临床表型中预测患者的分子组学概况，将为分子医学提供一个美好的蓝图，但必须意识到这将有大量挑战。（图 1-2-3）

（六）临床跨组学在精准医疗中的应用

临床跨组学将是系统的综合学科，可根据病理学和临床类别筛选分子多组学并定义患者临床表型和分子之间的关联和相互作用，并设计来自各个个体化网络核心元素的组学网络。这代表了基于跨组学的跨学科特征来解释机制、早期诊断和精密医学的新的高水平综合生物医学。但是，迫切需要开发新的系统以创建匹配的代谢组学、脂质组学和临床表观组学的个体化网络，并将多组学数据网络集成到一个存储库中以获取有价值、可访问、可连接、全面的以及动态更新和可挖

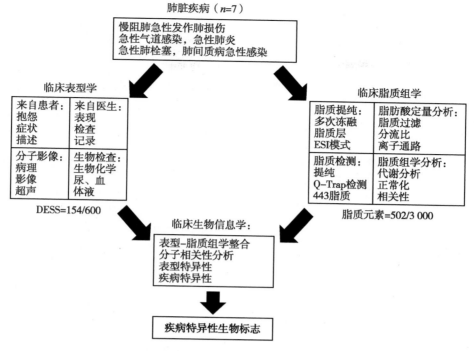

图 1-2-3　举例说明如何把临床表型学与分子组学整合在一起

掘的信息。这需要医院拥有一个全面、公开和安全的数据库用于临床跨组学数据，而医院还需要临床生物信息学和计算类别的科学家来操作和维护这些信息。临床跨组学的新进展是定期教育、培训和更新多学科的科学家和医师。随着"组学"数量迅速增加，人们质疑分析方法是否可以开发得足够快以定义和整合这种大规模的跨组学，以及在临床实践中可以利用多少跨组学信息。除了分子多组学的巨大生物差异外，还应认真考虑存在更大差异的临床表型，尽管通过多组学研究产生的越来越多的数据将缩小这种差异。

总之，与多组学不同，临床跨组学是将分子多组学数据（例如基因组学、蛋白质组学、代谢学和脂质组学）与临床表型组学结合起来以鉴定诊断性生物标志物和治疗靶点的新概念和新兴科学。临床跨组学强调通过临床表型和分子概况获取有价值的信息，而不是单单同时检测多个组学。分子多组学描述了基因、蛋白质和脂质之间的网络和相关性，而临床跨组学将为临床实践提供基于患者临床表型的分子网络的全貌。临床跨组学的成就和影响将是以患者为对象揭示潜在的药物反应机制并确定新的疾病特异性生物标志物和靶点。尽管仍然存在许多需要克服的挑战，但是临床医生可以轻松地将临床表型与相关的分子变化联系起来。

（七）实践中建立"中山精准医学策略"

精准医学是针对遗传性疾病和肿瘤进行精准靶向治疗的一门新兴学科，它能够将分子层面的检测应用到个体的靶向预防和治疗中。使用临床跨组学方法将临床表型与分子多组学检测结果相结合，可以更好地识别和验证疾病特异性生物标志物和治疗靶点，以快速查找病因，并对患者进行精确诊断、治疗和预防。作为一种精准医学实践，我们基于肺癌的综合分子表型和特征（例如遗传和体细胞基因变化、突变和异质性），提供目标驱动的策略和疗法，并提出了精确的自我验证系统，名为"中山精准医学策略"，即建议根据患者肿瘤基因突变和异质性，在针对患者自身肿瘤细胞进行验证后对其进行靶向治疗的模式。具体就是临床医师获取组织和收集临床表型后，分离和保存活细胞，根据基因测序制订治疗方案，通过患者自身细胞检测有效性（图 1-2-4）。中山医院"精准医学多学科诊疗策略"（MDTS-PM）的临床精准医学方法，为肿瘤患者提供全面、全过程和个性化的诊断和治疗服务，提高临床诊断和治疗水平。MDTS-PM 的临床实践取决于对患者

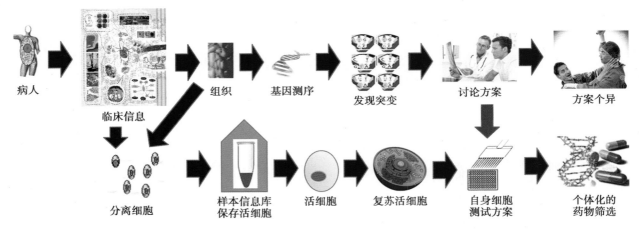

图 1-2-4 "中山精准医学策略"

根据患者肿瘤基因突变和异质性，在针对患者自身肿瘤细胞进行验证后对其进行靶向治疗。具体就是临床医师获取组织和收集临床表型后，分离和保存活细胞，根据基因测序制订治疗方案，通过患者自身细胞检测有效性

进行诊断和治疗中的需求。MDTS-PM 团队包括来自不同学科的专家，例如肿瘤学、内科学、外科学、放射学、病理学、生物化学、遗传学、生物信息学和药理学等，多专业结合为患者提供诊断和治疗。还包括了解释基因数据的精准医学分析师，他们协助医生制订治疗计划。精准医学的诊疗策略采用了将临床表现（例如主诉、病史、查体体征、生化指标、放射学图像等）与基因异质性、拷贝数和突变相结合的模式。本文举例介绍 MDTS-PM 在临床实践中的成功个案如下。

（八）收集临床资料及分子表型

MDTS-PM 采取的方法是由来自不同部门（如肿瘤科、呼吸科、肝胆外科等）的医生推荐具备基因检测报告的患者，专家组会分析患者的重要变异基因，并提供有关靶向药物、化疗药物或其他疗法的建议。MDTS-PM 团队建立了实时数据共享和数据挖掘的功能，以便更快速地收集临床和分子表型。例如，患者，51 岁男性，自述腰痛发作两周，并于 2018 年 9 月首次就诊。通过磁共振成像（MRI）证实胸$_{11}$-骶$_1$椎体及部分附件多发转移瘤。患者吸烟超过 20 年，每天吸 20 支烟。家族史中父亲因慢性肾炎和尿毒症曾接受肾移植手术，术后口服免疫抑制剂，肾移植术 10 年后患膀胱癌。该患者东部肿瘤协作组（ECOG）评分为 1，体重指数为 24.5kg/m^2，数字评定量表评分为 3。正电子发射断层扫描（PET）/计算机断层扫描（CT）扫描图像显示右肺下叶背段有多个肿瘤、纵隔和右肺门有多个淋巴结转移、右肺上叶

多个玻璃结节、脑内肿瘤、双侧胸腔积液、胃幽门部胃壁增厚、全身代谢增加以及多发骨转移。

患病 1 个月后，行胸腰椎切除重建内固定术，术后骨转移灶病理提示转移性大细胞神经内分泌癌，详见表 1-2-1。患病 2 个月后，基因检测结果提示存在表皮生长因子受体（EGFR）L858R 突变，然后开始吉非替尼靶向治疗（剂量为 250mg/d），并定期给予 4mg/ 次的唑来膦酸骨修复治疗。患病 3 个月后，患者感觉腰痛明显改善，CT 图像显示病灶较前缩小。9 天之后，患者咳嗽，肋骨和髋骨疼痛加重，头颅增强 MRI 显示多发性颅内转移瘤。发病 4 个月后，患者的咳嗽和骨痛更加严重。此时，患者的 PET/CT 图像提示全身骨转移灶、肝脏转移灶较前增多，并新增脑转移、左侧颌下淋巴结转移、脾脏及左侧肾上腺转移，考虑病情进

表 1-2-1 免疫组化结果（术后腰椎椎体组织）

生物标志物	+/-	生物标志物	+/-
Ki-67	+（65%）	P40	-
NapA	-	CK5/6	-
CK7	+	CK20	-
Villin	-	CD56	+
CgA	+	Syn	+
TTF-1	+		

缩写：Ki-67 = 抗原 KI67；P40 = p63 蛋白亚型 Np63；NapA = N- 乙基马来酰亚胺敏感融合蛋白附着蛋白 α；CK5/6 = 细胞角蛋白 5/6；CK7 = 细胞角蛋白 7；CK20 = 细胞角蛋白 20；Villin = 绒毛蛋白；CD56 = 白细胞分化抗原 56；CgA = 嗜铬素 A；Syn = 神经突触素；TTF-1 = 甲状腺转录因子 1。

展。PET/CT 图像,脑、骨盆和胸部的 PET/CT 图像的概述如图 1-2-5 所示。胸部的 PET/CT 图像和腹部的 PET/CT 图像见图 1-2-6。

患者被诊断为低分化神经内分泌癌,免疫组化标志物也经历了从阴性到阳性,从弱阳性到强阳性的改变,例如,神经突触素(Syn)从 + 到 ++,嗜铬素 A(CgA)从阴性到阳性,CD56 从 + 到 +++,Ki-67 从 65% 阳性到 70% 阳性,甲状腺转录因子 1(TTF-1)从 + 到 +++,抑癌基因(p53)从阴性到 80% 阳性等,同时,肿瘤组织与间质组织中的程序性死亡受体 1(PD-1)、程序性死亡配体 1(PD-L1)与 SP142 都是阴性,ROS1、Braf V600E、EHRS、ALK、SSTR5 基因也为阴性。表 1-2-2 展示了发病 1 个月后切除的肺组织和外周血的全外显子测序数据,表 1-2-3 展示了循环肿瘤 DNA(ctDNA)基因序列中的 12 个肺癌相关基因的结果。表 1-2-4 的基因检测结果显示检测到 EGFR L858R、磷脂酰肌醇 3 激酶催化 α 多肽基因(PIK3CA)H1047R、Erbb2 受体酪氨酸激酶 2(ERBB2)S310F 与视网膜母细胞瘤基因 1(RB1)的突变,而 ALK、RET、ROS1、BRAF、HER2、c-met、FGFR1、KRAS、TP53、PD-1、PD-L1、BIM、MEK1、VEGFR2、

VEGF 的结果为阴性。同时,表 1-2-4 还显示了肿瘤细胞对铂类、依托泊苷、长春新碱、5-Fu、丝裂霉素、氨甲蝶呤的敏感性。肿瘤突变负荷小于 100。因此,这个患者的临床难题是:肿瘤的病理结果显示是混合的,包括腺癌和神经内分泌癌的特征,那么这两者的分子特征分别是什么?应该给予患者什么治疗方式?因此,针对这些问题,我们进行了 MDT 讨论。

(九)MDTS-PM 团队讨论关键内容

MDTS-PM 的讨论会议于患者发病 4 个月时召开,讨论患者是否具有针对抗酪氨酸激酶抑制剂(TKI)的耐药基因,EGFR L858R 是否可作为该肿瘤的治疗靶点,以及如何将非小细胞肺癌(NSCLC)的化疗方案或小细胞肺癌(SCLC)的化疗方案与靶向治疗、放射治疗和腰椎放疗相结合。特别值得关注的是,针对大细胞神经内分泌癌患者,是否有最恰当的治疗方法。本例是神经内分泌癌合并腺癌,比单纯腺癌更凶险,更难治疗。该患者有腺癌的 EGFR L858R 突变,可能是由于神经内分泌癌和腺癌的联合作用而产生对 TKI 的快速耐药。RB1 突变在小细胞肺癌中普遍存在,而神经内分泌癌也具有一定的小细胞

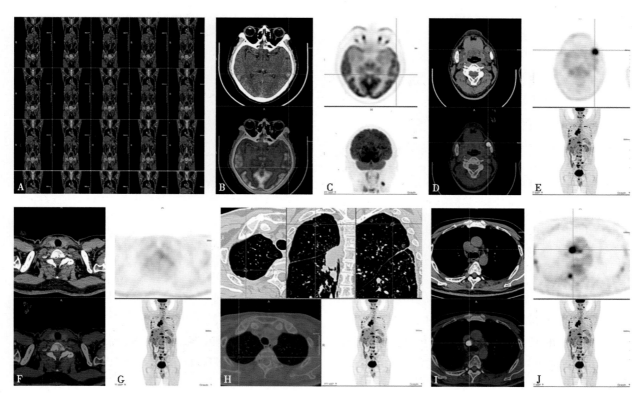

图 1-2-5 PET/CT 图像,脑、骨盆和胸部的 PET/CT 图像

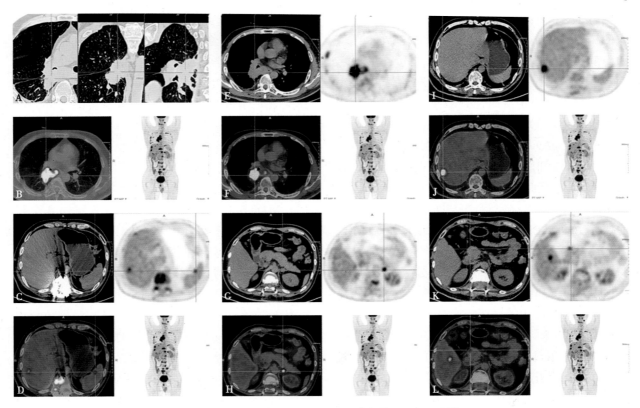

图 1-2-6 胸部的 PET/CT 图像和腹部的 PET/CT 图像

表 1-2-2 腰椎椎体组织基因检测结果概览

类别	检测内容	主要发现
肺癌关键基因	EGFR、ALK、RET、ROS1、BRAF、HER2、PIK3CA、c-MET、FGFR1、KRAS、TP53、BIM、MEK1、ALK、VEGFR2、VEGF	检测到 3 个肺癌关键基因突变
其他基因	共 25 750 个基因	检测到 39 个体细胞基因突变
家族遗传	共 58 个基因	检测到 0 个家族遗传基因胚系突变
MSI	MSH2、MSH6、MLH1、PMS2	未检出突变。患者可能对免疫治疗效果一般
TMB	<100	肿瘤突变负荷较低。患者可能对免疫治疗效果一般

　　缩写：EGFR = 表皮生长因子受体；ALK = 间变性淋巴瘤激酶；RET = Ret 原癌基因；ROS1 = ROS 原癌基因 1，受体酪氨酸激酶；BRAF = B-Raf 原癌基因，丝氨酸 / 丝氨酸激酶；HER2 = 人表皮生长因子受体 -2；PIK3CA = 磷脂酰肌醇 3 激酶催化 α 多肽基因；c-MET = MET 原癌基因，受体酪氨酸激酶；FGFR1 = 成纤维细胞生长因子受体 1；KRAS = 鼠类肉瘤病毒癌基因；TP53 = 肿瘤蛋白 p53；BIM = BCL2 类 11；MEK1 = MAP 激酶 /ERK 激酶 1；VEGFR2 = 血管内皮生长因子受体 2；VEGF = 血管内皮生长因子；MSH2 = mutS 同系物 2；MSH6 = mutS 同系物 6；MLH1 = mutL 同系物 1；PMS2 = PMS1 同系物 2，不匹配修复系统组件；MSI = 微卫星不稳定性；TMB = 肿瘤突变负荷。

肺癌生物学特性。随着病情的发展，穿刺腰椎组织中检测到 EGFR L858R、PIK3CA-H1047R 和 ERBB2-S310F 基因突变，ctDNA 中检测到 EGFR L858R 和 PIK3CA-H1047R 基因突变，与腺癌的病理特征一致。这些结果提示该患者的神经内分泌癌可能是Ⅱ型肺大细胞神经内分泌癌。与Ⅰ型肺大细胞神经内分泌癌不同，Ⅱ型肺大细胞神经内分泌癌富含 TP53 和 RB1 的双等位基因失活，而Ⅰ型肺大细胞神经内分泌癌具有双等位基因 TP53 和 STK11/KEAP1 的改变。EGFR 和 PIK3CA H1047R 的突变被认为与耐药性的快速发展和疾病的进展有关，因为 TKI 治疗对有这种

表 1-2-3 血液 ctDNA 检测结果概览

基因	突变类型	转录本	核苷酸变化	氨基酸变化	突变频率
PIK3CA	SNV	NM_006218	c.3240A>G	p.H1047R	52.81%
EGFR	SNV	NM_005228	c.2573T>G	p.L858R	35.78%

基因融合		
基因	基因座	变异 ID
未检出		

拷贝数变异		
基因	基因座	变异 ID
未检出		

缩写：PIK3CA＝磷脂酰肌醇 3 激酶催化 α 多肽基因；EGFR＝表皮生长因子受体；SNV＝单核苷酸变异。

表 1-2-4 基因变异、突变频率以及
MDTS-PM 推荐药物列表

基因	变异	突变频率 /%	推荐药物
EGFR	L858R	24.35	吉非替尼、厄洛替尼、埃克替尼、阿法替尼、达克替尼、奥西替尼
PIK3CA	H1047R	24.14	依维莫司、坦西莫司、Copanlisib
ERBB2	S310F	14.47	TDM-1
RB1	E837	15.22	/
TMB<100	肿瘤突变负荷低	/	/

缩写：EGFR＝表皮生长因子受体；PIK3CA＝磷脂酰肌醇 3 激酶催化 α 多肽基因；ERBB2＝Erbb2 受体酪氨酸激酶 2；RB1＝视网膜母细胞瘤基因 1；TMB＝肿瘤突变负荷。

突变的患者无效。同时，该患者也有 HER2 突变，也可能通过激活 HER2 编码的生长因子受体相关蛋白促进肿瘤细胞的快速生长。

从分子机制上考虑，因为患者有 PIK3CA 第 20 号外显子的突变，因此应用 PIK3CA 抑制剂可能改善 PIK3CA 突变诱导的 TKI 抵抗。然而，PIK3CA 抑制剂仍在临床试验中，主要用于乳腺癌，因此其他肿瘤的临床证据尚需进一步证实。该患者样本检出 c.3140A>G；p.H1047R 的错义突变，为 PIK3CA 基因第 21 号外显子的 1 047 位氨基酸错义突变，该突变在癌症体细胞突变目录（COSMIC）数据库中记载 2 431 次，其中乳腺癌

1 632 次，大肠癌 434 次，子宫内膜癌 183 次，卵巢癌 110 次，软组织肉瘤 72 次。PIK3CA 是 PI3K 家族一员，属于 PI3K-AKT 信号通路，是常见的体细胞突变致癌基因，在多种实体肿瘤中具有较高的突变率，在 COSMIC 数据库中的记录显示：结肠癌 32%，胃癌 4%～25%，乳腺癌 8%～40%，脑膜癌 5%～27%，卵巢癌 4%～25%，头颈部实体肿瘤为 11%，肺癌 4%～33.1%。PIK3CA 基因第 1 047 号密码子位于 PI3K/PI4K 结构域上，此区域发生的突变可以提高磷脂激酶活性，激活下游信号通路，提高细胞的生长及存活能力。PIK3CA 的常见突变，如 E542K、E545K 和 H1047R，可增加脂质激酶活性，激活下游 AKT 信号通路，导致肿瘤的发生。由于 PI3K 亚型基因在细胞生长和增殖过程中的转录调控和相互作用中的复杂性和特异性，PIK3CA 突变在患者中的作用很难确定。由于难以阐明 PI3K 相关靶信号因子之间的被动和负性调控关系，因此也难以选择 PI3K 功能特异性抑制剂。

RB1 为抑癌基因，是细胞周期的负调控因子，维持细胞生长发育的平衡。RB1 基因所编码的蛋白 RB 是一个位于细胞核的磷蛋白，包含 3 个结构域：N 末端结构域、A/B 口袋结构域和 C 末端结构域。RB 蛋白 N 末端在肿瘤抑制方面起关键作用。在调节细胞周期方面，RB 参与 P16/CyclinD/CDK4/Rb/E2F 通路，通过去磷酸化或低磷酸化，与细胞内转录因子（E2F）结合，抑制基因转录。RB1 基因的突变失活可导致细胞进入无序的细胞周期，与肺癌的发生密切相关。RB1 基

因突变,目前暂无临床药物治疗方案。

p53 基因突变存在于大多数肿瘤中,与肿瘤细胞对药物的耐药性有关,取决于抗肿瘤药物的性质、治疗靶点的生物学功能以及药物与靶点的相互作用机制。p53 基因突变可改变分子网络,使 p53 相关信号通路失活,从而引起耐药等相关临床表现。我们注意到随着患者 p53 基因突变阳性率越高,其耐药性也越强,这提示我们需要迫切制订出新的靶向抗肿瘤药物和策略,提高治疗效果。研究表明,p53 基因突变本身可能引起 PI3K 亚基蛋白化学结构和性质的二次改变,也可能引起 p53 与 PI3K 亚型基因间相互作用的改变。p53 依赖的细胞敏感性在靶点特异性、药物化学性质、机制特异性信号通路和药物疗效之间存在差异。在这名患者中,我们发现药物诱导了新的 p53 突变,并增加了 p53 突变的数量,可能导致在经过一段时间的药物治疗后,耐药现象的发生。我们认为 p53、PIK3CA 和 RB1 的共突变可能在患者耐药性的发展中起重要作用,但同时也是寻找新治疗策略的突破点。

(十)MDTS-PM 团队提出的新精准医疗治疗方案

在临床实践中为患者提供新的治疗策略建议,是 MDTS-PM 团队的重要任务之一。例如,具有神经内分泌癌和腺癌的患者,通过基因测序发现 RB1 基因突变,从而提示小细胞肺癌的生物学特性。因此,依托泊苷和顺铂(EP 方案)是此阶段推荐的化疗药物。鉴于患者又具备腺癌的特性,即高丰度的 EGFR L858R 和 HER2 突变,因此建议联合应用以 EGFR 和 HER2 为靶点的双重抑制剂。二线阿法替尼(40mg/d)被作为靶向治疗方案加以应用,同时辅以局部放疗和镇痛治疗。同时,推荐进行 ctDNA 检测,动态监测已发生突变的基因,如 EGFR、HER2。由于基因检测报告通常都较复杂,例如,MDTS-PM 团队收到过另外一例患者的报告,其在组织中检测到 EGFR L858R 突变,但在血液中却未检出,如何选择合适的治疗方案?因此,针对目前复杂的基因检测结果,MDTS-PM 团队在临床实践中的任务依旧艰巨。

(十一)MDTS-PM 随访结果

为达到动态监测和有效治疗的目的,对患者治疗反应的精确随访和实时更新是 MDTS-PM 团队的一项重要工作。例如,发病 9 个月后患者进行了 PET/CT 检查,检查结果与发病 4 个月时(经肺穿刺诊断为神经内分泌癌)进行了比对。为进一步治疗,患者接受了姑息二线第一周期 EP 化疗方案:依托泊苷 190mg(第 1~3 天,100mg/m²),顺铂 60mg(第 1 天),顺铂 40mg(第 2~3 天,总量 75mg/m²)。对头颅转移灶进行了 10 次 TOMO 治疗,并加用阿法替尼(40mg/d)的靶向治疗。口服 10 天阿法替尼后患者出现恶心呕吐胃纳较差,予调整阿法替尼剂量为每天 30mg,后恶心胃纳差较前好转。为了促进骨修复过程,在第二周期 EP 方案治疗期间给予 4mg 唑来膦酸。之后 2 个月患者继续接受姑息二线 3、4 周期 EP 化疗。再之后 2 周进行了 CT 增强扫描,结果评估为稳定型。CEA 在发病 10 个月后为 34.3ng/ml。

已完成 4 周期 EP 方案化疗,患者在发病后 9 个月时胸部转移灶缩小,再行第 5 周期 EP 方案治疗。发病 11 个月后,患者在医师指导下接受了放射治疗(针对 L2 设野,TOMO 放疗,CTV:2 800CGY/10F),同时在放疗期间加强对症支持治疗。MRI 显示脑内有多处转移灶,其中最大的转移灶在发病 13 个月后在 1.6cm 以上。ctDNA 的第三次检测结果显示 EGFR L858(16.16&)/21 外显子突变率为 0.4%,ERBB2 突变率为 20%。鉴于 ERBB2 突变率高,建议在 EP 治疗中加用吡咯替尼(320mg/d)。在本报告发表之前,患者的临床症状稳定。

综上所述,本报告记录了 MDTS-PM 作为精准医学的一种实践方法,很好地整合了多学科专家,并根据临床表型和组织 DNA、血液循环肿瘤 DNA 的基因测序结果制订了实时治疗策略。根据团队的经验,目前 MDTS-PM 策略的现状、优点及面临的挑战等在表 1-2-5 中做了总结。与病理治疗不同,MDTS-PM 在选择治疗药物前会首先进行基因检测和分析。MDTS-PM 的强项是将动态的临床表型、遗传信息、诊断与治疗相结合,使治疗更有针对性和特异性。MDTS-PM 为复杂肿瘤或复杂耐药进展患者提供全面、全过程、个性化的诊疗,为进一步调整用药提供指导,建立多学科协作团队,提高临床诊疗质量,优化医疗流程。

表 1-2-5 MDTS-PM 策略总结

MDTS-PM 策略	
接收患者	1. 疑难或耐药
	2. 进行过基因检测
参与部门	肿瘤科、内科、外科、放射科、病理科、生化、遗传、生物信息、药剂科等
流程	1. 接收来自不同部门的讨论请求
	2. 收集患者临床表型、基因检测结果及其他相关检测结果
	3. 召集相关专家进行讨论
	4. 给予患者治疗建议
优势	1. 解读基因检测报告专业
	2. 对下一步精准用药进行指导
	3. 一站式诊疗
挑战	1. 耐药机制复杂，如何更好地推荐或调整用药？
	2. 如何更好地将临床表型与分子表型、疾病特异性标志物及治疗靶标相结合？

三、组织工程技术在整形外科中的应用

（一）发展概况

组织、器官的丧失或功能障碍是人类疾病和死亡的最主要原因。针对各种原因所造成的组织、器官的缺损，目前外科修复主要采取以下三种模式：①自体组织移植，切取自体健康组织用以修复病损组织，是一种"拆东墙补西墙"的修复模式。主要缺点是创伤大，供区组织有限，很多病例（如大面积创伤、独一无二器官的缺损等）甚至无法得到相应的供区组织。②同种异体或异种组织移植，该方法不会对患者造成额外创伤，但由于存在免疫排斥反应，无法实现永久性修复。而且，移植术后长期大量应用免疫抑制剂会引发严重并发症并带来沉重的经济负担。③人工替代材料，人工材料在某些组织缺损修复中（如骨组织）取得了较好的临床效果，但人工替代材料不具备生物学功能，很难达到真正的功能重建要求。随着社会不断进步，人们对生存质量的要求也不断提高，探索一种创伤小、形态与功能恢复良好的永久性生物替代方法或病损修复技术，已成为外科修复技术研究的重要方向，组织工程技术因此应运而生。

组织工程学（tissue engineering）是一门多学科交叉产生的新兴学科，它涉及材料学、工程学及生命科学等诸多领域，目前已成为生物医学工程学的重要组成部分。1987 年美国科学基金会将组织工程定义为：应用生命科学和工程学的原理与技术，在正确认识哺乳动物正常及病理两种状态下的组织结构与功能关系的基础上，研究、开发用于修复、维护和促进人体各种组织或器官损伤后功能和形态的生物替代物的学科。

鉴于上述传统外科修复手段的诸多不足，美国哈佛大学 Joseph P. Vacanti 教授开始设想应用自体细胞来再造有功能组织器官的可能性。这个设想得到了美国麻省理工学院化学工程师 Robert Langer 教授的大力支持，他建议 Vacanti 将细胞种植在生物可降解材料上尝试组织再生的可行性。他们设想可降解材料能将细胞带入并固定在组织缺损部位，在细胞不断生长的同时，生物材料又可被机体逐渐降解吸收，最终来源于自体的细胞发展成为有功能的组织或器官。两位不同领域科学家的思维碰撞引发了组织工程学在美国乃至世界范围内的兴起和发展。从其基本原理可以看出，组织工程技术完全不同于上述传统的修复模式，它彻底摆脱了"以创伤修复创伤"的救治方法，能通过很小的损伤获取少量种子细胞，体外大量扩增后与生物材料复合，用于修复较大的组织缺损，是目前最符合创伤修复原则与要求的多学科交叉技术。

到目前为止，组织工程技术的发展主要经历了四个阶段。第一阶段是 20 世纪 80 年代末至 90 年代初，主要是进行基本原理可行性的初步探索。其中最具有代表性的研究是 1991 年 Vacanti 等用牛关节软骨细胞与可降解材料在裸鼠皮下成功构建出成熟的透明软骨，证实组织工程技术能够构建出形态及结构接近正常的成熟组织；第二阶段自 90 年代中期开始，主要是在免疫功能缺陷的裸鼠体内构建各类工程化组织（如骨、软骨、皮肤和肌腱等），其中以曹谊林教授在裸鼠体内成功构建精确人耳形态的软骨为主要标志，它证实组织工程技术可以构建具有复杂形态和结构的人体组织，向人们展示了组织工程研究的广阔前景；第三阶段自 21 世纪初开始，重点研究在具有完全免疫功能的哺乳动物甚至人体内构建组织工程化组织、修复缺损、重建功能的可行性；第四阶段约从 10 年前至今，重点探讨活体组织产业化生产及

临床转化的可行性，这也是目前组织工程研究的热点和国家科技部支持的战略重点。

组织工程自其产生之日起就受到了国内外学者的极大关注。早期的组织工程研究（前两阶段）主要集中在美国，但随着组织工程技术的迅猛发展，世界各国越来越高度重视这一领域。目前，美、中、日、韩、英、德、澳、新等各国均设立了多个组织工程研究中心，并在组织工程研究领域有其各自的优势。我国的组织工程研究目前在上海、北京、成都、西安、广州等地已具有相当的规模。近年来，国际组织工程研究已在诸多方面取得了突破性进展。各种结构相对简单的工程化组织如骨、软骨、皮肤、肌腱、角膜、血管、周围神经等体内外构建及缺损修复研究几乎均已在高等哺乳动物中获得成功，部分成果已开始临床应用，甚至已有多家公司开发出数种组织工程皮肤、软骨等产品。同时，一些结构和组成较为复杂的组织甚至器官（如心、肝、肾、肺等）的相关研究也取得了重大进展。我国的组织工程研究在组织构建技术、大动物缺损修复及工程化组织临床应用领域已处于国际领先地位，目前组织工程骨、软骨、皮肤、角膜、周围神经等多种组织已进入临床转化及产业开发阶段。

（二）组织工程技术的优越性与发展的迫切性

组织工程技术作为生命科学发展史上一个新的里程碑，可以应用活体细胞复合生物材料构建具有生命力的人体活体组织，从而实现病损组织器官形态、结构和功能的永久性修复与重建，有望从根本上解决组织器官缺损修复活体组织供体来源的国际难题。与传统缺损修复方式相比，组织工程技术具有以下明显优势：①可实现真正意义上的人体活体组织再生，组织工程技术可以构建形态、结构、功能均接近正常的健康活体组织，是真正意义上的人体活体组织制造与再生，可以为组织缺损修复提供最理想的活体组织移植供体；②可实现小创伤修复大缺损，组织工程技术可以通过很小的创伤获取少量患者自体细胞，经体外大规模扩增获得足量细胞后，再进行大体积活体组织的构建与再生，用于修复大体积的组织缺损，实现小创伤修复大缺损；③可实现完美的形态修复，组织工程技术可根据组织器官缺损情况，利用3D打印等先进技术构建与缺损形态和

结构完全一致的活体组织，从而实现完美的形态修复；④可实现永久性生理功能重建，应用患者自体细胞再生的活体组织类似于患者自体正常组织，植入后能与周围正常组织完美整合，人会被排斥且能对体内各种生物刺激产生应答，从而实现病损组织器官形态、结构和功能的永久性生理性重建。

随着组织工程技术的不断发展成熟，其上述优越性也逐渐被人们所认识和接受，已有越来越多的组织缺损患者希望应用这一技术来改善和提高自己的生活质量，因此，组织工程技术的全面快速发展及推广应用极为迫切。我国人口基数大，医疗市场巨大，因此，组织工程技术的优先快速发展在我国显得尤为迫切。

四、康复医学在整形外科的应用

（一）康复医学概论

1. 康复医学的定义和范围 康复医学（rehabilitation medicine）是全面医学的一个重要组成部分，是促进病、伤、残者康复，研究有关功能障碍的预防、评定和处理（治疗、训练）等问题的医学。

康复（rehabilitation）是指综合协调地应用各种措施，以减少病、伤、残者身体的、心理的和社会的功能障碍，使其重返社会以提高生活质量。康复不仅针对疾病，而且着眼于人，从生理、心理、社会及经济等方面进行全面康复。康复医学的三项基本原则是：功能锻炼、全面康复、重返社会。

康复医学的对象主要是由于先天发育障碍、损伤、各类急、慢性疾病和老龄所导致的功能障碍者。功能障碍分为器官水平的病损、个体水平的残疾以及社会水平的残障三个层次。WHO据此制定了《关于功能残疾和健康的国际分类》，即 ICF（Internation Classification of Functioning, Disability and Health）。针对不同层次的功能障碍可采取不同的康复策略：对于病损要促进功能恢复，对并发症、后遗症进行预防和治疗；对于残疾则采取适应和代偿的方式，可利用辅助器、自助具来提高日常生活能力，配置矫形器、假肢、轮椅等代偿丧失的功能；对于残障则采取环境改造，通过改造公共设施和社会环境，使残障者能方便、平等地参与社会活动。

随着康复医学的快速发展，康复医学范围也逐渐扩大，已涉及骨科疾病、神经系统疾病、心肺系统疾病、感官及精神残疾、智力残疾，以及癌症、慢性疼痛、烧伤、整形等临床各专科的康复。

2. 康复医学的组成 康复医学的组成主要包括：康复预防、康复评定、康复治疗。

（1）康复预防（rehabilitation prevention）：又称为残疾预防，是指在了解残疾原因的基础上积极采取各种有效措施、途径，控制或延缓残疾的发生。康复预防采取三级预防措施：一级预防为预防残损，防止引起残疾的损伤与疾病的发生；二级预防为预防残疾，早发现、早治疗，限制或逆转由病损造成的残疾；三级预防为预防残障，防止残疾向残障转变。

（2）康复评定（rehabilitation evaluation, assessment）：是采用客观、量化的方法有效和准确地评定患者功能障碍的种类、性质、部位、范围、严重程度和预后。康复评定主要包括运动功能评定、精神心理功能评定、言语与吞咽功能评定和社会功能评定等。涉及器官或系统水平、个体和社会水平等不同层次的功能评定，也可以是各层次的综合评定。评定的方法包括使用仪器、评分量表、问卷、调查表等。康复评定分为初期评定、中期评定和末期评定，用以制订康复治疗目标和计划，对康复计划进行调整，并对最终治疗效果进行评价。

（3）康复治疗：经过系统的康复评定，根据障碍的部位和程度来规划和制订康复治疗方案（rehabilitation program）。常用的康复治疗方法有：①物理治疗（physical therapy）；②作业治疗（occupational therapy）；③言语治疗（speech therapy）；④心理治疗；⑤文体治疗；⑥中国传统治疗；⑦康复工程；⑧康复护理；⑨社会服务。

（二）康复医学与整形外科

现代康复医学与整形外科都诞生于战火纷飞的年代，两次世界大战不仅使人们流离失所，更造成了大量人员伤亡。巨大的医疗需求催生了整形外科的高速发展，也促使现代康复医学的萌芽。在战争期间，一大批伤残军人经过整形外科先驱们一项项创新性的工作，使他们的组织器官及功能得以修复。然而面对这些术后的伤残军人，怎样尽快恢复他们的功能以及促进就业成了

急需解决的问题。为此，世界各地在战后纷纷成立康复医学中心，为这些伤残军人提供康复服务使他们重返社会。现代康复医学的基本理论和技术也在此期间逐渐建立和发展起来。可以说，共同的使命让康复医学与整形外科紧密联系在了一起。

康复医学与整形外科既有共通点又有所不同。相同的是都以恢复或改善功能为目标，不同的是整形外科的治疗主要通过组织移植手术来进行器官修复、再造、重建功能，是以疾病或损伤本身为主导；而康复医学则是以各种治疗手段来提高患者功能，以功能为主导。整形外科手术给患者创造了康复的条件，而康复医学则使患者的全面康复成为可能。在整形外科手术前后，积极采用康复医疗措施，有利于提高手术效果。例如完整、长期和精准的瘢痕康复治疗在整形外科就显得十分重要，因为手术无论大小均会产生瘢痕，瘢痕是人类创伤愈合过程中的必然产物。跨越关节的瘢痕常对关节的功能造成影响，头面部等位置的瘢痕会对其远期形态产生不良影响。需要及时介入各种康复治疗方法才能保证手术的最佳效果。所以康复医学在一定意义上是对整形外科的扩充和延续，最终使患者伤而不残，残而不废。

遗憾的是，目前很多整形外科医生还未深刻意识到整形康复的重要性，例如瘢痕患者植皮术后，手外伤患者术后等未及时介入康复治疗，可能出现跨关节的皮片挛缩、制动等导致的关节活动障碍，肌肉废用性萎缩，生活自理能力下降或丧失等，从而使手术效果大打折扣。

所以作为整形外科医师应该深刻了解，现代医学已逐渐从生物医学模式转变为生物-心理-社会医学模式，健康是一种身体上、精神上、社会上的完美状态，而不只是没有疾病或虚弱状态。如果患者手术后的功能仍旧不够理想，不能正常的生活和工作，意味着我们的工作远没有结束。整形外科医师不应只是一名外科医师，也应该是整形外科的专科康复医师。整形外科医师由于对本专业相关疾病的病理、临床及转归更为熟悉，经过康复医学知识的学习，往往能够比康复医学科的专科医师做得更好。尤其是整形外科的临床工作常常处在一个最有效的早期康复阶段，整形外科医师应充分发挥这一优势，加强与康复医师

及治疗师的沟通，通过康复早期介入使患者获得最大收益。

（三）康复医学在整形外科中的发展趋势与挑战

1. 康复医学在整形外科的发展模式 整形外科不同于传统外科医学，它与和其他外科都有一定交叉性。因此，整形外科的疾病谱非常广泛，从烧伤整形、瘢痕整形、颅颌面整形、四肢创伤、先天畸形、难愈创面、血管瘤、面瘫等到各类美容手术，涉及从头到脚多种组织器官。有别于传统康复医学科"大康复"的模式，整形外科的康复需要更加专业化、个体化和精准化。亚专科康复，即成立专业的整形外科康复部门或中心可能是未来整形外科康复的发展方向之一。

2. 康复医学新技术在整形外科康复中的应用 近年来，随着医学技术的进步，康复医学也取得了长足发展。各种新技术、新方法层出不穷，虚拟现实技术、可穿戴技术、镜像疗法、体外冲击波疗法以及 3D 打印技术等已经得到越来越广泛地运用，其中部分已经在手外伤、面瘫以及烧伤瘢痕等整形外科康复领域有所实践。随着临床研究的深入，各类新技术有望在整形外科康复领域得到进一步拓展。

1）虚拟现实技术：虚拟现实技术（virtual reality，VR）综合了计算机多媒体技术、人工智能技术、人工交互技术及传感器等多种技术，实现对现实世界的模拟。较好的沉浸性、交互性和想象性是虚拟现实技术的最大优点，从而被广泛应用于各类损伤的康复。在烧伤瘢痕康复中，Hoffman HG 等人发现使用虚拟现实眼镜能有效减轻烧伤患儿在康复治疗时所产生的疼痛，使患儿更易接受。而在手外伤康复领域，国内也有学者在断指以及手Ⅱ区屈肌腱损伤患者中使用不同的虚拟现实设备，进行各种日常情景的模拟训练，经过干预，功能水平都有明显改善。虚拟现实技术让患者沉浸其中，充满趣味，主动参与性得到很大提高。可以预见虚拟现实技术的应用范围将越来越广，其在整形外科康复中同样具有非常大的研究意义和应用前景。

2）可穿戴技术：可穿戴技术（wearable technology），最早是 20 世纪 60 年代由麻省理工学院媒体实验室提出的创新技术。该技术将多媒体、传感器及无线通信技术嵌入进衣物和配件中，可实现手势或眼动操作等多种交互方式。进入新世纪，随着互联网技术和智能硬件的快速发展，可穿戴技术在康复医学领域也受到越来越多的关注。可穿戴技术在康复医学中的应用主要涉及早期诊断、功能康复、康复评定以及远程监测等。可穿戴式的步态分析传感器、下肢的外骨骼机器人、外骨骼机械手等与整形外科康复相关的可穿戴设备也逐渐从基础研究走向临床应用。可穿戴技术具有其微型化、智能化和便捷化等特点，然而作为一种新型技术，可穿戴技术尚有一些不足之处需要解决，如可穿戴设配普遍价格比较昂贵，在穿戴使用中可能影响日常活动等。此外，如何保证动态监测条件下信号的可靠性、数据的安全性、长期使用的舒适性等也可能是未来的研究方向。

3）镜像疗法：镜像疗法（mirror therapy），是利用平面镜成像原理，利用视错觉将健侧肢体在镜中的影像看成患侧肢体来执行动作或接受感官刺激，从而激活相应大脑皮质达到恢复运动和感觉功能的目的。镜像疗法最早由 Ramachandran 等学者提出，从初期用于幻肢痛的治疗，逐渐扩展到复杂区域疼痛综合征、脑卒中、脑瘫等领域。镜像疗法在整形外科相关疾病的康复中研究较少。有国外学者将镜像疗法用于面瘫后面肌联动的治疗，发现镜像疗法可有效抑制面肌联动。特别是对于病程较长的患者，通过镜像疗法结合注射 A 型肉毒毒素来治疗面肌联动，在肉毒毒素作用消失后面肌联动症状仍可好转。而在手外伤方面，镜像治疗也有被用于断指再植术后康复的报道。镜像治疗成本低、简单、安全，显示出了一定的治疗效果，但到目前为止，缺乏更多的循证支持，有待于从机制、适应证、治疗方法上进一步明确和研究。

4）体外冲击波疗法：冲击波是一种通过振动或高速运动等导致介质极度压缩并聚集产生能量的具有力学特性的声波，具有机械效应、空化效应以及热效应。利用冲击波作用人体治疗疾病的方法，称为体外冲击波疗法（extracorporeal shock wave therapy，ESWT）。冲击波疗法最早被用于尿路结石的治疗，随着研究的深入，冲击波被发现具有诸多生物学效应，如镇痛、促进组织再生和伤口愈合、促进血管生成、刺激骨重建和抗炎等，应用范围也逐渐拓展到康复医学科以及心内科、内分泌科、肿瘤科、口腔科等临床学科，应用前景广阔。在整形外科康复领域，冲击波治疗在慢性创面、皮下脂肪团、病理性瘢痕等方面也展现出了较好的治疗优势。然而目前临床治疗中大多依靠经验，基于目前数据和证据尚无法确定治疗的最优参数。所以进一步阐明机制以及探究治疗效果的影响因素可能是未来研究的重点。

5）3D 打印技术：3D 打印技术又称增材制造，它是从数字文件生成三维实体的过程，通过光固化（stereo lithography apparatus，SLA）、熔融沉积（fused deposition modeling，FDM）、三维粉末沉积（three dimensional printing and gluing，3DP）、分层实体制造（laminated object manufacturing，LOM）、选择性激光烧结（selected laser sintering，SLS）等技术实现模型的快速成型。基于 3D 打印技术可方便、快速、精确地完成复杂结构模型重建的特点，其被广泛应用于各类产品的设计与建造以及医学领域。近年来，3D 打印技术在整形外科领域受到的关注也越来越多。主要应用集中在各类假体的个性化定制、颅骨缺损的个性化修复、下颌骨重建术及截骨手术等。而在整形外科康复相关疾病中，各类 3D 打印假肢和矫形器则是主要研究方向。Wei Y 等将 3D 打印透明压力面具应用于面部烧伤瘢痕的康复治疗中，效果良好。在手外伤方面，也有多种 3D 打印支具的设计方案。3D 打印的烧伤支具相比传统支具也更加轻便、舒适、耐用，患者接受度更高。国外一些学者还利用 3D 打印技术开发出低成本的拥有仿真外观和抓握功能的肌电手。可见 3D 打印技术在整形外科相关疾病康复中有一定的研究基础，然而这些研究多为基础研究或小样本、非随机研究，其证据等级较低。同时 3D 打印技术固然有其经济性、舒适性以及可快速成型的优点，但前期扫描建模复杂以及大尺寸成型设备较为昂贵等，这些问题都值得进一步探讨和研究。

（李青峰　周广东　王向东
程韵枫　韩　冬）

参 考 文 献

[1] McCarthy JG. Plastic surgery. Philadelphia: W B Saunders Co，1990.

[2] 朱洪荫. 成形外科学概要. 北京：人民卫生出版社，1959.

[3] 张涤生. 显微修复外科学. 北京：人民卫生出版社，1987.

[4] 张涤生. 整复外科学. 上海：上海科学技术出版社，2002.

[5] 王炜. 整复外科学. 杭州：浙江科学技术出版社，1999.

[6] Geoffrey C Gurtner. Plastic Surgery: Principles. Amsterdam: Elisver，2016.

[7] Zargaran D，Zargaran A. Plastic surgery research: Current activities and future scope. J Plast Reconstr Aesthet Surg，2019，72（12）：2064-2094.

[8] Levites HA，Thomas AB，Levites JB，et al. The Use of Emotional Artificial Intelligence in Plastic Surgery. Plast Reconstr Surg，2019，144（2）：499-504.

[9] Kanevsky J，Corban J，Gaster R，et al. Big Data and Machine Learning in Plastic Surgery: A New Frontier in Surgical Innovation. Plast Reconstr Surg，2016，137（5）：890e-897e.

[10] Valerio IL，Sabino JM，Dearth CL. Plastic Surgery Challenges in War Wounded II: Regenerative Medicine. Adv Wound Care（New Rochelle），2016，5（9）：412-419.

[11] R Daniel Pedde，Bahram Mirani，Ali Navaei，et al. Emerging Biofabrication Strategies for Engineering Complex Tissue Constructs. Adv Mater，2017，29（19）.

[12] Kaile Zhang，Qiang Fu，James Yoo，et al. 3D bioprinting of urethra with PCL/PLCL blend and dual autologous cells in fibrin hydrogel: An in vitro evaluation of biomimetic mechanical property and cell growth environment. Acta Biomater，2017，50：154-164..

[13] Nhayoung Hong，Gi-Hoon Yang，JaeHwan Lee，et al. 3D bioprinting and its in vivo applications. J Biomed Mater Res B Appl Biomater，2018，106（1）：444-459.

[14] Mao AS，Mooney DJ. Regenerative Medicine: Current Therapies and Future Directions. Proc Natl Acad Sci U S A，2015，112（47）：14452-14459.

[15] Siminovitch L, McCulloch EA, Till JE. The distribution of colony-forming cells among spleen colonies. J Cell Physiol, 1963, 62: 327-336.

[16] Angione C, Conway M, Lio P. Multiplex methods provide effective integration of multi-omic data in genome-scale models. BMC Bioinformatics, 2016, 17 (Suppl 4): 83.

[17] Chen C, Shi L, Li Y, et al. Disease-specific dynamic biomarkers selected by integrating inflammatory mediators with clinical informatics in ARDS patients with severe pneumonia. Cell Biol Toxicol, 2016, 32 (3): 169-184.

[18] Kawamura Y, Takouda J, Yoshimoto K, et al. New aspects of glioblastoma multiforme revealed by similarities between neural and glioblastoma stem cells. Cell Biol Toxicol, 2018, 34 (6): 425-440.

[19] Wang W, Zhu B, Wang X. Dynamic phenotypes: illustrating a single-cell odyssey. Cell Biol Toxicol, 2017, 33 (5): 423-427.

[20] Wang W, Wang X. Single-cell CRISPR screening in drug resistance. Cell Biol Toxicol, 2017, 33 (3): 207-210.

[21] Wu D, Wang X, Sun H. The role of mitochondria in cellular toxicity as a potential drug target. Cell Biol Toxicol, 2018, 34 (2): 87-91.

[22] Konno M, Matsui H, Koseki J, et al. Computational trans-omics approach characterised methylomic and transcriptomic involvements and identified novel therapeutic targets for chemoresistance in gastrointestinal cancer stem cells. Sci Rep, 2018, 8 (1): 899.

[23] Yu X, Zeng T, Wang X, et al. Unravelling personalized dysfunctional gene network of complex diseases based on differential network model. J Transl Med, 2015, 13: 189.

[24] Sun YV, Hu YJ. Integrative Analysis of Multi-omics Data for Discovery and Functional Studies of Complex Human Diseases. Adv Genet, 2016, 93: 147-190.

[25] Shi L, Zhu B, Xu M, et al. Selection of AECOPD-specific immunomodulatory biomarkers by integrating genomics and proteomics with clinical informatics. Cell Biol Toxicol, 2018, 34 (2): 109-123.

[26] Srivastava A, Kulkarni C, Mallick P, et al. Building trans-omics evidence: using imaging and 'omics' to characterize cancer profiles. Pac Symp Biocomput, 2018, 23: 377-387.

[27] Lippert C, Sabatini R, Maher MC, et al. Identification of individuals by trait prediction using whole-genome sequencing data. Proc Natl Acad Sci U S A, 2017, 114 (38): 10166-10171.

[28] Monk JM, Koza A, Campodonico MA, et al. Multi-omics Quantification of Species Variation of Escherichia coli Links Molecular Features with Strain Phenotypes. Cell Syst, 2016, 3 (3): 238-251, e212.

[29] Hall MA, Moore JH, Ritchie MD. Embracing Complex Associations in Common Traits: Critical Considerations for Precision Medicine. Trends Genet, 2016, 32 (8): 470-484.

[30] Wang X. Clinical trans-omics: an integration of clinical phenomes with molecular multiomics. Cell Biol Toxicol, 2018, 34 (3): 163-166.

[31] Wang DC, Wang W, Zhu B, et al. Lung Cancer Heterogeneity and New Strategies for Drug Therapy. Annu Rev Pharmacol Toxicol, 2018, 58: 531-546.

[32] Westover D, Zugazagoitia J, Cho BC, et al. Mechanisms of acquired resistance to first- and second-generation EGFR tyrosine kinase inhibitors. Ann Oncol, 2018, 29 (suppl 1): i10-i19.

[33] George J, Walter V, Peifer M, et al. Integrative genomic profiling of large-cell neuroendocrine carcinomas reveals distinct subtypes of high-grade neuroendocrine lung tumors. Nat Commun, 2018, 9 (1): 1048.

[34] Durrant TN, Hers I. PI3K inhibitors in thrombosis and cardiovascular disease. Clin Transl Med, 2020, 9 (1): 8.

[35] Song D, Tang L, Wang L, et al. Roles of TGFbeta1 in the expression of phosphoinositide 3-kinase isoform genes and sensitivity and response of lung telocytes to PI3K inhibitors. Cell Biol Toxicol, 2020, 36 (1): 51-64.

[36] Zhao H, Wang Y, Yang C, et al. EGFR-vIII downregulated H2AZK4/7AC though the PI3K/AKT-HDAC2 axis to regulate cell cycle progression. Clin Transl Med, 2020, 9 (1): 10.

[37] Cao X, Hou J, An Q, et al. Towards the overcoming of anticancer drug resistance mediated by p53 mutations. Drug Resist Updat, 2020, 49: 100671.

[38] Takeda M, Sakai K, Takahama T, et al. New Era for Next-Generation Sequencing in Japan. Cancers (Basel), 2019, 11 (6): 742.

[39] Wang CJ, Ko JY, Chou WY, et al. Extracorporeal shock-wave therapy for treatment of keloid scars. Wound Repair Regen, 2018, 26 (1): 69-76.

[40] 齐向东, 祁佐良. 数字医学技术在整形外科中的应用. 中华整形外科杂志, 2018, 34 (6): 407-412.

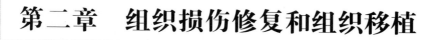

第二章 组织损伤修复和组织移植

第一节 皮瓣与组织血管化

皮瓣是指自身带有血液供应的包含有皮肤及其附着的皮下组织或更深层次组织在内的复合组织块。皮瓣移植就是把皮瓣通过手术从供区转移到受区，达到修复创面、重建功能和改善外形的手术方式。皮瓣是众多外科组织瓣中的一种，且所涉及的解剖部位非常广泛，几乎遍布全身。因此，皮瓣技术，不仅在整形外科中广泛应用，还在许多专科中也得到了应用，例如：神经外科修复颅骨缺损或钛网外露、乳腺外科修复乳腺癌根治术后乳腺缺失、骨科和手外科修复外伤后肢体缺损、泌尿外科和妇科修复泌尿生殖部位畸形等。

一、皮瓣的发展历史

皮瓣技术最早的历史记录，是公元前7世纪左右，在印度用额部皮瓣进行鼻再造。而后，皮瓣技术进展缓慢，主要是局部带蒂转移的随意型皮瓣的临床应用。在公元初期，古罗马Celsus医生最早使用滑行推进皮瓣及皮下组织蒂皮瓣修复面部组织结构的缺损。直到15世纪，意大利的Antonio Branca医生首次利用延迟皮瓣技术用上臂带蒂皮瓣行鼻再造术。16世纪，意大利的Tagliacozzi论述总结了鼻、耳、唇等部位的整形技术，并再次重点强调了皮瓣延迟术。而后在17世纪到20世纪中叶，先后有Carpne、von Graefe、Blandin、Warren、Esser、Filatov、Ganzer、Gilles等医生用带蒂皮瓣、旋转推进皮瓣、岛状皮瓣、皮管方法等修复组织结构缺损。

19世纪末，法国解剖学家Carl Manchot发表解剖名著《人体皮肤的动脉》，使得大家开始关注皮瓣的存活情况与皮肤血运之间的关系，并逐步开始摸索皮肤血运与皮瓣存活的规律。1937年，Webster按照胸腹的血管走行及血运范围做出胸腹皮管进行修复。1946年，Shaw和Payne应用包含腹壁下浅动脉和旋髂浅动脉的腹壁皮管修复创面。同年，Wangensteen用阔筋膜瓣修复腹壁缺损。通过大量的动物实验，医生们逐渐认识到：皮瓣的存活关键，不再是皮瓣的长宽比例，而是皮瓣的轴心血管及其内在血运，如果皮下组织中有较大口径的血管束，将扩大皮瓣的存活面积，且不经"皮瓣延迟术"就可以设计突破既往长宽比例的皮瓣。

1965年，Bakamjian首次应用以胸廓内动脉肋间穿支为血管蒂的胸三角皮瓣来修复缺损，被认为是第一个轴型皮瓣。以胸三角皮瓣研究为基础，1972年，McGregor和Jackson发现了以旋髂浅动脉为内在血运的腹股沟皮瓣。1973年，McGregor和Morgan以皮瓣内直接皮肤血管和肌皮血管穿支在皮肤内的走行及血供范围为依据，首次提出了轴型皮瓣和随意型皮瓣的概念，并认为皮瓣的存活，不仅仅由轴型血管的解剖供应范围决定，还由周边能代偿的血管网和侧支循环决定。

随意型皮瓣，又称任意皮瓣，其皮瓣中不含有轴型血管，仅由真皮下血管网供血。因此，皮瓣的存活与移植皮瓣的长宽比例、真皮下血管网的完整性有关。轴型皮瓣，是指皮瓣内含有知名血管，并以此知名血管为轴心，与皮瓣长轴方向平行的皮瓣。皮瓣的存活不再受长宽比例限制，可按其轴型血管的血供范围设计皮瓣进行创面的修复，不仅可以设计成保留血管蒂的岛状皮瓣，还可以通过吻合血管作为游离皮瓣。

游离皮瓣就在轴型皮瓣和显微外科技术的共同发展促进下孕育而生。1973年，美国的Daniel和我国的杨东岳几乎同时成功进行了吻合血管的腹股沟皮瓣游离移植术。1981年，我国的杨果凡首次应用前臂桡动脉为轴心的皮瓣进行游离移植术修复创面。此后其他学者又相继报道了尺动脉皮瓣、骨间后动脉皮瓣、胫后动脉皮瓣、胫前动脉皮瓣、腓动脉皮瓣等。

肌皮瓣也是轴型皮瓣的一种。最早是在 1906 年，意大利医生 Tansini 首次应用背阔肌肌皮瓣进行乳房重建。1955 年，Owens 应用胸锁乳突肌肌皮瓣修复颌面部缺损。1963 年，Bakamjian 也应用胸锁乳突肌肌皮瓣修复上颌窦癌根治术后缺损。随着治疗经验的不断积累，医生们发现：包含浅表肌肉的肌皮瓣，只能按照随意型皮瓣设计；包含深层肌肉的肌皮瓣，必须含有该肌肉的轴型血管才能存活良好。从 20 世纪 70 年代起，大量肌皮瓣在临床上广泛研究和应用，如：Orticochea、Dibbell、Fujino、Schenk、McCraw、Maxwell、Mathes 以及我国的钟世镇等报道了股薄肌肌皮瓣、股二头肌岛状皮瓣、斜方肌肌皮瓣、阔筋膜张肌肌皮瓣、胸大肌肌皮瓣、臀大肌肌皮瓣、腹直肌肌皮瓣、背阔肌肌皮瓣等。

1981 年，Poten 首次报道了应用小腿筋膜皮瓣修复创面。筋膜皮瓣是指含有皮肤、皮下组织和深筋膜的皮瓣。而后在 1982 年，Barclay 和 Tolhurst 分别将筋膜皮瓣的长宽比例扩大到 3:1 和 4:1，且均完全成活。同年，Haertsch 提出了掀起皮瓣的"外科平面"：掀起皮瓣从深筋膜下间隙分离，达到操作简单且出血少的目的。1986 年，Cormack 和 Lamberty 出版解剖学名著 *The Arterial Anatomy of Skin Flaps*。1992 年，Hallock 在积累了大量的筋膜皮瓣临床应用经验后，出版筋膜皮瓣名著 *Facsiocutaneous Flaps*。

1988 年，Kroll 和 Rosenfield 首次提出了"穿支皮瓣"：仅以管径细小（直径在 0.5～0.8mm）的穿支血管供血的皮瓣，他们以背阔肌、臀大肌的肌肉穿支为血管蒂局部转移修复缺损。1989 年，Koshima 和 Soeda 以腹壁下深动脉的肌皮穿支为血管蒂，游离移植修复腹股沟缺损。1994 年，Allen 和 Treece 应用腹壁下深动脉穿支皮瓣行乳房重建术。2006 年，Blondeel 出版穿支皮瓣名著 *Perforator Flaps: Anatomy, Technique, and Clinical Application*，标志着穿支皮瓣技术的成熟。

此外，还有真皮下血管网皮瓣、非生理性皮瓣、皮神经营养血管皮瓣，近些年也在不断发展、研究和探索中。这类皮瓣丰富了皮瓣血供的知识，甚至打破了公认的常规，也为临床研究和设计新的皮瓣提供了方向。

在皮瓣技术发展的过程中，我国学者的贡献也不少。1979 年，沈祖尧和王澍寰首次提出预构皮瓣：采用人为的方法对供区皮瓣进行改造，使其在转移修复前含有轴型血管，方法分为在血供丰富的部位植皮或者在理想的供区植入血管。预构皮瓣为皮瓣的设计和修复方式提供了一种新的思路。1981 年，杨果凡首次应用前臂桡动脉为轴心的皮瓣进行游离移植术修复创面，引起国内外学者的轰动，被称为"中国皮瓣"。1982 年，我国的王炜和鲁开化以前臂桡动脉为轴心血管的岛状皮瓣，成功地将其逆行转移修复创面，使逆行岛状皮瓣的研究热度上升，各种知名动脉的逆行岛状皮瓣层出不穷，如：尺动脉逆行岛状皮瓣、腓动脉逆行岛状皮瓣等。1984 年，徐达传、罗力生和宋业光首次报道股前外侧皮瓣并提出了肌间隔血管皮瓣，该皮瓣因供区损伤小、轴型血管解剖位置固定、可制成复合组织瓣等优点被广泛应用于临床，再次引起国内外学者的认可和轰动。此外，我国学者还有几个首次报道的皮瓣，但只因在国内发表，并未被国际知晓和认可，如：前臂尺动脉皮瓣、骨间后动脉皮瓣、小腿胫后动脉皮瓣、胫前动脉皮瓣、腓动脉皮瓣、小鱼际皮瓣等。

二、皮瓣的基本知识

（一）皮瓣移植的适应证

皮瓣移植是整形外科的基本技术，也是最常用的技术。因皮瓣自带血供，且有一定厚度，其适用范围非常广泛，主要是以下几个方面：

1. 骨、关节、血管、肌腱、神经裸露的无法直接缝合的创面；

2. 多种器官再造，如：鼻、耳、乳房、手指、阴茎、阴道等；

3. 面颊部、鼻、上腭等洞穿性缺损的覆盖和衬里制作；

4. 慢性溃疡、褥疮、糖尿病创面及其他营养缺乏的创面。

（二）皮瓣的设计原则

1. 选择的供区皮瓣，其颜色、质地和皮瓣构成应与受区相似；

2. 选择的供区皮瓣位置应尽量隐蔽，在躯干或四肢近端等可以被衣裤遮盖的部位，并且应尽量减少取出皮瓣后的供区瘢痕、畸形甚至功能障碍；

3. 为提高供区皮瓣存活，随意型皮瓣应尽量在血供丰富的部位，轴型皮瓣应选择其轴型血管与皮瓣方向平行且轴型血管恒定、变异小易于切取的部位；

4. 以就近取材、安全简便的局部或领位皮瓣为首选，尽量避免不必要的皮瓣延迟或间接转移；

5. 供区皮瓣应在设计时比受区大约20%，如若面积不足，可以置入皮肤软组织扩张器来解决。

（三）皮瓣的分类

皮瓣的分类方法众多，并没有国际统一的分类方法。目前的分类方法以血液供应类型为主，皮瓣转移方式及皮瓣构成为辅的综合分类方法，见表2-1-1。

表 2-1-1　皮瓣分类

随意型皮瓣		轴型皮瓣
局部皮瓣	滑行推进皮瓣	一般轴型皮瓣
	旋转皮瓣	岛状皮瓣
	易位皮瓣	肌皮瓣
邻位皮瓣		吻合血管的游离皮瓣
远位皮瓣		含血管蒂的皮肤复合组织游离移植

1. 随意型皮瓣　也称任意皮瓣，其特点是不含有轴型血管。其血供仅有真皮及真皮下血管网，血管网的血供来自直接皮动脉、肌皮动脉、肌间隔血管或者肌间隙血管。因此，在切取皮瓣时，要注意长宽比例，并且要切取得尽量平整、深浅一致以保证血管网的完整性。

（1）皮瓣的设计：皮瓣的供区一般尽量选择在受区附近，其优点是避免不必要的间接转移，采取简单有效的转移方法；皮瓣的肤色、质地、构成与受区相似，恢复的效果好；尽量不在关节或者裸露位置选择供区，尽量减少对供区的形态和功能的影响。

采用逆行设计的方法：先在供区绘出受区所需皮瓣的大小、方向、形状，使用纸或者布、胶片按照之前绘出的图形进行裁剪，尔后将其蒂部固定于供区，并转移修复受区，观察皮瓣蒂部是否过度牵拉、扭曲，皮瓣张力是否过大，能否完整修

复受区等。通过不断调整设计，直至能顺利修复受区。

随意型皮瓣在设计时必须要考虑长宽比例，且不同部位的皮瓣，长宽比例是不同的。一般来讲，长宽比例是 1.5∶1，在四肢下降到 1∶1，在头面颈部可上升到（3～4）∶1。若受长宽比例限制不能完整修复受区，可用皮肤软组织扩张器来增加供区的皮瓣面积。多数情况下，设计的皮瓣面积应比受区缺损面积超出 10%～20%。

（2）常见的随意型皮瓣

1）局部皮瓣：局部皮瓣紧邻受区缺损部位，利用供区、受区周围皮肤软组织的弹性、伸展性，通过调整局部皮瓣的位置，达到修复缺损的目的。局部皮瓣的色泽、厚度、质地和构成均与受区相似，且手术操作简单，多数可一次完成，术后效果比较理想，在整形外科中应用广泛。

2）滑行推进皮瓣：在受区的一侧或两侧经切开及剥离掀起皮瓣，利用皮肤及软组织的伸展性和移动性，向受区滑动推进修复受区。常见的有矩形推进皮瓣（图 2-1-1）和 V-Y/Y-V 推进皮瓣（图 2-1-2）。

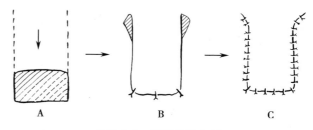

图 2-1-1　矩形推进皮瓣
A. 切口设计；B. 皮瓣滑行推进缝合；C. 切除蒂部皱褶后缝合

3）旋转皮瓣：在受区的一侧形成局部皮瓣，以顺时针或逆时针旋转转移至受区进行修复。为减少皮瓣张力，在设计时，弧面的切口长度是受区宽度的 4 倍，旋转的半径比受区长度超出约20%。常见的有双叶皮瓣（图 2-1-3）和菱形皮瓣（图 2-1-4）。

4）易位皮瓣：也称交错皮瓣、对偶三角皮瓣，简称 Z 成形术，它以轴线为共同边，在轴线两侧设计一对方向相反的三角形皮瓣，切开、剥离皮瓣后二者交换位置进行修复的方法，是整形外科中应用广泛的局部皮瓣。因易位后延长了皮肤轴

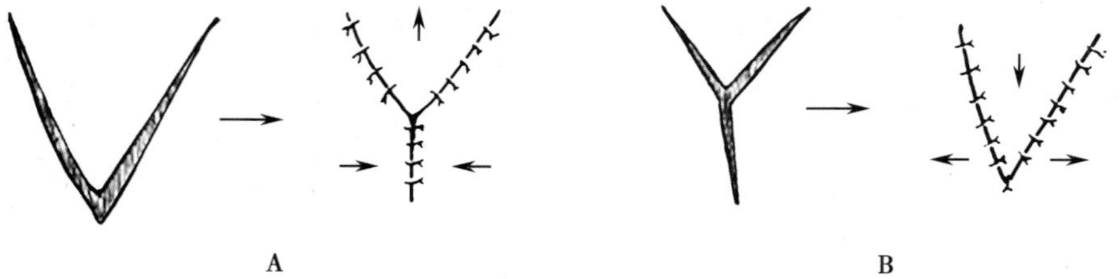

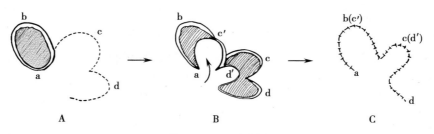

图 2-1-2 V-Y/Y-V 推进皮瓣
A. V-Y 推进皮瓣；B. Y-V 推进皮瓣

图 2-1-3 双叶皮瓣
A. 切口设计；B. 皮瓣旋转；C. 缝合

线长度，改变了瘢痕的方向，不仅可松解瘢痕挛缩，还可使组织器官复位，达到改善外形和功能的效果（图 2-1-5）。

5）邻位皮瓣：是指供区与受区之间有正常的皮肤组织结构，并不与受区直接相连。因此，有两种转移修复方式：①两次手术，需要在第一次术后3～4 周行二期断蒂手术（图 2-1-6）；②将邻位皮瓣修剪后形成皮下组织蒂皮瓣，通过皮下组织隧道转移至受区进行修复，无需二期手术（图 2-1-7）。

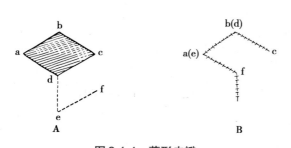

图 2-1-4 菱形皮瓣
A. 切口设计；B. 皮瓣旋转缝合

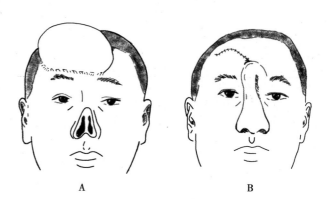

图 2-1-6 邻位皮瓣转移
A. 形成皮瓣；B. 修复邻位缺损

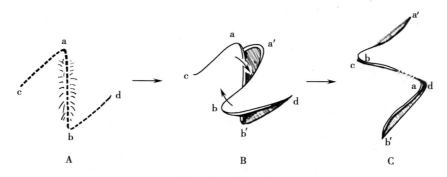

图 2-1-5 易位皮瓣
A. 切口设计；B. 形成皮瓣；C. 两三角瓣换位后，X、Y 方向上得到延长

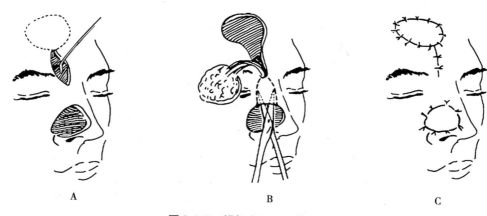

图 2-1-7 额部皮下组织蒂皮瓣
A. 切口设计；B. 寻找额部血管蒂并形成隧道；C. 修复邻位缺损

6）远位皮瓣：皮瓣供区远离受区的皮瓣，多数因为受区局部或者邻位无合适的皮瓣可用或者切取皮瓣后对供区的外观、功能影响较大，故远位皮瓣的供区一般选在距离受区较远、位置隐蔽、切取后对供区外形和功能影响不大的部位。不过，由于远位皮瓣的供区与受区相隔较远，皮瓣的色泽、厚度、质地和构成与受区不同，因此修复的效果并没有局部皮瓣或者邻位皮瓣的效果好。另外，远位皮瓣在修复的过程中，常需要固定躯体，保持固定姿势，患者比较痛苦，因此，也不太适合老年人和儿童。根据远位皮瓣在修复过程中是否需要中间中转，分为直接远位皮瓣和间接远位皮瓣。①直接远位皮瓣：远位皮瓣直接从供区转移到受区，待血运建立后，断蒂，完成修复（图 2-1-8）；②间接远位皮瓣：将远位皮瓣的蒂转移至中间站（一般为前臂或小腿），待血运建立成

功后，切取、掀起皮瓣，利用中间站转移至受区，待血运再次建立后，断蒂，完成修复（图 2-1-9）。

2. 轴型皮瓣 轴型皮瓣的特点是皮瓣内含有知名血管系统并以之为轴心，与皮瓣的长轴平行。

（1）轴型皮瓣的血供：随着皮瓣血供研究、显微外科技术的不断进展，轴型皮瓣的种类及血供也在增多，主要来源于以下几种：①直接皮动脉；

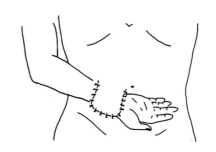

图 2-1-8 腹部直接远位皮瓣修复腕部缺损

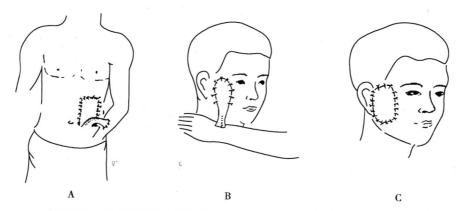

图 2-1-9 以左腕部为中间站的腹部间接远位皮瓣修复右侧面颊部缺损
A. 一期手术：皮瓣蒂部缝合成管状转移到中间站；B. 二期手术：中间站携带皮瓣转移修复右面颊部缺损；C. 三期手术：断蒂完成修复

②知名动脉血管干分支皮动脉；③肌间隙或肌间隔皮动脉；④肌皮动脉；⑤终末支皮动脉。

（2）轴型皮瓣的设计：轴型皮瓣的关键，是掌握轴型血管走行及剥离层次，切勿损伤轴型血管。所以，在选择供区时，首先选择距离受区近的、肤色、质地、构成相类似的、转移方便的、轴型血管恒定、变异小、易于切取的皮瓣，其次应考虑选择比较隐蔽的部位，减少对供区外形和功能的影响。此外，为提高皮瓣存活率，应尽量选择游离移植的方式，可选择带蒂皮瓣移植或者岛状皮瓣移植。

（3）常见的轴型皮瓣

1）颞顶部皮瓣：轴型血管为颞浅动脉，属于直接皮动脉。用于修复额顶部或鬓角位置的瘢痕性秃发、肿瘤切除后的缺损、眉再造及男性上唇缺损的修复（图2-1-10）。

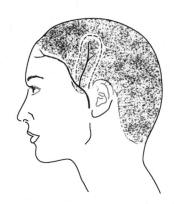

图 2-1-10 颞顶部皮瓣设计

2）胸三角皮瓣：轴型血管大多为胸廓内动脉第2或第3肋间穿支，属于知名动脉血管干分支皮动脉。主要用于额部、颊部、颌部、颈部的皮肤和皮下组织缺损的修复（图2-1-11）。

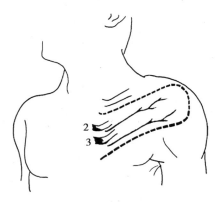

图 2-1-11 胸三角皮瓣设计

3）前臂桡侧皮瓣：轴型血管为桡动脉，属于知名动脉血管干分支皮动脉。主要用于游离移植修复颌面部畸形、缺损，以及鼻、阴茎等器官再造（图2-1-12）。

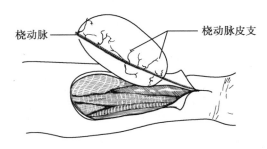

图 2-1-12 前臂桡侧皮瓣设计

4）股前外侧皮瓣：轴型血管为旋股外侧动脉降支及其发出的肌间隙皮支，属于肌间隙皮动脉。主要用于较大、较深创面修复（图2-1-13）。

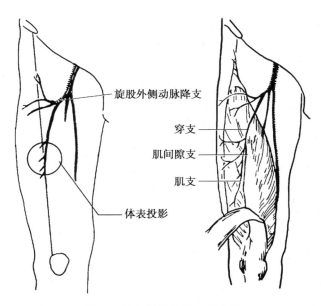

图 2-1-13 股前外侧皮瓣血供

此外，常见的轴型皮瓣还包括：背阔肌皮瓣、肩胛皮瓣、腹股沟皮瓣、骨间背动脉皮瓣、示指背动脉皮瓣、隐动脉皮瓣、足背动脉皮瓣、足底内侧皮瓣等。

3. 穿支皮瓣 是伴随着血管解剖、显微外科技术的发展而出现的，是指仅以管径细小（直径在0.5～0.8mm）的穿支血管供血的轴型皮瓣，该概念在1988年首次由Kroll和Rosenfield提出。2006年，Blondeel出版穿支皮瓣名著 *Perforator*

Flaps: *Anatomy*, *Technique*, *and Clinical Application*，标志着穿支皮瓣技术的成熟。

（1）穿支皮瓣的血供：所谓穿支血管，就是指穿过深筋膜进入皮肤的动脉，可通过向肌肉深层追踪解剖出较长的血管蒂，分为肌皮穿支皮瓣和肌间隔穿支皮瓣。其共性特点是：①不牺牲供区的重要的主干血管；②皮瓣在深筋膜以浅切取；③皮瓣供区广泛，选择应用灵活；④可局部转移，也可游离移植。

（2）穿支皮瓣的设计：在穿支皮瓣供区的选择上，应具备以下几个条件：①皮瓣内以穿支血管为轴心，且口径大于 0.5mm，血供范围超过受区大小；②足够长的血管蒂；③供区尽可能直接拉拢缝合，对供区外形和功能影响小。但是，由于穿支血管极为细小，且解剖变异多，所以在术前一定要做超声多普勒检查或者 CTA 等影像学检查，明确穿支血管的位置、管径，并做好标记。

（3）常见的穿支皮瓣有：①腹壁下动脉穿支皮瓣，可用于乳房再造；②胸背动脉穿支皮瓣，常用于四肢或头面部创面修复；③臀上动脉穿支皮瓣，用于腰骶部创面修复；④股前外侧穿支皮瓣，用于头面部或四肢修复；⑤阔筋膜穿支皮瓣，穿支血管来自旋股外侧动脉的横支，用于有肌腱缺损的创面修复；⑥腓肠内侧动脉穿支皮瓣，用于下肢创面修复；⑦面动脉穿支皮瓣，用于面部肿瘤、外伤的缺损修复；⑧颏下动脉穿支皮瓣，用于头颈部缺损修复；⑨耳后动脉穿支皮瓣，用于修复耳背部缺损。

穿支皮瓣修复在改善受区外形功能的同时最大程度减少供区损害，是穿支皮瓣最大的优点。穿支皮瓣无需携带肌肉、设计灵活、重建效果好、供区损伤小、对运动功能的影响小、术后康复较快，但穿支皮瓣的轴型血管一般管径细小、供区皮瓣面积有限，使其在体表大面积缺损、较深层次缺损修复中的应用受到限制。随着皮瓣血管解剖、血供特点研究的深入、显微技术的不断进步和患者要求的不断上升，近些年来，又发展出了 Flow-through 穿支皮瓣移植、联体穿支皮瓣移植、分叶穿支皮瓣移植、超薄穿支皮瓣移植、嵌合穿支皮瓣移植、组合穿支皮瓣移植等新技术。新技术的出现，必然使得穿支皮瓣的研究和应用更加深入和广泛。

三、皮瓣的血管化

（一）相关概念

无论是随意型皮瓣还是轴型皮瓣，皮瓣移植的存活都依赖于皮瓣内新生血管的形成。血管新生，是由组织中既存的成熟血管的内皮细胞增殖和游走，形成小的血管，经过广泛重建后形成稳定血管网络的复杂过程，是整形外科各种组织移植相关基础研究的核心问题。血管新生的过程可以概括为：血管基底膜降解，血管内皮细胞的激活、增殖、迁移，重建形成新的血管和血管网等至少六个连续的步骤。

1987 年，Taylor 等经过广泛深入的血管解剖、血供研究，提出了一个新的概念：血管体区，是指某一知名皮肤血管在正常情况下所能供养的皮肤、皮下组织、肌肉、骨骼等由浅入深的三维血管结构，相邻血管体区之间靠 choke 血管连接。choke 血管是连接相邻血管体区的管径逐渐减小的血管，在正常情况下，两端的血流灌注压是相等的，处于无功能的闭锁状态；若一侧血管体区的动脉阻断，在血流灌注压的作用下，血液就会通过 choke 血管扩展到相邻的血管体区。

（二）常见的皮瓣血管化方法

1. 皮瓣延迟术 皮瓣延迟术是增加皮瓣血液供应、促进皮瓣血管化的经典技术。最早在 15 世纪，意大利的 Antonio Branca 医生首次利用延迟皮瓣技术，用上臂带蒂皮瓣行鼻再造术。皮瓣延迟操作是在计划切取供区皮瓣之前 1～2 周，阻断皮瓣的部分血供，仅保留蒂部血供，使皮瓣处于人为缺血状态。因皮瓣缺血，引起皮瓣处于缺氧环境、皮瓣血流动力改变以及炎症细胞浸润、炎症因子释放，导致 choke 血管扩张、重塑和血管新生，从而使皮瓣的蒂部血管扩张、延伸，皮瓣内血管数量增加并代偿性扩张，改变皮瓣血供，适应当前的缺血状态。不过，由于皮瓣延迟术本身就是一次组织创伤，因此，供区皮瓣的弹性、伸展性降低，且切除时因切缘瘢痕组织的存在，实际切取的皮瓣面积会比设计时小。

2. 皮肤软组织扩张术 皮肤软组织扩张术是在正常皮肤软组织下通过手术置入皮肤软组织扩张器，通过注射液体使扩张器不断增大，使覆盖于扩张器上的皮肤软组织面积不断增大，利用新增加的皮肤软组织进行皮瓣修复的技术。最早是由美国的整形外科医师 Radovan 发明并用于乳腺切除后的乳房再造。在扩张过程中，扩张皮瓣的血管化尤为重要。多年的研究表明，当扩张的压力超过毛细血管的灌注压时，血流阻断，皮瓣处于缺血缺氧状态，使 choke 血管开放，各种相关细胞因子释放，血管新生启动，皮瓣逐步恢复血供，最终达到增加供区皮瓣面积、皮瓣变薄、皮瓣血供丰富和血管蒂延长等目的。目前，皮肤软组织扩张术已成为整形外科常规手术，广泛应用于瘢痕治疗、先天性畸形矫正、器官再造等。

3. 预构皮瓣 预构皮瓣是将知名血管或者含有知名血管的筋膜、肌肉等组织移植于原本没有知名血管的随意型皮瓣下方，或是将游离皮片移植于含有知名血管的筋膜、肌肉上，经过血管新生及皮瓣的血管化，形成含有知名血管的轴型皮瓣，再将此轴型皮瓣用于修复和再造的技术。最早是 20 世纪 60 年代，Diller 在动物实验上证实可以预构皮瓣。沈祖尧首次将预构皮瓣应用于临床。目前，预构皮瓣的血供来源丰富，身体多个部位均可预构皮瓣，使医师不必考虑皮瓣原有的血供，突破了知名血管的解剖局限，扩大皮瓣的供区选择范围，且供区损伤小，但是需要二期手术，整个修复时间长。预构皮瓣的核心是皮瓣的血管化。预构皮瓣成活面积与移植血管的数量、长短、管径都呈正相关。实验表明，血管束移植48 小时后，原血管束的微动、静脉、毛细血管以发芽的形式向外呈突触样生长，96 小时后，开始出现血管间吻合，逐步形成树丛状的血管网。新生的血管，早期呈毛细血管样，逐步转变为静脉样，最终成为动脉样。一般是血管束移植术后 4 周左右，预构皮瓣真皮下血管网形成，预构皮瓣可以完全成活。

（三）进展与展望

皮瓣移植存活的关键是皮瓣的血管化，近年来，如何加速皮瓣的血管化和增强皮瓣血管化的效果，成为当下皮瓣研究的热点。

1. 联合皮肤软组织扩张术 在进行皮瓣预构的同时，在皮瓣下方置入扩张器，可使皮瓣更薄，血运更加丰富，且能缩短二次手术等待时间。其原理与扩张器的机械刺激、皮瓣延迟作用有关，如：choke 血管开放、各种相关细胞因子释放等，增

强血管新生，从而皮瓣血管增粗、数量增加；此外，扩张器周围的纤维包膜血供丰富，也有利于皮瓣的血管化。一般认为，在血管束移植后的第 2 周开始进行扩张，在第 4~5 周即可进行二期手术。

2. 各种相关细胞因子的作用 细胞因子对预构皮瓣血管化过程具有重要促进作用，目前，已知的促血管新生、血管成熟的细胞因子主要有：血管内皮生长因子（vascular endothelial growth factor，VEGF）、碱性成纤维细胞生长因子（basic fibroblast growth factor，bFGF）、转化生长因子 -β（transforming growth factor-β，TGF-β）、血小板衍生生长因子（platelet derived growth factor，PDGF）、血管生成素 -1（angiopoietin-1，Ang-1）等。其中，VEGF 的作用至关重要，它可增加微血管的通透性并与血管内皮细胞的受体结合，促进血管内皮细胞增殖和迁移。还有研究表明，VEGF、bFGF、TGF-β 有加速血管化进程、降低缺血再灌注损伤的作用。神经生长因子能通过原肌球蛋白受体激酶 A（tropomyosin receptor kinase A，TrkA）途径增强内皮细胞黏附分子的表达，有促进血管新生的作用。尽管这些细胞因子直接或间接地促进皮瓣血管化，但是这些细胞因子在体内均具有高度不稳定性、半衰期短、易失活，导致其促进皮瓣血管化的效果也不稳定。因此，目前常采用多次局部注射和控释技术，或者采用缓释装置。已有实验成功地用聚乳酸 - 羟基乙酸共聚物或者多聚赖氨酸等可降解聚合物包裹生长因子，使其持续地缓慢释放。另外，皮瓣的血管化是多个细胞因子联合作用的结果，而不是单一细胞因子的作用，在人体血管形成的过程中，细胞因子之间和多信号通路之间存在着复杂的相互作用。如何模拟生理状态下的多种细胞因子联合应用，如何避免细胞因子在目标区域外发挥作用，是下一步研究的方向。

3. 干细胞的应用 干细胞是可自我复制并具有多向分化潜能的细胞。近年来的研究证实，骨髓间充质干细胞对血管化有明显的促进作用，但取材不便、采集量少，导致应用受限。2001 年，Zuk 首次在脂肪组织中分离提取出脂肪干细胞，功能与骨髓间充质干细胞类似，在特定条件下可分化为多种细胞，如：脂肪细胞、成骨细胞、成软骨细胞、血管内皮细胞等，且具有来源充足、提取方便、增殖迅速等优势。已有国内外学者将分离

纯化的脂肪干细胞应用于皮瓣移植，观察到脂肪干细胞有促进血管新生、血管数量增加和增粗、改善皮瓣血液循环、提高皮瓣成活率的作用。目前研究认为脂肪干细胞促进皮瓣血管化的机制有三个方面：①脂肪干细胞定向分化为血管内皮细胞。Miranville、Cao 等人利用 VEGF、胰岛素样生长因子 -1（insulin-like growth factors-1，IGF-1）、bFGF 成功诱导脂肪干细胞向血管内皮细胞分化。②脂肪干细胞定向分化为血管平滑肌细胞。Rodriguez 将脂肪干细胞移植到平滑肌细胞诱导培养基中，6 周后最终得到血管平滑肌细胞。③脂肪干细胞的旁分泌作用。已有实验表明，脂肪干细胞可旁分泌多种有促进血管新生的细胞因子，如：VEGF、bGFG、Ang-1、IGF-1 等。另外，低氧环境、炎症环境还可促进脂肪干细胞分泌促血管新生的细胞因子。王白石等通过肿瘤坏死因子 -α（tumor necrosis factor-α，TNF-α）和脂肪干细胞联合处理，使皮瓣内部 VEGF 表达增加，血管数目和管径均增大。目前，脂肪干细胞的促血管化仅应用于动物实验，距离临床应用仍有一定距离，临床应用的剂量、时间、部位、不良反应、成瘤风险等，仍需要大量的研究。

4. 外泌体的应用 外泌体于 1983 年首次在绵羊网织红细胞中被发现，是一种能被大多数细胞分泌的微小膜泡，具有脂质双层膜结构，直径 40～100nm，电子显微镜下为盘状或杯状结构。外泌体被目标细胞通过胞吞、细胞膜融合、吞噬等方式将外泌体内的物质运送到目标细胞，或者通过配体受体作用的方式，从而达到调节目标细胞形态、功能，实现细胞间信号传导、物质输送的作用，其功能包括参与到机体免疫应答、抗原提呈、细胞迁移、细胞分化、肿瘤侵袭等。近年来，已有多个研究表明，干细胞来源的外泌体具有促进血管新生的作用。Liang 等发现间充质干细胞源的外泌体通过 miRNA-125a 促进内皮细胞血管新生。Bai 等研究发现脂肪干细胞来源的外泌体在低浓度 H_2O_2 环境下能降低缺血再灌注损伤，促进血管新生，增大皮瓣存活面积。Han 等研究发现脂肪干细胞来源外泌体在低氧环境下通过促进血管新生提高游离移植脂肪组织的存活率。应用外泌体进行治疗的优势在于不用担心伦理、无成瘤风险。目前外泌体应用的困境主要在于提

取过程复杂、产量低，如何能够稳定量产外泌体、进一步标准化外泌体的各项参数是下一步的研究方向。

（韩 岩）

第二节 组织神经化与周围神经修复

一、周围神经损伤分类

周围神经损伤原因与分类

1. 致伤因素

（1）开放性损伤：①锐器伤；②撕裂伤；③火器伤等。

（2）闭合性损伤：①牵拉伤；②神经挫伤；③挤压伤；④神经断裂等。

（3）特殊类型神经损伤：铅和酒精中毒引起的周围神经损伤、放射性损伤以及电损伤等。

2. 周围神经损伤的分类 周围神经损伤常用的两种分类方法是 Seddon 分类和 Sunderland 分类。

（1）Seddon 分类，Seddon 于 1943 年提出神经损伤的三种类型：

1）神经失用（neurapraxia）：神经传导功能障碍为暂时性的生理性阻断，神经纤维不出现明显的解剖和形态上的改变，远端神经纤维不出现退行性改变。神经传导功能于数天至数周内自行恢复。

2）轴突断裂（axonotmesis）：轴突在髓鞘内断裂，神经鞘膜完整，远端神经纤维发生退行性改变，经过一段时间后神经可自行恢复。

3）神经断裂（neurotmesis）：神经束或神经干完全断裂，或为瘢痕组织分隔，需通过手术缝接神经。缝合神经后可恢复功能或功能恢复不完全。

（2）Sunderland 分类，1968 年 Sunderland 根据神经损伤的程度提出：

1）一度损伤：传导阻滞。神经纤维的连续性保持完整，无华勒（Waller）变性。髓鞘损伤，损伤部位沿轴突的神经传导生理性中段，轴突没有断裂，神经无再生，通常在 3～4 周内自行恢复。

2）二度损伤：轴突中断，但神经内膜管完整，损伤远端发生华勒变性，近端一个或多个结间段发生变性，神经内膜管保持完整（Schwann 细胞基

底膜）为轴突再生提供了完好的解剖通道。可自行恢复，轴突以每天1～2mm的速度向远端生长。

3）三度损伤：神经纤维（包括轴突和鞘管）横断，而神经束膜完整。轴突和内膜管断裂，但神经束膜保持完整。由于神经内膜管的破坏，导致结构紊乱。有自行恢复的可能性，但由于神经内膜瘢痕化，恢复常不完全。

4）四度损伤：神经束遭到严重破坏或断裂，但神经干通过神经外膜组织保持连续。神经束膜损伤，可保留部分神经外膜和神经束膜，为发生神经干离断。很少能自行恢复，需手术修复。

5）五度损伤：整个神经干完全断裂。需手术修复才能恢复。

二、周围神经损伤诊断和治疗

根据外伤史、临床症状和检查，判断神经损伤的部位、性质和程度。

（一）周围神经损伤的诊断

1. 伤部检查

2. 肢体姿势

3. 运动功能的检查　根据肌肉瘫痪情况判断神经损伤及其程度。

0级——无肌肉收缩；

1级——肌肉稍有收缩；

2级——不对抗地心引力方向，能达到关节完全动度；

3级——对抗地心引力方向，能达到关节完全动度，但不能加任何阻力；

4级——对抗地心引力方向并加一定阻力，能达到关节完全动度；

5级——正常。

周围神经损伤引起肌肉软瘫，失去张力，发生进行性肌肉萎缩。在神经恢复过程中，肌萎缩逐渐消失，如坚持锻炼可有不断进步。

4. 感觉功能的检查　感觉功能障碍亦可用六级法区别其程度。

0级——完全无感觉；

1级——深痛觉存在；

2级——有痛觉及部分触觉；

3级——痛觉和触觉完全；

4级——痛、触觉完全，且有两点区别觉，唯距离较大；

5级——感觉完全正常。

检查痛觉、触觉、温觉、两点区别觉及其改变范围，判断神经损伤程度。一般检查痛觉及触觉即可。注意感觉供给区为单一神经或其他神经供给重叠，可与健侧皮肤比较。实物感与浅触觉为精细感觉，痛觉与深触觉为粗感觉。神经修复后，粗感觉恢复较早、较好。

5. 反射　根据肌肉瘫痪情况，腱反射消失或减退。

6. 假性神经瘤　常有剧烈疼痛和触痛，触痛放射至该神经支配区。

7. 神经干叩击试验（Tinel征）　当神经损伤或修复后，在损伤平面或神经生长所达到的部位，轻叩神经，即发生该神经分布区放射性麻痛。

8. 电生理检查　通过肌电图及诱发电位检查，判断神经损伤范围、程度、吻合后恢复情况及预后。

9. 营养改变　神经损伤后，支配区的皮肤发冷、无汗、光滑、萎缩。无汗或少汗区一般符合感觉消失范围。可作出汗试验，常用的方法有：①碘-淀粉试验，在手指掌侧涂2%碘溶液，干后涂抹一层淀粉，然后用灯烤，或饮热水后适当运动使患者出汗，出汗后变为蓝色。②茚三酮（ninhydrin）指印试验，将患指或趾在干净纸上按一指印（亦可在热饮发汗后再按）。用铅笔画出手指足趾范围，然后投入1%茚三酮溶液中，如有汗液即可在指印处显出点状指纹。通过多次检查对比，可观察神经恢复情况。

10. 超声波检查

（1）周围神经损伤的超声诊断基础：周围神经的基本结构主要包括中心的轴突及环绕其周围由施万细胞（Schwann cell）所形成的髓鞘。神经在高频超声检查时，可见条状的低回声神经束和高回声神经束膜；横切面呈蜂窝样圆形高回声，周围被上皮神经节和神经脂肪组织环绕。周围神经损伤超声检查时多采用8～18MHz的探头，其轴向分辨力达400μm，但穿透力较差。

（2）超声波检查

1）创伤性周围神经损伤：超声能够观察神经损伤的情况、周围瘢痕组织及创伤性神经瘤的形成，为神经损伤的正确分类提供了有力的依据，特别是神经完全断裂时，电生理检查不能及时有效发现，超声检查能观察神经连续性、内部回声、神经受压状况及其与周围组织的关系。

2）神经卡压：因各种因素导致神经受到拉伸或压缩而引起的临床症状。主要超声表现为卡压部位近端的神经增粗、回声减低。超声不仅能发现被卡压神经声像图上的异常，还能发现导致神经卡压的原因，如软组织肿物、骨骼发育异常、肌鞘炎及多余副肌等。

3）肿瘤：周围神经肿瘤主要包括神经鞘瘤和神经纤维瘤。超声可以清晰显示肿瘤的边界、形态及内部圆形或梭形的团状低回声，随时间的延长，其内回声可出现囊性变，还能判断肿瘤与神经之间的位置关系，为手术治疗提供解剖学依据。但是在声像图上神经纤维瘤与神经鞘瘤难以区分。

（二）周围神经损伤的治疗

周围神经损伤处理原则：用修复的方法治疗神经断裂；用减压的方法解除骨折端压迫；用松解的方法解除瘢痕粘连绞窄；用锻炼的方法恢复肢体功能。

周围神经损伤的治疗方法包括非手术疗法和外科治疗。

1. 非手术疗法 非手术疗法的目的是为神经和肢体功能恢复创造条件，伤后和术后均可采用。非手术治疗方法主要有：

（1）防止瘫痪肌肉过度伸展，选用适当支具保持关节固定在功能位，肌肉在松弛位置。如桡神经瘫痪可用悬吊弹簧夹板，足下垂用防下垂支架等。

（2）保持关节动度，预防因肌肉失去平衡而发生的畸形，对损伤神经支配的关节进行被动活动，锻炼关节全部动度，一天多次。

（3）理疗、按摩及神经肌肉电刺激，保持肌肉张力，减轻肌萎缩及纤维化。特别时神经肌肉电刺疗法，可以促进周围神经再生、改善神经支配器官的功能，但应掌握好刺激参数和持续时间，不适当的刺激会导致神经肌肉二次损伤，反而对治疗和恢复不利。

（4）锻炼功能尚存在和恢复中的肌肉，改进肢体功能。

2. 外科治疗 周围神经损伤原则上越早修复越好。普通损伤应争取一期修复，火器伤早期清创时不做一期修复，待伤口愈合后 3～4 周行二期修复。普通损伤如早期未进行修复，亦应争取二期修复。二期修复时间以伤口愈合后 3～4 周为宜。但时间不是限制因素，晚期修复也可取得一定的效果，不要轻易放弃对晚期就诊患者的治疗。

（1）神经松解术：凡周围神经部分损伤、压迫等造成部分传导功能障碍，或因疼痛等症状引起的不适，首先应考虑周围神经受损后与周围组织的粘连，可先行神经松解术。如为瘢痕组织包埋，应沿神经纵轴切开瘢痕，显露神经损伤部位后，用橡皮条提起神经，以减少对神经的牵拉和压迫，在手术显微镜下行锐性切除瘢痕，将损伤部神经游离出来，如神经外膜与瘢痕难以分开，可一并予以切除，并以直流电检查其支配肌肉的收缩情况，以决定处理对策。应用细注射针向神经内注入等渗盐水有助于神经的松解。做完神经外松解后，如发现神经病变部位较粗大，触之较硬或有硬结，说明神经内也有瘢痕粘连和压迫，需进一步作神经内松解术，即沿神经切开病变部神经外膜，仔细分离神经束间的瘢痕粘连，但束间的交通支应尽可能保存。一般不切开神经束膜，以免损伤束内的神经纤维。术毕为防止再粘连，可在外面包裹一层涤纶、Teflon 或几丁质膜（chitin）等防粘连材料，并将游离的神经放置在健康组织内加以保护。

（2）神经吻合术：神经切割伤，断端整齐，当创伤缝合时可直接行神经吻合；陈旧性神经损伤，手术探查和神经瘤切除后神经缺损 <4cm，经两侧断端神经游离和关节屈曲后，可以做到无张力吻合者可行神经吻合。

1）显露神经先从正常部分显露需行吻合的神经的近心端和远心端，再逐步向损伤、粘连处剥离，游离两残端。

2）切除神经病变部位如残端已有假性神经瘤形成，先切除近侧段假性神经瘤，切除时用锐刀片从假性神经瘤中心部位开始切，在显微镜下逐步向正常部分移行，越接近正常，切割越薄，直至切面露出正常的神经束为止。再切除远侧的瘢痕组织，亦切至正常组织，如长度不够，可暂时缝合不够健康的组织，或缝合假性神经瘤，3 个月后再次手术即可切除不健康的神经组织。

3）克服神经缺损切除神经病变部位后，可因缺损而致缝合困难。克服办法是游离神经近远两段并屈曲关节，或改变神经位置，如将尺神经由肘后移至肘前，使神经两个断端接近。缝合处必须没有张力，如断端间缺损较大，对端吻合有张力时，应作神经移植术，在断肢再植或骨折不连接时，如神经缺损较大，可考虑缩短骨干，以争取神经对端吻合。

4）缝合材料和方法缝合方法有神经外膜缝合法和神经束膜缝合法。前者只缝合神经外膜，多可取得良好效果，缝合材料可用 6～8-0 丝线或尼龙线，对齐轴线后，行 6～8 针神经外膜的间断缝合。后者是在显微镜下分离出两断端的神经束，用 9～11-0 的细丝线或尼龙线行 2～3 针束膜缝合。束与束间的吻合，最好不在同一平面上。此法可提高神经束两端对合的准确性，但束膜缝合也存在错对的可能性，在手术中如何准确鉴别两断端神经束的性质（区别运动和感觉纤维），目前尚无迅速可靠的方法。因此，一般情况宜行外膜缝合。缝合完毕后，用涤纶或几丁质膜包裹，置于正常肌间隙或筋膜内。

（3）神经移植术：神经损伤或神经瘤切除后神经缺损较大，难以克服缺损的方法将分离出来的神经吻合时，应采用神经移植术。根据移植物来源不同分为自体神经移植、同种异体神经移植、异种神经移植等，还有组织工程化神经移植尚在实验研究阶段，目前临床首选自体神经移植，常用作移植的神经有腓肠神经、隐神经、前臂内侧皮神经、股外侧皮神经及桡神经浅支等。

神经移植的方法有以下几种，可根据情况选用。

1）单股神经游离移植法：用于移植的神经与修复的神经应粗细相仿，如利用皮神经或废弃指的神经修复指神经，可采用神经外膜缝合法，将移植的神经与需修复神经作外膜吻合。移植神经的长度应稍长于需修复神经缺损的距离，使神经修复后缝合处无张力。

2）电缆式神经游离移植法如用于移植的神经较细，则需将数股合并以修复缺损的神经。先将移植的神经切成多段，缝合神经外膜，形成一较大神经，再与待修复的神经缝合，此法因神经束对合不够准确，效果不肯定。

3）神经束间游离移植法在手术显微镜下操作。操作技术与神经束膜缝合术相同，即先将神经两断端的外膜切除 1cm，分离出相应的神经束，切除神经束断端的瘢痕至正常部分，然后将移植的神经束置于相对应的神经束间作束膜缝合。

4）神经带蒂移植法用于较细的神经移植后，一般不致发生坏死。取用粗大的神经作移植时，往往由于神经的游离段缺血，发生神经中心性坏死，导致束间瘢痕化，影响移植效果。带蒂法移植可避免上述情况发生，如将正中神经及尺神经近段假性神经瘤切除并作对端吻合，再将尺神经近侧神经干切断而尽量保留其血管，6 周后将尺神经近端切断缝合于正中神经远段。

5）带血管蒂神经游离移植法多用带小隐静脉的腓肠神经作游离移植，将小隐静脉与受区一知名动脉吻合，以使移植段神经获得血液供应。

自体神经移植仍是目前治疗周围神经节段性缺损的最佳方法，可供神经数目足以弥补我们在临床实践中遇到的绝大多数神经缺损。但是其存在两大主要问题，一个是供体侧的并发症，另一个是面对大的周围神经，如臂丛和坐骨神经损伤时往往可供神经数量就不够用了。由于自体神经移植材料缺失，不能完全治疗。因此，有两种可能的解决方案：①不完全重建，用废弃的神经干作为自体神经移植材料的附加来源，如尺神经在完全臂丛神经损伤中的应用；②应用新的重建技术，如神经牵张、神经套管或异体神经移植。神经牵张仍处于实验室研究阶段，神经套管在混合神经或缺损大于 10mm 的情况下，不应选择。因此，异体神经移植似乎是最好的替代品，需要注意的是，这不是完全替代自体神经移植，而是为了增加神经移植材料数量。

同种异体神经移植的主要问题是免疫排斥反应，在充分的免疫抑制下，同种异体神经移植的功能效果与自体神经移植相同，但这给患者带来了罹患其他疾病的风险。另外，通过大剂量照射或冻干预处理神经移植物可明显减轻同种异体神经移植物的抗原性以减轻免疫反应，但是缺乏活的施万细胞的移植物通常不能提供显著的神经功能恢复。这些问题限制了异种神经移植在临床中的应用，只能作为周围神经修复不得已的选择。

（4）神经导管桥接：周围神经损伤后，损伤神经近端再生过程中表现出趋化性，这种能力受到神经断端间距离限制,一般认为小于 10mm 的距离有效,超过 10mm 则趋化作用明显减弱。神经导管是根据周围神经再生趋化性,使用自体组织或者天然、人工合成材料经过一定的加工工艺制作而成的,具有一定空间、物理性能以及营养支持功能的促进神经再生的通道。

目前已有多种类型合成的和天然的材料用于小直径和非关键神经的短神经缺损。主要包括生物型和非生物型 2 大类,其中生物型主要包括肌肉、羊膜、静脉、小肠黏膜下层等;非生物型材料,如壳聚糖、胶原蛋白、丝素蛋白、聚乳酸、聚己内酯、聚苯胺及硅胶等。

(5)组织工程学建构:应用组织工程学技术构建组织工程化神经为修复长段神经缺损提供了新的方法和思路,是近年来的研究热点,其目标是研制可控的有活性的复合神经导管,使之可局部释放有活性的营养因子,模拟自体神经的结构和成分,也就是组织工程学建构在神经再生桥接物、支持细胞、神经因子和细胞外基质四个方面对神经再生有着重要影响。

(6)术后处理:用石膏固定关节后屈曲位,使吻合的神经不受任何张力。一般术后 4~6 周去除石膏,逐渐伸直关节,练习关节活动,按摩有关肌肉,促进功能恢复。但伸直关节不能操之过急,以免将吻合处拉断。还应注意保护患肢,防止外伤、烫伤和冻伤。

三、周围神经损伤及脑功能重塑

尽管显微外科技术能够恢复神经连续性,周围神经功能恢复不令人满意,寻求新临床治疗策略迫在眉睫。研究显示,周围神经损伤后引起大脑功能重塑,并在功能恢复中起重要作用,对于提高临床疗效有重要意义。

1. 周围神经损伤后的脑重塑规律 周围神经损伤后的脑功能重塑规律随着功能磁共振(functional magnetic resonance imaging,fMRI)、脑电图(electroencephalogram,EEG)、脑磁图(magnetoencephalography,MEG)等无创性脑功能研究技术的发展,人们研究发现神经失传入后,相应大脑皮质面积逐渐萎缩,并发生沉寂;同时其邻近的皮质发生扩张并侵占该皮质功能区。神经连续性修复后,通过轴突再生重新建立与靶器官的突

触连接,此时大脑可再一次发生可塑性变化。但由于在前期大脑相应皮质区被侵占以及再生轴突错向生长,其脑功能重塑也往往是不完全的。神经移位后功能恢复良好的患者,大脑出现相应变化:术后早期患肢由动力神经的代表区控制,经过一段时间康复训练后,患肢原皮质功能区重新激活并控制患肢。患肢原皮质功能区能否重新激活与其功能恢复程度息息相关。

2. 周围神经损伤后脑功能重塑的机制 研究表明,神经损伤后的中枢重塑可发生在脊髓、脑干、丘脑和大脑皮质水平,其机制涉及组织、细胞和分子水平的一系列变化。周围神经损伤后早期大脑出现快速重塑,受损神经对应皮质功能区被邻近皮质区迅速侵占,邻近皮质的这种扩张,可能是由于潜在的兴奋性突触连接暴露以及 GABA 抑制减少共同作用的结果。周围神经损伤后可塑性重组的稳固需要结构重塑,包括轴突侧支发芽、树突延长及形成新突触连接而产生的新神经投射。不同的神经营养因子可以作用于不同的神经元靶点,调节神经电活动,突触前和突触后水平的突触传递或皮质内抑制性连接。神经损伤扰乱营养因子及其受体的表达和分布,从而引起活动剥夺神经元的回缩,同时诱导未被剥夺的神经核团向活动剥夺神经元区域扩张。

四、皮瓣移植后感觉功能重建

皮瓣是修复软组织缺损的有效手段,吻合血管的皮瓣移植成功应用,使皮瓣移植有了飞跃发展。但目前对皮瓣移植后感觉重建或恢复情况的研究尚不多见。感觉功能好坏对肢体功能的正常发挥影响很大,特别是手足感觉功能,首先,肢体运动功能依赖于手足感觉功能的反馈进行精细调控,其次,感觉神经的损伤不仅丧失局部保护功能和神经营养调节功能,而且容易引起感染并使创伤难以愈合,进而影响肢体运动功能,因此,外周神经损伤后如有手足感觉功能障碍应尽可能修复重建。

1. 皮瓣移植感觉功能的重建 皮瓣移植前期的研究侧重于皮瓣存活的问题,随着显微外科发展,研究工作不仅注重血液循环,而且注重感觉功能的重建。重建的方式主要有两种:一种是受区的感觉神经纤维长入皮瓣,即周围途径。另

一种是将受区神经与皮瓣的主要支配神经吻合，即中央途径。

目前自体神经移植及感觉神经植入术是临床上常用的方法，是失神经皮瓣移植感觉功能恢复的有效途径。Gilbert 等采用不同游离皮瓣的感觉神经与阴部神经吻合，据报道，患者恢复了性欲感觉能力和获得性高潮；许多学者采用神经植入皮瓣的方法恢复移植皮瓣的感觉，对神经植入后皮瓣原有神经溃变、植入神经再生、成熟过程作了详细研究，并在临床应用取得一定效果。李学拥等对神经植入后原有神经的溃变、植入神经的再生过程进行了详细观察，并应用于临床证明其能重建皮瓣感觉功能。

2. 感觉神经移植常用的皮神经及切去方法

（1）腓肠神经：腓肠神经长 25～35cm，由胫神经在膝关节平面稍下方腓肠肌两头间发出，分布于小腿的后外侧。在小腿上半部位于深筋膜下，分支少，在小腿下 1/3 或中下 1/3 交界处穿出深筋膜至皮下，与小隐静脉伴行，继续走向外踝和足外侧缘。神经切取：在外踝后方做 1～2cm 纵行切口，分开皮下组织，以小隐静脉作为标志在其附近找到腓肠神经，按需要长度切取神经，切取长度应比实际缺损长度长 15%。

（2）前臂外侧皮神经：发自第 5、6 颈神经，主干位于肱二头肌腱外侧，肱桡肌浅面，起点在前臂近侧肘正中静脉和头静脉之间容易找到。神经切取：前臂外展旋前位，沿肘窝肱二头肌腱外侧沟稍外方向前臂桡侧做 4～6cm 纵行或"S"形切口，在切口两侧深筋膜浅面，肘正中静脉和头静脉之间找到该神经。为减少供区麻木范围，可只切取前臂外侧皮神经的分支而不取主干。

（3）股外侧皮神经：发自第 2、3 腰神经的后股，由腰大肌外缘向下跨过髂窝，在髂前上棘内侧穿过腹股沟韧带下缘深面至股部，初位于阔筋膜深面，在腹股沟韧带外侧端下方穿出阔筋膜，后分为前后两支，前支紧依髂髌线下行，分布于大腿前外侧，直至膝关节皮肤，后支分布于股后侧面及臀外侧下部皮肤。神经切取：沿髂髌线自髂前上棘下方 5～10cm 处向远侧做纵行或"S"形切口，在切口两侧皮下脂肪深层寻找该神经。股外侧皮神经的前后支虽较细，但束间排列致密，适用于修复指神经。

（4）前臂内侧皮神经：发自第 8 颈神经和第 1 胸神经，其主干沿肱动脉浅面向下，于上臂中、下 1/3 交界处与贵要静脉一同穿出深筋膜浅层居皮下。神经主干多位于贵要静脉的前方，到肘下方分为前后两支。神经切取：于上臂内侧中电附近做纵行皮肤切口，逐层切开，以贵要静脉走行为标志，在深筋膜平面寻找前臂内侧皮神经主干。术中注意勿与臂内侧皮神经混淆。

3. 感觉功能重建的方法

（1）感觉神经植入术：此法是将感觉神经束埋入失神经皮肤或皮瓣，使其重新建立神经再支配而恢复感觉功能，该技术适应证广泛，术式灵活，易操作，效果良好。根据神经植入方式不同分为洞穴式神经植入法和全程式神经植入法，不论何种方法，植入神经末端均需固定在真皮层。

（2）皮神经伴行血管蒂岛状皮瓣：该法常用的皮瓣包括腓肠神经伴行血管蒂岛状皮瓣（逆行转移修复足跟、内外踝、足背和小腿下 1/3 皮肤缺损）、前臂外侧皮神经伴行血管蒂岛状皮瓣（逆行转移修复手掌、手背、腕及前臂远侧的皮肤缺损）、桡神经浅支伴行血管蒂皮瓣（修复拇指远、中节背侧和掌侧、示指、中指近、中节北侧皮肤缺损）、尺神经手背支伴行血管蒂皮瓣（可用于修复环指、小指近、中节背侧缺损），此法不损伤主干动脉，血供可靠，修复范围广。

（3）感觉神经移位术：将性质相同的神经移位于某神经缺损区，与该神经的远断端缝合，重建神经的运动或感觉功能，称为神经移位术，如将桡神经浅支和尺神经背侧感觉支转位到掌部，和指总神经吻合，恢复手指感觉功能。对感觉神经而言，还可将创区附近对感觉功能要求相对次要部位的皮神经，移位并植入到修复该区的皮瓣或皮片下面，以恢复重要部位的感觉。

（4）运动神经和感觉神经吻合：通过肌皮瓣或肌瓣的运动神经与创区皮神经吻合，使该组织瓣建立感觉功能，如用背阔肌肌皮瓣或肌瓣加皮片移植修复小腿或足部缺损时，将胸背神经与创区的皮神经吻合。此法可使肌瓣和皮片重建保护性感觉，同时肌肉组织可以起到衬垫作用，耐压性好，能充填深在腔隙，另外，肌肉会发生萎缩，使修复部位不臃肿，外形好。但是手术操作较为复杂，不能提供精细感觉。

（5）神经感觉皮瓣或肌皮瓣：为轴型皮瓣，种类较多，在手足修复和感觉功能重建中用途较广，一般设计成逆行岛状皮瓣。用此类皮瓣重建感觉功能是通过皮瓣上携带的皮神经和受区皮神经吻合，但皮瓣的皮神经和血管蒂并不伴行，因而不属于神经血管蒂皮瓣。如尺动脉腕上皮支皮瓣携带前臂内侧皮神经、中间指节背侧皮瓣携带指固有神经背侧支、阔筋膜张肌肌皮瓣携带股外侧皮神经等。

（6）神经血管蒂岛状皮瓣：该皮瓣的支配神经和血管两者并行，形成典型的神经血管蒂轴型皮瓣，如第一趾蹼间隙皮瓣、跖内侧皮瓣、示指背侧皮瓣等。

此外还有带神经全厚皮片移植、神经端侧吻合术等方法修复重建损伤区感觉功能。

4. 特殊部位皮瓣修复的感觉功能重建 对于一些皮瓣修复创面的特殊或感觉功能恢复要求较高的部位，感觉重建直接影响到手术的效果及整体功能，如手、口腔、阴茎、足跟等部位。

手部皮肤缺损的感觉恢复，在临床上常用的指动脉逆行岛状皮瓣、邻指皮瓣、桡尺神经的皮神经营养动脉皮瓣及掌背动脉岛状皮瓣中，都可以包含可供吻合的皮神经，而修复指端及手指掌侧皮肤缺损时，也存在可供吻合的受区感觉神经，所以上述方法修复指端及手指掌侧皮肤缺损时，重建皮肤感觉功能具有解剖学基础。皮瓣内神经与受区神经做端端吻合，感觉恢复效果较好，而做端侧吻合的皮瓣感觉虽有所恢复，但效果较差，神经吻合应在手术显微镜下进行，力求准确，另外感觉的恢复程度与皮瓣内感觉神经末梢含量有关，指动脉逆行岛状皮瓣供吻合的神经质量最高，感觉神经末梢丰富，恢复最好，其次，为邻指皮瓣、掌骨背动脉岛状皮瓣及桡神经浅支营养动脉皮瓣。

口腔具有语言、咀嚼、吞咽等多种复杂功能，而感觉是口腔功能的基础，对患者具有重要的意义。功能性舌重建的关键是使舌肌、移植肌及皮肤能重获神经再支配，这包括以下几种方式：①移植肌固有的运动神经的带蒂或游离移植。②舌下神经与移植肌肌皮瓣固有神经吻合。③舌下神经或舌下神经肌肉蒂植入或移植于肌皮瓣内。

再造阴茎的感觉包括触觉和性感觉，是患者非常在意的要求，而且阴茎感觉恢复是假体植入的必要条件，即使植入自体组织。目前主要有三种方法重建阴茎的感觉：①带感觉神经皮瓣转位。②吻合神经。③保留阴蒂及残存阴茎。

足跟部负重区域皮肤缺损一般认为需要用带感觉的皮瓣进行修复。但从报道的文献中可以看到尚有不足之处。Miamoto 用足底内侧动脉的足背皮瓣修复足跟部重建，并提供了感觉覆盖。缺点是患者存在大脑皮层感觉错位异常，行走时感觉脚背受压，给人一种不舒服的感觉，会给患者带来困扰。这与无名指神经血管岛状皮瓣用于拇指表面重建的方法相似，当皮层重组不能替代原有的感觉表象时，随着时间的推移，拇指表面重建的效果会下降。在神经感觉皮瓣中，皮瓣的原始神经支配与最初支配缺失组织的神经相连接，需要最少的皮质重组。与此相反，神经感觉皮瓣中，皮瓣的原始神经与原本没有神经支配缺失组织的神经相连接，需要更多的皮质重组。Graven-Nielson 等研究了人体骨骼肌的压敏阈值，发现深压感被认为是由于阈值较低的机械感受器。这与非神经化的肌肉瓣报道相一致，在这些皮瓣中存在深部压迫感，并可能代表受神经支配的受体床的传输和向内生长。振动传导被发现在 Rautio 的肌肉游离皮瓣移植后可以发生神经再生之前就已经存在，并且被认为代表了受体床的特征。在这个小系列中，非神经感觉游离皮瓣对足部的感觉恢复缓慢且不完整，且似乎与皮瓣的稳定性无关。然而，使用特殊的鞋，警惕视力检查，以及用这种负重重建方法间歇治疗浅表溃疡可能是必要的。建议使用神经支配的筋膜皮瓣来挽救失败的感觉肌瓣。Yucel 等人比较了无神经支配的筋膜瓣和无神经支配的肌肉瓣，发现两组患者的负重均有类似程度的减轻。精心定制的肌肉皮瓣可能不需要特殊的鞋减少体积或治疗表面溃疡是常见的。

5. 皮瓣感觉功能重建的影响因素

（1）皮瓣自身条件：在游离皮瓣中，神经再生通过周边和基底部的神经长入，所以皮瓣厚度和大小影响神经再支配，感觉恢复也快。此外，靶器官的存在对神经再生有诱导作用，故游离皮瓣供区的感觉神经末梢感受器密度越大，感觉恢复越快。

（2）受区条件：受区血供充沛、软组织条件好、感觉神经分布丰富，具有正常神经支配有助于皮瓣感觉恢复。另外，皮瓣感觉的恢复程度与受区的感受能力成正比。

6. 皮瓣感觉恢复的评价方法 皮肤感觉主要有 4 种，即痛、温、触和冷觉。触觉是微弱的机械刺激兴奋了皮肤浅层的触觉感受器引起的，又分为轻触觉和辨别觉；压觉是指较强的机械刺激导致深部组织变形引起的感觉，两者在性质上类似，可统称触 - 压觉。冷觉和温觉可合称温度觉。另外，皮肤接受每秒 5～40 次的机械振动刺激时，可引起振动觉，也与触觉感受器有关。

游离皮瓣的感觉功能的评估是基于对以上几种感觉的测定。1922 年，Von Frey 首次利用粘在腊杆上的马尾，检测皮肤某一点的触觉和压觉。1835 年 Weber 首次报道了利用静止两点辨别觉（s2PD）来评价慢速适应神经纤维功能；1978年，Dellon 等又报道了运动两点辨别觉（d2PD）来评价快速适应神经纤维功能。神经定量感觉检查（QST）是一种神经物理学测试法，分为经典的QST 及现代的 QST 两种。经典的 QST 包括温度觉测量（热阈值、冷阈值、热痛阈值、冷痛阈值）和振动觉测量（振动觉阈值）。现代 QST 即电流阈值（current perception threshold，CPT），利用电刺激可检测 90% 的感觉神经纤维的功能，包括大直径及小直径的有髓或无髓神经纤维。

7. 手足感觉功能重建后的康复治疗 周围神经损伤修复后的康复治疗不容忽视，感觉功能重建后进行适当而及时的康复治疗有助于缩短神经功能恢复的时间和提高恢复的程度。常规康复治疗包括药物治疗（常用的药物有神经营养药、神经营养因子等）、物理治疗（光疗、磁疗、电疗等）、作业治疗（保护觉训练、位置觉训练、触觉训练等）。

（李学拥）

第三节 骨与软骨重建

各种原因导致的骨与软骨组织的容积缺失、位置异常，均需要通过一定的方法进行矫正，常用的方法包括：材料填充、骨移植、骨再生、复位固定等，这些方法统称为骨与软骨的重建。

一、常见骨组织的重建

（一）骨组织缺损的分类

整形外科领域常见的骨组织的修复与重建多发生在颌面部，根据形成原因可分为：外伤、先天畸形、肿瘤侵犯、失败的轮廓美容手术、感染（骨髓炎）以及原发性骨萎缩 6 大类。其中创伤性的骨缺损多呈不规则形，还可伴有慢性感染、骨错位畸形以及错颌畸形；各种先天性颅面畸形导致的颅颌面部的缺损复杂多变，常累及不同的组织器官的各个层次；肿瘤侵犯可致不同类型的骨缺损，需在完成肿瘤治疗后，再行修复重建；而失败的轮廓美容手术，常出现面部轮廓的不对称与畸形；骨组织的感染导致的严重骨吸收，应在控制原发病的基础上进行重建；原发性骨萎缩的病因仍不明确，但可在疾病进入稳定期后行修复重建。

根据不同的临床表现又可分为：容积不足（肿瘤侵犯、感染、原发性骨萎缩）、位置异常（外伤、失败的轮廓美容手术）和容积不足合并位置异常（严重的外伤、先天畸形）三种类型。不同类型的骨组织异常均需积极纠正原发病，并可通过一种或几种共同的重建方法予以修复。

（二）骨组织重建相关的诊断与评估

颅颌面骨由多块扁骨和不规则骨紧密连接而成，可活动的关节较少，不能单纯地应用临床表现来诊断，需结合头颅三维 CT 重建等影像学手段予以诊断和评估。四肢骨组织的缺损或位置异常可通过病史、体格检查及影像学检查予以诊断。

诊断要点：①明确的外伤史；②颅颌面发育畸形的病史；③明确的轮廓手术史；④明确的肿瘤病史；⑤明确的骨或软组织感染病史；⑥明确的骨髓炎病史；⑦骨组织影像学检查提示骨组织容积不足或位置异常。

（三）骨组织重建的病理生理基础

骨组织具有完全再生的能力，这一特性使骨折愈合后能恢复到正常的强度，达到和受区骨骼真正融为一体。按照骨组织重建的方式可以分为骨组织自身的重建和材料重建两大类。常见的骨组织自身重建的基本病理生理过程包括骨生成、骨传导、骨诱导，随着材料科学的发展，骨组织的材料重建越来越受到重视。

1. 骨组织自身重建的病理生理过程 骨生

成是从现有的骨组织中长出新骨的过程。它可见于骨牵引区，以及骨折区的边缘，表现为新骨从原有骨骼的萌出。此外，还可见于带血供的骨瓣与受区骨骼融合的过程。因此，骨生成是一种理想的骨组织再生重建的方式。

骨传导或称爬行替代，是细胞移居并替代原有的骨基质或人工支架材料，它见于成骨细胞长入、迁移并替代皮质或松质骨移植物的情况。可见于自体游离骨移植、异体骨移植以及部分人工支架材料的修复过程。

骨诱导是多种因子刺激和集中间充质细胞，使之变为成骨细胞并形成新骨的过程。这一过程与骨移植有关，因为骨移植物产生细胞因子而启动骨诱导。带血供的骨组织移植后的愈合过程与上述的方式相同，特别表现为软骨内成骨和膜内成骨相结合的过程。

实际上，不同的骨组织自身重建方式往往经历不同的病理生理过程。骨折部位的愈合始于断端血凝块的形成。血凝块形成一个纤维蛋白网，它作为暂时的支架来吸附、保存间充质细胞。这些细胞分化成软骨细胞和成纤维细胞。通过软骨内化骨过程，纤维软骨组织分化成骨组织。同时，骨性边缘增殖，新骨向缺损处生长（骨生成）。带血供的骨组织移植后的愈合过程与上述方式相同，特别表现为软骨内成骨和膜内成骨相结合的过程。不带血供的骨组织移植后首先经骨传导，或称爬行替代的过程。骨的支架结构必须由活的骨细胞进驻。这些活的细胞可能直接源于周围的骨组织，或者是分化的间充质细胞（骨诱导）。

骨移植是骨组织自身重建的常见方式，常见的移植物分为皮质骨、松质骨或皮松质骨。松质骨可用于充填小的骨缺损以及促进骨折部位的愈合和连接。松质骨以两种方式作用于骨愈合和新骨形成。松质骨释放多种生长因子和细胞因子，例如骨形态发生蛋白，这些因子吸引和刺激间质细胞分化成骨细胞（骨诱导）；此外，松质骨可作为一个框架供周围的骨组织通过爬行替代（骨传导）长入其中。随着骨组织从外周长入，原有的松质骨框架被降解，新骨形成。

2. 骨组织的材料重建 随着材料科学的发展，以生物医学材料修复骨组织畸形或缺损是常用的骨组织尤其是颅颌面骨组织重建的方式之

一。良好的骨组织生物医学材料应当具备以下几个条件：①具有良好的生物学相容性；②材料的形状应与缺损部位的形态相一致；③具有良好的支撑力和稳定性。常用的材料包括：硅胶、膨体、Medpor、人工骨、Peek 等。不同的材料植入后均可实现骨组织的容积补充或局部位置矫正，其各自的病理生理过程各不相同，如硅胶材料植入后，周围组织细胞往往会包绕其周围形成包膜；膨体、Medpor 等材料植入后，组织细胞可沿其空隙长入；人工骨等材料植入后可通过爬行替代等方式实现与骨组织的融合。各种材料均有其各自的生物学特点，在不排异的情况下，选用何种材料来实现骨组织重建，应根据缺损的形态和部位，患者的年龄和认知，以及患者的实际经济情况来综合判定。

目前，围绕骨组织重建的研究热点主要是骨组织的血管化，如何最大程度地实现移植骨或材料的血管化，并在短时间实现骨再生已成为目前骨组织修复重建领域的研究热点和难点。同时，以数字化三维 CT 为基础的 3D 打印材料，对各种不规则骨缺损的修复带来了希望。

（四）骨组织修复与重建的常用方法

1. 骨折切开复位内固定 颅颌面外伤导致的颅面骨位置异常，无明显骨缺损的情况，应尽早将错位的骨块进行复位，但由于颌面部骨骼肌肉附着较多，完美的解剖复位较难，但也应尽可能实现对位固定，以最大限度的恢复功能并减少骨吸收。其他部位的骨折外伤，应根据不同的解剖特点和部位，尽早实现解剖复位，常用的方法包括：骨折切开复位固定和骨折手法复位固定等。

2. 自体骨移植修复 骨修复重建的理想选择是采用自体骨移植的方法。通过自体骨移植修复骨畸形或缺损是整形外科医生的必备技能之一。目前自体骨移植的方法主要包括自体游离骨移植术以及血管吻合的自体骨移植术。

（1）自体游离骨移植：此种骨移植术目前仍是临床上广泛采用的术式，其成活方式为爬行替代学说。整形外科中常用的自体游离骨移植有颅骨瓣、髂骨瓣、肋骨等。其中颅骨瓣（颅骨外板）可用于局部颅骨缺损的修复；自体游离髂骨瓣可以是单纯的松质骨移植，也可以取皮质骨＋松质骨共同移植，可用于较小的颅颌面骨组织缺损的

修复,如齿槽裂;肋骨的游离移植应用范围较广,可用于修复颅骨缺损、重建下颌骨、填充颅颌面的骨缺损、全鼻再造的骨性支撑支架等。

游离骨移植术的优点是简便易行,可以在中小型医院开展。但也存在着塑形较难、植骨可部分或完全吸收的缺点。但此种骨移植术需在受植区无感染的条件下进行。受植区有严重的瘢痕、软组织较少或血运欠佳、受植区有感染灶存在为其禁忌证。

(2)吻合血管的自体骨移植:作为骨修复的理想方案,吻合血管的自体骨移植(带血管蒂的骨组织瓣)是整形外科医生需要掌握的重要技能之一。应用显微外科技术进行血管吻合,重建游离骨的血液循环,其愈合方式类似于骨折的愈合。其抗感染能力明显高于单纯游离骨移植,在软组织不够或复合缺损的情况下,可一期行软组织及骨组织复合瓣移植。因此,从成功率或骨重建的方式和质量来比较,此种骨移植术较传统的骨移植术更具优势。

此种骨移植术的适应证为先天性颅面骨缺失者;受植区有慢性感染存在,并要求立即植骨整复者;有黏膜缺损需要同期修复者,经过大量放疗或多次手术,外伤后受植区有大的瘢痕或血运不良者。

由于此手术要求的技术条件较高,一旦出现血供障碍将导致植骨块坏死。较非血管化移植,其还存有患者创伤较大,手术时间长等缺点。因而只有在传统的骨移植术不能进行,且患者同意的情况下才能进行该类手术。常用的带血管蒂的骨组织瓣有腓骨瓣、髂骨瓣以及肩胛骨瓣。

1)髂骨瓣

应用解剖:髂骨位于髋骨的上部,属于扁骨;其成分以骨松质为主,表面一层较薄的骨密质。髂骨分为下部肥厚的体部和上部扁阔的翼部。髂骨体主要参与构成髋臼,形成髋关节;髂骨翼的后下方为耳状面,参与骶髂关节的组成。

设计原则:由于髂嵴的自然弧度与下颌骨下缘相似,髂前上棘的形态与下颌角的形态相吻合,髂骨翼的厚度与下颌骨体的厚度也相似,且骨松质丰富,同时,与腓骨瓣相比,不受取骨高度的限制,因此髂骨瓣成为下颌骨缺损重建的良好供骨。

血管化与非血管化移植的选择:是否血管化移植重建下颌骨,取决于受区的实际条件,对于血供良好、无感染的创面,黏膜及软组织足够覆盖,且缺损范围较小的受区,可选择非血管化的髂骨游离移植;对于受区同条件差,如放疗病史、感染或不愈合创面、糖尿病患者,建议选择血管化的髂骨游离移植,以保证移植后的存活。

2)腓骨瓣:游离腓骨瓣最初被用于修复四肢长骨的缺损。近年来,随着口腔科、颅颌面外科的发展,以及牵引成骨(distraction osteogenesis,DO)、计算机辅助设计制作(CADAM)、手术导航等新技术和方法的开发应用,游离腓骨瓣已然成为下颌骨缺损重建最常用的骨瓣。

应用解剖:腓骨是位于小腿外侧的细长致密管状骨,其皮质骨较厚,是目前可移植骨中强度最高的。腓骨的平均长为34cm(29~40cm),需保留6~8cm的下段来保持踝关节的稳定;腓骨上端的腓骨小头,并不直接参与膝关节的形成,常用于髁突重建。临床对超过9cm的下颌骨缺损,腓骨瓣乃不二之选。腓骨也是大型下颌骨缺损,包括体部、半侧及以上、次全甚至全下颌骨缺损修复的最佳供区。此外,腓骨还可用于四肢骨缺损的修复。

应用指征:腓骨与下颌骨有类似的双层皮质管状结构,其长度足够,几乎适用于所有长度或类型的下颌骨缺损的修复,尤其是其分段塑形特点可很好地应用于跨中线的下颌骨缺损修复。但是腓骨与颌骨匹配程度差的问题,极大地影响了腓骨瓣修复下颌骨缺损后的功能与外形恢复,特别是对下颌骨颏部的修复,相对于髂骨及肩胛骨组织瓣修复并不具有优势。近年来,随着新技术和方法的应用,使得腓骨瓣修复的效果得到了极大的提升,真正成为颌骨缺损重建的一线瓣。

设计原则:一侧下颌体缺损,可根据血管蒂和皮岛的摆位确定供区侧的腓骨瓣,下颌骨前部缺损则通常选择缺损多的一侧小腿,若为两侧缺损宜采用受区血管蒂同侧的小腿作为供区。腓骨瓣植入下颌骨时,腓动、静脉应位于重建后下颌骨的内侧,这种定位可保证外缘行坚固内固定而不损伤血管。由于下颌角及其附近的区域紧邻颈部的吻合血管,腓动、静脉的血管蒂应尽可能设计在此区域。

腓骨的塑形：腓骨必须通过截骨塑形才能与下颌骨的形状相匹配。Hidalgo 认为，如果骨膜没有受到严重损伤，则腓骨多处截骨后仍不会影响其远端的血液循环。Hidalgo 反对在骨截骨前先剥离骨膜，而是直接在骨膜和骨上截骨。Jones 等的研究表明，骨截骨后可自身折叠而成双管型骨移植，远端腓骨的血供通过骨膜的完整性得以保留。双管型腓骨瓣目前已经被成功应用于下颌骨缺损的修复，以增加修复后下颌骨的高度。

腓骨的塑形与血管吻合的顺序：

关于塑形和血管吻合顺序的观点不一，主要有以下几种：

a．塑形→断蒂→吻合：为减少腓骨瓣转移过程中的缺血时间，可以在断蒂前完成对腓骨的塑形。一般先行静脉吻合，再行动脉吻合。整个过程骨瓣缺血时间短，有足够的时间行血管吻合；但没有相邻颌骨作为参照，塑形、摆位和钛板弯制需要丰富经验。

b．断蒂→塑形→吻合：先断蒂使得塑形方便，并可参照相邻颌骨的位置，对摆位和钛板弯制有利；缺点是骨瓣缺血时间相对较长，对骨瓣塑形及血管吻合技术要求高。

c．断蒂→吻合→塑形：断蒂后吻合，骨瓣缺血时间短，血供建立后有足够的时间保证，可达到较好的塑形效果；但吻合后血管蒂会对塑形有一定限制。

3）肩胛骨瓣

应用解剖：肩胛骨为三角形扁骨，位于胸廓后外侧，第 2～7 肋骨之间，可分为两面、三缘和三角。肋面与胸廓相对，呈一大浅窝，称为肩胛下窝；背侧面有一横嵴，称为肩胛冈，肩胛冈向外侧延伸称为肩峰。上缘短而薄；内侧缘薄而锐，又称脊柱缘；外侧缘肥厚，因邻近腋窝又称腋缘。上角为上缘与脊柱缘会合形成，平对第 2 肋；下角为脊柱缘与腋缘会合形成，平对第 7 肋或第 7 肋间隙；外侧角为腋缘与上缘会合形成。肩胛骨可制作骨瓣的部位主要为外侧缘、内侧缘和肩胛冈。由于肩胛骨的外侧缘肥厚，供骨量较大，在下颌骨缺损修复时通常将此处作为供骨区。

肩胛骨的血供甚为丰富，为多元性供血，主要有肩胛上动脉冈上支和冈下支、颈横动脉分支、胸背动脉肩胛骨支及旋肩胛动脉深支。头颈部修复重建中应用较多的肩胛骨外侧缘的血供主要来自旋肩胛动脉深支及胸背动脉肩胛骨支。

值得注意的是，旋肩胛血管一般起源于肩胛下血管，但也有少数人（有报道约 3%）直接起源于腋动脉。术后放置负压引流，供区肩膀制动 1 周，术后逐渐恢复肩部活动和力量训练。肩胛骨瓣供区可同时提供皮瓣、较大体积的肌肉组织瓣和骨瓣，主要用于修复较大体积的软组织缺损和较小体积的骨组织缺损，特别适合于修复某些面下 1/3 的复合组织缺损。肩胛骨不能为种植体提供支撑，且肩胛骨为三角形扁骨不易塑形，因此只有不能采用其他供骨区（如髂骨、腓骨等）时方采用肩胛骨进行下骨修复。

肩胛骨瓣的应用评价：优点是①血供可靠，血管蒂长度和口径均较好；②可以提供较大面积的皮肤和皮下组织；③供区没有明显的功能影响，对肩部活动功能影响小；④可以制备包含骨、皮肤等在内的复合瓣；⑤皮肤颜色与面部较接近，比前臂皮瓣或者股前外侧皮瓣要好。缺点是①无法进行双组手术，影响手术时间；②缺损面积大时无法直接缝合关创，需要植皮。

3. 异体骨修复 大的骨缺损修复重建具有挑战性，供区选择非常有限。同种异体骨移植为重建提供了另一选择，可以根据需要进行修剪，避免了骨瓣移植供区的并发症。同种异体骨低温保存并编号，根据重建的需要和重建部位解剖的特性进行选择。但是不具有血供的移植骨是不具备成骨能力的。无血运骨移植的愈合速度是缓慢的，排斥一直存在。由于没有血液供应，异体骨移植可导致诸多的并发症，例如感染和骨折，甚至需要进一步的手术治疗。随着生物医学材料的发展，目前临床已较少应用。

4. 牵引成骨 牵引成骨即通过外力进行骨牵引达到骨延长再生的目的。20 世纪 50 年代，西伯利亚的 Ilizarov 发现骨和软组织通过增加张力可以达到再生的现象。应用此技术，可以修复重建 15cm 的骨缺损，联合带血管蒂的骨组织瓣移植可以达到更好的效果。由于颅颌面骨组织均有良好的软组织覆盖，具备充足的血供，因此常用于颅颌面部先天性骨组织发育畸形的治疗，如用于面中部凹陷和颅缝早闭的牵引成骨治疗。此外，此方法还可以用来治疗骨折、骨不连和骨缺损等。

5. 生物医学材料修复 用于骨修复重建的生物医学材料一般按其化学属性进行分类，可分为金属材料、非金属类无机材料和高分子材料。

金属材料有不锈钢、钛合金、镍钛合金、钴铬合金等，特点是易于加工成型，机械强度高，抗疲劳性好。其中钛合金和镍钛合金在整形外科中较为常用。

非金属无机材料包括惰性无机材料、生物活性陶瓷（羟基磷灰石、生物活性玻璃）、可吸收陶瓷。其中后两种在整形外科中较为常用，可用于颅骨、上下颌骨、眶底等骨类缺损的充填修复。

高分子材料可分为天然和合成两种类型。目前较常用的医用高分子材料主要为合成高分子材料，例如硅橡胶、聚甲基丙烯酸甲酯（PMMA，有机玻璃）、膨体聚四氟乙烯（e-PTFE）、高密度聚乙烯（HDPE）、聚醚醚酮（Peek）等。可用于不同类型颅颌面骨性缺损的容积充填。

6. 赝复体修复 相对于外科手术重建修复骨组织的缺损，传统的赝复体可较为简单快捷地实现对患者接近正常生理功能和形态的修复。常用于肿瘤术后较大的缺损，或需肿瘤术后随访观察的患者，可作为上颌骨修复重建的重要方案之一。借助数字化医学的手段，目前赝复体修复技术足以达到以假乱真的程度。

（五）不同部位骨组织缺损重建方案的应用

对不同类型的骨组织缺损或畸形的重建，均需要根据其自身的解剖特点，选用合适的方案进行。轻度创伤导致的骨折，在无大块骨缺损的情况下，可予以复位并行坚强内固定；而创伤导致的严重骨折无法完全复位，同时伴有骨缺损的情况下，可根据情况选择自体骨移植重建，或材料填充以恢复期功能和外形；而对于较为严重的先天畸形，或肿瘤侵犯导致的骨缺损，可视情况选择材料填充支撑、自体骨移植重建或者采用赝复体修复。虽然导致骨组织需要修复重建的原因不同，但修复重建的方法和手段却基本类似，根据其功能部位和机体的实际情况选择对应的方法进行个性化的重建。

1. 上肢骨缺损重建 上肢骨的缺损重建必须根据特殊部位的需求进行设计。许多上肢恶性骨肿瘤患者往往需要功能性重建。

修复重建原则：一般小的骨缺损（小于6cm），周边软组织血运良好，没有放疗病史，非关节缺损区可以使用自体游离骨移植的方法。如果关节缺损，则须选择假体置入或联合异体骨移植的假体置入。上肢骨缺损大于6cm，或重建区域之前接受过放射性治疗，或存在感染的骨不连，可以考虑吻合血管的腓骨瓣移植，可视缺损情况选择是否携带软组织，常用于修复肱骨干缺损或尺骨和桡骨的重建。

2. 下肢骨缺损重建 下肢骨缺损多由肿瘤切除、创伤后缺损、慢性骨髓炎、失败的异体骨移植、感染性骨不连和先天性畸形导致。

修复重建原则：缺损去≤6cm，缺损部位血运良好，软组织覆盖良好，可以采用自体游离骨移植进行修复重建；若缺损区＞6cm，可采用带血管蒂的游离腓骨移植重建股骨干或胫骨缺损。

3. 骨盆和脊柱 脊柱外科应用骨移植常见于肿瘤切除、融和失败、外伤缺损和脊柱后凸畸形等。

修复重建原则：周围软组织覆盖良好，缺损不大，可用自体游离骨移植；对于大的缺损，可选择带血管蒂的游离骨移植，如髂骨瓣和腓骨瓣。椎体切除后的骨缺损可使用假体来修复。但如果局部存在感染或骨髓炎，则假体必须取出，并可用带血管蒂的骨移植修复。

通常可用带血管蒂的游离腓骨来修复颈椎、胸椎、腰椎缺损，也可用于修复腰骶部的缺损。

4. 锁骨 锁骨发生骨不连或缺损的概率较小。大多数骨折不愈合的患者（骨折后16周未愈合）需要重复进行切开复位内固定术。当骨折发展为骨不连时，可选带血管蒂的腓骨瓣移植进行重建。

5. 颅面骨 除了局部某一骨块的单发损伤或畸形外，颅面部的骨质异常累及多块骨。在进行针对性的修复重建时，应综合考虑。

（1）颅骨：颅骨修复重建的情况常是由于外伤、肿瘤、手术或先天畸形（颅缝早闭）等导致的。

修复重建方案：大多数患者可采用钛网进行修复重建；对于局部存在感染的患者应在感染彻底控制后再选择钛网进行修复重建；对于材料植入后反复感染或伤口不愈合的患者，应将材料取出，并采用自体肋骨或颅骨外板游离移植进行重建；对于因头颅畸形需要颅骨修复重建的患者，可通过手术进行颅骨塑形并重新排列来修复重建。

（2）颧骨：颧骨的畸形多由于外伤、发育异常或失败的轮廓美容手术导致。

修复重建原则：大多数外伤患者可通过早期手术复位内固定实现修复；对于因发育异常导致的小颧骨畸形，如 Treacher Collins 综合征，可通过填充材料（人工骨、Peek、Medpor）进行修复重建；而对于失败的轮廓手术导致的颧骨陈旧性骨折，或局部缺损，应视情况的轻重，予以复位或植骨或材料填充修复。

（3）上颌骨：上颌骨畸形或缺损是由于肿瘤、外伤、发育异常或原发性骨萎缩导致的。

修复重建原则：对于无缺损的外伤性骨折，通常为 Lefort 型骨折，可早期通过骨折复位内固定实现修复，手术导航有助于实现精准修复；对于存在局部缺损或粉碎性骨折等容易造成骨不连或骨吸收的情况，应将小的碎骨片去除后，再予以原位固定，并采用自体骨游离移植修复骨缺损，常用的自体骨包括髂骨、肋骨等；对于发育不足的鼻基底部位骨组织，可采用材料填充或自体游离骨移植的方式进行重建；对于面中部严重发育不足及部分颅缝早闭患者，可采用牵引成骨的方式进行重建；对于发育异常导致上颌骨过度前突的患者，可采用 Lerfort 截骨手术进行修复；对于较大的缺损，或骨折已经无法拼凑的患者，可采用钛网、带血管蒂的腓骨肌瓣或者赝复体进行上颌骨功能和外形的重建。

（4）下颌骨：下颌骨的畸形或缺损可由肿瘤、外伤、发育异常、失败的轮廓手术或原发性骨萎缩等导致。

修复重建原则：根据缺损区的大小，采用不同的修复重建方案。较小的缺损可采用游离骨移植的方式进行重建；较大的缺损可采用带血管蒂的游离腓骨瓣、髂骨瓣或者肩胛骨瓣进行重建；对于外伤导致的下颌骨畸形可通过手术复位后，根据缺损的情况采用不同的骨移植方案进行修复；对于先天畸形导致的双侧下颌骨不对称或者缺如，可根据患者的实际情况切除较大的一侧下颌骨或者较小的一侧采用牵引成骨或手术截骨的方式来进行修复重建；对于颏发育严重不足的患者，可采用颏部截骨迁移或材料填充或牵引成骨的方式进行修复；对于轮廓整容手术失败导致的

不对称畸形等情况，可通过再次手术截骨、植骨、材料填充、脂肪填充等方式进行修复；严重的肿瘤侵犯导致的下颌骨完全缺如，也可用赝复体进行临时重建。

（5）鼻骨：鼻骨畸形或缺如的原因是外伤、发育异常等。

修复重建原则：根据患者的鼻部软组织实际情况，可采用自体肋骨、肋软骨、肋骨肋软骨复合体、硅胶、膨体、Medpor、Peek、材料联合软骨等手段进行修复重建。

（六）数字化医学

骨组织作为机体的支撑组织，相对于软组织而言，骨组织形态结构较为稳定。通过 CT、MRI 等影像学手段，可将骨组织转化为数字化的信号，并借助计算机技术对其进行分析，从而实现骨组织的精准修复。

以颅颌面骨组织为例，由于其解剖结构复杂、骨骼形状不规则、功能特殊，又有颅脑等重要器官毗邻，仅通过 CT、MRI 等影像学检查，来确定颌面部疾病的病变性质、范围及严重程度，具有一定的局限性。此外，颌面部的骨组织疾患多种多样，往往需要个性化的修复方案，因此及时准确的诊断、治疗，以及手术后的个性化修复对于恢复功能、容貌及提高生活质量具有重要的意义。近年来，随着计算机技术（手术导航、辅助设计）及 3D 打印技术的发展，已经可以快速、准确地再现复杂颌面部畸形或缺损的特点，并可制造与之相应的个性化修复体，使得复杂骨组织重建个性化治疗及修复成为可能。

因此，数字化医学作为一门新兴学科，在骨组织修复重建中扮演着十分重要的角色，是未来骨组织修复重建的重要方向。

二、软骨组织的修复与重建

（一）软骨组织缺损修复的分类

各种原因导致的机体软骨相关组织的畸形或缺损均可通过修复或重建的方式来完成对其外形和功能的重建。按照部位可分为：耳软骨缺损或畸形、鼻软骨缺损畸形、关节软骨损伤或畸形等。

（二）软骨缺损或畸形的诊断

软骨缺损或畸形的诊断较为简单，人体常见的软骨缺损通常位于耳软骨、鼻软骨及关节软

骨，其中耳软骨或鼻软骨的缺损或畸形通常可以通过其外观畸形的临床表现和体格检查来诊断，关节软骨的损伤或畸形往往伴有关节的各种不适或运动障碍，通常根据临床表现并辅以磁共振检查来确诊。

（三）软骨修复重建的病理生理学基础

软骨由含水基质和散在陷窝内的软骨细胞组成。基质主要由糖蛋白及Ⅱ型胶原构成。水是很重要的，因为软骨本身没有血供，所需营养及氧依赖基质渗透。水和糖蛋白的浓度决定了软骨的黏弹性。水含量的易变性在基质内产生张力平衡，有助于维持其三维形态。黏弹性成分使软骨具备变形后恢复原形的"记忆力"。手术操作或雕刻打破了这种平衡。与成骨细胞相反，软骨细胞几乎没有修复能力，以纤维瘢痕组织形式愈合。软骨有三种组织学类型：透明软骨、弹性软骨和纤维软骨。

软骨组织无骨髓腔，富有较多成熟的软骨细胞，在组织液中就可摄取营养成活，而不单纯由骨膜中的血液供给营养，软骨的排异反应比骨骼小，所以异体软骨移植的效果也较好。

软骨组织是良好的充填和支持材料，可用于填补颅骨、眼缘、鼻背等体表缺陷。也可作为支持材料在耳再造、鼻翼缺损的修复中应用。软骨移植的优点是质软便于雕刻成所需形状移植后能保持活组织的特性及结构。缺点是可能发生退行性变化而被部分或全部吸收，为结缔组织或骨组织所代替，软骨移植后仅与周围软组织产生纤维性粘连，而不能与其他软骨或骨骼发生有机愈合。

（四）软骨修复重建的常用方法

1. 自体软骨移植 自体软骨移植的应用较广泛，包括鼻、耳郭、颅面骨骼及关节重建。近年来，组织工程技术的发展使得培养软骨细胞扩增成为可能。实验中，把这些细胞种植在生物可降解的聚合物上形成新的自体软骨。目前，不少临床医生利用软骨的可塑性，将自体来源的软骨予以切割、粉碎、塑形，然后植入体内，实现特定形态的软骨移植。和骨移植不同的是，软骨移植不会被吸收，除非感染，否则一直维持其形态。一个有前景的辅助方法是使用可注射的聚合物，最终可以经皮或关节镜引入自体软骨细胞。

软骨的切取方法：第7、8、9肋骨及肋软骨相互连接的部位富含软骨，切取时一般都在右侧进行，以免在左侧切取软骨时误伤心包膜，手术可于局部浸润麻醉下进行，先沿肋缘做斜切口，分离两侧皮下组织，显露腹直肌前鞘并切开，顺腹直肌纤维分开肌肉，用牵引器拉开软组织，即可显露肋软骨，切开并剥离软骨膜，依据所需形状大小切下肋软骨，在分离肋骨内侧软骨膜时，慎勿穿破胸膜造成气胸。随即缝合软骨膜及腹直肌前鞘，最后缝合皮肤切口，术后伤口加压包扎，以限制呼吸运动幅度，减轻术后疼痛。

切取耳郭软骨可于局麻下在耳郭后面作纵形切口，分离皮肤并切开软骨。在耳郭前面皮下与软骨之间进行分离，切勿穿破耳郭前面的皮肤，再切取所需大小的耳郭软骨，切取部分耳郭软骨一般不致造成耳郭变形。术后局部加压包扎，防止血肿形成。在修复鼻翼缺损时多采用耳郭边缘软骨与两侧皮肤同时切取的方法。切取的伤口可直接对位拉拢缝合。

切取鼻中隔软骨多在鼻腔内局麻下进行，一般切取鼻中隔的中心部，将鼻中隔黏膜游离后，切取软骨，缝合黏膜切口，行双侧鼻腔填塞加压，防止血肿形成。

2. 异体或异种软骨移植 与骨移植一样，自体软骨供区有限，治疗上可供选择的方法包括同种异体或异种软骨。软骨细胞表面表达HLA抗原，因此，本身具有免疫原性。然而软骨因软骨细胞被基质包裹而有免疫赦免，抗原性较弱。

异体软骨已成功使用，与自体软骨的使用范围相似。异体软骨可以使新鲜的或保存的。保存的软骨与新鲜的软骨相比，来源广泛且感染机会少。虽然有免疫赦免，但再切割或雕刻异体软骨时，可导致异体细胞外露，会加速软骨的吸收而使体积缩小。已证实，异体软骨小块移植较大块移植不易发生体积减少。

一些学者主张应用牛的异种软骨，与自体或同种异体的软骨移植相比，异种移植的软骨细胞及基质易于被排斥，因此效果不佳。有报道称通过改变移植软骨免疫结构来改变异种排斥反应的尝试是有效的。

3. 赝复体技术 可通过定制个性化的赝复体来实现局部外形和功能的重建，如耳郭赝复体。

4. 组织工程软骨 可通过自体软骨获取软

骨细胞，在体外应用组织工程技术，构建不同类型的软骨，虽然目前并没有大规模应用于临床，但组织工程技术生产的软骨解决了自体软骨来源不足的问题，是未来重要的发展方向。

（五）不同部位软骨组织缺损的修复重建方案

软骨移植可用来填高单侧唇裂引起的鼻底塌陷。整复颧骨及眶上下部的凹陷畸形，颞颌关节强直的畸形，鼻翼、耳郭畸形缺损的整复手术。

软骨块切取后，可根据需要修剪成缺损处的形状和大小，然后埋植于缺损处的皮下固定，软骨移植后，有时可能发生弯曲变形。移植前如将软骨块放在生理盐水中，煮沸约10分钟后再行移植，则不易变形，但经这样处理后软骨已失去活性，移植后容易被吸收。异体软骨移植时，应将骨去除，甚至将外层软骨去除，这样移植后成活率较高。

（六）软骨组织重建的展望

软骨的再生修复仍然是目前修复领域的重点和难点。与骨组织相比，软骨组织的再生能力欠佳，自体软骨的来源有限，异体软骨移植存在排异及吸收等问题，往往不能实现较大软骨缺损（如关节软骨）的重建和修复。组织工程技术为软骨再生提供了思路，有望解决此难题，是未来软骨修复重建重要的发展方向。

总之，在骨与软骨修复重建过程中，应遵循以下原则：①遵循恢复功能为主、兼顾形态，达到形态与功能的和谐统一，两者不可偏废；②追求、传承与创新的结合；③强调手术技能与审美观点的统一；④医患双方应对治疗效果达成共识。作为整形外科的重要组成部分，骨与软骨的重建为其他各种重建奠定"地基"，为最终实现功能与外形的完美恢复打下坚实的基础。

（韦　敏　袁　捷）

第四节　脂肪移植

一、概述

1. 脂肪移植的概念　自体脂肪移植，是指应用手术切取或负压抽吸等方式从自身获取脂肪组织，并通过一系列方法进行分离、纯化等处理，得到块状、颗粒状、胶状或乳糜状的脂肪组织或产物来进行移植，以达到修复缺损、矫正畸形和改善功能，或美化人体轮廓、形态的一项治疗技术。移植后的脂肪除了能够发挥软组织填充的作用以外，还具有改善局部血运、优化治疗区域组织的质地，调节治疗区域皮肤免疫等多种生物学功能。

2. 脂肪移植的发展历史　脂肪移植的历史与整形外科的历史几乎一样古老。1889年Van de Meulen将游离的大网膜和脂肪移植到肝脏和膈膜之间，完成了世界首例自体脂肪移植。1893年Neuber将上臂的多个小块脂肪组织移植修复面部软组织的凹陷畸形，并发现大颗粒脂肪的成活效果不如小颗粒，提出大于杏仁体积的脂肪不能获得好的疗效。Czerny在1895年首次报道了应用脂肪进行乳房重建的工作，他将脂肪用于填充乳房的缺损部位，但游离移植的脂肪血运较差，移植后体积缩小了40%~60%。1910年Lexer首次报道了将脂肪移植用于支撑性软组织的治疗，他将腹部的脂肪用于治疗眶下区凹陷以及重建后缩的颏部。此后脂肪移植广泛地应用于治疗面部软组织萎缩、鞍鼻畸形、乳房缺损、小乳症等缺损畸形。1911年，Bruning首次应用注射的方式将自体脂肪移植于皮下组织，用于增加软组织的体积。但游离脂肪组织移植后吸收严重，抗感染能力低，常发生中心部位的无菌性坏死。1965年液态硅胶注射技术的问世，自体游离脂肪移植的应用随之降温。

1977年Fischer报道了第一例脂肪抽吸术。80年代初，随着脂肪抽吸技术的发展，脂肪组织的获得变得更加方便，脂肪组织形态上从固态块状或小块状变为半液态颗粒状，容易通过注射的方式进行移植。Bircoll于1982年首次报道了应用抽脂得到的脂肪来进行移植。1987年，Krulig提出了用针头和注射器进行移植的"脂肪注射"概念。由于这项技术操作简单，不留瘢痕，组织相容性好，再次掀起了脂肪移植的热潮。

随着自体脂肪移植术的广泛应用，人们逐渐认识到了脂肪移植的并发症以及其局限性。因此，许多学者提出了许多关于脂肪移植术的改良意见。学者们逐渐意识到要提高脂肪移植的成活率，首先必须保持获取的待移植脂肪颗粒的活性，以及使移植后的脂肪获得更多的养分。Coleman

于 1994 年完善了脂肪移植术中脂肪获取、提纯、注射、术后固定这一整套标准程序，提出了"结构脂肪移植"。Butterwick 于 2005 年提出了 FAMI 技术（脂肪肌内注射）。同期，李青峰团队提出了"低压抽取、低速离心、小颗粒、多点、多平面、多隧道"的颗粒脂肪移植技术，即"3L3M 脂肪移植技术"。在这一阶段，自体脂肪移植的基本技术初步定型。

2001 年，Zuk 等人在成熟的脂肪组织中成功提取出具有自我更新，同时具有多向分化潜能的细胞，命名为脂肪来源干细胞。打开了自体脂肪在再生医学领域应用的大门。以脂肪干细胞为核心的细胞疗法逐渐得到开展，如细胞辅助的脂肪移植、皮肤缺损修复、神经组织再生、皮肤质地改善等。2008 年日本学者 Yoshimura 报道了将富含脂肪干细胞的基质血管细胞成分（stromal vascular fraction，SVF）结合脂肪移植进行隆乳治疗，结果显示其比单纯脂肪移植有着更高的成活率，建立了细胞辅助脂肪移植（CAL）的技术。2013 年 Tonnard 提出了将抽吸获得的脂肪通过两个注射器之间的连接管进行反复来回推拉，制备得到富含 $CD34^+$ 细胞的乳糜化 Nanofat，用于治疗皮肤年轻化。2016 年鲁峰团队提出了将乳糜化的脂肪通过除油滴，获得不含甘油三酯的脂肪细胞碎片以及细胞外基质的 SVF-Gel，用于填充及皮肤年轻化的治疗。在临床实践中，因移植路径和位置的不明确，脂肪误入血管造成了许多严重的并发症，如脑梗、肺栓等。而广泛的单纯皮下填充，也使局部呈肿胀状，如"气球脸"等，影响了疗效。为此，学者们提出了依据人体脂肪生理结构的脂肪室概念（Roriche 2016），李青峰团队首次报道了颞部、中面部和手背的脂肪室填充技术（compartment based lipsmit，CBL）。这一技术的提出，进一步明确脂肪移植路径和移植部位，不但可减少误入血管的严重并发症，并通过填充脂肪室的支撑生理功能，而获得更符合生理形态的效果。

3. 脂肪成活的原理 脂肪细胞虽然在体积上占了脂肪组织的 90%，然而在细胞数量上却只有脂肪组织的 20% 左右。脂肪移植成活的机制目前仍不完全明确。在动物脂肪移植研究的基础上形成了宿主细胞取代论与部分细胞成活论两大学说。1923 年 Neuhof 提出的宿主细胞替代论认为，

宿主细胞终将吞噬植入的脂肪释放的脂质成为新的脂肪细胞。而 1956 年由 Peer 提出的细胞存活理论认为，宿主细胞只是个脂质"清道夫"，仅仅清除破碎的脂肪细胞及脂质，部分植入的脂肪终能存活下来，当宿主炎症反应结束后，50% 的移植脂肪细胞可成活，并不被宿主细胞所取代，脂肪细胞所受的创伤越小，成活的比例越大。讨论这两大学说的焦点是移植脂肪最终是否能在受区产生新的脂肪组织团成为新的宿主脂肪细胞。随着研究的深入及前脂肪细胞理论的提出，移植脂肪存活论受到越来越多学者的支持，"移植脂肪颗粒不能存活"的观点基本被否定。Carpaneda（1993 年）和 Guerrerosantos（1996 年）通过实验证实，血供丰富条件下，移植的自体脂肪颗粒是可以存活的。Illouz 认为，经抽吸获取的脂肪与块状脂肪不同，已不再是一块完整的脂肪组织，而是一团彼此分离的脂肪细胞，有相当一部分细胞保持完整，当这些细胞植入体内后，能在血运建立以前通过周围组织液、血浆的渗透作用保持活力。移植入体内的自体细胞就相当于在体内培养的细胞。

而近年的研究发现，上述两种学说似乎是并存的。目前已知移植后的脂肪组织仅在外围 300μm 范围内的脂肪细胞可以通过组织渗透获得营养存活下来，而 300～800um 的范围内脂肪细胞无法存活，但这个范围内的脂肪干细胞可以通过再生新的脂肪细胞存活下来。如果移植的脂肪团大于直径 800μm，则其中心部分发生坏死。因此移植小颗粒（半径 <800μm）的脂肪更容易存活，而不产生结节囊肿。

随着脂肪组织中干细胞的发现，传统的脂肪移植理念逐渐向脂肪再生的新理念发展。关于游离脂肪移植成活决定因素的理论也随之修改和更新。在发现脂肪来源的基质细胞具有干细胞特性之前，脂肪移植的疗效归功于异位移植后的脂肪细胞具有自身成活和保持自身形态特征的能力。而传统的细胞成活理论和宿主细胞替代理论，已经变成了对脂肪来源干细胞移植后脂肪再生过程中的成活、参与程度以及其存在形式等方面的研究。包括脂肪干细胞所存在的微环境（niche），及其与周围多方面建立起的复杂联系，移植前的生理因素或移植后异位因素等，都决定了脂肪干细

胞的转归。近来有研究发现，以脂肪干细胞为基础的治疗中，直接将脂肪干细胞连同脂肪微环境一同移植，而非分离后进行培养扩增，可获得更理想的术后效果，并可以避免肿瘤性转化这类可能的侧支效应。

二、脂肪移植的适应证与禁忌证

（一）脂肪移植的适应证

根据自体脂肪移植的治疗目的，将自体脂肪移植分为

（1）体表软组织缺损或凹陷畸形：

1）先天性疾病，如半面萎缩、半面短小等。

2）创伤性损伤，如各类外伤后的软组织凹陷畸形、瘢痕凹陷、轮廓畸形等。

3）医源性损伤，如肿瘤术后缺损畸形、血管瘤同位素放疗后软组织萎缩畸形、扩张器术后局部凹陷畸形、各类外科手术后的局部软组织凹陷（脂肪抽吸后的凹陷等）。

（2）美容性治疗：

1）轮廓重塑，如隆鼻、隆颏、丰颞、丰额、丰颊、丰乳、丰臀等。

2）年轻化治疗，如面部容积补充、手背容积补充等。

3）有限制必要的适应证。

自体脂肪丰乳：因自体脂肪移植丰乳术后移植脂肪组织有可能形成囊肿和钙化结节，在影像学与乳腺肿瘤不易区分，因此有可能影响对乳腺肿瘤的早期诊断。另外，有研究认为干细胞有可能促进乳腺肿瘤的发生和发展。因此，干细胞辅助的自体脂肪移植丰乳术的安全性尚存争议，需要更多的研究。目前一致认为有以下几类病史者不适宜做干细胞辅助的自体脂肪移植或不建议行自体脂肪移植丰乳术：①有家族乳腺肿瘤史；②影像学检查发现有可疑肿瘤阳性结果；③有乳腺炎、乳腺增生等病史；④乳癌术后随访2年以内，或随访发现可疑复发者。

目前开展的治疗中，一般认为适合治疗的有：①假体隆胸术后引起的乳房畸形；②乳房再造后的形态调整；③美容性的丰乳治疗（乳房发育不良、乳房不对称、哺乳后乳房萎缩等）。

而对于乳房萎缩、松弛下垂严重的患者，以及正常体积的乳房，应谨慎开展自体脂肪移植。

（3）组织修复与再生治疗的适应证

1）局部改善血运的治疗，如糖尿病溃疡、雷诺综合征等。

2）改善纤维化的治疗，如增生性瘢痕、移植皮片挛缩等。

3）改善色素沉着的治疗，如瘢痕色素沉着、移植皮片色素沉着等。

4）促进局部再生的治疗，如毛发再生等。

5）改善局部免疫反应的治疗，如湿疹等。

随着对脂肪移植研究的深入，一些不是以脂肪存活容积增大为目的的治疗，可以将禁忌证变为适应证。

1）软组织填充治疗，即脂肪移植的主要目的补充受区容积，移植后的脂肪组织仍主要以脂肪组织的形态存活。

2）组织修复再生治疗，即脂肪移植的主要目的是促进受区组织再生，修复受区组织缺损，移植后主要利用脂肪组织内的细胞因子、干细胞等活性物质发挥调节免疫、诱导分化、促进再生等功能。如促进创面愈合、促进增生性瘢痕萎缩、改善皮肤质地和色泽、提高移植脂肪的存活率等。

3）其他治疗，即将自体脂肪组织移植到肌肉、腺体、骨等非脂肪区域，由于受区不是脂肪的生理区，移植脂肪的最后转归以及对人体的影响尚不明确，因此暂不能归于上述两类，尚待研究提供进一步的证据。

（二）脂肪移植手术禁忌证

由于移植脂肪组织有一定的吸收率，自体脂肪移植时可能需要多次治疗才能达到预期效果。因此，术前需要仔细的询问病史、详细体检并完成相应的检查，以提高移植满意率、降低手术风险。为了患者的安全，存在以下病史者不建议进行脂肪移植的治疗：

（1）有严重慢性疾病病史致使不能够耐受自体脂肪移植手术打击及麻醉风险者，如有心血管疾病、血液系统疾病等。

（2）受区有潜在肿瘤发生风险者。有研究表明，自体移植脂肪存在促进肿瘤发生及转移的风险。若有乳腺癌家族史或本人有乳腺癌易感倾向，不应自体脂肪移植丰乳术。肿瘤切除术后需维持多久无瘤状态才可行脂肪移植，尚未达成共识，可参考相关专科医生意见。

（3）待移植的区域曾注射过不明注射物或有人工材料的占位。局部存在阻碍移植脂肪与受区有活力的组织接触的因素，导致脂肪无法成活。

（4）正在进行抗凝治疗或有出血性疾病史，有局部出血的危险。

（5）处于妊娠或哺乳期的女性。

（6）自体脂肪移植的禁忌证还包括受区有感染灶、受区血液供应不良、肌腱神经吻合修复的受区、硬脑膜缺损和预防腹部手术后粘连。

三、脂肪移植的常用基本技术

脂肪移植的常用技术在不断的发展中，随着不同的治疗要求，对于移植前的脂肪组织从获得到加工有着不同的处理方式，而移植方式也有不同的注射层次和技术。以下介绍几种较常用的方法。

1. **Coleman 技术和 3L3M 技术** 基于对获取脂肪时最小损伤处理原则，以及移植时小颗粒最大受区接触面原则，目前有 Coleman 技术和 3L3M 技术，这两种方法，都力求在移植前不损伤脂肪颗粒，获得活性最佳的脂肪小颗粒，并采用多点多层次多隧道的注射方式，将小颗粒脂肪分散注射在受区，以获得最大的受区接触面积，以提高成活率。二者最大不同是应用离心筛选脂肪颗粒时，对速度要求不一，3L3M 技术要求小于 1 000r/min 或 <26g。这两种方式适合需要增加体积的填充目的。

2. **基于移植受区移植前预处理的 Brava 技术和 Rigotomy 技术** Brava 技术是在脂肪移植增大乳房体积治疗前，通过定期负压控制的方式，增加受区软组织的皮肤弹性、软组织血供，改善受区的微环境提高乳房部位的疗效。该方法同样也可以用于其他血运较差的部位在移植前进行辅助治疗，如瘢痕区域或放疗区域。Rigotti 技术是指对于有瘢痕挛缩部位的脂肪移植，在进行移植手术前，先用锐性手术器械松解局部的纤维粘连，随后再进行脂肪移植的方法，目的在于改善挛缩，软化纤维组织，改善局部血运，常用于乳腺癌放疗后的脂肪移植。

3. **基于受区解剖结构的脂肪室靶向移植技术（CBL）和肌肉靶向移植技术（Fammi）** 人体皮下的脂肪组织并非一个完整的整体，而是分成不同的脂肪室。例如面部分为深浅两层脂肪室，在衰老的过程中，两层脂肪室发生不同的生理变化。而针对性的脂肪移植并非全脸均匀的注射，而应该填充到容量减少的脂肪室，补充下移的脂肪室的上半部，避免注射后加重局部脂肪的下垂、移位，同时也避免注射到邻近的血管内引起栓塞。因此，将脂肪注射到脂肪室将更加安全高效。而 Fammi 技术是一项将脂肪移植到表情肌的移植技术，基于肌肉内血供丰富，脂肪更容易成活的理论，但单次注射的脂肪量有限。

4. **基于疗效要求的脂肪预处理技术，如 Nano fat 和 SVF-gel 技术** Nano 技术是将两个注射器用连接管连接后，将脂肪在两个注射器之间来回推拉，从而破坏成熟脂肪细胞，并用滤网过滤掉大的纤维组织，获得富含 CD34$^+$ 的细胞群，进行各种组织再生类治疗的技术。SVF-gel 是在 Nano 的基础上，进一步把破碎的成熟脂肪中析出的甘油三酯去除，而得到细胞外基质、细胞碎片和 CD34$^+$ 细胞群。两者均可用于局部皱纹的改善，瘢痕的治疗。但因得率有限，不适合大范围大体积的填充。

5. **基于干细胞辅助的 CAL 技术** 即先用胶原酶从自体脂肪中分离出 SVF，再将 SVF 混合到脂肪共同移植以达到提高移植后成活率的目的。

四、脂肪移植的转归与并发症防治

脂肪移植的转归是一个比较复杂的过程，其中脂肪细胞的存活可以分为成活、部分成活、坏死几种情况，部分坏死的脂肪颗粒可能形成纤维化的结节，而成坏死的成熟脂肪析出的甘油三酯则可以引起局部较弱的炎症反应，或形成囊肿。而脂肪组织中的间充质细胞在移植后可在局部分化成新生的脂肪细胞或诱导局部新生血管，或参与调节局部的免疫环境，或降低局部的纤维化，并通过自分泌、旁分泌各种因子调节受区的微环境。这一系列过程，既取决于从供区获得的处理后的移植脂肪组织的活力、各组分成分比例，也取决于受区局部的微环境，通常头面部的存活率高于乳房或是臀部，是因为头面部微循环优于躯干部位。一般认为脂肪移植后的存活率大于50%，而第二次移植后的成活率往往高于第一次，这个可能的原因是第一次移植后的脂肪改善了受区的微环境，也因为第一次移植后的脂肪增加了受区的体积，为第二次移植提供了更多的空间，有利于脂肪小颗粒的分散、成活。

由于影响脂肪移植后转归的因素非常多，并发症的种类也很多。但总体来说可以分为急性并发症、亚急性并发症以及迟发性并发症三种类型。

1. 急性并发症的预防及治疗　急性并发症是指术中及术后 6 小时以内出现的并发症，多为严重并发症，如失明、突发剧烈胸痛等。主要与医生的注射操作相关，脂肪或油滴误入血管引起栓塞。如不及时处理，可造成偏瘫、失明甚至死亡的严重后果，需要引起重视。

（1）预防措施

预防措施主要有：

1）术前开放静脉通道，便于应急抢救；

2）熟悉局部解剖结构，避开重要血管神经；

3）轻柔操作，避免损伤局部血管，导致脂肪误入血管；

4）术前应当回抽，确认注射针未进入血管；

5）后退式注射移植脂肪。

（2）血管栓塞的急症抢救措施：当手术过程中患者出现胸闷、视力障碍、局部剧烈疼痛等不适主诉时，要考虑血管栓塞的可能。一旦确定为血管栓塞，应当立即进入抢救程序，主要的处理措施有：

1）立即停止脂肪注射操作。

2）依据患者的主诉和相关体格检查，判断脂肪栓塞的类型及可能的血管栓塞部位。

3）给予吸氧，仔细查体同时询问情况，情况无缓解，心电监护、气管插管积极准备。

4）扩容：通过开放的静脉予以扩容（20% 甘露醇 250ml，30～60min 静滴）。

5）应用激素：如症状加重不见好转，静推地塞米松 10mg。

6）特殊处理：视情况选用乙酰唑胺注射液 0.25g 静推（脑水肿、眼压增高时）。如确认栓塞发生，紧急情况下可于 6 小时内行 DSA 或介入治疗。

7）多学科联合会诊：应立即联系急诊、眼科、神经内科、血液科、呼吸内科等相应科室急会诊，决定下一步措施。

高压氧治疗尚有争议，需酌情使用。鉴于目前尚无任何抢救成功的案例，因此积极预防任何可能发生的并发症尤为重要。

2. 亚急性并发症　亚急性并发症是指术后 6 小时至术后 1 个月内发生的并发症，如淤青、肿胀、头痛、恶心、呕吐、牙痛、皮肤感觉减退等。多较为轻微，持续时间短，无需特别处理。

3. 迟发性并发症的预防及治疗　晚期并发症是指术后 1 个月及以上发生的并发症，病程持续时间长，是影响患者术后满意度的主要原因。

（1）局部囊肿、结节或钙化：成因包括注射物含有组织纤维、液化油状物等；留物，移植部位局部或单点移植量过大；受区血运不佳等，造成移植物中心坏死，脂肪成活率下降。结节最早可发生于术后 1 个半月，囊肿可发生与术后 5～12 个月，钙化可发生于术后 6～24 个月。严格遵守操作原则，可以减少此类并发症的产生。

（2）局部感染液化：移植后 1 个月到 2 年时间不等，可能出现反复难愈的慢性感染，据报道可能与非结核性分支杆菌感染相关。

预防措施：严格遵守无菌原则，保证全程操作及所有手术器械无菌状态。严格的术前消毒，尤其是口腔入路的移植。颊部脂肪移植后感染率较高，可能与此相关。

处理措施：①清创，引流为主；②细菌培养，如无生长应行结合细菌培养，如阳性，需行抗结核药物治疗。

（3）移植部位凹凸不平：与注射技术相关，如操作时未遵循脂肪室的概念，或受局部肿胀的影响，造成注射不均匀，可在二次移植时补充注射进行矫正。

（4）移植矫枉过度：部分受区血运丰富，脂肪极易成活，如眶周，如移植时矫枉过正可能发生局部吸收率不高，存活过多。可根据部位，选择局部抽吸或激光溶脂。

五、脂肪组织的冻存技术

脂肪组织低温保存的报道最早出现于 1978 年，有学者利用 −20℃ 冷藏的脂肪，用于移植治疗乳房萎缩。然而直到最近，有关脂肪组织冻存的报道多为分散的病例报道或经验性的实验研究，且多为相对高温下（−18～1℃）的短期储存。近年来，脂肪组织冷冻保存才被更多的研究。目前，脂肪组织冷冻保存的研究主要聚焦于以下三个方面：

1. 温度 现有研究表明，−80℃和−196℃（液氮）相比−20℃下冻存的脂肪，冻存后的活性、脂肪干细胞（ASCs）的活性以及再移植后成活率均较高，而相对高温下冻存的脂肪组织通常出现脂肪细胞数量减少、脂肪空泡及纤维变性。因此，−80℃冰箱或−196℃液氮是脂肪组织冻存技术主要选择的温度。

2. 降温方法 程序化降温法是脂肪组织冻存的主要技术。该技术具有安全、组织损耗低等特点。该技术的实施方法是将冷冻管置于梯度冻存盒，脂肪组织将以平均−10℃·min⁻¹的速率进行降温，待降至−80℃后再继续于−80℃冰箱中保存或移至液氮中进行长期保存。

快速冻存法是另一种降温技术，目前在胚胎、精子、卵母细胞中均有应用。该技术的实施方式是将组织置于高浓度的冻存保护剂，然后直接放入液氮中进行冻存。目前该技术在脂肪组织或脂肪细胞冻存中尚无研究或应用，主要因为高浓度的冻存保护剂难以渗入脂肪组织，且可能具有潜在的毒性。

3. 冻存保护剂的选择 冻存保护剂通过与水形成氢键，降低水的冰点，从而防止冰晶形成，并维持组织内外的渗透压，以达到保护冻存组织的目的。现有研究已经揭示使用冻存保护剂相比于不使用，对于冻存后脂肪的活性保留较好。现有研究中所采用的冻存保护剂主要有：

（1）二甲基亚砜（DMSO）：有研究应用DMSO作为冻存保护剂冻存脂肪组织，复温后相比于未加入保护剂组，存活细胞数量明显较多，且组织收缩率降低。动物实验发现，加入冻存保护剂组

组织留存率明显大于未加入组，且未加入保护剂的脂肪组织中出现大量纤维化组织。

（2）海藻糖：有研究证实海藻糖可单独作为冻存保护剂应用于脂肪组织的低温保存。另有研究将DMSO＋海藻糖组合为复方配方进行脂肪组织冻存。

（3）胎牛血清（FBS）：FBS＋DMSO是目前保存游离细胞的标准冻存保护剂。胎牛血清（FBS）＋8% DMSO相比于无血清冻存液，更有利于保持脂肪细胞活性，并明显提高复温后的存活率及移植后成活率。

然而目前尚缺乏研究对比这些冻存保护剂之间的优劣，而且目前最常用的DMSO具有生物学毒性，可能限制其临床使用。

现有脂肪组织冻存技术的主要过程是：①将脂肪组织，进行低速离心，分离上层油脂及下层肿胀液。②将脂肪组织与冻存保护剂混合后分装入冷冻管中。③将冷冻管置于梯度冻存盒，以平均−10℃·min⁻¹的速率进行降温，待降至−80℃后再移至液氮中进行长期保存。④复苏：将冷冻组织取出后，置于37℃水浴中进行快速复苏。⑤洗脱。未来脂肪组织冻存技术的主要研究方向在于冻存保护剂的研发，以及相应冻存温度和程序的选择。

随着脂肪移植的广泛开展，以及脂肪组织中多种活性细胞在再生医学领域的应用前景，脂肪冷冻保存的需求将不断扩大，这些将推动冻存脂肪应用临床研究的发展。

（李青峰）

参 考 文 献

[1] 侯春林，顾玉东. 皮瓣外科学. 上海：上海科学技术出版社，2006.

[2] 邢新. 皮瓣移植实例彩色图谱. 沈阳：辽宁科学技术出版社，2011.

[3] Hashimoto I1, Abe Y, Ishida S, et al. Development of Skin Flaps for Reconstructive Surgery: Random Pattern Flap to Perforator Flap. J Med Invest, 2016, 63 (3-4): 159-162.

[4] 刘代明，黄昕，昝涛，等. 扩展穿支皮瓣血供范围的基础和临床研究进展. 组织工程与重建外科杂志，2018，14（2）：101-104.

[5] 唐举玉. 穿支皮瓣的临床应用进展. 中华显微外科杂志，2011，34（5）：359-362.

[6] 郭心昕，杨大平. 面部穿支皮瓣修复面部软组织缺损的临床新进展. 中国美容整形外科杂志，2017，28（10）：615-616.

[7] 徐永清,何晓清. 皮瓣外科的新进展. 中国修复重建外科杂志, 2018, 32(7): 781-785.

[8] 林燕娴,宋维铭. 脂肪来源干细胞构建血管化皮瓣的研究进展. 中国美容整形外科杂志, 2019, 30(2): 121-123.

[9] Han YD, Bai Y, Yan XL, et al. Co-transplantation of exosomes derived from hypoxia-preconditioned adipose mesenchymal stem cells promotes neovascularization and graft survival in fat grafting. Biochem Biophys Res Commun, 2018, 497(1): 305-312.

[10] Bai Y, Han YD, Yan XL, et al. Adipose mesenchymal stem cell-derived exosomes stimulated by hydrogen peroxide enhanced skin flap recovery in ischemia-reperfusion injury. Biochem Biophys Res Commun, 2018, 500(2): 310-317.

[11] Liang X, Zhang L, Wang S, et al. Exosomes secreted by mesenchymal stem cells promote endothelial cell angiogenesis by transferring miR-125a. J Cell Sci. 2016, 11(129): 2182-2189.

[12] 林彦杰,高宝云. 组织工程材料在周围神经损伤修复中应用的研究进展. 中国医学工程, 2018, 26(1): 20-22.

[13] 祁佐良,李青峰. 外科学整形外科分册. 北京:人民卫生出版社, 2016.

[14] 李青峰,张涤生. 创伤整形与重建外科. 武汉:湖北科学技术出版社, 2016.

[15] Yao Y, Dong Z, Liao Y, et al. Adipose Extracellular Matrix/Stromal Vascular Fraction Gel: A Novel Adipose Tissue-Derived Injectable for Stem Cell Therapy. Plast Reconstr Surg, 2017, 139(4): 867-879.

[16] Aygit AC, Sarikaya A, Doganay L, et al. The fate of intramuscularly injected fat autografts: an experimental study in rabbits. Aesthetic Plast Surg, 2004, 28(5): 334-339.

[17] Carpaneda CA, Ribeiro MT. Study of the histologic alteration and viability of the adipose graft in humans. Aesth plast surg, 1993, 17(1): 43.

[18] Guerrerosantos J, Mendoza AG, Masmela Y. Long-term survival of free fat grafts in muscle: an experimental study in rats. Aesth plast surg, 1996, 20(5): 403.

[19] Pu LL. Mechanisms of Fat Graft Survival. Ann Plast Surg, 2016, 77(Suppl 1): S84-S86.

[20] Eto H, Kato H, Suga H, et al. The fate of adipocytes after nonvascularized fat grafting: evidence of early death and replacement of adipocytes. Plast Reconstr Surg, 2012, 129(5): 1081-1092.

[21] Tarik Ihrai, Charalambos Georgiou, Jean-Christophe Machiavello, et al. Autologous fat grafting and breast cancer recurrences: retrospective analysis of a series of 100 procedures in 64 patients. J Plast Surg Hand Surg, 2013, 47(4): 273-275.

[22] Khouri R, Del Vecchio D. Breast reconstruction and augmentation using pre-expansion and autologous fat transplantation. Clin Plast Surg, 2009, 36(2): 269-280.

[23] Rigotti G, Marchi A, Galiè M, et al. Clinical treatment of radiotherapy tissue damage by lipoaspirate transplant: a healing process mediated by adipose-derived adult stem cells. Plast Reconstr Surg, 2007, 119(5): 1409-1424.

[24] Wang, Wenjin, Xie, Yun, et al. Facial Contouring by Targeted Restoration of Facial Fat Compartment Volume: The Midface. Plast Reconstr Surg, 2017, 139(3): 563-572.

[25] Butterwick KJ. Fat autograft muscle injection (FAMI): new technique for facial volume restoration. Dermatol Surg, 2005, 31(11 Pt 2): 1487-1495.

[26] Conti G, Jurga M, Benati D, et al. Cryopreserved Subcutaneous adipose tissue for fat graft. Aesthetic Plast Surg, 2015, 39(5): 800-817.

[27] Wolter TP, von Heimburg D, Stoffels I, et al. Cryopreservation of mature human adipocytes: in vitro measurement of viability. Ann Plast Surg, 2005, 55(4): 408-413.

[28] Pu LL. Cryopreservation of adipose tissue. Organogenesis, 2009, 5(3): 138-142.

[29] 谢芸,鲁峰,刘宏伟,等. 自体脂肪移植在整形与修复重建外科领域应用的指南. 中国修复重建外科杂志, 2016, (07): 793-798.

[30] 邱蔚六. 邱蔚六口腔颌面外科学. 上海:上海科学技术出版社, 2008.

[31] 张志愿,张陈平,孙坚. 头颈部肿瘤和创伤缺损修复外科学. 杭州:浙江科学技术出版社, 2014.

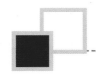

第三章　干细胞研究及其在整形外科的应用

第一节　干细胞的基本概念及研究现状

一、干细胞的基本概念

1. 干细胞定义　干细胞是一种具有多向分化潜能和自我复制更新能力的细胞。在大部分成体组织中，干细胞作为一种内在修复机制在组织损伤后能自行发挥修复作用。所有的干细胞都具有两个最为显著的特征：一是不断增殖，自我更新；二是在适宜的环境条件下可分化并产生多种不同类型的细胞。

2. 干细胞的自我更新能力　干细胞的自我更新包括两种模式，分别是对称性分裂和非对称性分裂。其中对称性分裂是指分裂产生的子细胞均与母细胞相同，这种复制模式用于干细胞数量的增加。而非对称性分裂是指分裂产生的子细胞只有一个与母细胞相同，另一个则发生了分化。这种复制模式使干细胞维持在一定数量。

上述复制模式属于干细胞自律性控制模式，由此引申出非自律行控制模式，它是指干细胞分裂产生的子细胞均暂时失去了母细胞所具有的干细胞特性，其后两个子细胞至少有一个重新回到微环境中获得了与母细胞相同的干细胞特性。这种复制模式具有较大的生物学意义。

3. 干细胞的分化能力　干细胞分裂后部分子细胞获得可与母细胞不同的细胞表现型，获得的表现型在其发生过程中，可能成为与母细胞分化能力不同的另一种细胞。成体干细胞通过短暂扩增细胞进行终末分化。根据终末分化产生的细胞种类不同，将干细胞的分化能力分成以下几类：

（1）全能干细胞：全能干细胞是指能够分化成构成个体的所有种类的细胞，并且有形成完整个体的能力。受精卵是一种天然的全能干细胞，但是无论在什么样的培养条件下，能够无限增殖的全能干细胞在目前是不存在的。

（2）多能干细胞：多能干细胞是指能分化出构成个体的多个种类细胞的能力，但没有形成完整个体的能力。小鼠胚胎内细胞群就有这样的分化能力，由此而来的胚胎干细胞保持着多能性，同时可反复进行自我更新。有观点认为，区分全能性和多能性，可以根据分化成胚体外组织的能力，特别是形成胎盘滋养外胚层的能力，但是由于胚胎细胞群或胚胎干细胞在人为条件下也能够分化出滋养外胚层，所以尚不能据此区分全能干细胞和多能干细胞。

因此，准确地说，多能性只能通过干细胞分化后所制造出来的程度而加以确定，即通过干细胞产生的细胞对于构成个体全部细胞的贡献多少来加以证明。但是，对于人体干细胞来说，这种多能性的证明方式是不符合伦理的，因此，生物学中人体干细胞全能性只能是推测得来的。所以，多能性最常见的定义是指具有分化成3个胚层细胞和组织的能力。

（3）多潜能干细胞：多潜能干细胞是指虽然不能分化构成个体的多个种类的细胞，但有分化至少两种细胞的能力。例如，造血干细胞能分化成所有种类的血细胞，是典型的多潜能性干细胞。

（4）单能干细胞：单能性干细胞是指只有分化成一种终末细胞能力的干细胞。例如骨骼肌干细胞能分化成横纹肌这一种细胞，是典型的单能干细胞。

4. 干细胞的可塑性　干细胞的可塑性，是指成体干细胞在一定环境中可分化为其他组织系统的细胞，实现跨系统甚至跨谱系的分化。一种组织类型的干细胞在适当条件下可以分化为另一种组织类型的细胞，这种现象被称为干细胞的转分化。成体内存在多系分化潜能的干细胞。这些细胞可能是在胚胎发育过程中残留在机体不同组织器官中的胚胎干细胞，并在特定的干细胞龛的作用下保持静息状态，而一旦其所存留的组织受到损伤需要修复时，在特定的环境下可被激活并分化为所需的细胞。

5. 干细胞的微环境 在高等脊柱动物中，干细胞生存的微环境对维护干细胞自我更新、决定干细胞分化命运至关重要。干细胞在机体组织中的居所被称为干细胞龛。在干细胞龛中所有控制干细胞增殖与分化的外部信号构成了干细胞生存的微环境。干细胞生存的微环境是控制干细胞命运的外在因素的总和，包括干细胞分裂后产生的不对成细胞、保守的不对称细胞、干细胞群中的其他干细胞和周围终末分化细胞，以及分泌的各种细胞因子、激素、干细胞外表面的基质等的相互作用。在干细胞生存的微环境中，对干细胞生物学行为影响最显著的因素包括细胞因子、细胞间相互作用和细胞外基质。

6. 干细胞和成体的稳态 发育完成后形成的个体可保持基本形态度过一生。这种形态的维持虽然在每个器官或组织中有不同程度的差别，但基本都是通过细胞增殖和死亡的平衡来实现的，这是一个动态平衡的过程。这种状态就称为成体的稳态。通常情况下，在短时间内通过细胞的增殖和死亡进行新陈代谢的组织或器官中，对稳态起维持作用的主要是干细胞系统。对于这些组织或器官来说，干细胞的破坏能很快引起这些组织或器官的破坏。

7. 干细胞和再生 由于受损或切除等原因造成生物体正常结构丧失后，修复成与原来相同的结构的过程称之为再生。单个组织或器官的修复在广义上也可以称为再生。损伤修复的过程大致可分为三个阶段：损伤早期的炎症反应阶段，中期的细胞增殖和组织增生阶段，后期的组织重塑阶段。组织损伤修复后有两种修复结果：一是损伤细胞被新的同类细胞所取代，组织的结构和功能都恢复正常；二是损伤细胞不能再生，组织缺损被纤维瘢痕所替代，其结构和功能不能完全恢复损伤前的状态。

在各种动物中均能见到的主要结构的再生均与干细胞密切相关，目前主要通过研究干细胞分

化以及机体的正常组织创面修复与再生等机制，寻找促进机体自我修复与再生，并最终达到构建新的组织与器官以维持、修复、再生或改善损伤组织和器官功能之目的。物种的再生能力与组织和器官的分化程度相反，个体再生时干细胞系统的具体作用和特点，在各个物种间有很大的差别。在自然状态下，蝾螈的四肢有很强的再生能力，但是同为两栖类的青蛙却不具备肢体再生的能力，但青蛙的幼体蝌蚪又显示出四肢再生的能力。人妊娠 24 周内胚胎皮肤损伤后可以无瘢痕愈合，但是妊娠晚期胚胎和成人皮肤损伤后会通过病理性修复逐渐纤维化形成瘢痕。

科学家已经证实，通过在损伤组织中应用干细胞治疗，可以有效果改善皮肤损伤和心脏损伤后病理性再生。目前对于干细胞改善病理性修复的机制解释主要有两种，一种假说是损伤组织首先引起局部微环境改变，诱导局部组织中正常的干细胞以及循环血中的干细胞进入损伤病灶并分化成相应组织的细胞而进行修复。另一种假说是干细胞在组织损伤后发挥调控作用，通过特定细胞因子的作用引起局部微环境的改变，影响病理性再生过程。

8. 干细胞的发现历史 干细胞最初作为发育中的一种细胞被认识，已经有上百年的历史。早在 19 世纪初，人们就发现认为干细胞是组织、细胞自我更新及再生的起源。20 世纪 60 年代，由于原子弹核辐射导致日本白血病等血液系统疾病患者数量增多，日本医生通过尝试性的使用骨髓移植取得了良好的效果。通过进一步科学研究发现，骨髓移植治疗有效的原因在于骨髓中存在造血干细胞，首次描述了造血干细胞的特性。在基础研究方面，通过将胚胎瘤细胞注射入小鼠囊胚中，科学家获得了嵌合体小鼠，这表明胚胎瘤细胞具有干细胞特性，证明了胚胎干细胞的存在，在后续研究中，科学家成功分离了胚胎干细胞进行体外培养，并建立了小鼠胚胎干细胞系。在 20 世纪末，克隆羊的成功、人胚胎干细胞培养的成功，成体干细胞跨胚层和谱系分化的发现，开创了干细胞研究领域的新时期。进入 20 世纪后，日本科学家山中伸弥等人根据"胚胎干细胞中具有特定基因，体细胞可以向胚胎干细胞转化"的假说，经过反复实验，证明了通过导入 Oct3/4、

Sox2、Klf4、cMyc 四种基因,可以制备与胚胎干细胞相似的细胞,并借此获得了 2006 年的诺贝尔生理学或医学奖,进一步推动了干细胞研究和应用的发展。

二、干细胞的类型

1. 胚胎干细胞 胚胎干细胞是从早期胚胎或原始内细胞团中分离出来的一类干细胞,是一种全能干细胞,可以向三个胚层分化,人胚胎干细胞在合适的环境下可以分化为人体的 200 多种细胞。

(1)生物学特征:胚胎干细胞具有与早期胚胎细胞相似的形态结构,呈圆形,较小,直径为 15~20μm,细胞核大,核质比高,核仁多个或者一个。胚胎干细胞增殖迅速,不同动物的胚胎干细胞的增殖周期长短不同。人胚胎干细胞每 18~24 小时增殖一次,在特殊的培养条件下,如有滋养层细胞或白血病抑制因子存在时,可保持未分化状态和连续无限传代的能力;无特殊培养条件时,则会自动分化为其他类型细胞。人胚胎干细胞具有多向分化潜能,在实验研究中也证明了胚胎干细胞具有分化成三种胚层的各细胞类型的潜能。

(2)进行再生医学研究的优势:在发育过程中由于数量极少而不容易分离出来的细胞群,可以用胚胎干细胞产生与之相似的细胞,来保证在细胞生物学或分子生物学分析时所需的细胞数量,使研究顺利进行;作为体外和体内实相结合的实验研究对象,将其应用于两种实验,可以全面深入地进行各种课题的研究;在单独用于哺乳类动物体内研究时,能更有效、更容易地进行分子功能的研究和新分子的分离;确立各种细胞诱导方法,是未来临床研究的基础。

2. 成体干细胞 成体干细胞是指存在于一种已经分化组织中的未分化细胞,这种细胞能够自我更新并且能够特化形成组成该类型组织的细胞。成体干细胞存在于机体的各种组织器官中。在特定条件下,成体干细胞或者产生新的干细胞,或者按一定的程序分化,形成新的多能细胞,从而使组织和器官保持生长和衰退的动态平衡。成年个体组织中的成体干细胞在正常情况下大多处于休眠状态,在病理状态或在外因诱导下可以表现出不同程度的再生和更新能力。

(1)生物学特征:人体内成体干细胞的含量很少,约占细胞总数的 1/10 万。成体干细胞的细胞周期较长、具有自我更新和分化的潜能。各种成体干细胞的体内外生长特性和表型可能不完全相同,但成体干细胞通常处于静息状态,分裂缓慢,在形态上表现为细胞体积小、胞内细胞器稀少、RNA 含量低和在组织结构中位置相对恒定。成体干细胞的增殖能力与其端粒长度相关,在增殖的干细胞克隆中,生长缓慢者的端粒最长。

(2)进行再生医学研究的优势:获取相对容易;源于患者自身的成体干细胞在应用时不存在组织相容性的问题,避免了移植排斥反应和使用免疫抑制剂;理论上,成体干细胞致瘤风险很低,而且所受伦理学争议较少;成体干细胞可以通过逆分化及转分化获得多向分化潜能。

3. 诱导多能干细胞(iPSCs) 诱导多能干细胞是指通过导入特定的转录因子将终末分化的体细胞重编程为多能性干细胞。分化的细胞在特定的条件下被逆转后,恢复到全能性状态,或者形成胚胎干细胞系,或者进一步发育成新个体的过程即为细胞重编程。

(1)生物学特征:iPSCs 在形态上和胚胎干细胞十分接近。iPSCs 呈圆形,细胞核较大,核质比高。iPSCs 形成的细胞克隆也接近于胚胎干细胞。iPSCs 在有丝分裂活性、自我更新能力、增殖能力等方面和胚胎干细胞基本相当。

人来源 iPSCs 表达人胚胎干细胞特异性标记,主要包括 SSEA-3、SSEA-4、TRA-1-60、TRA-1-81、TRA-2-49/6E 以及 Nanog。iPSCs 表达基因与在未分化胚胎干细胞中表达基因类似,主要包括 Oct-3/4、Sox2、Nanog、GDF3、REX1、FGF4、ESG1、DPPA2 以及 hTERT。iPSCs 具有高端粒酶活性的特点,并且能够表达 hTERT,这也是其能维持自我更新和强大的增殖能力的一个因素。

(2)研究的优势:iPSCs 来自个体分化的体细胞,在一定程度上可以避免机体的免疫排斥;iPSCs 通过获取体细胞后在体外操作诱导产生,相比于胚胎干细胞更加简单和稳定,更易操作,方便于未来进一步的临床应用与推广;相比于胚胎干细胞,大大降低了伦理风险。

4. 器官前体细胞 器官前体细胞是指胚胎

发育到特定阶段，从胚胎器官中分离获取的具有定向分化为成体器官能力的细胞。器官前体细胞的分化具有器官特异性，可以有效避免治疗过程的畸胎瘤形成风险。国外研究发现，通过在免疫缺陷动物模型中移植器官前体细胞可以在体内形成结构完整的肾脏并产生尿液。国内学者在通过移植胚胎皮肤前体细胞，也证明了它可以通过分化形成含有表皮、真皮和皮肤附属器的完整皮肤，促进皮肤创面愈合。（图 3-1-1）

三、干细胞的研究现状

干细胞作为生物发育的基本单位，由于其自我更新和多向分化的潜能，已经成为当代生物学家研究的重点对象。干细胞在不同发育阶段的生物体分布在不同部位，发挥维持生命体稳态的功能。然而，分离及鉴定特异性的干细胞长期以来都是干细胞研究中的主要难题。干细胞的自我更新能力及多向分化潜能随着其分化和机体的发育不断变化，逐渐由全能性细胞变为单能干细胞，最终分化为成体功能细胞。对于这一过程的具体机制，一直以来都是科学家试图去阐明的科学问题，近年来的相关成果让我们对于这一过程有

了更深入的理解，推动了调控干细胞定向分化以及体细胞逆分化和转分化的研究进展。2006 年，iPSCs 的出现在干细胞领域引起了强烈的反响，使人们对干细胞多能性的调控机制有了突破性的新认识，进一步拉近了干细胞和临床疾病治疗的距离。

1. 干细胞的分离和鉴定 胚胎干细胞来源于囊胚的内细胞团、桑葚胚或者更早一些的胚胎，从这些地方分离得到的细胞基本具有多能性，因此胚胎干细胞很容易得到分离。胚胎干细胞的鉴定方法也比较完善，一般多从细胞形态、细胞表面标志、分化潜能等方面对其进行鉴定。从受精后 4～5 天的囊胚中提取内细胞团，在加入抑制分化因子的培养基中培养维持其未分化状态，并通过高表达细胞表面标记（Oct3/4、SSEA等）、维持正常二倍体核型、多向分化潜能等特征鉴定。

成体干细胞存在于各组织器官中，量很少，有的甚至不知其分布位置，缺乏特有的标记。如何分离、纯化这些干细胞，并与其他细胞相区别，是干细胞研究的重要内容之一。成体干细胞主要从成体各种组织中获取，主要通过流式分选以

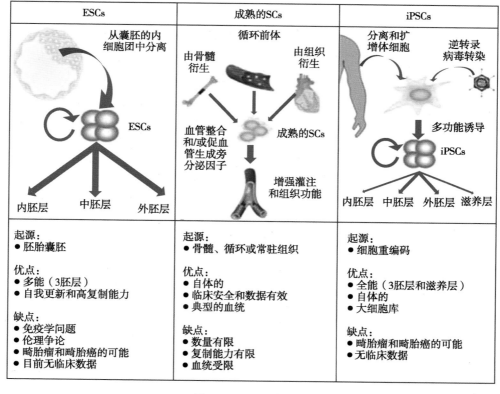

图 3-1-1 干细胞分类

及基于其原理的方法进行分离和纯化,根据不同的干细胞类型选取各种阳性和阴性标记获取目的细胞。造血干细胞作为研究最早的一类干细胞,随着对其亚型细胞群的研究深入,其分类的依据也逐渐更加细致。目前对于具有早期的造血干细胞的判断依据主要是阳性表面抗原包括 CD34、c-kit,阴性抗原包括 HLA、CD45RA、CD71 等。骨髓间充质干细胞主要通过表面抗原组合（$CD29^+$、$CD14^+$、$CD45^-$、$CD34^-$）进行细胞的筛选和鉴定。脂肪间充质干细胞主要是高表达 CD105、CD90,低表达 CD34、CD45。

随着分子生物学技术的发展,科学家们对于各种类型的干细胞开始进行更细致的分离以及更全面的鉴定,更多新的表型的干细胞可以被定义并开始进行全新的科学研究。对于胚胎干细胞的分离,由于早期数量极少,既往研究中很少将胚胎干细胞进行更细致的分类。随着单细胞技术的发展,研究者们可以对获取的胚胎干细胞进行单细胞层面的分析,并由此可以对胚胎干细胞进行准确的分型,同时可以通过单细胞转录组学的差异分析不同表型干细胞的功能差异。通过 DNA 甲基化测序及单细胞转录组学测序,可以将胚胎干细胞分为两个亚类:高表达多能性因子的幼稚多能细胞、高表达角蛋白和肌动蛋白的外胚层起始细胞。

成体干细胞的异质性是它的一个重要特点,也是解释很多科学现象的关键点。既往研究认为造血干细胞是一类生物学特征与功能相同的细胞,但是在具体科学研究中发现,分离纯化的造血干细胞在进行髓系分化和淋巴系分化时具有较大差异。通过进一步研究,科学家们又发现了可以通过 Hoechst 33342、Cd150、SLAM、Vwf 等相关指标对不同功能的造血干细胞进行更加准确的分类,为造血干细胞的科学研究和临床应用奠定了基础。同时科学家们开始试图通过单细胞测序的手段对成分复杂的成体干细胞进行更精准的分离和鉴定,明确不同亚型的干细胞在个体生理和病理情况的生物学功能。在肠上皮辐射损伤的动物模型中,研究人员通过对获取的肠上皮细胞进行单细胞测序及生物信息学分析,发现了一个全新的肠上皮复苏干细胞,并证明了其在肠上皮损伤修复中的重要意义。

2. 干细胞的自我更新　干细胞有着巨大的医学应用前景,科学家试图将其作为"种子细胞"用于细胞替代疗法,以治疗各种疑难疾病。但要将其成功地用于临床实践,首要解决的课题是干细胞如何在体外不断增殖的同时又维持正常的细胞周期,即干细胞是如何进行自我更新而不分化。正常的自我更新能力也是干细胞功能的基础,自我更新能力异常也是干细胞癌变的可能机制之一。不同种类的干细胞和不同阶段的干细胞细胞周期的调控机制不同,自我更新的能力差异较大,其调控机制也有较大的差异(图 3-1-2)。早期研究表明,胚胎干细胞是依靠白血病抑制因子等外源性细胞因子来维持其体外自我更新能力的,这些细胞因子通过胞内信号将信息传递至靶基因上,使胚胎干细胞维持着体外不分化的高度增殖状态。成体干细胞的自我更新机制是目前研究的重点内容,但它有一个明显的不足,即在体外增殖一段时间后,就会走向分化,因此如何改善起体外增殖条件,延长其增殖代数,也是一个很重要的课题。

胚胎干细胞维持其自我更新的能力,主要是通过转录水平的调控,目前已经被认可的主要转录因子包括 OCT4、SOX2、Nanog、Zfx 等,这些转录因子一方面维持其自我更新的能力,一方面也具有抑制胚胎干细胞分化和调控其细胞周期的作用。PcG 主要通过抑制干细胞分化相关基因的表达参与这一调控过程。LIF 以及 BMP 主要通过拮抗 FGF 对 MAPK 信号通路的激活作用,来抑制干细胞分化维持干细胞的自我更新。国内研究者通过全基因组范围内转录因子敲低并筛选,寻找到了一种新的转录因子 PHB,并证明了它是通过调控 HIRA 复合体的稳定性来维持胚胎干细胞的自我更新能力。正是由于发现转录因子在干细胞调控中的核心地位,研究者才会尝试在转录水平调控终末分化的体细胞,最终实现了体细胞的重编程获得了诱导多能干细胞。

成体干细胞在正常生理状态下处于一种相对稳定的状态,但是具有明显的组织特异性。组织特异性干细胞自我更新的维持还需要抑制干细胞分化,这是通过非对称分裂或者激活分化抑制基因实现的。组织特异性干细胞还要维持基因组的稳定性,在自我更新的过程中还需要维持较低的

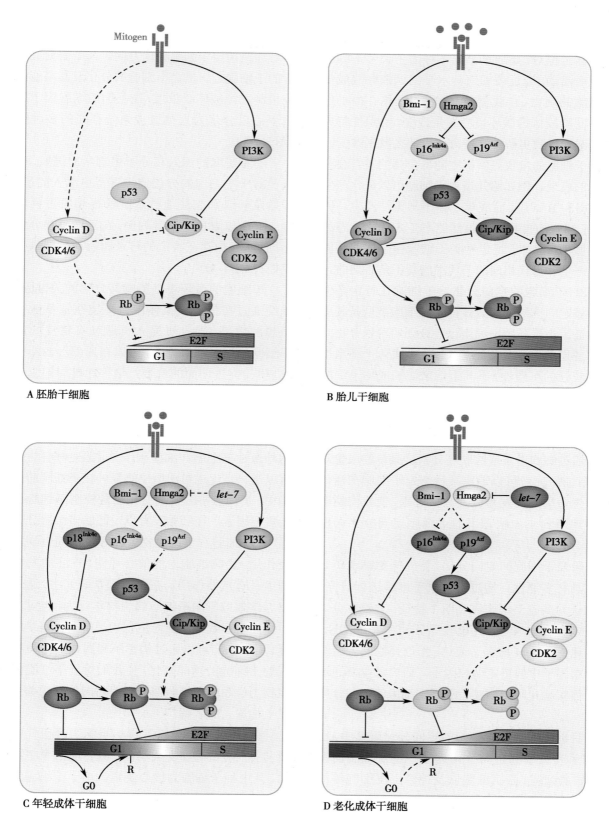

图 3-1-2　不同类型的干细胞细胞周期调控机制

ROS 水平，保持端粒的长度以及对损伤的 DNA 进行修复。组织特异性干细胞的自我更新同样受到干细胞微环境的影响，不仅给干细胞提供空间上的锚定位点，还通过分泌各种因子调节干细胞的生命活动，通过表观遗传水平的调控影响成体干细胞的凋亡、自我更新、分化和迁移。由于生命不同阶段体内微环境会发生改变，组织性特异干细胞的自我更新的维持方式也随之发生改变。

干细胞的自我更新机制随着个体的发育会有不同的表现。例如胎儿造血干细胞可以分化产生 T 细胞和 B 细胞，而成年个体中却无法产生。因此，干细胞的自我更新虽然能产生未分化状态的子细胞，但是对于特定种类干细胞在个体的不同阶段产生和母代相同的子代细胞却不是必然的。

3. 干细胞的定向分化 干细胞在特定条件下可被定向诱导分化为体内各种细胞类型是其主要特征。小鼠胚胎干细胞已经被证明可以分化为不同胚层的终末分化细胞。另外，成体干细胞也具有较强的可塑性，不同组织来源的成体干细胞之间可相互转化。但是控制干细胞不同方向分化的分子机制是什么，究竟哪些基因是它们的开关分子，这些问题人们都还知之甚少。

通过细胞谱系追踪和高分辨显微镜的成像观察，目前研究者可以追踪某种特定干细胞在活体整个生命周期的发育以及分化过程，使我们能够更好地研究生理状态下的干细胞定向分化调控过程。

研究干细胞的定向分化，首先需要确定研究对象具有多能性。通过对小鼠干细胞进行研究，目前认为多能干细胞需要四个特征：①雌性个体细胞中存在 X 染色体；②全基因组水平的 DNA 甲基化；③Oct4 增强子表达；④选择性的表达幼稚转录因子中的特定调控因子。研究者主要通过嵌合体实验和畸胎瘤实验观察干细胞的多向分化现象。

目前在人胚胎干细胞的定向分化研究中，已有一系列关于其定向分化为某种特定细胞的报道，如血细胞、心肌细胞以及神经上皮细胞等细胞。但多数研究仅限于在随机分化基础上不同程度的纯化，而非定向诱导分化。人胚胎干细胞在含血清的培养基中经常随机分化成节律跳动的心肌细胞，心肌细胞的分化效率可以通过改变细胞培养的条件而有不同程度的增高。

干细胞的调控受各种细胞因子的影响已经得到广泛的认可，通过配体受体相互作用调控胞内信号通路决定干细胞分化方向。其中研究最为深入的干细胞之一造血干细胞的分化及其可能的调控机制已经被广泛报道，在不同的细胞因子的影响下可以分化为人体血液系统存在的多种细胞（图 3-1-3）。

随着研究的深入和分子生物学的进展，研究人员对于干细胞的分化调控有了更深入的了解，开始从转录和表观遗传水平解释相关生物学行为。其中以表皮干细胞为例，在其增殖和分化的不同阶段，均存在特定的转录和表观遗传水平的调控（图 3-1-4）。

干细胞的微环境是影响其分化的关键因素，单纯通过在体外模拟体内微环境往往不能得到理想的效果，国内研究人员通过将猪皮肤前体干细胞应用于裸鼠创面，可以在局部形成新的完成皮肤，促进创面的愈合。这种通过局部应用干细胞或者通过调控局部微环境诱导机体干细胞迁移，来达到组织原位修复的目的称为原位再生（图 3-1-5）。目前借助于材料科学的发展，除了应用外源性干细胞和细胞因子外，支架材料的应用可以进一步促进组织原位修复。在干细胞的微环境中，生物力学因素的变化也是控制干细胞分化的重要因素。在胚胎发育以及胚胎干细胞分化过程中，干细胞产生的生物力和环境中的生物力相互作用，影响细胞内的信号通路，在胚胎发育过程中具有重要作用。在再生医学研究中，通过生物力学效应影响干细胞的生物学行为，也可以明显提高治疗效果。随着生物物理学和材料学的发展，科学家们可以通过构建不同属性的基质材料观察干细胞的功能变化，使我们对于干细胞内的生物力学系统和细胞信号通路之间的调控关系有了更加深入的了解。

4. 干细胞与组织工程 组织工程研究中主要包括种子细胞、支架材料、微环境三个主要方面，其中种子细胞为核心要素。由于干细胞具有自我更新和多向分化潜能，一直以来就是种子细胞的重要来源，同时组织工程技术也可以通过改变各种条件对干细胞进行外源性调控，促进其临床应用。

干细胞应用于组织工程研究是由于多能性能够给由多种细胞构成的复合组织的体外构建带来可能（图 3-1-6）。其次由于其旁分泌作用和分化为血管内皮的潜能，可以有效组织材料血管化，为生物材料中活性组分输送营养和氧气。另外由于干细胞的免疫调控作用，可以降低组织工程

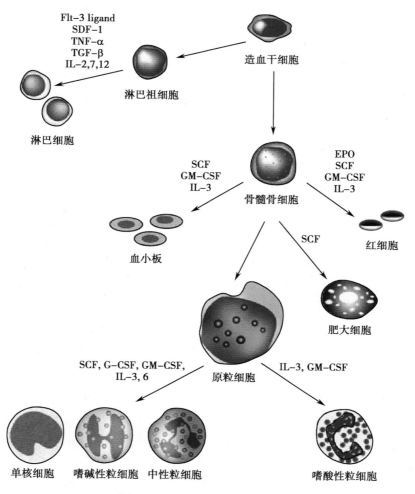

图 3-1-3　造血干细胞分化示意图
特定细胞因子和干细胞分化调控的关系

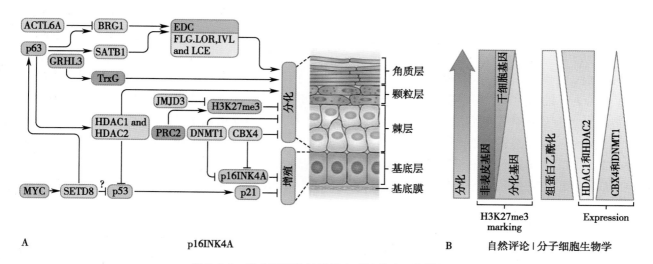

图 3-1-4　表皮干细胞转录及表观遗传水平调控机制

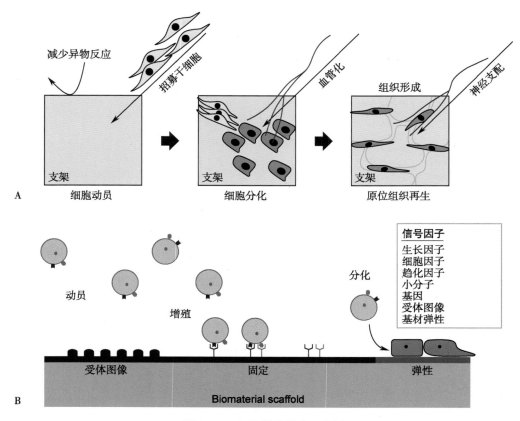

图 3-1-5 组织原位再生示意图
A. 组织原位再生过程；B. 内源性干细胞和支架材料的相互作用过程

材料移植后潜在的免疫排斥反应，提高治疗的成功率。研究者利用干细胞联合支架材料的思路，已经成功构建了组织工程骨、皮肤、心肌组织等。日本研究者利用温敏材料成功构建了无支架的干细胞膜片，将其应用于心脏补片、角膜修复材料、气道食管补片等动物模型，均取得良好的效果。在此研究的基础上，国内科研人员也通过改进实验方法成功构建预血管化间充质干细胞膜片，将其应用于动物皮肤缺损模型，可以明显促进创面愈合。

同时，组织工程技术在干细胞研究中的应用，可以为干细胞的研究提供更好的平台。在干细胞间的相互作用和干细胞的微环境研究中，可以通过组织工程模拟特定细胞微环境以及与特定细胞共培养的方式进行实验研究。在干细胞体外3D培养中可以通过不同类型的支架材料和特定的培养基形成体外3D环境，相比于传统的平面培养，更能模拟真实的干细胞生理环境。在体外类器官研究中，借助于微流控技术可以模拟更复杂的器官发育环境，并能对培养环境进行实时的

监控和理化因素的调整。

5. 干细胞与免疫调控 由于干细胞在机体稳态维持和组织损伤修复中的重要作用，因此免疫细胞和干细胞之间存在复杂的调控关系也是必然的。在机体的各种组织中存在着大量的免疫细胞维持机体的正常生命活动，包括近期研究中发现的对于干细胞的调控作用。目前关于这两者间的相互作用研究主要集中在对于组织损伤修复的影响，另外也有部分研究人员发现了免疫细胞对于干细胞内在稳态维持的调控作用。

间充质干细胞（MSCs）的免疫调控作用是目前研究最为广泛的一类干细胞。MSCs 作为一种干细胞可以在适宜条件下分化为免疫细胞，并分泌一系列细胞因子，调控各种免疫细胞的生成。在体外研究中证实了 MSCs 与异基因外周血来源的单个核细胞或同种异体 T 淋巴细胞共培养均不能引起 T 淋巴细胞的增生反应，提示 MSCs 具有弱免疫原性，这可能与 MSCs 表达极低水平的 MHC-Ⅰ类抗原，不表达 MHC-Ⅱ类抗原及 FasL，也不表达 B7-1/2、CD40 及 CD40L 等 T 细胞活化

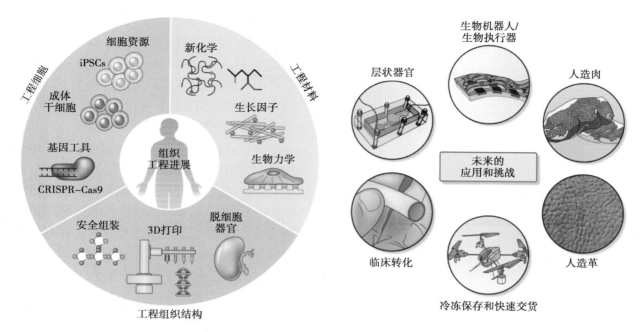

图 3-1-6　干细胞在再生医学的应用

所需的共刺激分子有关。同时，MSCs 对非特异性和特异性的 T 淋巴细胞的增生均具有显著的调节作用，而且不受主要组织相容性复合物的影响，无论来自供体、受体还是第三者的 MSCs 都具有抑制 T 细胞增生的作用，这一作用也为我们在临床异体组织移植中的免疫排斥治疗提供了一种潜在的解决方案。

四、干细胞的未来发展方向

干细胞基础研究中的核心科学问题主要集中在干细胞的自我更新、体内外定向分化与体细胞重编程。为了对以上问题进行更深入的研究，干细胞的未来研究方向主要包括以下方面：

1．**干细胞干性的维持及其机制**　重点研究干细胞的自我更新及多能性维持过程中遗传与表观遗传的调控网络，确定干细胞自我更新与多能性的维持及其机制。

2．**干细胞的组织特异性研究与定向诱导分化**　研究干细胞向不同组织分化的途径和机制，建立高效、安全的多能干细胞定向分化的新技术与新方法；重点研究转录调控因子、小分子化合物等对干细胞分化的作用；干细胞体外诱导分化与体内条件下获得分化细胞的功能差异及其机制。

3．**体细胞重编程技术与诱导多能干细胞相关理论研究**　主要包括转录因子与体细胞重编程机制，筛选在体细胞重编程过程中起关键作用的基因、蛋白和小分子化合物，并建立体细胞重编程的新技术、新方法，研究体细胞去分化的机制；iPSCs 获取的新技术和新方法及其获取效率；iPSCs 鉴定标准；iPSCs 细胞性能特征与多向分化调控；体细胞重编程中的表观遗传学变化；iPSCs 的细胞周期调控机制；疾病 iPSCs 细胞系的建立作为疾病分子机制和体外药物筛选的研究模型。

4．**人体多能干细胞的大规模体外培养**　以干细胞多能性维持的机制和定向分化的机制为基础，研究干细胞分化不同阶段的特殊培养基；培养皿的表面处理方式更好地模拟体内微环境促进细胞存活和细胞扩增；优化细胞体外操作及转移方式，减少细胞损伤；大规模的生物反应器的研制。

5．**以干细胞为基础的体外器官构建**　深入研究胚胎发育阶段的器官定向分化机制；以组织工程材料为支架构建生物组织或器官。

自第二次世界大战以来，人们在寻找核辐射后遗症的病因时发现了干细胞的存在。干细胞修复我们身体，代替损伤以及衰老的细胞，这是它们最主要的生物学功能。经过 50 余年的研究，科学家们已经掌握了干细胞分离和鉴定的实验方法，建立了稳定的干细胞系，对于干细胞的自我更新和分化的调控机制也有了初步认识，而 iPSCs 的成功获取更是颠覆了既往对于成体干细胞的认识,也避免了胚胎干细胞相关研究带来的伦理问题。目前,科学家和临床医生已经开始了对于干细胞临床应用的探索性治疗,在小规模临床试验中已经取得了令人欣喜的疗效。随着研究的不断深入和科学难题的克服,相信干细胞应用于常规的临床治疗就在不久的将来。

(吴 军 朱美抒)

第二节 干细胞在组织再生中的作用与机制

一、组织再生与干细胞

组织再生是生物医学研究的重要领域,旨在通过器官中受损细胞的再生促进组织器官部分或完全恢复正常功能。随着人类预期寿命的延长,与年龄相关的退行性疾病和组织损伤发病增多,如何修复相关疾病缺陷带来的组织病损如关节炎、骨质疏松症、皮肤创面、神经肌肉损伤等仍是整形外科面临的严峻考验。由于人工组织使用时限较短,且存在感染隐患,利用复合材料进行组织重建远无法满足当前需求。而通过异体或自体移植进行组织修复作为一种新兴治疗手段虽已应用于诸多治疗,但其在临床上的应用仍受供体组织来源不足、免疫排斥反应等限制。再生医学(regenerative medicine,RM)的兴起为这一领域带来了新的曙光,组织工程学和干细胞移植在促进组织器官功能恢复中的作用越发瞩目。干细胞移植可克服自体移植的局限性,将特定类型的细胞或细胞产品投送到受损的组织或器官,分化为新的宿主组织细胞以恢复其正常功能。

胚胎干细胞(embryonic stem cells,ESCs)和成体干细胞(adult stem cells)是目前应用最广泛的两种干细胞类型。胚胎干细胞来源于囊胚的内细胞团,其应用受到伦理问题及细胞来源不足的限制,而成体干细胞则几乎存在于个体的所有组织类型中,其应用不会引发严重的伦理争议。根据组织来源的不同,成体干细胞又可分为不同的类型,如造血干细胞、乳腺干细胞、肠道干细胞、间充质干细胞、内皮干细胞、神经干细胞、嗅觉干细胞、神经嵴干细胞和睾丸干细胞等。

越来越多的证据表明,干细胞可以通过多种机制促进组织再生。如在目前的临床应用中,造血干细胞(hematopoietic stem cells,HSCs)和间充质干细胞(mesenchymal stem cells,MSCs)已在治疗多种疾病中显示出巨大的潜力。造血干细胞是一种存在于脐带血和外周血中的多能干细胞,主要分化为不同类型的血细胞,如红细胞、白细胞、血小板等。MSCs则可来源于骨髓及多种其他组织如脑、脂肪组织、外周血、角膜、胸腺、脾脏、输卵管、胎盘、华顿氏胶和脐带血。凭借着自我更新、多分化潜能、炎症和免疫调节等作用,MSCs在缺血性心脏病、慢性阻塞性肺疾病、克罗恩病、自身免疫疾病、神经缺陷、皮肤创面等诸多疾病中的治疗作用已逐渐进入临床视野。尽管如此,干细胞如何促进组织再生仍不明确,相关机制的探讨对其临床应用具有重要意义,本节就干细胞促进组织再生的作用和机制进行简要介绍。

二、干细胞促进组织再生的作用与机制

(一)神经组织再生

1. 中枢神经系统 中枢神经系统是人体中最复杂、最鲜为人知的系统,阿尔茨海默症(Alzheimer's disease,AD)与帕金森病(Parkinson's disease,PD)等中枢神经系统疾病常使患者的神经组织遭受不可逆转的损害和恶化,并伴随严重的认知或身体功能丧失。由于中枢神经系统的内源性再生能力十分有限,对此类疾病的治疗主要依赖药物治疗及对症治疗,具有疗效不持久、成本过高等缺点。

研究表明,多种干细胞具有促进中枢神经组织再生的作用。神经干细胞(NSCs)在中枢神经系统发育过程中分化为各类神经元如星形胶质细胞和少突胶质细胞,成年后主要存在于海马齿状回的脑室下区(SVZ)和颗粒下区(SGZ)。NSCs的自我更新能力和分化为各类神经细胞的能力使其在移植疗法治疗中枢神经系统疾病中颇具潜力。除NSCs以外,胚胎干细胞(ESCs)、诱导性多能干细胞(iPSCs)、间充质干细胞(MSCs)、视网膜干/祖细胞等也成为可供移植的选择。

阿尔茨海默症与帕金森病是最常见的两种神经退行性疾病。在哺乳动物模型中,常见的治疗细胞来源包括ESCs、MSCs、NSCs和iPSCs等。在帕金森病的治疗研究中发现,多种干细胞

来源的多巴胺能细胞已被证明可在宿主中存活，并促进动物的行为改善和运动恢复。移植的细胞可正常存活，表达酪氨酸羟化酶，释放和再吸收多巴胺，一定程度上弥补了受损或丢失神经元的功能。除此之外，移植的干细胞可能通过神经营养和保护作用缓解症状。而对阿尔茨海默症的相关研究表明，移植的干细胞可迁移到神经系统并整合到局部神经回路中，以增强突触形成并改善突触传递，移植后可发现 Aβ 清除率上调、病理沉积减少等病理学特征改善，同时干细胞移植后通过抑制 IL-1、IL-6、TNF-α、分泌神经生长因子等减轻了组织炎症，发挥神经营养作用。除此之外，干细胞在年龄相关性黄斑变性（age-related macular degeneration，AMD）、创伤性脑损伤（traumatic brain injury，TBI）、肌萎缩侧索硬化（ALS）等疾病中的再生作用也逐渐得到证实。

2. 周围神经系统　周围神经损伤后伴随着复杂的再生过程，包括沃勒变性、轴突出芽以及髓鞘再生。施万细胞（Schwann cell，SC）是外周神经系统的支持细胞，在神经损伤的生理反应和再生中起着不可或缺的作用。但基于 SC 的细胞疗法具有目标细胞来源受限、获取困难、操作具有侵入性、给供体带来并发症等缺点。再生医学的发展使得人们把目光投向干细胞，实验发现干细胞可以分化为 SC 样细胞，增强神经营养作用、促进髓鞘形成，为改进现有治疗提供了潜在途径。多项研究报道了 ESCs、MSCs、NSCs、iPSCs、羊膜组织干细胞、脐带来源间充质干细胞、皮肤／肌肉来源前体干细胞、毛囊干细胞、牙髓干细胞等多种干细胞促进周围神经再生的作用。

干细胞移植促进周围神经再生的机制主要取决于其分化表型、增强神经营养作用以及促进髓鞘形成的能力。干细胞可在适当环境下经诱导分化为用于周围神经损伤修复所需的细胞类型。研究表明，在与神经系统细胞共培养后，NSCs 可被诱导呈现 SC 或平滑肌细胞表型。此外，大约 5% 的 BMSCs 可以自发分化为 SC，而无需特殊干预。体外可通过化学诱导、生物处理、基因转染或与神经细胞共培养等方式有效促进干细胞体的预分化。

除分化为相应的细胞，干细胞分泌的神经营养分子可为神经细胞的存活和神经再生创造有益

的微环境。MSCs、皮肤来源前体干细胞可合成并释放多种生长因子，如神经生长因子（NGF）、脑源性神经营养因子（BDNF）、GDNF、神经营养蛋白 3（NT-3）、VEGF、CDNF 等。

髓鞘化也是决定周围神经损伤再生质量和功能恢复的重要因素，SC 通过合成大量的髓磷脂蛋白在髓鞘结构和功能恢复中起关键作用。多种干细胞在体外可呈现 SC 样细胞表型并促使神经元细胞髓鞘化。将 SC 样 BMSCs 注入自体静脉导管可显著增加髓鞘轴突的数量，并改善面神经功能的恢复。牙龈间充质干细胞（GMSCs）和诱导神经祖细胞（iNPCs）的移植可促进周围神经修复／再生，其机制可能与髓鞘拮抗剂的调控有关。

（二）骨骼肌肉组织再生

1. 骨组织　骨骼系统疾病的治疗依赖于骨组织的重建，而人体自身的修复能力常无法满足移植手术的需求。临床面临较大面积的骨缺损时，需要大量的自体骨移植，可能造成供区损伤，而采取同种异体骨移植则会增加发生免疫排斥、感染等诸多并发症的风险。再生医学对促进骨愈合、用功能性骨组织治疗骨缺损进行了广泛的研究，探索用不同干细胞进行骨再生的可行性。基于伦理学和安全性的考虑，目前成人 MSCs 的研究最为广泛。

研究表明，BMP-4 可体外促进人肌肉干细胞（hMDSCs）向骨细胞分化，BMP-2 可在体外诱导 hMDSCs 骨分化并在体内促进 CD-1 裸鼠的颅骨缺损愈合。体外人血清（HS）可刺激人牙髓干细胞（hDPSCs）增殖并促进体外的骨形成分化。而 iPSCs 在含 TGF-β 的培养基上具有较高的成骨细胞分化潜能，表明 TGF-β 家族在促进 iPSCs 用于骨骼组织的修复再生方面具有潜力。

干细胞治疗同样在修复软骨缺损方面颇具前景。临床上治疗软骨缺损的常用方法包括软骨下骨钻孔或微骨折术，其目的是形成软骨修复组织，但这些方法产生的纤维软骨和透明软骨与正常软骨的功能相差较多。研究表明，以干细胞为基础的软骨组织工程的成功与否与细胞外基质的结构设计密切相关。人滑膜干细胞（SDSCs）在脱细胞干细胞基质（DSCM）上的扩增可上调抗氧化基因的水平和成软骨潜能，而人脂肪干细胞（hASCs）在球形培养基中培养时，其软骨分化和

增殖能力增强，这一作用可能与缺氧相关级联反应和细胞间的相互作用增强相关。另有研究表明，使用壳聚糖 GAM（BMP-6 基因激活的基质）修饰鼠骨髓间充质干细胞（rBMSCs）后，其线粒体活性增强，表明 BMP-6 基因激活的壳聚糖支架可用于刺激软骨再生。

临床上肌腱疾病典型的病理变化是组织钙化，炎性介质介导肌腱干细胞（TSCs）发生骨化在其中起重要作用。在肌腱组织的再生过程中，常将细胞种植或黏附在天然的细胞外基质支架上来实现修复肌腱。研究发现，将间充质干细胞和肌腱细胞种植于胶原支架上修复雌鼠跟腱的缺损，可减轻肌腱愈合过程中的骨化作用。细胞支架对于干细胞的肌腱修复作用至关重要。将肌腱来源的干细胞种植于含有结缔组织生长因子（CTGF）和抗坏血酸的无支架肌腱组织（ESFTT）中，可增强干细胞形成肌腱组织的能力，并显著促进肌腱的愈合。将动物 BMSCs 与剪碎的自体肌腱组织联合培养可使其表达肌腱特异性标志物如核心蛋白聚糖、肌腱调节素、肌糖蛋白 -C 等。而在肌腱 / 韧带转录因子 scleraxis 和应力共同作用下，人 ESCs（hESCs）同样可被诱导向肌腱分化，这些研究表明干细胞成为促进肌腱修复再生的途径之一。

2. 肌肉组织　骨骼肌是人体最重要的器官之一，是维持身体基本状态及运动能力最重要的器官。骨骼肌具有较强可再生能力，但当骨骼肌严重损伤或者伴有某种疾病（如肌萎缩）时，骨骼肌的这种再生能力不能满足修复需求。干细胞移植治疗骨骼肌萎缩和损伤，是再生医学的热点话题。越来越多的证据表明，干细胞移植在治疗骨骼肌损伤或者骨骼肌萎缩方面具有良好的应用前景。

典型骨骼肌的再生过程可以划分为三个阶段：炎症阶段、卫星细胞（即骨骼肌干细胞）激活 / 分化阶段和成熟阶段。损伤后坏死肌纤维肌质网中释放钙，受损组织蛋白发生水解和变性。肌纤维的坏死直接触发了炎症阶段，中性粒细胞、促炎型、抗炎型巨噬细胞先后被招募到损伤部位。骨骼肌再生的第二阶段的特征是卫星细胞的激活和分化，静息状态下，卫星细胞呈现 Pax7+MyoD- 表型，肌纤维受损后，卫星细胞进入细胞周期并

开始表达 MyoD，迁移到受伤部位，并与受损的肌纤维融合或分化成肌祖细胞（myogenic progenitor cells）。成肌祖细胞常被称为成肌细胞，表达 MyoD 和 Myf5，是高度增殖性的临时扩充细胞群体。成肌祖细胞进一步分化变成形态更长的肌细胞，然后融合形成多核肌管并发育为成熟的肌纤维（成熟阶段）。

肌肉损伤或病变情况下，卫星细胞是肌肉再生修复的主要贡献者，其适时适量的分化与增殖对良好的再生修复是极其重要的。在此过程中，细胞内信号和胞外微环境都对骨骼肌干细胞的功能起到关键作用。Wnt、MAPK、AKT、IL-6/LIF 信号通路和钙离子通道在其中起着重要的调控作用。同时，研究表明，间充质干细胞可在特定培养条件下分化为有收缩能力的肌纤维细胞，预示着非骨骼肌细胞分化为肌肉的潜能，可能成为除骨骼肌干细胞外促进肌肉再生的细胞来源。

相关研究表明，干细胞促进骨骼肌再生的机制可能为：①直接分化成肌细胞、肌卫星细胞促进骨骼肌再生。体外生肌条件培养基培养脂肪干细胞（adipose derived stem cells，ASCs），发现其表达骨骼肌早期分化标志（MyoD、myogenin）和骨骼肌末期分化标志（肌球蛋白重链）。②分泌多种细胞因子、生长因子和生血管因子参与骨骼肌再生。肝细胞生长因子（HGF）是一种重要的骨骼肌关键再生因子，外源性补充 HGF 可以激活静息状态下的肌卫星细胞、促进成肌细胞增殖和迁移，从而促进骨骼肌再生。IGF-1 也是一种关键骨骼肌再生因子，可以通过激活肌卫星细胞、促进成肌细胞增殖、分化，促进蛋白质合成、抑制蛋白质分解等方式促进肌肉再生。③抑制骨骼肌纤维化，促进骨骼肌再生。在骨骼肌再生过程中，纤维化影响骨骼肌再生及功能恢复，干细胞可能通过抑制 TGF-β1 表达，抑制骨骼肌纤维化，促进骨骼肌再生。④调控巨噬细胞极化和炎症反应，促进骨骼肌再生。

（三）皮肤组织、毛囊再生

1. 皮肤组织　皮肤创面的愈合和再生是一个复杂而动态的过程，涉及多条生物通路的激活和一系列生化因子的释放，包含炎症期、增殖期和重塑期三个互相交叉的时期。组织损伤发生后即进入炎症期，凝血级联反应启动，炎症通路

激活，中性粒细胞最先被募集到创面，以清除坏死组织和细菌。2～3天后单核细胞迁移到创面并分化为巨噬细胞，某些病理情况下如糖尿病足创面，巨噬细胞功能的异常可致炎症期向增生期过渡受阻，形成慢性难愈性创面。增殖期发生在第2～10天，以血管新生、肉芽组织形成、胶原沉积、上皮覆盖为特点，实现组织再生和创面填充。重塑期起自2～3周，可持续一年甚至更长时间。重塑期细胞外基质的主要成分从Ⅲ型胶原逐渐转变为Ⅰ型胶原，增强组织修复，完成创面的愈合和皮肤再生。创面修复障碍时，会出现经久难愈的慢性创面；而过度修复时，又会形成病理性瘢痕，不仅影响美观，还对患者造成巨大的心理压力。

干细胞促进皮肤再生的相关机制可能为：①干细胞诱导分化为皮肤创伤修复所需细胞，间充质干细胞如ASCs和BMSCs等可分化为角质形成细胞、内皮细胞、成纤维细胞等皮肤创面修复的关键细胞，促进创面愈合。②干细胞在皮肤创伤修复中的旁分泌作用：生长因子类，如VEGF、PDGF、HGF、bFGF；炎性因子及趋化因子类，如IL-6、IL-8、TNF-α和CXCL等。③干细胞源性外泌体促进创面修复：外泌体作为干细胞旁分泌因子，可通过基因转录，向靶细胞投递蛋白、mRNA、微小RNA等信号分子，发挥调控炎症反应、促进细胞增殖及血管再生、调控细胞外基质重塑及抑制瘢痕形成等作用参与创面修复（图3-2-1）。如将人脐带间充质干细胞（human umbilical cord mesenchymal stem cells，hUMSCs）外泌体局部多点注射，可促进大鼠真皮成纤维细胞、表皮角质细胞的增殖，促进再上皮化，加速伤口愈合。干细胞外泌体作为干细胞旁分泌的重要物质基础，在创面修复的各个阶段均发挥着调控作用，全面参与了创面的修复。工程化干细胞可提高其干细胞外泌体功效和产量，为外泌体临床应用带来巨大的潜力和优势。

2. 毛囊　重度烧伤、皮肤撕脱伤、皮肤深度溃疡等均可导致皮肤组织及附件缺损，毛囊是皮肤附件中重要的结构，毛囊受损后难以通过自身再生愈合，从而导致其对体温的调节、内环境稳定的维持、抗炎等作用受到影响甚至缺失。传统的治疗方案虽然可以修复皮肤最基本的功能，但对于包括毛囊等附属器的再生效果不佳，通过干细胞体外诱导培养实现毛囊再生具有重要的研究意义。

毛囊由表皮层和真皮层两部分组成，具有维持皮肤自身稳定及促进创伤愈合作用。表皮层包括紧密包绕毛囊的内根鞘和外根鞘，由外根鞘形成明显突起的区域为毛囊隆突区，内含多种干细

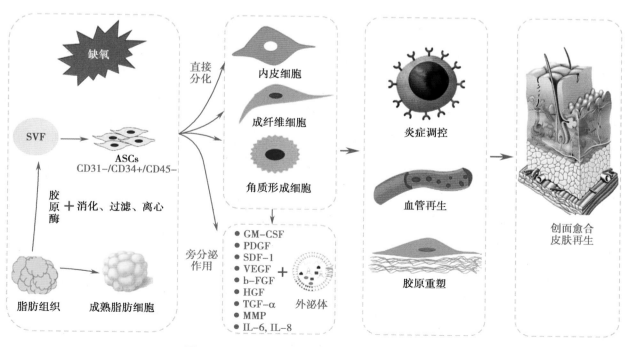

图3-2-1　ASCs促进皮肤创面愈合及再生示意图

胞。真皮层包括真皮乳头和真皮鞘，真皮乳头位于竖毛肌与毛囊接触部下面，主要通过控制毛母质细胞的数目而达到控制毛发密度和长度的效果。毛囊呈周期性生长，一般经历生长期、退行期、休止期3个阶段，毛囊隆突以上部位为恒定部，此部分一般不发生凋亡和再生，隆突以下为循环部，此部分呈现以上3个阶段为主的周期性变化，为毛囊在被破坏后进行自身再生修复提供了基础条件。

毛囊的再生与毛囊干细胞的增殖分化直接相关。毛囊隆突中存在2种干细胞：毛囊干细胞及毛囊黑素干细胞，其中毛囊干细胞作为皮肤来源细胞的前体细胞，具有与其他成体干细胞一样的多向分化潜能。小鼠皮内注射毛囊干细胞表明，含毛囊干细胞的移植组可见新生毛囊形成，其他类型细胞移植未见毛囊形成，说明毛囊干细胞具有良好的向毛囊分化增殖的能力。

值得注意的是，尽管毛囊的再生与毛囊干细胞等增殖分化密不可分，但当毛囊严重损伤甚至缺失时，则难以靠自身重建再生，因此关注其他干细胞在毛囊再生中的应用具有重要意义。研究表明，人表皮干细胞作为皮肤组织中特异性干细胞可以在体外进行有效培养并构成含附件的组织工程皮肤。ESCs可诱导分化为具有表皮干细胞表型的干细胞，移植于裸鼠后课分化为毛囊等皮肤附属器结构。而将含有表皮干细胞的胎猪皮肤前体组织移植到裸鼠背部创面，发现移植物可继续生长发育成为具有毛囊、皮脂腺等皮肤附件的完整皮肤组织。SD大鼠来源的BMSCs接种于真皮基质后同样可观察到毛囊新生现象。因此，干细胞体外诱导培养实现毛囊再生具有良好的应用前景。

（四）牙组织再生

临床工作龋齿、牙周病、创伤、肿瘤或先天发育缺陷等都会导致牙缺损或缺失，尽管口腔种植技术已成为当下恢复牙齿形态和功能的最佳方法。但活动义齿修复缺牙无法真正恢复咀嚼功能；固定义齿不可避免地损害邻牙做固位；种植义齿缺乏本体感受器，无生理动度，缺少牙周膜防御机制。牙再生指通过细胞的增殖和分化能力，重新生成受损或缺少的牙。组织工程和干细胞技术的发展，使得牙再生成为可能。多种干细胞在牙组

织再生中的作用已被报道，按其来源可分为牙源性间充质干细胞和非牙源性间充质干细胞。

体外体内试验表明，牙髓干细胞能够在体外形成类似人类的牙髓牙本质复合体，并能在免疫缺陷的小鼠体内形成类牙本质结构。脱落乳牙干细胞是牙再生种子细胞研究中具有代表性的一种间充质干细胞，同样能够在免疫缺陷的小鼠体内形成牙本质，并表现出比牙髓干细胞更强的增殖能力，但未观察到其分化形成牙髓牙本质复合体。另一种间充质干细胞-牙周膜干细胞在定向诱导下能分化成为成牙骨质细胞、脂肪细胞和成胶原细胞并在小鼠体内形成牙骨质/牙周膜样组织。此外，从第三磨牙牙囊分离出的牙囊前体祖细胞也曾同牙髓干细胞一同被作为牙根再生的种子细胞，但未发现其具有单独成牙潜力。

在非牙源性间充质干细胞中，大鼠BMSCs和ASCs均被发现具有牙源性分化潜能。研究表明骨髓来源的间充质干细胞能分化为成釉细胞，但临床获取骨髓属于侵入性操作，并且其数量和分化潜能随年龄增长而显著降低。人脐带间充质干细胞能在体外、体内诱导成类成牙本质细胞，并表达DSP、DMP-1等成牙本质相关的牙源性蛋白，同时可在体内形成牙本质基质沉积灶，或可成为牙再生有效的替代性种子细胞。除此之外，颅神经嵴干细胞、牙源性上皮干细胞等在牙组织中的再生作用亦有报道，不在此赘述。

（五）心、肝、肾、肺组织再生

1. 心脏组织 心血管疾病包括各种原因导致的心肌细胞死亡、功能退化和心力衰竭等，是导致人类死亡的主要原因。缺血性心脏病如心肌梗死发作后心肌细胞大量死亡，成体心肌细胞被认为是终末分化细胞，其再生增殖能力极低，无法在心肌受损后进行补充和修复。心力衰竭是各种心脏疾病发展的终末阶段，以心肌细胞丢失、残留心肌细胞功能恶化为主要特征。目前尚缺乏有效的心肌再生手段，而近年来有关干细胞的研究不断深入，干细胞诱导心肌再生技术或可成为诱导心肌再生的有效方法。

研究表明，缺血性心肌病患者在PCI术后应用MSCs 3个月，患者运动耐量、左室射血分数（LVEF）增高，心功能得到改善，具体机制与其旁分泌作用有关。MSCs可通过释放VEGF、bFGF、

IGF-1、PKB 等抑制梗死区域心肌细胞的凋亡、促进心肌重建。在灵长类动物中，人 ESCs 分化的心肌样细胞（hESCs-CMs）移植后在心肌梗死区域有一定存活比率并可保持心肌细胞特征。研究发现，iPSCs 除可发育成心肌细胞外，还能同时发育成血管内皮细胞和血管壁细胞，将 3 层细胞合成后进行移植，大鼠心功能明显得到改善。在杂合子食蟹猴制备的心肌梗死模型中注射分化的心肌样细胞（iPSCs-derived cardiomyocytes，iPSCs-CMs）发现，iPSCs-CMs 可在梗死区域心肌存活 12 周，移植后心肌收缩功能明显改善。

除此之外，c-kit⁺ 内源性心脏干细胞 / 祖细胞（president or endogenous cardiac stem cells/progenitor cells，CSCs/PCs）在促进心肌再生中的作用也逐渐得到关注。最初研究发现 c-kit⁺ 细胞可覆盖心肌损伤区域并分化为新生心肌细胞促进修复，但后续严格的谱系追踪实验证明，成体心脏中 c-kit⁺ 细胞并非心肌干细胞，不具有在体内分化形成心肌细胞的能力。另外，基因直接诱导心肌样细胞、心外膜来源细胞（epicardial derived cells，EPDCs）等其他干 / 祖细胞在促进心肌再生中的作用亦有报道。

2. 肝组织　肝脏疾病是全球范围内致死率最高的疾病之一。包含肝炎、肝硬化、脂肪肝、肝遗传性疾病等在内的 100 多种肝脏疾病可导致肝衰竭和不可逆转的肝损害。肝脏有能力自我恢复以维持其重要功能，一旦损害程度超出肝脏再生能力限度，将给患者带来致命威胁。当前对于慢性和急性肝衰竭最有效的治疗方案是肝移植。但供体器官有限，手术费用高昂，加之免疫排斥反应的存在限制了其应用。肝细胞移植治疗是另一种可能的治疗策略，但该治疗需要大量肝细胞（约 5×10^9 个细胞），且这些细胞难以培养扩增。细胞生物学的进展显示了干细胞促进肝组织再生的治疗潜力。与肝细胞相比，干细胞更易于在体外培养和扩增，并具有分化为肝细胞和其他肝脏细胞的能力，这些特性使得多种干细胞成为肝组织再生的靶标。

多项研究表明，ESCs 来源的肝细胞具有相应的肝脏功能。恒河猴 ESCs 可诱导分化为肝细胞样细胞（HLCs）并呈现与肝细胞相似的形态特征、基因表达谱和代谢活性。源自人 ESCs 的 HLCs

同样表现出上述特征，并通过细胞置换和分泌支持肝脏再生的营养因子促进小鼠受损肝组织的恢复。人 ESCs/iPSCs 可通过经典的三步分化法分化为肝细胞样细胞，但这种方法尚不能获得功能完整的肝细胞。在体外可实现人 iPSCs 诱导分化为肝细胞，但尚不清楚这些肝细胞是否能够修复受损的肝组织。在成体干细胞中，肝干细胞（LSCs）可产生肝细胞和胆管上皮细胞等多种肝脏细胞，利用 LSCs 不仅可以在体外产生成熟的肝细胞，将其移植到受损肝脏后可促进肝脏组织修复和再生。骨髓间充质干细胞（BMSCs）和脂肪干细胞（ASCs）同样具有体外肝分化潜能，在对乙酰氨基酚引起的肝损伤中，BMSCs 的移植可增强大鼠肝细胞的再生并抑制应激和炎症信号。HSCs 向受损肝脏的迁移和分化也在肝修复中起着重要作用，有研究表明，在晚期肝病患者中反复输注 HSCs 可带来有益的治疗效果。

3. 肾组织　肾脏疾病的发病率不断攀升，如何促进急性肾损伤（AKI）和慢性肾脏疾病（CKD）患者肾脏组织再生引起了广泛关注。随着对肾脏修复潜在机制的探讨，肾脏中是否有多能祖细胞以及使用外源性干细胞是否有助于肾脏修复等问题揭示了干细胞在促进肾组织再生中的巨大潜力。

通过分化为肾前体细胞或成熟肾细胞，ESCs 和 iPSCs 等多能干细胞被认为是肾组织再生的潜在靶标。在顺铂诱导的 AKI 模型中，源自人 iPSCs 的肾祖细胞（RPCs）静脉注射可改善肾脏功能和组织学，RPCs 通过移植到肾脏并整合到肾小管中发挥肾脏保护作用，并可能通过旁分泌效应促进常驻小管细胞的增殖。将 ESCs 移植到肾切除术后的大鼠模型中可减缓疾病进展，将未分化的 iPSCs 注入肾实质亦可改善肾损害，但存在诱发 Wilms 肿瘤的风险。在阿霉素（ADR）诱导的肾病小鼠中，iPSCs 衍生的 RPCs 可限制足细胞的丢失并减少受粘连影响的肾小球数量，这一作用被认为由其对肾脏组织的旁分泌作用介导。

在过去的 10 年中，多种成体干细胞在刺激肾脏再生方面的能力不断被研究报道。小鼠 BMSCs 的注射可改善 AKI 小鼠的肾功能并减轻肾小管损伤。这一作用更可能由其旁分泌机制而非其转分化为肾实质细胞的能力所介导。BMSCs 可局部分泌生物活性因子发挥抗凋亡、免疫调节、抗氧化和促血管生成的作用，并可促进巨噬细胞从促炎（M1）到抗炎（M2）表型的转换来限制炎症相关的损伤。除此之外，来自人脂肪组织、脐带、羊水 MSCs 在不同临床前 AKI 模型中的肾脏保护作用也得到了相应验证。多项证据表明，人脐带来源的 MSCs（ucMSCs）或具有优越的治疗作用。ucMSCs 可响应顺铂诱导的损伤，限制氧化应激并激活 Akt 信号分子，从而保护肾小管细胞免于凋亡，同时，ucMSCs 分泌释放的 FGF、HB-EGF、VEGF 为组织再生创造了良好环境。有研究表明，人 ucMSCs 可通过诱导受损小管细胞的代谢重编程促进 AKI 小鼠肾脏修复。值得注意的是，尽管多项研究报道了干细胞在 AKI 和 CKD 中的再生作用，但由于其具体机制仍不清楚，距离临床应用仍有很远的距离。

4. 肺组织　肺部疾病在世界范围内的发病率和死亡率居高不下，肺组织的再生医学和干细胞研究进展可为相关疾病提供解决方案。生理状况下，与其他主要器官系统相比，肺部细胞增殖率相对较低。肺损伤可导致干细胞/祖细胞群的活化，使其重新进入细胞周期。尽管普遍认为干细胞在肺损伤的修复和再生中发挥着关键作用，但对参与肺修复和再生的干细胞/祖细胞认识仍十分匮乏。

因其具有来源广泛、趋化性、增殖潜力大、免疫原性低等特点，MSCs 是目前研究最为广泛的肺外源性干细胞。小鼠等动物模型上进行的大量临床前研究证实了全身性或气道内输入 MSCs 对多种肺部疾病有治疗作用。早期认为干细胞疗法的重要机制是 MSCs 迁移归巢至靶组织并分化替代受损细胞。但近期研究认为旁分泌机制是其发挥作用的主要机制。MSCs 可释放多种生长因子，通过调控上皮和内皮系统的渗透性而促进损伤修复，MSCs 通过释放抗炎因子和抗菌肽发挥抗炎抗感染作用。除此之外，MSCs 来源的外泌体能促进损伤部位细胞再生，促进组织修复并恢复损伤细胞功能。

与 MSCs 相比，iPSCs 具有可承受长期传代和扩增的能力，并具有较低的基因组不稳定性和无衰老迹象等优势。肺移植是治愈哮喘、BPD、COPD 与 IPF 等肺部疾病的唯一方法。但供体肺的严重短缺、排斥反应等大大限制了肺移植的应用。运用 IPS 技术可将人体皮肤细胞诱导成多能干细胞，再诱导其分化出 6 种肺和气道上皮细胞，包括基底上皮细胞、杯状上皮细胞、Clara 上皮细胞、纤毛上皮细胞及 Ⅰ 型和 Ⅱ 型肺泡上皮细胞，分化效率较高。体内肺损伤小鼠模型中行 iPSCs 移植可通过抗炎、抗氧化和抗凋亡作用促进肺组织修复。

除外源性干细胞，肺内源性干/祖细胞如肺泡Ⅱ型上皮细胞（alveolar typeⅡ epithe-lial cells，AECⅡs）、肺泡Ⅱ型上皮细胞（alveolar typeⅡ epithe-lial cells，AECⅡs）在肺组织修复再生中同样发挥重要作用。研究表明肺泡上皮损伤后静止的 AECⅡs 细胞可迅速增殖并再生出肺泡细胞，合成并分泌肺表面活性物质参与到肺组织损伤修复。LR-MSCs 具有免疫原性低，抗炎症反应等优点，并可选择性迁移到肺组织损伤部位参与修复再生。

三、总结与展望

组织再生是指新生组织替代或修复人体坏死、受损或老化组织，使功能失调或者受损细胞、组织或器官恢复正常的功能。传统的组织移植手段面临组织来源受限、供区损伤、感染等风险，无法满足再生医学的需求。干细胞是一类具有极强复制和更新能力的多潜能细胞，在一定条件下，可以分化成多种功能细胞。大量研究表明，干细胞在神经系统、骨骼肌肉、多种器官组织中修复和再生过程中发挥着重要作用。借助再生医学技术，使用干细胞疗法，使受损的组织器官获得再生，或在体外复制出所需要的组织或器官进行替代治疗，已成为生物学和医学关注的焦点。

组织再生主要有 2 种治疗策略：①无细胞性治疗，应用生物活性支架或细胞因子，募集自体的干细胞并且调控干细胞功能从而促进受损组织修复再生；②以细胞为基础的治疗，联合应用足够数量的外源性干细胞、生物活性支架和细胞因子，以达到组织的修复与再生。人们对于干细胞治疗疾病的作用机制尚未完全阐明，目前存在两种较为认可的机制：细胞分化和旁分泌机制。最初认为 MSCs 能够聚集到损伤组织处，通过自我更新，定向分化替代受损的细胞；但有研究表明，在损伤处 MSCs 分化较低且并不稳定，同时移植的 MSCs 大部分发生了凋亡，并未直接参与组织再生，提示干细胞促进组织再生的机制需进一步阐明。

值得注意的是，干细胞在组织再生领域的应用存在一定的局限性，表现为：①关于干细胞治疗的临床研究较少，缺乏大样本、有说服力的研究，不同研究在干细胞的使用方法、注射剂量、传送形式等方面无统一、规范的标准，限制了其迈入临床应用的步伐。②干细胞在组织再生中发挥作用的具体机制仍然远未阐明清晰，不同研究之间常得出矛盾结论，深入的机制探索对干细胞疗法的发展至关重要。③尽管多数研究验证了干细胞疗法的安全性，但仍然有研究表明干细胞的使用具有恶性转化和癌症诱导的风险，其长期生物安全性待进一步临床评估。相信在不久的未来，随着人们对干细胞促进组织再生机制的认识不断增加及相关技术的发展，干细胞技术将会在组织再生与修复重建领域发挥重要作用。

（鲁　峰）

第三节　干细胞相关治疗和研究进展

一、干细胞治疗在整形外科中逐渐兴起

组织、器官的再生是整形外科重点关注的问题之一，而干细胞在再生医学中拥有重要应用价值。干细胞的研究开始于 20 世纪 60 年代，90 年代成为医学和生物学领域中最引人注目的热点之一。1998 年，美国威斯康星大学的 Thompson 首次证明了分离出的干细胞具有自我更新和多向分化的能力。早期发现干细胞存在于胚胎（胎盘、脐血）及成人的组织器官中，因此，将干细胞分为胚胎干细胞（ESCs）和成体干细胞。深入研究发现，成体干细胞具有跨系、甚至跨胚层形成其他类型的组织细胞的能力。

在整形外科领域，解决因各类因素引起的体表组织（骨软骨、皮肤、肌肉、神经及血管等）缺损与重建修复是主要难题。干细胞的应用潜力也在慢慢被挖掘出来。目前临床应用前景最大的是骨髓或脂肪来源的间充质干细胞（MSCs）。如 2001 年 P A Zuk 等首先发现脂肪组织中除了含有前脂肪细胞外，还包含一种与其他间充质干细胞相似的具有多向分化潜能的细胞群——脂肪干细胞（adipose derived stem cells，ASCs）群。由于人脂肪干细胞来源的脂肪组织丰富，现已证明，脂肪组织内的干细胞含量是骨髓的 2 500 倍。2004 年，MacroPore Biosurgery 公司（德国）与 Giessen 大学首次采用脂肪来源干细胞复合材料成功地修复了人颅骨缺损，未见不良反应。2008 年，日本东京大学 K Yoshimura 报道，应用脂肪来源干细胞叠加富集技术，共对 307 例患者采用自体脂肪和 ASCs 联合移植治疗软组织缺损，其中对 40 例乳房成形患者，随访 2 年，取得了满意效果，未见不良反应。

MSCs 是临床转化中最有优势的干细胞，但其在临床前和临床研究中的结果具有很大的不确定性，主要原因是其来源个体和组织类型的差异及其本身高度的异质性，以及细胞处理技术的不同。要实现 MSCs 在整形外科领域的有效应用，需要进一步认识其在体内的发育、分布、表型和功能的异质性，以及特异性的分子标记，对此开展深入研究有助于建立相关技术体系，获得具有体外扩增能力和体内修复能力的组织干细胞系，为临床应用提供支撑。

二、整形外科相关疾病的干细胞治疗现状及研究展望

（一）乳房缺损

乳腺癌术后的乳房重建具有重要的临床与社会意义。乳房缺失多由良性或恶性肿瘤切除术后造成；也可能由外伤或先天发育不良等引起。女性的乳房主要由腺体、导管、结缔组织和脂肪组织等构成，其形态和大小主要由脂肪组织决定。目前临床重建乳房的常用方式包括自体皮瓣移植、假体植入与脂肪填充，其各有优缺点。此外，目前使用的乳房再造技术尚无法恢复乳房的泌乳功能，即重建乳腺。

1. 乳房缺损的干细胞治疗现状　组织工程技术能够基于干细胞、生物材料与生长因子再生出脂肪组织，为乳房的重建提供合适的组织来源。其中干细胞在组织工程脂肪重建中具有重要作用，自体来源的干细胞其不仅能作为种子细胞直接分化为脂肪细胞，还可通过归巢作用进行原位脂肪再生，通过分化以及旁分泌等方式诱导血

管再生，除此之外，外源性干细胞还可通过募集宿主细胞进行原位脂肪再生。

在经典的组织工程模型中，骨髓或脂肪来源间充质干细胞可以作为种子细胞发挥作用——这些细胞在体外经成脂诱导后，可定向分化为脂肪细胞，在与合适的生物材料结合后，能够在宿主体内生成工程化的脂肪组织。在这一过程中，脂肪组织的来源主要是经过成脂诱导后的干细胞。

乳房的重建需要大量的软组织，而目前通过脂肪组织工程技术难以构建大体积的工程化脂肪（＞75ml），其难点之一在于组织内的血管化不充足。脂肪干细胞作为脂肪组织工程的最常用细胞，不仅能直接分化为脂肪细胞，还能通过分化为内皮细胞促进移植物的血管再生。例如 Tim Tian Y.Han 等人的研究证实，人脂肪干细胞在添加了血管内皮生长因子的三维组织工程材料上能有效地进行内皮细胞分化。除此之外，脂肪干细胞还能通过旁分泌作用调控内皮细胞的功能，例如分泌血管生成素Ⅱ以及血管内皮生长因子促进内皮细胞的增殖与出芽。

2. 研究展望

（1）干细胞临床应用安全性仍亟待确定：尽管大量临床和临床前试验证实，CAL 技术可显著提高移植脂肪的保留率。也有学者提出，在乳腺癌 CAL 治疗中可能会增强乳腺癌细胞的转移潜能，对此需要更多的研究去验证。Riggio 等提出自体脂肪填充可能会导致局部癌症复发，证实提取脂肪内含有的激素、生长因子和干细胞可以诱导肿瘤血管生成，导致癌症进一步发展。Krastev 等系统回顾了乳房自体脂肪填充的 20 项临床试验发现，无论是全乳切除还是保乳治疗，自体脂肪填充并不会影响局部的癌症复发率。临床普遍肯定了美容性脂肪填充的安全性，但对于脂肪填充用于乳房再造仍存在较大争议，需要高质量的基础与临床研究来明确其安全性。

（2）干细胞来源不仅仅局限于自体：除了自体来源干细胞，异体来源的干细胞亦可在组织工程脂肪重建中发挥作用。目前的研究进展表明，在宿主体内植入接种了异体来源脂肪干细胞的生物材料周围能发现脂肪或者血管组织的再生，并且这些新生组织中不含供体来源的干细胞。这些异体来源的干细胞无法直接在宿主体内分化为脂肪或血管组织，而是通过改善局部微环境促进宿主细胞浸润来发挥组织再生作用，其具体机制还有待进一步的研究。

（3）乳腺干细胞的应用：目前，关于乳腺组织的再生以及有泌乳功能的乳房再造研究报道很少。乳腺发育是一个由复杂的网络调控过程。研究已证实，在细胞水平，乳腺由肌上皮细胞和管腔上皮细胞构成，两者都起源于乳腺干细胞。乳腺干细胞是成体干细胞的一种，其具有自我增殖和分化能力，它参与：①乳腺的发育与成熟；②妊娠、哺乳和月经周期中乳腺的增殖；③乳腺组织的损伤修复。

2002 年，丹麦科学家 Peterson 和 Gudjonsson 领导的科研小组成功地从行乳房缩小术的患者乳腺标本中分离并建立了乳腺干细胞系，并证实其具有分化成乳腺各种上皮细胞及形成乳腺腺体结构的能力。2006 年，Shackleton 等分离出富含小鼠乳腺干细胞的细胞亚群，将其移植到异体小鼠体内后成功形成有功能的管泡单位。目前的研究表明，利用乳腺干细胞实现乳腺组织的再生和泌乳功能的重建是可行的。然而目前的临床应用面临两方面困难，一是从健康的乳腺中提取干细胞会对乳腺组织造成破坏，存在社会伦理争议；二是对于乳腺癌根治术后的患者，没有可以提供正常乳腺干细胞的组织来源。武汉协和医院杨杰教授团队研究发现人乳腺来源的脂肪干细胞与乳腺上皮细胞系共培养作用后能向乳腺上皮细胞定向分化，这一研究为用于乳腺再生的种子细胞提供了新的选择。不过，乳腺再生的基础与临床研究仍有待进一步的开展。

（二）难愈性创面

难愈性创面的定义与病因学分类以及传统治疗：难愈性创面又称难治性创面、慢性创面。国际伤口愈合学会将其定义为无法通过正常有序且及时的修复过程，达到解剖和功能上完全愈合的创面。从病因学角度讲，难愈性创面的形成原因复杂，它们主要包括：①糖尿病创面；②烧烫伤创面；③压迫性溃疡；④放射性溃疡；⑤血管性溃疡；⑥感染性溃疡。

难愈性创面的传统治疗方式如下。首先，针对任何类型的难愈性创面，消除病因都应当作为治疗的基础。此外，负压创面治疗技术、新型敷料、生长因子、物理治疗等的合理选用对难愈性创面的治疗也能起到很好的效果。然而，现有的各种治疗方式均存在一定的局限性，仍旧存在上述治疗难以起效的病例。

1. 难愈性创面的干细胞治疗现状　理论基础：创面愈合主要分为止血、炎症、细胞迁移和增殖、蛋白质合成以及创面收缩和组织重塑五个阶段。表皮干细胞（epidermal stem cell，EpSC）、毛囊干细胞（hair follicle stem cell，HFSC）以及内皮前体细胞（endothelial precursor cell，EPC）等皮肤局部的干细胞在创面愈合过程中发挥重要的生理作用，这是难愈性创面干细胞治疗的理论基础之一。此外，难愈性创面实质上就是创面愈合过程在某一阶段停滞不前的产物，它们大多数具有如下的共同特点：①局部血供差；②细胞因子分泌减少或受体间信号转导障碍；③基质金属蛋白酶及其抑制物的失衡；④细菌生物膜的形成；⑤生物电场的异常；⑥炎症反应的过度激活。而目前研究表明，胚胎干细胞（embryonic stem cells，ESCs）、间充质干细胞（mesenchymal stem cells，MSCs）、诱导多能干细胞（induced pluripotent stem cells，iPSCs）等临床常用的干细胞能够从如下方面对难愈性创面的治疗发挥作用：①直接分化为皮肤角质细胞、成纤维细胞或者诱导上皮细胞的增殖迁移以及角化从而修复创面；②通过直接分化为血管内皮和周细胞以及提高 VEGF 表达等方式促进血管再生；③通过抑制 TNF-α、IL-1β 等炎症因子来发挥免疫调节作用，抑制过度激活的炎症反应，增强抗菌活性，促进细胞外基质的形成。

干细胞治疗：利用 MSCs、EpSCs 等多种干细胞对各种难愈性创面进行生物治疗的研究已多见报道，其中研究最广泛的是烧烫伤及糖尿病这两个临床最多见的病因造成的难愈性创面。

（1）烧烫伤创面：MSCs 移植治疗烧伤大鼠，能明显降低烧伤大鼠血清中白细胞、C 反应蛋白、肿瘤坏死因子 -α、白介素 -6、白介素 -10 的水平，提示移植可通过降低烧伤后炎性因子的产生而抑制其继发性炎症反应使创面愈合。而胡克苏等研究发现，烧伤后 MSCs 移植治疗不仅能减少皮损局部的炎症反应，还能促进血管增生和成纤维细胞生长使损伤皮肤得到修复。此外，在传统疗法难治的烧伤患者中也被证明是有效的。临床方面，Pellegrini 等应用富含表皮干细胞的自体角质细胞移植治疗皮肤全层烧伤，其中 86% 患者在移植术后 1 个月创面表皮再生覆盖达 100%。

（2）糖尿病创面：Salem HK 等的研究显示，MSCs 可显著增加糖尿病小鼠创面周围组织中 VEGF 的表达水平，促进新生血管的生成及慢性创面组织中成纤维细胞的迁移。有研究者进一步发现，MSCs 促进血管生成和伤口愈合是通过旁分泌作用促进单核细胞、角质细胞和内皮细胞向伤口聚集的方式介导的。此外，联合移植的 MSCs 和 EpSCs 已被证实可以显著改善伤口愈合。分子机制上，Yang 等观察到 EpSCs 能够通过上调 Notch 信号传导通路中的 Jagl 来加速表皮干细胞向创面迁移，从而促进糖尿病溃疡创面的愈合。

2. 研究展望　随着对干细胞治疗难愈性创面作用机制的深入认识以及治疗技术的不断发展，更多新的理念和治疗方式正在得到验证和实施。

（1）干细胞分泌生长因子治疗难愈性创面：应用 EPC 体外培养分泌因子治疗糖尿病足和慢性下肢缺血动物模型显示，分泌因子与移植细胞在促进创面愈合速度、肉芽组织形成和血管新生方面具有相同效果，大量的研究使得干细胞依靠其分泌的营养因子网络改善病理微环境，修复组织器官的推论逐渐被接受。从效率、伦理和产业化等角度综合考虑，因为移植干细胞分化成组织细胞的概率很低，且移植后存活时间很短，而干细胞分泌因子能在体外大量生产、效果确切、使用安全方便且不涉及干细胞使用中存在的争议，因此具有更好的临床应用价值。

干细胞分泌生长因子主要是通过发挥抗炎，促进血管发生，胞外基质重塑，纤维组织形成以及表皮再生等作用来促进创面的愈合。应用 MSCs 上清浓缩液治疗小鼠全层皮肤创面的研究表明，MSCs 浓缩液相对于纤维母细胞浓缩液以及空白培养基，具有显著的促进创面愈合效果。近期研究表明，羊膜多能干细胞培养上清中含有大量创面愈合相关因子，Franz 等注射羊膜多能干细胞上清液治疗大肠杆菌感染的全层皮肤烧伤大鼠的实验结果显示，治疗可显著促进烧伤合并感染创面的愈合且促进作用与治疗次数成正相关。

（2）干细胞的预处理：在难愈性创面的干细

胞治疗过程中，由于各种基础疾病导致的创面条件不佳会使干细胞发生失巢、凋亡增加，最终影响。而不同的干细胞预处理方式可提高其归巢能力和存活率，甚至增强其功能从而更有效地促进损伤组织愈合。

干细胞预处理的方法主要包括物理方法（电磁场、超声）、化学方法（化学试剂、细胞因子）以及基因修饰等。Tebebi 在 MSCs 移植后给予机械脉冲聚焦超声可以上调趋化因子表达，提高外源性静脉注射 MSCs 归巢能力，旁分泌更多的 VEGF，增加血管密度。Zimolag 等研究表明，在 MSC 移植后施加弱直流电场，可明显促进 MSCs 的定向迁移，促进 MSCs 对损伤创面的修复。TGF-β1 预处理 MSCs 与相较于未处理的 MSCs 能够增强整合素表达、激活整合素黏着斑激酶介导的机械敏感通路、提高细胞在体附着率从而促进创面愈合。应用慢病毒载体转染 MSCs 的研究表明，可以通过转入 CXCR4 基因提高其表达，增强细胞的黏附力，减少细胞失巢凋亡。而应用 Jagl 转染的表皮干细胞治疗的鼠糖尿病溃疡创面在 15 天时明显小于未转染的表皮干细胞治疗的创面。

（三）瘢痕

瘢痕是各种创伤所引起的正常皮肤的外观形态和组织病理学改变的统称，病理性瘢痕常引起瘙痒、疼痛、关节活动受限和畸形，进而影响到患者的生活质量。干细胞因具有免疫调节能力、促血管形成作用及多向分化潜能等，可影响瘢痕的形成及发展，有望用于预防及治疗病理性瘢痕。

1. 瘢痕的干细胞治疗现状 干细胞通过抑制炎性细胞的活性，减轻伤口的炎性反应以减少瘢痕形成。间充质干细胞产生大量的旁分泌因子，不同的细胞因子参与调节不同的免疫靶细胞。间充质干细胞通过分泌的吲哚胺 2,3- 过氧化酶、前列腺素 E2 和转化生长因子 β 抑制 NK 细胞的增殖和功能，进而引起效应 T 细胞的 γ 干扰素分泌减少和白介素 -4 分泌增加，而 γ 干扰素与白介素 -4 比例的降低可加速伤口愈合。

干细胞通过多种途径促进血管生成，改善皮损部位血供，从而减轻瘢痕形成。间充质干细胞能释放血管内皮生长因子、血小板源性生长因子、碱性成纤维细胞生长因子、基质细胞衍生因子、血管生成素、IL-6、IL-8、转化生长因子 β、单核细胞趋化蛋、富半胱氨酸蛋白和纤维母细胞生长因子等，可促进血管内皮细胞和平滑肌细胞形成新血管。

干细胞具有多项分化的能力，能分化为多种类型的细胞，参与皮肤损伤部位的表皮及其附属器形成，促进皮肤伤口愈合、减少瘢痕形成。有研究将同种异体间充质干细胞注射在糖尿病小鼠伤口周围，发现干细胞表达角质细胞特异性蛋白，并形成疑似皮肤附属器的腺样结构来促进伤口愈合。间充质干细胞可以被诱导为成纤维细胞，移植到皮肤伤口的干细胞还可以诱导皮肤成纤维细胞转型为肌成纤维细胞，促进皮肤伤口愈合。

人脂肪干细胞（ASCs）对猪的皮肤缺损早期瘢痕具有治疗作用。Yun 等使用人 ASCs 注射在猪背部全层皮肤缺损 50 天后形成的早期皮肤瘢痕的皮下组织处，发现猪皮肤瘢痕变小、柔软、颜色接近瘢痕周围的正常皮肤；瘢痕组织内的肥大细胞减少、胶原蛋白排列更规则；早期的 TGF-β、MMP1 表达增高，晚期 α-SMA 和 MMP1 组织抑制剂表达减低。可见，ASCs 局部治疗，通过减少肥大细胞的活性、抑制纤维化形成，积极刺激了瘢痕的重建，从而发挥对皮肤瘢痕的治疗作用。

羊膜干细胞移植治疗皮肤瘢痕具有较好的效果。Hemphil 等首次报道了羊膜干细胞治疗胸部瘢痕的临床尝试。将 200 万个人羊膜干细胞与羊膜基质的混合物直接注入瘢痕周围的上、下、内侧和外侧部分后，患者瘢痕的疼痛完全缓解，瘢痕外观得到改善。表明羊膜干细胞可作为治疗瘢痕的一种新颖有效的治疗方法。

自体 BMSCs 移植可以治疗痤疮瘢痕。lbrahim 等利用自体 BMSCs 治疗痤疮萎缩性瘢痕的初步研究。14 例中度至重度萎缩瘢痕的患者均接受了自体 BMSCs 治疗，将干细胞溶液注射到每一个痤疮瘢痕皮内。在治疗前、后，患者接受卡迪夫痤疮残疾指数（CADI）的评估。结果表明，在自体 BMSCs 治疗 6 个月后，定性评分、定量评分和 CADI 评分，所有类型的瘢痕都有显著的改善，且任何患者中都没有出现显著的副作用；自体 BMSCs 是一种安全有效的治疗方法，可用于治疗各种类型的萎缩性面部痤疮瘢痕。

2. 研究展望 现有的实验研究表明，将干细胞用于损伤部位能促进伤口愈合的同时减少瘢痕的形成，初步证明了应用干细胞治疗各种皮肤瘢痕的有效性。间充质干细胞在瘢痕治疗中的潜力巨大，但其在瘢痕治疗过程中抑制瘢痕形成的具体分子机制、如何控制干细胞的分化潜能、如何保证干细胞应用的生物安全性等问题都有待进一步研究。

（四）衰老

由于生活水平的不断提高，人们特别是女性对面部组织老化更加关注。面部老化主要包括面部软组织体积的缺失及移位，表现为皮肤失去支撑，松软、下垂，产生皱纹等，影响美观。临床多采用玻尿酸、胶原蛋白及自身脂肪等填充来进行治疗。自体脂肪移植相较于前者具有取材方便、来源丰富、手感自然、移植后相容性好等优势，但是，移植后脂肪存活率较低以及脂肪易出现液化、坏死、囊肿与硬结等并发症始终是难以解决的技术难点。

1. 衰老的干细胞治疗现状　近年来，干细胞特别是成人源性干细胞的分离培养取得了巨大的进展，其含量丰富，易于提取，此外，干细胞具有自我更新、多向分化和生长因子及细胞因子分泌能力，在面部年轻化领域显现出良好的应用前景。干细胞通过分泌一系列具有多种功能的生物活性因子，对细胞微环境产生显著影响。促进血管生成、调节免疫反应和炎症反应，以减少脂肪细胞坏死，增强移植脂肪的存活率，也参与角质细胞和成纤维细胞增殖和迁移的调节和管理，修复表皮和真皮组织。

近年来，大量研究表明干细胞具有抗衰老作用。多项动物实验已经确定干细胞在改善和增加老年小鼠的皮肤厚度和胶原纤维密度以及减少皮肤皱纹中的作用。宋等使用 ASCs 处理因紫外线照射而受到光老化损伤的人成纤维细胞，在有ASCs 及其分泌生长因子和细胞因子的情况下显示出更高的增殖率。Park 等在临床试验研究中证明，将 ASCs 与自体脂肪抽吸细胞联合应用于一名老年皮肤患者，治疗 8 周后，皮肤纹理、皱纹皮肤厚度得到改善。

Xu 等比较了 ASCs 和 PSCs 在治疗皮肤老化过程中的效果。他们将 ASCs 和 PSCs 注射到面部皮肤中，15 天后计算面部皮肤指数，结果表明 ASCs 和 PSCs 都能有效改善面部红斑和黑素，ASCs 作为种子细胞应用于美容整形外科，在减少和预防皮肤细胞光老化方面发挥着重要的生物学作用。干细胞已经成为一种极有前景的治疗面部年轻化的治疗选择。

2. 研究展望　延缓衰老，延长寿命是全人类从古至今一直不懈追求的梦想。干细胞除了预防面部皮肤的衰老之外，在逆转机体各种脏器的衰老上都有望发挥重要作用。例如，截至 2019 年7 月，获得国家备案的 52 项干细胞临床研究项目中，有 11 项是用于治疗骨关节和神经系统的退行性病变、老年黄斑变性、卵巢早衰等衰老相关性的疾病。干细胞的面部以及全身抗衰治疗具有极为广阔的应用前景，同时也存在着诸多的风险，如免疫原性、致瘤性、交叉感染风险、伦理风险等。必须在法律和干细胞临床研究指南的框架内进行深入细致的研究，而干细胞抗衰治疗的临床转化需要以患者的健康，而非经济利益为主要考虑，谨慎的稳步推进。

（五）软组织缺损

软组织缺损在整形外科的疾病谱中十分常见，主要表现为皮下软组织的凹陷、萎缩、畸形、欠丰满等。现阶段的治疗办法主要是材料填充以及自体脂肪移植，后者虽然存在移植存活率较低或易出现局部纤维化或病理性钙化的技术难点，但因其大大减少免疫排斥反应的自体来源优势成为治疗研究的热点。

1. 软组织缺损的干细胞治疗现状　ASCs 作为自体脂肪移植种子细胞的再生潜力、分化潜能以及储量丰富、获取简便的优势在近年来已被大量研究所证实。细胞辅助脂肪移植（cell assisted lipotransfer，CAL），即将移植脂肪与浓缩 ASCs 结合，得到富含干细胞的脂肪移植物。作为目前乳房再造、面部脂肪萎缩修复以及面部整形和面部轮廓外科手术最广泛应用的技术之一，它能显著提高移植脂肪的存活率，减少脂肪吸收，支持组织新血管生成，同时减少脂质注射的不良反应，如纤维化和囊肿形成等。Tanikawa 等于 2013 年对 14 例患者行人脂肪间充质干细胞移植（试验组）或人脂肪间充质干细胞（对照组），移植术后6 个月的 CT 扫描显示，与对照组 54% 相比，试验组脂肪保留率为 80%。2013 年，Kolle 等进行了一项三盲随机对照试验，试验患者上臂注射了30ml脂肪，每毫升脂肪中加入或不加入2 000万个扩增的ASCs。4个月后，富含ASCs的脂肪移植物的残余体积显著高于对照组。

2. 研究展望 目前应用CAL治疗软组织缺损时，往往需要多次重复进行脂肪转移。主要是因为用填充缺陷的脂肪细胞最终会发生凋亡。当脂肪移植注射部位缺少必要的血液供应时，很大程度上会导致钙化结节或瘢痕形成。有必要进一步提升脂肪移植物的血管化程度，从而获得更好的长期治疗效果。

最新的研究表明，脂肪干细胞能够通过细胞外囊泡(extracellular vesicle, EV)传递其生物活性因子促进血管再生，进而提高移植脂肪的存活和体积保留。因其不含有活细胞，避免了干细胞可能的成瘤、免疫原性等风险，同时保留了其功能，是一种优于CAL的替代方案。

（六）颅面骨及软骨缺损

因头面部创伤、畸形、肿瘤手术等原因造成的颅面骨和软骨（耳鼻）缺损，严重影响患者的外观以及心理。目前传统颅颌面骨和耳鼻软骨的修复治疗方法主要为自体骨、软骨移植和人工材料移植。然而，自体骨和软骨组织来源有限，并且取材过程还会造成供区的二次损伤，难以修复大面积骨、软骨缺损，而人工材料生物活性较低，存在修复效果不完全以及移植物感染、脱落等并发症，限制了其治疗效果。近年来，组织工程技术为大面积颅面骨、软骨缺损提供了一个新的治疗方式。由于干细胞具有良好的自我复制和多向分化的潜能，因此，越来越多的学者开始关注干细胞作为种子细胞在骨、软骨修复中的应用。

1. 颅面骨及软骨缺损的干细胞治疗现状 由于MSCs（如骨髓间充质干细胞，脂肪间充质干细胞等）易于分离，体外扩增能力强并具有分化成骨、脂肪、软骨的潜能，是最常用于骨再生的干细胞之一。在骨诱导培养条件下，MSCs可以分化为成骨细胞，并向周围不断分泌基质和纤维，形成类骨质，并在钙盐沉积后矿化成骨。另外，干细胞还可以通过旁分泌作用发挥其生物学功能，并且旁分泌作用可能是干细胞发挥修复与再生功能的主要机制。干细胞可以分泌包括单核细胞趋化因子、成纤维细胞生长因子、血管内皮生长因子以及细胞外囊泡等在内的生物活性物质改变组织细胞所处的微环境，发挥营养支持、细胞趋化、血管再生以及免疫调节作用，从而促进骨生成。

骨髓间充质干细胞(bone mesenchymal stem cells, BMSCs)和滑膜间充质干细胞(synovial mesenchymal stem cells, SMSCs)具有较高的增殖能力和软骨分化潜能，是软骨再生研究的较佳选择。在TGF-β等因子的作用下，MSCs可分化为软骨细胞，分泌Ⅱ型胶原蛋白等细胞外基质，发挥修复软骨组织的作用。但是MSCs向软骨细胞分化的具体因子和因子之间的作用机制仍十分复杂，新生软骨和正常软骨之间仍有一定的差异，因此需要进一步的研究。

间充质干细胞是一种很有前景的颅面骨再生细胞来源，可以与多种支架材料结合使用。BMSCs是最具特征性和用于骨再生的干细胞。早在2001年，Shang等发现自体羊骨髓间充质干细胞与海藻酸钙凝胶对颅骨缺损表现出较好的修复效果。此后，不同物种如兔、羊、猪的间充质干细胞都被用于颅面骨缺损的修复中。在2010—2012年几项临床研究中，人自体BMSCs作为种子细胞并结合生物支架，成功地完成了颅面缺损的修复。脂肪间充质干细胞同样具有较好的成骨潜能。Longaker的团队首次展示了ASCs植入羟基磷灰石包覆的聚乳酸-羟基乙酸支架，促进颅骨缺损的骨再生。

2. 研究展望 除了干细胞的直接应用，干细胞的衍生物用于颅面骨软骨缺损修复也已成为新的研究方向。干细胞培养基中富含干细胞分泌的多种生物活性物质同样已用于骨缺损的修复治疗。一项用间充质干细胞及其条件培养基治疗绿色荧光蛋白转基因小鼠颅骨缺损的对比研究表明，条件培养基的治疗效果优于干细胞，并且条件培养基的植入可以有效促进小鼠内源性间充质干细胞迁移至损伤部位。干细胞来源的细胞外囊泡是干细胞发挥旁分泌作用的重要物质，它通过传递干细胞的生物活性物质发挥作用。谢慧、汪振星等研究者发现，修饰了间充质干细胞来源的细胞外囊泡的脱钙骨基质材料能通过促进移植物血管生成的方式提高骨缺损修复效果。不过细胞外囊泡治疗骨缺损的有效性与安全性还有待长期的研究与观察。另外，干细胞来源的细胞外基质同样被证明可促进组织修复。Liu 等人发现 BMSCs 成骨分化后来源的细胞衍生细胞外基质在与氧化石墨烯 - 胶原蛋白支架结合后展现出对大鼠颅骨较好的修复效果，表明干细胞衍生细胞外基质可以增强支架材料的活性，促进骨修复（图 3-3-1）。

（七）周围神经损伤

外周神经是指连接脑和脊髓与外周组织的神经组织。外周神经损伤的常见原因包括贯穿伤、牵拉损伤、挤压和缺血等。上肢神经是临床最常见的损伤部位。严重的外周神经损伤需要进行手术治疗，手术方式包括无张力神经缝合以及自体神经移植。一期无张力点对点神经修复是目前手术治疗的金标准。然而，该方式仅适用于没有神经组织缺损的神经横断伤。而自体神经移植不可避免地造成供区二次损伤，并且其修复长度有限。

近年来研究者们探索了各种促进神经再生以及连接大段神经缺损的新技术以修复外周神经损伤，其中研究最为广泛的是细胞辅助治疗。施万细胞是神经组织中主要的结构与功能细胞，并且在神经再生过程中发挥重要作用，是治疗周围神经损伤的理想细胞。但是施万细胞的提取过程会造成供区的神经损伤，并且该细胞难以获取与扩增。因此，相对容易分离、扩增，并且具有自我更新与神经分化功能的干细胞是治疗周围神经损伤的最合适细胞来源。

1. 周围神经损伤的干细胞治疗现状　干细胞可以通过两方面发挥治疗作用。一是在体外或体内诱导分化为施万样细胞直接参与神经修复；二是通过分泌一系列包括神经生长因子（nerve growth factor，NGF）、脑源性神经营养因子（brain derived neurotrophic factor，BDNF）、神经胶质源性神经营养因子（glial derived neurotrophic factor，GDNF）以及转化生长因子（transforming growth factor，TGF）在内的生物活性物质改善受损神经部位的微环境，发挥神经营养与支持作用。目前研究发现，可以用于治疗周围神经损伤的干细胞包括：胚胎干细胞、表皮干细胞、毛囊干细胞、牙髓干细胞、骨髓干细胞、脂肪干细胞以及诱导多能干细胞等。

Wang 等人将 BMSCs 或 ASCs 与脱细胞神经支架结合后用于治疗 15mm 的鼠坐骨神经缺损，分别在植入后 4、8、12 周采用功能评估（步行轨迹分析）、肌肉质量测量、组织形态学、免疫组化等手段评估神经再生情况。结果表明，在无细胞神经移植物中添加 BMSCs 或 ASCs 后神经再生的距离更大。

除了小型哺乳动物，干细胞治疗已被用于

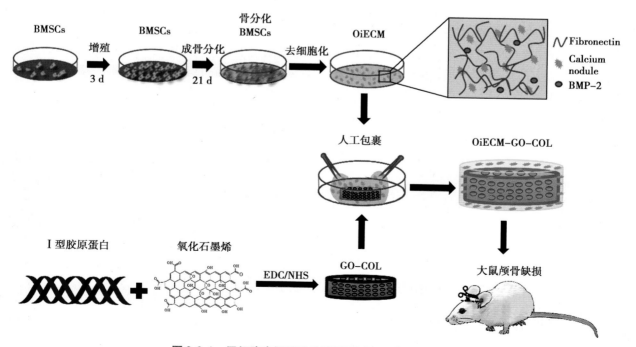

图 3-3-1　干细胞来源细胞外基质可以促进骨组织再生

治疗大型哺乳动物外周神经损伤。Hu 等人用含 BMSCs 的移植体桥接恒河猴一处 50mm 长的正中神经缺损，发现干细胞治疗组的神经功能恢复明显优于无细胞对照组，并且再生神经的形态学接近自体移植。

2. 研究展望 虽然细干细胞在周围神经损伤治疗中拥有极大的应用前景，但是在未来的临床应用中还存在一些挑战。一个是细胞移植的安全性还有待更进一步的研究。另一个问题则是提取扩增这些治疗所需要的细胞可能会耽误治疗神经损伤的最佳时机。

（孙家明　汪振星）

第四节　干细胞临床应用现状及问题

一、前言

干细胞因其具有多向分化潜能、合成与分泌生长因子促进组织修复与再生的能力，作为一种再生医学的治疗手段，具有广泛的应用前景。截至 2019 年底，在 ClinicalTrials.gov 注册的涉及干细胞的临床试验超过 7 600 项，其中间充质干细胞超过 1 000 项，涉及疾病类型包括呼吸、心血管、消化、泌尿、神经等几乎全身各脏器。

在国内，干细胞治疗的产业转化也在蓬勃开展。干细胞的转化应用需要经历三个阶段，首先是充分的临床前研究，在体外、动物模型等多个层面研究明确干细胞治疗的有效性和可能的作用机制；其次进入临床试验阶段，通过单中心 I/II 期临床试验和多中心临床试验，获得治疗的临床有效性和安全性数据；最后进入第三阶段，干细胞产品申报审批，获得相应职能部门批准后进入临床治疗应用。目前，国内涉及干细胞的治疗方法多处于临床试验研究阶段。

在整形外科中，干细胞具有广泛的应用前景，近年就干细胞在促进皮肤、骨与软骨、脂肪、毛发等组织的再生与修复，开展了大量的研究，也有一系列治疗技术的临床研究报道。本章节将就干细胞在整形外科疾病中的应用展开介绍。

二、干细胞在整形外科的临床应用

1. 在组织血管化中的应用 血运是决定组织活性、功能及成活的关键因素，组织血运障碍是整形外科常常处理的病症。组织血运障碍可以是由原发病导致的，如血管病变等；也可能是修复手术中移植组织时人为造成的血运改变。不论何种情况，能否成功重建血运，均是治疗的关键。

移植皮瓣的血运障碍时有发生，较常见于大面积皮瓣远端动脉供血不足、皮瓣移植术后动、静脉血液回流减少以及缺血 - 再灌注损伤。如何促进新生血管生成，加速血管化的进程和建立新的血运来设计并获得面积更大、血运更丰富的皮瓣并降低缺血 - 再灌注对移植皮瓣造成的损伤是整形外科的一大挑战。前期动物实验已发现将分离纯化的干细胞应用于皮瓣移植，可观察到皮瓣血液循环改善，存活率提高，表现为血管增粗和数量增加。近年来有临床应用报告，在一例缺血坏死的手部移植皮瓣内及周围注射脂肪组织基质血管成分（SVF）能明显观察到皮瓣内新血管生成，手功能恢复良好。

除此之外，干细胞治疗也常应用于其他治疗效果不佳的组织缺血性疾病。相关的病例报道和临床试验也证明了干细胞疗法的安全性与有效性，肌内注射或血管内给药均能诱导血管生成。严重下肢缺血的患者肌内注射后发现 $CD133^+$ 细胞可以刺激新血管生成。另有关于骨髓来源干细胞治疗严重下肢缺血的临床试验正在进行中。系统性硬化症是一种以炎症、纤维化和血管病为特征的自身免疫性疾病，其在指端血管病变严重时导致指端溃疡、甚至坏死，有研究应用脂肪来源干细胞治疗系统性硬化症的指端溃疡，可促进创面愈合，改善疼痛症状和手功能。

2. 在皮肤再生与创面愈合中的应用 创伤居疾病谱首位，其中皮肤缺损最为多发。同时，糖尿病、脉管疾病等引发的皮肤溃疡创面，亦成为高发病。瘢痕修复缺乏正常皮肤结构和附属器官，导致患者的外形和功能丧失，严重降低其生活和生存质量，增加社会医疗负担。在促进创面稳定性愈合和皮肤完整功能的再生方面，仍面临巨大挑战。近年，就干细胞在这一领域的应用开展了广泛研究。

急性创伤时将干细胞移植到受伤区域，一方面可以抑制炎症反应，另一方面可以通过旁分泌作用促进残存的细胞增殖、促进创面愈合。植入的干细胞也可通过直接分化作用，参与皮肤组织再生和修复。在临床治疗中，通过局部注射的方式应用脂肪来源的间充质干细胞，治疗假体隆鼻术后出现的鼻尖全层皮肤缺损和外伤后形成的面部皮肤全层缺损，发现脂肪来源的间充质干细胞能够促进创面修复，同时相比于皮肤移植的传统治疗方式，不易出现并发症，如继发性挛缩、色沉和增生性瘢痕。

干细胞治疗在慢性创面的治疗中，也具有明确的促进作用。在糖尿病足、慢性创面等多种难愈性创面的治疗中，在创面边缘及创面基底注射干细胞可有效促进组织血管新生、加速肉芽组织形成、改善组织血供，同时促进创缘角质形成细胞的增殖、加速创面再上皮化，促进愈合。也有学者用带有毛发的皮肤移植物治疗复发性小腿静脉曲张导致的慢性溃疡，结果显示带毛囊移植物治疗区相比于无毛囊移植物的治疗区，愈合速度更快，可能为表皮和毛囊干细胞动员参与伤口愈合。除了单纯使用干细胞之外，还有使用其他材料或组织复合干细胞移植用于促进创面愈合。如可与自体富血小板凝胶、自体脂肪组织、水凝胶等材料混合后应用于创面。

皮肤软组织扩张器是一种利用机械张力诱导促进皮肤组织再生的方法，可为临床大面积皮肤组织缺损的修复，提供结构完整、功能良好的修复用皮肤组织。但张力下皮肤再生是有限的，超量扩张常会出现皮肤变薄甚至破溃的情况。实验研究发现，血液循环中的干细胞可在张力诱导下迁移至扩张皮肤局部，在局部定植后通过分化和合成生长因子，促进扩张皮肤组织再生。在临床中，通过在扩张皮肤内注射干细胞，可为扩张皮肤组织重新注入再生活力，为临床修复提供更大量的优质修复用皮肤组织。

干细胞促进皮肤再生与创面愈合的机制复杂，可参与免疫调节，促进血管生成，分泌生长因子和细胞因子，促进细胞增殖减少凋亡，并在刺激下分化为多种细胞类型。干细胞在促进皮肤再生和创面愈合方面能够带来显著的效果，因此具有巨大的研究价值和潜在的临床应用前景。

3. 在骨与软骨再生中的应用 因创伤、肿瘤、先天畸形等导致的骨和软骨缺损一直是整形外科面临的难题。目前针对骨、软骨缺损的修复，临床上主要采用的是自体组织移植、异体组织移植和替代物植入等方法。虽然自体组织移植是治疗缺损的金标准，但存在手术创伤、供区范围受限、易产生术后并发症等问题；异体组织移植虽可以解决供体问题，但至今仍无法达到完全灭活抗原，导致不同程度的免疫排斥反应，此外组织来源存在伦理争议；单纯植入物或生物材料等填充物的使用，则由于存在纤维包裹、与周围正常组织不连续等而影响其功能。随着研究的不断深入，干细胞在骨、软骨缺损中的临床应用中取得了一定的进展。

来源于骨髓或脂肪组织的干细胞采集方便、易于提取培养、具有成骨、成软骨的潜能、可调节局部炎症微环境等作用，是骨软骨缺损临床研究应用中最常见的干细胞类型。至今，多位学者采用向骨、软骨缺损局部注射骨髓干细胞或者脂肪干细胞的方法促进组织修复再生，上述方法具有一定的疗效，但存在细胞流失、需反复多次抽取干细胞、多次治疗等问题。

组织工程的兴起为这些问题的解决提供了新方案，将干细胞负载于支架材料，不仅可提高干细胞利用效率，而且支架材料的引入也为干细胞再生、为缺损组织提供更有利的微环境，使其具有更稳定的结构和更优化的功能。目前已有多种生物材料进入临床研究。骨髓间充质干细胞可负载于羟基磷灰石（HA）上治疗骨缺损，随访 6～7 年后，植入物与周围骨组织融合在一起，并且无其他并发症；纤维蛋白胶、β-TCP 也可用于作为干细胞支架，构建组织修复骨缺损；也有报道在生物材料中加入适当的生长因子（如 BMP7 等）及骨矿物质可更好的诱导骨结构形成，达到更好的临床效果。

干细胞促进软骨再生的临床研究主要集中在关节缺损、骨关节炎等的微创治疗。采用关节腔内注射骨髓间充质干细胞或者脂肪间充质干细胞，可以通过调节局部炎症、促进软骨再生修复以缓解疼痛、控制关节炎的发展，术后随访发现软骨缺损面积减少，软骨体积增加且无副作用。使用自体干细胞复合骨胶原凝胶来治疗髌骨关节软骨缺损，结果显示患者手术后超过 4 年可以无痛行走。有研究报道，干细胞在促进软骨修复方面效果存在剂量相关性，更高数量级的干细胞治疗，其效果持续时间更长。

临床研究显示，使用自体干细胞治疗骨缺损是安全有效的，尚无研究显示炎症、感染、组织过度生长或肿瘤发生等报道。然而，更多的疗效相关的问题仍待进一步解决，正如最佳的细胞来源和最合适的使用方法、最有效的剂量和扩增程序、正确的治疗指征、禁忌证和风险调查等，需要进行随机对照试验，支持干细胞用于骨、软骨的修复与再生。

4. 在脂肪移植与再生中的应用　软组织萎缩和缺损的修复是当今整形外科亟待解决的难题之一，常见的疾病表现为皮下软组织的凹陷、萎缩、畸形、欠丰满等。自体脂肪移植在瘢痕填充、创伤引起的面部萎缩、Romberg 病、皱纹及乳房填充等问题上均是较好的解决方案。常规自体脂肪再移植后，脂肪组织由于缺乏血供与生长因子，常出现较高的重吸收率及纤维化、钙化等，极大地影响其疗效。

干细胞促进脂肪再生的作用可能存在多种机制。一方面，干细胞在脂肪组织条件下可以分化为脂肪细胞和血管内皮细胞，使得移植或萎缩的脂肪组织细胞和血管新生，起到治疗作用。另一方面，干细胞能通过旁分泌过程，产生细胞因子或生长因子如 VEGF、HGF、SDF-1 等，促进脂肪组织的存活和再血管化。应用干细胞辅助脂肪移植，脂肪细胞成活率更高，组织结构形态更好，形成囊肿等并发症更少。该技术被称为细胞辅助脂肪移植（cell-assisted lipotransfer，CAL）。

在面部脂肪移植轮廓重建、脂肪移植丰乳、脂肪移植丰臀中，特别是在大体积脂肪移植中，加入一定比例的干细胞可获得较好的临床效果。在 40 例接受美容性乳房脂肪填充的患者进行细胞辅助脂肪移植的研究中发现，辅以 SVF 的脂肪移植能够显著提高再移植后脂肪的成活率，减少脂肪注射后纤维化、囊肿等并发症的发生，达到更满意的手术效果，同时未观察到脂肪异常增殖或肿瘤等并发症，证实了应用的安全性。在半面萎缩症患者中，脂肪移植后的重吸收率较高，辅以干细胞的脂肪填充，重吸收率减少一半，有效提高了脂肪存活率，提高手术治疗效率。

由于干细胞的特性和旁分泌功能，干细胞辅助脂肪移植技术对乳腺肿瘤术后乳房脂肪重建是否安全产生了讨论。然而临床报道中并未发现应用细胞辅助脂肪移植技术对乳腺肿瘤的预后产生不良影响。仍需进一步研究证实 ASCs 在乳腺肿瘤术后脂肪重建中的安全性。

5. 在毛发再生中的应用　脱发为困扰现代人的重要问题。除了与雄激素代谢物 DHT 相关的代谢障碍有关，也与毛囊周围血管化减少和生长因子失去平衡有关。最近的研究证实，利用干细胞移植进行头发再生是一种新兴的有望治疗头发脱落的方法。干细胞分泌的 VEGF、HGF、IGF、PDGF 等多种细胞因子，可调控复杂的毛发生长周期，另一方面可促进毛囊周围的血管化，诱导毛囊真皮乳头增殖及调控毛囊由休止期进入生长期，促进毛发生长、毳毛发育为终毛。

脂肪来源干细胞在促进毛发再生中应用最多。头皮毛囊周围的脂肪组织参与了毛囊周期调控。用富集的脂肪干细胞治疗雄激素性脱发，术后见注射区域毛发密度的增加。在斑秃患者中进行头皮脂肪干细胞注射后发现，术后头发密度、头发直径都显著增加，以及脱发减少。脂肪干细胞条件培养基也具有促进毛发再生的效果，多次注射后效果与非那雄胺疗效接近。

除了脂肪干细胞以外，有研究将含有毛囊干细胞（HD-AFSCs）的头皮组织，通过机械切割和离心，获得一种自体的微移植物治疗脱发，术后头发密度显著性增加。也可采用自体骨髓来源干细胞及毛囊自体干细胞治疗难治性斑片状脱发和雄激素性脱发，虽然两种干细胞来源不同，但治疗后所有患者均有显著改善。

干细胞对脱发治疗也有局限性，对于有残存的静止期毛囊的患者，干细胞可促进静止期毛囊进入生长期，达到促进毛发再生的效果；而如对于严重萎缩的患者，治疗效果有限。

6. 在皮肤年轻化中的应用　衰老是一个复杂的过程，通常是指皮肤的解剖结构和生理功能的进行性退化，主要包括胶原纤维的减少和皮下脂肪的缺失。机体内有毒代谢物的集聚、激素水平的变化以及自由基的氧化损伤都与衰老密切相关。干细胞分泌的各类细胞因子和抗氧化物，通过调节局部微环境，参与皮肤的修复更新。例如，脂肪干细胞分泌的血管内皮生长因子（VEGF）和肝细胞生长因子（HGF）可促进血管化过程，增加真皮层厚度。另外，干细胞还通过直接抑制皮肤中的衰老相关标志物，如纳歧化酶（SOD）、甲烯二氧苯丙胺（MDA）及晚期糖基化终末产物（AGE），促进皮肤年轻化。

目前在年轻化治疗研究中应用较多的为脂肪来源干细胞。脂肪干细胞及其条件培养液可显著提高 I 型胶原蛋白生成和促进皮肤成纤维细胞迁移。一些临床研究发现，脂肪干细胞单独或与自体脂肪混合后应用于老化皮肤，可提高皮肤弹性、真皮厚度和皮肤纹理。另有研究发现，脂肪干细胞在注射至面部皮肤后，在 15 天时能有效改善面部红斑和黑素沉积。也有将干细胞的条件培养液应用于皮肤老化治疗的研究，有促进细胞修复和细胞外基质合成的作用。

三、干细胞应用存在问题

1. 安全性仍待长期观察　自干细胞的治疗价值被发现以来，干细胞应用的安全性一直是人们关注的焦点之一。针对干细胞应用的长期安全性，已开展了大量的动物模型和临床观察研究。

通过移植人骨髓间充质干细胞至小鼠、羊和灵长类动物，在最长 27 周的观察期内，免疫、生化等多项指标均无显著异常，并未发现有肿瘤形成。有多项干细胞临床研究对干细胞治疗后 1～4 年的长期安全性进行随访，在干细胞治疗肌萎缩侧索硬化症、心肌缺血、复杂性肛瘘等多种疾病后，并未有异常细胞增殖等不良事件发生。

但仍有部分研究提示，干细胞可能会对肿瘤的形成有促进作用。在动物模型中，将干细胞与肿瘤细胞共同移植至动物体内，肿瘤形成速度升高。有报道指出，在小鼠黑色素瘤模型中注入骨髓间充质干细胞会显著提高该肿瘤的发生率。类似的，有研究报道脂肪间充质干细胞与恶性肿瘤细胞共培养，会抑制肿瘤细胞凋亡、并向更为恶性的方向转变。以上研究表明，干细胞治疗仍需慎重对待其安全性随访，对于既往存在肿瘤病史的病例应谨慎开展干细胞治疗。

2. 治疗的局限性　尽管干细胞在促进组织再生与疾病治疗的多个方面被证实有较好的效果，但不宜过分夸大其疗效。首先，干细胞临床治疗效果仍存不稳定性，细胞质量、细胞在体内的植入率、存活时间均影响了其治疗效果及持续时间。其次，干细胞可以在特定微环境调控下发挥促进组织修复与再生的作用，但应充分认识到干细胞并非"神药"。譬如，虽然直接进行干细胞注射进行脂肪组织填充和再生在理论上具有可能性，但已有研究表明单独应用脂肪干细胞局部注射无法起到满意的治疗效果。所有的临床应用均应建立在充分的临床前研究和临床试验研究基础之上。

四、小结

干细胞作为一种具有分化能力和分泌生长因子能力的细胞，是一种具有重要临床应用前景的再生医学手段。在整形外科中，干细胞治疗经过了多年的实验与临床研究，在促进皮肤再生与修复、组织血管化、软组织再生、骨与软骨修复及毛囊再生等多种疾病中均有较好的治疗效果。尽管如此，仍需看到干细胞应用中存在的问题。在国际上尚无被批准的治疗项目，说明干细胞在治疗整形外科疾病中的作用机制、应用方法、安全性和有效性等均需完善研究。在未来，干细胞治疗临床应用潜力巨大，是研究的前沿领域，有待更多的基础与临床研究，稳步推进干细胞的临床应用。

（李青峰）

参 考 文 献

[1] Post Y, Clevers H. Defining Adult Stem Cell Function at Its Simplest: The Ability to Replace Lost Cells through Mitosis. Cell Stem Cell, 2019, 25(2): 174-183.

[2] Shi Y, Inoue H, Wu JC, et al. Induced pluripotent stem cell technology: A decade of progress. Nat Rev Drug Discov, 2017, 16(2): 115-130.

[3] Pijuan-Sala B, Guibentif C, Göttgens B. Single-cell transcriptional profiling: A window into embryonic cell-type specification. Nat Rev Mol Cell Biol, 2018, 19(6): 399-412.

[4] Vining KH, Mooney DJ. Mechanical forces direct stem cell behaviour in development and regeneration. Nat Rev Mol Cell Biol, 2017, 18(12): 728-742.

[5] Qin H, Zhao A, Fu X. Chemical modulation of cell fates: in situ regeneration. Sci China Life Sci, 2018, 61(10): 1137-1150.

[6] Avgustinova A, Benitah SA. Epigenetic control of adult stem cell function. Nat Rev Mol Cell Biol, 2016, 17(10): 643-658.

[7] Tewary M, Shakiba N, Zandstra PW. Stem cell bio-engineering: building from stem cell biology. Nat Rev Genet, 2018, 19(10): 595-614.

[8] Cossu G, Birchall M, Brown T. Lancet Commission: Stem cells and regenerative medicine. Lancet, 2018, 391(10123): 883-910.

[9] Madl CM, Heilshorn SC, Blau HM. Bioengineering strategies to accelerate stem cell therapeutics. Nature, 2018, 557(7705): 335-342.

[10] Chen L, Xing Q, Zhai Q. Pre-vascularization enhances therapeutic effects of human mesenchymal stem cell sheets in full thickness skin wound repair. Theranostics, 2017, 7(1): 117-131.

[11] Cruciani S, Santaniello S, Montella A, et al. Orchestrating stem cell fate: Novel tools for regenerative medicine. World J Stem Cells, 2019, 11(8): 464-475.

[12] Rahimzadeh A, Mirakabad FST, Movassaghpour A, et al. Biotechnological and biomedical applications of mesenchymal stem cells as a therapeutic system. Artif Cells Nanomed Biotechnol, 2016, 44(2): 559-570.

[13] Kwon SG, Kwon YW, Lee TW, et al. Recent advances in stem cell therapeutics and tissue engineering strategies. Biomater Res, 2018, 22: 36.

[14] Song CG, Zhang YZ, Wu HN, et al. Stem cells: a promising candidate to treat neurological disorders. Neural Regen Res, 2018, 13(7): 1294-1304.

[15] Schmidt M, Schüler SC, Hüttner SS, et al. Adult stem cells at work: regenerating skeletal muscle. Cell Mol Life Sci, 2019, 76(13): 2559-2570.

[16] Owczarczyk Saczonek A, Krajewska Włodarczyk M, et al. Therapeutic Potential of Stem Cells in Follicle Regeneration. Stem Cells Int, 2018, 2018: 1049641.

[17] Hu L, Liu Y, Wang S. Stem cell-based tooth and peri-odontal regeneration. Oral Dis, 2018, 24(5): 696-705.

[18] Wang J, Sun M, Liu W, et al. Stem Cell-Based Thera-pies for Liver Diseases: An Overview and Update. Tissue Eng Regen Med, 2019, 16(2): 107-118.

[19] Rota C, Morigi M, Imberti B. Stem Cell Therapies in Kidney Diseases: Progress and Challenges. Int J Mol Sci, 2019, 20(11): 2790.

[20] Kim J S, Choi J S, Cho Y W. Cell-Free Hydrogel System Based on a Tissue-Specific Extracellular Matrix for In Situ Adipose Tissue Regeneration. ACS Applied Materials & Interfaces, 2017, 9(10): 8581-8588.

[21] Kanji S, Das H. Advances of Stem Cell Therapeutics in Cutaneous Wound Healing and Regeneration. Mediators of Inflammation, 2017, 2017(5): 1-14.

[22] Zhang W, Yelick P C. Craniofacial Tissue Engineering. Cold Spring Harb Perspect Med, 2018, 8(1): a025775.

[23] Panagopoulos G N, Megaloikonomos P D, Mavrogenis A F. The Present and Future for Peripheral Nerve Regen-eration. Orthopedics, 2017, 40(1): e141-e156.

[24] RX Zeng, JY He, YL Zhang, et al. Experimental study on repairing skin defect by tissue-engineered skin sub-stitute compositely constructed by adipose-derived stem cells and fibrin gel. Eur Rev Med Pharmacol Sci, 2017, 21(3 Suppl): 1-5.

[25] Ergin Yucel, Murat Sahin Alagoz, Guler Gamze Eren, et al. Use of Adipose-Derived Mesenchymal Stem Cells to Increase Viability of Composite Grafts. J Craniofac Surg, 2016, 27(5): 1354-1360.

[26] Joep G J Wijnand, Martin Teraa, Hendrik Gremmels, et al. Rationale and design of the SAIL trial for intramus-cular injection of allogeneic mesenchymal stromal cells in no-option critical limb ischemia. J Vasc Surg, 2018, 67(2): 656-661.

[27] Qinan Wu, Xiaotian Lei, Liu Chen, et al. Autologous platelet-rich gel combined with in vitro amplification of bone marrow mesenchymal stem cell transplantation to treat the diabetic foot ulcer: a case report. Ann Transl Med, 2018, 6(15): 307.

[28] Le Wang, Lixin Zhu, Zhao Wang, et al. Development of a centrally vascularized tissue engineering bone graft with the unique core-shell composite structure for large femoral bone defect treatment. Biomaterials, 2018, 175: 44-60.

[29] Chris Hyunchul Jo, Jee Won Chai, Eui Cheol Jeong, et al. Intra-articular Injection of Mesenchymal Stem Cells for the Treatment of Osteoarthritis of the Knee: A 2-Year Follow-up Study. Am J Sports Med, 2017, 45(12): 2774-2783.

[30] Im G I. Stem cells for reutilization in bone regeneration. J Cell Biochem，2015，116（4）：487-493.

[31] Takanobu Mashiko，Szu Hsien Wu，Koji Kanayama，et al. Biological Properties and Therapeutic Value of Cryopreserved Fat Tissue. Plast Reconstr Surg，2018，141（1）：104-115.

[32] Navid Mohamadpour Toyserkani，Marlene Louise Quaade，Jens Ahm Sørensen. Cell-Assisted Lipotransfer: A Systematic Review of Its Efficacy. Aesthetic Plast Surg，2016，40（2）：309-318.

[33] Hongwei Guo，Wendi Victor Gao，Hiromi Endo，et al. Experimental and early investigational drugs for androgenetic alopecia. Expert Opin Investig Drugs，2017，26（8）：917-932.

[34] A K Gupta，J L Carviel. Meta-analysis of efficacy of platelet-rich plasma therapy for androgenetic alopecia. J Dermatolog Treat，2017，28（1）：55-58.

[35] Salvatore Giordano，Marco Romeo，Petteri Lankinen. Lankinen，Platelet-rich plasma for androgenetic alopecia: Does it work? Evidence from meta analysis. J Cosmet Dermatol，2017，16（3）：374-381.

[36] David Perez-Meza，Craig Ziering，Marcos Sforza，et al. Hair follicle growth by stromal vascular fraction-enhanced adipose transplantation in baldness. Stem Cells Cloning，2017，10: 1-10.

[37] Rami Anderi，Nehman Makdissy，Albert Azar，et al. Cellular therapy with human autologous adipose-derived adult cells of stromal vascular fraction for alopecia areata. Stem Cell Res Ther，2018，9（1）：141.

[38] Gentile P. Autologous Cellular Method Using Micrografts of Human Adipose Tissue Derived Follicle Stem Cells in Androgenic Alopecia. Int J Mol Sci，2019，20（14）：3446.

[39] Iman Hamed Elmaadawi，Basma Mourad Mohamed，Zeinab Abel Samad Ibrahim，et al. Stem cell therapy as a novel therapeutic intervention for resistant cases of alopecia areata and androgenetic alopecia. J Dermatolog Treat，2018，29（5）：431-440.

[40] Farshad Zarei，Maryam Soleimaninejad. Role of growth factors and biomaterials in wound healing. Artificial cells，nanomedicine，and biotechnology，2018，46（sup1）：906-911.

第四章 创面愈合与瘢痕

第一节 创面愈合的基本过程与细胞反应

创面是指机体正常皮肤组织在外界损伤因素,如外力、热、电、化学物质,或内在因素,如局部血流障碍等共同作用下,导致皮肤完整性破坏的综合表现。创面愈合是一个非常复杂的过程,受到多种类型的细胞成分和活性因子在空间和时间顺序上的同步调控(图4-1-1)。皮肤损伤后的第一反应是受损血管收缩和血小板活化以形成纤维蛋白凝块,用于止血和募集炎性细胞。随着炎症阶段结束,血管内皮细胞发生增殖,迁移和分化形成新生血管,成纤维细胞发生增殖、表型转换和产生细胞外基质,促进伤口的收缩填充,同时发生再上皮化。多数情况下,创面愈合后可恢复皮肤的屏障功能并接近正常拉伸强度。然而,与胎儿伤口再生性愈合明显不同,成人伤口愈合通常导致纤维化瘢痕。随着现代生物技术的不断发展,对创面愈合过程的认识已经深入到细胞和分子水平,如单细胞技术有助于更深入揭示不同细胞类型在创面愈合中的作用与机制,并可望发现新的参与愈合过程的细胞亚群。由于人体皮肤是通过肉芽组织形成和再上皮化来愈合,尽管小鼠皮肤损伤模型被广泛用于研究,但由于其具有弹性且容易受到刺激发生收缩而闭合,因此,当使用小鼠伤口愈合模型时,应注意在切除的皮肤周围应用硅酮支架,以防止创面收缩并通过肉芽组织形成和再上皮化来愈合。同时,使用人体皮肤类器官培养和损伤皮肤标本的离体培养,也在人体皮肤创面愈合的研究中开始受到越来越多的重视。目前在创面愈合的分期上存在不同的区分

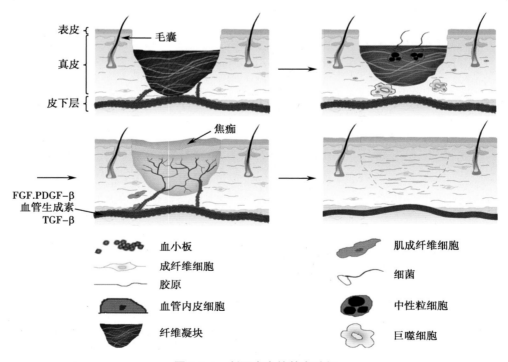

图4-1-1 创面愈合的基本过程

方法，依据不同阶段的细胞反应特点，比较公认的是将创面愈合的基本病理生理过程大致分成出凝血、炎症反应、增殖反应（肉芽组织形成）、再上皮化与组织重塑等四个阶段，但是其间并无截然的分界线，是一个动态连续的过程，既相互联系，又各具特征。

（一）创面愈合的基本过程

1. 出凝血阶段　遭受急性创伤后，机体发生应激反应，出凝血标志着伤口愈合的第一阶段，分三步进行：即血管收缩、原发性止血和继发性止血。这个过程涉及的关键细胞是血小板，关键基质成分是纤维蛋白原，对止血的即时反应是血管壁收缩。大多数皮肤伤口将导致血液从受损血管中渗漏并导致血小板快速募集。接下来，原发性止血和继发性止血同时被激活。原发性止血涉及血小板聚集和血小板栓塞形成，由内皮下基质内暴露胶原而引发。组织损伤后受损血管内皮下成分暴露，启动原发性凝血系统，凝血因子Ⅻ被激活直至因子Ⅸa-Ⅷa-Ca^{2+}-PF复合物形成，组织因子释放，启动激发性凝血系统，形成TF-Ⅶa-Ca^{2+}复合物，在因子ⅨaⅧa-Ca^{2+}-PF和/或TF-Ⅶa-Ca^{2+}复合物作用下，进一步激活共同凝血途径的相关因子，可溶性纤维蛋白原被转化为不溶性纤维蛋白而形成纤维蛋白网，血小板和纤维蛋白网结合，最终在损伤局部形成纤维蛋白凝块。纤维蛋白凝块主要是血小板嵌入由纤维蛋白原凝血酶切割衍生的交联纤维蛋白网组成，以及较少量的血浆纤连蛋白、玻连蛋白和血小板反应蛋白，可停止出血、释放补体和生长因子，并为伤口愈合所需细胞的迁移浸润提供临时支架。在损伤部位，纤维蛋白凝块还是细胞因子和生长因子的储存库，通过活化的血小板脱颗粒而释放。致密的颗粒内容物ADP，血清素和多磷酸盐可进一步促进血小板招募，聚集和纤维蛋白形成，而α颗粒则产生和释放多种趋化因子、生长因子及促炎症介质。其中，血小板衍生的生长因子（PDGF）可趋化巨噬细胞和促进成纤维细胞增殖，血小板释放的表皮生长因子（EGF）主要作为角质形成细胞的增殖信号，血小板分泌的其他生长因子和趋化因子，包括CXC趋化因子配体-4（CXCL-4）、血小板因子4（PF4）和转化生长因子-β（TGF-β）等也参与炎症细胞的募集，促进角质形成细胞的

迁移和成纤维细胞的基质合成及重塑。除血小板衍生的可溶性介质外，血小板本身与伤口部位募集的炎症细胞，如中性粒细胞和巨噬细胞，也可发生直接相互作用。这些中性粒细胞-血小板和巨噬细胞-血小板之间的相互作用，由整合素受体和活化细胞表面的P选择素介导，可上调炎症细胞募集并促进伤口愈合过程进入炎症阶段。除止血外，纤维蛋白凝块作为临时的细胞外基质，在细胞黏附、内皮细胞（EC）迁移、血管生成中也发挥重要作用。在小鼠皮肤感染模型的研究发现，纤维蛋白还可防止微生物经皮肤途径的传播。虽然血小板对于止血是必需的，但是也有研究通过小鼠实验表明，血小板的减少或缺失可能并不会对伤口愈合造成显著影响。虽然与正常小鼠相比，患有血小板减少症的小鼠显示出巨噬细胞和T细胞数量增加，但是其生长因子释放，伤口再上皮化，胶原合成和血管生成的速率没有明显变化。在血友病B小鼠模型中，皮肤伤口愈合被延缓，巨噬细胞浸润延迟，提示特定凝血因子在组织修复中的作用具有重要意义。因此，血小板和纤维蛋白凝块的形成是细胞因子和生长因子的重要存储库，为启动伤口愈合过程，包括炎症细胞趋化、结缔组织收缩、血管生成反应和再上皮化，提供了重要基础。

凝血酶除在凝血途径中起关键作用外，还可与多种细胞发生作用，诱导发挥各自不同的生物学功能。凝血酶通过分布于多种细胞胞膜上G蛋白水解活化的凝血酶受体（proteolytically activated thrombin receptor，PAR）和非蛋白水解活化的凝血酶受体（nonproteolytically activated thromhin receptor，N-PAR），刺激成纤维细胞、神经元细胞、血管内皮细胞的增殖；在集落刺激因子（coLony-stimulating factor，CSF-1）存在下刺激骨髓细胞及巨噬细胞的增殖，作为趋化剂吸引多形核粒细胞和单核细胞，增加单核细胞的吞噬活性，以上功能使凝血酶具有调节局部免疫反应的作用。凝血酶还可通过刺激T细胞激活、细胞因子的产生和调节自然杀伤细胞激活，以及淋巴因子激活杀伤细胞的细胞毒作用而影响免疫防卫机制及免疫监视。凝血酶可诱导不同类型的细胞产生多种促炎细胞因子，介导不同的生物学反应，包括可刺激内皮细胞产生血小板衍化生长因子（platelet-derived growth factor，PDGF）、白细胞介素1（inter leukin-1，IL-1）、前列腺素和纤溶酶原激活剂。经细菌脂多糖（lipopoLysaccharide，LPS）刺激的巨噬细胞在凝血酶作用下，IL-1的产生明显增加。凝血酶还可激活T淋巴细胞，增加细胞因子IL-6、IL-2及巨噬细胞移动抑制因子（macrophage migration inhibitory factor，MMIF）的产生。纤维蛋白凝块形成后，创面愈合过程涉及一系列的细胞活动过程，先是中性粒细胞、淋巴细胞和单核细胞在创面的积聚，其次成纤维细胞、内皮细胞和表皮细胞向创面迁徙并增殖。伤后早期凝血酶诱导单核细胞趋化蛋白1（monocyte chemoattract-ant protein-1，MCP-1）的产生，刺激单核细胞的增殖，增加单核细胞的活性并通过产生白细胞介素8（IL-8）来招募其他细胞进入受伤区域，分化增殖的单核细胞可产生具有促进创面愈合作用的IL-6、IL-1β、TNF-α。此外，凝血酶还是成纤维细胞的趋化剂和有丝分裂原，刺激成纤维细胞产生IL-6和MIF，而IL-6又可增加单核细胞、成纤维细胞、T淋巴细胞等多种细胞上的凝血酶受体表达。

2. 炎症反应阶段　创面的炎症反应在皮肤损伤后即开始发生。血小板和纤维蛋白凝块为炎性细胞向创面的募集提供了支架，并释放诸多炎症介质，尤其是缓激肽、自由基、过氧化氢和组织胺等。在此期间，炎性反应产生的各种介质，增加了血管的渗透性，使正常血管腔内的液体、蛋白及酶经血管壁漏入细胞外间隙引起局部水肿、发红。此时的炎细胞浸润以中性粒细胞为主，单核细胞作为抵御细菌的第一道防线，在损伤后48～96小时被趋化至伤口部位，并转化为组织激活的巨噬细胞。朗格汉斯细胞、真皮树突细胞和T细胞的适应性免疫系统也被激活以对抗自身和外来抗原。中性粒细胞和单核细胞迁移到伤口部位主要帮助清除细菌和碎片，同时也为角质形成细胞的增殖提供条件。细胞内Ca^{2+}的增加发生在伤后最初几分钟的伤口边缘，并向伤口中心扩散，损伤相关分子模式（DAMPs）、过氧化氢（H_2O_2）、脂质介质和受损细胞释放的趋化因子也为炎症细胞的募集提供了信号。DAMP分子包括DNA、多肽、ECM成分、ATP和尿酸。研究表明，伤口中H_2O_2的快速产生可以减少感染，激活角质形成细胞的再生，以及招募中性粒细胞和促进新血管的形成。

中性粒细胞是炎症期的重要细胞类型。在正常皮肤组织中通常观察不到中性粒细胞，但作为损伤皮肤抵御细菌的第一道防线，中性粒细胞可立即被募集到凝块中，在受伤后数分钟内到达伤口，并在伤口愈合的第一天成为主要炎症细胞类型。中性粒细胞可被各种介质吸引到伤口中，包括纤维蛋白肽、纤维蛋白降解产物、中性粒细胞活化肽-2（NAP-2）、生长相关癌基因α（GRO-α）和白细胞介素-8（IL-8）。在伤后第一天，中性粒细胞可占伤口细胞总数的50%。中性粒细胞与内皮细胞和血小板通过P选择素和E选择素发生相互作用，促进炎症细胞的进一步募集。活化的中性粒细胞可以释放多种因子，进一步促进中性粒细胞浸润。中性粒细胞通过释放白三烯B4（LTB4）和CXCL8清除微生物和失活组织。这一过程包括自由基依赖和非依赖性机制，前者是指细胞吞噬作用杀伤病原体，后者则是通过中性粒细胞胞外陷阱（neutrophilextracellulartraps，NETs）的形成。NETs是由DNA（瓜氨酸化组蛋白）修饰的网状结构，具有抗菌颗粒，如中性粒细胞弹性蛋白酶（NE）和髓过氧化酶（MPO）。其中有毒颗粒的主要成分是蛋白酶，蛋白酶对抗菌活性、基底膜及ECM的分解都很重要，可以使中性粒细胞离开血管进入损伤组织；丝氨酸蛋白酶包括组织蛋白酶G、弹性蛋白酶和蛋白酶3，主要储存在嗜天青颗粒中，可分解弹性蛋白、纤维连接蛋白、层粘连蛋白、波联蛋白和Ⅳ型胶原蛋白。NETs还可激活基质金属蛋白酶，加剧蛋白水解反应。除了抗微生物作用外，中性粒细胞也是促炎因子的重要来源，可作为最早的信号来激活局部成纤维细胞和角质形成细胞，并为后续巨噬细胞进入伤口部位创造条件。其中基质金属蛋白酶（MMP）家族成员发挥了重要作用，如基质金属蛋白酶8（MMP-8）的主要作用是去除受损的Ⅰ型胶原蛋白和伤口碎片，MMP-9可以切断基底层胶原（Ⅳ型）和原纤维胶原蛋白（Ⅶ型）。虽然中性粒细胞在炎症反应阶段的作用十分重要，但其来源蛋白水解酶的增加也可导致生长因子、生长因子受体和ECM的异常，破坏血管，并造成组织损伤。中性粒细胞的持续存在还会导致炎症状态延长和伤口愈合障碍。有研究表明，中性粒细胞的消耗可加速无菌小鼠伤口的再上皮化速度。对 PU.1 缺失小鼠的研究发现，虽然缺乏骨髓细胞系（中性粒细胞、巨噬细胞、肥大细胞、嗜酸性粒细胞和 B 细胞）导致伤口部位炎症反应很轻，但其愈合过程与野生型小鼠相似。在组织蛋白酶 G 缺陷小鼠模型中也证明，中性粒细胞募集可加重伤口愈合的延缓，表明持续的炎症可能对伤口愈合有害。因此，凋亡的中性粒细胞一旦没有被及时清除，会进一步发生坏死，导致高毒性内容物的释放，对周围细胞和组织产生严重影响，及时清除中性粒细胞对伤口部位炎症的消退至关重要。中性粒细胞的清除一般有两种方式，一是离开伤口重新进入血液循环，二是被巨噬细胞吞噬清除。巨噬细胞从受伤后 24～48 小时开始进入伤口组织。巨噬细胞吞噬凋亡的中性粒细胞可导致 IL-10、TGF-β、PEG2 等抑炎介质的释放和 VEGF 等修复因子的分泌，同时抑制 TLR 依赖的炎性细胞因子的产生。巨噬细胞在不同的微环境下可分化为 M1 型和 M2 型两种巨噬细胞亚型，M2 型巨噬细胞又分为 M2a、M2b、M2c 三种亚型。M1 型巨噬细胞具有促炎作用，M2 型巨噬细胞具有抑炎作用。巨噬细胞通过 MerTK 受体识别凋亡的中性粒细胞，而 MerTK 受体仅存在于 M2c 巨噬细胞亚群，其中 CD163 是 M2c 巨噬细胞的主要表面标记物。因此，促进巨噬细胞向 M2c 的极化成为其有效清除凋亡中性粒细胞的关键。研究证实，间充质干细胞可以促进巨噬细胞向 M2 表型转化，同时减少 IL-1α、TNF-α、IL-12、IL-17 等炎性因子分泌，增加 IL-10、VEGF 等抑炎因子分泌，其机制取决于间充质干细胞可溶性因子的分泌，包括 PGE2、TSG-6、IL-6、IDO 和 TGF-β1 等。

3. 增殖反应阶段（肉芽组织形成阶段）　伤口愈合的增殖反应阶段发生在受伤后的 3～10 天内。这一阶段的主要特点是伤口中内皮细胞、角质形成细胞、成纤维细胞和胶原蛋白的数量增加，细胞外基质大量生成和炎症细胞数量减少，以促进闭合伤口的再上皮化过程。在伤口愈合的增殖反应阶段，新生血管的形成对伤口愈合至关重要。血管生成包括局部微血管内皮细胞（ECs）的活化，这些细胞排列在血管的内表面，是参与新血管形成的主要细胞类型。ECs 的激活需要

来自相邻细胞的生长因子、蛋白水解酶的产生，使 EC 在富含纤维蛋白 / 纤维连接素的凝块内迁移。内皮细胞通过发芽启动血管生成、增殖和迁移，其中响应促血管生成的信号有 VEGF、成纤维细胞生长因子（FGF）、PDGF-B、TGF-β 和血管生成素等。ECs 具有异质性，在血管生成期间，特定功能的内皮细胞亚群发挥不同的功能，从而确保血管生长受到严格和有序地控制。内皮细胞的发育在很大程度上受 Notch 通路及其效应因子（Delta-like4 和 Jagged1）的调控。Notch 信号的激活受 VEGF 调控，VEGF 由皮下脂肪基质细胞、巨噬细胞和伤口微环境中增殖的角质形成细胞产生。内皮细胞除了对生长因子有反应外，还含有趋化因子受体。除 CXCR3 外，大多数内皮细胞上的 CC 和 CXC 受体都具有促进血管生成的作用。在增殖反应阶段的最初几天，存在许多新生血管以促进伤口中细胞的增殖和迁移，这一过程主要通过促血管生成趋化因子 CXCL1、CXCL2、CXCL3、CXCL5、CXCL6、CXCL7 和 CXCL8 及其受体 CXCR1 和 CXCR2 所介导，特别是 CXCL1 和 CXCL8 的高水平表达与人类早期伤口的新生血管生成密切相关。趋化因子在增殖阶段还可通过促进分泌生长因子募集巨噬细胞以间接促进血管生成，趋化因子 CCL2 和 CCL3 在这一阶段表达增加并与巨噬细胞的数量增加相一致。还有报道显示，CCL27 可促进骨髓来源的干细胞向伤口迁移，从而加快伤口愈合。

肉芽组织从底部向上填充伤口并生成新的细胞外基质支架，诱导伤口边缘处的角质形成细胞和内皮细胞增殖并迁移以闭合伤口表面。这一过程受 M2 巨噬细胞释放的 TGF-β 调控。随着炎症的消退，促炎的 M1 型巨噬细胞转变为抗炎的 M2 型巨噬细胞。一方面，M2 型巨噬细胞有助于新生血管的形成，在此阶段巨噬细胞数量的增加与微血管密度高度相关。伤口中促血管巨噬细胞表达表面标记物 Tie2，Tie2 也表达于内皮细胞和一些造血干细胞上。这些巨噬细胞可以释放血管内皮生长因子（VEGF）等生长因子诱导新生血管形成，通过融合分支的内皮血管并通过血管拟态将分支血管连接到全身血管系统，从而参与血管吻合。另一方面，巨噬细胞向真皮成纤维细胞发出信号，CD206/CD301b 巨噬细胞亚群诱导成纤

维细胞向肌成纤维细胞转变，增加胶原蛋白和平滑肌肌动蛋白在伤口中的沉积。巨噬细胞也可以直接转变为纤维化细胞，沉积胶原蛋白和 ECM，这些巨噬细胞被称为纤维细胞或 M2a 巨噬细胞。一旦发生再上皮化，伤口进入重建阶段，伤口中的巨噬细胞恢复其吞噬表型并转化为 M2c 型巨噬细胞，释放蛋白酶，吞噬过多的细胞和基质。在这个阶段巨噬细胞功能的异常改变可导致过度的 ECM 沉积和组织纤维化。

伤口愈合过程的炎症阶段之后是成纤维细胞的募集、增殖和活化。成纤维细胞是一个异质的细胞群，在 ECM 组成和结构的动力学中起关键作用。α-SMA 是肌成纤维细胞的标志物，其参与伤口收缩以及组织纤维化。在上皮性肿瘤、肺纤维化、肝硬化和心肌梗死中，成纤维细胞活化蛋白（FAP）在不同程度上也可识别出活化的成纤维细胞亚群。α-SMA$^+$ 细胞在伤口闭合阶段达到峰值并分布在整个肉芽组织中，但主要集中在表皮附近。在正常伤口愈合过程中，增殖期持续 2～4 周。肌成纤维细胞在伤口愈合中起着至关重要的作用，细胞因子 TGF-β 可促进成纤维细胞向肌成纤维细胞分化。成纤维细胞首先分化为原肌成纤维细胞，纤维连接蛋白外域 -A（EDA）有助于肌成纤维细胞的完全分化。肌成纤维细胞的形成是通过 Smad 途径表达 α-SMA（肌成纤维细胞标记物）来调节。成纤维细胞在组织修复过程中产生大部分的细胞外基质（ECM），其在组织重塑和伤口完全闭合中起重要作用。胶原蛋白是 ECM 的重要组成部分，通过合成和基质降解酶（如 MMP）之间的平衡维持稳态。肌成纤维细胞是一种特殊分化状态成纤维细胞，在正常的伤口愈合中是不可或缺的，能够通过生长因子发出信号，促进血管生成，影响伤口收缩和合成新的 ECM。有报道发现，半乳糖苷 -1（galectin-1）可能在肌成纤维细胞功能调控中发挥重要作用，其可通过 NADPH 氧化酶（Nox）4 诱导 ROS 产生，从而调控伤口愈合。

4. 再上皮化与组织重塑阶段 随着肉芽组织发生上皮化，细胞增殖及新生血管化停止，胶原进一步沉积，随后肉芽组织重构为瘢痕组织，创面愈合进入组织重塑（又称组织改构）阶段。肉芽组织主要由Ⅲ型胶原组成，随着伤口重塑的进展，部分型胶原Ⅲ被较强的Ⅰ型胶原所取代。这一过程是Ⅰ型胶原合成和Ⅲ型胶原溶解同时进行的结果，随后是 ECM 的重塑。在此阶段，角质形成细胞、成纤维细胞和巨噬细胞等细胞可分泌多种基质降解酶，分解多余的 ECM 成分。如间质胶原酶或基质金属蛋白酶 1（metalloproteinases-1，MMP-1）可降解Ⅰ、Ⅱ、Ⅹ、ⅩⅢ型胶原；明胶酶（MMP-2）能降解Ⅴ、Ⅺ型胶原和所有类型的变性胶原；基质溶解素（stromely-sin，又名 MMP-3）能降解蛋白聚糖、黏性糖蛋白以及Ⅰ型胶原。因此，胶原不断更新的组织中Ⅰ型胶原含量显著增加，胶原纤维交联增加，而 HA 和水分减少，蛋白聚糖分布渐趋合理。成纤维细胞普遍存在于各个器官系统的结缔组织中，是沉积 ECM 并具有收缩平滑肌特征的细胞类型。不同组织来源的成纤维细胞在不同发育阶段及其活化状态下存在显著的异质性。这种异质性导致成纤维细胞亚群之间存在显著的表型差异，包括 ECM 沉积和生长因子、细胞因子的分泌以及免疫调节。成纤维细胞的异质性可以根据其相对于表皮和表皮附属物的空间定位来确定。在小鼠皮肤中，上（乳头状）真皮和下（网状）真皮在成纤维细胞密度和胶原 ECM 组织方面存在差异。谱系追踪研究表明，最初的皮肤修复是由于较低的谱系成纤维细胞表达肌成纤维细胞标志物，如 α-SMA，这些细胞合成大量的 ECM，导致瘢痕形成。瘢痕形成的成纤维细胞也呈 Engrailed-1 阳性，可用表面标记物 CD26/DPP4 区分，在伤口愈合过程中抑制 CD26/DPP4 活性可以减少瘢痕的形成。成纤维细胞异质性也影响伤口修复期的皮肤 - 表皮相互作用。例如，位于毛囊基部的真皮乳头（DP）成纤维细胞激活 Wnt/β-catenin 通路可作用于毛囊发育。成纤维细胞中 β-catenin 的消减促进毛囊再生，反之成纤维细胞中 β-catenin 的激活会减少毛囊再生。同时，毛囊凸起的表皮干细胞可以向邻近的 DP 成纤维细胞发出信号，诱导其分化为肌成纤维细胞或平滑肌细胞。最近有研究表明，新生毛囊内的肌成纤维细胞在损伤后可形成真皮脂肪细胞，而这种由肌成纤维细胞向脂肪细胞的转变可减少瘢痕的形成。真皮脂肪细胞还可以通过促进毛囊再生和激活周围成纤维细胞来防止瘢痕形成。

伤口愈合的主要特征之一是伤口收缩，以减少重新上皮化的伤口面积。在此过程中，胶原纤维垂直于伤口边缘组织，增加组织的机械强度。创面微环境硬度的变化将向创面中心迁移的成纤维细胞转化为 α-SMA 阳性的肌成纤维细胞。考虑到成纤维细胞是异质性的细胞群，在伤口愈合过程中可能只有特定的成纤维细胞亚群才能分化成肌成纤维细胞。在损伤状态下，位于未损伤真皮和皮下组织的局部成纤维细胞被认为是肌成纤维细胞的主要来源，但也有可能肌成纤维细胞亚群来自其他细胞类型，包括纤维细胞、间充质干细胞、周细胞和上皮细胞。当组织完整性得到充分恢复，肌成纤维细胞最终会通过凋亡从创面清除。由于凋亡增加，肉芽组织中细胞数量也逐渐减少，毛细血管网也逐渐消退。组织重塑可延续至伤后数周甚至两年。机体通过组织重塑可改善组织的结构和强度，以尽可能恢复组织原有结构和功能。目前尚不清楚在愈合后，肌成纤维细胞是否会恢复到未受伤皮肤中存在的成纤维细胞表型。有研究发现，在增生性瘢痕模型中，肌成纤维细胞不能有效凋亡，也是瘢痕产生的可能原因。此外，PDGF 和 MMP 等生长因子，以及成纤维细胞与神经细胞相互作用，均可以调控肌成纤维细胞的迁移和分化，包括 TNF-α 在内的某些炎症介质和炎症状态的延长可能会影响肌成纤维细胞的分化，并导致伤口愈合过程的延迟，但确切机制尚需要研究。

（二）挑战与展望

皮肤伤口愈合是一个十分复杂的过程，原位组织细胞和循环系统来源细胞，包括免疫细胞和非免疫细胞，均参与伤口的愈合过程，而皮肤组织易于分离获取，是研究细胞异质性和干细胞的理想器官。急性创伤可以通过分离烧伤患者和创伤手术的组织来进行分析，而慢性创伤则可以通过分析压力溃疡、静脉性腿部溃疡、糖尿病足溃疡或镰状细胞溃疡的切除标本来进行研究。通过比较细胞和分子信号在皮肤稳态维持、急性和慢性伤口愈合过程的差异，研究正常组织修复和疾病条件下的异常修复机制，可为诊断和治疗提供依据和指导，同时也可为其他组织器官损伤的修复与再生提供重要参考。目前对于参与皮肤稳态维持和伤口愈合的细胞类型及其作用机制尚未完全阐明，特别是在皮肤损伤后，对于不同来源和不同类型细胞成分如何维持正常皮肤的稳态和损

伤后如何被精确激活的机制仍不清楚。干细胞是皮肤组织更新和修复细胞的主要来源。目前已经在皮肤组织中发现了多种干细胞亚群，除了毛囊干细胞、表皮干细胞，近年还陆续发现存在真皮干细胞、汗腺干细胞、皮脂腺干细胞等干细胞亚群，也可能还存在未知的干/祖细胞。这些干细胞在复杂的损伤局部微环境作用下如何被激活、增殖和分化为特定类型的功能细胞参与修复过程仍需要深入研究。不同细胞亚群对不同的创伤信号的响应机制也不一致，可能具有优先响应的条件或因素。此外，不同细胞群体之间的相互作用，特别是干细胞与分化细胞、原位细胞与循环细胞，以及细胞成分与损伤环境因素，如机械力、氧含量以及微生物感染等如何影响伤口愈合过程都是需要研究的重要问题。

有关于细胞与细胞之间的相互作用，特别是组织原位细胞类型和亚型间如何相互作用，以及如何与伤口微环境中的循环细胞相互作用，了解这些细胞在伤口愈合中的作用以及伤口愈合后这些细胞会如何改变对于理解创伤愈合过程具有十分重要的意义。由于细胞类型众多，每一种细胞都激活不同的信号通路，传统的基于群体细胞的研究技术手段，如通过使用表面标记物免疫染色的方法从伤口组织中分离出已知的细胞类型，然后进行群体分析，可能难以完全阐明整个伤口愈合过程的精确细胞与分子机制。因为分离出的细胞群体可能包含不同功能的细胞亚群，或者可能由具有异常功能的干细胞组成，如伤口愈合的炎症后期与血管生成的早期重叠，而在这个阶段分离的巨噬细胞包含两个不同功能活性的细胞亚群，应用传统方法获得的研究结果可能更倾向于数量多的细胞亚群，从而影响对其他亚群的分析和认识。同样，将所有成纤维细胞作为一群细胞进行分析，也难以解释具有不同特定功能细胞亚群在伤口愈合中的意义。在体模型中的谱系示踪与单细胞测序技术相结合，有望为发现新的细胞亚群及其功能提供新的工具。高通量 RNA 测序作为一项革命性技术，可用于鉴定特定少见的细胞亚群，有望为深入揭示伤口愈合的细胞分子机制和发展新的治疗手段提供重要帮助。此外，皮肤细胞移植是最早开展的细胞治疗领域，包括成纤维细胞、角质形成细胞、脂肪来源的 SVF 细胞、

间充质干细胞和血小板等几种细胞疗法已被用于临床实践，初步证明可以促进急性和慢性伤口愈合，相关的细胞治疗药物也已开展临床试验。近年来，随着对间充质干细胞研究地不断深入，越来越多的研究显示，MSCs 主要通过旁分泌来发挥治疗作用。MSCs 条件培养基（MSC-CM）中的许多生物活性分子，包括胰岛素样生长因子 -1（IGF-1）、血管内皮生长因子（VEGF）、转化生长因子 -β1（TGF-β1）和肝细胞生长因子（HGF）等，已经被证实发挥促进组织修复及再生的作用，显示出良好应用前景。因此，通过对伤口愈合相关细胞异质性的研究，从中鉴定和发现新的关键细胞亚群及其分子标志物，进而揭示其在伤口愈合中的作用与机制，将为开发更有效的细胞治疗技术提供重要基础。

（史春梦）

第二节 炎症与创面愈合的关系

创面愈合是机体对各种有害因素所致组织细胞损伤的一种防御反应，是在时间上、空间上高度协调、多种细胞与因子共同参与的病理生理学过程。创面愈合分为凝血期、炎症期、增殖期和重塑期，但各阶段间存在重叠交叉，并无严格的分界线。炎症是引发止血和招募激活免疫系统的关键，保护创面免受病原体攻击，并帮助清除坏死组织。从炎症阶段过渡到增生阶段是创面愈合的重要步骤。然而，长时间的炎症反应是有害的，将导致表皮细胞活化与分化失调，阻碍创面的正常愈合。

一、炎症是创面愈合的双刃剑

（一）炎症反应是创面愈合的必要条件

炎症反应几乎与创面凝血过程同时启动，主要涉及补体系统和 toll 样受体激活，免疫细胞招募、活化并迁移至受损皮肤组织等环节。

1. **补体系统与 toll 样受体激活** 皮肤损伤后，由于局部血管收缩，局部组织缺血缺氧，引起组织胺及其他血管活性物质释放。凝血过程伴随血小板聚集形成血凝块、激活补体系统、介导炎症介质释放和血管渗透性增加。同时，创面形成后，皮肤内细胞如表皮细胞、巨噬细胞、树突状

细胞、肥大细胞等被暴露于损伤组织中的不良危险信号，包括损伤相关的分子信号，如坏死细胞释放出的蛋白质、DNA 和 RNA，以及病原体相关的分子信号，如细菌所固有的多糖和多核苷酸等。当皮肤损伤后，这些有害的信号被细胞受体识别，其中 toll 样受体（TLRs）是最具代表性的一类。TLRs 在宿主细胞上表达，通过刺激 TLRs 可激活细胞内信号通路，包括核因子 κB（NF-κB）和丝裂原活化蛋白激酶（MAPK）通路，导致包括细胞因子、趋化因子和抗菌肽在内的大量基因增强表达，从而引发和维持炎症反应（图 4-2-1）。

2. **免疫细胞激活与迁移** 参与创面炎症反应的免疫细胞包括先天性（非特异性）免疫细胞如中性粒细胞、巨噬细胞和获得性免疫细胞如多种淋巴细胞、树突状细胞等。中性粒细胞是最先到达创面的炎症细胞。中性粒细胞通过吞噬作用来清除病原体和细胞碎片。同时，中性粒细胞产生细胞因子，如肿瘤坏死因子（TNF-α）、白细胞介素 -1β（IL-1β）和 IL-6，以增强炎症反应。此外，它通过释放多种抗菌物质（如阳离子肽和蛋白酶）来进行清创。损伤后约 3 天，单核细胞被招募到损伤部位，并分化成巨噬细胞，其吞噬坏死细胞碎片和凋亡的中性粒细胞，分泌多种细胞因子，发挥炎症调节作用。除非特异性免疫细胞外，获得性免疫细胞如 B 淋巴细胞、T 淋巴细胞和树突状细胞也参与创面炎症过程，其通过产生各种细胞因子和生长因子，调节抗原呈递和局部免疫应答等，介导了延迟性但具有特异性的免疫调节作用，同样是介导与调节创面炎症反应的重要效应细胞。正常情况下，皮肤创面炎症反应通常持续 2～5 天，一旦消除了有害刺激，炎症反应就会减退，进而进入创面愈合的关键阶段——增殖期，使创面上皮化。研究表明，削弱炎症 / 免疫细胞的功能或 TNF-α 缺失等，都将导致创面不愈或愈合延迟。因此，适度的炎症反应是创面愈合的必要条件和重要前提。

（二）炎症反应失衡导致创面不良愈合

急性创面仅出现适度的炎症反应，该炎症反应阶段仅持续数天。然而，炎症反应持续存在，将导致创面愈合延迟。创面持续的炎症反应表现为炎症介质持续释放，促炎因子 TNF-α、IL-β 等大量蓄积，创面炎症细胞大量浸润，引发炎症级联

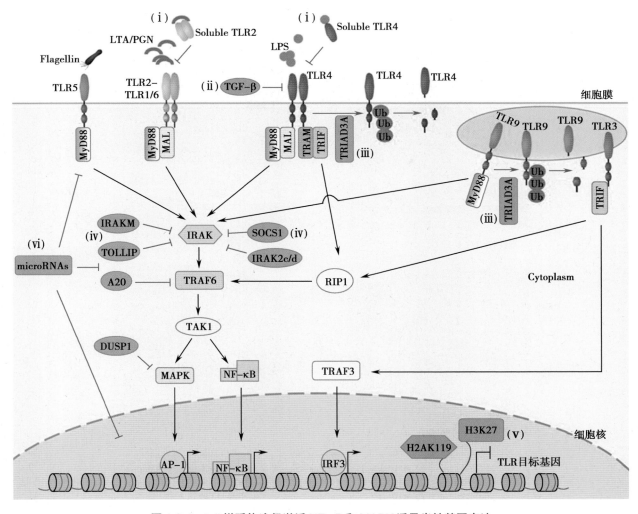

图 4-2-1　toll 样受体途径激活 NF-κB 和 MAPK 诱导炎性基因表达

放大瀑布效应。持续的炎症反应促使多种基质金属蛋白酶如 MMP-2、MMP-9 等持续高表达，降解细胞外基质及 TGF-β、VEGF 等多种促进创面愈合的生长因子，使创面基底血管化、胶原合成障碍，修复细胞活化、迁移与增殖受抑，阻碍创面正常愈合，最终演变为慢性创面而经久不愈（图 4-2-2）。迄今，人们对创面炎症反应的启动、放大过程已有较多了解，但是对于炎症如何在创面愈合过程中的消退仍知之甚少。了解急性创面炎症的消退过程是阐明慢性创面持续性炎症发病机制的关键。

二、参与创面炎症的细胞与因子

（一）参与创面炎症的细胞

1. 中性粒细胞　中性粒细胞来源于骨髓，具有分叶形或杆状核，胞质内含大量既不嗜碱也不是嗜酸的中性细颗粒。这些颗粒多为溶酶体，内含髓过氧化物酶、溶菌酶、碱性磷酸酶和酸性水解酶等丰富的酶类，执行吞噬和消化功能。中性粒细胞在骨髓库中的数量约 100 倍于血液中数量，通过骨髓库动员维持血液中中性粒细胞的数量平衡。

创面形成后，在趋化因子、补体和细菌降解副产物等刺激因素作用下，中性粒细胞通过一个多步骤的过程从循环系统被募集到受伤创面，其步骤为：首先，趋化因子诱导细胞间黏附分子 1（ICAM1）、血管细胞黏附分子 1（VCAM1）、E 选择素（SELE）等黏附分子在内皮细胞上表达增加，介导中性粒细胞黏附于血管壁。同时，趋化因子使黏附于内皮细胞上的中性粒细胞的细胞骨架发生重塑，进而导致中性粒细胞外渗。中性粒细胞一旦出了血管，就会受到趋化因子梯度的影响，向高浓度梯度的损伤部位定向迁移。值得注

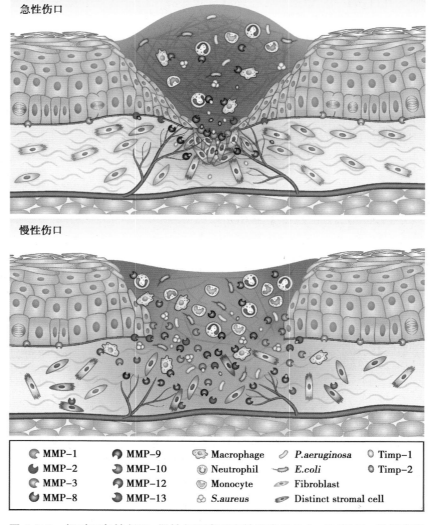

急性伤口

慢性伤口

MMP-1	MMP-9	Macrophage	P.aeruginosa	Timp-1
MMP-2	MMP-10	Neutrophil	E.coli	Timp-2
MMP-3	MMP-12	Monocyte	Fibroblast	
MMP-8	MMP-13	S.aureus	Distinct stromal cell	

图 4-2-2　相对于急性创面，慢性创面表现出持续炎症状态，使 MMPs 持续高表达，创面不能愈合

意的是，所有的白细胞，不仅仅是中性粒细胞，都遵从这种定位机制。到达损伤部位后，中性粒细胞对细胞碎片、细菌或其他颗粒表现出活跃的清除和吞噬作用（phagocytosis），方式包括释放蛋白酶、制造中性粒细胞胞外捕网（NETs），吞噬、胞饮和受体介导的内摄作用等，但中性粒细胞如何识别上述目标，目前尚不十分清楚。颗粒物质被中性粒细胞吞入后，由细胞膜将其包裹形成吞噬体，后者再与中性粒细胞内的溶酶体融合形成吞噬溶酶体（phagolysosome），继而溶酶体酶活化，通过代谢机制将吞入的颗粒如微生物等杀死并进行降解。完成这一过程后，中性粒细胞自身发生凋亡或衰老死亡而被巨噬细胞吞噬，或重新回到血液（图 4-2-3）。在创面愈合过程中，中性粒细胞

以其庞大的数量和迅速游出血管在创面急性炎症反应阶段（伤后 2-3 天）发挥核心作用。若中心粒细胞缺陷，创面易发生化脓菌感染，创面愈合缓慢甚至不愈；反之，若创面中心粒细胞持续维持高水平状态，也不利于创面愈合。研究显示，中心粒细胞的持续高水平将显著激活基质金属蛋白酶-9，提高中性粒细胞明胶酶相关脂质运载蛋白的表达水平，进而抑制创面修复过程。

2. 巨噬细胞　除局部组织常驻巨噬细胞群体外，循环血液中的单核细胞是创面巨噬细胞的主要来源。早在 20 世纪 70 年代，Leibovich 和 Ross 等证明了巨噬细胞在创面愈合中具有关键作用，他们发现巨噬细胞耗损使创面愈合明显延迟。目前已知，随着创面微环境变化，巨噬细胞

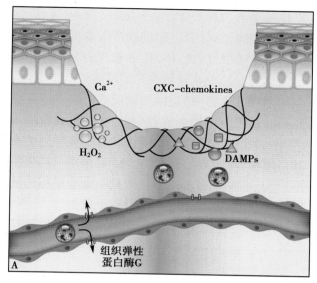
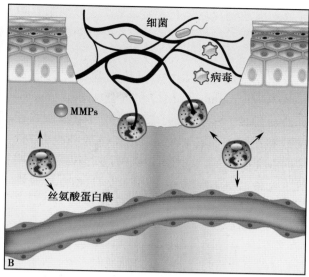
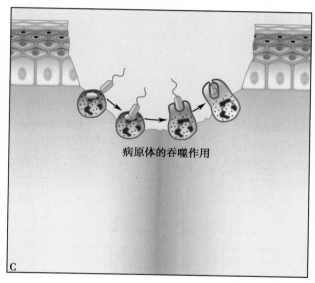
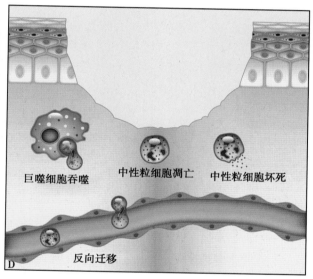

图 4-2-3 中性粒细胞与创面炎症反应

A. 在多种因素刺激下，中性粒细胞被募集至创面；B. 中性粒细胞通过脱颗粒释放蛋白酶或以细胞外捕网（NETs）方式清除创面中病原体；C. 中性粒细胞通过受体介导的内摄作用吞噬病原菌；D. 中性粒细胞及时被巨噬细胞清除或重回血液是炎症消退的关键

通过表型转变，在创面愈合的不同阶段均发挥重要作用，例如：在炎症期清除坏死组织细胞、吞噬病原菌，在增殖期促进细胞增殖和血管生成，在重塑期调节胶原沉积和组织重塑等。最近，有研究采用选择性清除巨噬细胞模型，发现炎症期缺乏巨噬细胞，创面再上皮化和肉芽组织形成发生障碍；而巨噬细胞在增殖期被过度消耗，则将导致创面出血。这两种情况下均导致创面修复失败。

创面形成后，受血小板和中性粒细胞分泌的趋化因子和促炎因子的作用，血液中单核细胞迁移到损伤部位并分化为巨噬细胞。巨噬细胞通过

释放大量的促炎因子如 TNF-α、IL-1β 和 IL-6 以及通过吞噬作用杀灭抗病原菌、清除坏死细胞碎片。先期来到创面的巨噬细胞释放单核细胞趋化蛋白 1（MCP1），招募更多的巨噬细胞，以增强创面炎症反应。单核细胞趋化蛋白 1（MCP1）是一种特异性的单核细胞趋化因子，当 MCPI 与血液中的单核细胞表面受体 CCR2 结合后，便可趋化单核细胞到达损伤部位。条件性敲除 CCR2，则创面单核 - 巨噬细胞的募集显著受抑。Mac-1（CD1lb/CD18）也具有募集巨噬细胞的重要作用；若缺乏 Mac-1，则巨噬细胞的聚集速度减慢，进而

导致创面愈合延迟。在炎症后期，巨噬细胞吞噬凋亡或坏死的中性粒细胞，标志着创面炎症逐渐消退（图4-2-4）。

在创面愈合过程中，巨噬细胞极化为促炎（type 1 macrophages，M1）和抗炎（type 2 macrophages，M2）两种类型，表现出高度可塑性并行使截然不同的两种功能。其中，巨噬细胞由 M1 型向 M2 型转换，是创面由炎症期进入到增殖期的重要特征（图4-2-5）。在 IFN-γ、TNF-α 等炎性因子以及微生物产物和细胞碎片的刺激下，巨噬细胞激活为 M1 型巨噬细胞，又称为经典活化的巨噬细胞。M1 型巨噬细胞产生多种炎症效应分子包括活性氧、IL-1β、IL-6 和 TNF-α 等，分泌 MMP-2 和 MMP-9 降解临时的细胞外基质等，吞噬和杀灭微生物，在创面早期炎症阶段发挥重要作用。随着创面愈合进行，M1 型巨噬细胞转化为 M2 型巨噬细胞。M2 型巨噬细胞又称为抗炎性巨噬细胞，主要由 IL-4、IL-13 等激活。活化的 M2 型巨噬细胞释放出一系列抑制炎症反应的细胞因子如 IL-10、TGF-β 等，发挥抗炎作用。这些

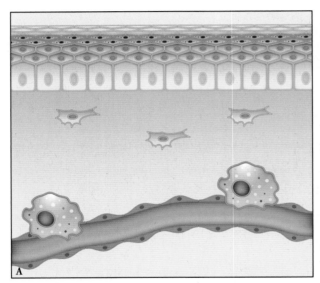
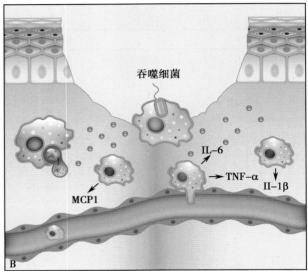
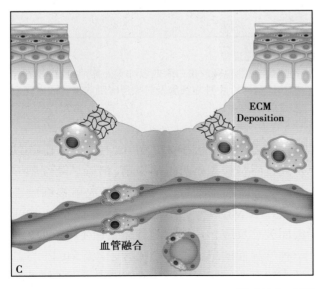
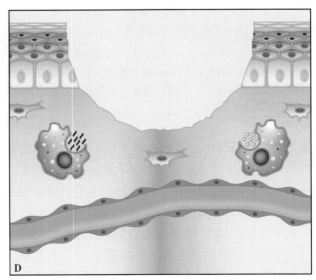

图 4-2-4 巨噬细胞与创面愈合

A. 正常情况下巨噬细胞主要位于血液循环，部分驻留于皮肤组织；B. 皮肤损伤后，巨噬细胞被招募至创面，通过多种方式吞噬病原菌、清除组织碎片，通过释放 MCP1 以招募更多的巨噬细胞增强炎症反应；C. 在创面增殖期，巨噬细胞释放 VEGF 和 PDGF，促进血管生成，并参与细胞外基质沉积；D. 在创面重塑期，巨噬细胞通过吞噬作用调节细胞外基质动态平衡

细胞因子可以诱导巨噬细胞产生精氨酸酶 -1 从而抑制 iNOS 的激活，拮抗 M1 型巨噬细胞的促炎作用。M2 型巨噬细胞还分泌高水平的生长因子，如 PDGF、胰岛素样生长因子 -1、VEGF、TGF-β 等，这些生长因子有助于细胞增殖、肉芽组织形成和血管生成。同时，M2 型巨噬细胞也产生金属蛋白酶抑制剂 -1（IMPs），拮抗 MMPs，促进细胞外基质形成与沉积，为表皮细胞迁移创造条件。在没有巨噬细胞的情况下，中性粒细胞的存活时间显著延长，使创面持续处于高度炎症状态。创面巨噬细胞的耗竭将阻碍新生血管的生成，导致小鼠再上皮化延迟。在创面重塑阶段，M2 型巨噬细胞促进 IL-10 表达，抑制炎性反应和肌成纤维细胞凋亡；恢复 MMP/TIMP 的水平，减少纤维化等。因此，巨噬细胞贯穿于创面愈合的全过程，其数量、亚型和功能的变化与创面的炎症状态和修复过程息息相关。然而，在创面愈合过程中，M1 型巨噬细胞如何转化为 M2 型巨噬细胞，其涉及的信号转导与基因调节机制等，仍有待深入阐明。

3. 巨噬细胞与中性粒细胞的关系　中性粒细胞作为最先到达损伤局部的炎症细胞，一方面清除坏死组织和细菌，另一方面分泌多种趋化因子和炎症介质，招募和激活巨噬细胞。随后，浸润的中心粒细胞发生凋亡，被巨噬细胞清除，巨噬细胞逐渐成为参与创面修复的主要炎症细胞，使创面顺利进入增殖期和重塑期。若巨噬细胞不能及时清除凋亡的中心粒细胞，或局部浸润的中心粒细胞过多，使巨噬细胞无法有效清除时，将导致局部持续炎症，组织损伤加重，创面愈合延迟或无法愈合，这也是某些难愈性创面如糖尿病足、下肢静脉性溃疡等重要的发病机制。

巨噬细胞正确识别和清除凋亡的中心粒细胞是创面由炎症期进入增殖期的关键步骤。那么，巨噬细胞是如何识别凋亡的中心粒细胞呢？研究发现，在正常情况下磷脂酰丝氨酸（phosphatidylserine，PS）位于细胞膜内侧，而细胞发生凋亡，PS 将翻转至细胞膜外侧。巨噬细胞通过其表面受体如 BAI-1、stabilin 等直接识别凋亡的中性粒细胞膜表面的 PS，或通过巨噬细胞分泌的桥接分子将巨噬细胞和中心粒细胞表面的 PS 连接起来，进而间接识别并吞噬凋亡的中心粒细胞。例如：CCN-1 蛋白作为桥接分子介导了巨噬细胞识别并吞噬凋亡的中心粒细胞。若 CCN1 基因缺失或突变，将导致创面局部大量中性粒细胞积聚，创面愈合显著受抑。类似地，巨噬细胞 PPARγ 缺失也导致其清除中性粒细胞的功能受损，从而延缓创面愈合。巨噬细胞识别和清除凋亡的中心粒细

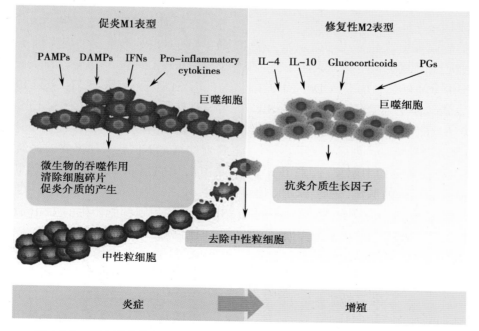

图 4-2-5　巨噬细胞的 M1/M2 型转换是创面由炎症期过渡到增殖期的重要特征

胞涉及复杂的分子生物学机制，是当今创面愈合研究的热点问题之一。

4. 淋巴细胞 淋巴细胞是机体免疫应答的重要细胞，分为 T 淋巴细胞（又名 T 细胞）、B 淋巴细胞（又名 B 细胞）和自然杀伤（NK）细胞。T 淋巴细胞自骨髓生成，随血液循环至胸腺，在胸腺激素等作用下成熟；B 细胞在骨髓中分化成熟。当受抗原刺激后，T 淋巴细胞转化为淋巴母细胞，再分化为致敏 T 淋巴细胞，参与细胞免疫；B 淋巴细胞先转化为浆母细胞，再分化为浆细胞，产生免疫球蛋白，参与体液免疫；NK 细胞不依赖抗原刺激而自发地发挥细胞毒效应，具有杀伤靶细胞的作用。

淋巴细胞在创面炎症过程中扮演了重要角色。创面形成 3 天内，NK 细胞数目明显上升，发挥非特异性免疫防御作用。B 细胞分泌抗体，产生各种因子，调节抗原呈递、T 细胞活化和分化等。伤后 5 天，T 淋巴细胞数目不断增长，至伤后 10 天达最高值。T 细胞依据表面标志不同，分为不同的亚群。研究发现，$CD4^+$ 和 $CD8^+$ T 细胞激活后，释放各种细胞因子，影响成纤维细胞和单核细胞等创面修复细胞的趋化、增殖和分泌功能。这些细胞分子种类繁多，包括 IL-1～IL-10、IFN-γ、TNF-α、β、TGF-β、GM-CSF 等，其作用也十分复杂。例如：IL-1 和 IL-8 刺激白细胞趋化和活力；IL-2、3、5 刺激 T 细胞生长；IL-10 抑制巨噬细胞释放细胞因子；IFN-γ 刺激巨噬细胞活力和 B 细胞分化，抑制胶原生成和内皮细胞增殖，增加内皮细胞对淋巴细胞的黏附等。在人慢性创面中，T 细胞的作用时间延长且增多，$CD4^+/CD8^+$ T 细胞比例改变。调节性 T 细胞（regulatory T cell，Tr cell）是一类动态的、异质性的细胞群，可以控制免疫反应和预防自身免疫。创面形成后，活化的调节性 T 细胞在皮肤创面中聚集，减弱 IFN-γ 的产生，并促进巨噬细胞的募集，通过 EGFR 途径促进创面修复。在正常创面愈合过程中，不同亚群的淋巴细胞维持动态平衡，从而调控创面修复细胞的活动有序进行，最终影响创面愈合速度和特性。

近年发现，在天然的非特异性免疫和获得性的特异性免疫之间起桥梁作用的几种细胞类型也在创面愈合中起关键作用。受伤时，浆细胞样树突状细胞（pDCs）与中性粒细胞同时浸润皮肤创面。pDCs 感知创面中释放的核酸，通过 TLR-7 和 TLR-9 依赖的机制，产生 I 型干扰素（IFN-α/β），对早期炎症反应的诱导和损伤皮肤的再生起关键作用。朗格汉斯细胞（LCs）是表皮树突状细胞的一个特化亚群，起一线防御作用，参与表皮免疫监视。尽管其确切保护机制尚不清楚，但在创面愈合的早期阶段，LCs 在创缘表皮中的数量明显增多。在糖尿病足的表皮中，较高数量的 LCs 与愈合结果相关联。γδT 细胞是一类表达 T 细胞抗原识别受体（TCR）的 T 细胞亚群，由 γ 亚基和 δ 亚基组成。表皮中 γδT 细胞的亚群被称为树突状表皮 T 细胞（DETC）。DETC 可以识别和清除受损的表皮细胞，释放生长因子如 FGF-7、KGF-1、IGF-1 等，刺激邻近表皮细胞增殖。DETC 还可以通过 TCR 依赖的方式产生 IFN-γ 和 IL-17A，发挥抗菌功能，从而利于创面愈合（图 4-2-6）。

实际上，淋巴细胞不仅在创面的炎症阶段起着积极作用，而且在整个创面愈合过程中发挥重要作用。相对于非特异性细胞免疫，目前人们对这类特异性细胞免疫在创面愈合中的作用认识还很肤浅，深入了解这种微妙的免疫平衡是创面愈合研究的重要课题。

（二）炎症因子

参与创面炎症反应的各种因子多达几十种，其中起主要作用的有 TNF-α、IL-1β、IL-6 和 IL-8 等。在创面炎症反应过程中，TNF-α 和 IL-1β 是最早出现，也是最重要的促炎因子，在炎症级联反应中居核心地位。

1. 肿瘤坏死因子 -α（TNF-α） 1975 年，Carswell 等发现接种卡介苗的小鼠注射 LPS 后，其血清中含有一种能杀灭肿瘤细胞的因子，称之为 TNF。目前知道，TNF 是一种重要的促炎细胞因子，主要由活化的巨噬细胞、NK 细胞和 T 淋巴细胞产生，包括 TNF-α 和 TNF-β 两种亚型。1985 年 Shalaby 将巨噬细胞产生的 TNF 命名为 TNF-α，将淋巴细胞产生的淋巴毒素命名为 TNF-β。虽然 TNF-α 和 TNF-β 仅约 30% 的同源性，但其受体相同。TNF-α 的生物学活性约占 TNF 总活性的 70%～95%，因此，一般所述的 TNF 多指 TNF-α。人的 TNF-α 前体由 233 个氨基酸组成，其中包含由 76 个氨基酸残基组成的信号肽，在 TNF 转化

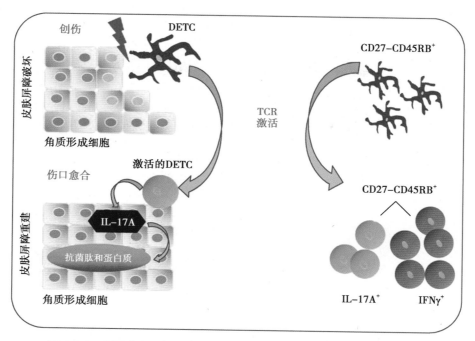

图 4-2-6　创面表皮 DETC 诱导 IFN-γ 和 IL-17A 表达释放，发挥抗菌功能

酶 TACE 的作用下，切除信号肽，形成成熟的含 157 个氨基酸残基的 TNF-α，分子量为 17kDa。

TNF-α 通过与受体 TNFR 结合，构成经典的炎症信号途径（图 4-2-7）。在创面愈合过程中，作为介导炎症效应的核心因子，TNF-α 具有广泛的作用，主要表现在：①诱导炎症相关基因表达和炎症细胞趋化；②增加中性粒细胞过氧化物阴离子产生；③刺激中性粒细胞脱颗粒和分泌髓过氧化物酶，提高中性粒细胞的吞噬能力；④诱导血管内皮细胞表达黏附分子，增强中性粒细胞与内皮细胞的黏附；⑤诱导其他细胞如单核巨噬细胞等分泌 IL-1、IL-8 以及 GM-CSF 等，进而在炎症因子级联放大效应中发挥核心作用，促进创面愈合正常进行。

2. 白细胞介素 -1（IL-1）　IL-1 主要由巨噬细胞产生，包括 IL-1α 和 IL-1β 两种亚型。IL-1α 由 159 个氨基酸组成，而 IL-1β 由 153 个氨基酸组成。IL-1α 和 IL-1β 的氨基酸顺序仅有 26% 的同源性，但二者可结合相同的受体（IL-1 受体，IL-1R），发挥类同的生物学作用。IL-1 是启动炎症反应的另一关键细胞因子，主要作用包括：①刺激单核细胞和内皮细胞等分泌趋化因子，刺激血管内皮细胞表达黏附分子，从而使创面部位聚集大量中性粒细胞；②与抗原协同作用，使 CD4⁺T

细胞活化；③促进 B 细胞生长和分化，促进单核 - 巨噬细胞等 APC 的抗原递呈能力；④与 IL-2 或干扰素协同可以增强 NK 细胞活性；⑤刺激多种不同的细胞释放蛋白分解酶产生炎症效应等。正常情况下，IL-1 通过丘脑 - 垂体 - 肾上腺轴，刺激皮质激素合成，后者抑制巨噬细胞的活性，从而通过反馈调节使细胞因子合成和释放达到平衡。但若 IL-1 的表达过多，则将对机体产生负面效应，诸如创面愈合延迟、关节炎等。研究发现，IL-1 可抑制 EGF 和 TGF-β 诱导的表皮细胞迁移和增殖作用，使创面愈合延迟。因此，有学者认为，对 IL-1 进行调控，避免其负面效应，将有利于创面愈合。目前，已有采用 IL-1 受体拮抗剂、重组可溶的 IL-1 受体、蛋白抗体、反义核酸等调控 IL-1 的报道，显示了一定前景，但多数停留在实验室阶段。

3. 活性氧　所有细胞的代谢过程都产生活性氧。活性氧的种类很多，包括超氧阴离子、羟自由基、过氧化氢、一氧化氮等。活性氧可氧化大分子破坏细胞，但产生后通常会被过氧化氢酶、过氧化物酶、过氧化物酶和低分子量抗氧化剂快速中和。

在创面组织中，炎症细胞（粒细胞和巨噬细胞）内 NADPH 氧化酶产生大量 ROS，是创面活

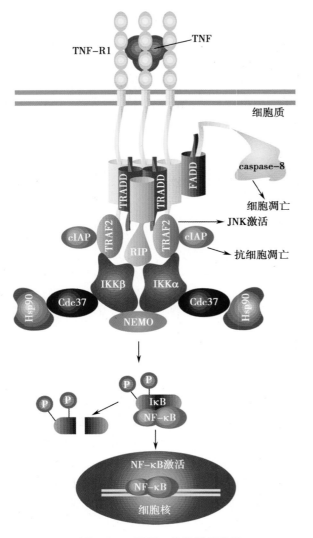

图 4-2-7 TNF-α 信号转导途径

TNF-α 与受体 TNFR 结合，使后者发生构象改变，形成含多个连接蛋白的复合体（TNFR1 复合体），后者进一步募集和活化酶分子如 caspase-8 和 IKK，进而激活下游 NF-κB 和 JNK 信号，启动炎症相关基因转录或胞质效应

性氧的主要来源，具有杀菌、信号转导和调节炎症等重要作用。例如：氧化呼吸爆发是中性粒细胞、吞噬细胞杀灭细菌的重要机制。有学者利用过氧化氢和硫酸铁经过芬顿反应产生羟自由基，在治疗烧伤后耐药细菌感染方面取得良好效果。因此，活性氧介导的氧化应激是机体的必要防御机制，保护宿主免受细菌和其他微生物的入侵。此外，研究表明，低水平的 ROS 作为第二信使参与细胞内信号的调控，在整个愈合过程中发挥重要作用。在止血阶段，活性氧调节血液凝固、血栓形成和血小板功能。在炎症期，ROS 除

了具有抗菌作用外，还能增强白细胞的募集和功能效应。活性氧可降解核转录因子 κB 的抑制因子 -IκB，从而上调核因子 κB 的活性，进而调节炎症相关基因表达。在增殖期，低浓度的活性氧已被证明可以诱导上皮细胞的增殖和迁移。此外，Roy 等人发现低浓度的 H_2O_2 通过促进血管生成而利于愈合，而高剂量的 H_2O_2 则对愈合产生不利影响。因此，在创面愈合过程中，严格控制氧化还原信号对炎症向增殖的转变至关重要。在难以治愈的慢性创面中，已观察到过量的活性氧引起氧化应激，导致细胞损伤。

三、炎症与创面不良愈合

尽管适度的炎症反应是创面愈合的必要条件，但越来越多的证据表明，炎症失调或过度炎症是创面不良愈合的重要因素，包括慢性难愈合创面和增生性瘢痕或瘢痕疙瘩。

（一）炎症失调与慢性创面

随着我国人口老龄化，各种慢性创面如糖尿病性溃疡、压力性溃疡、血管性溃疡等的发生率逐年增加，造成沉重的家庭和社会负担，是目前创面处理的棘手问题。炎症失调是各类慢性创面的共同机制，而炎症细胞功能障碍和炎性因子紊乱在其中扮演了重要角色，致使创面形成促炎和高度蛋白水解微环境，阻碍增殖期发生和创面愈合（图 4-2-8）。

因慢性创面的种类多，下面仅以糖尿病创面为例，阐述炎症失调与慢性创面的关系。

1. **炎症细胞功能障碍** 中性粒细胞是参与创面早期炎症的主要细胞，其存活期 2～5 天。若中性粒细胞数量或功能异常，将显著影响创面愈合。研究发现，糖尿病患者的中性粒细胞更易发生凋亡，导致创面部位中性粒细胞的寿命缩短和清除率增加，加剧创面感染的易感性。此外，糖尿病患者的中性粒细胞不能及时到达创面基底部，大量中性粒细胞散落在创面周围，形成致密的炎症区。同时，晚期糖基化终末产物（AGEs）与中性粒细胞结合，活化中心粒细胞，后者释放大量炎性细胞因子，加剧炎症反应与氧化应激，使创面处于持续炎症状态而经久不愈。另外，未愈合创面往往伴有细菌感染，导致中性粒细胞和巨噬细胞持续浸润，进一步延迟创面修复。

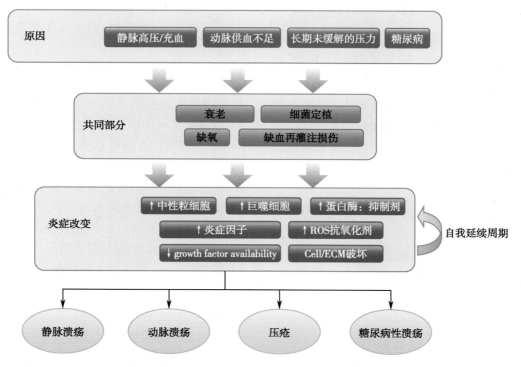

图 4-2-8 过度炎症是多种慢性创面发生的共性机制

在创面愈合过程中，巨噬细胞清除中性粒细胞，诱导 M1 型巨噬细胞向 M2 型表型转换，从而使炎症消退。然而，慢性创面中巨噬细胞对凋亡的中性粒细胞的吞噬能力下降，导致局部强炎症环境和大量 M1 巨噬细胞聚集。糖尿病创面微环境如高糖、晚期糖基化终末产物、氧化应激、低氧等均可影响巨噬细胞功能和表型转换，使创面持续处于慢性炎症状态。研究比较非糖尿病和糖尿病创面愈合早期和晚期巨噬细胞的表型发现，非糖尿病创面的巨噬细胞在伤后第 10 天已完成从 M1（促炎型）向 M2 型（抗炎型）转化，但是糖尿病创面巨噬细胞仍维持 M1 型特征，表现为高度炎症状态。由于糖尿病强化了创面 M1 型巨噬细胞的募集和滞留，使得创面细胞外基质沉积减少，血管新生延缓，再上皮化延迟。此外，研究发现，糖尿病小鼠招募到创面的巨噬细胞本质上比非糖尿病小鼠招募的更具有致炎性，当这些巨噬细胞受到创面局部瀑布式炎性信号刺激时，它们的表型转化将更失衡。

淋巴细胞功能与机体免疫状态密切相关。若机体免疫功能低下，将直接抑制 T 淋巴细胞活性，降低 CD4$^+$/CD8$^+$T 细胞比率，抑制创面愈合。临床上，免疫功能下降常见于糖尿病、脊髓损伤、应激性溃疡、烧伤或进行免疫抑制治疗的患者。有学者对比糖尿病、静脉性溃疡患者与正常人的创面，发现前二者创面中 CD4$^+$T 淋巴细胞水平较低，且 CD4$^+$T/CD8$^+$T 淋巴细胞的比率下降，同时创面有更多的巨噬细胞和 B 细胞，提示溃疡与淋巴细胞功能受损有一定关系。

2. **炎症介质紊乱** 大量的炎症因子持续、过量产生是难愈创面的共同特征。有研究采用荧光定量 PCR 方法发现，慢性创面中心和边缘组织中的 IL-1、IL-6 以及 TNF-α 的表达较急性创面显著增高，且创缘组织中的表达水平又高于创面中心组织。过量产生的炎症因子诱导多种基质金属蛋白酶如 MMP-2 和 MMP-9 的过度表达，下调组织金属蛋白酶抑制剂（TIMPs）表达，使细胞外基质过度降解，创面基底膜破坏，创面难愈。最近的研究发现，糖尿病创面的高炎症状态可活化创面巨噬细胞的 NLRP3 炎症复合体，激活 caspase-1，释放大量 IL-1、IL-18 等促炎因子，从而形成 NLRP3 炎症复合体激活 /IL-1β 释放通路正反馈，导致创面 M1 型巨噬细胞堆积，M2 型巨噬细胞出现迟缓，形成持续放大的炎症反应，是糖尿病创面迁延不愈的重要原因。将糖尿病创面分离出的巨噬细胞用 IL-1 的封闭性抗体处理，可以削减

M1 型巨噬细胞的蓄积，加速 M2 型巨噬细胞出现，同时肉芽组织形成增多，再上皮化加快。在糖尿病小鼠创面模型中，局部使用 NLRP3 炎症复合体抑制剂格列本脲，发现巨噬细胞由 M1 型转换为 M2 型，创面 IL-1β、IL-18 表达水平也相应降低，炎症消散加快。将 NLRP3 基因敲除小鼠的骨髓移植到糖尿病小鼠体内也能显著改善创面愈合，表明炎症介质紊乱是导致糖尿病患者创面难愈的重要原因。

另外，晚期糖基化终末产物可能也是糖尿病患者创面炎症介质紊乱的另一重要因素。糖尿病创面组织中血管内皮细胞和成纤维细胞膜表面均存在多种晚期糖基化终末产物结合蛋白，如 P60、P90、galectin-3 及糖基化终末产物受体等，当与晚期糖基化终末产物结合后，可引发细胞内氧化应激、亚铁血红素加氧酶 -1 的表达和 NF-κB 的激活，进一步增强糖基化终末产物受体表达，从而引起持续的细胞损伤和功能紊乱。

（二）炎症与瘢痕

证据表明，创面炎症与瘢痕增生或瘢痕疙瘩关系密切。例如，早期胎儿的伤口炎症反应轻微，再生修复后无瘢痕，而晚期胎儿创面炎症反应加剧，同时伴随瘢痕形成。临床观察发现，炎症细胞浸润少的口腔创面愈合快，且瘢痕形成少。遗传基因 PU.1 缺失将导致机体无法启动炎症反应。研究发现，PU.1 缺失小鼠的创面愈合快，且没有瘢痕，为瘢痕与炎症的关系提供了有力证据。此外，在肥厚性瘢痕和瘢痕疙瘩中，持续的炎症导致各种细胞和趋化因子上调，诱导多种生长因子如 PDGF、TGF-β1 等表达，刺激纤维母细胞增殖和分化成肌成纤维细胞，也提示瘢痕形成与炎症之间存在密切联系。近年发现，瘢痕疙瘩来源的成纤维细胞中 IL-6 及其受体（IL-6Rα 和 IL-6Rβ）均显著表达上调，IL-6/IL-6R 信号途径形成自身正反馈调节，促进 I 型胶原的大量分泌，被认为是炎症参与瘢痕疙瘩表型的重要机制之一。然而，到目前为止，有关炎症在增生性瘢痕或瘢痕疙瘩发生过程中的确切作用与机制远未阐明，伤口瘢痕或瘢痕疙瘩的预防与治疗仍未找到令人满意的有效方法，提示相关研究仍亟待深入开展。

四、关于炎症与创面愈合关系的思考与展望

作为创面愈合的早期事件，适度的炎症反应是创面再上皮化的重要条件。然而，过度或持续的炎症反应造成细胞损伤和细胞外基质过度降解，是创面慢性不愈甚或瘢痕增生与瘢痕疙瘩形成的重要原因。过去几十年，人们对创面炎症的细胞与分子机制进行了持续、深入研究，但相关认识仍较肤浅，至今仍未找到针对慢性创面和瘢痕增生患者炎症调控的有效策略，制约了临床救治水平的进一步提高。究其原因，一方面与炎症反应过于复杂，涉及太多炎症细胞与因子以及复杂的调控网络，而现有研究手段与条件难以清晰地揭示其全貌，例如：目前对炎症消退过程仍知之甚少，而慢性创面正是以持续性的炎症反应为特征，因而使得慢性创面的炎症调控难有突破。另一方面，就慢性创面而言，持续性的炎症反应或许是相关效应的终末或放大阶段，而非起始阶段，因而以炎症作为靶点难以获得良好效果。以上这些，都值得我们深入思考。进一步深刻揭示炎症与创面愈合的关系，将有助于为创面愈合尤其是慢性创面愈合提供更有效的治疗策略。

（张家平）

第三节 神经 - 免疫 - 内分泌机制在创面愈合中的作用

创面愈合看似是身体局部组织的修复，但其整个愈合过程离不开全身反应的参与。完整的机体状态对创面愈合至关重要，是创面愈合的基础条件。脱离整体仅从局部谈创面愈合是片面的，整体与局部是任何时候均要注意的问题。

一、皮肤的结构特点及其与神经 - 免疫 - 内分泌系统的密切关系

皮肤是人体最大的器官，皮肤有很多功能，如屏障功能、感觉功能、分泌功能、排泄功能、吸收功能、代谢功能和呼吸功能等。皮肤创面首先破坏的是皮肤的屏障功能，皮肤狭义的屏障功能多指表皮，特别是角质层的物理性或机械性屏障结构。广义的皮肤屏障作用除了皮肤的物理屏障

作用，还包括皮肤的色素屏障作用、神经屏障作用、免疫屏障作用及其他与皮肤功能相关的诸多方面。创面愈合的目的就是恢复组织表面的皮肤覆盖，学习创面的愈合首先要了解皮肤的结构。

皮肤分为三层：表皮、真皮和皮下脂肪组织。表皮是皮肤的最外层，分为角质层、透明层、颗粒层、棘层和基底层。角质层含有角质形成细胞，是终末分化的角质形成细胞。这些细胞可由位于基底层的角质形成细胞不断补充。透明层是一层薄薄的、透明的死角质形成细胞。透明层的角质形成细胞不含角蛋白，而是含有一种透明的细胞内蛋白，使得透明层具有透明的外观。颗粒层是介于透明层和基底层之间的一层薄层。颗粒层角质形成细胞含有丰富的半胱氨酸和组氨酸颗粒，它们将角蛋白丝与结合在一起。近基底层的棘细胞尚略显柱状，随即变扁平，细胞变大，细胞核仍为较大的圆形，但较基底细胞核小，核质浓缩，核仁明显，胞质中有丰富的多聚核糖体，故在光镜标本上呈强嗜碱性。胞质中角蛋白丝较基底细胞丰富。基底层包括基底角质形成细胞、朗格汉斯细胞和 T 细胞等免疫细胞，以及为皮肤提供色素沉着的黑素细胞。

表皮下是真皮层，进一步分为两个亚层，即乳头状层和网状层。在人类，乳头状真皮形成延伸到表皮，并含有毛细血管，促进营养物质的运输。网状真皮含有皮肤附属物，如毛囊、皮脂腺和汗腺。网状真皮明显比乳头状真皮厚，这是由于胶原纤维和网状纤维密集地交织在这一层。两层皮肤都有成纤维细胞、肌成纤维细胞和免疫细胞，如巨噬细胞、淋巴细胞和肥大细胞。成纤维细胞合成由胶原蛋白、蛋白聚糖和弹性纤维组成的细胞外基质，提供真皮的结构完整性。

真皮下是脂肪组织层。这一层由纤维细胞和脂肪细胞组成，富含蛋白聚糖和糖胺聚糖，赋予了层黏液样的性质。皮肤脂肪组织以脂肪酸的形式储存能量，是葡萄糖稳态和脂质代谢的重要内分泌器官。这一层还产生多种介质，如生长因子、脂肪因子和细胞因子，并含有多种免疫细胞。此外，因为脂肪是热的不良导体，皮下脂肪还作为身体的绝缘层。

皮肤是一个感觉器官，根据 Halata 的分类，皮肤的感觉神经分为表皮神经和真皮层神经两大类。两者都可以细分为表皮皮肤神经器官游离神经末梢或派生出藤状的神经（如默克尔细胞轴突复合体等）。感觉神经可分为四类：Aα 类纤维（12～22μm）具有高度髓鞘化，传导速度快（70～120m/s），与肌肉纺锤体和肌腱器官有关。Aβ 纤维中等髓鞘（6～12μm），可捕获触觉感受器。Aδ 纤维构成一个薄的髓鞘（1～5μm），中间传导速度（4～30m/s）。慢传导的 C 类纤维（0.5～2m/s），无髓鞘，体积小（0.2～1.5μm）。人类周围神经 45% 的皮肤传入神经属于感觉神经的机械 - 热反应性 C 纤维。C 和 Aδ 纤维对不同范围的刺激都有反应，如物理刺激（创伤、热、冷、渗透压、膨胀或机械刺激、紫外线等）以及化学刺激（有毒物质、过敏原、蛋白酶、微生物）。

皮肤内分布各种感觉神经与运动神经，可感知触摸、痛楚、痒、压力等感觉。大量研究证据表明，皮肤周围神经系统（PNS）除具有感觉功能外，其在皮肤稳态和伤病恢复中还发挥关键作用。首先，神经支配的皮肤是保护身体免受"外部环境"伤害的重要屏障。皮肤神经也对来自循环和情绪的刺激（内部触发因素）做出反应。此外，中枢神经系统（CNS）可直接通过传出神经或 CNS 来源的介质通过肾上腺或免疫细胞间接影响皮肤的功能和损伤后的修复。另一方面，感官以及自主神经（交感神经）影响多种生理，包括胚胎发生、血管舒张、屏障功能、分泌、生长、分化、细胞营养、神经生长，以及病理条件下的炎症、免疫防御、凋亡、增殖，自然会影响到皮肤的损伤后修复。未受刺激或损伤皮肤组织中几乎检测不到神经介质的变化。但在物理（热、紫外线、机械、电）、化学（酸、碱等）、过敏原、微生物、创伤、炎症作用下，神经肽、神经营养因子、神经递质等会发生显著改变。总之，在生理和病理生理条件下，感觉（周围和中枢，感官）或自主神经的介质对维护皮肤稳态和修复起着重要的调节作用。而且在周围、脊髓、中枢神经、交感系统和免疫 - 内分泌系统之间还存在着一个微妙而复杂的通讯网络。

各种应激源激活中枢内的下丘脑 / 垂体，导致皮质激素释放激素（CRH）、黑素细胞刺激激素（MSH）、垂体腺苷酸环化酶激活多肽（PACAP）或 MIF 等神经介质的释放。它们可以刺激肾上腺释放去甲肾上腺素和皮质醇，也又通过 CRH、MC

或 PAC 受体直接刺激血液系统中的粒细胞，以及淋巴细胞和巨噬细胞在内的多种免疫细胞。免疫细胞释放调节皮肤炎症反应的细胞因子、趋化因子和神经肽。皮肤部位的炎症通过细胞因子、趋化因子、前列腺素、白三烯、一氧化氮和 MSH 又反过来影响免疫细胞的活化。

皮肤又是一个免疫器官，皮肤常驻有免疫细胞，以维持促进组织功能的稳态和作为哨兵积极识别环境的抗原。在皮肤的稳态下可发现骨髓细胞和淋巴细胞亚群。其中一些常驻免疫细胞迁移到淋巴结诱导外周耐受组织自身抗原或启动强大的免疫反应。当遭受感染或组织损伤时，驻留在皮肤内的免疫细胞和那些从周围浸润的细胞相互作用，形成一个复杂的防御网络，以对抗损伤并恢复组织的原始状态。

皮肤髓细胞包括朗格汉斯细胞、真皮树突状细胞、巨噬细胞、肥大细胞和嗜酸性粒细胞。中性粒细胞很少在健康的皮肤中发现，因此不是"皮肤常驻细胞"。然而，中性粒细胞在炎症条件下和伤口愈合后存在于皮肤中。皮肤常驻髓细胞通过分泌角质形成细胞、成纤维细胞和内皮细胞存活所需的生长因子，促进皮肤的稳态。此外，它们通过吞噬细胞碎片和凋亡细胞，维持最佳的组织功能，支持血管系统的完整性，促进耐受。在炎症条件下，髓细胞立即作出反应，并产生促炎介质，驱动局部邻近细胞的活化和周围免疫细胞对受感染部位的浸润。皮肤髓细胞也在先天免疫系统和适应性免疫系统之间发挥作用。

创面愈合就是一个外界有害刺激通过局部作用影响整体功能的过程。人们早期对创面愈合的认识仅也仅仅集中在伤口局部。但伴随神经学科、免疫学和内分泌的深入认识，研究者发现患者机体神经内分泌系统紊乱，如交感神经系统亢进、糖皮质激素大量分泌等，神经内分泌系统的异常，甚至进一步导致机体神经内分泌系统的紊乱，形成恶性循环，不利于患者创面愈合和功能恢复。

皮肤还是大型的内分泌器官，能够产生许多重要的内分泌和外分泌物质，又被称为一个具有极大活性的"生物工厂"，参与许多生物活性物质的代谢。皮肤的神经 - 内分泌系统包括局部产生神经 - 内分泌介导子（neuro-endocrine mediators），

及其与相应的特异性受体通过旁分泌或者自分泌机制交互作用。神经内分泌理论来自于神经内分泌学（neuroendocrinology），它是神经生物学（neurology）和内分泌学（endocrinology）之间的边缘学科。主要研究神经系统和内分泌系统之间的调控关系。1 个世纪前就有脑下垂体分泌受大脑调节，Harris 提出了下丘脑调节腺垂体分泌的神经 - 体液学说，第一次把神经和内分泌两大系统有机地结合起来。但是否直接接受神经调节，一直有争论。而且多否认有神经纤维的支配，伴随 20 世纪 70 年代，免疫组织化学方法的出现，1982 年有研究表明大鼠垂体前叶有少量 5-HT 染色阳性的神经纤维，随后也发现有 CGRP、SP 等阳性纤维。1987 年，以我国鞠躬教授的团队首先系统深入研究证实了神经直接调节垂体的理论，并得到国外学者的认可。另一方面，下丘脑有许多神经细胞既能产生和传导冲动，又能合成和释放激素，称为神经内分泌细胞（neuroendocrine cell），其产生的激素称为神经激素（neurohormone），后者可沿轴浆流动运送至末梢而释放入血，这种方式称为神经分泌（neurocrine）。免疫学诞生以来迅猛发展，神经免疫学就是神经科学与免疫学的交叉结果，初步形成于 20 世纪 30 年代。神经系统对机体执行正常的免疫功能十分重要，反之，免疫系统又对神经系统产生影响。1982 年，意大利的米兰召开了第一届国际神经免疫学会议。1997 年，Besedovsky 提出的"神经内分泌调节网络"具有特别的意义。皮肤内分泌系统细胞同样具有分泌激素和接受激素调节的能力，其释放激素可分为 3 大类。角质形成细胞可释放类固醇类激素、烷胺类激素和含氮激素；Merkel 细胞可释放类固醇类激素；朗格汉斯细胞、肥大细胞、黑素细胞、脂肪细胞和血管内皮细胞分泌含氮类激素；成纤维细胞和汗腺细胞可释放类固醇类激素和含氮类激素；皮脂腺细胞分泌烷酸类激素和含氮激素。

随着神经生物学的飞速发展，人们对神经、内分泌和免疫三大调制系统间相互作用的认识不断深入，使神经 - 免疫 - 内分泌学（neuroimmunoendocrinology，N-I-E）成为一大热门研究领域。

创伤愈合，尤其是较大创伤的愈合，需要动员全身的、以神经 - 免疫 - 内分泌为主的一系列调控机制对损伤刺激进行反应。就全身因素而

言，整体机能的健康状况对创面愈合起到重要作用，如患者营养缺乏，严重贫血，年老或患有全身性疾病，如糖尿病、动脉粥样硬化等，不仅延缓愈合过程，而且这些疾病也往往与心理 - 神经 - 免疫 - 内分泌的分子机制密切相关。因此，深入了解创面愈合中神经 - 免疫 - 内分泌调控机制十分重要。

二、神经 - 免疫 - 内分泌系统与创面愈合

神经内分泌反应是创伤后机体内最早发生的全身反应，主要表现为伤后即刻，体内下丘脑 - 垂体 - 肾上腺皮质轴（HPA）和交感肾上腺髓质轴兴奋，释放糖皮质激素和儿茶酚胺等激素，伤情愈重神经内分泌反应愈强。神经内分泌反应又可对免疫系统产生影响，在创伤早期，适度的神经内分泌反应可增强机体免疫功能，防止或减轻继发性的损害作用，从而共同构成神经 - 免疫 - 内分泌调控系统，对创面愈合发挥调节作用。

神经 - 免疫 - 内分泌调控网络障碍可导致机体代谢活动紊乱，使组织修复过程进入病理性阶段，影响愈合。神经 - 内分泌以及激素变化对皮肤修复与再生的影响近来受到人们高度重视。随着近年来对皮下组织及皮肤附件特别是脂肪细胞、间质细胞认识的深入，解剖层面上已将脂肪组织不仅仅看成是能量贮存器官，而将其作为性激素的代谢器官以及内分泌器官。脂肪组织能够产生大量的生物活性肽，包括脂肪因子（adipokines）和瘦素等，在局部与脂肪细胞表面特异性受体结合以自分泌和旁分泌的形式发挥作用。从功能上讲，哺乳类动物种群间皮肤的功能或多或少有些不同。其中人类皮肤的功能主要有维持内环境的稳定（endogenous homeostasis），如调节体温和体液平衡；参与物质代谢，如维生素D合成；进行感觉传入；阻挡外来损伤，如感染、机械性损伤、紫外线照射；另外，是机体免疫系统最初始、最基础的构成部分。

（一）神经系统对创伤愈合的影响

1. 皮肤既是神经依赖性器官又能行使类似神经细胞相的性能 大量研究显示，皮肤作为人体最大的器官是一个极敏感的神经靶向性器官。来自背根神经节的感觉神经通过真皮，在真、表皮交界处平行分布，随后穿透基膜，垂直到达表皮颗粒层，构成三维立体网络。皮肤中的细胞（角质形成细胞、微血管内皮细胞和成纤维细胞）可表达各种类型的神经肽。皮肤诸多的生理功能（如代谢、免疫等）都与神经支配密不可分，如发汗、免疫反应、体温调节和DNA修复能力等。

皮肤细胞能行使类似神经细胞相的性能，如表达神经递质及其受体。在无数的神经介质和神经激素中，目前证明皮肤中有20种以上，最多的是神经肽类，其他为神经激素类（表4-3-1）。

2. 神经系统对创面愈合的影响 种种迹象表明，神经因素对创面愈合中的炎症、新血管形成、肉芽增生和愈合后塑性阶段有调控作用。神经营养因子和神经肽（如SP、CGRP、VIP、SOM和阿片肽）作为神经调节子（neuromodulators）、神经介质（neurotransmitters）、神经激素（neurohormones）有效的调节皮肤细胞的功能（如募集炎症细胞和T细胞浸润、诱导巨噬细胞聚集、细胞增殖、细胞因子产生或抗原呈现），决定细胞最终的生物学反应，影响愈合的结局与再生能力。创伤愈合过程中，创面失神经支配后伤区面积将进一步增加，挛缩受到限制，造成愈合障碍；截瘫与糖尿病患者由于伴有神经营养障碍，常常导致创面愈合困难、甚至迁延不愈；组织修复的早期往往会出现暂时性的神经过度支配等现象。

神经系统在整个皮肤的信号网络调控中作用十分重要，是皮肤遭受刺激时产生快速调节的生物学基础。体液因素（包括生长因子/细胞因子、激素等）同样调节皮肤的诸多功能，它们属于慢速调节（协同或拮抗）。

（二）内分泌对创面愈合的影响

1. 皮肤是大型的内分泌器官 皮肤能产生许多重要的内分泌和外分泌物质（表4-3-2）。而参与皮肤构成的细胞表面有多种激素的受体（图4-3-1）。特别要提到的是脂肪细胞，其能够分泌Leptin、脂蛋白脂酶（lipoprotein lipase，LPL）、抵抗素（resistin）、血管紧张素原（angiotensinogen，AGT）、脂联素（adiponectin）、载脂蛋白E（apolipoprotein E）、瘦素等。脂联素又被称作GBP28，能增强胰岛素敏感性，中止炎症反应。载脂蛋白E是血浆主要载脂蛋白之一，具有多型性，主要由肝脏合成和代谢，在血浆脂蛋白代谢、组织修复、抑制血小板聚集、免疫调节和抑制细胞增殖等病

表 4-3-1　皮肤内各种细胞所产生的神经递质及其受体

皮肤的各类细胞	神经递质和神经类激素	神经类受体
角质形成细胞	NGF，SP，CGRP，VIP，NKA，Ach，DA，AR，NE，β-EP，CA，SOM	NGFR，VIPR，NPYR，5-HTR，CGRPR，NK-1/2/3R，μ/ζ-opiete-R，
Merkel 细胞	SP，CGRP，MEK，NGF，NKA，SOM，VIP，NPY	NGFR，NK-1R
朗格汉斯细胞	NGF，SP，CGRP，SOM，VIP，MEK，NKA	NK-1/2R，SOMR，NPYR
肥大细胞	NGF，CA，SP，CGRP，NKA，SOM	NK-1R
成纤维细胞	NGF，SP，β-EP	NGFR，NK-1R，SOMR，NPYR，5-HTR
脂肪细胞		AR-β1，2，3
微血管内皮细胞	ACE，Ang，NO，ET，β-EP	NGFR，NK-1/2/3R，NPYR
汗腺细胞		NK-1R，μ-opiete-R
皮脂腺细胞		NPYR，μ-opiete-R

　　神经肽和神经类激素：P 物质（substance P，SP）；神经肽 Y（neuropeptide Y，NPY）；降钙素基因相关肽（calcitonin gene-related peptide，CGRP）；血管活性肠肽（vasoactive intestinal peptide，VIP）；神经激肽 A（neurokinin A，NKA）；生长抑素（somatostatin，SOM）；促黑激素（melanocyte stimulating hormone，MSH）；促肾上腺皮质激素（adrenocorticotropic hormone，ATCH）；儿茶酚胺（catecholamines，CA）；乙酰胆碱（acetylcholine，ACh）；（adrenaline，AR）；去甲肾上腺素（noradrenaline，NE）；内皮素（endothelin，ET）；一氧化氮（nitric oxide，NO）；多巴胺（dopamine，DA）；血管紧张素转换酶（angiotensin-converting enzyme，ACE）；甲硫氨酸脑啡肽（Met-enkephalin，MEK）；β- 内啡肽（β-endorphin，β-EP）；5- 羟色胺受体（5-hydroxytryptamine receptor，5-HTR）。

　　神经类受体：神经生长因子受体（nerve growth factor receptor，NGFR）；神经激肽 -1/2 受体（neurokinin-1/2 receptor，NK）；神经肽 Y 受体（neuropeptide Y receptor，NPYR）；生长抑素受体（somatostatin receptor，SOMR）；μ- 阿片受体（μ-opioid receptor）。

理过程中均有重要作用。瘦素参与内分泌功能、炎症反应、促血管和肉芽组织形成和再上皮化，是创伤修复过程中一个新的重要因子。脂肪细胞因子作为炎症因子也参与血管内皮功能调节。

2. 内分泌对创面愈合的影响　皮肤的神经内分泌系统包括局部产生神经 - 内分泌介导子（neuro-endocrine mediators），与相应的特异性受体通过旁分泌和自分泌产生作用。

肾素 - 血管紧张素系统（renin-angiotensin system，RAS）是调节机体功能的几个激素系统之一，与血管紧张素Ⅱ（angiotensin Ⅱ，ATⅡ）一起产生经典的内分泌作用。在皮肤中，局部或组织肾素 - 血管紧张素系统影响细胞的增殖与分化。另外，脂肪细胞还可分泌其他一些肽类和非肽类因子在血管紧张素原 / 血管紧张素Ⅱ/ 前列腺素（angiotensinogen/angiotensin Ⅱ/prostacyclin）轴中起作用，影响血管的舒缩、生长。因此，在创面愈合过程中，ATⅡ可促进毛囊根部表皮干细胞、创面及创周的细胞增殖、细胞外基质产生以及新血管的形成，改变愈合的进程。

激素水平对下游细胞学和组织学的影响，包括细胞因子信号通路的级联和交互、靶蛋白的正性、负性调节等方面正逐渐吸引人们的注意。性

激素维持器官发育、再生和组织代谢，包括影响着正常皮肤的真、表皮厚度，有丝分裂能力和血管化水平，以及弹性蛋白的特征和胶原组织的含量，是创面愈合进程中的重要因素。目前认为，雌激素通过与其受体结合，通过活性蛋白 -1（activator protein-1，AP-1）的作用影响基因的表达。可以下调肿瘤坏死因子 -α（tumor necrosis factor-α，TNF-α）增加基质的沉积，刺激毛囊角质形成细胞增殖并增强角质形成细胞生长因子（keratinocyte growth factor，KGF）表达，对上皮再生产生影响。另外，雌激素通过对炎症反应、基质沉积、再上皮化和瘢痕成熟等环节影响皮肤愈合与再生。研究显示，皮肤中表达的雄激素受体（androgen receptors，AR）同样通过参与炎症反应、细胞增殖和基质沉积影响愈合。总之，皮肤作为性激素作用的终末器官，当遭受损伤进行修复和再生时必定受到性激素的影响。甲状腺激素也对创面愈合和再生有很大的影响。

雄激素、雌激素、皮质激素以及他们的信号在愈合中的生理、病理信号途径十分重要。弄清彼此间信号通路所级联的反应，特别是与免疫相结合，真正了解其在创伤愈合中充当的角色对创伤愈合机制的阐明有着极其重要的意义。

表 4-3-2 皮肤内各种细胞所产生的激素及其受体

皮肤的细胞	激素	激素类受体
角质形成细胞	PTHrP, CRH, ACTH, α-MSH, corticotropin, androgens, atRA, elcosanoid	TSHR, CRH-1R, MC-1R, M-1R, VPAC-2, IGF-IR, GHR, GR, AR, PR, THR, ER-β, RAR, RXR, VDR, PPAR-α/β/γ
Merkel 细胞	Estrogens	ER
朗罕氏细胞	GRP, PACAP, α-MSH, POMC	GRPR, PACAPR Ⅰ/Ⅱ/Ⅲ, MC-1R/5R
肥大细胞	POMC	MC-1R 仅 mRNA 水平，非蛋白水平
黑素细胞	PTHrP, CRH, Ucn, ACTH, α-MSH, epinephrine, IGF-Ⅰ	TSHR, CRH-1R, MC-1R, 2R, MR, M-1R, 5-HTR, GHR, ER-β, RXR-α, VDR
成纤维细胞	ACTH, α-MSH, IGF-Ⅰ/Ⅱ, IGFBP-3, estrogens	PTHR, TSHR, CRH-1R, MC-1R, M-1R, GHR, AR, THR, ER-β/α, RXR-α
脂肪细胞	Leptin, LPL, resistin, AGT, ApoE	IR, GR, GHR, TSHR, Gastrin/CCK-B R, GLP-1R, AngⅡ-R, VDR, THR, AR, ER, PR, LR, IL-6R, PPAR-γ
血管内皮细胞	CRH, Ucn, ACTH, α-MSH	MC-1R, VPAC-2, RAR-2, GHR, AR, ER-β, RAR, RXR, PPAR-γ
汗腺细胞	Ucn, androgens	MC-1R/5R, VPAC-2, GHR, AR, PPAR-γ
皮脂腺	CRH, androgens, estrogens, atRA, calcitiol, eicosanoids	CRH-1R/2R, MC-1R/5R, μ-opiete-R, VPAC-2, GHR, AR, ER-β/α, RAR, RXR, PPAR-α/β/γ

激素的全称与缩写：甲状旁腺激素相关肽（parathyroid hormone-related protein, PTHrP）；促肾上腺皮质素释放激素受体（corticotropin releasing hormone receptor, CRH-1R）；α- 黑素细胞刺激素（melanophore stimulating hormone, α-MSH）；糖皮质激素, corticotropin；全反式视黄酸（all-trans retinoic acid, atRA）；花生四烯酸（arachidonic acid）；Urocortin（Ucn）是一种 CRH 相关肽；载脂蛋白 E（apolipoprotein E, ApoE）；垂体腺苷酸环化酶激活多肽（pituitary adenylate cyclase activating poly peptide, PACAP）；胃泌素释放肽（gastrin releasing peptide, GRP）；促阿黑素原（proopiomelanocortin, POMC）；雄激素（androgens）；雌激素（estrogens）；神经降压肽（neurotensin）；胃泌素释放肽（gastrin releasing peptide, GRP）；催乳素（prolactin）。

激素受体的全称与缩写：促甲状腺激素刺激激素受体（thyrotropic-stimulating hormone receptor, TSHR）；促肾上腺皮质素释放激素受体（corticotropin releasing hormone receptor, CRH-1R）；黑皮质素 -1 受体（melanocortin-1 receptor, MC-1R）；褪黑激素 -1 受体（melatonin-1R）；血管活性肠肽 -2 受体（vasoactive intestinal peptide receptor-2, VPAC-2）；胰岛素样生长因子受体（insulin-like growth factor receptor, IGF-ⅠR）；生长激素受体（growth hormone receptor, GHR）；糖皮质激素受体（glucocorticoid receptor, GR）；雄激素受体（Androgen receptors, AR）；孕酮受体（progesterone receptor, PR）；甲状腺激素受体（thyroid hormone receptor, THR）；雌激素受体 -β（estrogen receptor-β, ER-β）；肾素血管紧张素受体（renin angiotensin receptor, RAR）；类视黄醇 X 受体（retinoid X receptor, RXR）；维生素 D 受体（vitamin D receptor, VDR）；过氧化物酶体增生物激活受体 -α, β, γ（peroxisome Proliferator-activated receptor-α, β, γ, PPAR-α, β, γ）；甲状旁腺激素受体（parathyroid hormone recetpor, PTHR）；胰高血糖素样肽受体 1（glucagon like peptide-1 receptor, GLP-1R）；褪黑素受体（melatonin receptor, MR）；糖皮质激素受体（glucocorticoid receptor, GR）、Gastrin/CCK-B receptor、瘦素受体（Leptin receptor, LR）、白介素 -6 受体（interleukin-6 receptor, IL-6R）、TNF-α receptor。

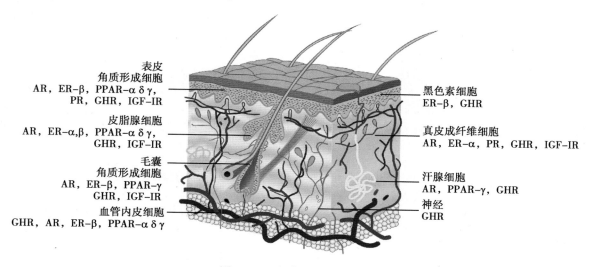

图 4-3-1 皮肤中的激素受体

（三）免疫对创面愈合的影响

1. 皮肤是免疫反应性器官　皮肤常被看作是一个具有独特免疫功能并与全身免疫系统密切相关的组织器官。它不仅具有非特异性免疫防御功能，而且参与机体特异性免疫的抗原识别、免疫细胞的激活及皮肤免疫应答的全过程（表4-3-3）。

20世纪70年代，已有人提出，皮肤是初级淋巴器官，类似于初级淋巴样组织的胸腺。进入80年代，根据表皮朗格汉斯细胞递呈抗原作用、T细胞亲表皮性和角质形成细胞产生表皮胸腺活化因子等特性，人们提出皮肤相关淋巴样组织（skin associated lymphoid tissue，SALT）的概念，认为SALT包括4种功能不同的细胞：角质形成细胞、淋巴细胞、朗格汉斯细胞和内皮细胞。而SALT概念将皮肤免疫主要局限于表皮，这是不完全的。参与皮肤免疫反应的细胞如T细胞、单核细胞等主要分布于真皮内，参与皮肤免疫反应的细胞还有除SALT细胞成分以外的细胞，如肥大细胞、中性粒细胞、纤维细胞等；有各种参与免疫反应的介质（如细胞因子、免疫球蛋白等）。因此，80年代中期，Bos提出皮肤免疫系统（skin immune system，SIS）的概念。SIS由细胞和体液两大部分组成。细胞成分有角质形成细胞、朗格汉斯细胞、组织细胞（树枝状细胞和巨噬细胞）、T细胞、粒细胞、肥大细胞、内皮细胞等。体液成分有抗微生物肽类、纤维蛋白溶酶、花生四烯酸、补体、分泌型免疫球蛋白IgA（SIgA）、细胞因子等。90年代中期，人们提出真皮免疫系统（dermis immune system，DIS）概念，对SIS进行了重要的补充和扩展。

表 4-3-3　皮肤内各种细胞及相关的免疫反应

皮肤的各类细胞	免疫反应
角质形成细胞	为抗原的摄取和识别创造独特的微环境。角质形成细胞在SIS中有两大特性：表达MHC-Ⅱ类抗原，在T细胞介导的免疫反应中起辅助细胞效应。产生许多细胞因子（IL-1、IL-2、IL-6、GM-CSF、TNF、IFN）
朗格汉斯细胞	来源于骨髓的树枝状细胞，分布在表皮基底层上方及附属器上皮，占表皮细胞总数的3%～8%，化学性质及表面标志与巨噬细胞相似。一般认为，定居在正常人表皮内的朗格汉斯细胞尚未成熟，只有进入真皮或引流淋巴结后才拥有它的全部功能。它是皮肤主要的抗原递呈细胞，参与皮肤免疫反应。能摄取、处理和递呈抗原、控制T细胞迁移。朗格汉斯细胞分泌T细胞需重要细胞因子，参与免疫调节、免疫监视、免疫耐受、皮肤移植物排斥反应等
肥大细胞	主要位于真皮乳头血管周围，真皮深部少见，表皮中几乎不存在。肥大细胞表面有不同的膜受体（如IgEFcR，能与IgE结合）。肥大细胞活化后产生和释放多种生物活性介质，按功能分为血管活性物质、趋化因子、活性酶和结构糖蛋白。参与迟发型超敏反应
淋巴细胞及亚群	正常人皮肤中大量T细胞（90%以上）局限于真皮血管周围，主要分布在真皮乳头毛细血管周围。淋巴细胞中只有T细胞能再循环至皮肤器官。
树枝状细胞	指人体广泛分布的抗原递呈细胞的特殊亚群。皮肤具有的树枝状细胞除朗格汉斯细胞外，还有黑素细胞、Merkel细胞、组织巨噬细胞、未定类细胞及真皮树枝状细胞
成纤维细胞	真皮成纤维细胞可合成各类T淋巴细胞亚群活化所需蛋白，通过黏附分子CD44、LFA、ICAM-1与T淋巴细胞结合，产生的因子延长T淋巴细胞存活时间。产生细胞因子有：IL-1/6/8、IFN-β、单核细胞趋化/活化蛋白、B因子、C3、粒细胞-巨噬细胞集落刺激因子、TGF-α/β。其表达MHC-Ⅱ类抗原，在局部可作为抗原呈递细胞，可激活T淋巴细胞
脂肪细胞	合成并分泌补体D（adipsin，这是第一个从脂肪细胞系克隆的补体成分）。分泌炎症细胞因子（如TNF-β、CRP及IL-6等）。其分泌的瘦素对单核细胞、巨噬细胞和自然杀伤细胞有免疫调节，活化T淋巴细胞。另外，可以影响免疫细胞产生细胞因子。脂联素减少脂多糖诱导的肿瘤坏死因子的表达，减弱成熟巨噬细胞的吞噬能力，并且抑制骨髓单核细胞系的增殖和生长，是造血-免疫系统的一种负调控因素，参与中止炎症反应
微血管内皮细胞	正常皮肤中，淋巴细胞集聚于毛细血管后静脉周围，这些小血管内壁的内皮细胞对促进循环淋巴细胞从血液进入皮肤起推动作用。另外，其积极参与血管内大分子和血细胞与血管外物质间的复杂反应，并参与免疫和炎症过程。细胞因子触发内皮细胞活化，活化的内皮细胞黏附白细胞能力增加。内皮细胞活化在细胞免疫反应中有重要作用

2. 免疫反应对创面愈合的影响 对于外来性的损害，皮肤不仅有机械性的抵御功能，而且有免疫功能，能产生适当的免疫反应。在创面愈合的炎症期淋巴细胞、巨噬细胞的浸润、促炎因子的来源均与应激有关。免疫抑制的程度与急性炎症反应成正比，表现为外周血淋巴细胞数量减少、淋巴细胞活性下降、新生的淋巴细胞缺乏正常的免疫功能、$CD4^+$ 细胞减少、$CD8^+$ 不变或增多，T 淋巴细胞的有丝分裂反应性降低、自然杀伤细胞（NK）和淋巴因子激活杀伤细胞的活力下降等。迅速释放的糖皮质激素和儿茶酚胺入血后，糖皮质激素可使 T 细胞、单核巨噬细胞等活性下降，多种免疫抑制促进细胞因子合成减少，导致免疫反应的抗原表达不足等。儿茶酚胺能抑制 T 细胞的增殖、IL-2 受体的表达和免疫球蛋白的形成。引起免疫抑制的因素还有前列腺素和炎症细胞产生的多种细胞因子。创面愈合免疫调控的研究已由细胞、亚细胞水平进展到分子水平。主动积极地调控免疫细胞功能有助于加速创面愈合以及组织修复与再生。

三、心理应激参与神经免疫内分泌对创面愈合的影响

20 世纪 80 年代初，一些医学专家提出医学模式应由"近代生物医学模式"向现代"生物 - 心理 - 社会医学模式"转变，很快得到世界卫生组织的认同，也逐步深入到人们的医疗实践之中，越来越多的医学活动开始从心理和社会因素着手探求疾病的发生机制，寻找治疗策略。创面愈合的基础研究与临床也得以迅猛发展。

医学发展的这三个基本阶段中，经历了两次模式的转变：第一次是由古代"自然哲学医学模式"向近代"生物医学模式"转变；第二次是由近代"生物医学模式"向现代"生物 - 心理 - 社会医学模式"转变。人具有生物、心理和社会三大属性：其中的本质属性是心理性和社会性。20 世纪 80 年代初期，中外人文医学界已明确：后现代的医学分为基础医学、应用医学和人文医学三大类。其中应用医学大类之下又分为临床医学、预防医学和康复医学。现代健康概念已更新为三大要素：即要达到机体、心理和社会适应上的健康。整形外科很大程度地顺应心理和社会适应这两个要素，即现代医学不仅要使人病愈、健康，更要通过医学理论指导和医学手段的实施达到形体的正常甚至美化，从而提高生活质量、生命质量。人的形象好可促使心灵的美，而心灵美必将带来行为的美。整形外科不仅有着深刻"旧址"修复意义，更有让患者健康自理、重新回归社会深远的社会意义。如交感神经系统亢进、糖皮质激素大量分泌等，神经内分泌系统的紊乱会导致患者产生心理障碍，导致负性情绪。负性情绪的产生进一步导致神经内分泌系统紊乱，形成恶性循环。创伤愈合，尤其是较大创伤的愈合，从心理应激动员全身神经 - 免疫 - 内分泌改变，进而对创面愈合产生影响，更全面的展现出创面愈合的概貌。

创伤本身可引起严重的心理生理应激，加之患者对治疗措施以及预后情况等有关问题缺乏认识，外伤患者普遍存在焦虑、恐惧、抑郁等负性心理状态。一方面，这些信号出现在意识中时，人们就能采取有效措施对付危险，或者逃避，或者设法消除它。人的自主神经系统被激活，心血管系统活动加强，肾上腺分泌增加，表现为心跳加速，感觉发冷或发热，呼吸急促，出现应激反应。另一方面，此类负性心理状态又会使机体的免疫系统功能受损，从而间接地影响创面愈合。相反，积极的心态可促进人体的正常免疫反应，体内神经 - 内分泌调节轴保持一个良性循环，各种激素如催产素、垂体后叶素、肾上腺素、皮质醇等对创面愈合起到调节作用的各类激素均维持一个合理的浓度，使机体保持一个稳定高效的代谢内环境，有助于创面愈合。

心理对创面愈合的影响包括应激，以及应对方式丰富情感、复杂环境和社会的支持。研究集中在愈合过程中催产素、垂体后叶素、肾上腺素、皮质醇、淋巴细胞再分配等几方面。近来有学者的研究显示，接受手术的患者如果用笔把他们内心的感受写下来，可有效加速伤口的愈合。这是由于患者内心压抑的情感发泄后，人体免疫系统功能会得到迅速增强。

细胞分子生物学的飞速发展，使人们对生命现象获得了前所未有的认识，对心理应激发生的生物学基础有了一定的了解。心理应激原（psychological stressors）通过神经 - 免疫 - 内分泌（neuroimmunoendocrine）的网络调节各种靶细胞功能和

命运, 影响包括创面愈合在内的许多生理病理过程。而神经 - 免疫 - 内分泌等学科交叉衍生出心理神经免疫学 (psychoneuroimmunology, PNI), 将心理与中枢及周围神经系统、内分泌和免疫系统结合在一起, 拓宽了探讨行为 / 应激情况下机体生理和病理的发生机制 (图 4-3-2)。总之, 在心理应激条件下, 机体所有的器官发生的变化 (包括中枢神经系统功能的可塑性变化) 都是以神经内分泌的改变为先导和基础的。

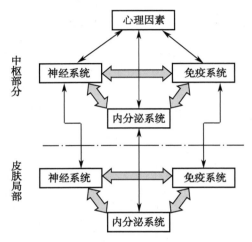

图 4-3-2　心理对全身和皮肤局部神经 - 免疫 - 内分泌之间的关系

（一）心理应激参与神经系统对创面愈合的影响

应激状态下, 错综复杂的神经内分泌变化主要包括: 肾素 - 血管紧张素系统 (renin angiotensin system, RAS) 和下丘脑 - 垂体 - 肾上腺 (hypothalamic-pituitary-adrenal, HPA) 轴的激活, 俗称应激系统。HPA 轴和肾上腺儿茶酚胺维持能量的平衡, RAS 重新分配血流以保证重要器官的血供, 来自高层皮质的视、味及躯体等的神经刺激和恐惧、悲伤、焦虑、矛盾、紧张心理变化以及激素、细胞因子等体液信号激活应激系统后, 诱发机体产生一系列的行为和生理反应。在应激调节过程中, 中枢和外周应激系统各自及相互间存在多层次作用位点, 除 HPA 轴和蓝核 / 去甲肾上腺能 - 副交感两个重要的应激调节系统, 机体还存在其他应激部位和机制, 如中枢的多巴胺能神经元和海马等结构及外周的生殖激素轴。生长激素轴、甲状腺轴和代谢反应等, 在应激反应中起重要的认知整合、神经激素和神经化学作用。为适应心

理应激, 中性粒细胞释放产生 P 物质 (substance P, SP), 并与从感觉神经来的其他炎症介质一起激活肥大细胞或者其他炎症细胞, 参与炎症反应其中皮质醇释放因子 (corticosteroid releasing factor, CRF) 和 SP 启动机体全身性的应激反应是通过激活神经内分泌通路, 如交感神经系统、下丘脑 - 垂体轴和肾素血管紧张素系统完成的, 释放应激激素 (如儿茶酚胺类、皮质醇类、生长激素、胰高血糖和肾素等), 皮肤及其附件都是主要应激介导子 (如促肾上腺皮质素释放激素、ACTH、皮质醇、儿茶酚胺、催乳素、P 物质和神经生长因子) 以及潜在应激反应免疫调节子的重要靶器官, 较之其他器官, 皮肤更多地暴露在各种外源性和内源性应激原下, 为研究周围和全身对应激 (包括心理应激) 的反应提供了理想的临床模型。

（二）心理应激参与内分泌系统对创面愈合的影响

脑 - 皮肤联系和局部神经免疫内分泌环路既是皮肤功能及相关变化的病理生理基础, 又是应激触发和加重的始动因素。为研究心理应激对创面愈合的影响, Detillion 等将鼠的肾上腺切除以去除实验动物体内内源性皮质醇, 观察孤立鼠创面愈合受心理应激的变化。结果发现, 正向社会互动 (positive social interaction) 参与群居啮齿类动物, HPA 轴的活性变化能够促进创面愈合。Ebrecht 对 24 位不吸烟的男性问卷调查, 以确定患者的感觉焦虑、健康行为和个人因素, 以及在活检前后 2 周清醒状态下对唾液皮质醇的含量, 并对他们进行 4.0mm 的活检和高分辨率超声扫描的全程检测。结果显示, 愈合速度和感觉应激评分 (Perceived Stress scale, PSS)、一般健康问卷 (General Health Questionnaire, GHQ) 呈负相关。

激活应激系统导致适应性的行为改变和身体变化除了与神经 - 内分泌系统密切相关, 最基本的应激激素 (糖皮质激素和儿茶酚胺类) 能影响主要的免疫功能, 如抗原递呈作用。白细胞增殖和趋化、细胞因子和抗体的分泌, 以及 T 辅助细胞 1 (T helper 1, Th1) 对 Th2 选择性的反应, 应激激素抑制 Th1/ 促炎症因子反应并诱导 Th2 漂移, 在某个局部完成免疫反应, 他们可能增强促炎细胞因子产生并激活促肾上腺皮质激素 - 肥大细

胞 - 组织胺轴，从而反馈应激系统，增强或减退免疫反应。

（三）心理应激参与免疫系统对创面愈合的影响

1896 年，精神病学家 MacKenzie 描述一位患者对丝绸玫瑰（可能没有过敏原）产生鼻塞反应，与其对真正玫瑰的鼻塞反应完全一样。40 年前，Solomon 和 Moos（1964）在一篇文章中提出关于精神与免疫相互作用的重要概念，并根据免疫学进展、应激的认识，以及情绪对疾病的影响发表"情绪、免疫和疾病"的理论性文章，并创造出一个新词——心理免疫学（psychoimmunology）。这篇文章成为神经科学和心身医学研究的重要开端，到 20 世纪 80 年代早期，Ader、Felten 和 Cohen（1981 年）在他们的著作中里程碑式引入心理神经免疫学（Psychoneuroimmunology，PNI）这一术语，其中包括对中枢神经系统（CNS）在行为和免疫系统的复杂相互作用进行的评论，使心理神经免疫学在过去几十年得到迅猛发展。1987 年，第一期 *Brain, Behavior, and Immunity* 杂志出版。第一期的主题从调节免疫反应和应激对动物免疫模型的影响，到应激、健康和人类的免疫关系。1993 年，该杂志已成为批准成立的心理神经免疫学研究学会的官方期刊。这是近几十年将研究心理、免疫和内分泌、中枢和周围神经系统合为一体的一门学科。作为探索人类心身健康奥秘的新型边缘学科，它研究神经系统如何将心理因素转换为可以影响健康的生理状态的机制，特别是脑和行为如何影响免疫系统，又如何受到免疫系统的影响。已证明神经递质 - 激素 - 神经肽调节免疫细胞，而且通过分泌大量的细胞因子与神经组织沟通。中枢神经和周围神经一个关键的作用就是维持细胞介导的（Th1）免疫反应和体液（Th2）免疫反应，心理神经免疫学成为认识免疫系统之间联系的病理生理学基础，应激诱导免疫失调足以导致影响健康的后果，包括减少对疫苗的反应、延缓创面愈合，并增加严重感染的危险；慢性应激能增加周围系统中促炎细胞因子的产物，如 IL-6。PNI 是精神 / 大脑和免疫系统两者间密切相关的基础。

中枢神经和免疫系统的关系主要是通过神经细胞、内分泌细胞和免疫细胞分泌的化学信使完成。心理性应激原（包括恐惧、悲伤、焦虑、矛盾和紧张等）能够使这个网络遭受破坏。早期的调查已经发现，精神压力会影响人体的免疫功能，应激在免疫系统中具有不可忽视的作用。情绪愤怒与皮质醇分泌、免疫功能和外科恢复的非适应改变有关联。研究外向型和内向型的情绪愤怒和不愤怒对照组与延缓愈合的关系，结果确实表现出人情绪愤怒与创面愈合密切相关。在急性应激中，内源性应激激素增强皮肤的免疫力是通过增加抗原入侵部位淋巴细胞运输和细胞因子基因表达实现的。由于免疫系统与创面愈合密切相关，阐明心理应激诱导增强皮肤免疫功能的机制在创面愈合研究中十分重要。有研究表明，心理应激能影响中性粒细胞的转录子，使基因编码的蛋白受影响，细胞周期停滞和炎症的基因组平衡遭受破坏。足够的证据证明，促炎细胞因子 IL-1 在免疫和心理的激发下产生，充当应激反应 - 神经内分泌中的重要信号分子。应激条件下，阻断 IL-1 信号能预防或避免应激相关的神经病理和心理病理发生。急性创面中，当女性处在高应激状态时，创区内 IL-1 和 IL-8 明显降低，说明创面愈合局部微环境中促炎因子的产生受心理应激的影响。

心理应激对免疫系统的调节是复杂的，对创面愈合的影响也显示出不同的结局。一定条件下，心理应激在免疫系统中呈现负性作用。应激增加创面感染的易感性，条件致病菌增加，愈合能力下降。进一步研究证实，若使用糖皮质激素受体拮抗剂 RU486 处理，将减少创面条件致病菌。然而心理应激对免疫反应的作用是复杂的，在创面愈合中的反应也根据应激程度呈现多种变化模式。

皮肤的神经与中枢神经系统（包含心理）内分泌轴和免疫系统之间是一个完整的应激体系。要完整认识皮肤的各种生理和病理性功能，包括细胞生长、免疫、炎症和愈合等活动，必须对密集的感觉神经网络、复杂的中枢神经的调控（包括心理），多层面地了解阐明释放的各类传导递质，以及在众多皮肤的靶细胞上表达的具有活性的特异性受体。

环境应激诱导生物和心理变化往往要通过一些信号蛋白来完成，特别是在 HPA 轴常常涉及蛋白激酶 A（protien kinase A，PKA）和蛋白激酶

C（protien kinase C，PKC）信号通路，他们所调节的重要基因包括糖皮质激素受体（glucocorticoid receptor，GR），最后控制 DNA 的合成，甚至环境应激具有诱导长期的生物学变化机制。

综上所述，对心理应激的研究已经取得重要进展，心理应激涉及中枢神经系统 - 内分泌系统和免疫系统复杂的网络，当心理应激发生改变打破此网络的平衡状态，将导致机体生理病理学的改变，特别是在皮肤损伤修复活动中，表现出组织愈合速度与结局的改变。但"心理"如何变为"物质"的生理反应的详细机制，特别是应激状态下众多神经内分泌物质的变化规律、应激信号的传导通路等问题还有许多未知。另外，这些物质变化的规律性与应激调控的关系所涉及的信号通路是在哪些层面上相互激活或相互抑制以保证机体调控的持续性及有效性，仍需进一步研究探讨。认识心理 - 神经 - 免疫 - 内分泌对皮肤的调节作用，有助于为加速皮肤组织修复的速度和改善皮肤愈合的质量提供新策略。

四、展望

随着生物 - 心理 - 社会的医学模式理念被广泛接受，心理免疫学等相关新兴学科的发展为创面愈合的研究拓展了思路，如心理与垂体 - 下丘脑 - 肾上腺素轴增强肾上腺素分泌的关系，对局部皮肤血管的影响，进而造成创周循环障碍，影响创面愈合；心理应激障碍导致体内类固醇类物质代谢受影响，进而导致糖皮质激素等内固醇含量异常增高，免疫功能出现紊乱，影响创面愈合；心理负性情绪会导致胰高血糖素、催乳素等一系列激素分泌紊乱，进而炎症介质释放改变影响创面愈合进程等。

近年来，有关创面愈合过程中，骨髓造血干细胞和间充质干细胞所扮演的角色越来越受到重视。应激时，维持机体自稳态的精确调控系统所包括的 2 条应激轴应该十分重要：下丘脑 - 垂体 - 肾上腺（HPA）和肾素 - 血管紧张素系统（RAS）。有学者发现，交感神经系统的信号调控造血干细胞和祖细胞（hematopoietic stem and progenitor cells，HSPC）从骨髓中释放。当阻断肾上腺素神经传递，去甲肾上腺素信号控制 G-CSF（granulocyte colony-stimulating factor）诱导的造骨细胞抑制，骨的 CXCL12（一种吸引造血干细胞和祖细胞的细胞因子，是骨髓特异性的壁龛）下调，使 HSPC 下调。因此，*Cell* 上发表文章评论，认为神经系统调节轴可能控制着干细胞和局部微环境的关系。成人的骨髓是造血干细胞、间充质干细胞和祖细胞丰富的存储地。在损伤、组织缺血时，动员和募集骨髓来源的细胞是启动和维持成人新血管形成的重要过程。Katayama 和 Méndez-Ferrer 分别在 *Cell* 和 *Nature* 发表文章，发现肾上腺素能神经系统调节轴控制着骨髓造血干细胞的局部微环境，进而影响造血干细胞和祖细胞从骨髓中释放。另有研究显示，周细胞的祖细胞像 EPC 一样，能够被募集和动员参与血管形成，在创面愈合过程中发挥重要作用。交感神经在调节机体内稳态方面的作用，最大限度地动员并利用多能干细胞完成组织修复或再生是当前研究的一个重点。

另一个值得关注的方向是微生物群，这一概念正越来越受到创面愈合研究者的重视。机体在生命起源（妊娠期间）是无菌的，自出生那一刻机体表面，包括皮肤、口腔、胃肠道等开始定植大量的微生物，并和"定居地"形成复杂的生态系统。正常情况下，这些微生物和机体形成良好的共生关系，帮助机体消化食物、维持免疫等；微生物功能紊乱将导致炎症或疾病，在我们皮肤可能会导致慢性创面。

皮肤微生态由许多生理、形态不同的微环境"生态位"和生活在其中各种各样的微生物群系组成。这些微生物群系以细菌为主，甚至还包括少量的真菌、病毒和螨虫等。定居在皮肤表层的细菌通常可以分为常驻菌群和暂住菌群。常驻菌群是指长期定居在皮肤，且可自我恢复，皮肤表面的常驻菌群主要包括葡萄球菌、棒状杆菌、丙酸杆菌、不动杆菌、马拉色菌等，此外还有一些微球菌、革兰氏阴性菌等。在某些条件下可变为条件致病菌，如表皮葡萄球菌，在免疫功能低下时，会变为致病菌。暂住菌群是指由于通过接触，从外界环境中获得的一类菌群。各种各样活的微生物和多样生理形态不同的生态位组成的生态系统，可达到机体和微生物之间的平衡关系。两者任何一端的平衡打破会导致皮肤感染或疾病的发生，造成创面愈合障碍。

创面上的微生物种群可能会显著影响这些巨噬细胞的激活和信号产生。创面微生物群释放的病原体相关的分子模式（pathogen-associated molecular pattern，PAMPS）对 toll 样受体（toll-like receptors，TLRs）可以导致趋化因子和细胞因子的产生，包括 CXC 趋化配体 8（CXCL8/IL-8），它具有中性粒细胞趋化活性，可维持中性粒细胞和肌成纤维细胞处于高度激活状态。但皮肤表面的微生物群系在不同的"生态位"间存在着较大的差异。人体皮肤总体可分为 3 种微环境：①脂质分泌旺盛的额部、鼻翼、背部等；②潮湿多汗的鼻孔、腋窝、肘窝等；③干燥的前臂、小鱼际、臀部等。2007 年，有学者根据 Ribosomal database project 分类，将不同皮肤微环境进行比较，脂质分泌旺盛区以丙酸杆菌和葡萄球菌为主；潮湿部位以棒状杆菌为主；干性部位菌群较为复杂。以 β- 变形杆菌和黄杆菌目所占比重大。而机体的皮脂腺、汗腺分泌、排泄与心理 - 神经 - 免疫 - 内分泌密切相关。反之，皮肤微生物又调节机体固有免疫。

细胞外微环境使创面愈合机制研究中另外一个热点，它对于对细胞的生存与更新尤为重要，主要由胶原蛋白、非胶原蛋白、弹性蛋白、蛋白多糖与氨基多糖等细胞外基质组成。随着医学技术的不断进步，越来越多的研究者从细胞生物学水平对细胞外微环境与创面愈合的关系进行研究，并发现细胞外微环境的变化对创面的修复具有正向调节作用。而心理 - 神经 - 免疫 - 内分泌参与微环境的组成和调控，也将参与创面愈合的全过程（图 4-3-3）。

总之，心理 - 神经 - 免疫 - 内分泌与微生物群构成相互影响、相互作用的复杂稳态体系，共同协调、维持着皮肤的正常生理状态，参与皮肤损伤后的创面修复过程。

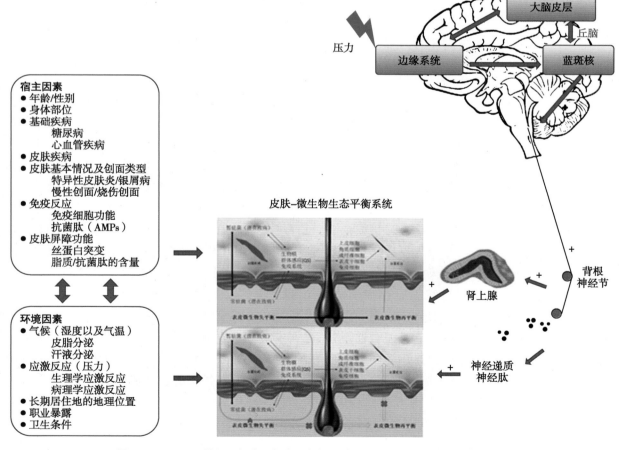

图 4-3-3　心理 - 神经 - 免疫 - 内分泌参与皮肤微生态平衡调节影响创面愈合

（程　飚）

第四节　慢性创面难愈的发生机制

慢性创面，也称慢性难愈合创面（俗称溃疡），目前尚无明确定义，国际创面愈合学会对其定义为：无法通过正常有序而及时的修复达到解剖和功能上完整状态的创面。临床上多指各种原因形成的创面经 1 个月以上治疗未能愈合，也无愈合倾向者，有赖于伤口大小、病因、个体一般健康状况等多种因素。慢性创面可由多种原因形成，如特殊性损伤（核辐射、大面积深度烧伤等）、抑制创面愈合的疾病（糖尿病、肿瘤等）、特殊感染（结核、麻风、梅毒等）或其他严重病变（截瘫导致的长期卧床、骨外露等）等均可导致创面愈合受限或反复破溃，成为慢性难愈合创面。人口老龄化、不良生活方式和饮食习惯以及交通事故频发等现代社会问题使各类慢性难愈创面发生率逐年上升。世界卫生组织和我国的统计结果均表明，慢性难愈合创面是继肿瘤、心血管疾病、糖尿病和肥胖后又一严重的公共卫生问题。全球约 1% 的人被持续性创面问题所困扰，约 5% 的医疗费用于创面修复。慢性创面具有发病机制复杂、病程长、难治愈、涉及学科多、患者痛苦、治疗难度大以及治疗费用高等特点，反复发作，经久不愈，即使愈合又极易复发，且部分有癌变可能，给患者带来极大痛苦，也给家庭、社会造成沉重负担。

1. 慢性难愈创面的流行病学特点　发展中国家慢性创面的高发人群通常为 18～59 岁的劳动者，而发达国家的发生率为 1%～2%，主要原因为代谢与老年性疾病，以糖尿病等慢性疾病为主。印度、中国、美国是当今世界糖尿病患者最多的国家。全球每 30 秒即有一例糖尿病患者失去一条腿，85% 的糖尿病截肢继发于足溃疡。发展中国家 40%～70% 的下肢截肢与糖尿病有关。1998 年中国慢性皮肤创面流行病学调查发现创伤和感染是主要原因，约占 67%，患者多为手工工人和农民。由于中国经济迅速发展，生活质量显著提高，社会和经济结构发生了根本性改变，疾病谱也发生了相应变化。2010 年全国 14 个省 17 家三级甲等医院慢性皮肤创面及其病因流行病学调查显示，2007—2008 年慢性皮肤创面的主要病因已由外伤转为糖尿病。2010 年《新英格兰杂志》文章指出中国正进入糖尿病性溃疡的高发期。我国 20 岁以上人群中糖尿病患病率 9.7%（9 240 万糖尿病患者），糖尿病前期患病率 15.5%（1 482 万糖尿病前期患者）。糖尿病足患者占糖尿病患者的 14% 且多发生于起病后 10 年，老年人为危险人群。糖尿病及相关病症已成为困扰世界公共卫生的重要问题，该领域的各类研究和防治策略亟待加强。2018 年再次启动的慢性创面流行病学调查已初步完成，进一步支持糖尿病是中国慢性创面发生的首要原因。

美欧等发达国家对于慢性难愈合创面的研究起步较早，形成原因主要为糖尿病足、压疮及下肢静脉性溃疡，并证实慢性难愈合创面类疾病不仅占用了大量的医疗资源，还带来了沉重的经济、社会负担。慢性难愈合创面的研究最早起步于美欧等发达国家，其主要形成原因为糖尿病足、下肢静脉性溃疡以及压疮。这类疾病大大占用了医疗资源，同时也给人们造成了严重的经济和社会负担。据有关统计，在英国，有 6% 的糖尿病患者会并发糖尿病足，而糖尿病足的医疗花费巨大，同时也伴随着越来越高的死亡率。每名糖尿病足患者每年的花费约 1 451 英镑，每年英国为糖尿病足的总花费大约 1 700 万英镑（按照 1994 年价格）。据估计，英国每年因糖尿病足所引起的截肢在（5.7～20.5）/10 万人。另外，每年超过 150 万住院患者会出现压疮，增加了住院费用和时间。在法国，压疮发病率为 6.4%。在德国，压疮发病率为 21.1%，住院患者（24.6%）发生率高于休养院（13.9%）。在加拿大，压疮发病率为 26.3%，其中成人为 29.2%，儿童为 13.1%。在美国，住院儿童患者中压疮的发生率为 4.0%。澳大利亚社区研究中，压疮发生率 0.11%，男女比例 1:1.9。在一些特定人群中，压疮有更高的发病率，如机械性通气患者的风险高过 20%，儿科监护病房发病率 27%。在美国的神经监护病房为 12.4%。在土耳其，压疮发病率 1.6%，大部分发生在重症监护病房。全球下肢静脉功能不全的发病率为 0.86%，其中 0.48% 会发生溃疡。在西欧，静脉性下肢溃疡发病率为 1%～1.5%，总花费占年度卫生总预算的 1%。发达国家和发展中国家在慢性难愈性创面的流行病学有着明显的差异，包括发病原因、发病年龄、发病人群以及发病部位都有很大的区别。在非洲的马拉维，最常见的是继发于创伤及恶性肿瘤之后的感染性慢性创面，考虑与艾滋病流行相关。在印度，糖尿病足溃疡最常见于 40 岁以上人群，麻风是造成体表不愈合创面的最主要原因，常见于下肢。

2. 慢性难愈创面的分类 目前慢性难愈合创面根据病因及溃疡性质可分为：

（1）外伤性溃疡：指在有明显的外伤发生后产生的溃疡，临床表现因外伤性质而异。一般机械性损伤后引起的溃疡多因早期处置不当及后期换药方法不佳使创面长期不愈；或皮肤缺损范围大而皮肤移植方法不当造成残余创面或不稳定性瘢痕；或开放性骨折继发慢性骨髓炎。溃疡基底平坦、表浅，形状不一，炎症现象明显。随时间延长，色泽转苍白、暗淡。并发感染时有较多脓性分泌物伴异味。溃疡四周瘢痕形成并有色素沉着。慢性骨髓炎形成的溃疡基底深，常有窦道与骨质相通，溃疡红肿，长期有分泌物，有时可见坏死骨质。周围组织常形成坚韧瘢痕。X 线片可见游离死骨或异物存留。烧伤后残余创面或不稳定性瘢痕大小不规则，基底苍白。

（2）压力性溃疡（含褥疮）：是组织发生血流障碍的末期结果，为骨骼隆突部位软组织长期受压后逐渐产生局部性细胞坏死。褥疮是多因素作用的结果，外源性因素为机械应力，包括压迫、剪切力及摩擦力；内源性因素包括营养不良、贫血及感染等。目前公认的有压力、剪切力、磨擦及潮湿，其中最主要的因素是长期压迫。常见于：①偏瘫截瘫患者存在运动、感觉麻痹且不经常翻身；②深度昏迷、大面积烧伤、长时间全麻、石膏绷带包扎过紧等；③慢性消耗、营养不良等长期卧床患者即使有不适亦无力变换体位。褥疮还与压力持续时间密切相关。近年来提出的医疗器械相关压力性损伤指医疗器具留置于患者皮肤或黏膜上所致的压力性损伤。

（3）放射性溃疡：指经放射线照射后皮肤、神经、血管、肌肉及骨骼发生的不同程度变性坏死。一次大剂量或多次照射均可引起放射性损伤。损伤程度与射线的种类、剂量密切相关。电离辐射可将能量直接传递给生物大分子（如 DNA 及蛋白质）导致其结构改变和活性丧失，也可直接作用于水产生自由基引起损伤。β 射线及软 X 射线主要损伤皮肤浅层，硬 X 射线及 γ 射线穿透能力强，可达皮肤深层，损伤较重。经 50～60Gy 以上高剂量特别是钴 ^{60}Co 局部照射后，由于剂量建成区在皮下 0.5cm，故皮下组织、肌肉和软组织等受累更多。在临床上，慢性难愈合放射性溃疡常因恶性肿瘤切除后的放疗所致，其溃疡大小各异、深浅不一，常常伴有细菌感染，溃疡边缘不整，周围有硬如皮革状的瘢痕组织，外周皮肤薄且有色素沉着。经过放射线照射后，细胞的酶和染色体结构遭到破坏发生功能障碍，以致创面局部炎症反应加重、局部血管管壁增厚、管腔狭窄甚至闭塞，影响创面局部血液供应，使得创面愈合受阻。射线主要损伤上皮生发层细胞和皮下血管，尤以基底层表皮干细胞受损最严重，使上皮化延迟。因此，表皮基底细胞损害可能在放射性损伤导致的慢性难愈创面中扮演重要角色。

除局部照射外，合并全身放射损伤也可以延缓创面愈合，通常 2Gy 以下全身照射对创面愈合基本没有影响；2～4Gy 可延缓创面愈合；超过 4Gy，创面愈合则显著延缓；而 7Gy 以上全身照射后，通常未待创面愈合，机体由于全身造血衰竭已经死亡。全身电离辐射作用明显延缓创伤愈合的病理过程主要表现为：造血功能受抑，炎症反应削弱，特别是创伤局部浸润的巨噬细胞和中性粒细胞等炎性细胞显著减少，创伤启动过程延迟；血管损害，内皮细胞变性、坏死，出血较明显；成纤维细胞数量和功能受损，肉芽组织形成和成熟均明显减缓；再上皮化过程延迟，愈合时间延长。其中，造血细胞来源减少和射线引起的凋亡增加是导致创伤局部炎性细胞数量减少的重要原因，而射线作用致细胞增殖受抑和凋亡增加是成纤维细胞数量减少的重要原因。除细胞数量减少外，细胞外基质（extracellular matrix，ECM）、细胞功能和细胞因子等也受到了明显影响。

（4）静脉淤血性溃疡：静脉回流障碍时轻微外伤或感染后极易发生溃疡。因穿支静脉瓣膜由表浅静脉向深部静脉开放，当其受损或发生病变并发静脉曲张或栓塞时，可致静脉回流障碍。淤血性溃疡主要是静脉逆流、静脉阻塞、静脉壁薄弱和腓肠肌泵功能不全所致的持续性静脉高压使毛细血管后血管透壁压增加，皮肤毛细血管损伤，局部血液循环和组织吸收障碍，代谢产物堆积、组织营养不良及下肢水肿等，最终形成溃疡。下肢深静脉栓塞和原发性下肢静脉瓣膜闭锁不全是常见疾病。好发于小腿下 1/3 处内踝上方，约占 65.6%。溃疡常表现为大小不一、形态不规则，色素沉着，皮肤萎缩变薄、变脆，溃疡较浅、基底不平，周围皮肤硬化。

（5）动脉缺血性溃疡：动脉溃疡是由组织灌注受损引起的。除了壁内限制血流外，壁外绞窄和壁壁增厚也有助于减少灌注。动脉血流减少的原因包括动脉粥样硬化引起的周围血管疾病、糖尿病引起的大血管和微血管疾病、血管炎和微血栓。皮肤和软组织的灌注减少导致缺血和随后的坏死，使腿部溃疡。反复发作的缺血和再灌注也会造成组织损伤。动脉溃疡在吸烟者、糖尿病患者、高脂血症患者和高血压患者中更为常见。患者在休息时可能有间歇性跛行或疼痛史，当腿部抬高时加重，腿部处于依赖位置时减轻。动脉溃疡可累及远端足部的创伤区（如脚趾和脚后跟）以及腿部的前部，那里没有多余的动脉。溃疡通常干燥，呈穿孔状，边缘界限清楚，底部呈苍白、无颗粒状坏死。溃疡形成时边缘隆起或潜行并向深部发展，可累及肌腱及关节，基底苍白，下肢一般无水肿。坏疽发生前局部皮肤出现深红或蓝色斑，感觉异常或消失，小腿下端及肢端多发。50 岁以上的患者多见并伴股动脉、髂动脉或腹主动脉等供血不全的症状。闭塞性脉管炎溃疡多见于 40 岁以下有血栓性静脉炎病史及嗜烟酒的患者。

（6）感染性溃疡：一般溃疡均继发感染且多为特殊性感染，如结核、麻风、梅毒、真菌等。结核性溃疡大小不一，基底灰白、色淡，分泌物较稀，边缘不规则且潜行性是其特征，常在其他部位行结核病变。四周皮肤无明显水肿、压痛及自觉疼痛。患者多为青壮年。活体组织学检查结合全身系统检查不难确诊。麻风患者由于麻风杆菌的嗜神经性使足底感觉障碍、植物神经功能紊乱、汗液分泌和微循环障碍，加之残肢血管受损及感染等可造成经久不愈的溃疡。梅毒性溃疡是梅毒脓肿破溃而成，为梅毒晚期并发症之一。溃疡呈圆形，边缘整齐如切削状，基底肉芽组织苍白，浆液状分泌物并伴臭味，双下肢多发，血清康华氏反应阳性。真菌性溃疡一般由球状袍子虫菌、芽生霉菌感染所致。其特点是溃疡多，有窦道相通伴大量瘢痕组织，分泌物培养或涂片可确诊。感染性溃疡也包括因一般化脓性感染或在其造成的组织缺损和病变基础上发生的溃疡。

（7）神经营养性溃疡：由神经系统疾病引起。主要是支配局部皮肤组织的神经发生病变使皮肤感觉迟钝或丧失从而失去自我保护功能，皮肤一旦破溃极难愈合。溃疡大小不一，形态各异，一般基底较深多呈火山口状，不痛，四周痂皮较厚。常发生于糖尿病患者，是引起足溃疡的重要危险因素。因伴有神经系统疾病，较易诊断。

（8）恶性溃疡：有癌性溃疡和溃疡癌变两类，前者如鳞状上皮细胞癌和基底细胞癌，后者指上述各种溃疡长期不愈，因炎症持续刺激继发癌变。其中最具特点的是瘢痕癌。瘢痕组织是人体创伤修复过程的必然产物，早期纤维母细胞增生和毛细血管扩张，外观发红增厚呈旺盛的增生现象；随后瘢痕组织不断收缩继而进入稳定后阶段，此时瘢痕变软变薄，易破溃导致慢性溃疡。瘢痕癌由瘢痕溃疡恶变而成，短则几年，长则几十年，亦称恶性溃疡。1828 年法国医生 Marjolin 首先描述了这种溃疡恶变的特点和过程，故又称 Marjolin 溃疡。其实这些分类都是相对的，例如糖尿病并发症产生的溃疡既有微血管病变又有神经病变，甚至诱因可能是外伤。而一些脉管栓塞性溃疡有时还伴有淋巴管阻塞或闭锁。故对慢性难愈创面的诊断与治疗必须综合性考虑。

3. 慢性难愈创面的发生机制 受各种因素的影响，创面愈合的病理生理（出血、炎症、肉芽组织形成和组织可塑性）动态有序的过程被破坏导致慢性难愈创面的发生。这些因素可归纳为营养不良、组织灌注不足和缺血再灌注损伤、细菌负荷感染和坏死组织存留、糖尿病、细胞衰老及其他因素。

（1）营养不良：创伤后机体对营养和能量的需求增加，若同时伴有由血管疾病、低血容量或组织水肿引起的组织灌注不足则出现蛋白质、能量和各种微量元素（维生素、微量矿物质、必须氨基酸）的绝对和 / 或相对缺乏，从而导致创面延迟愈合或经久不愈。其机制主要为激素的合成减少；蛋白质合成减慢和分解加快；蛋白缺乏等导致的免疫功能低下及感染机会增加。营养不良不仅使患者体质下降，还使急性创面更倾向于变为慢性难愈。据统计在制动和丧失去脂肪体重的双重作用下，褥疮的发生率增加74%。从生物体自身来讲，其代谢途径相关基因的正常表达与否直接关系到营养物质的摄取、运输、分解和利用，进一步通过研究相关代谢基因缺失后创面的愈合变化，结合基因表达、身体组分分析以及对创面形态、愈合情况的观察，从分子机制上解释相关基因缺失对营养物质利用的影响与创面愈合的关系，可为临床上开发新的营养供应模式和营养组合产品提供新的思路。

（2）组织灌注不足和缺血再灌注损伤：组织灌注不足对难愈创面形成的影响包括其引发的缺血缺氧、代谢产物堆积及缺氧诱发的中性粒细胞功能低下。缺血再灌注损伤的影响近年来也逐渐得到重视。缺血再灌注损伤发生后，炎症细胞在趋化因子的作用下进入组织并释放促炎因子，有证据表明慢性创面中残存的细胞在创面愈合过程中主要释放衰老的消极信号，且对TGF-β等良性刺激因子表现低反应性。此外，在低氧微环境下，修复细胞增殖以及生长因子的转录水平会降低，同时促进修复的中间产物如FDF、VEGF等生长因子显著减少，创面愈合的不利代谢产物反复增多，这使得创面愈合更加困难。

氧是细胞代谢的基础物质，参与线粒体氧化磷酸化ATP合成。细胞和生物酶正常活动所需能量主要以ATP形式供应，氧对细胞的基础代谢及生命活动意义重大。创伤时由于血管断裂和创面中修复细胞的增殖、胶原合成活动时氧消耗增多，易导致创面局部缺氧，创面愈合缓慢。在体研究显示，不同难愈创面区域中氧张力的变化范围为5~15mmHg，且可看到创面新生肉芽组织（成纤维母细胞增殖表现）氧张力往往超过15mmHg。成纤维细胞的增加或减少直接影响胶原的合成。临床试验证实，胶原沉积数量与局部组织氧张力成正相关。与正常愈合创面（30~50mmHg）相比，慢性难愈创面氧张力的范围在5~20mmHg。创伤炎症期会消耗大量的氧，另外白细胞产生的起抗感染作用的氧化剂也会消耗大量的氧。大量氧耗将使氧张力明显下降，最终导致创面愈合延迟和胶原合成下降，创面拉伸强度减弱。这种氧张力下降反过来也会导致机体抗感染能力下降。创面局部缺氧状态继续恶化，最终

形成恶性循环。因此为预防创面感染，必须提供组织充足的氧以满足创面细胞呼吸链的需要。

（3）细菌负荷、细菌生物膜和坏死组织存留：细菌负荷、感染和坏死组织存留互为因果。创面的渗透液以及创面周围坏死组织充当了细菌以及病毒的良好培养基、构成了逃避宿主免疫系统的优质屏障，这样不仅增加了反复感染的风险，同时细菌还能释放大量毒素以及各种蛋白酶损害邻近的正常组织、降解生长因子、阻碍再上皮化和创面修复细胞向创缘中心迁移，破坏了正常的修复进程，导致创面愈合延缓。细菌负荷和感染都能增加炎症毒素和蛋白水解酶，延长炎症反应，增加坏死组织。在难愈创面中，由于炎症介质的持续过度产生和创面大量中性粒细胞的聚集，难愈创面渗出液与急性创面相比，其基质金属蛋白酶（matrix metalloproteinases，MMPs）水平升高而金属蛋白酶组织抑制物（tissue inhibitor of metalloproteinase，TiMPs）含量显著降低。各种炎症介质与MMPs和TiMPs的相互作用机制正在研究中。

细菌生物膜（biofilms）目前被认为是创面难愈或不愈的一个新机制。它是细菌在生长过程中为适应生存环境而吸附于惰性或活性材料表面形成的一种与浮游细胞（planktoniccell）相对应的，在创面上由一些细菌附着并包埋于创面，与细胞外基质等形成的一种膜性结构。它由细菌及其产物、细胞外基质、坏死组织等共同组成。由于是细胞水平上的一种由多种成分构成的膜性结构，因此要靠荧光素染色等方能确定。它的形成包括三个方面：①浮游细菌黏附到表面形成单细胞层。当急性创面转为慢性时，细菌为了对抗不利的生存环境（如极端的营养缺乏、氧化、低pH、高渗透压和抗生素等）会通过各种方式黏附到宿主细胞表面：如利用特定黏附素蛋白（adhesin）识别宿主表面受体；利用浮游细菌产生的黏性长链胞外多糖帮助起始黏附；利用鞭毛和Ⅳ型菌毛的黏性末端与宿主细胞黏附。②细菌通过群落生长或聚集形成微菌落。细菌与宿主细胞黏附后调整基因的表达，在生长繁殖的同时分泌大量的胞外多糖（exopolysaccharides，EPS）黏结单个细菌而形成细菌团即微菌落。③细菌继续分泌EPS形成基质并深埋于基质内形成成熟的生物被膜。细菌生物被膜结构稳定，是细菌为了适应环境、维持

自身发展所发生的形态变化。

据研究,在急性创面这种生物膜的形成和作用并不明显,仅6%的创面可以检测到,因此细菌不是延缓创面愈合的主要因素。然而当创面由急性转化为慢性创面时,60%以上的创面都可以检测到这种细菌生物膜。当细菌的数量累积到一定阈值时,细菌生物膜则可能起到决定性的作用。这个时候细菌可以将自己附着于创面上大量繁殖克隆,在创面坏死组织以及细胞外基质中形成一种膜样保护层来抵抗抗生素等各种治疗。临床上会观察到创面红、肿、热、痛以及氧分压低等典型表现。一种假说认为绿脓杆菌感染后形成的生物膜可产生一种抵抗因子使其能逃逸中性粒细胞的吞噬作用。金黄色葡萄球菌也被证明有类似的作用。在慢性难愈创面中,细菌生物膜中的微生物种类繁多,但主要是金黄葡萄球菌、链球菌、假单胞菌、厌氧菌等。抗生素治疗一般是治疗细菌感染最便捷最有效的方法,但由于生物膜的存在,细菌可以有多种方式来提升耐抗生素力,比如:生物膜的胞外多糖屏障作用、微环境的改变、细菌间的协同作用以及表达与浮游细菌不同的基因产物等。有研究证明,抗生素虽可以杀灭一些不容易形成生物膜的细菌如链球菌,但是会促进容易形成生物膜的细菌生长,如沙雷菌和假单胞菌,这些细菌定植于深层伤口阻碍愈合过程,因此,抗生素在这种类型的创面时,并没有起到很好的促进愈合效果。疾病也可影响细菌生物膜的生态学,糖尿病患者伤口中的链球菌是非糖尿病的63倍。

造成体表慢性难愈合创面延期愈合甚至不愈合的诸多因素中,一个重要因素就是创面的微生物负荷。由于此类患者创面存在时间较长,合并高龄、免疫功能低下或抑制等原因,往往存在使病原微生物易于定植的微环境,造成创面常常存在数量巨大且种类繁多的病原微生物。同时,这种类型的创面常常伴有大量渗出、焦痂以及坏死组织,有的还伴有深部感染和窦道,这些就形成了适合各种厌氧菌、真菌等生长微环境。因此,在对待创面病原微生物的抗感染治疗上,我们应该改变以前滥用抗生素的错误治疗方案,提高创面细菌培养率,明确创面感染的细菌类型之后再给予针对性的抗生素或其他方式治疗。

(4)糖尿病:糖尿病是一种多层面的代谢性疾病,影响着全球3.4亿多人的身体健康,其中约20%的患者存在糖尿病创面。糖尿病患者的糖代谢能力下降,导致的高血糖,使伤口愈合过程进一步复杂化。这可能导致慢性伤口愈合停滞、创面血管发生迟滞、神经病变和感染,易形成难愈创面。血管发生迟滞导致创面难愈的观点已被广泛接受,可能的机制有NO含量失调,血管内皮生长因子(vascular endothelial growth factor,VEGF)、神经生长因子(nerve growth factor,NGF)以及碱性成纤维细胞生长因子(basic fibroblast growth factor,bFGF)等各种刺激血管生成的生长因子含量下降。巨噬细胞的活性及数量以及它对淋巴管形成的影响对糖尿病创面愈合也有至关重要的作用,巨噬细胞极化失调是造成创伤延迟愈合的主要原因之一。高血糖及氧化应激可通过表观遗传的改变影响巨噬细胞的极化。在糖尿病动物模型中,存在促炎细胞因子的持续过度产生,血管生成受损和微血管并发症,巨噬细胞和中性粒细胞功能受损,角质形成细胞、成纤维细胞迁移和增殖受损以及生长因子生成受损等治疗相关因子的生成受损等。神经病变使患者下肢感觉迟钝,从而更易受伤和二次感染。局部皮肤组织糖含量增高、活性代谢中间产物蓄积、活性氧自由基增多等是比较公认的病理改变。代谢紊乱所致的细胞增殖和凋亡参与了糖尿病肾病、神经和视网膜病变以及难愈创面的发生发展。糖尿病皮肤组织中,创伤前细胞增殖和凋亡失衡使创伤愈合过程启动异常并延续至后期。研究糖尿病皮肤微环境的变化与细胞行为改变之间的相关性能为探索糖尿病皮肤隐性损害及创面修复延迟的机制和防治提供理论依据。糖尿病溃疡的皮肤具有易感性,因皮肤易受损,损伤后愈合迟缓,愈后创面反复发作,致使创面呈现炎症修复障碍。肉芽形成不良导致组织脆弱和上皮化延迟等病理表现。有学者认为局部皮肤高糖、氧化应激导致局部炎症反应加剧是糖尿病皮肤易感性增加的重要原因。抗氧化治疗可明显缓解皮肤的氧化应激。同时,长期慢性创面感染尤其合并耐药菌感染、局部肉芽老化和包膜纤维化也致创面不易愈合。

此外,糖尿病患者晚期糖基化终末产物(advanced glycation endproducts,AGEs)对难愈创面形成的影响也颇受关注。AGEs 诱导生产各种细胞因子如 IL-6 和 TNF，影响机体的免疫水平。同时 AGEs 也会阻碍胶原蛋白的生成，诱导细胞凋亡，过度的免疫反应和细胞生理的负调控，导致糖尿病创面的愈合受损。1912 年，法国科学家 Maillard 首次发现 AGEs 为还原糖如葡萄糖等的羰基与蛋白质、脂质的游离氨基端通过非酶糖基化作用（Maillard 反应）形成的可逆的 Schiff 碱基，经一系列分子重排形成较稳定的酮氨类化合物（amadori products），进一步脱水、凝聚形成不可逆的终末产物，其具有棕色变、自发荧光和广泛交联等特征。目前已证实的 AGEs 分子结构类型有吡咯啉、苯妥西定及羧甲基赖氨酸等。正常人体内 Maillard 反应发生需几周甚至几个月，通常只发生于半衰期长、转换率低的蛋白质上如胶原、晶状体等，故生理状况下机体 AGEs 含量很低。机体衰老或处于糖尿病高血糖状态时会促使糖化进程加快，导致机体不断地自发产生 AGEs。AGEs 通过干扰细胞外基质蛋白的正确连接及介导细胞表面受体的相互作用干扰细胞功能。AGEs 受体包括Ⅰ型和Ⅱ型清道夫受体、RAGE（receptor AGE）、寡糖转移酶 -48（oligosac-charyl transferase-48，OST-48；AGE-R1）、80K-H 磷酸蛋白（80K-H phosphoprotein；AGE-R2）和半乳糖结合蛋白 -3（galactin-3）。RAGE 主要表达于内皮细胞、单核细胞、成纤维细胞、平滑肌细胞以及神经组织中，是一类分子量为 35 000 的免疫球蛋白超家族的多配体受体。RAGE 与 AGEs 作用后激活细胞内重要的信号转导通路，包括 p21ras、MAPK 和 NF-B 等。MAPK 的激活促进细胞增殖、浸润和基质金属蛋白的活化，而 NF-B 的活化可引起大量促炎细胞因子（IL-6、TNF）、生长因子（TGF、IGF）和黏附分子（VCAM-1，ICAM-1）等的表达和释放，从而引起慢性细胞活化作用和组织损伤。另外，AGE 使大量炎症细胞迁移延迟，导致创面持续的慢性炎症状态。炎性细胞分泌的炎症因子还可以造成 MMPs 超过蛋白酶抑制剂的量，从而阻碍基质的合成和塑形。基质金属蛋白酶（MMP）是一类在血管生成、上皮化和细胞外基质重塑阶段都起着关键作用的内肽酶。基质金属蛋白酶的活性是通过与基质金属蛋白酶组织抑制因子（TIMP）的络合作用来调节的，后者

阻断了其活性位点的接触。许多研究表明 MMP 和 TIMP 之间的平衡对于伤口的正常愈合是必需的。MMP 参与了伤口愈合的不同阶段，如通过蛋白水解细胞外基质促进细胞迁移、降解连接蛋白促进再上皮化、形成趋化梯度促进白细胞侵袭、抑制或激活多种细胞因子调控炎症。研究表明，高表达的金属蛋白酶是糖尿病伤口的一个特征。通过增强蛋白酶活性导致组织破坏和抑制正常的修复过程。其中一个可能的原因是高葡萄糖浓度直接改变了 MMP 的水平和表达，通过持续高水平的促炎和促纤维化细胞因子的作用降低了 TIMP 的表达。人慢性难愈创面中 MMPs 浓度较高且存在时间和空间上的调控差异且 MMP 抑制剂（TIMPs）水平下降。降低静脉淤血性溃疡创面中的 MMPs 后创面能够愈合，可见 MMPs 及其抑制剂在慢性难愈创面病理过程中的作用与 AGE 相关。

（5）细胞衰老：细胞衰老是一种细胞周期阻滞不可逆的状态，可由端粒功能障碍、基因毒性和氧化应激等多种应激源引起。衰老细胞具有一系列核心特征，包括持久的生长停滞、抗增殖相关分子的表达（比如 p16INK4a 和 p21CIP1）和损伤感知信号通路的激活[比如 p38MAPK 和核因子 κB（NF-κB）]导致的一些衰老相关的转录本的表达。衰老细胞会通过旁分泌的方式分泌大量的细胞因子、趋化因子、基质重塑蛋白酶和生长因子（统称为衰老相关分泌表型），最终诱导组织功能障碍。我国学者研究发现，DNA 损伤和衰老细胞在放射性溃疡中持续存在，衰老细胞能够促进放射性溃疡的发生发展，首次提出细胞衰老是放射性溃疡发生的重要机制，抑制细胞衰老或清除衰老细胞有望成为放射性溃疡治疗的新策略。在其他慢性难愈合创面，如褥疮、静脉曲张性溃疡中，衰老细胞也可能发挥了重要作用。衰老细胞不但对创面愈合刺激反应低下还占据着有限的创面空间，而通常情况下这些空间是由对愈合刺激反应良好的正常细胞所占据的。此外，衰老细胞对缺血再灌注损伤的反应性更差，这可能也是老年患者更易产生慢性难愈创面的原因之一。

（6）其他因素：难愈性慢性创伤给患者个人、家人以及更广泛的卫生系统带来了重大的生理、心理、社会和经济负担。患者处于这样一种由自

身以及外界带来的高度痛苦和压力的状态下，其心理应激水平也大大影响病情的发展。应对方式和社会支持是压力源和心理反应之间重要的中介变量，两者能通过改变心理应激水平调节患者的心理健康状况，进而影响疾病的发生发展和转归。因此，慢性难愈创面患者的心理状态、应对方式及社会支持亟待关注。创面长期不愈可引起患者 SCL-90 躯体因子明显增高。慢性难愈创面病程长、反复发作，患者对预后及经济负担的担心会导致或加重其抑郁情绪。应激源可引起患者强烈、持久的心理反应，其中焦虑、恐惧最常见。由于难愈创面患者的心理问题较为突出，及时有效的心理护理已成为治疗和康复中的重要环节。

总的来讲，慢性难愈合创面的发病机制十分复杂，损伤局部微环境和组织修复细胞生物支架改变、多种类型修复细胞数量和功能异常、各类生长因子与靶细胞受体间信号转导失偶联以及多种因子间网络调节失控均是慢性难愈合创面的发生机制，亟需结合临床实践和现代高新技术的发展进一步深入研究，提高治疗水平。

（史春梦）

第五节　放射性皮肤溃疡的发生机制

放射性皮肤溃疡是放射性皮炎的重度症状之一。放射性皮肤溃疡是一种常见的皮肤放射性损伤，主要见于肿瘤的放射治疗、职业性或意外事故受照射以及战时核辐射。近年来，由于放射设备的改善、辐射技术的提高、对放射区域皮肤的防护，严重放射性皮肤损伤逐渐减少，但是放疗是恶性肿瘤的主要治疗手段之一且应用广泛，急性放射性溃疡较为常见。受到仪器设备和照射经验等限制，晚期放射的副作用仍有发生，目前临床上晚期放射性溃疡并不鲜见，在难愈性创面治疗中约占 8.4%。放射性溃疡发生后，如不及时治疗，局部感染加上放射效应的作用，极易引起创面加深，甚至引起巨大溃疡、急性出血、全身感染等危及生命的事情发生，晚期放射性溃疡的修复仍然是一个棘手的问题。

一、放射性皮炎的基本概念

1. 放射性皮炎的产生　近年来恶性肿瘤发病率逐年上升，约 70% 的恶性肿瘤患者在其治疗过程中需要进行放疗作为根治或者姑息治疗。放疗可以用于治疗多种肿瘤如：鼻咽癌（推荐为首选治疗方法）、肺癌、乳腺癌、直肠癌等。放射线在杀伤肿瘤细胞的同时，不可避免地损伤周围正常组织，产生一系列副作用，约 95% 的放疗患者出现放射性皮肤损伤：早期出现红肿、深处、水疱、上皮剥脱、溃疡等症状，晚期出现不可逆转的纤维化，即放射性纤维化（radiotherapy induced fibrosis，RIF）。RIF 迁延不愈，严重影响患者的生存质量。RIF 引起局部组织瘢痕、挛缩、造成放疗暂停或中断，同时增加患者的经济负担，给患者带来生理心理上的影响，甚至导致疾病的进展，使癌症复发后再次手术困难等。

2. 放射性皮炎的分级　目前放射性皮炎多采用美国肿瘤放射治疗协作组（RTOG）的分级标准评定放射性皮肤损伤程度，急性放射反应评分标准为：

① 0 度：无变化；

② Ⅰ度：滤泡样暗红色斑、脱发、干性脱皮、出汗减少；

③ Ⅱ度：触痛性或鲜色红斑、片状湿性脱皮、中度水肿；

④ Ⅲ度：皮肤褶皱以外部位的融合的湿性脱皮，凹陷性水肿；

⑤ Ⅳ度：坏死、溃疡、出血。

晚期放射损伤分级标准为：

① 0 度：无变化；

② Ⅰ度：轻度萎缩、色素沉着、些许脱发；

③ Ⅱ度：片状萎缩、中度毛细血管扩张，完全脱发；

④ Ⅲ度：明显萎缩，明显的毛细血管扩张；

⑤ Ⅳ度：溃疡；

⑥ Ⅴ度：直接死于放射晚期反应。

3. 放射性皮炎的影响因素

内在因素：通常包括患者的性别、年龄、身体素质、营养状态、皮肤的特点、种族特点等。一般情况，照射部位在皮肤比较薄嫩、细腻、潮湿的部位，如头颈部、腋窝等地方容易出现皮肤反应。

外在因素：通常包括放射的剂量，日常护理，局部用药等因素。放射剂量是影响放射性皮炎严重程度的决定性因素，一般放疗越到后期，其出现的反应越明显。放疗患者的日常护理尤为重要，由于不当的护理很容易导致放射部位的破溃，感染，从而直接影响其预后。

二、放射性皮肤溃疡的发生机制

1. 放射线损伤 目前放疗设备繁多，产生放射线的放射源主要有四类：①发射 α、β、γ 射线和种子射线的放射性同位素；②产生不同能量 X 射线的 X 射线治疗机；③产生高能电子束和高能 X 射线的各类医用加速器；④产生质子束、中子束、负 π 介子束，以及其他重粒子束的各类重粒子加速器。放射线照射方式分为体外照射、近距离照射和内用同位素治疗。放射性同位素放射 α、β、γ 三种射线，放疗主要使用 β、γ 两种射线，且应用 γ 射线多于应用 β 射线。除了钴 -60、铯元素 -123 外，其余的同位素只用于近距离放射。在直接导致电离辐射方面，电子的射程很浅，只适合于皮肤和较浅部位病变的治疗。质子和重离子的射程比较远，且重离子对某些特定的病变具有更大的优越性，但由于设备复杂，目前较少用。质子加速器和重离子加速器设备造价昂贵，目前还未广泛推广应用。在间接导致电离辐射方面，kV 级 K 射线、γ 射线、高能 X 射线、中子束，它们最大剂量点的深度随能量的增加而加深。放射线损伤器官和组织细胞，根据损伤发生时间点不同，分为急性辐射综合征和慢性并发症。急性放射综合征常剂量依赖性的方式出现，如造血（HI）、胃肠道（GI）、中枢神经系统（CNS）、皮肤综合征。造血器官、胃肠道、皮肤和血管内皮是对放射最敏感的器官。剂量在 $1 \sim 7Gy$ 范围内会导致造血综合征，这与血细胞的整体下降、感染和出血造成患者的易感性增加有关。当全身照射剂量超过 8Gy 时发生胃肠道综合征。

2. 放射线损伤的分子机制 放射性损伤的严重程度与放射线的类型、剂量、照射方法、位置等密切相关，不同组织对放射线的敏感性不同，一般与细胞的增殖能力成正比。放射线损伤组织细胞的机制较复杂，目前主要认为与放射线诱导的直接或间接 DNA 损伤相关。放射线破坏 DNA 螺旋结构的化学键，导致 DNA 双链断裂（DSBs）、单链断裂（SSBs）和碱基损伤，引起直接 DNA 损伤。大部分损伤的 DNA 化学键通过水电离产生高毒性羟基自由基（^-OH），含氧的水介质辐照也会产生超氧阴离子（O_2^-）和过氧化氢（H_2O_2），活性氧 ROS 的累积，造成氧化应激反应，进一步损伤细胞 DNA 和细胞器，引起线粒体功能障碍或其他细胞功能异常，从而导致 DNA 间接损伤。在所有的 DNA 损伤类型中 DNA 双链损伤是最有害的，可通过激活 DNA 损伤反应和修复途径，保证快速检测和修复 DNA 双链断裂。若修复成功则细胞增殖，修复不成功则细胞凋亡或者突变。不管是直接 DNA 损伤还是间接 DNA 损伤，细胞均在 DNA 结构改变的初期感知和处理损伤，通过一些信号通路激活细胞修复、凋亡、自噬等功能，以对抗放射线引起的细胞死亡。在细胞暴露于电离辐射后，多种途径参与维持其遗传完整性。尽管同源重组和非同源末端连接等修复机制是哺乳动物对双链 DNA 损伤的重要反应，但细胞周期调节可能是放射敏感性的最重要决定因素。常见的细胞对 DNA 损伤的反应是激活细胞周期检查点。电离辐射引起的 DNA 损伤引发一系列信号，信号最终激活给予基因修复时间的临时检查点或导致细胞死亡（坏死或凋亡）的不可逆生长停滞。这种检查点激活构成一个综合反应，涉及感受基因（RAD、BRCA、NBS1）、传感基因（ATM、CHK）和效应基因（p53、P21、CDK）。检测点通路中的关键蛋白之一是肿瘤抑制基因 p53，它协调细胞周期进程和凋亡中的 DNA 修复。具体来说，除了检查点反应的其他介质（CHK 激酶、p21）外，p53 还介导两个主要的 DNA 损伤依赖性细胞检查点，一个在 G_1-S 过渡期，另一个在 G_2-M 过渡期，但是 p53 对前一个过程的影响更直接和显著。细胞周期阶段也决定了细胞的相对放射敏感性，其中细胞在 G_2-M 阶段的放射敏感性最高，在 G_1 阶段的放射敏感性较低，在 S 阶段后半部分的放射敏感性最低。因此，在临床上多采用分次放疗以在细胞周期放射敏感性最高的阶段对细胞进行同步治疗。

3. 放射线损伤的细胞学机制

（1）放射线诱导急性和慢性炎症反应：炎症反应是放射性损伤一个非常重要的过程，在体外和体内实验中均发现放射线可以诱导急性和慢性炎症反应。Hong 等人使用单剂量 7Gy 放射线照射小鼠大脑组织后数小时，观察到放射线诱导 TNF-α、IL-1α、IL-1β 和 ICAM-1 等基因表达升高。Langberg 等采用放射线照射大鼠肠道组织，照射后 24 小时、14 天和 26 周，用免疫组织化学方法对肠道中 IL-1、TGF-β1 和 PDGF-AA 蛋白的表达进行评估，发现照射后 24 小时至 26 周，这些生长因子的表达持续增加，炎症细胞浸润持续存在，纤维化程度进展性加重，这些细胞因子表达与受照射肠道的纤维化和炎性细胞浸润正相关。Rube 等人给予 12Gy 放射线照射肺组织，发现照射后 1～4 周，受照射肺组织中 IL-1、TNF-α 和 IL-6 的表达呈时间依赖性波动。放射诱导的肺组织中的 TGF-β 释放可在第 1 小时内检测到，在 12 小时后达到显著水平，随后在照射后 1 周下降到基本水平。放疗后 2 周和 4 周 TGF-β 释放量达到最大值，这与肺泡巨噬细胞浸润和急性肺炎相关联。Vujaskovic 等人报告了右半胸照射后 20 周血浆 TGF-β 水平的增加，并且 TGF-β1 增加水平与呼吸频率的增加水平正相关。Epperly 等人发现放射线照射肺组织中 IL-1、TNF-α 和 TGF-β1 表达具有时间差异。IL-1 mRNA 水平的升高与急性放射性损伤相关、TNF-α 表达升高具有延迟性，常于照射后 80～100 天升高，TGF-β1 和 TGF-β2 分别于照射后 120 天和 100 天升高，以上结果说明这些炎症因子升高与纤维化形成相关。NF-κB 是一种众所周知的放射激活和促炎因子，参与炎症反应、细胞周期进程、凋亡和细胞黏附。据报道，全身照射后骨髓、淋巴结、脾脏和肠道中存在放射诱导的 NF-κB 激活。不同的正常组织对电离辐射诱导的 NF-κB 活化具有不同的敏感性，这与它们对电离辐射诱导的组织损伤的敏感性有关。NF-κB 的激活与放射诱导的促炎因子 IL-1、IL-6 和 TNF-α 的上调有关。用 NF-κB 抑制剂咖啡酸苯乙酯阻断 NF-κB 激活，可以抑制放射线诱导的 IL-6 及其受体的上调。沉默 NF-κB 基因，可以抑制 X 射线诱导的 E 选择素和 ICAM-1 启动子的转录激活。NF-κB 基因敲除小鼠的脾脏、肠系膜淋巴结和骨髓中放射诱导的 TNF-α、IL-1α、IL-1β 和 IL-6 等炎症因子上调显著降低。放射线照射后短期内即可引起促炎细胞因子的表达增加，且促炎因子可以持续数月或者数年表达。

局部和外渗的外周巨噬细胞发挥作用在急性损伤后肌肉修复的早期阶段具有重要作用，其中促炎（M1）巨噬细胞首先起清理损伤的作用，抗炎（M2c）巨噬细胞和激活的巨噬细胞（M2a），参与到随后的炎症恢复、细胞外基质（ECM）沉积和组织修复。M2c 和 M2a 巨噬细胞释放抗炎细胞因子和促纤维化因子，如转化生长因子 TGF-β 等，转而激活成纤维细胞以产生 ECM 成分和 ECM 重塑因子，包括 TGF-β、胶原、纤维连接蛋白、丝氨酸蛋白酶（如 uPA/ 纤溶酶）的自分泌产生，以及金属蛋白酶（MMPs）及金属蛋白酶抑制剂（TIMPs）。肌肉损伤后，局部固有免疫立即被激活且大量因子被释放，包括热量休克蛋白、高迁移率族蛋白 1（Hmgb1），以及作为损伤分子模式（DAMP）的内源性肌纤维蛋白和核酸。肌肉损伤后最早发生的是炎性细胞浸润，特别是单核细胞和多形核白细胞，包括分泌促炎症因子和吞噬颗粒（如细胞或细菌碎片）的中性粒细胞。中性粒细胞构成炎症细胞进入损伤的第一波炎症细胞，在损伤最初的 2 小时后达到高点。然而，短命的中性粒细胞通过细胞凋亡数量迅速下降，在损伤后的 3～4 天检测不到。

早期，M1 巨噬细胞吞噬细胞坏死性肌肉残骸，参与抗原的加工和呈递。除了生产大量的促炎因子，M1 巨噬细胞的水平表达诱导型一氧化氮合成酶（iNOS）有效地代谢 L- 精氨酸，这是在感染过程中产生大量 NO 杀灭细胞内病原体的基本反应。交替激活的 M2a 巨噬细胞在组织修复的后期更为丰富。重要的是，M2a 巨噬细胞与营养不良的 mdx 小鼠肌肉中的纤维化有关。最近有研究表明，M2b 样巨噬细胞在急性损伤后的肌肉再生，提示 M2 巨噬细胞亚型在肌肉修复过程中可能起作用。

随着单核细胞 / 巨噬细胞募集，静止的肌卫星细胞被损伤 / 炎症相关信号激活后开始增殖，从而为形成新的肌纤维提供足够的肌核。虽然大部分增殖的卫星细胞将致力于成肌分化，一小部分将经历自我更新并补充静止的肌卫星细胞池，从而维持肌肉干细胞的稳态。

修复过程中的另一个关键步骤是在单个纤维束周围重新建立 ECM，这有助于增强肌肉并为其收缩功能提供支持。正确的肌 ECM 损伤重建和重组对于提供新的支架结构以及确保新的肌纤维的正确空间组织是必要的。过度和持续的 ECM

沉积（纤维化）导致肌细胞难以恢复原有结构，从而引起再生不良的结果。虽然一些研究表明卫星细胞来源的成肌细胞可以合成 ECM 的许多成分，但主要的基质产生细胞是肌成纤维细胞。

（2）放射线诱导细胞凋亡：放射线诱导细胞死亡主要与凋亡、坏死、自噬相关。放射诱导的细胞凋亡被认为是照射后细胞死亡的主要机制之一。在淋巴系和骨髓系的细胞中，凋亡是放射诱导的主要死亡机制。上皮细胞源性细胞凋亡明显减少。放射诱导的细胞凋亡的特征包括染色质的固缩、细胞皱缩、核间断裂和所有细胞凋亡死亡的标志。凋亡的执行与半胱天冬酶（caspase）蛋白酶家族的激活密切相关。半胱天冬酶作为酶原存在于细胞中，当细胞受到外部或内部刺激时被激活。放射诱导的细胞凋亡可通过内源性和外源性途径激活 caspase 信号级联反应。不管是内源性还是外源性 caspase 的激活途径，这两种途径均可最终激活效应器 caspase-3、caspase-6 和 caspase-7。这些半胱天冬酶对于细胞凋亡的阶段至关重要，其靶点包括细胞凋亡的介导和调节、结构蛋白、细胞 DNA 修复蛋白和细胞周期相关蛋白。

内源性凋亡途径，也称为线粒体途径，涉及破坏线粒体功能的线粒体外膜通透性（MOMP）。MOMP 主要由 Bcl-2 家族成员控制和介导。该家族分为促凋亡成员和抗凋亡成员。促凋亡成员包括两个亚家族，类 Bax 家族（Bax、Bak、Bok）和仅含 BH3 区域蛋白（Bid、Bad、Bim、Bik、Bmf、Noxa、Puma、Hrk），这两种蛋白对于通过线粒体外膜中形成 Bax-Bak 孔来促进细胞凋亡诱导来说是必需的。暴露于放射线后，p53 激活凋亡前基因的转录，其中最重要的是 Bcl-2 家族的凋亡前成员。Bax 和 BH3 的子群成员似乎在放射诱导的细胞凋亡中起着关键的启动作用，并且在几种细胞类型中也被证明对射线诱导的细胞凋亡有速率限制。已证明，Puma 对由造血细胞、发育中的神经系统细胞、成纤维细胞和胸腺细胞、淋巴细胞的放射引发的细胞死亡至关重要。此外，Noxa 和 Bim 是其他的仅含 BH3 区域蛋白，它们有助于放射诱导的 p53 依赖性凋亡。最后，降低凋亡阈值的基因表达可以通过 p53 依赖的方式诱导（APAF1、caspase-6、Bid）。抗凋亡成员（Bcl-2、

Bcl-XL、Bcl-W、Mcl1、Bcl-2a1、Bcl-B）反向阻断凋亡。p53 可介导包括 Bcl-2 基因和凋亡蛋白家族成员生存素抑制剂在内的抗凋亡基因的转录抑制。MOMP 从膜间空间释放几种可能致命的蛋白质到细胞质中。这些蛋白质包括细胞色素 c、SMAC/DIABLO、AIF、EndoG 和 OMI/HTRA2。细胞色素 c 在放射诱导的凋亡中是最关键的，它结合并激活 APAF1，改变其构象以允许 ATP/dATP 结合。这种形成被称为凋亡体，它将介导 caspase-9 的激活。caspase-9 作为一种 caspase 触发剂，随后剪切并激活效应半胱天冬酶，这反过来剪切在细胞死亡基质，这些基质共同产生凋亡细胞死亡的细胞特征。

外源性凋亡途径通常被称为死亡受体途径，从肿瘤坏死因子（TNF）受体超家族中激活依赖配体的质膜受体。TNF 死亡受体家族成员（Fas/CD95，DR5/TRAIL 受体 2）的表达可通过放射上调，并通过线粒体依赖和独立机制激活半胱天冬酶。特异性配体和死亡受体的相互作用导致死亡诱导信号复合物的受体近端的募集。由此产生的活化的 caspase-8/10 导致剪切和激活效应 caspase-3、caspase-6、caspase-7，这随后剪切细胞死亡底物。在 caspase-8/10 初始激活水平较低的细胞中，一个扩增循环被触发。在这扩增循环中，caspase-8/10 剪切和激活促凋亡的 Bcl-2 家族成员，该家族成员随之触发线粒体释放细胞色素 c，并随后激活 caspase-9 和 caspase-3，强烈放大最初的凋亡信号。

损伤的 DNA 链和 ROS 累积激活一系列细胞内信号途径，如核因子 κB（NF-κB）和 p53 信号通路，尤其 NF-κB 信号通路的激活，可以激活一系列和细胞凋亡相关的信号通路包括抗凋亡的 Bcl-2 和促凋亡的 Bax 蛋白。

Bax 是调节线粒体依赖性凋亡的关键分子，诱导凋亡体的形成，是细胞色素 c、Apaf-1 和 caspase-9 的复合分子。p53 还可上调 CD95 死亡受体 Fas 的表达，并通过线粒体依赖性和非依赖性机制激活下游的 caspase。其次，在细胞失去表面膜完整性之前，在受放射的细胞中可以看到生化变化，例如活性氧生成增加和谷胱甘肽的耗尽。此外，电离辐射诱导的活性氧中间体可触发线粒体途径释放 caspase 激活因子。因此，氧化应激可

能在放射诱导细胞凋亡中起着直接的作用。第三，电离辐射与细胞膜的相互作用诱导鞘磷脂快速水解为神经酰胺，并且促凋亡 SAPK/JNK 通路的激活可能发生在膜源性神经酰胺信号的下游。之后 c-Jun 的磷酸化上调凋亡调节基因的转录。p53 在早期凋亡中具有重要意义，采用野生型和功能性 p53 缺乏的胸腺细胞进行研究，发现野生型胸腺细胞（p53$^{+/+}$）对放射极为敏感，敲除 p53 基因（p53$^{-/-}$）的胸腺细胞具有放射抵抗能力。因此 p53 对于快速增殖的细胞凋亡非常重要。放射诱导的 p53 依赖性细胞凋亡发生在放射后的几个小时内，对放射敏感的组织通常具有较高的 p53 mRNA 表达水平，并且更容易对放射诱导的凋亡产生反应。因此，一些容易凋亡的肿瘤组织细胞具有依赖 p53 诱导的凋亡特性，且通常对辐射较为敏感。后续有研究发现，在这些肿瘤中抑制 p53 基因会导致放疗抵抗，有临床研究数据表明野生型 p53 在肿瘤中存在是一个预后良好的标志。另外，激活的 p53 信号通路，诱导不可逆的 G_1/S 或 G_2/M 细胞周期停滞。也可以激活一系列和能量代谢相关的信号通路如激活 AMPK 途径、抑制 mTOR（mammalian target of rapamycin）途径，从而激活一系列具有促进自噬作用的基因，并激活各种信号通路。如毛细血管扩张性共济失调症突变（Ataxia telangiectasia-mutated，ATM）相关信号，ATM 磷酸化可直接磷酸化 p53，调节 p53 和 p21 介导的 G_1 期至 S 期细胞周期阻滞；ATM 磷酸化也可磷酸化和激活 Chk2，同样 Chk2 磷酸化也可诱导 p53 途径介导的 G_1 期至 S 期细胞周期阻滞。G_1 期细胞周期阻滞能够防止受损伤的 DNA 复制，使细胞在进入 S 期前进行 DNA 修复。磷酸化的 p53 也可诱导促凋亡蛋白 Puma 的表达，从而上调促凋亡基因 Bax、C-jun 的表达，下调抑凋亡基因 Bcl-2、Rb、Ras 的表达，进一步通过线粒体细胞色素 c 和半胱氨酸天冬氨酸蛋白酶，引起细胞凋亡。

（3）放射线诱导细胞自噬：自噬主要有三种类型，即大自噬、微自噬和分子伴侣自噬。在所有这些形式中，大自噬是研究最广泛的。此外，根据参与自噬的选择性去除的过氧化物酶、线粒体和其他细胞器，给予不同的专用名词。自噬（autophagy）是由 Ashford 和 Porter 在 1962 年发现细胞内有"自己吃自己（selfeating）"的现象后提出的。自噬是细胞内的消化和降解过程，作为一种细胞内保护机制，可清除细胞内损伤的线粒体，限制氧自由基的累积和降低氧化损伤，抑制细胞凋亡和炎症反应。参与自噬的蛋白质被称为自噬相关蛋白（autophagy related，ATG）。这些包括 ATG1～ATG32 蛋白质。自噬起始的标志是：① LC3-II（ATG 8）与 LC3-I 的比率升高；② ATG5～ATG12 复合物水平的增加；③ Beclin1 水平的增加；④ p62 水平的降低。各种信号通路与自噬诱导相关，包括 PI3K-Akt 通路和 TORC1，以及两条通路（雷帕霉素复合物 1 和 2 的靶点）。TORC1 对雷帕霉素敏感，且在其存在下受到抑制，这导致自噬的刺激发生。在正常情况下，TORC1 保持活性并检查着自噬的诱导。PI3K-Akt 途径激活 TOR 以抑制自噬。激活的 TOR 进行磷酸化，从而抑制 ATG1，最终导致自噬的下调。相反，在饥饿期间，ATG1 被脱去磷酸化，参与自噬体的形成。激活后，ATG1（ULK1）与 ATG13 和 ATG17 的结合亲和力被多次折叠增强，导致 ATG1-ATG13-ATG17 支架的刺激，这进一步帮助许多 ATG 蛋白的募集，从而启动自噬体的形成。AMPK（一磷酸腺苷活性蛋白酶的蛋白质）也被认为在自噬诱导中起作用。在代谢应激过程中，AMPK 检测到细胞 ATP 浓度降低。在哺乳动物中，细胞 AMPK 通过上游分子的 ATP/AMP 比率降低而被激活。活化的 AMPK 导致结节性硬化复合物 1/2 的磷酸化和活化（TSC1/2），TSC1/2 抑制 mTOR 活性。此外，LKB1-AMPK 也可能磷酸化并激活 p27 kip1（一种导致细胞周期停滞的 CDK 抑制剂，可以阻止细胞凋亡并诱导细胞的自噬以助细胞存活）。放射诱导的氧化应激除了引起 DNA 损伤外，还可能导致线粒体功能受损、蛋白质折叠错误和内质网应激，这些因素中的大多数被证明是诱导自噬的。然而，放射诱导自噬的详细机制尚未完全阐明。随着放射剂量的增加，自噬小体形成，表明这些细胞内自噬活性增强。在各种应激条件下，如缺氧、营养缺乏或电离辐射下的自噬调节也与各种 microRNA 有关。最近的研究表明，miR-199a-5p 在照射后自噬调节中的作用。有趣的是，据报道，自噬可以控制 miRNA 的生物发生和活性，这表明 miRNA 和自噬之间存在一个反馈回路。这种 miRNA 的过度表达可以抑制 MCF7 乳腺癌细胞系的放射诱导自噬。自噬在细胞放射反应中的确切作用仍然存在争议。目前存在两种学派：一种认为这是一种细胞存活的现象，另一种认为自噬是一种Ⅱ型程序性细胞死亡，有助于去除受损的细胞。因此，放射性自噬可能对细胞具有保护作用，也有可能对细胞是损伤作用。自噬的类型、程度和发生时间是细胞自噬诱导后细胞命运的重要决定因素。

总之，放射引起的细胞效应包括死亡、突变和大分子（DNA、蛋白质和脂质）氧化损伤引起的转化、细胞和核膜通透性的改变、染色体畸变和代谢失衡。诱导淋巴细胞、巨噬细胞和中性粒细胞浸润，局部组织干细胞减少，以及组织细胞功能紊乱等最终导致多器官功能改变或器官衰竭。放射线诱导细胞内活性氧（ROS）、活性氮（RNS）、p53/Bax 途径的激活、DNA 双链断裂（DSB）的增加、单链断裂（SSB），以及参与细胞凋亡、生长和自噬诱导的不同信号途径的激活，如诱导型一氧化氮合酶基因（iNOS）和一氧化氮（NO）参与放射诱导的细胞凋亡和自噬。由于 iNOS 基因启动子区域包含许多转录因子的基序，如核因子 κB（NF-κB）和 Kruppel 样因子 6（KLF6），因此导致 NO 产生增加，从而导致半胱天冬酶介导的凋亡和蛋白质硝化介导的自噬诱导。

（4）放射线诱导细胞衰老：放射线可以引起一系列细胞反应，已有研究发现放射线也可以引起细胞衰老（radiation induced senescence）。细胞衰老是永久性的细胞周期停滞，在体外和体内肿瘤细胞实验中发现放射线引起直接和间接 DNA 损伤均可导致细胞衰老。放射线通过多途径诱导细胞的凋亡与衰老。放射线导致共济失调毛细血管扩张症突变（ATM）蛋白二聚体转化为 ATM 单体，由此产生的 ATM 单体可进行核穿梭，通过 H2 AX（γ-H2 AX）的磷酸化来识别 DSB，并通过两个主要的修复途径实行 DSB 修复：非同源端连接（NHEJ）（普遍存在于细胞周期的所有阶段）和同源重组（HR）（普遍存在于细胞周期的 S-阶段晚期和 G$_2$ 阶段）。放射后的 DNA 损伤反应（DDR）刺激 p38 有丝分裂原激活蛋白激酶（p38-MAPK）和蛋白激酶 C（PKC），激活转录因子核因子 κB（NF-κB），产生细胞因子和趋化因子，并

促进细胞内活性氧的增加，进而激活细胞周期蛋白依赖激酶抑制剂 2A（CDKN2 A）位点，产生 p16 INK4A（p16）和 p19 INK4D（ARF）。p16 INK4A 激活视网膜母细胞瘤蛋白（pRb）肿瘤抑制因子，该因子通过异染色质作用阻断某些增殖基因，最终导致持久的细胞周期停滞。DDR 不仅激活 p16/Rb，还激活 p53 肿瘤抑制因子，然后启动 p21-WAF1（p21）基因转录，最终导致衰老和永久性生长停滞。p53/p21 和 p16/pRb 通路，参与以 p16、p53 或 p21 蛋白的过度表达为特征的细胞停滞和癌基因诱导的衰老，在细胞衰老过程中发挥重要作用。最近，Baselet 等人给予单次 X 射线（0.05、0.1、0.5 和 2Gy）照射人永生化冠状动脉血管内皮细胞，在照射后第 1、7 和 14 天检测照射后血管内皮细胞衰老及细胞周期情况，发现放射线诱导的细胞衰老具有剂量依赖性，并且放射后早期即出现促炎依因子的释放增多，因此放射线诱导的细胞衰老可能和炎症反应相关。

（5）侧旁效应：自从一个多世纪前发现 X 射线以来，放射生物学的核心信条之一就是认为几乎所有放射均有有害影响，如细胞死亡、突变和致癌作用，都是来源于 DNA 的直接损害。最近，科学界对这一认识发生了变化，发现放射之外的其他目标也发挥了重要作用。某些实验技术如精密的单粒子微束证明存在非靶向放射效应，其中最突出的就是旁观者效应。旁观者效应非常重要，尤其是在 0.1～0.2Sv 以下的低剂量照射范围内，可以观察到比当前模型预期更高的损伤发生率。低剂量定义为通常小于 100mSv 的剂量，低剂量率定义为低于 0.1mSv/min 的剂量。当细胞群以高度不均匀的方式受到照射时，旁观者效应也很重要。最近的几篇文章证实受照射的细胞可以诱导相邻的细胞产生突变反应，而相邻的细胞没有被放射粒子直接穿过。Nagasawa 和 Little（1992 年）进行了标志性实验，他们用一种实验装置对单层细胞进行照射，使只有一小部分（约 1%）的细胞群受到直接影响。根据旁观者效应理论，更高数量的细胞（高达 30%）显示染色体畸变。随即有学者进一步研究表明，通过缝隙连接的直接细胞间信号传导对旁观者介导的信号传导起着重要作用。如前所述，低剂量和高剂量照射都可以诱导旁观者效应。低剂量范围内的线性偏

差主要是由于放射引起的旁观者效应。在大剂量放射后，体内旁观者效应也有报道。在小鼠部分身体大剂量（3Sv）照射后，观察小鼠小脑旁观者诱导的 DNA 损伤（由 H2AX 病灶形成测量）、凋亡和肿瘤发生，表明旁观者效应具有体内致癌的潜能。旁观者效应也是一个非常重要的放射性损伤的机制。

4. 放射性纤维化的细胞生物学过程 在放射线照射组织细胞的数小时内，细胞 DNA 损伤导致细胞出现凋亡或者坏死，随着时间进展，数天之内组织内出现炎症细胞浸润、炎症因子释放、突变、旁观者效应等引起细胞进一步损伤，同时也伴有组织内干细胞激活、增殖、分化等组织细胞再生。我们研究发现，在放射性肌肉纤维化大鼠模型中放射线引起成肌分化相关分子的表达水平增高，说明放射线激活诱导低程度肌肉再生，放射线激活的肌肉再生不能抵抗纤维化形成。随着时间推移，数月或者数年之内，肌成纤维化激活和过度增生导致细胞外基质过度沉积，引起组织器官纤维化，导致器官衰竭或者功能障碍。因此肌成纤维细胞的来源成为放射性纤维化研究领域的热点。肌成纤维细胞可由不同类型的细胞转化或者转分化发展而来，如局部静态的成纤维细胞激活和增殖、上皮 - 间质细胞转化（epithelial to mesenchymal transition，EMT）、骨髓中的 CD34$^+$ 骨髓前体细胞迁移和转化、巨噬细胞转分化等。肌成纤维细胞活化和 ECM 重塑是健康组织伤口愈合和损伤反应的重要组成部分。组织损伤修复初期即有肌成纤维细胞激活和增生，但在纤维化疾病中肌成纤维细胞持续、过度活化。内皮细胞、上皮细胞、免疫细胞等多种细胞也参与了组织损伤修复和纤维化疾病的发生。各种激素、生长因子和炎症介质可作为纤维化的驱动或抑制因子。如转化生长因子 β1（TGF-β1）、结缔组织生长因子（CTGF/CCN2）和白细胞介素 -6（IL-6）具有诱导或维持放射性纤维化的作用，而肝细胞生长因子、γ 干扰素和抗凝成分如血栓调节素发挥抑制纤维化作用。多条信号通路在纤维化疾病的发生过程中发挥作用，如 TGF-β1 相关的 SMAD 信号通路、整合素和细胞黏附信号通路、rho/ROCK 激酶信号通路、DNA 损伤反应（DDR）以及应激反应信号通路。已有研究发现，在放射性肠炎小鼠模型中存在血管内皮细胞向间质细胞转化的现象，且在体外采用放射线照射小肠微血管内皮细胞，血管内皮细胞出现形态改变、内皮细胞标志物表达下降，间质细胞标志物表达升高，内皮间质转化生物学过程发生。在放射性肺纤维化模型中，低氧信号通路诱导内皮间转化产生大量肌成纤维化细胞，参与纤维化的形成。

5. 放射性皮肤溃疡的形成机制 皮肤组织中鳞状上皮细胞和皮肤附属器如毛囊和皮脂腺等对放射线较为敏感，受到一定剂量放射线照射后皮肤可发生一系列进行性改变。一旦受到外界刺激导致皮肤破溃，创面经久不愈，逐渐发展成晚期放射性溃疡。急性放射性皮肤溃疡组织中大量淋巴细胞浸润、角化形成、胶原纤维排列紊乱甚至断裂、表皮剥脱、毛囊和皮脂腺大量丢失、溃疡周边毛囊细胞逐渐移行为表皮细胞。超微病理结构显示：大量线粒体空泡化和水肿、血管内皮损伤、细胞核凋亡、出现较多自噬小体。晚期放射性皮肤溃疡组织中淋巴细胞浸润减少、表皮增厚、大量纤维化组织形成、毛囊等附属器及脂肪组织被纤维化组织取代。晚期放射性皮肤溃疡电镜显示：角质层伴轻度角化过度或角化不全、表皮棘状细胞部分细胞桥粒断裂和间隙扩大、胞质内可见密集的黑素颗粒、细胞核轻度固缩、胶原纤维变性、部分细胞核溶解、透明角质颗粒破碎、真皮下层广泛纤维化、血管内皮及淋巴管内皮增生、管腔增厚甚至阻塞。创伤愈合是炎症细胞、干细胞、细胞外基质和细胞因子之间的网络调控结果。放射线损伤皮肤组织细胞，引起细胞凋亡和坏死，导致炎症细胞和炎症因子释放增加，激活组织内残余干细胞启动组织修复和再生。放射性皮肤溃疡的愈合有赖于表皮再生覆盖创面或伤口，在目前医疗技术的条件下，放射治疗的剂量对照射部位表皮的影响不会很严重，只要有适合的肉芽组织，周围表皮仍能再生、迁移，逐步实现上皮化（创面较大可植皮）。皮肤放射性损伤主要是上皮的生发层细胞和皮下血管的损伤，特别是基底层表皮干细胞属于辐射较敏感细胞，受到明显伤害，而使上皮化延迟，因此表皮基底细胞损害可能在晚期放射性皮肤溃疡中占有重要作用。晚期放射性皮肤损伤主要与肌成纤维细胞的大量激活和增生，分泌大量细胞外基质，引起放射性纤维化相关。周玥等采用90Gy放射线成功构建大鼠放射性肌肉纤维化模型，发现照射后大鼠出现间歇性跛行，肌肉纤维化，皮肤瘢痕和皮肤溃疡。盛小伍等采用90Gy放射线构建急性和晚期放射性皮肤溃疡模型，发现放射性纤维化是晚期放射性皮肤溃疡的主要特点。

三、放射性皮肤溃疡的治疗

1. 急性或晚期放射性皮肤损伤可酌情选择以下药物治疗：

（1）西医西药类

1）比亚芬：比亚芬是一种水包油型白色乳膏，是一种复合制剂，主要成分为三乙醇胺，它通过促进微循环水合作用，降低白介素 -6 浓度，升高白介素 -1 浓度，增加损伤部位巨噬细胞数量等机制预防及治疗皮肤急性放射性损伤。

2）苏肤凝胶软膏：苏肤凝胶软膏主要成分为壳聚糖和胶原蛋白，具有缓解疼痛、抗感染、促进愈合、修复组织、湿润环境作用，是一种新出现的防治放射性皮炎的药物。黄英英等应用苏肤凝胶软膏治疗Ⅱ度急性放射性皮炎的鼻咽癌初治患者45例，其用药3天疼痛缓解总有效率97.8%，用药7天创面愈合总有效率95.6%，而对照组仅局部清创后应用庆大霉素预防感染，总有效率仅73.3%和68.9%，明显低于治疗组（$p < 0.05$）。说明了苏肤凝胶软膏对放射性皮炎不仅有良好的治疗效果，而且能有效缓解疼痛，减轻患者的痛苦。

3）超氧化物歧化酶：薛敏芬等将需放射治疗的60例恶性肿瘤患者随机分为治疗组30例和对照组30例，治疗组在放疗前后均用奥克喷（主要成分为奥可丁即超氧化物歧化酶）均匀喷在放射野，对照组放疗期间未用任何药物保护。结果发现治疗组均为Ⅱ级以下，而对照组出现Ⅲ级10例，Ⅳ级2例，说明了奥克喷能有效地预防放射性皮炎的发生。

4）贝复济：贝复济为重组牛碱性成纤维细胞生长因子（Rb-FGF），具有促进毛细血管再生，改善局部血液循环，从而加速创面愈合，降低放射性皮炎发生的功能。李翠萍用贝复济治疗102例鼻咽癌放疗患者取得了90.2%的总有效率，而不用药的102例对照组只有37.25%，而且对照组还出现了8例Ⅳ级皮肤反应，说明了其防治效果明显优于对照组，能明显降低肿瘤放疗区皮肤损伤的发生率和程度。

5）重组人表皮生长因子：金因肽，其分子结构和生物学活性与人体内源性表皮生长因子高度一致，作用于细胞生长调节基因，促进 RNA、DNA 的复制和蛋白质的合成，促进胞外基质的合成，提供组织再生与修复的基础。它还能促进上皮细胞、中性粒细胞、成纤维细胞等多种细胞向创面迁移，预防感染，提高上皮细胞完全再生度和连续性、预防和减少瘢痕形成，提高创面修复质量，加速创面愈合的速度。

6）纳米银离子：纳米银（nano silver）是将粒径做到纳米级的金属银单质。纳米银粒径大多在 25nm 左右，对大肠杆菌、淋球菌、沙眼衣原体等数十种致病微生物都有强烈的抑制和杀灭作用，而且不会产生耐药性。纳米银离子可用于伤口敷料，纳米银局部涂抹于伤口可加速伤口愈合过程。Davoodbasha M 等的研究表明，纳米银具有广泛的抗菌活性，对细菌和真菌的最小抑制浓度都较低，且环保无害。纳米银离子还具有良好的抗真菌作用，且未发现毒性。纳米银离子还可调节组织修复中的细胞因子从而促进愈合，Nair HKR 的研究表明，纳米银离子在糖尿病足溃疡的治疗中有促进伤口愈合的作用。纳米银离子可用于放射性溃疡的治疗，El-Batal 等用小鼠建立口腔放射性溃疡模型，将纳米银局部涂抹于溃疡处观察到溃疡愈合加速，预后改善。由此可见纳米银用于放射性溃疡的治疗可行并且有较好的应用前景。

（2）中医中药类：中医学认为放射线属"火热毒邪"，放射性皮炎的病因病机为热毒过盛，火热毒邪蕴蒸于皮肤，热盛肉腐则易产生脱屑、溃疡等。早在《金匮要略》中，医圣张仲景就提到"浸淫疮：黄连粉主之"。故中药治疗应选用具有清热解毒，祛腐生肌的药物。

1）美宝烧伤膏：主要成分为黄芩、黄连、黄柏、麻油等，具有清热解毒、迅速止痛、祛腐生肌之功效，可使局部血管扩张、加速血液循环，增强组织代谢，利于创面修复，可用于各种烧、烫、灼伤。

2）白玉膏：由熟石膏、制炉甘石、麻油、凡士林组成，具有润肤、生肌、促进伤口愈合的功效。

薛淑英等将 69 例需接受放射治疗的患者随机分为观察组 34 例和对照组 35 例,对照组用纱布覆盖照射野防止局部摩擦。结果发现对照组放射性皮炎发生于放疗后 3～34 天,平均(11.4±5.6)天,观察组发生于放疗 21～45 天,平均(28.5±6.4)天,两组比较,差异有统计学意义($p < 0.01$)。说明白玉膏能显著地预防放射性皮炎的发生。

3)五黄油:程秋野等应用黄连、黄柏、黄芩、生大黄、土大黄等中药制成五黄油,随机将 203 例确诊恶性患者分为五黄油组 71 例,美宝组 64 例,常规宣教组 67 例,结果发现五黄油组皮肤反应发生率 32.4%,美宝组 45.3%,常规宣教组 92.6%。五黄油组明显优于其他组。

4)蜈黛软膏:王莹将需放射治疗的 88 例鼻炎癌患者随机分为用药组 43 例和对照组 45 例,用药组从开始放疗即给予蜈黛软膏均匀涂抹照射部位,对照组则按常规护理不涂任何药,结果显示,用药组放射性皮炎发生率 32.56%,显著低于对照组 91.11%($p < 0.01$)。说明蜈黛软膏对预防放射性皮炎的发生有显著作用。

2. 急性放射性皮肤溃疡的物理治疗

1)毫米波:属于非电离辐射中的极高频段,其 38GHz 频率的毫米波可抑制、杀伤肿瘤细胞,延长患者的生存周期。李旭红等应用 36GHz 的毫米波配合烧伤膏治疗 58 例鼻咽癌根治性放疗后急性放射性皮炎患者,48 例对照组患者则仅使用烧伤膏,试验结果显示治疗组的总有效率为 98.3%,高于对照组的 85.4%($p < 0.05$)。

2)多爱肤:多爱肤敷料是一种活性亲水性敷料,由亲水性颗粒与疏水性聚合物组成,可为伤口提供一个无大气氧的湿性环境,一方面可防止细菌侵入造成伤口感染,另一方面无氧环境可刺激上皮的毛细血管生长和再生,有利于肉芽组织形成,促进上皮的生长,加速伤口的愈合,其形成的湿润环境还可促进上皮细胞的移动,从而进一步加快了创面的愈合速度。

3. 晚期放射性皮肤溃疡的手术治疗 一般情况下,根治性放疗后,若出现严重的放射性溃疡,或者肿瘤复发,放疗术后 3 个月内不宜进行手术治疗。根治性放疗后,出现的严重放射性溃疡,经保守治疗无效后方可考虑手术治疗。这种患者若进行手术,风险巨大,容易发生组织坏死

和难治性的感染等各种严重并发症。因此,必须经有经验的手术、放疗化疗等专家参与的 MDT 讨论后,制订相应的手术治疗方案和康复方案。湖南省肿瘤医院的手术治疗经验是:缺损面积小的可考虑直接拉拢缝合或者用皮肤闭合器关闭创面;缺损较大的需采用血运丰富的皮瓣进行修复,术中需特别注意采用血液供应丰富的组织消灭死腔。放射性溃疡的切缘大小暂无统一标准。

4. 放射性皮肤溃疡的干细胞治疗探讨 脂肪干细胞(adipose derived stem cells,ASCs)是来源于脂肪组织的间充质干细胞,具有自我更新和多向分化潜能。可以在体外稳定增殖,在不同定向诱导条件下,具有跨胚层分化的能力。2001 年 Zuk 等人在人脂肪组织中成功分离出成体干细胞,给其取名为脂肪组织提取细胞(processed lipoaspirate cells,PLAs)。目前国际上将脂肪组织来源的间充质干细胞称为脂肪干细胞。

ASCs 具有促进血管新生和增加损伤组织的血流灌注量、抗氧化作用、调节免疫和炎症反应、抑制纤维化、调节 ECM 重塑、促进再上皮化、促进组织内干细胞增殖和迁移等作用,而放射性损伤的机制与放射线诱导氧化应激反应、炎症细胞浸润和炎症因子释放、诱导细胞凋亡、局部组织内干细胞损伤等相关,因此目前已有许多研究将 ASCs 用于治疗放射性损伤。ASCs 移植可以减轻放射线诱导的唾液腺损伤。Kojima 等人发现,5Gy 剂量照射唾液腺后 10 周,给予唾液腺内注射 ASCs,可部分恢复小鼠唾液腺的功能。Lim 和 Ra 等人在 15Gy 放射线照射小鼠口腔后 6 小时内,将 ASCs 通过尾静脉注射至小鼠体内,每周注射,持续 3 周,发现全身输注 ASCs 可以促进小鼠唾液腺再生。上述研究结果表明 ASCs 能保护小鼠唾液腺免受辐射损伤。Sheng-Ping Huang 等人制备放射诱导皮肤溃疡模型并给予 ASCs 治疗,发现治疗 3 周后皮肤伤口明显减小,再上皮化加速和新生血管增多,此研究表明 ASCs 能加速伤口愈合。P Chang 等采用全服放射线照射构建放射性肠炎大鼠模型,并给予注射人 ASCs,发现大鼠血清中 IL-10、VEGF、bFGF、表皮生长因子(epidermal growth factor,EGF)等含量增加,CD31 阳性细胞数量增加,肠隐窝内 Bmi1 阳性细胞长期存在,ASCs 移植组的大鼠比对照组大鼠

存活时间更长，此研究说明 ASCs 具有治疗放射性小肠损伤的作用。Xinchu Ni 等人报道 ASCs 移植可修复兔放射性骨骼肌损伤，且其机制可能与 VEGF 和 bFGF 上调、血管生成、肌卫星细胞增殖及成肌分化有关。XuefengQiu 等人向放射性膀胱损伤的大鼠注射 ASCs，发现 ASCs 对改善膀胱功能和维持膀胱微结构具有重要作用，且 ASCs 旁分泌作用是其功能改善和结构保存的主要原因。

随着放射治疗在肿瘤的综合治疗中发挥着越来越重要的作用，其引起的常见不良反应放射性皮肤溃疡也日益成为放疗科、肿瘤整形外科等学科医生研究和探讨的重点和难点。放射性皮肤溃疡影响因素较多，个体化差异较大，治疗方案各异。因此，今后需要成立放射性皮肤溃疡治疗协作组，开展多中心规范化治疗方法学研究，制订放射性皮肤溃疡治疗专家共识。加强放疗设备和放疗方法的研究，尽量降低放疗并发症的发生率。新一代的质子重离子放射技术的应用，能够减少放射性皮肤溃疡的发生，但是医疗费用昂贵。采用干细胞疗法预防和治疗放射性损伤是一个值得研究的方向。

（周　晓　盛小伍）

第六节　化学药物相关性创面的发生机制

化学药物的概念：我们将从天然矿物、动植物中提取的有效成分，以及经过化学合成或生物合成而制得的药物，统称为化学药物。结构明确的具有预防、治疗、诊断疾病，或为了调节人体功能、提高生活质量、保持身体健康的特殊化学品。化学药物以化合物作为其物质基础，以药效发挥的功效（生物效应）作为其应用基础。

一、化学药物对皮肤的影响

皮肤是人体最大的器官，许多化疗药物对皮肤产生毒害作用，引起局部或全身性的毒害反应，化疗对皮肤的毒性包括皮疹、手足皮肤反应、皮肤干燥、瘙痒、脱发、色素沉着、脱发、甲沟炎/指甲改变等。皮肤不良反应不仅损害患者的身体健康、增加患者心理压力、影响日常生活，还会加重患者经济负担，甚至影响治疗的顺利进行，导致治疗剂量降低甚至停药。

1. 传统化疗药物引起的皮肤反应多与过敏反应有关　过敏反应最常表现为一过性红斑和荨麻疹，可分为局部性和全身性两种。局部过敏反应表现为沿静脉出现风团、荨麻疹或红斑。全身过敏反应多在化疗药物应用开始后 15 分钟内出现颜面发红、荨麻疹、低血压等症状。目前认为多数药疹为迟发型 T 淋巴细胞介导的免疫反应，其涉及数种其他类型细胞活化，如巨噬细胞、嗜酸性粒细胞或中性粒细胞。过敏反应通常表现为一过性红斑和荨麻疹，可分为局部性和全身性两种。在用药后数小时出现，持续数小时后消失，有时可在数天后发生，表现为迟发性过敏反应症状，引起严重的剥脱性皮炎。如紫杉醇、左旋门冬酰胺酶、吉西他滨、氟尿嘧啶、氨甲蝶呤等。过敏反应的预防措施：要将抗肿瘤药物引起的皮肤过敏反应与其他可能引起红斑和荨麻疹的因素相区别，如带状疱疹、细菌或真菌感染、皮肤转移灶、其他药物引起的过敏反应及寄生虫感染等。在应用过敏反应发生率及严重程度较高的抗肿瘤药物之前，做必要的皮肤过敏试验，如紫杉醇与多西紫杉醇临床应用中较易发生过敏反应，根据文献报道在使用紫杉醇患者中 41% 的患者出现过敏反应，2% 的患者出现严重过敏反应，3 个疗程后不会出现严重的过敏反应。紫杉醇难溶于水，须用聚乙基代蓖麻油配制成注射剂，一般认为紫杉醇的过敏反应主要由助溶剂引起。该物质很容易导致组胺释放，而过敏反应的发生与组胺释放有关。多发生在用药的前 5 分钟，所以开始前 1 分钟宜缓慢滴注并严密监测，为预防过敏反应发生，故在紫杉醇治疗前 12 小时和 6 小时服用地塞米松 20mg，在给药前 30～60 分钟肌内注射或口服苯海拉明 50mg，静脉注射西咪替丁 300mg 或雷尼替丁 50mg，多西紫杉醇在治疗前 1 天必须开始口服糖皮质激素类药物，如地塞米松 16mg，至少连续 3 天。过敏反应的治疗：一旦出现过敏反应，应根据过敏反应的类型及程度采用不同的处理措施，立即停用一切可疑的致病药物。常用的抗过敏药物有抗组胺类药和皮质激素类药，如苯海拉明 50mg b.i.d.，地塞米松 5～10mg 静脉注射。

2. 化疗药物可致皮肤色素沉着 有些化疗药物可引起皮肤颜色加深，表现仅局限在甲床、口腔黏膜或在用药静脉区域。一般在用药后2～3周发生，化疗后持续10～12周，如氨甲蝶呤、氟尿嘧啶、多柔比星、表柔比星等可发生色素沉着，伊立替康可发生口腔黏膜炎。但这一般不会给患者带来身体上的不适，也不影响化疗的继续。大多数在化疗结束后逐渐恢复正常或减轻。医护人员应向患者进行详细的解释，消除患者可能产生的顾虑。

3. 化疗药物可致皮肤直接损坏 有些化疗药物对皮肤有独特的毒性，长期用药可引起皮肤增厚，尤其是手掌、足底、面部和创伤区域，严重可影响外观和功能，表现为手掌和足底红斑性脱皮和皲裂，并伴有疼痛（手足综合征），手足综合征多发生于博来霉素、卡培他滨、氟尿嘧啶、蒽环类等药物，有研究认为手足综合征的出现除了和化疗药物相关之外，还与手足部位局部汗腺丰富，组织酶活性增加及毛细血管微损伤相关。轻度的角质化不影响化疗的进行，一般在停药后可逐渐恢复，重度角质化则必须停药，否则将造成严重后果，医护人员应告知患者穿着棉织品的衣裤。

4. 化疗药物可致光敏性增高 有些化疗药物可引起皮肤对阳光的敏感性增高，稍微接触阳光即可出现急性晒伤和皮肤颜色加深（晒斑），这反应可在用药时发生，也可在用药后接触阳光而激发。如达卡巴嗪、长春新碱、博来霉素等。预防措施：化疗期间应尽量避免阳光照射，对于常暴露的皮肤应穿戴具保护性的衣服和帽子，也可在皮肤表面擦一些具有防晒的药膏。

5. 化疗药物可致脱发 脱发是很多化疗药物常见的副作用，与化疗方案、化疗药剂量及治疗周期数的发生频率有关。长期化疗除了引起头发脱落以外，还可引起阴毛、腋毛和睫毛的脱落。脱发通常在用药1～2周后发生，在2个月内达到显著程度，这种脱发通常是可逆性的，一般在停药后1～2个月开始恢复生长。如阿糖胞苷、环磷酰胺、博来霉素等。目前尚无肯定的药物可以对脱发进行预防或治疗。最有效的方法是采用物理手段阻止或降低到达毛囊细胞的药物。常用的方法包括应用止血带和冰帽，使头皮区域的血流量降低，到达毛囊的抗癌药物浓度减少，毛囊细胞

对抗癌药物的摄取也相应减少。在化疗药物使用之前使用止血带或冰帽，并持续到药物的血浆高峰浓度之后，由于癌细胞有转移到头皮组织的可能，头皮降温有可能使这些癌细胞逃避抗肿瘤药物的杀伤。因此对于淋巴瘤、白血病、多发性骨髓瘤等易于头皮转移的恶性肿瘤，此方法就不宜使用。

6. 化疗药物可致其他局部毒性 是指发生于化疗药物注射部位周围组织的反应，包括静脉炎、静脉变色、疼痛、红斑和继发于药物外渗造成的皮肤局部损伤。静脉反应是化疗常见的损害，按一般标准分为四级。主要包括静脉炎和药物外渗。虽然静脉炎一般不会对患者生命及化疗的进行产生严重影响，但也在一定程度上降低了患者的生存质量，带来不同程度的痛苦，对其处理应强调预防胜于治疗。

二、化疗药物对黏膜的影响

化疗性黏膜炎是由化疗药物引起的黏膜损伤，临床上最常见的黏膜损伤为消化道黏膜，以5-氟尿嘧啶（5-FU）、伊立替康为代表的化疗药物在杀伤癌细胞的同时，对细胞增殖活跃的消化道黏膜造成严重损伤，可发生炎症、溃疡及吸收能力下降，黏膜屏障功能失调，免疫功能损伤加剧，不仅出现腹泻等消化道症状，甚至导致病情恶化，危及生命，从而导致化疗延迟、中断甚至停止。化疗诱发性黏膜损伤是一种最常见的化疗药物导致的并发症。化疗诱发性黏膜损伤不仅影响患者的生命质量，还可能降低患者对化疗的耐受能力。

临床最常见的是化疗性口腔黏膜炎。化疗性口腔黏膜炎的病程大致分为红斑期、溃疡期和愈合期。病损常累及非角化黏膜，如软腭、颊部、舌腹、而角化黏膜如牙龈、硬腭一般不累及。红斑期症状轻，基本无法看到。在溃疡期，由于黏膜屏障的破坏，患者抵御细菌、真菌、病毒黏附和侵袭的能力减弱，易造成口腔黏膜继发感染。以单纯疱疹病毒1、单纯疱疹病毒2和白色念珠菌感染较常见。如无继发感染，在化疗结束后2～3周内病损将逐渐痊愈，且不会留下瘢痕。

1. 化疗药物对黏膜细胞的直接损伤 口腔及消化道上皮细胞增殖较快，化疗药物促细胞凋

亡作用是造成化疗性黏膜损伤的主要原因。化疗导致的 DNA 损伤及产生的活性氧诱导凋亡通路激活，如神经酰胺凋亡通路，最终可导致上皮细胞凋亡。当上皮细胞凋亡多于上皮细胞增殖时上皮出现萎缩、溃疡，组织内细胞的增殖速率与组织对化疗药物不良反应的易感性有关，细胞增殖的高速率使口腔及消化道黏膜对化疗药物的细胞毒性非常敏感。

2. 化疗导致微生物菌群失调 目前有学者认为黏膜周围的微生物菌群可能参与黏膜损伤。化疗药物改变口腔内环境的机制目前尚不清楚。越来越多的研究提示化疗能够导致口腔黏膜微生物菌群的改变。有研究提示，上皮微生物群失调可导致消化道黏膜容易受化疗药物损伤，肠道定殖菌群失调可能参与伊立替康诱发的肠道黏膜损伤。免疫激活因子 toll 样受体 -2 的先天性缺失使得氨甲蝶呤更容易诱发消化道黏膜损伤，原因可能与微生物菌群改变有关。化疗期间口腔微生物改变可能导致口腔稳定微环境的破坏，同时化疗药物能抑制唾液的分泌，从而破坏口腔黏膜的免疫防御功能。化疗后引起的骨髓抑制，同样给口腔致病微生物提供了有利的环境。化疗药物目前已被证实有抗微生物活性，并且可以导致微生物菌群的改变。

3. 炎症因子的作用 有学者提出核因子 κB（nuclear factor-κB，NF-κB）是促炎细胞因子途径的"守门人"，能导致一系列促炎细胞因子的释放，例如肿瘤坏死因子（tumor necrosis factor，TNF）、白细胞介素（interleukin，IL-6），并且一旦发生促炎细胞因子上调，还可以通过正反馈机制进一步激活 NF-κB，从而扩大损伤途径。促炎细胞因子的水平与黏膜炎的严重程度呈正相关。另有研究表明，NF-κB 还能上调环氧合酶 2（cyclooxygenase-2，COX-2），它是一种通过对前列腺素的调控参与炎症过程的诱导型酶。化疗后患者口腔黏膜中 NF-κB、COX-2 均显著增加，且 COX-2 表达量的改变与黏膜炎的严重程度吻合。

三、靶向治疗药物对皮肤的损伤作用

随着医学科技的进步，不断有医疗新药问世。靶向治疗是在细胞分子水平上，针对已经明确的致癌位点，设计相应的治疗药物，药物进入体内会特异地选择致癌位点来相结合发生作用，使肿瘤细胞特异性死亡，而不会波及肿瘤周围的正常组织细胞，所以分子靶向治疗又被称为"生物导弹"。分子靶向治疗的靶点是针对肿瘤细胞的恶性表型分子，作用于促进肿瘤生长、存活的特异性细胞受体、信号传导等通道，调节新生血管形成和细胞周期，实现抑制肿瘤细胞生长或促进凋亡的抗肿瘤作用。与传统细胞毒化疗不同，肿瘤分子靶向治疗具有特异性抗肿瘤作用，并且毒性明显减少，开创了肿瘤化疗的新领域。

目前主要有三种靶向治疗：肿瘤细胞靶向治疗、肿瘤血管靶向治疗、免疫检查点抑制剂。根据具体来源又可分为：具有靶向性的表皮生长因子受体（EGFR）阻断剂；表皮生长因子受体 - 酪氨酸激酶（EGFR-TK）拮抗剂；小分子化合物，如吉非替尼（Gefitinib）、埃罗替尼（Erlotinib）、厄洛替尼（Erlotinib）等。针对某些特定细胞标志物的单克隆抗体如西妥昔单抗（Cetuximab），抗 HER-2 的单抗如赫赛汀（Trastuzumab），抗 CD20 抗体如美罗华（Mabthera）等。酪氨酸激酶受体抑制剂如克唑替尼（Crizotinib）。抗肿瘤血管生成如贝伐单抗 Bevacizumab 和内皮抑素 Endostatin 等。此外尚有 Bcr-Abl 酪氨酸激酶抑制剂如伊马替尼（Imatinib）和达沙替尼（Dasatinib）等。这些药物已广泛使用于肿瘤的治疗，甚至于在部分肿瘤的内科治疗中明显优于传统化疗。

以 EGFR-TKI 为例，皮肤毒性作为 EGFR-TKI 类药物最常见的不良反应，发病率达 60%～80%。其机制在于表皮生长因子受体广泛表达于正常皮肤组织，如表皮皮脂腺体，分泌腺的腺和树突细胞。表皮生长因子受体在表皮生理功能的维持和发展中起着重要的作用。EGFR-TKI 在治疗肿瘤的同时，对于皮肤及黏膜的表皮生长因子受体也起到了阻滞作用，从而导致皮疹的发生甚至出现明显的皮肤破损。

不仅是小分子的 EGFR-TKI 有皮肤毒副作用，大分子的 EGFR- 单克隆抗体也能抑制表皮生长因子受体，导致表面皮肤炎症细胞的浸润、非细菌性的毛囊炎、表皮内的皮肤棘层松解等。总之，EGFR 抑制影响皮肤的分化，诱导炎症和细胞凋亡，皮肤萎缩、毛细血管扩张和光敏性。

肿瘤外科特别是肿瘤整形外科手术时要充分

考虑到肿瘤靶向治疗药物的皮肤黏膜的毒副作用，并针对靶向药物的毒副作用选择合适的手术时期、手术术式及围术期治疗策略。

四、化疗药物外渗原因、分类及所致组织损伤机制

1. 肿瘤化疗药物外渗原因 抗肿瘤化疗药主要通过静脉滴注形式给药，化疗药物外渗可导致局部皮肤、软组织非特异性炎症，轻则局部疼痛，肿胀，形成静脉炎，如处理不及时则可导致静脉滴注部位皮肤及皮下组织发生坏死，经久不愈，形成溃疡性创面。目前肿瘤化疗药静脉输液护理流程不断改进，中心静脉置管等输液方式推广普及，因化疗药外渗导致的严重组织坏死及溃疡创面的情况越来越少见。尽管如此，抗肿瘤药物外渗引起的组织损伤据报道发生率在 0.1%～6.5%，在儿童，这一情况发生率更高。导致发生化疗药物外渗主要包括以下几个方面的因素：①药物因素，化疗药物配制过程中 pH 值过高或过低，渗透压发生改变，配置浓度过高。②血管因素，肿瘤化疗患者因经常采集血液标本或静脉注射可使血管脆性增加，化疗过程中血管破裂导致药液外渗至血管周围软组织。外周静脉化疗输液血管的上游阻力增加如血管内癌栓，乳腺癌腋窝淋巴结清扫术后，肿瘤机械性压迫，上腔静脉综合征等全身情况。③操作因素，穿刺技术不熟练，一次给药多次穿刺，血管选择不当，针头固定不牢靠，拔针后针眼按压不准确等。④其他因素，淋巴水肿患者，输液量大，患者医从性差，输液不合作。

2. 导致外渗组织损伤常用肿瘤化疗药物分类 不同抗肿瘤化疗药物外渗造成组织损伤程度不一，临床上通常根据化疗药物外渗对组织损伤的程度和方式分为发疱性、刺激性、非发疱性三类。国内学界的分类主要是参考美国及欧洲肿瘤内科学会和护理学会，因此具体的药物归类在不同文献中可能存在细微差别，本文参考列举的是欧洲学者 Avdal 以及其他一些国内外文献总结如下：

（1）重度损伤——发疱性肿瘤化疗药物：发疱性化疗药物指静脉输液外渗后能导致局部组织坏死或腐烂，形成溃疡，此类药物反应严重，危害大。代表性的常用肿瘤化疗药有三类属于发疱性药物：①蒽环类如表柔比星、阿霉素、柔红霉素、丝裂霉素等；②抗肿瘤生物碱类如长春新碱、长春花碱、长春瑞滨等；③紫衫类如紫杉醇、多西紫杉醇等；④铂类抗肿瘤药如顺铂，当滴注浓度大于 0.5mg/L 的时候为发疱性药物。以上化疗药物外渗可导致水疱和组织损伤，如处理不及时易造成严重的组织坏死、溃疡创面形成，可能需要外科手术介入，切除坏死溃疡组织，创面进行有效的修复。

（2）中度损伤——刺激性肿瘤化疗药物：刺激性肿瘤化疗药物外渗可导致局部炎症，局部皮肤及皮下组织张力增高，引起疼痛、水肿，但极少会进一步导致组织坏死，包括以下抗肿瘤药：当顺铂滴注浓度小于 0.5mg/L 时、依托泊苷、达卡巴嗪、奥沙利铂、米托蒽醌、柔红霉素脂质体、替尼泊苷、卡莫司汀、异环磷酰胺、脂质体阿霉素、伊立替康、拓扑替康、足叶乙甙、氟尿嘧啶、马法兰等。

（3）轻度损伤——非发疱性肿瘤化疗药物：非发疱性肿瘤化疗药物外渗导致局部疼痛和红肿等炎症表现，症状较轻，损伤较小，包括以下抗肿瘤药：左旋门冬酰胺酶、博来霉素、克拉屈滨、阿糖胞苷、磷酸依托泊苷、吉西他滨、白介素 -2、氨甲蝶呤、培美曲塞、喷司他丁等。抗肿瘤的单克隆抗体如利妥昔单抗、吉妥单抗、曲妥珠单抗都属于非发疱性肿瘤化疗药。

3. 肿瘤化疗药物外渗致组织损伤机制 肿瘤化疗药物外渗造成严重后果，形成严重组织坏死及溃疡创面的主要是发疱性药物，因此本文主要讨论此种药物致损伤机制。发疱性肿瘤化疗药根据其致损伤机制可分为 DNA 结合型和非 DNA 结合型两大类。

DNA 结合型代表性的药物是蒽环类抗肿瘤药物，即表柔比星、阿霉素、柔红霉素、丝裂霉素等。其致损伤机制包括以下两个方面：

（1）直接的细胞毒性作用：蒽环类抗肿瘤药物外渗至组织后，可直接进入组织细胞内，嵌合进入细胞核内 DNA 核酸碱基对之间，抑制 DNA 聚合酶及 DNA 拓扑异构酶活性，干扰 DNA 合成，从而抑制 DNA 复制及转录。最终形成蒽环 -DNA 复合物，导致组织细胞坏死，从坏死细胞释放后

继续以同样方式进入其他正常组织细胞，最后造成大面积的组织坏死并溃疡创面形成。

（2）产生自由基及活性氧损伤组织细胞：蒽环类抗肿瘤药物外渗组织间隙后产生的自由基及活性氧可作用于细胞膜上不饱和脂肪酸，使细胞膜破裂，导致细胞破裂。另外，自由基可与细胞内外蛋白质分子发生交联，导致分子断裂，使蛋白质酶失去活性，细胞代谢障碍造成组织细胞损伤，进而发生坏死。

非 DNA 结合型药物如长春新碱、长春瑞滨、紫杉醇类等抗肿瘤化疗药物，这类药物均为植物提取物。该类药物主要药理作用是：首先，抑制微管蛋白的聚合影响纺锤体微管的形成，使有丝分裂停止于中期。其次，可干扰蛋白质代谢抑制 RNA 多聚酶的活力，并抑制细胞膜类脂质的合成和氨基酸在细胞膜上的转运。然而，该类药物外渗致组织损伤机制主要由其对细胞膜的脂溶性破坏所导致，渗入组织后可溶解破坏细胞膜，组织内细胞内渗透压改变，细胞内环境紊乱导致细胞坏死。

DNA 结合型和非 DNA 结合型药物致损伤除以上机制外，炎症介质也起到了协同作用，当组织损伤后局部会有炎性细胞如中性粒细胞、嗜酸性粒细胞等聚集，其释放大量炎症介质导致血管通透性增加渗出增多，导致成纤维细胞受损，从而加剧了组织损伤和坏死形成。

五、肿瘤的化疗与肿瘤整形外科手术的关系

由于恶性肿瘤的隐蔽性和复杂性，能够在早期确诊的毕竟只是少数，绝大多数恶性肿瘤在确诊时往往已是晚期或者局部晚期，部分局部晚期患者在接受诱导化疗后能够重新获得根治性手术机会，在接受根治性手术后仍然需要接受一定疗程的术后辅助化疗以减少肿瘤复发。

借鉴新辅助化疗与根治性手术治疗的一些研究，一般认为新辅助化疗将增加手术的难度和术后并发症，包括术中出血量明显增加、解剖游离血管难度增加、手术时间相对延长、术后心律失常发生率明显增多、伤口延迟愈合等。但也有一些研究认为新辅助化疗并不增加术后并发症和死亡率，化疗对肿瘤整形患者的组织愈合并无影

响，化疗药物对于皮肤黏膜的影响与化疗药物的剂量和疗程有关。

肿瘤外科手术特别是肿瘤整形外科手术往往涉及多种组织瓣移植、多部位手术甚至有异体组织的移植，是比较复杂而精细的手术。肿瘤整形外科成功的关键一是肿瘤的彻底清除而不复发，二是修复组织生长良好，达到正常或近似正常的形态与功能。如果由于术前或术后化疗而影响到组织修复，那么通过整形手术而达到外观恢复和功能重建的目的就无法实现，实际上也就是整形手术的失败，因此研究化疗对组织修复的影响将为肿瘤外科医师设计恰当的修复重建手术方案、制订合理的化疗疗程提供依据。

整形手术在修复人体功能的同时，导致了机体的创伤，使患者对化疗的耐受性降低，甚至难于完成既定的系统化疗。如果术后并发局部坏死、感染、组织瓣脱失则会进一步延迟化疗开始时间并影响化疗的强度。而肿瘤患者术后的及时和积极化疗往往是肿瘤治愈的关键，延误化疗或者不能完成系统化疗甚至可能产生肿瘤复发、生存期缩短等负面影响。因此，在制订整形手术方案时应该考虑到手术本身对术后化疗和其他综合治疗的影响。

（周　晓　王　伟）

第七节　创面治疗的最新技术与方法

创面是指皮肤在各种外界因素的作用下出现完整性的破坏，常伴有皮肤的正常功能受损。急性炎症创面主要表现为创面局部红、肿、热、痛，甚至全身感染症状。急性创面由于各种原因导致创面迁延难愈，即可形成慢性创面。目前慢性创面的难愈问题尚无明确的解释，通常可以理解为在各种内在或外界因素作用下形成的创面经 1 个月以上治疗未能愈合，也无愈合倾向者，不能通过正常的创面愈合进程达到愈合，而是进入一种病理性炎症反应状态，从而导致创面经久难愈。慢性难愈合创面是在外科中长期难以解决的治疗难题，造成了较高的致残率和病死率。慢性创面又是一种长期消耗性疾病，给患者造成了极大的痛苦，给社会带来了沉重的负担。近些年来随着国内外相关基础研究的不断深入，包括对各种创

面愈合相关的细胞因子及其受体的作用和相互影响的研究，及其临床各种新的治疗措施的应用和不断成熟，创面的临床治疗水平正在逐渐提高。本节主要介绍目前国内外治疗急慢性创面的新技术与新方法。

创面处理时既要考虑宿主因素又要考虑环境因素，即内在因素和外在因素。由于创面的形成往往是多因素导致的，为了提高治疗效果，在治疗过程中多采用针对性的综合治疗手段，同时随着对急慢性创面难愈机制和创面愈合过程的深入研究，以及各种生长因子、医用新材料、创面治疗新技术如可调式负压辅助创面治疗技术（regulated negative pressure-assisted wound therapy，RNPT）、皮肤牵张系统（tension relief system，TRS）、富血小板血浆（platelet-rich plasma，PRP）和干细胞在创面中的应用，急慢性创面的综合治疗已经到了一种新程度。

1. 高压氧治疗 高压氧（hyperbaric oxygen，HBO）治疗就是以一个大气压以上的压力转运100% 氧气，通过增加皮肤和周围组织的含氧量促进创面愈合。使用 HBO 的原因是增加慢性创面中氧的张力从而使成纤维细胞增殖达到最适宜的程度，同时也发挥白细胞的杀伤力（HBO 抗生素作用）。HBO 治疗可以改善具有慢性炎症和纤维化的慢性创面中的组织氧张力，可以提高成纤维细胞的复制和胶原合成，2.5ATA 的 HBO 吸入2 小时就显示鼠线性切口的抗断裂能力增加。创面氧张力的纠正既可以增加白细胞的杀伤能力，也可以促进血管生成、纤维增生和快速上皮化。HBO 不但控制了感染，还可以促进血管生成、成纤维细胞增殖。广泛应用皮瓣修复组织缺损是急慢性创面治疗的重要方法，但组织缺血坏死仍是皮瓣手术的主要并发症。高压氧能增加血浆中可溶解氧并转运至低氧组织，通过组织间液促进氧扩散进入组织间隙，减少细胞凋亡。高压氧的应用在一定程度上有效地辅助了慢性创面的愈合，但是临床应用普及方面还是存在一定限制。

2. 生长因子的临床应用 急慢性创面中多种与创面愈合相关的细胞生长因子发生了变化，对创面的难愈合产生了直接的影响，创面内合理浓度的生长因子对其愈合有着明显的促进作用。Knighton 等人在早期的研究中证实了这种说法，

Robson 等人的研究成果显示，根据不同创面的具体情况合理调节生长因子的浓度，生长因子可在细胞外空间与其他分子结合或被蛋白酶降解失效。因此将生长因子直接喷、敷于创面的治疗效果欠佳。相比较基因疗法展示了良好的应用前景，它通过对参与创面愈合的细胞进行转基因处理，使之能够较稳定地合成和释放所需要的生长因子。目前，临床应用相对安全且有前景的是基因枪技术和微种植技术，但是由于各种原因致使相关的技术仍未在临床得到明显的普及。

3. 可调式负压辅助创面治疗技术的临床应用 可调式负压辅助创面治疗技术（regulated negative pressure-assisted wound therapy，RNPT）是一种积极主动地创面渗液引流技术，可将压力均匀合理的传导至创面，而且能够防止组织碎屑阻塞引流管，还可以结合高压氧技术、创面冲洗技术和调节创面内部生长因子含量的技术来达到综合治疗慢性创面的目的。国内外相关的研究显示：负压吸引技术通过多种机制可以达到预防创面感染的效果，减轻组织水肿，促进肉芽组织生长，保持创面湿润，加速创面内部及其周边局部血流的效果。RNPT 的负压吸力可使创面释放的炎性因子逆向淋巴管回流，同时减少细菌数量，吸净伤口的渗出液，达到减轻组织水肿的目的，并加快肉芽组织的形成。RNPT 负压吸引应针对每个具体的伤口，根据患者的临床情况而定。有报道认为，当出现厌氧菌感染时，应终止 RNPT 治疗。也有学者认为，通过负压吸引器同时给创面加入氧气的办法，可以有效控制厌氧菌感染。Braakenburg 等人的研究显示负压治疗技术可以减轻患者痛苦，减轻医护人员的临床工作负荷，对糖尿病足等难愈性创面尤其适用。因此，负压引流技术在治疗慢性创面方面的效果越来越受到国内外学者的重视。综合负压引流技术在基础和临床上相关的研究成果，可调式负压辅助创面治疗技术相比较其他类型的引流技术有着自身的优点：①压力相对稳定、适宜，并可根据创面内部情况适度调节，从而达到引流高效和全面的效果；②负压材料可塑性较强；③内部不利于细菌生长；④促进创面的愈合速度；⑤操作简单易行，便于临床普及；⑥可以综合其他治疗方法综合治疗慢性创面；⑦价格适宜，患者容易接受。随着

细菌耐药的增加，出现下肢或其他部位急性炎症期创面的患者并不少见。在整形外科、血管外科等，RNPT 是一种简单、安全、实惠的工具，可用于急性和慢性创面的治疗，减少临床抗生素的应用和复杂外科手术的实施。目前，该技术在临床得到了广泛的应用，并取得了高效的临床治疗效果，正逐渐被医疗工作者所接受，作为各种急、慢性创面的临床治疗手段。

4. 皮肤牵张系统在创面治疗中的临床应用

皮肤牵张系统（tension relief system，TRS）是一种通过皮肤应急牵拉扩张的技术，利用创面两侧正常的皮肤组织修复重建创面。该系统主要借助附着于创面两边的、可以达到缓解皮肤张力的牵张器，通过带动皮肤正常的延伸力量来达到即刻或延迟关闭巨大皮肤缺损创面的目的，该操作一般不会造成局部的缺血、坏死和创面的失败性闭合。同时作为一种创新性的皮肤牵张系统，Top Closure 皮肤牵张系统是一种操作简单、经济、实用和具有相对较低的并发症的装置。因而，该系统可以在各地区、各级医院和不同级别的外科医生中广泛使用，极大缩短了手术的操作时间，降低了手术并发症的发病率，缩短了患者的住院时间。Topaz M 等人和我们的研究团队在前期使用 Top Closure 皮肤牵张系统应用在身体其他部位软组织巨大缺损的修复工作上取得了较理想的结果。以乳腺癌切除手术为例，局部晚期乳腺癌手术切除术后会在胸壁遗留巨大的软组织缺损创面，不能直接缝合关闭，对于勉强拉拢缝合的创面，经常会出现局部皮瓣坏死的局面。因此，缺损胸壁的重建成为一个关键的问题，还直接影响到术后放、化疗等辅助治疗的进行。传统的修复胸壁缺损的方法主要有创面植皮术、带蒂肌皮瓣转移修复术和游离肌皮瓣转移修复术，以及利用 Top Closure 皮肤牵张系统辅助修复胸壁创面的技术。传统的被用来修复胸壁创面的手术多以牺牲部分正常部位的组织为代价来达到重建胸壁的目的，该类技术对手术医生的专业技术要求较高，术后并发症的发生会给患者带来极大的身心痛苦，在一定程度上限制了该类技术的普及。目前该技术正在被国内外医疗工作者所接受，作为急、慢性创面的另一种新的治疗手段，在体表的各种巨大创面重建中发挥了巨大的临床价值，减

轻了患者的痛苦和经济负担，被越来越多的慢性创面患者所接受。

5. PRP 在创面治疗中的临床应用

PRP（platelet-rich plasma）即富血小板血浆，它是通过离心的方法从全血中提取出来的血小板浓缩液，含高浓度的血小板、白细胞和纤维蛋白。生长因子含量降低是慢性伤口难愈合的重要原因之一，PRP 中含有高浓度的血小板，其破裂分泌的多种生长因子浓度约为体内正常浓度的 3～8 倍，注射入创口后能形成低氧酸性环境，趋化巨噬细胞成为生长因子的主要来源，维持局部生长因子的高浓度，因此能弥补慢性伤口生长因子的不足，加快修复机制启动。其次，PRP 还含有高浓度的白细胞，如中性粒细胞、单核细胞和淋巴细胞，在机体的炎症反应和感染过程中可增强机体的抗感染能力。PRP 中包含 3 种血液中的黏附因子：纤维蛋白、纤连蛋白和玻连蛋白。纤维蛋白能在局部构建组织修复所需的三维结构，包裹血小板和白细胞，防止它们流失，为修复细胞的爬行提供支架，加速伤口修复。

Haubner 等通过临床研究证实，PRP 治疗可刺激真皮内的血管内皮细胞生长并加速脂肪来源干细胞的增殖和分裂，加速伤口愈合。Hoeferlin 等在实验研究中发现 PRP 中含有的生长因子可以有效刺激皮肤成纤维细胞的增殖，加速伤口愈合。Waniczek 等在对静脉性下肢溃疡的治疗中发现，10 例经其他治疗在一年内下肢创面未愈合的患者，在经过 PRP 注射和凝胶治疗后，其创面均已在术后 4～8 周完全或大部分愈合。Picard 等在研究了 1978—2015 年 Pubmed 和 Cochrane 数据库有关 PRP 治疗慢性创面的临床资料后发现，在 6 个随机双盲临床试验研究中有 5 个证明 PRP 治疗对慢性创面愈合有显著效果。

6. 干细胞在创面治疗中的临床应用

干细胞是一类未分化细胞的原始细胞，具有自我更新能力和多向分化潜能。在一定的条件下，干细胞可以分化成机体内的多种功能细胞，形成多种类型的组织和器官，以实现机体生长发育和损伤修复的能力。间充质干细胞（MSCs）可从脂肪、牙髓、肌腱等成体组织以及脐带、脐血和胎盘等新生组织中提取。MSCs 具有支持造血、营养支持和多向分化功能，在体外适当的条件下可以分

化为脂肪细胞、骨组织、心肌、神经元、皮肤等细胞。此外，还发现 MSCs 具有免疫调节功能。很多干细胞治疗研究采用人脐带来源间充质干细胞（human umbilical cord mesenchymal stem cells, hUC-MSCs），由于其无创、无伦理学争议、低免疫原性、取材及易于体外扩增等优势，已有较多的基础研究及临床研究报道。目前治疗慢性、难愈性创面方法单一，疗效欠佳，时间成本和费用高昂，为了促进创面加速愈合，有研究采用人脐带间充质干细胞联合慢性创面临床常规治疗，以探索干细胞对难治性创面愈合率、愈合时间及愈合质量的影响，并对安全性进行长程观察，短期结果发现干细胞疗法对难治性创面的治疗简单、有效。

结　语

随着国内外相关研究的不断深入，慢性创面难愈机制逐渐被揭示，临床治疗方面得到了飞速发展。高压氧技术作为辅助治疗手段在临床上还是有着一定的发展空间的，尤其是针对疑难和创面血运极差的患者；生长因子技术在慢性创面的临床治疗方面有着广阔的发展前景，随着该技术的不断深入研究和发展，慢性创面的临床治疗将进入简单和加速愈合的阶段；可调式负压辅助创面治疗技术和皮肤牵张技术给慢性创面的临床治疗带来了新希望，带来了新的创面治疗和护理标准，但是相关的机制和适应范围还有待于深入阐明，同时进一步揭示出慢性创面的成因，将为慢性创面进行综合治疗奠定坚实的实验和前期临床基础；PRP 是一种新的、效果明显的治疗慢性创面的物质，在慢性创面的治疗中有着更为广阔的应用前景。

慢性难愈性创面的形成机制错综复杂，而新的治疗慢性创面的技术和方法也有待进一步的完善和成熟，希望通过不断的努力能尽快为广大慢性创面的患者带来福音。

（余墨声　赵月强）

第八节　病理性瘢痕发生机制及治疗进展

创面愈合在经历了止血、炎症反应、增殖和重塑后，以不同的方式愈合。当创面闭合并且上皮化完成时，正常创面收到"停止"信号以停止修复。当这些信号缺失或无效时，修复过程持续"不停"，造成过多愈合从而形成瘢痕，可见瘢痕是机体损伤后修复的、一种肉眼可见的皮肤纤维化的必然最终产物。在较低级的脊椎动物，肢体和尾巴的缺损可通过新生的肢体和尾巴再生来代替。但是，人类仅有少数的内脏器官（如肝脏、胰腺和唾液腺）具有这种修复能力。人类大多数组织损伤通过瘢痕修复来完成。瘢痕的形成，可促进创面闭合，但如果过度收缩或牵拉，也会引起受损部位组织畸形和功能障碍。

创伤后的瘢痕形态多样，主要取决于损伤的累及组织层次。目前依据其病理组织学特点，主要分为增生性瘢痕和瘢痕疙瘩。两者具有相似的组织学特征（皮肤过度纤维化），至少目前，并没有确切的证据证实两者之间的组织学差异，但瘢痕疙瘩有其不同于增生性瘢痕的特殊临床表现，如好发于某些特殊部位、超过伤口边缘、一般不能自行消退，容易复发等。

关于病理性瘢痕的发病机制和/或分子生物学机制，人们进行了持续的艰苦探讨，但遗憾的是，截止目前并没有能够从根本上完全了解它。只是随着我们对其机制认识的不断加深和研究技术的不断提高，增加了对瘢痕预防和治疗的思路和理论基础。还有更多的潜在可能原因和/或机制有待我们进一步探索、发现。

发生因素和/或机制

1. 遗传因素　瘢痕疙瘩的发生率随着黑色素的影响而增加，而在白化病（包括黑种人群）患者中目前还没有发现瘢痕疙瘩的病例，在非洲裔中发生率高达 4%～6%，亚洲人和拉美裔发生率相对较低，而白种人发病率最低（英格兰人群中，其发生率低至 0.09%），可见黑色素或色素细胞在瘢痕疙瘩发生中发挥重要作用。最新也有学者发现上皮层来源的黑素细胞经体外与成纤维细胞培养发现，黑素细胞可明显促进成纤维的增殖和刺激成纤维细胞分泌胶原成分。

越来越多的证据表明：瘢痕疙瘩具有一定遗传倾向，且不同种族之间其特定的发病基因存在一定的差异。如双胞胎中，瘢痕疙瘩发生率明显增加。其次，有些家族不同代数的多个成员中均发现瘢痕疙瘩病例。常染色体显性遗传和常染色体隐性遗传均有报道。此外，相对于没有家族史的瘢痕疙瘩患者，具有家族史的瘢痕疙瘩患者倾向于在多个身体部位出现瘢痕疙瘩，并且在某些情况下，多个家族成员在不同位置均出现瘢痕疙瘩。

目前已发现的可能累及的染色体部位和特定基因主要有：2q23（日本人，TNFAIP6）、7p11（非洲裔美国人/中国人，EGFR）、10q23.31（中国人）、15q22.31-q23（中国人）和18q21.1（中国人，SMAD2，SMAD4，SMAD7，PIAS2）。总之，瘢痕疙瘩具有遗传易患性的证据确凿，但在同一家族中不同个体的表型、表现及严重程度大有不同，也进一步表明瘢痕疙瘩的遗传模式是多基因式的。

2. 年龄 增生性瘢痕多见于10～30岁的年轻人。有研究表明增生性瘢痕的发生和年龄呈负相关。随着年龄增加，炎症反应也逐渐减弱。老年人表皮更新较慢，表皮细胞增生减少，胶原含量降低，导致真皮萎缩。老年个体在创面愈合过程中增殖和再上皮化减少，重塑阶段也不同于年轻人（Ⅰ/Ⅲ型胶原比率降低且Ⅰ型胶原束组合更紊乱）。

3. 系统性因素 瘢痕的形成可能与某些系统性因素有关。既往发现孕期可能具有更高发生严重瘢痕的风险。怀孕可能会加重瘢痕疙瘩，而更年期治疗女性子宫肌瘤或子宫内膜炎可改善瘢痕疙瘩，绝经期后瘢痕疙瘩逐渐消退萎缩。这些临床表现的原因可能与体内激素（主要为雌激素和雄激素）水平有关。这些激素可促进局部炎症的血管舒张作用，而血管异常也被认为是瘢痕疙瘩形成的重要原因之一。进一步通过分析瘢痕疙瘩、邻近正常皮肤和正常瘢痕的激素水平发现：瘢痕疙瘩组织中高雄激素水平和低雌激素及孕激素水平；邻近正常皮肤中，雄激素、雌激素和孕激素都是低水平；正常瘢痕的雄激素水平为瘢痕疙瘩的1/10，而雌激素和孕激素几乎测不出。因此，局部高雄激素代谢水平可能在瘢痕疙瘩发生中具有一定的作用。

除激素的影响外，越来越多新近证据支持瘢痕的发生可能与高血压有关，主要基于高血压对血管造成压力的事实，包括愈合伤口和/或瘢痕中的血管。因为这种血管损伤可能加剧伤口和/或瘢痕的局部炎症，从而导致更严重的瘢痕形成。但这些发现都是基于较小样本量的观察发现。因此，高血压与病理性瘢痕的关系有待进一步通过大规模的前瞻性介入试验进行验证，从而确认抗高血压治疗可能对皮肤纤维化具有预防和治疗价值。

4. 免疫学 免疫因素可能是瘢痕发生的重要机制之一。有研究表明：瘢痕疙瘩中可见大量淋巴细胞聚集，主要以效应性 T 细胞为主，但调节性 T 细胞数量却相应减少，且这种调节性 T 细胞可减少瘢痕疙瘩中成纤维细胞的分泌。和正常皮肤相比，瘢痕疙瘩中的 B 细胞、巨噬细胞、朗格汉斯细胞数量均明显增加，而增生性瘢痕中巨噬细胞、朗格汉斯细胞、T 细胞数量均明显增加，B 细胞、NK 细胞数量却相应减少。此外，瘢痕疙瘩患者外周血中补体和免疫球蛋白均发生不同程度的改变，相比于正常皮肤患者外周血，瘢痕疙瘩患者外周血中 IgM 和补体 C3 明显增加，而 IgA 和补体 C3 却明显减少。利用组织移植模型，将增生性瘢痕和瘢痕疙瘩移植到免疫缺陷的裸鼠皮下，可见其体积明显缩小。

临床实际工作中，瘢痕疙瘩的复发呈现出可能与免疫反应相似的表现。如单纯切除某些瘢痕疙瘩后，瘢痕疙瘩不仅极易复发，且经常表现出比切除之前更大、更具有侵袭性的趋势，类似于机体再次接触同一"抗原"后的"记忆性免疫反应"，即机体暴露在某种抗原下致敏产生免疫记忆，当再次与原抗原接触后就会激活体液免疫与细胞免疫，发生迟发型超敏反应。

5. 张力（部位） 瘢痕增生好发于张力较大的部位，但对于瘢痕疙瘩而言，临床却存在"自我矛盾"的表现，如大部分观点认为瘢痕疙瘩在张力较高的皮肤部位形成，但这并不能解释为什么手掌或脚掌不受影响，而无张力的耳垂却具有高发病率。另一种假设可能与皮肤损伤后对皮脂腺单元的免疫反应以及随后的成纤维细胞激活并释放相关细胞因子有关。部分事实证明，瘢痕疙瘩先发生在具有高密度皮脂腺的解剖部位，如胸壁、颈部和耻骨区域。

越来越多证据表明张力所引起的瘢痕过度增生与力学信号转导途径有关。如细胞骨架、细胞黏附分子、机械力学敏感性离子通道、感觉神经纤维等。尽管这些力学转导信号的机制仍不十分明了，有待进一步研究，但针对机械力学信号转导途径的抑制或机械力的降低有望成为瘢痕治疗和预防的新靶点。

6. 细胞生物学　细胞、因子、细胞外基质。

（1）干细胞：瘢痕疙瘩生长呈浸润性增长并向浸润周围正常皮肤，且易于复发，表现为类似肿瘤样增生，其可能的机制之一可能与"肿瘤"样干细胞存在有关。通过体外培养发现，瘢痕疙瘩组织中分离出了间充质样干细胞。与正常的瘢痕组织相比，瘢痕疙瘩组织边缘发现更多干细胞标记物阳性细胞（CD34/c-kit），且位于边缘部位的此类干细胞明显多于中央部分。除了异常表达的干细胞样细胞，局部微环境可能与之相互作用共同促进瘢痕疙瘩的发生、发展。此外，有学者提出瘢痕疙瘩组织的这种类肿瘤的特性可能由于存在一种特殊的"病态"微环境，从而诱使正常的干细胞向瘢痕疙瘩干细胞转化，通过将瘢痕疙瘩来源的干细胞移植到免疫缺陷小鼠，发现这类细胞不仅增殖增加，而且可分化为瘢痕样结缔组织并表达过量I型胶原，但却不能在小鼠体内模拟产生瘢痕疙瘩，这表明瘢痕的形成可能依赖于这种局部的特殊"干细胞微环境"，如慢性炎症反应和低氧环境。

对于增生性瘢痕的发生是否可能与干细胞有关，笔者团队很早提出表皮干细胞可能在其发生中发挥作用，通过体外细胞培养的方法，发现增生性瘢痕表皮干细胞的生物学特性与正常皮肤表皮干细胞的生物学特性基本一致，但含量显著减少。

（2）细胞凋亡：相比于正常皮肤组织，瘢痕疙瘩组织中存在更多的增殖成纤维细胞，而存在凋亡的成纤维细胞却较少。这一起初发现引起了人们的广泛研究兴趣。后来陆续通过不同的检测方法均进一步证实这一发现，同时在增生性瘢痕和瘢痕疙瘩中凋亡相关基因（p53、Bcl-2、Fas、caspase-3 等）存在不同水平的改变。由此可见，成纤维细胞及不能正常凋亡可能是导致病理性瘢痕形成的重要原因之一。但是，这种凋亡不是单因素的作用，而是与体内其他多种因素共同作用的结果。有关其进一步的诸多机制，如发现的诸多基因是通过何种环节发挥作用，相互间是否交联协同或拮抗等，均有待未来进一步的研究。

（3）内源性细胞生长因子：伤口的愈合及瘢痕的形成机制是极其复杂的，参与创面愈合的因素及介质众多。越来越多的证据表明，多种内源性细胞生长因子在瘢痕形成中发挥着重要作用，如 TGF、VEGF、ILGF、PDGF、EGF、bFGF 等，这些生长因子不仅参与瘢痕的形成，实际上也参与到创面愈合的众多过程和阶段中。但是，尽管众多的生长因子被发现参与到瘢痕的形成，但其背后潜在的具体作用机制，如单一因子的多重作用，还是多个因子相互关系等，有待未来进一步的探索和发现。

在所有内源性生长因子中，TGF-β 是已知与瘢痕研究最为密切、最为深入和重要的生长因子之一。其参与到创面愈合的各个过程，包括炎症、血管再生、上皮化、成纤维细胞增殖和胶原合成与沉积、细胞外重塑等过程。目前发现 TGF-β 有多种亚型，包括 TGF-β1、TGF-β2 和 TGF-β3，分别发挥不同的作用。在病理性瘢痕中，其中最重要的是 TGF-β1。相比于正常皮肤组织，其表达水平明显升高。TGF-β1 主要通过与其受体相结合并通过激活下游 Smads 信号通路从而使得成纤维细胞过度增殖和分泌过多的细胞外基质（如胶原蛋白和纤维蛋白）。尽管目前有关 TGF-β1 的研究较多，但对于其在病理性瘢痕形成过程中的具体作用尚未明确阐述，如 TGF-β1 的作用是否有其他细胞/生长因子参与？TGF-β1/Smads 如何与其他信号通路发挥协同/拮抗作用？

7. 非编码 RNA　新近越来越多的研究表明：功能性非编码 RNA 不仅参与到瘢痕的发生，也可能是重要的潜在治疗靶点之一。microRNA（miRNA）和长非编码 RNA（lncRNA）在基因表达调控中起着至关重要的作用。研究发现，病理性瘢痕细胞中 miRNA 和 lncRNA 的表达异常，主要是调控瘢痕形成中的相关基因（TGF-β1，胶原等），提示非编码 RNA 也可能在瘢痕疙瘩病理中发挥作用。笔者团队前期研究发现：相比于正常皮肤成纤维细胞，瘢痕疙瘩成纤维细胞中 miR-29a 表达明显降低，其发挥作用主要通过调控I型胶原和III型靶基因。在瘢痕疙瘩组织中，多达 1 731 个 lncRNA 表达明显上调，782 个 lncRNA 表达明显下调，其可能的作用机制主要通过网络调控其靶基因的 mRNA 水平，从而发挥参与瘢痕形成的作用。

结　语

病理性瘢痕作为一种常见的皮肤过度纤维化疾病,形成机制复杂,影响因素众多,发生在体内的机制与体外研究可能存在差异。因此,针对单细胞或单分子机制治疗或预防病理性瘢痕疗效均不甚理想,且存在较高的复发率和一定的局限性。因此未来研究有待进一步开发出能够更加真实模拟人体环境的研究模型,采用高通量组学(基因组、转录组、蛋白组、代谢组)等方法,更加精准地从多维度、多水平、多层次理解其发生机制,从而可能为临床治疗提供新的理论依据,开拓新的治疗靶点。

(李青峰)

第九节　瘢痕治疗及新技术

一、瘢痕的药物治疗

药物是治疗病理性瘢痕的手段之一,主要分为口服、注射和外用三大类。

(一)口服药物类

1. 积雪苷　目前临床可用药物较少,临床常用积雪苷片,其主要成分是积雪苷。积雪苷(asiaticoside)是从中草药伞形科植物积雪草(*Centella asiatica* Urban)中提取出来的有效成分。该药具有促进正常肉芽组织形成、激活上皮组织、增强网状内皮系统功能、加速伤口及溃疡组织的愈合、抑制成纤维细胞增殖及减少瘢痕形成的作用,适应于各种原因引起的瘢痕、瘢痕疙瘩及硬皮病的治疗。实验证明该药能抑制成纤维细胞增殖,减少胶原形成量,抑制结缔组织的基质和纤维成分过度增生。临床使用表明该药相对比较安全,无明显毒副作用。

2. 曲尼司特　瘢痕疙瘩形成过程中肥大细胞脱颗粒、释放组胺引起瘙痒,并可能对胶原合成及其他过程产生影响。抗组胺药(antihistamine),特别是针对 H1 亚型受体的组胺抑制剂,能缓解瘢痕疙瘩的瘙痒和灼热感,还可以减少瘢痕疙瘩的胶原合成,抑制瘢痕疙瘩的生长。

曲尼司特(Tranilast)和苯海拉明可抑制肥大细胞释放组胺和前列腺素,对瘢痕局部瘙痒和疼痛症状明显的患者可以选用。此外曲尼司特还有抑制瘢痕成纤维细胞过度增殖、抑制胶原合成、促进胶原降解的作用。

3. 氯雷他定　氯雷他定片(开瑞坦)属长效三环类抗组胺药,为 H_1 受体阻断剂,对外周 H_1 受体有高度的选择性,对中枢 H_1 受体的亲和力弱,可抑制肥大细胞释放白三烯和组胺,抑制组胺所引起的过敏症状。适用于瘙痒难忍、影响生活质量的增生性瘢痕或瘢痕疙瘩患者。

止痛类药物适用于病理性瘢痕长期疼痛,严重影响生活质量者,应注意此类药物仅用于疼痛症状较重时缓解症状,不推荐作为常规用药,服用前需注意防范不良反应及药物配伍禁忌。

(二)局部注射药物类

瘢痕的药物注射治疗主要是针对病理性瘢痕。常用的瘢痕注射药物如下:

1. 糖皮质激素　瘢痕内糖皮质激素注射的治疗方法最早见于 1966 年,此后有多人分别报道局部注射糖皮质激素能够使增生性瘢痕和瘢痕疙瘩退化萎缩,是目前国内外广泛应用的治疗增生性瘢痕和瘢痕疙瘩的药物。该类药物能够减轻病损部位的炎症反应,抑制瘢痕组织内的成纤维细胞增殖,减少胶原合成,增加胶原酶活性,加快胶原降解,使瘢痕组织逐渐萎缩。研究表明,瘢痕局部注射类固醇可以通过抑制 *PDGF* 基因表达而抑制瘢痕成纤维细胞的体内增殖;可以通过抑制前胶原基因转录而抑制其表达,从而抑制体内瘢痕成纤维细胞的 I、III 型胶原合成;可引起瘢痕组织中 c-myc 和 p53 基因表达增高,从而诱导体内瘢痕的细胞凋亡。常用的制剂有醋酸氢化可的松、地塞米松、确炎舒松和倍他米松等,各家报道的疗效从 50% 到 100% 不等,但复发率也较高,达 9%~50%。

(1)药物分类

1)短效糖皮质激素类药物(的松类)有可的松、氢化可的松(前者在肝脏内转化为后者才生效)等。

2)中效糖皮质激素类药物(尼松类)有泼尼松、氢化泼尼松(强的松龙)(前者在肝内转化为后者才生效)、甲泼尼龙、曲安西龙(去炎松)等。

3)长效糖皮质激素类药物(米松类)有地塞米松、倍他米松等。

(2)适应证:注射方法适用于病理性瘢痕(增

生性瘢痕和瘢痕疙瘩）患者，特别是以下几种情况：①新发病理性瘢痕，②炎症反应明显的瘢痕，③面积比较小的病理性瘢痕，④数量比较少的病理性瘢痕，⑤瘢痕处于重要的外观部位。

（3）禁忌证：肝肾功能不全、糖尿病、溃疡病、结核病、恶性肿瘤、严重感染性疾病者及孕产妇。治疗前应了解患者的病史，凡有发热、结核、抵抗力下降的患者不应进行瘢痕内药物注射，以免引起感染扩散。

（4）不良反应及防治

1）急性全身性不良反应：主要是药物过敏，极少数患者出现急性药物过敏，表现为面色潮红、憋气、心率减慢、手足冰凉，对于此类患者可半卧位、给予吸氧，症状往往在数分钟内消失。反应严重者可给予葡萄糖酸钙静脉推注及肾上腺素1ml肌肉内注射。

2）慢性全身性不良反应：化学药物引起者常表现为白细胞数量减少，对于此类患者停用化学药物即可。糖皮质激素引起者可表现为痤疮、月经失调、骨质疏松、抵抗力降低及其他库欣综合征症候群，症状轻微者药物减量后症状即可消失，严重者需完全停药。此类并发症一般是可逆的，停药之后症状逐渐减轻或消失。

3）慢性局部不良反应：表现为局部皮肤色素沉着或减退，皮下去炎舒松颗粒沉积形成钙化灶，病灶周围毛细血管扩张，局部组织感染破溃及坏死，色素沉着或色素减退，瘢痕周围组织萎缩等。笔者见过一例在外院反复进行腹正中手术瘢痕糖皮质激素注射的女性患者，多次高浓度药物注射致其腹白线处皮肤菲薄，形成直径5cm左右的腹疝，后期经外科手术方得以治愈。

2. 化学药物　化学药物主要指抗肿瘤药物，其作用机制是干扰细胞核酸合成从而影响DNA的复制，主要抑制增殖活跃的细胞，以促进处于增殖期的成纤维细胞凋亡。常用的药物有5-氟尿嘧啶（5-FU）及平阳霉素。

1）5-氟尿嘧啶（5-FU）是一种抗代谢类抗肿瘤药物，在体内转变为5-氟-2-脱氧尿嘧啶核苷酸，后者抑制胸腺嘧啶核苷酸合成酶，阻断脱氧尿嘧啶核苷酸转变为脱氧胸腺嘧啶核苷酸，从而抑制DNA的生物合成；可通过阻止尿嘧啶和乳清酸渗入RNA，达到抑制RNA合成的作用。该

药为细胞周期特异性药物，主要抑制S期细胞。一项包括1 000多名患者的回顾性研究报道，单独使用5-氟尿嘧啶局部注射瘢痕，其最初反应几乎一致，但治疗后均有复发，需要连续注射。

不良反应：罕见，可有注射部位皮肤疼痛，浓度较高时可导致局部组织坏死。

2）平阳霉素（bleomycin A5）是由平阳链霉素（streptomyces pingyangensins，SP）产生的博来霉素类抗肿瘤抗生素，能抑制肿瘤细胞DNA合成和切断DNA链，为细胞周期非特异性药物，常用于治疗各类恶性肿瘤，对机体的免疫功能和造血功能无明显影响，禁用于对博来霉素类抗生素有过敏史者，慎用于有肺、肝、肾功能障碍者。

近年来，国内外已有研究证明平阳霉素具有破坏胶原纤维细胞，促进胶原溶解，杀伤血管内皮细胞，减少瘢痕血供，使瘢痕软化、消失的作用，成为瘢痕内注射治疗可选择的药物之一。临床上多采用小剂量平阳霉素和其他药物（多是激素类药物）联合应用来进行瘢痕内局部注射。

3. 其他药物　包括肉毒毒素、胶原酶、干扰素、钙离子通道阻断剂等。

肉毒毒素：肉毒毒素是由肉毒杆菌产生的一种神经毒素，近年来开始应用于增生性瘢痕和瘢痕疙瘩的治疗，对病变外观有一定的改善。有文献报道，与病灶内注射糖皮质激素相比，病灶内注射肉毒毒素能够更有效地降低疼痛的发生率和严重程度，对瘢痕治疗有效。

胶原酶：胶原酶可打破胶原沉积和胶原降解的平衡，主要将沉积的胶原降解。有文献报道病灶内注射胶原酶，能有效降低瘢痕疙瘩组织的体积，但不影响增生性瘢痕组织的体积。注射副作用明显，包括疼痛、肿胀、水疱、溃疡和瘀斑，致使其没有大规模的临床使用。

维拉帕米：维拉帕米是一种钙通道阻滞剂，近年来有研究表明维拉帕米可用于治疗增生性瘢痕及瘢痕疙瘩，可有效改善瘢痕的高度、宽度、柔韧性及血管生成。

（三）外用药物类

外用药物常被用于新生瘢痕的治疗，目的是抑制瘢痕增生、促进瘢痕成熟。

1. 硅凝胶类

（1）硅凝胶的作用原理：①水合作用可抑制

角质层水分蒸发，从而抑制胶原组织沉积，但不影响氧气交换；②硅酮本身具有软化瘢痕的作用。文献报道硅酮凝胶治疗病理性瘢痕有效率在80%以上。临床证实疗效确切，安全有效。常用剂型包括硅酮凝胶及硅酮贴片两种。

（2）硅凝胶使用方案

1）使用时机：拆线后2～3天，伤口完全闭合后。

2）使用方法：轻薄涂抹，无需按摩。每天2～3次，保持瘢痕表面有少量药物覆盖即可。需要持续使用12周（3个月）以上。

3）使用优点：硅凝胶类药物不被皮肤吸收，无化学成分。硅胶理化特性稳定，安全性好，婴幼儿、孕产妇（哺乳期）均可以使用。

2. 皮质激素类 艾洛松软膏、曲安奈德贴等，外用后局部可缓慢吸收皮质激素，起到抑制增生和软化的作用。

3. 中药类 积雪苷霜、瘢痕止痒软化膏等。

4. 黏多糖类 喜辽妥、喜辽复。

5. 视黄酸类 迪维霜，对淡化瘢痕色素有一定疗效。

6. 复合类药物 如复方肝素钠尿囊素凝胶（主要成分包括肝素钠、洋葱提取物、尿囊素等）。

二、瘢痕的手术治疗

手术是治疗瘢痕的常用方法，虽然手术不能将瘢痕完全去除，但能够显著改善或矫正瘢痕造成的畸形和功能障碍，使现有的瘢痕尽量达到美化的效果。

瘢痕的手术治疗包括瘢痕切除缝合、皮片移植、皮瓣移植、皮肤磨削术、皮肤软组织扩张术、显微外科手术等。

（一）手术时机的选择

外伤或手术后，瘢痕成熟期往往需要6个月以上甚至数年的时间。除非瘢痕引起显著的五官变形或肢体畸形，否则不建议在未成熟期进行手术治疗，以防术后瘢痕持续增生。

增生性瘢痕在进入成熟期后，瘢痕痛痒症状几乎消失，充血减退，质地变软，厚度变薄。这个阶段进行手术治疗不宜再次出现瘢痕增生的问题。

发生于五官、四肢等重要部位的增生性瘢痕在恢复过程中可能出现瘢痕挛缩畸形，可以造成五官变形、肢体畸形，严重者影响身体发育或引起严重并发症者需尽早手术，不得因等待瘢痕成熟软化而拖延。如严重的颏颈部瘢痕所致的下唇-颏-颈-胸粘连影响饮食、呼吸者；会阴部瘢痕挛缩畸形造成排尿排便困难者；手背深度烧伤后爪形手畸形等。

（二）手术治疗原则和方法

1. 表浅性瘢痕 表浅性瘢痕的治疗往往出于美观目的。面积较小者可一次性手术切除直接缝合，面部条索状瘢痕可采用W成形术或Z成形术，可同时切除原针脚瘢痕，并改变切口方向尽可能与皮纹一致。面积较大的表浅性瘢痕可采取分次切除术，或切除加局部皮瓣转移，或皮肤软组织扩张手术。一般不选择瘢痕切除植皮或游离皮瓣转移等方法。

2. 凹陷性及萎缩性瘢痕 较小的凹陷性或萎缩性瘢痕可选用直接切除缝合、切除后局部皮瓣转移、植皮或皮肤软组织扩张术等方法进行修复。与深部组织粘连严重的凹陷性或萎缩性瘢痕在手术切开后需要彻底松解组织粘连，在筋膜层向两侧广泛游离后，两侧正常的筋膜组织拉拢缝合作铺垫，再进行皮肤层的缝合。此外，也可以根据具体情况采用其他多种手术方案，如在凹陷处移植游离真皮脂肪瓣、松解粘连后行脂肪填充等。

3. 挛缩性瘢痕 挛缩性瘢痕最大的问题是造成瘢痕挛缩畸形，包括睑外翻、唇外翻、颏胸粘连、手部瘢痕挛缩畸形及各关节的挛缩畸形等，所以手术的主要目的是彻底松解挛缩畸形。通过延伸瘢痕长度以达到松解瘢痕挛缩和改善外形及功能的目的。挛缩较轻微者或条索状挛缩，可采用Z成形、多个Z成形、五瓣成形术、V-Y或Y-V成形术等进行瘢痕松解，片状挛缩瘢痕，采用皮瓣修复不足以完全松解挛缩者可采用游离植皮的方法（以中厚皮片或全厚皮片移植为主）。如挛缩的瘢痕与深层组织广泛粘连，则可采用复合组织移植的方法进行修复。

4. 增生性瘢痕及瘢痕疙瘩 增生性瘢痕的增生期以及瘢痕疙瘩单纯手术切除均极易复发，一般采用非手术治疗的方法。如因产生挛缩畸形或反复感染等症状确需手术者，往往需要配合放疗、减张、压迫、激光等多种方法联合治疗以防复发。

常采用的方式有手术切除缝合、瘢痕内切除缝合、保留瘢痕皮的核内切除、瘢痕切除加局部带蒂皮瓣转移、瘢痕下软组织扩张后瘢痕切除术等。术中可在皮下筋膜层向切口两侧作广泛游离，并通过皮下超减张缝合技术尽量减少切口皮缘的张力，必要时采用皮肤软组织扩张术、皮片或皮瓣移植的手术方法修复创面。对于瘢痕疙瘩体质患者，尽量避免采用游离植皮或皮瓣移植的方法，以防供区创面继发出现瘢痕增生或瘢痕疙瘩。

5. 瘢痕癌　对于极少数反复化脓、破溃、经久不愈的瘢痕样病灶，不能排除甚至高度怀疑恶变者，必须及早切除或多次行活检手术，通过组织切片病理检查明确病灶性质，决定下一步治疗方案。因瘢痕癌恶性程度较低，治疗方案往往以手术扩大切除为主。对发生于四肢的瘢痕癌，应慎重考虑截肢手术。

（三）线状瘢痕的手术设计与技巧

1. 线状瘢痕主要见于外伤、手术后形成的瘢痕　比如：面部外伤后瘢痕、体表肿物切除后瘢痕、甲状腺手术后瘢痕、剖腹探查手术后瘢痕、剖腹产手术后瘢痕等。目前，对于线状瘢痕所采用的瘢痕切除整形手术方式主要包括：简单切除缝合、W 成形术、Z 成形术等。

手术设计原则：手术切口尽可能平行于皮肤张力松弛线，或减小角度，以减轻切口皮肤张力，或将手术瘢痕隐匿于皮肤皱褶内或更隐蔽的部位，如发际线；在最大程度切除瘢痕的情况下，缩短手术切口；避免因手术切口延长不足所致的"猫耳"；对于张力过大的切口，应分次解决，以免切口愈合不良、延期以及术后张力造成的瘢痕增生、变宽等；先解除主要矛盾，再考虑美容修复。

（1）简单切除缝合：沿瘢痕边缘做简单的梭形切口切除瘢痕是最便捷、常用、有效的手术方式。其好处在于所做的切口线最短，除了切口两端必要的延长部分，一般不产生其他部位新的手术瘢痕，创伤较小，操作相对简单，术后护理难度小，尤其适合用于本身顺于皮纹的瘢痕，以及除面部以外的线条状瘢痕。如果设计的梭形切除术的效果靠近另外一个美学部位或者面部标志物，可以采取 M 成形术以缩短梭形的末端。理想的梭形切口两端的夹角应该是 30°～60°。角度越小，末端轮廓越柔和，大于 60° 的角度会形成较明显的"猫耳畸形"，需要做 M 成形或者延长切口来解决多余的组织。

（2）Z 成形术：适用于术前存在牵拉、挛缩的瘢痕，通过邻近皮瓣的错位，打断直线的牵拉，延伸瘢痕的长度，从而改善瘢痕的外观。对于一些较长的挛缩瘢痕，可以使用多个或连续 Z 改形解决。

Z 成形术是使瘢痕成为不规则形的一种技术，同时也改变了瘢痕的方向。通过 Z 成形术可以切除瘢痕并延长瘢痕的长度。其原理是以瘢痕为中心的三角形皮瓣易位。原瘢痕中心线的新方向与原方向垂直。

经典的 Z 成形术包括一个中心切口和两个外围切口。切口线等长，边缘线与中心线形成的角度相等。瘢痕作为中轴被切除，或者在多个 Z 成形术中分为多个中轴被切除。切开皮肤后就形成了两个三角形皮瓣。将皮瓣易位后分层缝合切口。从理论上讲，边缘线与中心线的夹角为 30°时可以延长中轴线 25%，而 45° 角可以延长中轴线 50%，60° 角可以延长中轴线 75%。因此，瘢痕中轴线的延长要谨慎，尤其是当延长的瘢痕轴线接近另一个美学部位或者其他解剖结构时。例如，靠近眉毛的前额垂直瘢痕的 Z 成形术在延长轴线后可能引起眉毛变形。

不等三角皮瓣的 Z 成形术可将组织转移到组织缺损部位。这有助于纠正瘢痕挛缩引起的邻近结构扭曲。小角度皮瓣比大角度的皮瓣具有更好的旋转能力。故小角度皮瓣常用于向缺损部位提供多余的组织。尽管该皮瓣无法在原有瘢痕的方向延长组织，它却可以在垂直于原有瘢痕的方向提供出额外的组织长度。

多个 Z 成形术通过改变沿着整个瘢痕的张力方向来减轻创伤引起的瘢痕挛缩。该手术没有额外的切口轴线产生，因此不会遗留明显的瘢痕，可以限制瘢痕的切口。环状或半环状瘢痕常伴有蹼状瘢痕或假门畸形，表现为瘢痕挛缩的周围区域有"截留"的多余组织。治疗手段包括瘢痕内局部注射糖皮质激素，压力疗法和瘢痕改型。厚的皮瓣可以潜行剥离和修剪，然后采用多个 Z 成形术改变挛缩瘢痕的方向并增加其长度。常发生于内眦部位的蹼状瘢痕也可以通过多个 Z 成形术而得以有效解决。

（3）W 成形术：这是三角皮瓣交错切开与缝合的一种手术方式，属于推进及交错同时施行的一串皮瓣，主要适用于面部线条状瘢痕的切除缝合术式。它的好处在于，W 形切口设计切除主体瘢痕的同时，可切除全部或部分的针脚瘢痕，最大限度地保留针脚瘢痕间的正常皮肤；波浪状折线切口瘢痕可散射光线，使瘢痕显得相对不明显，而不同于直线状瘢痕在特殊角度光线下存在较明显的反光面；折线瘢痕还可防止和打断直线瘢痕的牵拉。

（4）几何图形成形术：有时可以根据瘢痕范围的实际情况，设计不规则的几何图形切口来最大程度的切除瘢痕和保留正常皮肤组织。

2. 面部陈旧性瘢痕的美容性手术治疗

（1）适应证：面部较小瘢痕，手术不至于引起五官变形，瘢痕影响外表及社交者；面部明显部位条索状瘢痕，尤其是深达真皮全层者；垂直于皮纹或张力线的条索状瘢痕，较平行于皮纹或张力线的条索状瘢痕更为明显，也更加适合手术治疗；直径小于 2cm 的片状瘢痕，深达皮肤全层者，适合手术治疗。

（2）禁忌证：患有恶性肿瘤、肝肾功能不全、严重糖尿病、高血压等代谢性疾病者，硬皮病、系统性红斑狼疮、银屑病等全身皮肤免疫性疾病患者；患有精神疾病及心理问题者，对治疗效果预期过高者；面部皮肤有感染者；瘢痕疙瘩患者或极易形成增生性瘢痕者；相对不明显的瘢痕。

（3）不同部位、方向、形态瘢痕手术方案的选择：根据面部皮肤张力线情况设计手术切口。由于面部表情肌肌纤维附着于真皮层，使得面部皮肤出现许多皮肤张力线。顺张力线的瘢痕有利于恢复和隐藏，这也提示我们在进行瘢痕整形手术时，尽量将瘢痕改形到平行或接近平行于皮肤张力线的方向（图 4-9-1）。

3. 病理性瘢痕的手术治疗 病理性瘢痕由于其瘢痕组织尚未进入稳定期，单纯手术治疗极易引起复发。对于各种原因所致需手术整形者，需注意除应尽量减少产生新的伤口或创面之外，还需要在手术前后辅助其他相关治疗以降低复发率。

（1）适应证：影响功能及局部活动的病理性瘢痕；孤立并立体的块状病理性瘢痕；多发，但局

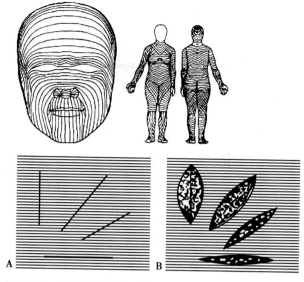

图 4-9-1 A. 面部皮肤张力线；B. 顺张力线的切口张力较小

部较集中的病理性瘢痕；感染并经久不愈的病理性瘢痕；高度怀疑瘢痕癌的瘢痕。

（2）禁忌证：大面积病理性瘢痕但不影响功能者；属于手术治疗的适应证但患者预期过高，或有明显心理问题者；患有全身性疾病、身体状况不佳或其他不适于手术情况者。

（3）手术方案的个性化定制：病理性瘢痕的手术治疗，需要兼顾功能、美观和复发率三个方面。

1）有功能障碍或明显挛缩的病理性瘢痕：有功能障碍的病理性瘢痕，应尽早给予手术，松解挛缩，恢复肢体或五官正常功能；无功能障碍，但有明显挛缩的病理性瘢痕，可根据患者的具体情况安排手术时机；挛缩松解后往往需要植皮，或采用扩张器、远位皮瓣等方法进行治疗，详情请参阅相关章节。

2）无功能障碍或明显挛缩的病理性瘢痕：15周岁以下的病理性瘢痕，因考虑到术后放疗及激素注射的潜在不良反应，所以手术需要慎重；头面部、双手部位影响美观的病理性瘢痕，可采用精细化减张修复的方法，辅以放疗等预防复发的措施进行治疗。

3）躯干部位的病理性瘢痕：①手术、切割伤形成者多为条索状瘢痕，可采取手术切除整形 + 放疗的方法进行治疗，术后可恢复成较细的线条状瘢痕。②烧烫伤、皮肤擦伤导致者常为较大面积的片状或块状瘢痕，无局部挛缩者需要再次评估手术的必要性。尽量减少植皮等造成供皮区瘢

痕形成的治疗方式。③较小的片状或块状病理性瘢痕，可进行手术切除。两侧张力较小者可在皮下筋膜层潜行剥离后直接拉拢缝合。无法拉拢缝合者，可考虑局部任意皮瓣的移植。局部皮瓣无法解决者，不考虑使用植皮等形成新创面的治疗方法。④病理性瘢痕单纯手术后极易复发，故术后需辅助药物注射、放疗、激光治疗等相关措施以抑制复发，保证手术效果。

（4）手术联合治疗方案的选择：手术联合放射治疗是病理性瘢痕最常见的治疗方法。

1）放疗时机的选择：一般为手术后 24 小时之内进行第一次放疗，每天一次。如单次剂量较高，或治疗处皮肤放射性反应比较重时，中间可以间隔 1～2 天让皮肤得以休息。

2）放疗机器的选择：目前手术后放疗一般选择直线加速器（电子线）或者浅层 X 光（浅放）放疗。前者为大型设备，价格较高，小型医疗机构较少配置。优点为放射精准。后者为小型设备，小型医疗机构较易配置。

3）放疗剂量的选择：根据患者瘢痕的具体情况选择合适的放疗剂量。一般生物学有效剂量（BED）在 20～30Gy 比较合适，分割为 2～5 次（详见瘢痕的放疗章节）。

手术联合药物注射治疗也是病理性瘢痕最常见的治疗方法（详见注射章节）。

（5）术后复发的预防措施：保持伤口清洁。由于皮肤张力是影响瘢痕复发的一个重要因素，所以术后辅助相应的减张治疗非常必要。减张分为内减张和外减张，内减张指术中采用皮下减张的方式进行减张，外减张指术后采用减张器或减张胶布进行减张。

三、瘢痕的激光治疗

1. 激光的基本概念 激光（Laser），指受激辐射放大的光（light amplification by stimulated emission of radiation）。1917 年美国著名的物理学家爱因斯坦发现了激光的原理，建立了激光的基本理论，其后激光领域迅速发展并广泛应用于外科和皮肤科。

2. 治疗瘢痕常用的激光

（1）脉冲染料激光及强脉冲光

1）脉冲染料激光（585nm/595nm）：伤后瘢痕形成初期，组织内含有丰富的毛细血管，呈现为高度充血状态。增生性瘢痕中血管密度和血管内皮细胞数量高于正常瘢痕及正常真皮。随着瘢痕的发展血管逐渐减少，瘢痕由增生期逐渐变为稳定期。因此减少血管可预防及抑制瘢痕组织的增生。特定波长的脉冲染料激光和强脉冲光可特异性作用于血管中的氧化血红蛋白，使其受热变性，血管内皮变性坏死，继而破坏瘢痕内的微血管，加重增生性瘢痕组织的缺血缺氧程度，使胶原酶释放增加，胶原降解增多，同时改变增生性瘢痕组织的微环境，抑制增生性瘢痕成纤维细胞的功能状态，从而有效治疗增生性瘢痕。

脉冲染料激光一般常用的有 585nm 及 595nm 两种波长，这两种波长的激光治疗外科手术后增生性瘢痕都十分有效，且 585nm 波长的脉冲染料激光对于瘢痕的血管和柔软度改善更明显，因此其研究认为 585nm 相对于 595nm 对于瘢痕的治疗更好。

2）强脉冲光（400～1 200nm）：强脉冲光是高强度的多色光源，发射波长为 400～1 200nm 的宽谱脉冲光。我们可以根据需要使用滤光片缩窄波长范围，作用于不同的靶目标，治疗不同疾病。强脉冲光虽然不是激光，但是工作原理和激光一样，都是选择皮肤中的靶目标如氧合血红蛋白、黑色素颗粒等，在不破坏正常皮肤的前提下将靶目标破坏从而达到治疗效果。强脉冲光对于大面积瘢痕的血管或色素改善都是个不错的选择。

（2）剥脱性激光：铒激光点阵和二氧化碳点阵激光点阵激光主要包括两种，一种是剥脱性点阵激光，如超脉冲 CO_2 点阵激光、Er 点阵激光；另一种为非剥脱性点阵激光，如：Nd:YAG 点阵激光（1 320nm，1 440nm）、Er:Glass 点阵激光（1 540nm、1 550nm）。剥脱性点阵激光目前已广泛应用于瘢痕的治疗。CO_2 点阵激光对烧伤后瘢痕的厚度、软硬、颜色及瘙痒都有明显的改善。文献报道采用脉冲染料和 CO_2 点阵激光联合治疗手术后瘢痕，治疗效果较单一使用脉冲染料或者 CO_2 点阵激光更好。因此联合治疗将是以后临床上治疗瘢痕更好的选择。

（3）微等离子体射频治疗（Plasma 治疗）：微等离子体射频技术不是激光，它是基于射频原理的微剥脱技术，是利用多点单极射频激发微等离子体作用，当多点单极射频探针靠近皮肤组织时，探针与皮肤间隙中的氮气被激发成微等离子状态，从而在瘢痕上方产生极高的温度，使皮肤对瘢痕启动再修复，达到治疗目的。微等离子技术治疗对于陈旧性瘢痕、瘢痕色素沉着都有较好的治疗效果。

（4）联合药物导入：注射糖皮质激素、抗肿瘤药物等对于增生性瘢痕、瘢痕疙瘩的治疗有非常明显的疗效，并且已广泛用于临床。除了注射药物外，激光后联合药物导入也可取得非常好的治疗效果。①药物离子导入：药物离子导入的基本原理是，利用正负电极在人体外形成一个直流电场，在直流电场中加入带阴阳离子的药物，使药物中的阳离子从阳极，阴离子从阴极导入体内，达到治疗瘢痕的目的。②药物超声导入：药物超声导入的基本原理是，利用混频超声的推拉效应，将药物导入到皮肤组织内。由于皮肤组织的"砖块状"脂质结构，一般外源性药物导入效率较低。而经过点阵激光及微等离子体治疗后的皮肤上具备了排列整齐的微孔，此刻结合药物导入将大大增加导入的效率。相对于药物注射来说，激光后的药物导入可以减低注射时的疼痛，减少药物弥散，使药物分布更加均匀，避免因局部药物分布不均导致瘢痕凹凸不平等副作用。激光联合药物导入治疗往往比使用单一的方法治疗更加有效，因此在针对增生性瘢痕的治疗时，我们可以选用多种方法联合治疗，来达到更好的治疗目的。

四、瘢痕的放射治疗

1. 概述　1895 年伦琴发现了 X 线，1896 年居里夫妇发现了镭以后，放射治疗迅速发展，目前已经成为治疗恶性肿瘤的主要治疗手段，也是一些良性疾病治疗的重要方法之一。

病理性瘢痕主要包括瘢痕疙瘩和增生性瘢痕，其形成是损伤修复时，成纤维细胞异常增殖、凋亡减少、胶原组织大量分泌的结果。瘢痕放射治疗是通过电离辐射的直接作用和间接作用，使伤口及其周围组织细胞，特别是成纤维细胞和血管内皮细胞受到损伤，导致迁移、增殖和合成分泌功能出现障碍，进一步影响伤口愈合和胶原合成。另外，电离辐射引起的细胞凋亡也是放疗抑制瘢痕增生的重要机制之一，通过放射治疗可以减少胶原纤维和细胞间基质的合成，并降低局部组织中转化生长因子 β1（TGF-β1）的含量，从而抑制病理性瘢痕的发生。

2. 针对病理性瘢痕术后放疗，必须严格掌握适应证，熟练掌握放射治疗技巧，选择适宜能量，准确决定照射范围，最大限度的保护术后区域周围的正常组织，确保治疗的质量控制。美国放射卫生局良性病治疗委员会建议良性病放疗应掌握以下原则：①治疗前应对放疗的质量、总剂量、全疗程时间，发生危险的基本因素及保护因素都有充分考虑。②对婴幼儿及儿童，应谨慎评估治疗的利弊，除非必要，不应进行放疗。③对皮肤照射时，应考虑其正面受到照射的器官是否会发生晚期反应，如甲状腺、生殖器、骨骺、乳腺等，尽可能不照射这些器官。④所有病例都应尽可能予以使用放射防护技术实现适形放疗，如限光筒、铅挡块，或其他屏蔽器材。⑤按病理学所见深度，选择适当能量放射线。针对皮肤瘢痕放疗，有 ^{90}Sr、^{32}P 等同位素敷贴、浅层 X 线（100～400kV）和电子线照射等方法，现临床一般选择 6Mev 高能电子线。

病理性瘢痕的放射治疗应当选择最佳能量的射线，放射深度"宁浅勿深"；放射剂量"宁少勿多"；有可能的情况下尽量选择适形照射。分次剂量应当考虑瘢痕的病理性质、瘢痕的部位及周围正常组织的耐受程度。治疗中、治疗结束后应密切随访，观察病理性瘢痕治疗疗效、急性及晚期的不良作用，给予及时处理。为使瘢痕术后照射剂量分布合理，应通过三维治疗计划设计，人造皮等填充物使用等，校正与优化剂量分布。

照射野：对于瘢痕术后放疗一般在术后切口外放 0.5～1cm 为佳，注意放疗时射野平整并保持同一水平面，确保剂量在照射野内分布的均匀性。

治疗体位：患者治疗体位应根据瘢痕部位来进行选择，可使用体膜垫或其他可固定物体帮助患者固定体位，保证照射区域处在同一水平面，避免剂量不均。

时间选择：瘢痕术后 24 小时内，切口处的肉芽组织中以纤维母细胞和不稳定胶原细胞为主，对放射线敏感，其纤维母细胞多在 24 小时内开始转化为成纤维细胞，故认为术后 24 小时之内放疗是较好的时间选择。已有多篇文献报道，瘢痕术后 24 小时、1~3 天、4~7 天开始放疗，3 组病例疗效差异明显，有统计学意义（$p < 0.05$），建议患者在术后 24 小时以内尽快安排首次放疗。

放射治疗总剂量、单次量和时间剂量分割选择：从放射生物学角度来看，病理性瘢痕组织 α/β 值低，属于晚反应组织，故主张给予少分次，大分割剂量的放疗。由于不同的剂量 - 时间因素组合及不同剂量率的应用，根据线性 - 平方模式（L-Q 模式），必须应用生物等效剂量（biological effective doses，BED）进行比较。日本 Ogawa 教授建议，有效治愈病理性瘢痕，手术后放射治疗最大的生物等效剂量（BED）为 30Gy。根据放射治疗生物等效剂量（BED）计算公式，30Gy 可以通过以下几种方式实施：单次放射治疗剂量 13Gy，治疗 1 次；单次放射治疗剂量 8Gy，治疗 2 次单次放射治疗剂量 6Gy，治疗 2 次；单次放射治疗剂量 5Gy，治疗 4 次。由于局部皮肤张力过大是病理性瘢痕治疗后复发的主要因素之一，对位于躯干及四肢部位病理性瘢痕术后放射治疗剂量 17.5~20Gy/4~5 次，个别病理性瘢痕增生明显，放射剂量达 25Gy/5 次。

放射治疗源的选择：目前有外照射和近距离照射两种。外照射包括电子线（2~15MeV）、浅层 X 线（60~160KV）及深部 X 线（180~400KV）；近距离照射包括同位素锶 -90（^{90}Sr）、磷 -32（^{32}P）敷贴治疗。目前临床多选择 6MeV 电子线为佳，其有效深度达 1.5~2cm，为提高皮肤表面剂量，在放疗区域敷贴 5mm 聚苯乙烯人造皮，这样可在所需治疗区域产生有效合理的剂量，达到治疗目的。浅层和深部 X 线治疗疗效和电子线类似，其穿透深度比 6MeV 电子线更为浅表，其有效深度 3~5mm，不需在治疗区域敷贴人造皮。同位素敷贴治疗是利用 ^{90}Sr、^{32}P 等放射性核素发射的 β 射线，产生辐射生物效应治疗局部病灶。与 6MeV 电子线相比较，其能量在皮肤表面即达到最大剂量后衰减明显，治疗剂量分布均匀性不及电子线。

3. 瘢痕放射治疗适应证及禁忌证 放射治疗适应证为病理性瘢痕术后患者。对婴幼儿及儿童，应非常谨慎评估治疗的利弊，放疗慎之又慎，为相对禁忌证。针对重要敏感组织器官（如甲状腺、生殖器、骨骺、乳腺等）旁的病理性瘢痕，应注意评估放射治疗对该脏器的影响及预后。

4. 瘢痕放射治疗的不良反应 各类射线所引起的不良反应无明显差别。其急性并发症主要发生在放疗后 7~10 天，表现为红斑、色素形成、脱毛、脱屑等。亚急性并发症常发生在治疗后几周，表现为皮肤溃疡、萎缩、毛细血管扩张等，其他罕见并发症有伤口愈合不良和肿瘤发生等。

较常见的不良反应仍以色素沉着为主要表现，电子线和浅层 X 线治疗不良反应类似。对于 ^{90}Sr、^{32}P 等同位素敷贴，不良反应一般有皮肤色素性改变、放射性皮炎、皮肤慢性溃疡等。其中局部色素变化明显，常表现为放疗区域皮肤花斑样改变，严重影响美容效果，违背了治疗初衷，故目前临床使用比较少。至于对放疗区域深部器官影响，由于电子线、浅层 X 线及同位素敷贴照射自身剂量分布特性，一般不会对深部组织器官产生损害。

5. 放射治疗的安全性 对病理性瘢痕术后放射治疗，总的方针是充分掌握电子线物理和生物特性，选择适宜放疗总剂量及分割次数，同时注意保护放疗周围正常组织器官，必要时可以通过 CT 模拟三维适形计划系统来评估分析放疗的安全性和对邻近组织的影响。总之，通过规范化放射治疗措施，放疗的不良反应是完全可控的。

6. 病理性瘢痕术后联合放疗的复发因素 病理性瘢痕术后联合放疗后复发目前仍考虑是多方面因素共同作用的结果，与遗传、感染、瘢痕部位及大小、性质等均有一定相关性，并且与手术及放疗技术也存在一定关联。①基因遗传因素，有家族史的患者复发概率较高，这可能与其遗传基因等相关，需要进一步从遗传基因角度去研究，揭示自发性瘢痕疙瘩形成机制和电子线对瘢痕细胞的影响；②瘢痕术后感染，导致复发概率较大，有文献报道可高达 86%；③瘢痕复发与其解剖部位相关，对于胸背部等张力大的部位复发率相对较高；④病理性瘢痕病变面积是影响瘢痕疙瘩复发的因素，病变面积越大，复发率越高；⑤手术范围大小也是复发因素之一，瘢痕手术范围越大，复发率也越高；⑥手术后瘢痕部位的平整性也与复发有一定关联，这主要是因为瘢痕术后区不平整造成放疗剂量不均，导致瘢痕复发率增高。

病理性瘢痕是一种难治性的疾病，需要进一步对瘢痕的发病机制进行探索，并从微观角度探索电子线对瘢痕细胞、分子的改变，寻求更加合适的治疗模式。根据瘢痕解剖部位不同和面积大小以及瘢痕形成因素不同，选择更加适宜放射总剂量及分割次数的治疗方式，通过临床不断实践探索，争取在病理性瘢痕治疗有新的突破，达到更好的疗效。

五、瘢痕治疗新技术

皮肤瘢痕仍然是目前尚未完全攻克的一个医学难题，包括普通瘢痕和病理性瘢痕（增生性瘢痕和瘢痕疙瘩）。这些瘢痕相关疾病不仅造成患者身体上的疾患，而且直接导致了心理上的障碍。虽然抗瘢痕的研究已经持续了数十年，但离攻克这一难题仍有一定的距离。近年来，再生生物学和再生医学等基础研究的进展为瘢痕的深入研究提供了一些新的思路，就此对瘢痕未来研究和治疗的可能策略提出一些初步的建议。

1. 瘢痕预防策略 由于瘢痕形成之后很难逆转，而瘢痕手术切除之后又会形成新的伤口瘢痕，因此对抗瘢痕的重点仍然应该放在如何预防或减少瘢痕形成上。

（1）通过干预单个因子的表达或其生物活性来对抗瘢痕的形成：瘢痕的形成过程复杂，包括炎症反应、基质过度分泌沉积、组织重塑异常等多个步骤，其中多种生长因子及炎性因子参与了瘢痕的形成过程。就目前报道的文献看，转化生长因子-β（TGF-β）的干预仍然是其中最为重要的一环。自 Furgerson 研究小组首次采用 TGF-β 中和抗体抑制大鼠线性伤口获得成功之后，相继有其他对抗 TGF-β 基因治疗减少瘢痕形成的动物实验报道，包括 TGF-β 反义寡核苷酸、腺病毒和逆转录病毒介导的截断型 TGF-βⅡ型受体过表达以及腺病毒介导的 fibromodulin 过表达等均在一定程度上减少了动物瘢痕的形成，为瘢痕基因治疗的临床应用打下了基础。另一个值得关注的因子是结缔组织生长因子（CTGF），被认为是 TGF-β 下游的效应分子，因此，CTGF 有可能是一个更加有效的分子干预目标。

胚胎伤口无瘢痕愈合的特征之一是伤口较少的炎症反应，研究发现胚胎伤口中促炎性因子如白介素 6 和 8 的表达明显低于成年伤口。与此相反，敲除对免疫活性起抑制作用的白介素 10 基因可使胚胎皮肤伤口形成瘢痕愈合。基于上述发现，Gordon 等报道了利用腺病毒介导的白介素 10 过表达可以明显抑制伤口的炎症反应，从而减少瘢痕的形成，进一步验证了抗炎症策略在减少瘢痕中的重要作用。

上述实验研究提示的抗瘢痕治疗策略事实上已经部分被用于临床试验或治疗。例如，TGF-β3 在动物实验中被证实具有抗瘢痕作用之后，重组 TGF-β3 蛋白（Avotermin）目前已经进入临床试验阶段，有望成为第一个专门用于抗瘢痕治疗的生物药品。Ono 在动物实验的基础上，进一步将重组 bFGF 蛋白用于患者伤口内注射，获得了减少瘢痕形成的临床效果。这些研究成果表明瘢痕形成的干预和预防是一个可行的策略，如何将实验研究成果转化为临床治疗手段是当前应该关注的重点。

（2）多因子联合抗瘢痕治疗：虽然上述单因子干预的动物实验和临床试验获得了一定的抑制瘢痕的效果，但是均不能完全消除瘢痕的形成，从一个侧面提示了瘢痕的形成可能并非单一因素所致，而多因素联合干预可能是消除瘢痕更加有效的策略。从瘢痕形成机制而言，这个联合干预的策略应该考虑到同时阻断致纤维化因子的表达，抑制炎症反应、抑制基质的合成与沉积，同时还要考虑促进伤口基质的重塑和组织再生。例如，对上述已经验证具有抗瘢痕形成作用的因子进行不同的组合或与未来新发现抗瘢痕因子的组合来进行治疗，有可能获得比单因子更好的干预结果。然而这些理论上的推测还有待于科学实验的证实，特别是多种因子联合使用时，不同因子相互之间是否存在效应协同或拮抗等均需要通过进一步的实验研究来探索，而这些问题的阐明将有助于设计出更加合理有效的治疗策略。

（3）基于组织再生的抗瘢痕治疗：上述抗瘢痕治疗策略的形成主要是基于以往胚胎伤口无瘢痕愈合的研究成果。然而早期的研究主要集中在胚胎伤口的生长因子表达和细胞外基质类型等与成体伤口的比较。发育生物学的研究提示胚胎无瘢痕愈合的另外一个重要机制可能是胚胎皮肤组织仍然处于未成熟状态，含有大量未分化状态的细胞（或祖细胞），在合适的环境下可以继续分化为皮肤的各种结构细胞，为皮肤发育的一个正常过程。而在以往的研究过程中，研究人员可能过于关注胚胎皮肤微环境如生长因子、炎症反应或胞外基质等问题，而忽视了胚胎组织再生的原始驱动力，即胚胎皮肤含有具有再生能力的未分化细胞。这可以解释为何在胚胎伤口中加入 TGF-β 可以使其从无瘢痕愈合转化为有瘢痕愈合的模式，因为虽然有细胞的存在，但破坏了特殊的微环境导致皮肤再生障碍。相反，在成体伤口中即使阻断 TGF-β 的生物学效应，也无法获得完全的皮肤再生，因为缺乏足够的具有再生能力的细胞。

根据这些现象我们可以提出"伤口组织完全再生的种子与土壤"学说，即胚胎无瘢痕愈合的现象是由于胚胎皮肤同时存在具有再生能力的细胞（种子）和允许细胞再生组织的微环境，如炎症反应轻，致纤维化因子的低表达等（土壤）。而要使成体伤口组织完全再生也必须同时模拟"种子"和"土壤"两种因素。

事实上，现有的文献为上述的假说提供了支持证据。Kong 等在小鼠血液中找到了 E-cadherin 阳性的"小圆细胞"，注入伤口后能够减少瘢痕的形成。而这些"小圆细胞"是通过血液进入到胚胎阶段的皮肤内。有趣的是，这种"小圆细胞"在胚胎鼠血液中的浓度是成年鼠的 20 倍，成为"种子"存在的一个很好的证据。在另一项实验中，Kataoka 将成体骨髓干细胞单独或与胚胎皮肤细胞混合后注入裸鼠伤口中，发现只有与胚胎皮肤细胞混合植入，才能使骨髓干细胞分化成表皮细胞、毛囊细胞和皮脂腺并参与毛发的形成。可以推测胚胎皮肤细胞可能提供了能模拟允许再生的微环境（土壤）如分泌特殊的胞外基质和因子，从而使植入的"种子"进一步分化和再生组织。

就组织修复而言，其传统的概念跨越了从"瘢痕修复"到"组织再生"两个完全不同的修复过程，因此，瘢痕形成可以理解为再生的失败，而组织再生的成功也应该是抗瘢痕治疗最理想的目标。随着对再生生物学的深入认识，我们对抗瘢痕治疗的侧重点也应该从"减少瘢痕"的策略逐渐过渡到"创伤组织的完全再生"，在成年伤口中创建一个允许组织完全再生的微环境，加上干细

胞的移植也许是限制瘢痕形成和促进伤口组织完全再生的一个重大策略。

（4）基于生物新技术基础上的抗瘢痕策略：对于大面积组织创伤而言，寄希望通过调动机体潜能达到完全的组织再生也许是不现实的，因为即便是胚胎组织，当创伤程度超过一定限度时也将转化为瘢痕愈合的结局。临床上大面深度烧伤的抗瘢痕治疗必须借助于外源性"力量"来促进组织的再生修复。其中组织工程技术可能是这种外源性"力量"的典型代表。Integra 利用胶原和蛋白多糖分子来再建真皮组织，而 Alloderm 则完全利用人脱细胞真皮来直接修复创伤的真皮组织。由于通过真皮组织的间接和直接的替代，避免了机体试图通过瘢痕增生来修复真皮组织的缺损。陆树良等提出了"真皮模板"学说，希望通过解析真皮组织的结构特征来达到构建具有类似真皮结构的支架材料，从而引导创面的皮肤再生，有望成为皮肤再生的一个重要手段。与此同时，在结构模拟的基础上可能还需要进一步考虑细胞外基质成分及组织再生信号等方面的模拟。

（5）瘢痕重塑策略：就伤口愈合的原则而言，瘢痕一旦形成，很难再逆转回正常的皮肤组织结构。但是从瘢痕的形成机制看，细胞外基质重塑不良是瘢痕形成的一个重要机制。事实上，瘢痕形成之后的确存在组织重塑的过程，如增生性瘢痕在经过一年到一年半之后进一步软化和萎缩，充血减轻和症状改善。然而，这种组织重塑是部分的和不完全的，无法逆转瘢痕。我们在最近的瘢痕疙瘩治疗中发现，某些瘢痕疙瘩通过长期的重塑治疗可以使其部分组织转化为类似于正常皮肤的外观。虽然其机制有待于进一步的研究，但是，这个现象提示我们开展瘢痕的重塑研究有可能为瘢痕的治疗开辟一条新途径。

如何有效治疗瘢痕仍然是一个庞大的工程，以上提出的抗瘢痕策略主要集中在生理性瘢痕的预防。对于病理性瘢痕，其成因和机制还在进一步探索中，但是科学研究所带来的新理念和新技术为抗瘢痕的治疗开拓了新前景，而将其转化为临床治疗手段仍然是一个艰巨和迫切的任务。

（武晓莉　刘　伟）

参 考 文 献

[1] 付小兵，王德文. 创伤修复基础. 北京：人民军医出版社，1997.

[2] 付小兵，王德文. 现代创伤修复学. 北京：人民军医出版社，1999.

[3] 付小兵. 创面治疗中的转化医学：部分成果的研发和转化应用与思考. 中华烧伤杂志，2014，30（1）：3-5.

[4] Masakazu Kurita, oshikazu Araoka, Tomoaki Hishida, et al. In vivo reprogramming of wound-resident cells generates skin epithelial tissue. Nature, 2018, 561（7722）：243-247.

[5] Rodrigues M, Kosaric N, Bonham CA, et al. Wound Healing: A Cellular Perspective. Physiol Rev, 2019, 99（1）：665-706.

[6] Stephan Barrientos, Olivera Stojadinovic, Michael S Golinko, et al. Growth factors and cytokines in wound healing. Wound Repair Regen, 2015, 16（5）：585-601.

[7] Yuval Rinkevich, Graham G Walmsley, Michael S Hu, et al. Skin fbrosis. Identifcation and isolation of a dermal lineage with intrinsic fbrogenic potential. Science, 2015, 348（6232）：aaa2151.

[8] Chen Z, Wang Y, Shi C. Therapeutic implications of newly identified stem cell populations from the skin dermis. Cell Transplantation, 2015, 24（8）：1405-1422.

[9] Sorg H, Tilkorn D. J, Hager S, et al. Skin wound healing: an update on the current knowledge and concepts. Eur Surg Rrs, 2017, 58（1/2）：81-94.

[10] Ho J, Walsh C, Yue D, el al. Current advancements and strategies in tissue engineering for wound healing: a comprehensive review. Adv Wound Care, 2017, 6（6）：191-209.

[11] Capoano R, Businaro R, Tesori MC, et al. Wounds difficult to heal: an effective treatment strategy, 2017, 15（6）：582-588.

[12] 汪涟，郭菲，闵定宏，等. 炎症与修复相关细胞因子基因在临床慢性难愈性创面中差异表达的分析. 中华烧伤杂志，2019，35（1）：18-24.

[13] Zhao R, Liang H, Clarke E, et al. Inflammation in Chronic Wounds. Int J Mol Sci, 2016, 17（12）：2085.

[14] Krishnaswamy VR, Mintz D, Sagi I. Matrix metalloproteinases: The sculptors of chronic cutaneous wounds. Biochim Biophys Acta Mol Cell Res, 2017, 1864（11 Pt B）：2220-2227.

[15] Rodrigues M, Kosaric N, Bonham CA, et al. Wound Healing: A Cellular Perspective. Physiol Rev, 2019, 99（1）：665-706.

[16] Pan L, Tang J, Liu H, et al. Sympathetic nerves: How do they affect angiogenesis, particularly during wound healing of soft tissues? Clinical Hemorheology & Microcirculation, 2015, 62（2）：181.

[17] Raffetto JD. Pathophysiology of wound healing and alterations in venous leg ulcers—review. Phlebology, 2016, 31（Suppl）：56-62.

[18] Zhao R, Liang H, Clarke E, et al. Inflammation in chronic wounds. Int J Mol Sci, 2016, 17（12）：2085.

[19] Kirsner RS. The Wound Healing Society chronic wound ulcer healing guidelines update of the 2006 guidelines—blending old with new. Wound Repair Regen, 2016, 24（1）：110-111.

[20] Marston W, Tang J, Kirsner RS, et al. Wound Healing Society 2015 update on guidelines for venous ulcers. Wound Repair Regen, 2016, 24（1）：136-144.

[21] Federman DG, Ladiiznski B, Dardik A, et al. Wound Healing Society 2014 update on guidelines for arterial ulcers. Wound Repair Regen, 2016, 24（1）：127-135.

[22] Wang Z, Chen Z, Jiang Z, et al. Cordycepin prevents radiation ulcer by inhibiting cell senescence via NRF2 and AMPK in rodents. Nat Commun, 2019, 10（1）：2538.

[23] Cheng B, Tian J, Peng Y, et al. Iatrogenic wounds: a common but often overlooked problem. Burns Trauma, 2019, 7：18.

[24] Shukla L, Morrison WA, Shayan R. Adipose-derived stem cells in radiotherapy injury: a new frontier. Frontiers in surgery, 2015, 2：1.

[25] Islam MT. Radiation interactions with biological system. International Journal of Radiation Biology & Related Studies in Physics Chemistry &Medicine, 2017, 93（5）：487-493.

[26] Baselet B, Belmans N, Coninx E, et al. Functional Gene Analysis Reveals Cell Cycle Changes and Inflammation in Endothelial Cells Irradiated with a Single X-ray Dose. Frontiers in Pharmacology, 2017, 8：213.

[27] Sheng X, Zhou Y, Wang H, et al. Establishment and characterization of a radiation-induced dermatitis rat

model. J Cell Mol Med, 2019, 23 (5): 3178-3189.

[28] Yue Z, Xiaowu S, Feiyan D, et al. Radiation-induced muscle fibrosis rat model: establishment and valuation. Radiation Oncology, 2018, 13 (1): 160.

[29] Davoodbasha M, Kim S C, Lee S Y, et al. The facile synthesis of chitosan-based silver nano-biocomposites via a solution plasma process and their potential antimicrobial efficacy. Archives of biochemistry and biophysics, 2016, 605: 49-58.

[30] Sahayaraj K, Rajesh S, Rathi J A M, et al. Green preparation of seaweed-based silver nano-liquid for cotton pathogenic fungi management. IET nanobiotechnology, 2019, 13 (2): 219-225.

[31] Nair H K R. Nano-colloidal silver and chitosan bioactive wound dressings in managing diabetic foot ulcers: case series. Journal of wound care, 2018, 27 (Sup9a): S32-S36.

[32] El-Batal A I, Ahmed S F. Therapeutic effect of Aloe vera and silver nanoparticles on acid-induced oral ulcer in gamma-irradiated mice. Brazilian oral research, 2018, 32: e004.

[33] Stene GB, Helbostad JL, Amundsen T, et al. Changes in skeletal muscle mass during palliative chemotherapy in patients with advanced lung cancer. Acta Oncol, 2015, 54 (3): 340-348.

[34] Clinton A, Carter T. Chronic Wound Biofilms: Pathogenesis and Potential Therapies. Lab Med, 2015, 46 (4): 277-284.

[35] Rondas AA, Schols JM, Stobberingh EE, et al. Prevalence of chronic wounds and structural quality indica-tors of chronic wound care in Dutch nursing homes. Int Wound J, 2015, 12 (6): 630-635.

[36] Gould L, Abadir P, Brem H, et al. Chronic wound repair and healing in older adults: current status and future research. Wound Repair Regen, 2015, 23 (1): 1-13.

[37] Augustine R, Dominic EA, Reju I, et al. Electrospun poly (ε-caprolactone)-based skin substitutes: In vivo evaluation of wound healing and the mechanism of cell proliferation. J Biomed Mater Res B Appl Biomater, 2015, 103 (7): 1445-1454.

[38] Donald A Glass 2nd. Current Understanding of the Genetic Causes of Keloid Formation. J Investig Dermatol Symp Proc, 2017, 18 (2): S50-S53.

[39] 王斌, 瞿伟, 周粤闽. 激光治疗瘢痕疙瘩的进展. 中国皮肤性病学杂志, 2015, 28 (9): 963-965.

[40] Vincent W K Chan, Ping Keung Chan, Kwong Yuen Chiu, et al. Does barbed suture lowe cost and improve outcome in total knee arthroplasty? A randomized controlled trial. J Arthroplasty, 2017, 32 (5): 1474-1477.

[41] 陈立彬, 陈亚红, 高振, 等. 皮肤伤口减张器抑制切口瘢痕作用的临床观察. 组织工程与重建外科, 2015, (5): 316-319.

[42] Rei Ogawa, Satoshi Akaishi, Shigehiko, et al. Keloids and Hypertrophic Scars Can Now Be Cured Completely: Rencent Progress in our Understanding of the Pathogenesis of Keloids and Hypertrophic Scars and the Most Promising Current Therapeutic. Joumal of Nippon Mediccal School, Nippon Ika Daigaku Zasshi, 2016, 83 (2): 46-53.

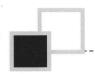

第五章 组织修复与替代材料

一、概述

1. 定义 生物材料（biomaterials）是用于与生命系统接触和发生相互作用的，并能对其细胞、组织和器官进行诊断治疗、替换修复或诱导再生的一类天然或人工合成的特殊功能材料，又称生物医用材料。

自体组织移植虽然是整形外科手术中最常用的治疗手段，但自体组织取材有限；对于缺乏组织供区，无法提供修复所需的组织量，或是不愿意接受供区损伤及形态缺陷的患者，便需要用异体、异种组织或组织代用品来修复。异体、异种组织往往存在免疫排斥、传播疾病、材料吸收、变形或生物力学性能不够理想等问题，为此，按不同需要制作的生物医学材料作为各类组织的代用品，具有良好生物相容性和安全性的生物材料，在临床应用中一直发挥着重要作用。

2. 历史 生物材料的发展有着古老悠久的历史，甚至可以追溯到史前文明。早在 3 000 多年前古埃及人就使用亚麻线进行伤口缝合。公元 600 年玛雅人使用贝壳制作牙齿植入体。第二次世界大战后，生物材料迎来了快速发展的重要时期。战争时军用的高性能金属、陶瓷、高分子等材料开始纷纷转向民用，生物材料的种类和数量有了井喷式发展。特别是二战后各种伤病患者激增，在医疗技术水平和监督管理等方面都极其匮乏的情况下，外科医生们开发了早期的生物材料包括硅酮、聚氨酯、聚四氟乙烯、聚乙烯、尼龙、涤纶、有机玻璃、钛和不锈钢等，为生物材料学科的建立奠定了坚实的基础。

在 20 世纪 60—70 年代，开发了第一代生物材料，所有早期生物材料的目标是尽量将受体对植入物的异物反应降到最低。第一代生物医用材料主要有：不锈钢、钛及其合金以及钴基合金等金属材料，碳素、氧化铝、氧化锆等生物惰性陶瓷材料，以及硅橡胶、高分子聚乙烯等有机高分子材料。这一代生物医用材料的最大特点是材料本身的"生物惰性"，它们在人体内相对稳定，不易分解或生物降解；同时材料本身具有良好的生物相容性和理想的免疫反应性，而且其力学强度和物理性能适宜，能与人体环境很好地匹配，保证植入材料与生物组织的形变相协调。

第二代生物材料领域的重点开始从只实现生物惰性组织反应转向产生生物活性成分，第二代生物医用材料主要包括两大类，第一类是以生物活性玻璃、陶瓷和玻璃陶瓷等为代表的具有生物活性的硬组织植入材料，包括生物活性玻璃、陶瓷、玻璃陶瓷和复合材料的各种成分。第二类是可吸收生物材料的开发，1970 年上市的聚乙交酯（PGA）手术缝合线，商品名为 Dexon，是历史上首次临床应用的合成可吸收生物降解性高分子材料。现在各种可吸收缝合线，包括 Vicryl、Maxon 和 PDS 等，能很好地满足各种不同的外科手术临床需要。第二代生物医用材料最大的局限性在于材料本身并不同时具有生物活性和生物降解性。如何整合材料的生物活性和生物降解性，使之合二为一，是一项非常有意义的尝试，同时也对生物材料的研究提出了更高的要求，并由此产生了新一代生物医用材料，即具有生物活性的可生物降解吸收的第三代生物医用材料。目前，第三代生物医用材料已成为国际上材料前沿领域一个十分活跃的研究方向，在组织工程中已开始有广泛的临床应用。

3. 分类 目前，组织修复与替代材料的应用包括体表修复材料（如人工皮肤、修复体材料）和体内植入材料。其中以体内植入材料临床应用较多。体内植入材料主要应用于如下几个方面：

（1）充填材料：分为软组织充填材料和骨充

填材料。软组织充填材料,用于因先天(如发育不足)或后天(如肿瘤术后、外伤等)因素造成的软组织发育不足和凹陷畸形。临床上常见的隆胸及半侧颜面萎缩症的材料充填治疗均属于这一类。骨充填材料,用于四肢长骨、颅骨或颌骨等先天性发育畸形,及后天性病灶切除后的骨缺损、窝洞等,充填材料是整形外科应用最广的一类材料。

(2)人工骨、人工软骨:如人工颅骨、人工颌骨、人工肋骨、人工椎体、人工骨盘、人工鼻翼软骨和人工耳软骨等。

(3)人工关节:如人工髋、膝、肘、指(趾)、颞下颌关节等。

(4)人工韧带、人工肌腱:如人工交叉韧带、人工跟腱等。

(5)人造血管。

(6)种植体及固定材料:如携带赝复体的种植体以及修复固定用材料(各种夹板、螺丝、螺钉等)。

科学技术的不断进步,使对生物材料的研究、开发与应用迅速发展,有些生物材料已更新换代,并不断有更加完善的生物学性能、更适合人体需要的新型材料问世。进入21世纪,生物材料正以惊人的步伐和巨大的创新势头向前发展,生物材料在整形外科领域的应用越来越广泛,并发挥越来越重要的作用。

二、整形外科生物材料的特性和分类

1. 特性 生物材料包括天然材料和人工合成材料。无论哪一种,作为生物材料均要求有良好的生物相容性,任何超出限度的对机体产生的不良反应,轻则导致治疗失败,重则造成机体局部或全身性损害。生物材料,特别是体内植入材料应具备下列特性:

生物学方面:具备优异的人体相容性,不引起毒性反应、炎症反应、异物反应、变态反应,无抗原性、无致癌性;还要求具备人体组织的生物亲和性,及抗血栓性等人体安全性。

生物力学方面:要求材料有一定的强度,能耐受一定的拉力和压力,能承受一定的负荷,弹性模量要接近于骨,具有很高的耐磨损度并能耐老化等,主要包括生理环境下的硬度、断裂强度、

屈服强度、弹性模量、挠曲强度、剪切强度、抗冲击强度和耐磨损度等。用于机体不同部位的材料,其生物力学性能要求是不同的。良好的生物力学条件可以促进材料与人体组织界面的牢固结合。

化学方面:要求具有稳定的化学性能,长期植入而不发生构造改变,还要具有良好的耐蚀性,能耐腐蚀疲劳,耐磨耗腐蚀疲劳,不产生有毒物质的溶出物。

其他方面:要求为非磁性,便于加工、塑形,易于消毒、灭菌等。

上述条件是从临床医学和生物学角度对生物材料的一些基本要求。不同的材料,因材料特性不同,机体相应的反应也不同。即使是同一种材料,用同一种方法,因个体差异,机体对材料的反应也可以不同。机体对材料的反应,与生物材料的种类、特性、表面结构、形态、植入方法、植入部位和功能状态等密切相关。

2. 分类及特点 生物材料应用广泛,品种很多,其分类方法也很多,根据组成和性质可以分为:医用有机高分子材料、医用无机非金属材料和医用金属材料(图5-2-1)。

(1)医用有机高分子材料

1)种类:包括硅橡胶、聚甲基丙烯酸甲酯、聚四氟乙烯、高密度聚乙烯、聚乳酸、聚羟基乙酸、聚酯(涤纶)和聚酰胺(尼龙)、聚氯乙烯和聚丙烯腈等。

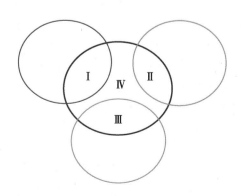

○ 生物材料	Ⅰ 医用金属材料
○ 金属材料	Ⅱ 医用有机高分子材料
○ 有机高分子材料	Ⅲ 医用无机非金属材料
○ 无机非金属材料	Ⅳ 各种类型医用复合材料

图 5-2-1 生物材料和有机高分子材料、无机非金属材料、医用金属材料关系示意图

2）特点：这类材料具有各种有利于人体应用的性能，诸如在水溶液中的稳定性、在周围环境中的耐化学腐蚀性、易于加工成形、基本无毒等。当今临床应用的高分子材料在生物相容性和物理性能方面都不够理想，在生理环境中都有不同程度的降解作用。长期植入材料在体内的稳定性、组织毒性反应，以及致癌性等问题，迄今尚有争议。

（2）医用无机非金属材料

1）种类：包括人工合成的陶瓷材料（如羟基磷灰石和磷酸三钙）和天然的珊瑚材料、蚕丝等。

2）特点：生物相容性较好，但存在曲强度小、抗张强度低和缺乏机械强度等缺点。

（3）医用金属材料

1）种类：纯钛、钛合金、镍钛记忆合金、钴-铬合金、不锈钢等。

2）特点：其有高机械强度、耐磨耗、负重能力好和生物相容性好。缺点是加工塑型较难，生物活性差。通常用于人工关节、种植体和固定用钢板和螺钉等。

三、整形外科生物材料分论一：医用有机高分子材料类生物材料

（一）医用有机高分子材料类生物材料的种类

包括硅橡胶、聚甲基丙烯酸甲酯、聚四氟乙烯、高密度聚乙烯、聚乳酸、聚羟基乙酸、聚酯（涤纶）和聚酰胺（尼龙）、聚氯乙烯、聚丙烯腈等。

1. 硅橡胶（silicone rubber） 硅橡胶具有良好的理化稳定性和生理惰性，体内长期埋植，能耐组织液腐蚀，不被机体代谢、吸收和降解。它还具有疏水性、透气性、耐热性、较好的血液和组织相容性，以及良好的工艺性能。从 20 世纪 40 年代中期开始，它在医学领域获得了迅速而广泛的应用。

（1）理化性能及应用现状：硅橡胶是硅、氧及有机根组成的单体经聚合而成的一族有机聚硅氧烷，为聚硅酮（silicone）的一种。多数医用聚硅酮为二甲基聚硅氧烷，其物理性状由聚合物内的单体数目决定。单体数越多，聚合物黏度越高，硬度越大。其物理状态可以为液态油状、乳状、胶冻状、网状、膜状、海绵状或固体块状等。

1）液态硅胶：液体硅橡胶注射，曾被用来隆鼻、隆胸或用做半侧颜面萎缩及其他凹陷畸形的充填整形。这是一种对机体有损害的物质，20 世纪 50—60 年代在国外曾盛行一时，我国在 20 世纪 80 年代应用较多。因固化不全的硅橡胶向四周组织渗透扩散，可引起不同程度的炎症反应、肉芽肿，甚至组织坏死等，并发症发病率高，后果严重，难以处理，故目前已不使用。

2）硅凝胶：为无色透明的凝冻状。将其充满硅橡胶囊内，制成乳房假体。由于假体柔软、有弹性、手感好、手术操作较简单，因而被求美者广泛接受。目前对置入假体是否导致自体免疫性疾病及恶性肿瘤的问题，尚在争论中。

3）固体硅胶：是目前应用最广泛的假体材料，用于鼻、额等面部假体，安全性较高，副作用可控。

硅胶具有良好的理化稳定性和生理惰性，体内长期埋置能耐组织液腐蚀，不被机体代谢、吸收和降解。而固态的硅胶或封闭的液态硅胶有较好的生物安全性。

（2）病理组织学表现：固态硅胶置入后周围通常有纤维包膜，其厚度与硅胶假体的形态、表面粗糙度、置入部位、与周围组织的相对活动度、手术及愈合过程和患者的体质等有关。病理学检测可见置入部位有炎性细胞浸润、纤维组织形成及胶原纤维玻璃样变等典型特征。纤维包膜挛缩是常见的并发症，过度增生的纤维包膜可使假体变硬和变形，影响外观。

（3）主要临床应用范围

1）充填增加组织量，如隆鼻、隆额、隆胸及增厚、增高颅骨、颧骨等。

2）修复软硬组织缺损或充填凹陷性畸形，如颅骨、下颌骨、颧骨等骨缺损，半侧颜面萎缩及上、下颌骨发育不良等充填治疗。

3）作为腱鞘、外膜或包膜等间隔性材料应用，如防肌腱粘连、神经吻合口包绕、作为掌指关节头或颞下颌关节头的包膜等。

4）作为软骨支架应用，部分应用于鼻部支架的延伸等。

5）用于创面覆盖预防瘢痕增生，硅酮凝胶。

（4）硅胶鼻假体应用最广泛的是隆鼻用硅胶假体，手术需注意以下几点：

1）硅胶基底和鼻背植床要尽量贴合。

2）硅胶假体的形状、大小选择和雕刻要适当，

防止过大过小。

3）隧道一般位于骨膜表面，也可以将骨膜剥离，其他层次的隧道过浅可导致假体漂浮移动；隧道不可以过大过小，在隧道内不可残留纤维条索状组织，否则易导致假体歪斜。

4）要减少硅胶假体的表面污染，注意不要将雕刻下来的硅胶碎片带入隧道。

5）要为硅胶假体提供一个良好的机体愈合环境，术后1周内建议鼻背夹板固定，一般建议3个月内不戴框架眼镜，防止硅胶移动。

6）鼻尖部位不能直接用硅胶顶着皮肤，鼻尖提升和修饰用自身软骨（耳软骨、鼻中隔软骨、肋软骨等）为佳。

7）极少数人对硅橡胶有过敏排异反应，表现为相应皮肤区域长期红肿，伤口淡黄色渗液，一旦出现，必须取出。

2. 聚四氟乙烯（polytetrafluoroethylene，PTFE） 聚四氟乙烯是一种有机氟化物乙烯的多聚体，俗称"膨体"，其理化性能稳定、无毒、耐高低温、耐腐蚀。其物理形状包括海绵状、膜状、片状、块状和圆筒状等。表明光滑、摩擦系数极小、易塑型、有一定的弹性和柔韧性、不易撕折，适合于软组织修复及具有一定柔韧度的血管、韧带等缺损的修复。

（1）病理组织学表现：聚四氟乙烯具有良好的生物相容性，尚未见有致癌报道。置入体内后与固体硅胶周围组织反应类似，但异物及炎性反应比硅胶要稍明显，同时也可在其周围形成纤维包膜。但膨体聚四氟乙烯及微孔状的 PTFE 由于组织可以长入微孔内，并无明显纤维包膜形成。

（2）临床应用范围：PTFE 从 20 世纪 60 年代开始应用于临床，至今在血管外科领域已有逾 100 万例血管或心脏瓣膜修补应用而没有排斥的报告，取得了良好的疗效。在整形外科、神经外科、颌面外科等领域，也采用海绵状、片状或块状 PTFE 充填骨组织缺损或面部软组织凹陷。近年来还广泛用于腹壁、胸壁缺损的修补。在整形美容外科领域，由于其良好的生物相容性、柔韧性及易雕刻塑形等优点而备受青睐，不断有用于颅颌面部凹陷畸形的充垫、永久性面瘫的悬吊、面部除皱和隆鼻、隆颏、鼻基底及牙槽充填等新报告，同样取得了良好的疗效。

（3）整形外科中的常见用途

1）作为充填材料：如隆鼻和颅面部组织缺损充填等。

2）作为悬吊材料：包括上睑下垂、面瘫的悬吊等。

3）作为防止神经、肌腱、关节或皮肤粘连的间隔物。

（4）PTFE 鼻假体应用极为广泛，其特点有：

1）PTFE 材料内部有微孔，直径一般在 80～500μm，植入人体后，组织会长入材料内，假体远期固定效果较好，防透光特性优于硅胶假体。同理，PTFE 假体取出也会比硅胶假体取出要困难，取出过程中分离不够，甚至会导致假体部分断裂残留体内。

2）材料性状较硅胶鼻假体软，术后更为自然。

3）感染率明显高于硅胶假体。可能与假体内微孔容易导致细菌存留有关。术前面部常发皮肤感染病灶的病例要慎重选择，并且该类感染可能会在术后 2 年以后发生，一旦发生，基本没有保留假体的可能，这点和硅橡胶假体有很大不同。

4）为了减少感染，术中应减少假体雕刻时间，减少和 PTFE 材料的接触时间，在雕刻间隙，可以将假体放在密闭容器（注射器）中，使用前可以用含抗生素的生理盐水反复抽动活塞制作正压负压进行冲洗，负压状态下，可见假体内部有气泡冒出；术后应嘱咐求美者减少对于面部皮肤感染病灶的挤压。

3. 高密度聚乙烯（high density polyethylene，HDPE）

（1）一般理化性能：高密度聚乙烯（high density polyethylene。HDPE）。商品化 HDPE 呈白色，表面粗涩、多孔、孔径 40～200μm，孔与孔相互贯通，具有一定的柔韧性和相对不可压缩性，只要用（专用）刀便可雕刻成形。HDPE 的成分与聚乙烯相似，但物理特性不同。成品 HDPE 有 1.5～10mm 不同厚度的板块状，也有按颌骨、颧骨等不同需要制成的几种假体。HDPE 可用高压蒸气消毒，但如超过 110℃，可能引起变形，所以通常用环氧乙烷气体消毒。由于材料多孔，易藏匿细菌，消毒要格外严格，往往需要进行二次消毒，才能放心使用。HDPE 的机械性能欠佳，不适合用于负重部位。

（2）生物相容性及病理组织学表现：相关研究表明，HDPE 具有良好的组织相容性，置入后纤维组织或骨组织可以长入小孔内，同时血管也易于长入形成血管化的移植物。由于这些特征，HDPE 与置入部位周围组织形成良好的稳固关系，很少发生移动。

（3）临床应用范围

1）骨缺损修复：HDPE 临床应用的报道较多的是对颅部、眶弓、眶底、上下颌骨、颧骨、颏骨、耳部等头和颜面部的修复，获得良好的治疗效果。

2）隆鼻：HDPE 隆鼻，由于鼻部软组织薄弱，有外露的风险。

3）耳再造：有学者认为 HDPE 可作为自体软骨移植耳再造的辅助材料，若全部用 HDPE 行耳再造，需有良好的颞肌筋膜覆盖，以免材料外露。

4. 聚甲基丙烯酸甲酯（polymethylmethacrylate PMMA）

（1）一般理化特性及病理组织学表现：聚甲基丙烯酸甲酯，俗称有机玻璃，为一种热塑型丙烯酸树脂类塑料。其特点是质硬而轻、透明、耐光、不导热、能透 X 线、机械性能佳、火烤下易塑形。PMMA 置入后周围形成纤维包膜。与硅橡胶相比，由于其刺激性大，故其周围组织的炎症反应较明显。

（2）临床应用范围：PMMA 为比较陈旧的材料，早期曾用于骨组织缺损的修复，但术后易导致局部积液，材料也易老化和脆裂，但强度相对较高。目前因为并发症的处理较难，所以应用较少。聚甲基丙烯酸甲酯的材料成分为 20% PMMA 颗粒和 80% 牛胶原，注射后常见的并发症有串珠样突起、过敏反应、毛细血管扩张、肉芽肿形成，由于此类填充剂是永久性填充物，置入后很难取出，一旦出现并发症，治疗以手术取出或局部注射皮质类固醇类激素为主。

5. 聚酯和聚酰胺 聚酯（polyester）俗称涤纶，聚酰胺（polyethane）俗称尼龙，两种材料的用途基本相同，它们在整形外科领域主要用于替代人工颌骨、肌腱、筋膜或血管等。这些材料的成品质地柔软，有韧性，可制成片状、网状或网管状、泡沫状和膜状等。主要用途包括人造血管、上睑下垂或晚期面瘫的悬吊修复等。

聚酯和聚酰胺具有良好的抗血栓性，优异的物理、机械性能和组织相容性。其成品质柔软，有韧性，可制成片材、网片或网管状、泡沫状、膜状等。涤纶和尼龙植入组织后，材料周围的组织炎性反应很轻，组织可长入网眼内，从而使材料固定。

涤纶或尼龙比较有前途的应用是作为血管移植材料。Herrin（1978）首创将自体静脉内皮细胞种植在涤纶人工血管内膜，再造人工血管的技术。Granam（1979）又将体外培养的内皮细胞种植在涤纶管内再造血管，取得了一定疗效，但尚未能达到应用可吸收降解材料等组织工程技术成功制造人工血管。聚酯或聚酰胺作为复合人工血管的夹层材料，动物实验和临床观察均取得了良好的效果，故仍不失为一种极具开发潜力和应用前景的血管移植材料。聚酯和聚酰胺目前仅偶尔用于面部（如鼻背）增高手术，在作为充填材料时，要将材料网卷成所需的大小和形状，组织通过长入网内使材料固定。聚酰胺也可作为乳房假体植入。而涤纶网条可用于上睑下垂或晚期面瘫的悬吊修复，但需注意，受面部表情肌频繁活动的长期刺激，材料偶可造成面部溃疡。另外，材料要严格灭菌，否则材料网内匿藏的细菌可引起组织慢性炎症感染，而且组织长入材料网中，去除也较困难，这些在面部整复手术应用中均应引起注意。

6. 聚丙烯酰胺凝胶 作为注射用的软组织充填材料于 1994 年首次在乌克兰问世，俗称英捷尔法勒，国内产品商品名奥美定。曾广泛用于注射隆乳，面部和体表凹陷填充。但从临床应用报道来看，也可引起多种并发症包括非炎症性并发症和炎症性并发症，后者又有化脓性和非化脓性之分。不良反应：游走，甚至远处游走；哺乳期易发生急性乳腺炎；注射层次和易游走特性导致完全取出极其困难；其单体丙烯酰胺具有致癌性等，目前已禁止使用，但处理其各种并发症的工作一直在进行中。

7. 生物可降解材料（synthetic biodegradable materials） 生物可降解性聚合物，亦称生物可吸收性人工聚合物，是一类以材料在机体内能发生大分子裂解，逐步分解为小分子，降解产物被机体重吸收，并代谢排出体外为特征的高分子生物材料。包括人工合成和天然提纯的可降解材

的氧化物薄膜。这种薄膜厚 5～10nm，稳定而致密，表层为 TiO_2，下面依次为 Ti_2O_3 和 TiO。氧化层几乎不被组织吸收，损伤后会很快自行修复。实际上，与机体组织、体液、唾液等直接接触的就是这层氧化膜，该膜能耐氧化溶液、氯化物溶液以及其他多种化学介质的侵蚀，从而使钛在工业腐蚀气体、大气、海水、酸和盐类溶液中或人体组织液、唾液、氧化性和中性介质中，均具有优良的耐腐蚀性能。

钛比铝重不到 2 倍，但强度比铝大 3 倍。钛比铁强韧很多，但低于钴 - 铬合金、镍 - 铬合金和316L 不锈钢。对于承受一般负荷如颅骨、颌骨、肋骨等，以及作为种植体和固定螺钉的材料，纯钛的强度已足以建立起稳定的骨支架。但对于制作既要负重，又要耐磨的人工关节，其强度和硬度有些不足。纯钛的力学性能受杂质元素含量的影响，一般在一定限度内，杂质元素含量越高，纯钛的强度就越高，塑性相应下降。因此，应当根据不同的需要选择合适型号的纯钛。利用这一特性，可用合金化来提高钛的强度，改善纯钛的耐磨性。钛合金的比强度（即强度与密度之比）是不锈钢的 3.5 倍，是目前所有工业金属材料中最高的，因此钛合金是负重部位骨缺损（如关节）的常用材料。钛具有优良的加工性能，可以进行切削、镜、磨、铸造、焊接、烤瓷等。因钛的化学性质非常活泼，高温下易与氧、氢、氮等元素发生剧烈反应，从而使材料脆化，损害钛的性能，所以在钛的加工制作中要注意到这一点。钛在医学领域的应用已比较普及，不断有各类钛制人工关节、种植体，以及钛制人工椎体、人工喉、额骨、心脏瓣膜、心脏起搏器等的开发和应用。随着钛在临床实践中所取得的成绩不断提高、作为医用生物材料的研究不断深入，钛以其渐为人知的极佳的生物相容性，在人体植入用生物材料中，作为金属类生物材料的代表，在医学领域的应用越来越广泛，涉及骨科、整形外科、口腔科、耳鼻喉科、手术医疗器械以及制药行业等多个领域。

8. 不锈钢(stainless steel)　不锈钢如铬不锈钢、铬镍不锈钢等是一种不生锈的金属，比重较大，约为人体骨比重的 2 倍，一直作为手术器具材料广泛使用。作为人工骨材料，不锈钢价廉且较易加工，但耐人体组织液腐蚀性能差，天长日久后会出现腐蚀和断裂，成为妨碍与骨组织结合的原因。

9. 钴 - 铬合金(Co-Cralloy)　钴 - 铬合金在耐蚀性、耐疲劳性及耐磨耗性等方面优于不锈钢，但价格较高，加工比不锈钢难。目前对大的人工关节（膝、股等）多使用钛合金，但在产生摩擦部位仍需使用钴 - 铬合金。

10. 黄金(Au)　黄金作为人工骨自古就有应用，因机械性能及生物相容性不够理想，且价格昂贵，逐渐被其他较好的人工骨材料替代。但在整形外科领域，仍有用金丝作缝合线治疗睑外翻或下垂的报告。在永久性面瘫上睑不能闭合病例的治疗中，金作为上睑负重内置体仍较常用，并取得了较好的治疗效果。

近年来结合无机金属材料和无机非金属材料的优点开发的复合材料使生物材料的生物性能越来越完善、越来越适合人体的需要。

六、生物材料的发展与展望

生物材料在经历了漫长的发展和累积后，才逐渐成为一门独立的学科体系。作为新兴的前沿学科方向，生物材料学的建立始于 20 世纪 60 年代，开始出现专门从事生物材料设计的研发机构和从业人员，并逐渐和材料学、医学、工程学汇集成一个新的领域，同时组建了专业学会。1975年，美国生物材料学会（Society For Biomaterials）成立。不久，欧洲、加拿大、日本生物材料学会也纷纷成立，标志着生物材料进入了专业化发展和独立的学科领域。目前，生物材料学科不仅建立了涉及毒理学、病理学、生物相容性、伦理学等相关学科理论，在法律法规、医疗器械产业管理等方面均逐渐成熟与完善。

在整形外科领域，可通过材料自身优化设计，如材料物理性能、化学性质、生物活性配体等，来提高外源性或内源性细胞或干细胞生长、迁移、分化、细胞外基质沉积及组装等一系列特定的细胞行为和功能，激活组织再生潜能，实现特定组织的再生修复与功能重建。其中，组织工程种子细胞规模化高效扩增技术、仿生体内微环境的三维培养技术、复杂组织或器官工程化制品的构建技术、动物源性生物材料免疫原性消除技术等有待突破。目前诱导性活性人工骨材料已获得较大突破和成功，未来进一步的发展将集中于软骨、皮肤、肌腱、神经等组织诱导性材料的设计及制备工艺。生物材料辅助的整形外科手术必将为现代医学带来革命性进步。

研究表明，医疗实践中使用的生物材料的范围正在迅速扩大。生物医用材料的目标是优化生物材料的质量，提高其机械性能、生物性能和抗菌性能，促进人类健康。未来整形外科生物材料发展的方向，重点包括四大类：①复合材料，通过不同种类材料的复合，从而获得更优异的性能。如人工骨修复材料单独应用时容易受限，若在材料中按照一定的比例加入性能互补的其他材料，则可弥补其缺点，从而更好地满足临床需求。如羟基磷灰石涂层人工关节，羟基磷灰石无机涂层可促进骨融合，且具有金属材料优秀的金属性能。②杂合材料，是将生物材料与活细胞混合的材料，这种材料因有与人体组织相同的成分而容易成为机体的一部分。如注射型杂合生物材料磷酸钙骨水泥/重组合异种骨粒，对骨形态发生蛋白作用的放大及促进骨生长的作用均优于单独使用注射型磷酸钙骨水泥材料。③梯度功能材料，是指材料的组成和结构在空间方位上连续变化，使材料的性能和功能也呈现梯度变化的一种新型材料。如在羟基磷灰石陶瓷材料中加入生物惰性材料二氧化锆，用二氧化锆作为羟基磷灰石的增强体，通过调节材料的比例和孔隙率得到与人体骨弹性模量和断裂韧性均相似、结构相仿的高仿真人工骨材料。④智能材料，是一种能感知外场并产生驱动的功能材料如压电陶瓷新型材料。如自然骨在弯曲或受力时有压电极化产生，因自然骨本身具有压电性，其压电性能刺激和控制骨自身的生长，骨的压电性决定了骨的塑形和改建。另外，将压电陶瓷与生物陶瓷复合制备，可将两类陶瓷的特性优化组合来模拟天然骨的无机组成和电活性特征，将会进一步优化材料的生物活性。

人体是以生物大分子为基础的严密组织，由先天或后天因素造成的任何一种明显的结构与功能缺陷、病损或老化，都将对机体产生很大的影响。目前尚未找到一种易于获得、易于使用且生物相容性好的完美材料。作为替代人体组织的生物材料，在以恢复外形、美观与功能为目的的整形外科领域，将发挥越来越重要的作用与价值。

（赵启明　张华辉　张余光）

参 考 文 献

[1] 王秀梅. 生物材料. 新型工业化, 2015, 5 (12): 37-68.

[2] 崔福斋, 冯庆玲. 生物材料学. 北京: 清华大学出版社, 2004.

[3] Ratner B D, Hoffman A S, Schoen F J, et al. Biomaterials science: an introduction to materials in medicine. 3th ed. Pittsburgh: Academic press, 2013.

[4] 王炜. 玻尿酸软组织注射的并发症预防—王炜观点. 中国美容整形外科杂志, 2017, 28 (3): 132, 137.

[5] 杨毅, 毕鑫, 李多玉, 等. 人工骨材料修复骨缺损: 多种复合后的生物学与力学特征. 中国组织工程研究, 2014, 18 (16): 2582-2587.

[6] 赵勃然, 郑修军, 马金荣, 等. 椎间融合器及其材料的研究与进展. 中国组织工程, 2017, 21 (2): 315-321.

[7] Sun X. Third-generation biomedical materials and regenerative medicine. Chinese journal of reparative and reconstructive surgery, 2006, 20 (2): 189-193.

[8] Huebsch N, Mooney D J. Inspiration and application in the evolution of biomaterials. NATURE, 2009, 462 (7272): 426-432.

[9] Qazi T H, Rai R, Boccaccini AR. Tissue engineering of electrically responsive tissues using polyaniline based polymers: A review. Biomaterials, 2014, 35 (33): 9068-9086.

[10] Song R, Murphy M, Li C, et al. Current development of biodegradable polymeric materials for biomedical applications. Drug Des Devel Ther, 2018, 12: 3117-3145.

[11] Kiradzhiyska DD. Overview of Biocompatible Materials and Their Use in Medicine. Folia Med (Plovdiv), 2019, 61 (1): 34-40.

[12] García-Gareta, Elena, Hua J, Orera A, et al. Biomimetic surface functionalization of clinically relevant metals used as orthopaedic and dental implants. Biomedical Materials, 2017, 13 (1): 015008.

[13] Sola A, Bellucci D. Functionally graded materials for

orthopedic applications - an update on design and man-ufacturing. Biotechnol Adv, 2016, 34 (5): 504-531.

[14] Poon KK, Wurm MC, Evans DM, et al. Biocompatibil-ity of (Ba, Ca)(Zr, Ti) piezoelectric ceramics for bone replacement materials. Journal of biomedical materials research. Part B, Applied biomaterials, 2019, 108 (4): 1295-1303.

[15] 徐志云. 人工心脏瓣膜的进展. 继续医学教育, 2006, 20 (10): 63-65.

[16] 宋会平, 王志强. 骨移植的过去、现在和未来. 中国修复重建外科杂志, 2009, 23 (05): 513-516.

[17] 朱黄凯, 赵基源. 小肠黏膜下层用于软组织修复的研究进展. 生物医学工程学杂志, 2016, 33 (04): 816-820.

[18] Starzl TE. History of clinical transplantation. World journal of surgery, 2000, 24 (7): 759-782.

[19] Gilbert TW, Sellaro TL, Badylak SF. Decellularization of tissues and organs .Biomaterials, 2006, 27 (19): 3675-3683.

[20] Manji RA, Ekser B, Menkis AH, et al. Bioprosthetic heart valves of the future .Xenotransplantation, 2014, 21 (1): 1-10.

[21] Parmaksiz M, Dogan A, Odabas S, et al. Clinical appli-cations of decellularized extracellular matrices for tissue engineering and regenerative medicine .Biomedical materials, 2016, 11 (2): 022003.

[22] Gilpin A, Yang Y. Decellularization Strategies for Regen-erative Medicine: From Processing Techniques to Appli-cations. BioMed research international, 2017, 2017: 9831534.

[23] Gupta SK, Mishr NC, Dhasmana A. Decellularization Methods for Scaffold Fabrication. Methods in molecular biology, 2018, 1577: 1-10.

[24] Guruswamy DR, Vermette P. Tissue and organ decel-lularization in regenerative medicine. Biotechnology progress, 2018, 34 (6): 1494-1505.

[25] Kawecki M, Labus W, Klama-Baryla A, et al. A review of decellurization methods caused by an urgent need for quality control of cell-free extracellular matrix' scaf-folds and their role in regenerative medicine. Journal of biomedical materials research Part B, Applied biomate-rials, 2018, 106 (2): 909-923.

[26] Ji Y, Zhou J, Sun T, et al. Diverse preparation methods for small intestinal submucosa (SIS): Decellulariza-tion, components, and structure .Journal of biomedical materials research Part A, 2019, 107 (3): 689-697.

[27] 王炜. 整形外科学. 杭州: 浙江科学技术出版社, 1999.

[28] 郑玉峰, 李莉. 生物医用材料学. 西安: 西北工业大学出版社, 2009.

[29] Aaron Tan. Nanotechnology and Regenerative Thera-peutics in Plastic Surgery: The Next Frontier. J Plast Reconstr Aesthet Surg, 2016, 69 (1): 1-13.

[30] Graham G Walmsley. Nanotechnology in Bone Tissue Engineering. Nanomedicine, 2015, 11 (5): 1253-1263.

[31] Shin Hyuk Kang. Current Approaches Including Novel Nano/Microtechniques to Reduce Silicone Implant-Induced Contracture With Adverse Immune Responses. Int J Mol Sci, 2018, 12, 19 (4): 1171.

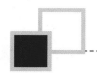

第六章　组织工程与生物医学工程

第一节　概念及基本原理

组织工程学（tissue engineering）是一门多学科交叉产生的新兴学科，涉及材料学、工程学及生命科学等诸多领域，目前已成为生物医学工程学的重要组成部分。1987年美国科学基金会将组织工程定义为：应用生命科学和工程学的原理与技术，在正确认识哺乳动物正常及病理两种状态下的组织结构与功能关系的基础上，研究、开发用于修复、维护和促进人体各种组织或器官损伤后功能和形态生物替代物的学科。

组织工程技术的基本原理是将体外培养扩增的、具有特定生物学功能的种子细胞（seed cell）与生物可降解材料（biodegradable material）相结合形成细胞材料复合物，在体外培养一定时间后植入体内，用以修复或替代病损组织、器官，随着种子细胞不断增殖并分泌细胞外基质，材料被逐渐降解吸收，最终形成与病损部位形态和功能相近的组织器官，从而达到修复病损和重建功能的目的。细胞和生物材料结合所形成的三维结构不仅为细胞获取营养、生长和代谢提供了有利空间，也为植入细胞分泌基质最终形成相应组织或器官提供了良好环境。

第二节　组织工程学研究内容

从组织工程技术的基本原理可以看出，种子细胞、生物材料、组织构建是组织工程的三个基本要素，因此，组织工程的主要研究内容也是围绕这三个基本要素展开的。但随着研究的逐步深入，组织工程研究内容在上述三个要素的基础上已有了很大的扩展，研究的侧重点也在不断变化。而且，为适应产业化发展要求，生物反应器

及体外组织构建技术已逐渐成为组织构建研究的重点。

一、种子细胞研究

种子细胞是组织工程最为关键的要素，是组织工程化能够再生的首要物质基础。目前研究所用的种子细胞可以来源于自体、同种异体甚至异种组织。虽同种异体细胞和异种细胞来源较为广泛，但因其存在免疫排斥和细胞功能差异的问题，目前尚无法用于病损组织的永久性修复，因此，真正用于修复组织缺损的种子细胞仍然主要来源于自体。一般来讲，用于组织构建的种子细胞必须能同时满足以下几点要求：①来源广泛，数量充足。②体外增殖能力强，能进行大规模扩增。③活力和功能良好，具备构建组织的特定生物学功能。④细胞纯度高，具备特定生物学功能的细胞占主导。⑤无免疫排斥反应。如果种子细胞不能同时满足这些要求，就很难保证再生的组织具备特定形态、功能和对病损组织的永久性替代。

针对以上基本要求，早期的种子细胞研究主要集中在各类组织细胞培养及大规模扩增技术。随着组织工程研究的飞速发展，经典的组织工程概念和技术也在不断延伸和发展，用于某一种组织构建的种子细胞来源已不再局限于这种组织，种子细胞的分类也越来越倾向根据细胞分化程度进行划分。一般来说，按分化阶段不同可将种子细胞分为胚胎干细胞、成体多潜能干细胞、成体定向干细胞（祖细胞）及终末分化的组织细胞。它们的分化潜能相应从全能性（三胚层）分化潜能、多向分化潜能降低到定向分化潜能及终末分化。不同分化程度的细胞有其各自的优缺点，研究的侧重点也不尽相同。成体定向干细胞及终末分化细胞因其已具备形成特定组织的能力，研究

目的在于如何得到活力良好、功能正常的大量种子细胞，因此，研究重点主要集中在体外大规模扩增技术、延缓细胞功能老化及阻止细胞发生去分化等几个方面。而对于胚胎干细胞及成体多潜能干细胞，由于它们体外扩增能力强，不容易发生老化，因此，重点研究如何将这些细胞定向诱导分化为具有特定生物学功能的组织细胞或其前体细胞。

干细胞的相关研究已开展了许多年，但直到近几年才逐渐应用到组织工程研究领域并作为一种重要的种子细胞来源。目前的研究结果表明，几乎各类组织中均存在干细胞，如骨髓中的骨髓间充干细胞、造血干细胞，脂肪组织中的脂肪干细胞，角膜组织中的角膜缘干细胞等，某些组织中可同时存在多种干细胞（如仅皮肤组织中就存在 6 种以上的干细胞），因此，对新型干细胞的研究开发及定向诱导分化越来越成为当前种子细胞研究的重点。

二、生物支架材料研究

生物支架材料是组织工程研究的另一个基本要素。它是种子细胞在形成组织之前赖以生存和依附的三维支架，能将细胞固定在一定的位置，为细胞的生长、繁殖、物质交换、新陈代谢及细胞外基质分泌等生理活动提供空间场所，并能引导再生组织的基本形状。用于组织工程的生物材料必须满足以下几个基本要求：①良好的生物相容性及组织相容性，应有利于细胞的黏附与增殖，对细胞无毒性作用，对机体无明显的免疫原性，不会引起炎症反应等。②生物可降解性，在生物体内可完全降解，降解产物对生物体无毒害作用，而且最好是降解速率可控，不同的组织要求有不同降解速率的支架材料。因为只有生物材料的降解速率与组织形成速率基本一致，才能及时准确地为细胞外基质沉积及组织再生提供空间并引导再生组织的精确形状。③具有可塑性及一定机械强度，能够进行预塑形，能够维持一定的大小和形状，能满足组织移植与修复手术的可操作性。④一定的孔隙率及适当大小的孔径，孔隙率一般要求在 90% 以上，孔径应均匀一致，根据接种的细胞不同，孔径一般控制在 150～350μm 之间，这样才能保证细胞均匀地分布于支架材料的表面及内部。⑤满足生物材料的一般要求，无毒、无不良反应，来源充足，性质稳定，不同批号之间应无明显差异，易贮存易消毒等。

组织工程研究与应用的生物材料种类繁多，一般根据其来源分为天然材料与人工合成材料两大类。两类材料均有其各自优缺点。天然材料，如胶原、壳聚糖、珊瑚、脱细胞基质等，具有较好的细胞亲和力和组织相容性，但性质不稳定，不同物种及个体来源的同一天然材料孔径、孔隙率、降解速率、力学强度等基本性质差别较大，较难形成标准化的产品。人工合成材料，如聚乳酸（PLA）、聚羟基乙酸（PGA），二者的复合物（PLGA），以及聚己内酯（PCL）等，性质均一稳定，可塑性及重复性均良好，能形成标准化产品，但其细胞亲和力及组织相容性较差，植入体内容易引起严重的炎症反应。

在生物材料研制与开发过程中，应特别注重细胞与生物材料相互作用的研究，避免生物材料研究与种子细胞研究脱节。因此，目前组织工程用生物材料在满足上述基本要求的基础上，最好能同时具备多方面的生物活性和功能。因此，目前的生物材料研究主要集中在以下几个方面：①复合型生物材料研究，目前研究较多的是天然材料与人工合成材料的复合，将其优点整合，实现优势互补，人工材料提供基本骨架及强度，天然材料调控细胞的黏附、增殖、迁移、分化等生物活动；②生物活性材料研究，使生物材料本身有一定的生物活性，引起细胞的增殖、分化、细胞外基质分泌等生物活动。如生物材料的表面图案化、纳米级修饰等；③智能型生物材料研究，使生物材料中含有各种生物信息，如将某种生长因子或特定细胞趋化因子整合到生物材料内，选择性地吸附、趋化特定类型细胞的迁移与定位，并能引起它们的增殖、分化成熟、基质分泌等一系列生物活动。

三、组织构建技术研究

组织构建技术是组织工程研究的核心，也是组织工程技术的主要创新所在。只有在充分地理解和掌握种子细胞、生物材料以及两者相互关系的基础上，才能有的放矢地进行组织构建。由于各类组织的结构和功能差别很大，不同组织构建需要的种子细胞、生物材料及构建方法也必须做相应调整。具体到某一特定组织构建时，必须对该组织的形态、结构、功能、生物组成、发育过程等相关内容做全面了解，才能在选择种子细胞、生物材料及构建方法等方面有较为明确的依据和目标。

根据构建组织培育环境的不同，组织构建技术可分为体外构建和体内构建两大类。体外组织构建的大致过程是：将体外大量培养扩增的种子细胞接种在相应的支架材料上，经体外较长时间的培养，生物材料逐渐降解，细胞不断分泌特异性细胞外基质，最终形成接近成熟的特定组织后再植入体内，修复相应组织缺损。这种方法的优点是大部分过程均在体外进行，在植入体内前构建组织已具有良好的形态和生物学功能，便于观察和评价，相关的影响因素容易分析和控制，并有可能实现产业化发展。但体外构建技术对培养条件要求较高，不同组织的形成和成熟需要不同的生长环境或生理刺激，如体外构建皮肤组织时，除了要提供一个气-液界面培养环境外，还必须控制培养介质中钙离子浓度，才能使再生的皮肤逐渐成熟形成特定的上皮结构。在体外肌腱构建过程中，给予类似体内肌腱生理活动的牵拉力学刺激可加速肌腱成熟，而体外血管的再生和成熟则需要一个脉冲性的张力刺激。为了精确地模拟这些生理刺激和生长环境，研究者们开发和研制了适合各类组织构建的生物反应器，该领域已成为组织工程体外构建技术研究的生长点。

体内组织构建的大致过程是：将体外大量扩增的细胞与生物材料混合后直接植入体内，或将细胞接种于生物支架材料后，经体外短时间培养，细胞与生物材料充分黏附后即植入体内，随着生物材料被机体逐渐降解吸收，细胞不断分泌特异性细胞外基质，复合物最终在体内环境中逐渐形成特定功能的组织。体内组织构建的优点是操作过程简单，培养周期短，不需要特定的培养装置和环境，完全依赖于体内环境促进组织再生和成熟。其主要缺点是体内组织形成过程不易观察，受个体差异及植入部位局部微环境的影响，组织再生结果差异较大，构建结果稳定性和重复性较差。根据体内植入部位不同，体内组织构建可以分为异位组织构建和原位组织构建。异位组织构建是将细胞-材料复合物植入皮下或肌肉等非组织原来的特定生理部位，主要研究目的是验证组织再生的可行性，评价种子细胞的功能、分化潜能及组织再生能力，或评价生物材料的安全性、降解速率及组织相容性等。原位组织构建即组织缺损修复，是将细胞-生物材料复合物植入相应组织缺损部位，验证组织工程技术修复组织缺损的可行性。因为组织局部微环境有利于特定组织的再生和成熟，并对干细胞具有一定的定向诱导分化作用，所以原位组织构建是体内组织构建研究的主要方向。

各种组织的结构和功能差异很大，相应的组织构建技术也必须做相应调整。如软骨、肌腱、表皮等组织结构单一，基本无血管和神经组织分布，营养成分要求较低，体外相对容易模拟出其体内生长环境，能够在体外生长并逐渐成熟，因此，构建这些组织时常以体外研究为主。对于骨、神经、肌肉以及各类器官，组织结构相对复杂，营养条件要求较高，代谢活跃，体外较难模拟出类似的体内环境，因此，构建这些组织时常以体内研究为主。

第三节 整形外科常用的组织工程化组织研究

组织工程研究的最终目标是将组织再生技术用于临床组织缺损或器官功能障碍的修复与治疗。因此，目前研究的重点多侧重于具有免疫功能的大型哺乳动物体内的组织构建与缺损修复，主要是因为这些动物与人较为接近，相应的组织缺损或器官功能障碍模型也与临床上的病损及组织缺失相似，研究成果容易向临床应用转化。目前组织构建与缺损修复技术比较成熟的组织主要是骨、软骨、皮肤、肌腱、角膜、血管、周围神经等，其中与骨、软骨、皮肤、肌腱是整形及修复重建外科最为常用的组织，因此，本节将重点介绍这几种组织工程化组织的研究现状、发展方向及主要热点问题。

一、骨组织工程

骨组织是目前组织工程研究与发展最快的组织之一，也是最接近临床推广应用的工程化组织。理想的组织工程骨要求达到：①组织相容性好，植入体内不产生移植排斥反应和移植物抗宿主反应；②具有骨传导性，能以移植骨为支架使宿主的血管及细胞进入植骨块形成新骨；③具有骨诱导活性，含有促进新骨形成和血管长入的生长因子；④含有成骨活性细胞，能分泌成骨细胞外基质并能及时矿化。针对这些目标与要求，骨组织工程相关的种子细胞、生物材料及构建技术研究有其自身的特点。

（一）种子细胞

骨组织工程的种子细胞首先必须是具有成骨潜能的细胞，目前已报道的成骨种子细胞可来源于骨膜、松质骨、骨髓和骨外其他组织。其中骨髓来源的骨髓基质细胞（bone marrow stromal cells，BMSCs）具有来源广，取材创伤小，增殖快，成骨能力强等优点，目前已成为首选的成骨种子细胞。BMSCs 的成骨诱导分化相对容易，一般只要给予适当的成骨条件培养液（含一定量的维生素 C、地塞米松、β- 甘油磷酸钠）即可。在有特殊要求需要较强成骨活性的 BMSCs 时，可再加入骨形态发生蛋白（BMP）和 / 或维生素 D_3 等因子强化骨诱导作用。其他来源的成骨种子细胞目前也有研究与应用，如脂肪干细胞、真皮多潜能干细胞、胚胎干细胞甚至皮肤成纤维细胞等的成骨定向诱导分化都有报道，但这些研究大多数尚处于探索阶段，距临床应用尚有很大差距。

（二）生物材料

骨再生支架材料一直是骨组织工程研究的热点。骨组织在人体内主要的功能包括支撑重量、保护重要脏器、维持力学平衡等几个方面。针对这些功能特点及上述理想组织工程骨的要求，骨组织工程支架材料除了应满足一般支架材料的要求外，还应具有一定的机械强度及骨诱导、骨传导能力。目前已有应用的骨再生支架材料可大致分为生物类、陶瓷类、聚合物类、复合型等几大类，每一类生物材料都有其各自优缺点。生物类材料主要是指同种异体骨和异种骨，其在孔隙结构、组成成分、生物降解性等方面有明显的优越性，但存在一定程度的免疫原性及力学性能差等问题。陶瓷类应用较多的是磷酸三钙、羟基磷灰石、生物活性玻璃、双相钙磷陶瓷等，这些材料生物相容性好，利于组织细胞长入及物质代谢，主

要缺点是柔韧性差，质脆易碎，且降解速率与骨形成速率不易匹配。聚合类材料包括人工合成聚合物，如聚乳酸、聚羟基乙酸；天然高分子聚合物，如胶原、纤维蛋白、藻酸盐等。前者亲水性差，细胞亲和力弱，并会引起无菌性炎症。后者则缺乏机械强度，降解时间也难以控制。复合类材料是将上述几种材料组合形成的复合物，如胶原 - 珊瑚复合物、磷酸三钙 - 羟基磷灰石复合物等。不同材料复合在一定程度上能改善单一材料的不足，取长补短，优势互补，如用天然材料修饰人工合成材料可增强细胞亲和力及材料柔韧性，将降解速率不同的材料复合可以调控复合材料的降解速率及机械强度等。因此，复合材料的研制与开发已成为目前骨再生支架材料研究的重要方向。从总体上讲，上述几类材料已基本能满足不同类型骨组织构建的需要，而且，随着支架制备技术的不断升级，一些先进技术如 3D 打印技术、微环境仿生模拟等已整合到骨再生支架材料的研究，这也是骨组织工程研究与应用发展较快的重要原因。

（三）组织构建

骨组织的形成与成熟目前仍必须依赖体内环境，因此，骨组织构建研究基本上都在体内进行，包括体内成骨实验与骨缺损修复。体内成骨实验研究的主要目的包括：①验证某种因素处理种子细胞的体内成骨能力；②验证某一生物材料作为骨支架材料的可行性，如安全性、免疫原性、降解时间等；③观察组织工程化骨体内形成与成熟过程等。这些构建实验目的明确，操作简单，只要将成骨种子细胞与生物材料复合，体外培养一段时间后或直接植入皮下或肌肉等部位，随访观察与检测其骨形成过程即可。

在骨组织构建研究中最重要和最有意义的是骨缺损修复研究，因为其研究结果可以直接转化为临床应用。在进行骨缺损修复前至少应确定以下几个因素：①选择哪种来源的种子细胞，采用何种诱导方案；②选择哪种支架材料，如何加工与处理；③选择什么动物，修复何种骨缺损模型；④如何设立对照组；⑤如何将组织工程骨固定于缺损部位；⑥做哪些检测来观察骨形成过程。目前比较常用的种子细胞是动物自体的 BMSCs，其成骨诱导方案相对比较成熟，已报道的各种诱导

方法均可促使 BMSCs 成骨分化。选择生物材料及动物骨缺损模型时必须结合在一起综合考虑，因为不同的骨缺损模型对生物材料的要求差别较大，应根据骨缺损的部位、大小、形状及力学要求等相关因素选择最恰当的生物支架材料，如颅骨缺损修复常采用脱钙骨基质或磷酸三钙，牙槽骨缺损修复常采用藻酸钙，而股骨缺损修复则常采用珊瑚及复合材料等。此外，在动物缺损修复的实验研究中必须设立对照组。一般来讲，研究中至少应包括空白缺损对照组及材料修复对照组，这两个对照组可以基本明确骨缺损自发修复能力及材料支架的作用，在排除了这两个因素之后，可以明确地显示出组织工程骨在缺损修复中的作用。在某些较为严格的研究中，还需要加入自体骨移植作为阳性对照组。对于骨缺损修复术后的检测，常规的评价指标包括 X 线、三维 CT、大体观察、组织学检查、成骨特异蛋白表达鉴定及生物力学测试等。有条件者可加做单光子发射 CT（SPECT）及显微 CT（micro CT）等。

骨组织构建与缺损修复目前已研究得较为充分，某些研究成果已具备临床及产业转化的可行性。国内上海交通大学医学院附属第九人民医院、组织工程国家工程研究中心以及陆军军医大学西南医院等已分别应用患者自体 BMSCs 与生物支架材料复合成功地修复了多种临床骨缺损病例，长期随访结果稳定，充分显示组织工程骨临床应用的广阔前景。

二、软骨组织工程

软骨组织组成单一，结构简单，仅由一种细胞——软骨细胞构成，无血管和神经等复杂结构，因此组织构建过程中影响因素相对较少，便于研究和评价，这也是组织工程技术最早从软骨开始研究的重要原因。

（一）种子细胞

种子细胞来源问题是限制软骨组织工程发展与应用的瓶颈。目前用于软骨构建研究最稳定的种子细胞是软骨细胞，但软骨细胞来源有限，取材创伤大，体外大量扩增后容易老化并去分化。因此，软骨种子细胞研究的重点多集中在干细胞的定向诱导分化。其中，研究最多的仍然是 BMSCs。BMSCs 不但具有软骨定向分化潜能，而且具有增殖能力强、取材创伤小、分离培养方法相对简单等优点，因而是软骨构建优良的种子细胞，但 BMSCs 仅在关节软骨缺损修复领域取得了良好的效果，其在皮下等异位环境中的软骨再生极易发生骨化。随着干细胞研究的不断深入，进入软骨种子细胞行列的干细胞种类也在逐渐增加，如脂肪干细胞、骨膜干细胞甚至胚胎干细胞等都已成为候选来源，但总体上讲，这些干细胞的软骨定向诱导分化及软骨再生技术仍很不稳定。新近研究证实，人耳软骨细胞具有极强的体外扩增能力，虽然其在体外大量扩增后很容易丧失软骨分化表型，但在特定培养条件下又能逆转软骨再生功能，该研究成果为解决软骨再生种子细胞来源难题提供了新策略，这也是目前软骨再生技术能迅速走向临床的重要原因。

（二）生物材料

用于软骨构建的生物支架材料，除满足组织工程生物材料基本要求外，对材料的力学强度及精确塑型有更高的要求，以便适应不同形状软骨构建的需要。软骨构建早期应用的生物材料主要是胶原、纤维蛋白等天然材料。软骨细胞在这些材料上生长代谢良好，并能形成成熟的软骨组织。但这些天然材料在体内降解吸收较快，且机械强度差，不能保持特定的空间构型，大大地限制了其应用范围。近年来，人工合成材料如 PGA、PLGA 等在体内外软骨构建中均有应用，并已取得了较好的结果，但这些高分子材料及其降解产物在大动物及人体内很容易引发无菌性炎症反应，因而影响最终的软骨再生效果。因此，目前软骨再生支架研究的重点主要集中在天然与高分子相融合的复合材料方面，以期实现优点整合，优势互补。近年来，光敏、温敏生物墨水的出现以及 3D 打印技术的迅猛发展，为研制复合型、微环境仿生软骨再生支架提供了物质基础及加工手段，新型智能型软骨再生支架不断涌现。

（三）组织构建

基于软骨细胞的体内软骨构建与缺损修复技术目前已基本成熟，实验动物从裸鼠到兔、羊、猪到猴均有应用，修复的缺损模型包括关节、气管、半月板、骺板等均有成功报道，但受种子细胞来源及支架材料体内炎症反应的影响，真正实现临床转化的研究主要集中在关节软骨缺损修复领域。

软骨组织的结构特点更适合体外构建研究。其大致过程是：将有软骨形成潜能的种子细胞接种在可降解软骨再生支架材料上，经体外培养（或诱导）一定时间后，随生物材料的不断降解，细胞分泌细胞外基质并形成软骨样组织。但单纯体外培养形成的软骨力学强度较差，很难达到临床应用要求，且难以维持特定的形状。通过生物反应器施加适当的力学刺激（静水压或剪切力）或优化支架设计（如在软骨再生支架内部加入高强度慢降解内核）能显著提高体外构建软骨的力学性能，其中，最具代表性的研究是 2018 年国际首例组织工程人耳再造的临床转化研究。该研究应用小耳症患者自体的残耳软骨细胞复合 PGA-PLA-PCL 支架成功在体外构建出正常大小、形态精确、高力学强度的人耳软骨，并成功用于小耳症患者的外耳再造，长期临床效果稳定、满意。在干细胞软骨再生方面，体外构建也有其独特的优势，研究证实，体外长期诱导对于解决干细胞软骨再生异位骨化难题至关重要。此外，单纯应用软骨细胞经体外高密度培养也可以再生成熟软骨组织，该技术可以再生大面积软骨用于各类软骨缺损修复或制备成可注射软骨用于微创注射整形，后者目前已在鼻、下颌、额、颞等多项颅面部微整形领域启动了正式的临床研究。

三、皮肤组织工程

组织工程化人工皮肤是最先进入商业性应用与开发的组织工程产品，目前已较为广泛地用于皮肤创面的修复重建。理想的组织工程皮肤应具备以下特征：①能防止体液丢失并阻止细菌入侵；②能提供"现货供应"，并可较长期储存；③无抗原性，可在创面持久存在；④一定的柔韧度；⑤容易获取，价格能为大多数患者接受；⑥可随着个体的生长而生长；⑦应用方便，一次手术即可完成。组织工程化皮肤的相关研究与产品开发就是围绕这些要求与目标而进行的。

（一）种子细胞

皮肤组织为双层的复合组织，可分为表皮和真皮，对应的种子细胞研究也包括表皮种子细胞及真皮成纤维细胞研究两个方面。真皮成纤维细胞来源广，增殖力强，不易老化，培养方法简单，相关技术比较成熟。表皮角质细胞分离、培养技术及培养条件要求较高（需要特殊的酶及角质形成细胞专用培养液），体外扩增能力也相对有限，一般体外只能传代 5～6 次。有时为了维持表皮细胞的分化表型及增殖活性，必须加入表皮细胞生长因子（EGF）并在无血清条件下培养。

鉴于这些问题，目前皮肤种子细胞主要致力于表皮相关干细胞的研究。现已经基本明确，在皮肤组织的表皮及毛囊中均存在干细胞，这些干细胞在体外具有很强的增殖能力，而且可以定向分化为成熟的角质形成细胞，毛囊中的某些干细胞甚至还具有多分化潜能，能分化成皮肤中各类附件组织的细胞如皮质腺、汗腺细胞等。这些表皮相关干细胞的分离、培养、扩增及表型鉴定技术是目前研究的主要内容。经典的表皮干细胞分离方法为差速贴壁法，依靠干细胞可以较快地黏附于培养皿而将其分离出来，这种分离方法的优点是获得的细胞量大，活力好，缺点是得到的干细胞纯度低，混有大量非干细胞成分。随着生物工程技术的快速发展，流式细胞分选技术及免疫磁珠分离技术也逐渐应用于细胞分离与纯化研究。这两种方法均是通过细胞的特异性免疫标记而将目的细胞分离出来，这些新技术特异性强，分离纯度较高（可达 95% 以上），但操作繁复，细胞得率较低，活性差。对于表皮相关干细胞的体外扩增技术，目前比较常用的方法是将干细胞接种在 3T3 等滋养层细胞上培养，在这种培养条件下，干细胞较少发生分化，可在体外传代扩增至几十代。当然，随着细胞培养技术的不断进步，新的无需滋养层的表皮干细胞培养体系不断诞生，目前，表皮干细胞的大规模扩增难题已基本解决。同其他干细胞一样，表皮相关干细胞也没有明确的特异性表面标志，目前比较公认的表面标志主要有 K15、K19、P63 等，这些相对特异性的表面标志既是常用的表皮相关干细胞表型鉴定标志，也是常用的细胞分选依据。

（二）生物材料

组织工程皮肤支架材料要求：①符合组织工程生物材料的一般要求；②有一定强度和柔韧性，能与创缘紧密缝合；③对表皮角质形成细胞及真皮成纤维细胞生长及成熟具有促进作用；④成本低、易于保存；⑤孔径、孔隙率在表皮、真皮两部分非均质性。前 4 点要求容易理解，主要是针对创面修复的可操作性、材料的生物活性以及成本等与推广应用相关的要求。孔径、孔隙率在表皮、真皮两部分的不对称性分布主要是为了适合表皮角质形成细胞及真皮成纤维细胞各自的要求。表皮组织主要由不同分化阶段的角质形成细胞组成，细胞含量高而细胞外基质极少，因此，表皮细胞需要接种在组成较为质密、孔径较小及孔隙率较低的材料表面生长，这样有利于形成复层上皮组织。而对于真皮组织，其主要成分为胶原、蛋白多糖等细胞外基质，细胞含量较少，因此，成纤维细胞应接种于组成较为疏松、孔径较大及孔隙率较高的材料，以便细胞能均匀地分布到材料内部，在材料内部生长增殖并分泌大量的细胞外基质。目前用于皮肤组织构建的生物材料也有许多种，天然材料如胶原、硫酸软骨素、透明质酸、纤维蛋白胶、壳聚糖以及脱细胞真皮基质等均有应用，人工合成材料如 PGA、PLGA、聚氧化乙丙烯等也有应用，这些材料均有其各自的优缺点。总体上讲，尚无哪种材料可完全达到复合皮肤构建的要求，因此，目前对皮肤组织工程支架材料的研究也主要集中于复合材料的研制与开发，主要是将不同降解速率以及不同孔径、孔隙结构的材料复合，通过特殊的加工技术制成机械强度、降解速率及孔径、孔隙率基本符合皮肤组织构建要求的新型材料，如胶原 - 壳聚糖网状支架、胶原 - 硫酸软骨素海绵支架等。

（三）组织构建

皮肤是目前组织工程领域研究与应用最成熟的组织，目前已基本从动物实验走向临床应用。组织工程化皮肤可分为：表皮替代物、真皮替代物和复合皮肤替代物。体外培养的表皮细胞膜片（cultured epithelial autografts，CEA）是最早的人工表皮，至今仍是处理大面积烧伤患者所认可的治疗方案之一，但其植入操作较为困难。为了解决该难题，研究者们将表皮细胞接种到可降解或不降解的薄膜状材料支架上培养，再将细胞面朝向创面贴附，取得了良好的修复效果。自 20 世纪末开始，组织工程化人工真皮的研究发展非常迅速，目前，已有五种商品化人工真皮问世：① Integra，是将胶原、氨基葡萄糖、硫酸软骨素共价交联成有一定孔隙的海绵网格，再在其表面涂上一层薄的硅胶膜，制成的一种人工真皮替代

物。② Biobrane，是一种双层膜状物，外层是薄的硅胶膜，内层整合了大量的胶原颗粒，可以迅速与创面紧密贴附。Integra 和 Biobrane 均不含细胞成分，因此这两种真皮替代物并不是真正意义上的组织工程真皮。③ Dermagraft，是将新生儿包皮中获取的成纤维细胞接种在生物可降解的聚乳酸网架上，形成由成纤维细胞、细胞外基质和可降解材料构成的人工真皮。④ Dermagraft-TC，是将新生儿成纤维细胞接种到生物膜上而形成的组织工程真皮替代物。⑤ AlloDerm，是一种商品化的脱细胞真皮基质，也不是真正意义上的组织工程真皮。理想的组织工程皮肤应包含表皮和真皮两层结构，Apligraft（又称 Graftskin）是第一种商品化的既含有表皮层又含有真皮层的复合皮肤，其表皮细胞和纤维细胞均来自新生儿包皮组织，生物材料为牛的 I 型胶原网状支架，先在支架上接种成纤维细胞，一般在 3 天后再接种表皮细胞，最终形成含有表皮和真皮结构的复合皮肤组织。我国空军军医大学金岩教授团队开发的"安体肤"，也是含既含表皮层又含真皮层的复合组织工程皮肤。

尽管组织工程化皮肤在各类组织工程研究与应用中起带头作用，但仍然存在体外培养周期过长、血管再生困难以及表皮与真皮基质相互冲突等诸多问题。目前的研究和发展主要集中在以下 3 个方面：①分别适合表皮和真皮构建的不对称双层结构生物可降解支架材料的研究。②研制更加接近人类皮肤形态和功能的表皮 - 真皮复合型组织工程皮肤产品。③应用皮肤干细胞构建含有皮肤附属器的组织工程皮肤。

四、肌腱组织工程

肌腱组织工程也是较早开展的研究领域之一。与软骨结构特点类似，肌腱也是一种结构与组成相对简单的组织，主要由肌腱细胞和大量排列规则的胶原纤维及弹力纤维组成，组织内部基本无血管和神经分布，这些结构特征使肌腱组织工程对种子细胞、生物材料及构建方法等方面的要求与其他组织有很大差别。

（一）种子细胞

目前已报道的肌腱种子细胞主要有肌腱细胞、成纤维细胞、BMSCs 和脂肪干细胞等。由于

获取肌腱细胞会造成供区较大损伤，而且同软骨细胞类似，肌腱细胞体外扩增能力十分有限，多次传代后会丧失肌腱细胞表型及肌腱再生能力。皮肤成纤维细胞与肌腱细胞均来自中胚层的间充质细胞，形态和功能极为相似，初步的研究结果显示，体外培养的同一个体第 2 代肌腱细胞与第 2 代皮肤纤维细胞基因表达谱非常接近，两种细胞中与肌腱形成相关的多种细胞外基质（如各类胶原）、生长因子（TGF、FGF 等）及其受体表达水平均无显著差异，表明皮肤成纤维细胞很有希望成为优良的肌腱种子细胞。近年研究证实，牵拉力学刺激及保持狭长形态有利于成纤维细胞向肌腱细胞表型转分化。BMSCs 等成体干细胞具有多向分化潜能，经 BMP12 诱导可以向肌腱细胞表型转化，并能较好地修复肌腱组织缺损。但总体上讲，干细胞向肌腱细胞的定向诱导分化技术目前尚不成熟。

（二）生物材料

肌腱组织工程的支架材料也包括人工合成和天然材料两大类。用于肌腱构建的人工合成材料层出不穷，如人发辫、尼龙带、硅橡胶制品及碳素纤维等均有报道，这些材料的特点是理化性质稳定，无明显的毒性和抗原性，但对牵拉应力耐受性差，易于撕裂，而且生物降解性差，某些材料甚至不能降解。目前应用广泛效果较为肯定的人工合成材料是聚羟基乙酸（PGA），肌腱细胞很容易黏附于 PGA 纤维并分泌大量细胞外基质，其主要缺点是力学强度不能满足肌腱缺损修复要求，且在免疫功能完全的动物体内会引发较强的炎症反应。天然材料中以胶原最为常用，但存在力学性质较差，降解过快，理化性质不稳定，加工塑形困难，可操作性差等问题。因此，研制适于肌腱细胞黏附、生长、分泌细胞外基质且具有一定力学强度及降解速率适中的生物支架材料，仍是肌腱组织再生支架材料领域的主要研究内容与研究方向。

（三）组织构建

体内肌腱构建与缺损修复技术目前已比较成熟，实验动物从裸鼠到鸡、兔、猪、甚至猴等均有成功报道，这些研究与其他组织体内构建与缺损修复方法大同小异，只是所用的细胞（肌腱细胞、成纤维细胞或 BMSCs）、生物支架材料及缺损修复部位有所不同。在肌腱缺损修复中，目前较难解决的问题是如何提高细胞材料复合物的机械强度及新生肌腱与周围组织的粘连问题。前者主要是由于目前常用材料的机械强度、降解速率、细胞亲和力等特性不能同时符合肌腱构建要求所致，后者则是临床肌腱缺损修复一直未能彻底解决的难题。最近，肌腱腱鞘组织的构建也取得了较好的结果，进一步深入研究有望解决肌腱粘连这一难题。

与软骨组织类似，肌腱组织的结构特点也非常适合体外构建研究。其大致过程与软骨体外构建相似。所不同的是，软骨体外构建需要的是静水压或剪切力刺激，而肌腱构建需要的是牵拉应力刺激，目的是训练和提高体外构建肌腱对抗拉力刺激的能力，目前已有许多研究报道了肌腱生物反应器的研究与应用结果，体外构建出接近成熟并具一定抗拉强度的肌腱组织已基本实现。

五、其他组织及器官再生研究

其他组织乃至器官的再生研究目前也已有很多报道，如血管、神经、角膜、肌肉、小肠、胰腺、心肌、肝脏等。其中血管、神经、角膜等结构相对比较简单的组织再生研究也已有很大进展，甚至已进入临床及产业转化初期阶段，但其他较为复杂的组织及器官，因涉及多种细胞类型，结构和生理功能复杂，因此，其特异性的再生微环境较难精准模拟，这些组织器官的再生研究整体上处于起步阶段，对这些组织器官发育生物学过程的精准剖析及其复杂特异微环境的精准模拟将成为未来研究与发展的重要方向。

第四节　组织工程发展前景及面临的挑战

组织工程发展至今其优越性已充分显现。但总体上讲，目前组织工程技术的临床应用及产业转化仍处于起步阶段，仍有许多新产品、新技术、新领域尚在不断开发和发展过程中。

在种子细胞研究方面，具有多向分化及极强增殖潜能的成体干细胞已逐渐成为最具潜力的新型种子细胞，并已成功用于骨、软骨、皮肤、肌腱等多种组织再生。胚胎干细胞也逐渐进入种子细胞研究领域，目前已能定向诱导分化为神经细胞、内皮细胞、软骨细胞、胰腺细胞等各种组织细胞。人类体细胞核移植技术以及诱导性多能干细胞研究取得的突破性进展，为获得自体基因同源的胚胎干细胞提供了可能，有望从根本上解决组织工程种子细胞的来源问题。尽管这些技术距临床应用还十分遥远，但目前的研究已充分地显示了其广阔的应用前景。

生物材料研究的方向与发展趋势正逐渐明朗。研究者们已充分认识到生物材料在组织再生中的重要调控作用，研究的侧重点也更为深入具体，模拟各类组织特异微环境的新型复合材料、仿生材料、生物活性材料及智能型材料正不断涌现。新型光敏、温敏生物墨水的研制，脱细胞基质材料制备技术的不断升级，以及高端3D打印、同轴电纺、定向冷冻干燥等先进技术的迅猛发展，为研制智能型、复合型、微环境精准仿生组织再生支架提供了充分物质基础及制备手段，更符合临床实际需求的组织特异精准仿生支架不断涌现。

组织构建技术也有望在近几年内有新的突破。体外组织构建已成为组织工程产业化发展和大规模临床应用的重要研究方向。各类生物反应器作为模拟体内生理环境必不可少的重要工具，正在逐步优化与完善，有望全面改善体外构建组织的结构与功能，使之更接近正常组织结构并发挥正常的生物学功能。目前结构相对简单组织的体外构建已取得了较大进展，如在体外或生物反应器内已能成功地构建出接近成熟的软骨、肌腱、皮肤及血管壁等各种组织，进一步发展将研制结构更为复杂、功能更为全面的生物反应器，以期在体外构建出修复创伤或病损所需的各种组织甚至器官，彻底改变传统"以创伤修复创伤"的治疗模式，真正实现组织工程技术的最终目标。

尽管如此，我们仍必须时刻清醒地认识到，组织工程要真正实现这一最终目标还有很长的路要走，许许多多更为复杂的问题还等着我们去一一攻克。目前多数研究仍局限于单一组织构建与缺损修复，复合组织以及器官的构建还处于探索阶段。此外，组织工程化组织临床应用中的稳定性如何？有没有其他可能潜在的危险？组织工程技术修复组织缺损的过程及修复机制与组织发育、创伤后自发愈合、组织移植的过程及机制有何异同？临床应用的中远期结果如何？这些都尚未明确。另外，组织工程化组织的临床应用标准及相关的法律法规也有待于进一步的建立与健全。这些都是组织工程技术临床推广与产业化发展所面临的巨大挑战。

（周广东）

参 考 文 献

[1] Preeti Sharma, Pradeep Kumar, Rachna Sharma, et al. Tissue Engineering: Current Status & Futuristic Scope. Journal of medicine and life, 2019, 12(3): 225-229.

[2] Matthias Schlund, Romain Nicot, Arnaud Depeyre, et al. Reconstruction of a Large Posttraumatic Mandibular Defect Using Bone Tissue Engineering With Fresh-Frozen Humeral Allograft Seeded With Autologous Bone Marrow Aspirate and Vascularized With a Radial Forearm Flap. The Journal of craniofacial surgery, 2019, 30(7): 2085-2087.

[3] L Farinelli, A Aquili, S Manzotti, et al. Characterization of human costal cartilage: is it an adapt tissue as graft for articular cartilage repair? J Biol Regul Homeost Agents, 2019, 33(2 Suppl 1): 69-77.

[4] M A Lagarkova. Such Various Stem Cells. Biochemistry (Mosc), 2019, 84(3): 187-189.

[5] James Mace, Andy Wheelton, Wasim S Khan, et al. The Role of Bioreactors in Ligament and Tendon Tissue Engineering. Current stem cell research & therapy, 2016, 11(1): 35-40.

[6] H-H Greco Song, Rowza T Rumma, C Keith Ozaki, et al. Vascular Tissue Engineering: Progress, Challenges, and Clinical Promise. Cell stem cell, 2018, 22(3): 340-354.

[7] Rui Shi, Yuelong Huang, Chi Ma, et al. Current advances for bone regeneration based on tissue engineering strategies. Frontiers in medicine, 2019, 13(2): 160-188.

[8] Xiaorong Fu, Ge Liu, Alexander Halim, et al. Mesenchymal Stem Cell Migration and Tissue Repair. Cells, 2019, 8(8): 784.

[9] Jia He, Xuesong Han, Songmei Wang, et al. Cell sheets

of co-cultured BMP-2-modified bone marrow stromal cells and endothelial progenitor cells accelerate bone regeneration in vitro. Experimental and therapeutic medicine, 2019, 18(5): 3333-3340.

[10] Yunpeng Zhang, Yixiao Xing, Linglu Jia, et al. An In Vitro Comparative Study of Multisource Derived Human Mesenchymal Stem Cells for Bone Tissue Engineering. Stem cells and development, 2018, 27(23): 1634-1645.

[11] Diana Lopes, Cláudia Martins-Cruz, Mariana B Oliveira, et al. Bone Physiology as Inspiration for Tissue Regenerative Therapies. Biomaterials, 2018, 185: 240-275.

[12] Fa-Ming Chen, Xiaohua Liu. Advancing biomaterials of human origin for tissue engineering. Prog Polym Sci, 2016, 53: 86-168.

[13] Petra Chocholata, Vlastimil Kulda, Vaclav Babuska. Babuska, Fabrication of Scaffolds for Bone-Tissue Regeneration. Materials(Basel), 2019, 12(4): 568.

[14] Luyuan Chen, Renze Shen, Satoshi Komasa, et al. Drug-Loadable Calcium Alginate Hydrogel System for Use in Oral Bone Tissue Repair. Int J Mol Sci, 2017, 18(5): 989.

[15] Ana S Neto, José M F Ferreira. Ferreira, Synthetic and Marine-Derived Porous Scaffolds for Bone Tissue Engineering. Materials(Basel), 2018, 11(9): 1702.

[16] Giuseppe Filardo, Francesco Perdisa, Alice Roffi, et al. Stem cells in articular cartilage regeneration. J Orthop Surg Res, 2016, 11: 42.

[17] Parviz Vahedi, Seyedhosein Jarolmasjed, Hajar Shafaei, et al. In vivo articular cartilage regeneration through infrapatellar adipose tissue derived stem cell in nanofiber polycaprolactone scaffold. Tissue Cell, 2019, 57: 49-56.

[18] Zhaofeng Jia, Qisong Liu, Yujie Liang, et al. Repair of articular cartilage defects with intra-articular injection of autologous rabbit synovial fluid-derived mesenchymal stem cells. J Transl Med, 2018, 16(1): 123.

[19] Aijuan He, Huitang Xia, Kaiyan Xiao, et al. Cell yield, chondrogenic potential, and regenerated cartilage type of chondrocytes derived from ear, nasoseptal, and costal cartilage. J Tissue Eng Regen Med, 2018, 12(4): 1123-1132.

[20] Yung-Chih Kuo, Hao-Fu Ku, Rajendiran Rajesh. Ku and R. Rajesh, Chitosan/gamma-poly(glutamic acid) scaffolds with surface-modified albumin, elastin and poly-l-lysine for cartilage tissue engineering. Mater Sci Eng C Mater Biol Appl, 2017, 78: 265-277.

[21] Stuart C Thickett, Ella Hamilton, Gokulan Yogeswaran, et al. Enhanced Osteogenic Differentiation of Human Fetal Cartilage Rudiment Cells on Graphene Oxide-PLGA Hybrid Microparticles. J Funct Biomater, 2019, 10(3): 33.

[22] Wenliang Chen, Changhua Li, Maoxiu Peng, et al. Autologous nasal chondrocytes delivered by injectable hydrogel for in vivo articular cartilage regeneration. Cell Tissue Bank, 2018, 19(1): 35-46.

[23] Yoo Seob Shin, Bum Hee Lee, Jae Won Choi, et al. Tissue-engineered tracheal reconstruction using chondrocyte seeded on a porcine cartilage-derived substance scaffold. Int J Pediatr Otorhinolaryngol, 2014, 78(1): 32-38.

[24] Zheng-Zheng Zhang, Dong Jiang, Shao-Jie Wang, et al. Potential of centrifugal seeding method in improving cells distribution and proliferation on demineralized cancellous bone scaffolds for tissue-engineered meniscus. ACS Appl Mater Interfaces, 2015, 7(28): 15294-15302.

[25] Shintaro Kagimoto, Takanori Takebe, Shinji Kobayashi, et al. Autotransplantation of Monkey Ear Perichondrium-Derived Progenitor Cells for Cartilage Reconstruction. Cell Transplant, 2016, 25(5): 951-962.

[26] Guangdong Zhou, Haiyue Jiang, Zongqi Yin, et al. In Vitro Regeneration of Patient-specific Ear-shaped Cartilage and Its First Clinical Application for Auricular Reconstruction. EBioMedicine, 2018, 28: 287-302.

[27] Andreas Kaasi, João F Lima-Neto, José A Matiello-Filho, et al. Regenerative collagen biomembrane: Interim results of a Phase I veterinary clinical trial for skin repair. F1000Research, 2018, 7: 729-729.

[28] Zhengzheng Wu, Yan Tang, Hongdou Fang, et al. Decellularized scaffolds containing hyaluronic acid and EGF for promoting the recovery of skin wounds. Journal of materials science. Materials in medicine, 2015, 26(1): 5322-5322.

[29] Roger Esteban-Vives, Matt Young, Patrick Over, et al. In vitro keratinocyte expansion for cell transplantation therapy is associated with differentiation and loss of basal layer derived progenitor population. Differentiation: research in biological diversity, 2015, 89(5): 137-145.

[30] D Chen, Y Qu, X Hua, et al. A hyaluronan hydrogel

scaffold-based xeno-free culture system for ex vivo expansion of human corneal epithelial stem cells. Eye (London, England), 2017, 31 (6): 962-971.

[31] Atul A Chaudhari, Komal Vig, Dieudonné Radé Baganizi, et al. Future Prospects for Scaffolding Methods and Biomaterials in Skin Tissue Engineering: A Review. International journal of molecular sciences, 2016, 17 (12): 1974.

[32] C Chocarro-Wrona, E López-Ruiz, M Perán, et al. Therapeutic strategies for skin regeneration based on biomedical substitutes. Journal of the European Academy of Dermatology and Venereology, 2019, 33 (3): 484-496.

[33] Megane Beldjilali-Labro, Alejandro Garcia Garcia, Firas Farhat, et al. Biomaterials in Tendon and Skeletal Muscle Tissue Engineering: Current Trends and Challenges. Materials (Basel, Switzerland), 2018, 11 (7): 1116.

[34] Bo Chen, Jinping Ding, Wenjie Zhang, et al. Tissue Engineering of Tendons: A Comparison of Muscle-Derived Cells, Tenocytes, and Dermal Fibroblasts as Cell Sources. Plastic and reconstructive surgery, 2016, 137 (3): 536e-544e.

[35] Stefano Testa, Marco Costantini, Ersilia Fornetti, et al. Combination of biochemical and mechanical cues for tendon tissue engineering. Journal of cellular and molecular medicine, 2017, 21 (11): 2711-2719.

[36] Carlotta Perucca Orfei, Marco Viganò, John R Pearson, et al. In Vitro Induction of Tendon-Specific Markers in Tendon Cells, Adipose- and Bone Marrow-Derived Stem Cells is Dependent on TGFβ3, BMP-12 and Ascorbic Acid Stimulation. International journal of molecular sciences, 2019, 20 (1): 149.

[37] Kai Megerle, Colin Woon, Armin Kraus, et al. Flexor Tendon Sheath Engineering Using Decellularized Porcine Pericardium. Plastic and reconstructive surgery, 2016, 138 (4): 630e-641e.

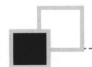

第七章　先天性畸形

第一节　颅面畸形

一、头部畸形

（一）颅面裂

颅面裂是依据骨骼及软组织来进行描述和分类的。其分类方法包括 Tessier 法、van der Meulen 法、邱武才法等，其中应用最广泛的为 Tessier 教授提出的分类系统（图 7-1-1）。该系统以眼眶中心为参考标志将面裂分为 0～14 号裂，其中位于上睑头颅方向称为上半球颅裂，位于面部则称为下半球面裂，后期又加入了下颌下唇正中裂即 30 号面裂。0 号裂位于面中线下份，可向上延续为 l4 号裂，除 6,7,8 号面裂，其余大部分面裂均可按此规律寻找到对应颅裂隙，当然相互对应面裂不一定同时发生。1～6 号裂位于面中部从内向外侧。7 号和 8 号裂分别位于口裂和睑裂水平。9 号和 13 号裂在面部上份重新返回到中线。其

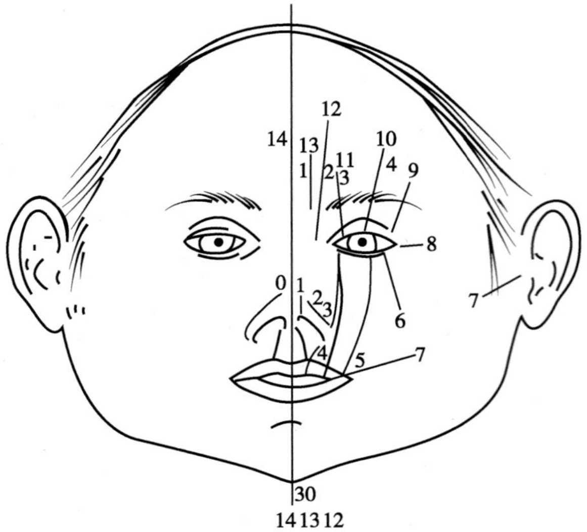

中正中裂或旁正中裂由于增大了眼眶间的距离常导致眶距增宽症。

有两种胚胎学理论用于解释面裂的发病原因。经典的理论认为面裂是由于面突之间融合失败的结果，另一种理论认为神经嵴漂移失败是面裂形成的原因。颅面裂确切的发病率尚不清楚，估计占新生婴儿的（1.5～6）/10 万。绝大多数为散发，但其发生可能与许多因素有关，包括环境因素和遗传因素。可能的环境因素包括感染、出生前接触放射线，以及怀孕早期母亲服用药物、营养缺乏、代谢紊乱等。具有潜在致畸作用的药物包括抗惊厥药、化疗药、皮质激素以及镇静药。遗传因素在 Treacher Collins 综合征和 Goldenhar 综合征等面裂综合征中起着重要作用，如 TCOF-1 基因与 Treacher Collins 综合征相关，*SALL1* 基因与 Goldenhar 综合征相关。

1. 临床表现　下面将对每一种颅部面裂将分别予以论述，它们有一系列的可能涵盖部分或所有解剖畸形的临床表现。

（1）0 号裂：0 号裂（图 7-1-2）累及到面中线区，可向上延升到颅骨形成 14 号裂。缺损包括受累结构的发育不良或分叉。畸形有可能较轻，如红唇或鼻部轻微切迹畸形，也可能很严重，导致整个中线处的颅面结构广泛分开。在发育不良的患者，下述任何组织可部分残缺或完全缺如：人中、鼻小柱、前部上颌骨以及鼻中隔。这些患者还可并发眼、头皮、前脑的畸形。可见中线处面部高度降低。眶距增宽。上唇中线处缺损。人中嵴增宽。鼻小柱边缘纤维条索将上唇向上牵拉。唇系带分叉。

（2）1 号裂：1 号裂（图 7-1-3）为面中部通过鼻翼穹隆的旁正中裂，可向上延伸至颅骨形成 13 号裂。骨裂位于切牙与侧切牙之间，经前鼻棘外侧延伸至梨状孔，并可能穿经软硬腭。前牙开殆。

图 7-1-1　颅面裂 Tessier 分类法

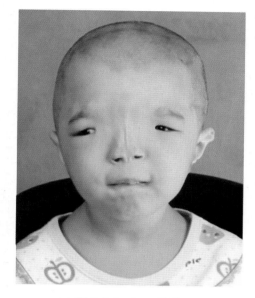

图 7-1-2 0-14 号裂

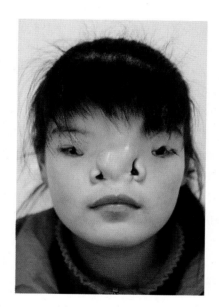

图 7-1-3 双侧 1-13 号裂，同时伴双侧 10 号裂

鼻背增宽。受累侧鼻外侧部分扁平。软组织裂位于睑裂内侧，不累及眼睑。泪道系统完整。内眦韧带向外移位。眉部内侧缘扭曲变形。

（4）3 号裂：3 号裂（图 7-1-5）是较常见的面裂之一，累及旁中线处的面部结构，又被称为"面斜裂"或"口鼻眼裂"。由于其所在位置特殊，可导致口腔、鼻腔、上颌窦以及眼眶相通。泪道系统的下泪小点向下移位，导致泪管梗阻。下泪小管畸形，泪道系统未进入鼻腔，而是直接开口中止于颊部。3 号裂男女、左右及单双侧发病率相同，双侧 3 号裂患者常于一侧 4 号裂或 5 号裂并

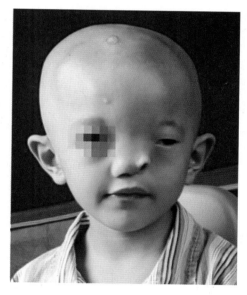

图 7-1-4 2-12 号裂

裂隙位于鼻骨与上颌骨结合部。鼻骨移位扁平。眶距增宽。软组织缺损位于唇峰内，向上延伸至鼻翼软骨穹隆。鼻小柱宽短。鼻尖和鼻中隔偏离裂侧。缺损可扩展至内眦韧带内侧。

（3）2 号裂：2 号裂（图 7-1-4）比较少见；它是紧邻 1 号裂外侧的旁正中裂，可向上延伸至颅骨形成 12 号裂。骨裂位于侧切牙与尖牙之间。上颌窦完整。鼻中隔向健侧偏斜。鼻骨与上颌鼻突之间骨质连续。眶距增宽。软组织缺损包括：唇部的裂隙类似普通唇裂。鼻翼内 1/3 发育不良。

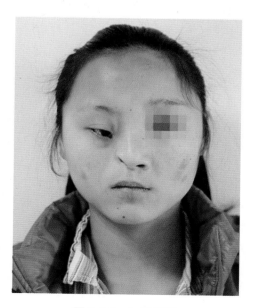

图 7-1-5 3-11 号裂

存。软组织裂由唇峰经人中嵴达鼻翼底部。裂侧鼻翼基底被向上牵拉，鼻翼张开，鼻部短缩。鼻旁、颊部以及下睑内 1/3 组织缺损。内眦发育不良并向下移位。泪小点内侧眼睑缺损。小眼畸形并向外下移位。内眦与下泪小点之间组织缺损。

（5）4 号裂：4 号裂（图 7-1-6）在鼻外侧经过颊部。单侧裂右左侧的发生率之比为 2∶1.3，男女发生率之比为 25∶1。骨裂位于侧切牙与尖牙之间，经梨状孔外侧和眶下孔内侧通过上颌窦向上延伸。上颌窦内侧壁完整，具有分隔的鼻腔。骨裂终止在眶下缘的内侧份。患侧后鼻孔闭锁。双侧裂患者，尽管面中份发育不良，但前上颌骨常前突。眶底缺损。软组织缺损包括：上唇与下睑之间的组织缺损导致口眼之间的纵向距离缩短。软组织裂经过人中嵴外侧和口角之间。内侧口轮匝肌缺如。软组织裂经过鼻翼外侧，鼻外形正常但向上移位。

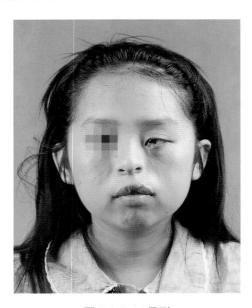

图 7-1-6　4 号裂

（6）5 号裂：这种面裂极为罕见（图 7-1-7）。始于口角，并沿颊部延伸行于鼻翼外侧，该裂终止于下眼睑外侧一半处。尽管眼球基本正常，但可出现小眼畸形。牙槽裂始于磨牙区域里的尖牙外侧。与 4 号裂比较，5 号裂是经过眶下孔的外侧，终止与眶缘及眶壁外侧。该裂与眶下沟分离。上颌窦可发育不全。眶内容物可通过外侧眶壁缺损处掉入上颌窦引起垂直的眶异位。眶外侧壁可变厚，蝶骨大翼异常，颅底正常。

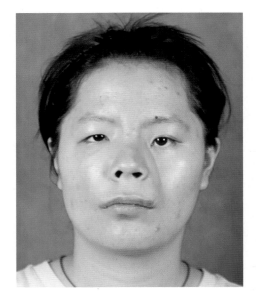

图 7-1-7　左侧 5 号裂，右侧 6 号裂

（7）6 号裂：颧骨颌骨裂（图 7-1-8）是非完全性 Treacher Collins 综合征的表现，相类似且更严重的面部特征在 Nager 综合征中可见。Nager 综合征患者也可在上肢出现桡骨棒状畸形。由于从口角到下眼睑外侧的软组织发育不全，导致 6 号面裂常表现为垂直的竖沟。它沿着从下颌角至睑裂外侧的一条假想线穿过颧骨的突起部。睑裂外侧被拉向下方，外眦也向下移位。这会导致严重的下睑外翻和反相先天愚型外观。下睑外侧存在缺损，为颅裂的终止端。

（8）7 号裂：这种颞颌面裂是一种常见的颅面裂（图 7-1-8、图 7-1-9）。常出现颅面短小（伴有患侧小耳畸形，下颌骨发育不良，严重者甚至眶腔下移，斜头畸形）。7 号裂也可见于 Treacher Collins 综合征。裂始于口角，轻者表现为口角加宽，耳前有皮赘；重者表现完全性的口角裂隙，并向着此侧的小耳延伸。裂并不会延伸超过咬肌前缘。然而同侧的舌、软腭及咀嚼肌（第 V 对脑神经）发育不良。腮腺和腮腺导管也可缺失。面神经（第 Ⅶ 对脑神经）发育较差。外耳畸形可以从耳前皮赘到完全缺如。颅面短小的患者通常耳前毛发缺如；Treacher Collins 综合征患者的耳前毛发则从颞区指向口角处。同侧软腭及舌常发育不良。

（9）8 号裂：这种额颧骨裂（图 7-1-8）是颅裂与面裂的分界。8 号裂极少单独发生，常伴随其他颅面裂出现。该裂为 6 号裂向颅侧的延伸。双

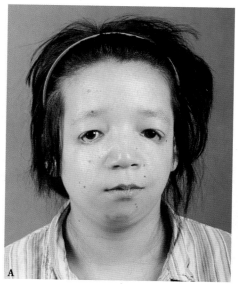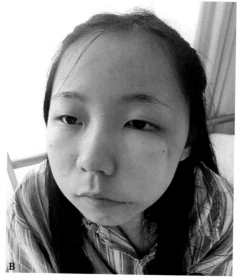

图 7-1-8 A. 双侧 6、7、8 号裂（Treacher Collins 综合征）；B. 左侧 6 号裂

侧发生 6、7、8 号裂结合的颅面裂是非常罕见的。Tessier 认为这是 Treacher Collins 综合征的最佳描述。颅面短小和单侧受累的婴儿的软组织畸形更明显。然而 Treacher Collins 综合征的患者则骨组织受损更为严重。8 号裂从外眦延伸至颞区。上睑松弛皮肤占据外侧眼角缺损的位置。偶尔在颞区与外眦间的区域处可见异常的毛发生长。软组织畸形表现为真性外眼角缺损（皮肤松弛）并伴随外眦缺如。眼球的异常也经常存在，常表现为眼表皮样囊肿，尤其在 Goldenhar 综合征多见。

（10）9 号裂：9 号裂（图 7-1-10）是由外向内进展的颅裂，这种上外侧裂在颅面裂中最为罕见。上睑外 1/3 和眉的异常是 9 号裂的标志。外眦也受损。严重时出现小眼球症。外上眶骨壁的缺损导致眼球向外侧移位。裂继续向头侧延伸进入颞顶部的头皮毛发区。颞部发际线向前移位。9 号裂患者常可见颞部毛发突出。此外，额部和上睑常出现第 Ⅶ 对脑神经麻痹。

（11）10 号裂：10 号裂（图 7-1-3、图 7-1-11）始于上睑及眉的中 1/3。眉外侧可暂时成角。睑裂

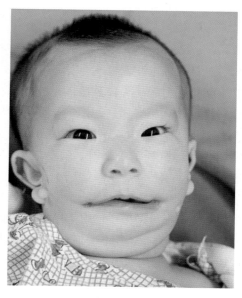

图 7-1-9 7 号裂

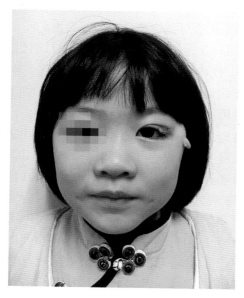

图 7-1-10 9 号裂

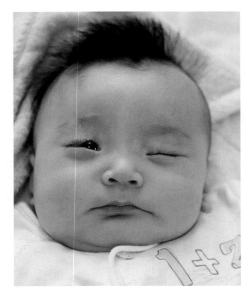

图 7-1-11　10 号裂

加长同时伴有弱视并向外下方移位。严重时上睑可完全缺如（无睑）。也可出现其他的缺损和眼部异常。额部突出毛发将颞顶区和眉外侧连接。

（12）11 号裂：上睑内侧 1/3 存在缺损（图 7-1-5）。眉上缺陷延伸至额部发际线，额部发际线的中 1/3 有一舌状突起。11 号裂如果通过筛骨外侧，就可在眶上缘内 1/3 形成裂。如果通过筛窦形成大的气腔，临床上就可见眶间距过宽。颅底和蝶骨结构包括翼状突，是对称正常的。

（13）12 号裂：软组织裂在内眦内侧（图 7-1-4），缺损延伸到眉根处。内眦向外移位并伴有眉内侧末端发育不良。不存在眼睑裂。额部皮肤正常，靠近中央的发际线会变短并向下突出。

（14）13 号裂：在鼻骨及腭骨额突之间（图 7-1-3），有典型的靠近额中部的脑膨出。软组织裂位于眼睑及眉内侧。然而眉中末端可向下移位。也可见额部毛发呈 V 形突起。

（15）14 号裂：与 0 号裂相似（图 7-1-2），14 号裂也可表现为发育不全或组织过多。组织过多如筛骨肥大脱垂即表现为眶距增宽，当发育不全时，则表现为眶距过近。同属于这种颅面畸形的还有前脑发育畸形，其中包括独眼畸形、筛形头畸形和猴头畸形。头颅为典型的小颅症及器官间距过近。前脑畸形的严重程度与面部异常成比例。不同的观点认为，器官间距过近与 14 号裂是相关的。眼眶向外侧移位可能是由于如额鼻处

脑膨出或额中部脑膨出的中线区域突出组织造成的。也可见到眉间变平和内眦极度向外侧移位。眶骨膜，包括眼睑和眉毛，或正常或畸形。长的额部发际线的中线突起标志着这种中线颅裂的软组织向上延伸。

（16）30 号裂：位于下巴上的中间裂最早由 Couronne 报道。这些下唇和下颌的中间裂是 14 号颅裂和 0 号面裂的尾部延伸。这种中线裂累及的软组织可以仅在下唇有轻微的切迹。然而，通常整个下唇和下颌受累。舌前部可能分叉，与裂开的下颌通过一条致密的纤维带相连。舌黏连及舌完全缺损在中线下颌裂有报道。

骨缺损包括：该裂累及的骨骼组织通常在中切牙之间，并延伸至下颌联合。这种畸形被认为是由于第一鳃弓融合失败造成的。然而，伴有的颈部畸形则被认为是其他下位鳃弓融合失败引起的。例如，舌骨缺如及甲状软骨形成不完全。颈前的舌骨下肌群经常萎缩而被致密的纤维束替代，从而限制下颌的屈曲。

2. 手术治疗

（1）0 号裂：对于唇部的重建应仔细修复口轮匝肌和唇峰。这些手术可在婴儿期进行，有些病例可在子宫内进行胎儿手术修复。唇系带分叉可通过 Z 成形术予以松解。前部上颌骨缺失导致外侧牙弓缩窄塌陷，可通过缺损处植骨修复。已形成的上颌骨塌陷可通过 LeFort I 型截骨和即时腭骨扩张予以校正。而若伴有眶距增宽，则可根据具体情况，在 5～6 岁后行相应的眶距增宽截骨矫形术。

（2）1 号裂：按照唇裂的修复原则修复唇裂和鼻畸形。鼻部的重建需要对合鼻翼软骨并切除多余的皮肤和软组织。鼻翼软骨的缺损可用耳软骨移植修复。此类患者所伴眶距增宽多为一侧增宽，可行内眦成形或内眦韧带重建术矫正，当眶距增宽明显且伴有视轴不平时，考虑进行颅内外联合进路截骨手术矫正。

（3）2 号裂：按照唇裂修复原则修复唇部裂隙。鼻翼外侧畸形可采用自体软骨移植予以修复。此类患者所伴眶距增宽多不明显，可行内眦韧带重建术矫正，必要时可行眶距增宽截骨矫正。

（4）3 号裂：3 号裂是最难治疗的先天性畸形之一。早期面部软组织复位适合于改善婴儿角膜

外露和面部一般形态。可采用以内侧为蒂的上睑肌皮瓣转移等方法将裂侧的软组织复位至内眦和鼻翼基底部。将下移的内眦韧带剥离以便眼裂向上复位，最终达到与对侧相称。沿颊部软组织裂缘将皮肤及黏膜剖开，黏膜瓣翻转至口腔和鼻腔。于双侧龈颊沟作切口，将上唇向下旋转并向内推进。紧邻鼻骨骨面剥离鼻侧壁以便于鼻部软组织向下移位。衬里可从鼻底或鼻中隔获取。内眦韧带采用穿经鼻骨的钢丝固定予以重建。眶底的缺损可用自体骨修复。唇裂的修复既可采用已有的术式也可采用唇粘连的方法。如果张力较小且唇部具有足够的长度，双侧唇裂可一期修复。在张力较大且已行早期延长术的患者，最好采用简单的唇粘连术。而成年后根据局部骨组织发育情况可行局部填充或梨状孔周截骨前移，鼻缺损严重患者可导航下精准截骨同时联合行全鼻再造术。

（5）4 号裂：对于轻度的软组织裂者，治疗原则同前。修复时内眦韧带常属正常，下泪点存在，故修复时可作为固定点。对于软组织裂和骨裂合并存在的，原则上先修复颅面骨架结构，包括中面部植骨、眶底部植骨等，幼儿患者可先期修复软组织的裂隙和缺损，如"Z"改形术等，待发育后再行颅面骨裂隙充填。眼部的整形包括结膜囊成形、义眼修复等。对于严重的裂隙，应将下睑裂外侧缘的皮瓣转移修复整个下睑缘，同时下降侧鼻部，以颊唇部多个"Z"形组织瓣以加长组织长度。术中应注意避免损伤鼻泪管和泪囊，尽量多保留原有软组织，并注意眼轮匝肌和口轮匝肌，以恢复其正常的开闭生理功能。半年后可行二期骨裂隙的整复。

（6）5 号裂：在修复 5 号面裂畸形的方法中，根据患者的自体发育条件及畸形变异程度及范围合理设计手术方法，尽可能采用植骨和颜面局部皮瓣及邻位皮瓣转移整复，以便改善下睑外翻及口角上提畸形。由于畸形更接近面颊中部，因而一期手术后仍可存在局部凹陷，可进行皮肤下的软组织充填，包括颞筋膜蒂瓣、真皮脂肪游离移植、大网膜带血管游离移植、甚至脂肪注射等。

（7）6 号裂：睑缘修复可在 1 岁以内进行。面中部截骨、颧骨颧弓的重建和眼眶、眼睑再造可于 4～10 岁进行。颌骨手术可在 6～10 岁进行，也可在颌骨发育完成以后进行。外耳成形一般在

6 岁以后，以获得足够的软骨支架。

（8）7 号裂：对畸形程度较轻患者或虽畸形较复杂但患者年幼不适合大手术者，可仅行耳前皮赘切除术、大口畸形矫正术或杯状耳矫正术等软组织缺损与畸形矫正术；对畸形复杂并能承受较大手术者，可根据患者实际畸形分阶段实行各种复合手术，包括人工材料、皮瓣或骨组织等的移植。颅面半面短小患者依据具体分型可在适宜年龄行骨牵引或骨移植术，通常建议无明显气道困难，无明显外观畸形，或无明显心理障碍患者，5～8 岁后。成年患者可行上颌 Lefort Ⅰ + 下颌 BSSRO 截骨，以矫正咬合的异常；术后再辅以正畸治疗齿列异常。还可通过下颌角、颧弓及颏部截骨来修整面部轮廓的不对称。对于明显小耳畸形的患者，可于学龄前行全耳再造术。而对于 Treacher Collins 综合征患者，目前也有报道采用 Monobloc 截骨牵引，或者上颌骨 Lefort Ⅱ + 下颌骨截骨联合牵引来改善气道和面部畸形外观。

（9）8 和 9 号面裂：此两型面裂较为少见。软组织裂隙以"Z"改形修复之，注意如外眦下移应做外眦固定成形术；一旦出现眶上外缘的骨裂隙，可行局部植骨术。较大的裂隙宜采用颅内外联合径路，以免损伤脑组织。

（10）10 号裂：上睑皮肤及睑板结膜的缺损，球结膜、角膜等的暴露易导致暴露性角膜炎影响视力，应尽早手术治疗。可选择邻近皮瓣、睑部双蒂滑行皮瓣、额部皮瓣或下睑板部分移植等方法修复。10 号颅面裂的骨缺损较少见，一旦出现，多半有严重 4 号颅面裂的骨缺损畸形，宜以颅内外联合型眼眶骨架的重建，同时避免损伤视神经和硬脑膜。

（11）11 号、12 号、13 号、14 号面裂：轻度的某一型软组织裂可以用"Z"改形术修复。较严重的骨裂多表现为 14-0 号、13-1 号、12-2 号、11-3 号颅面裂等——对应的延续性骨缺损畸形。其治疗原则同前述的颅面裂畸形。

（二）眶距增宽症

眶距增宽症（orbital hypertelorism）是指眼眶间骨性距离过大的颅面畸形，它是一种症状，可以出现在许多类型的颅面畸形中。眶距增宽症只是一种症状学诊断，Tessier 提出了 5 种可能的病因：①中面部或颅面中部原发性发育不良；②单

侧颅面裂隙畸形（2-12 号裂、1-13 号裂）；③颅面部正中裂（0-14 号裂、14 号裂）或鼻裂；④额鼻部的鼻筛型脑 - 脑膜膨出或额窦肥大；⑤颅缝早闭症（如 Crouzon 综合征、Apert 综合征等）。在额颅发育不良综合征的患者，即临床表现为一种累及颅、额、鼻及颌骨的骨发育异常，其主要症状之一为眼眶间距较正常人为宽。此外，颅面外伤亦可引起眶距增宽症，一般表现为单侧或不对称性。

1967 年，Tessier 报道了第一例颅内外联合径路眶距增宽症矫正手术，获得良好的术后效果，患者眶距增宽畸形明显改善，成为颅面外科发展历史中的里程碑。1977 年，上海第九人民医院张涤生院士等在麻醉监护设备薄弱、缺乏电锯、电钻的情况下，完成了国内第一例眶距增宽矫正手术，由此开始了中国颅面外科的发展。

1. 临床表现和分型 眶距增宽症临床可表现为发育不全或组织过多（图 7-1-2～图 7-1-4）。缺损包括受累结构的发育不良或分叉。畸形有可能较轻，如红唇或鼻部轻微切迹畸形，也可能很严重，导致整个中线处的颅面结构广泛分开。在发育不良的患者，下述任何组织可部分残缺或完全缺如：人中、鼻小柱、前部上颌骨以及鼻中隔。这些患者还可并发眼、头皮、前脑的畸形。眼眶向外侧移位可能是由于如额鼻处脑膨出或额中部脑膨出的中线区域突出组织造成的。也可见到眉间变平和内眦极度向外侧移位。眶骨膜，包括眼睑和眉毛，或正常或畸形。长的额部发际线的中线突起标志着这种中线颅裂的软组织向上延伸。部分患者可出现斜视、弱视。颅面部外伤畸形者，多伴有内眦韧带的断裂和移位。

临床可根据有无颅骨裂隙、缺损、脑膜 - 脑膨出；有无额窦肥大、颅骨形态异常以及具体的表现形成；根据两侧泪嵴点之间的距离即内眶距（interorbital distance，IOD）进行眶距增宽症的分度：Ⅰ度，轻度眶距增宽症，IOD 为 30～34mm；Ⅱ度，中度眶距增宽症，IOD 为 35～39mm；Ⅲ度，重度眶距增宽症，IOD≥40mm 或者虽在 35～39mm 但伴有视轴歪斜或高低不平者。

2. 手术治疗

（1）眶内侧壁内移手术：本术式适用于中、轻度眶距增宽症。先截除鼻中隔的过宽鼻骨及筛窦，然后将部分或全部眶内侧壁和鼻眶缘截断后连同内眦韧带向中央靠拢，最后进行钢丝结扎固定，或应用微型钢板固定。眶内侧壁的截骨，主要累及泪囊窝、筛骨筛板及鼻骨。眼眶内上缘截骨需进入颅内，部分额窦较大者可能损伤窦前壁。泪囊窝的浅面截骨，应避免损伤泪囊。由于截骨量少内眶距缩短不明显，内眦韧带固定钢丝的切割应力导致内眦韧带断裂等原因，术后容易再次出现内眦间距过宽症状，因而目前临床上已经较少运用该术式。

（2）"U" 型截骨术：本术式适用于中度眶距增宽症，筛板位置较高，及无脑膜膨出的病例。在眶内侧壁、外侧壁、眶下缘和眶底进行截骨，截下骨块呈 "U" 形，同时截除中央部过宽的鼻根部及筛窦组织，将眶下部向中央靠拢，结扎固定，并在两侧的眶外缘截骨间隙中进行植骨。术中眶架下缘截骨时，有损伤牙齿胚胎的风险，故 Tessier 建议水平截骨面应在眶下孔血管神经束以上的部位进行离断。这个位置相当于恒牙单尖齿和儿童时高位的上颌窦，上颌窦的最后发育下降，要等到恒牙萌出后才开始。手术切口沿眶周外下区进行，术后瘢痕较少。"U" 型截骨术大约可以缩短 IOD 的距离约 10mm 左右，故适用于 IOD 小 40mm 的病例。

（3）颅内外联合径路 "O" 型截骨术：颅内外联合径路 "O" 型截骨术是颅面外科的经典术式，适用于严重的眶距增宽症。其基本手术操作步骤是额颅开窗、前额眶上骨桥制备、眼眶截断并向中央靠拢及植骨等步骤。颅顶冠状切口下充分剥离暴露额颅、双侧颞窝、眶上缘眶外缘以及鼻根部。一般眶四壁剥离深度为 2～3cm（小于 4cm），不宜过深，避免暴露眶尖部而损伤视神经。眶间鼻筛部截骨方法有两种：一种为鼻骨中央截骨术（Tessier 法），鼻部中央连同鼻梁、鼻中隔、筛板、鸡冠全部截除，术中注意保护嗅丝、嗅沟，并且要严密缝合近端的嗅神经纤维和周围的硬脑膜，防止术后脑脊液漏；另一种为鼻骨旁正中截骨术（Converse 法），即术中保留鼻骨中央骨带和部分筛骨正中板，用以固定中面部截骨后形成的两个游离的眶架；目前较多选用 Converse 法。颅内外联合径路 "O" 型截骨术能在直视下从颅前窝进行性眶上缘截骨，最大幅度地缩短内眶距，彻底改善患者眶距增宽症状。

（三）颅缝早闭

颅缝早闭（craniosynostosis）是指任何颅骨缝（包括额缝、矢状缝、冠状缝或人字缝）过早愈合。其中单纯型颅缝早闭症是一条颅缝过早融合，而多发型颅缝早闭症则是两条或以上颅缝过早融合。颅缝早闭可以是非综合征性的独立因素，也可以是由于其他可辨识的特征性变异或畸形共同发生形成临床上已为人所知的综合征。在多数病例中，以非综合征性的发病最高，约 10 000 存活婴儿中就有 6 个患此病，疾病呈散发性。综合征性颅缝早闭的致病多与基因遗传有关，由常染色体显性遗传、常染色体缺失和 X 性染色体遗传等所致。多于 90 例的报道患有综合征性颅缝早闭的患儿中更是出现了其他不同部位的缺陷，以肢体、耳朵和心血管系统等缺陷多见。

综合征性颅缝早闭中，Apert 综合征、Crouzon 综合征、Pfeiffer 综合征、Saethre-Chotzen 综合征和 Carpenter 综合征是最有代表性的，也是整形外科中最为人所知的，以上的综合征均有不少共同特征，包括面中部发育不良、颅骨生长异常、异常面容和肢体畸形等。在临床上，这些不同的综合征特征相似，有时难以辨别，此时可以靠手指或足趾的异常来区分不同的综合征。颅缝早闭症中患儿不仅存在对面容发育的影响，颅骨的间质缺损也是导致头颅发育异常的重要原因。

颅缝早闭症的病因至今尚未有精确的说法，但是随着分子基因技术的进步，其揭示了成纤维细胞生长因子受体（FGFR）可能与少数常染色体显性遗传所导致的变异有关。由于颅缝早闭症的治疗方法不断被完善，患儿有更大的机会拥有趋于正常的外观而健康成长，融入同龄的社交活动。骨牵引、内镜和骨移植重排等技术都是对手术直接有利的方法，劈裂式骨移植对于颅裂和中面部的修复都有可观的成效。

1. 临床表现

（1）综合征性颅缝早闭

1）Crouzon 综合征：Crouzon 综合征是以颅部骨缝过早闭合，面中部发育不良，眼窝浅和眼球突出为主要特征的一种综合征（图 7-1-12）。两条冠状缝的过早闭合常导致短头畸形，是最常见的颅骨畸形，也可以导致舟状头畸形、三角头畸形和蝶骨畸形。颅缝早闭通常在 2～3 岁之间完成，偶尔可见出生时骨缝闭合。颅底骨缝常累及，导致上颌或中面发育不良。显著的上颌发育不全表现为牙弓宽度减小和腭弓呈 V 形增高变尖。正常的上颌骨生长速度可导致Ⅲ类咬合畸形。面中部发育不良的特异性体征为眼窝浅伴有眼球突出，其可能导致暴露性结膜炎或角膜炎。严重的眼球突出，可出现眼球从眼框疝出，需要立刻复位。视敏度障碍、斜视和眼距过宽也被报道。传导性听力缺陷有但并不常见，此类人群的手指畸形亦不常被报道。

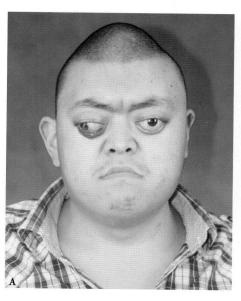
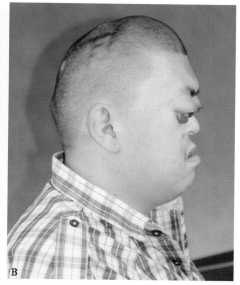

图 7-1-12　Crouzon 综合征

年轻男性面中部发育不良，眼窝浅和眼睑下垂，突眼，*FGFR2* 基因突变。A. 正面视图；B. 侧视图

2）Apert 综合征：Apert 于 1906 年描述了一种以颅缝早闭，眼球突出、面中份发育不全、对称性并指（趾）为特征的综合征（图 7-1-13）。据报道，这些患者的头颅畸形是多样的，但最常见的是前后径缩短伴有冠状缝闭合，导致尖头畸形。典型的颅面外观包括额头平坦细长，双颞加宽和枕骨扁平化。面中部发育不良伴有眼球突出、睑下裂和低血压。可有鼻尖下翻，鼻背下塌，鼻中隔偏曲。上颌发育不全导致Ⅲ类咬合畸形。并指畸形通常涉及第二、三和四手指的融合，导致中间手部肿块，但是第一、五指也可以与中间手部肿块相连。当拇指不累及时，它是宽且径向偏离。并趾畸形也通常涉及第二、三和四脚趾。这些手异常情况如此严重，因此转介到具有该领域特殊专长的手术外科医生至关重要。Apert 综合征患者的中枢神经系统（CNS）问题提示精神发育延迟，但也有 50% 左右患者智力发育正常。

（2）非综合征性颅缝早闭

1）额缝早闭：额缝是最早闭合的颅缝，发生在出生后 7～8 个月。额缝早闭导致了一个众所周知的类似龙舟状的畸形，称之为三角头畸形。额缝早闭较少出现，小于单纯性非综合性性颅缝早闭的 10%。脑发育不经常受损，尽管 Renier 指出，大概 4% 的患者会出现颅内压增高，主要的脑异常是额叶不发育。这些发展的问题可能是原发性脑发育不良的结果。额缝早闭常出现眶间距过短，伴有双侧眼角和双侧眉骨位置的上抬以及眼眶上缘的扁平。当额缝早闭，沿着毗邻早闭颅缝的额骨边缘，颅骨生长明显受限，在邻近的矢状缝位置代偿性生长，导致颅骨腔扩大。三角头畸形是因额骨扁平，冠状缝前移，顶骨外扩共同形成。其畸形是因为缺乏眉骨上缘的突出以及颞区狭窄，程度具有很大的变异性。个性化以及正确及时的较量是理想手段。最基本的手术治疗主要包括双侧额眶带的过度前移矫正。

2）矢状缝早闭：矢状颅缝早闭是最常见的颅缝早闭，所产生的头颅畸形，被称为舟状头。这种头颅形状是因为矢状缝早闭，颅骨的前后径增长加强，宽径生长减少，颅顶弯曲成舟状。矢状性颅缝早闭是典型的散发病，只有 2% 有基因或家族聚集倾向，男女发病率比为 4∶1。随着矢状缝的早闭，邻近生长受限颅骨板的冠状缝、人字缝通过增加骨中沉淀的方式代偿生长（分别在额骨和枕骨），额缝则沿着骨缝以对称性的骨扩张代偿性生长。在矢状缝早闭中，代偿性的生长过程产生了特色性的额骨和枕骨膨出。由于鳞状缝距离融合骨缝远，所以他们没有明显代偿性生长，也就是说，在双侧颞区（鳞部）没有明显突出。整个矢状缝早闭可能不涉及两侧，畸形可能主要是前部或者后部，或者是两者。

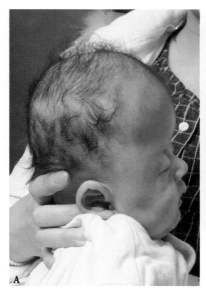
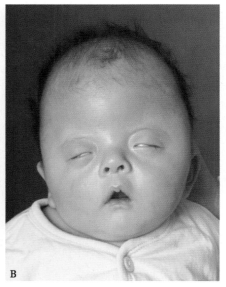

图 7-1-13　Apert 综合征

婴儿面中部发育不良，额头平坦细长，鼻尖下翻，鼻背下塌。A. 正视图；B. 侧视图

3）单侧冠状缝早闭：单侧冠状缝早闭导致斜头畸形，这是一个不常见的畸形，发病率为万分之一。在单侧的冠状缝早闭畸形中，冠状缝融合导致单侧的额顶骨骨缝生长潜力降低，防止了腹侧前颅窝的扩张，导致闭合骨缝同侧的前颅窝缩短。增长优势导致了额头的延长，然而劣势生长直接产生了中颅窝的凹陷，使腹侧弯向蝶骨翼，蝶骨畸形导致颞窝消失，眼眶侧壁缩短，头型突出。在 X 线片上的"小丑眉状眼眶"是单侧冠状缝早闭者的特异性征象，其次是在发育过程中蝶骨大翼下降的缺失。颅骨代偿性过度生长非对称性发生在现在已经融合的连同冠状缝的额顶骨板周边骨缝，突出部分有同侧颞骨的鳞骨部分、双侧的额骨和顶骨，闭合的骨缝会形成明显的突出，同侧额骨和顶骨则是扁平的。临床的面部特征包括宽大的同侧睑裂，同侧眼眶边缘和眉骨向上向后的突出，鼻根背离扁平额骨一侧，下巴与其相反，与对侧颧骨相比，高突的颧骨经常在扁平的额骨（早闭的冠状缝）同侧的前面。

4）双侧冠状缝早闭：双侧冠状缝的颅缝早闭特点是塔状头，又称为短头畸形。他们的颅骨是前后缩短，垂直增宽。前颅底偏短，眶缘后移。正上方的额骨和颞鳞部是突出的，枕骨通常为扁平。冠状缝融合以后形成脊状边缘，而前额尾部骨化形成的眉眶脊部则呈扁平化，X 线片可呈现双侧眶部畸形。

5）人字缝早闭：人字缝早闭是很罕见的一种颅缝早闭。其特点是人字缝的骨性融合，同侧的枕骨扁平，同侧的耳朵向后向下移动，后颅底变形。这与睡眠体位不正导致斜头畸形截然不同，体位性斜头畸形是常见的且表现为平行四边形的头颅畸形。在体位性斜头畸形和人字缝早闭畸形中，两者的枕头都是非对称的扁平。人字缝早闭患者的骨缝融合侧的耳朵位置是向后向下的，并且枕骨是扁平的。而在体位性斜头畸形的患者中，扁平枕骨侧的耳朵位置是向前的。X 线片中人字缝早闭者的特点是人字缝的骨脊隆起，以及向融合骨缝偏离的枕骨大孔。在变形性的斜头畸形中，颅底中间线是不变的，人字缝不出现骨脊隆起。早产儿更容易有体位性头颅畸形，因为孕龄不足而具有较少的移动性。区别体位性斜头畸形和人状缝早闭畸形的重要性在于前者不需要手

术治疗，可通过矫形头盔治疗，而人状缝早闭畸形必须要手术纠正。当枕部扁平畸形（体位性斜头畸形）发生于单侧时，右侧常见，最可能与婴儿期长期保持固定睡姿相关。单侧人状缝早闭患儿是否手术取决于畸形的严重性。治疗的方式取决于人字缝是单侧还是双侧融合，但是手术视野的暴露以及颅骨手术切线是相似的。

2. 脑功能改变　正常的颅面生长由两个一般过程参与：偏移和骨重建。在颅缝存在正常开放功能的情况下，大脑的生长导致其覆盖的额、顶和枕骨的偏移，并且刺激了颅骨和颅窝的骨生长和重塑。面部的生长和成熟遵循头颅倾斜度，从幼儿期到青春期发展，上面部的首先成熟，随后为中面部，最后是下颌骨。受异常颅面生长发育影响的功能区发育情况要单独进行检查。

（1）颅内压（intracranial pressure，ICP）增高：在生命的第一年，大脑增大三倍，并继续快速增长，直到 6～7 岁。颅缝早闭的患者，其颅盖的生长受到限制，导致脑大小和颅内体积之间的差异，这又会引起颅内压增高。升高的颅内压临床上可以通过眼底镜检查发现视乳头水肿而诊断，在后期阶段可以在 X 线片上显示"指压痕征"或箍桶状外观。而 CT 尚不存在提示颅内压升高的可靠指标。现在研究者已经使用 CT 开发出准确地测量颅内体积的方法，以判断大脑中颅内体积的充足性。Gault 等人指出，在超过单处融合（比如复杂的，尖头畸形，Crouzon 综合征，短头畸形和 Apert 综合征）的儿童中，ICP 升高是最常见的。与复杂融合的儿童相比，非综合征性颅缝早闭的儿童更可能具有正常的 ICP。

（2）脑积水：虽然脑积水合并颅缝早闭较见少，但在综合征性颅缝早闭患儿中，脑积水发生率显著升高，文献报道范围为 4%～10%。Apert 综合征儿童脑积水发病率明显升高。脑积水的病因尚不清楚，但据推测，其原因是由于颅缝早闭引起静脉回流阻塞造成矢状窦静脉压升高。在进展性脑室增大的早期征象时，应进行分流手术以预防脑损伤。但是 CT 单独评估脑室大小并不能反映关于脑积水存在的真实情况。例如，Apert 综合征中所见的巨脑室通常与增加的 ICP 无关；相反它是因为脑组织发育的萎缩。连续测量 ICP，序列 CT 扫描显示脑室进行性扩大和脑脊液独立

流动导致脑脊液周围透明带是更为可靠的征象。

（3）智力迟钝：颅缝早闭者智力迟钝的真正发病率并不清楚，很早之前，很多颅缝早闭的患者会单单因为畸形的头颅外形被认为有智力迟钝。可是，颅缝早闭者的智力迟钝的风险高于正常人，危险因素已经被指出。最明显是增高的颅内压导致脑萎缩、脑积水、感染、颅内畸形、早熟和遗传性智力迟钝。通过评估手术对患有非综合性颅缝早闭的婴儿智力发展的影响，显示手术对智力发展的作用不大，主要是改善颅骨畸形。最近的数据表明，对智力异常的认识取决于检查工具的灵敏性，而且，轻微的智力异常（比如知觉的缺失）需要不同的评估（比如心理测试）而不是粗略的 IQ 得分。他们也发现矢状缝早闭患者有更高的可能性患有学习障碍。Camfield 研究潜在脑畸形和智力迟钝的关系表明，单处颅缝早闭的患儿智力迟钝（IQ ＜ 70）可能是原发性脑组织畸形而不是颅骨畸形导致的继发性脑损害。虽然较多综合征性颅缝早闭患者智力正常，但 Apert 综合征患儿也有较大部分因先天性脑发育不良导致智力障碍。

（4）视力功能障碍：在综合征性颅缝早闭人群中，常伴有面中部发育不良，未充分发育的浅眼窝或异常形状的眼球可以导致眼及眶周结构从正常位置发生偏移，称为突眼畸形。眼球突出可导致角膜暴露和角膜炎、疼痛、感染、角膜瘢痕形成，以及更糟糕的溃疡和失明。有时候，当眼球突出十分严重时，需要立即进行外科手术来保护眼球。眼动运动问题常继发于眼球异常大小和形状。斜视伴有眼球突出是一个常见的体征。有文献报道，Crouzon 或 Apert 综合征患儿有眼外肌发育异常和位置异常。ICP 升高可导致视乳头水肿和视神经萎缩，并可导致失明。视神经萎缩是继发于 ICP 升高还是继发于神经受压迫或受损血管供应的继发性损伤还不完全清楚。视神经萎缩是因为神经在通过视神经管和眶顶壁进行骨性生长时受到压迫继发神经的牵拉，颈动脉压迫，或者是视乳头水肿和慢性颅内压增高的副作用。综合征性颅缝早闭特别是未治疗的 Crouzon 综合征，较多可能伴有视神经障碍。相反，在视神经的症状上，非综合征性颅缝早闭者更少。视神经保护的有效手段是降低颅内压。

3. 手术治疗　1967 年，Tessier 第一次发表以颅内路径进行对嵌壁样额头和眼窝上部位的修复结果，这个术式除了让截骨术更精确，更让颅骨得以更好地复位和游离骨块重新排列。现今针对患有颅缝早闭综合征兼有面中部畸形患儿的手术治疗方式中，仍然较多采取额眶前移（Frontal-orbital advancement）和颅骨顶重塑及面中部的前移作为常规手术（Le Fort Ⅲ or monobloc advancement），在二期手术时，再采取正颌手术改善咬合畸形问题（Le Fort Ⅰ，Sagittal split ramus osteotomy-SSRO）。

手术介入可以尽早为患有颅缝早闭症的患儿（4～12 个月）改善面部的畸形及降低颅内压，在早期可先行骨缝分离、颅骨减压及上眼眶塑形或后颅窝骨牵引延长改善，等到年纪适当（4～12 岁）的时候在进行面中部畸形的修复和颌骨手术（14～18 岁）。在选择进行上述手术的同时，应先考虑患儿自身在功能上的需求和心理接受能力。当中最大争议的部分围绕在面中部截骨术的时间。两种常用选择：①等到面中部和面下部生长发育完全后，再进行决定性的截骨术和提升；②先在儿童期行中面部的改善，等到颌骨发育完成再实行第二次手术。面中部的矫正中目前更多用骨牵引技术（distraction osteogenesis，DO），可较大程度地降低出血量和降低感染发生的风险，使得这种手术在儿童身上普及。

（1）额眶整形术：此手术的目的是：①分离早闭的颅缝和使颅顶骨减压；②重塑颅顶骨和改善额骨的形状；③使后移的眶上脊提升，保护眼球且从美学上使外观得到改善。手术形式是取冠状切口，并应该与神经外科的团队配合，额前头颅切开术主要是分离早闭的颅缝和使额部颅骨隆起。在临床上，患儿术前应该先接受全面评估，如果患儿怀疑有颅内压升高，应该先由神经外科团队进行颅缝分离术。颅骨重新成骨一般在 1 岁左右。手术中，应当考虑日后脑部发育的空间，需酌情对额头和眶上脊的摆放位置预留空间。接受了初步的额眶改善和颅顶部重塑手术后，患儿还应该由颌面外专家团队临床随访观察 6～12 个月，以 CT 密切观察头颅颌面部的发育情况。尽管额眶整形术极大地降低了颅内压力及能在早期对于颅颌面的形态进行调整，但是这些颅缝早闭综合征的患儿在颅顶和中面部的后期发育中外形美观都不理想。所以一旦出现 ICP、严重的眼球突出或是颅顶骨的外形异常，再次手术是必要的。

（2）面中部畸形的治疗：Ortiz-Monasterio 所创的颅面部整块截骨成形术（Monobloc frontal-facial advancement）部分参照了 Le Fort Ⅲ 并进一步改善前额部，这个手术虽同时对眶上部和面中部畸形做修复，却直接造成颅腔和鼻腔的贯通，带来相对高的感染率和更大的失血风险。尽管 Monobloc 截骨术有良好的效果，现今更多采用改良 Le Fort Ⅲ 针对面中部畸形修复，特别是加上 DO 技术，可获得良好的效果。对于面中部整形术的最佳时机仍然存在争议，一些颌面外科的机构主张在早期 4～7 岁手术治疗；另一些认为除气道梗阻或眼球突出等特别的手术指征，则等到骨骼发育将近青春期再进行手术。因为过多的软组织会在生理上限制术中骨前移调动的空间，从而使骨畸形复发，DO 可促使骨和软组织同步前移生长，较好地解决了此问题。在术后 5～7 天，当早期骨痂向截骨面生长时调整牵引器，每天可以伸长 1mm，直到达到原定计划位置。其后放置数月，直至截骨面完全愈合成骨，取出牵引器。使用牵引术的好处是：①出血量低，减少第一次手术的时间；②比起规范的整形术，更大程度地改善外观（可以改善多至 20mm）；③不需要备骨移植片作为重新成骨所需；④比单纯截骨术感染风险降低；⑤复发率低。缺点包括：①牵引所需的时间较长，成骨时间较久；②需要二次手术来移除埋在颅骨的器械；③需要长期佩戴牵引装置。

（3）正颌手术：患有综合征性颅缝早闭的患儿因面部发育畸形亦常伴有明显的咬合异常，多表现为 Ⅲ 类咬合畸形，但是要改善颌骨咬合异常，一般还需要行牙齿正畸医师和颌面外科医师配合。随着整个颌骨发育完全后和术前完成的牙齿正畸术完成后，Le Fort Ⅰ 结合下颌升支矢状劈开截骨手术（SSRO）及颌成形术是必须的治疗。这一系列的手术程序通常在 14～18 岁之间进行，此时面部骨骼发育已经趋向成熟。

（4）最终面部塑形：在面部发育完成和大部分切骨术完成后，对于部分骨骼的不平整的修复还是需要的，包括使之平整、骨移植和骨替代（如骨水泥）等，还有面部软组织整形。

二、耳畸形

先天性耳郭畸形是一种较为常见的颅面部先天缺陷，不同文献报道，每 10 000 例新生儿中，有 0.83～17.4 位新生儿患有此类先天性疾病。该畸形无论从病理或临床表现而言，都是变化多端的。耳郭畸形可以是整个耳郭，如小耳畸形，若并伴有外耳道及中耳畸形等，可导致传导性的听力障碍；也可以是上半耳郭的畸形为主，包括招风耳畸形、杯状耳畸形、猿耳畸形、隐耳畸形、贝壳耳畸形等；以及以下半耳郭畸形为主，包括问号耳、耳垂缺损、耳垂裂等。其他的畸形还包括附耳、耳前瘘管等。耳郭畸形可单侧或双侧，以单侧多见，可占总病例数的 79%～93%。单侧患者中，约 60% 为右侧畸形。男性多见，男女比例为 1.5:1。在部分先天畸形综合征中，耳郭畸形往往为其中的一部分，如第一、二鳃弓综合征、Goldenhar 综合征、Oculo-auriculo-verterbral 综合征、Branchio-oto-renal 综合征、Treacher Collins 综合征等疾病。

（一）耳郭发育的认识以及耳郭畸形病因和发病机制探索

1. 耳郭发育的认识 耳郭由数个重要的单元组成，包括耳轮、对耳轮、对耳轮上、下脚、耳舟、耳甲腔、耳屏、对耳屏及耳垂等，每个单元的发育情况直接影响外耳郭的形态。

20 世纪以来，生物学和神经科学领域的研究人员一直对耳的发育生物学和耳郭畸形的病因学保持着浓厚的兴趣。目前被广泛接受的耳郭发育模式为经典的小丘理论：即在胚胎发育第 6 周时，鳃弓逐渐形成 6 个小丘，至胚胎发育第 7 周时，小丘逐渐发育、分化，构成耳郭的主要解剖结构。小丘 1、2、3 位于第一鳃弓，构成耳屏、耳轮脚及耳轮。小丘 4、5、6 位于第二鳃弓，构成对耳轮、耳甲腔及对耳屏，而二者之间的第一鳃裂构成了外耳道（图 7-1-14）。

除对形态发生和表型的描述之外，在耳发育过程中，有许多基因和信号通路的参与，涉及神经相关的结构和非神经相关的结构，包括参与耳郭发育相关的基因：*HOXA2*、*Fgfr1*、*Tbx1*、*Prx1Prx2*；参与耳道形成的基因：*Dlx*、*Hmx*、*Foxg1*；参与中耳发育的基因：*FGF23*、*Emx2*、*Gsc*、*Prx1*、

Endothelin1；参与耳蜗和前庭神经节发育有关的基因：*Hmx*、*Otx*、*Gata3* 等。这些基因表达存在区域特异性，也存在一定的相互作用，然而在目前的研究中，细胞、基因和蛋白之间未知的鸿沟仍旧无法跨越。

2. 耳郭畸形病因及发病机制探索 现有的研究认为，耳郭畸形的发生是胚胎时期第一鳃沟及其邻近的第一、二鳃弓不同程度的发育异常引起的，受遗传因素和环境因素共同影响。耳郭畸形的发生机制仍在进一步研究中，接受度较高的包括神经嵴细胞（NCC）功能缺陷及血管畸形两种学说。先天性耳郭畸形由于其复杂的临床表现，使其病因学及发病机制的研究仍然存在诸多的难点。

（1）耳郭畸形的病因

1）耳郭畸形的遗传因素：在造成耳郭畸形遗传因素中，单基因缺陷及染色体异常均有报道。

Hox 基因家族：*Hox* 基因是一系列同源异型盒基因，参与胚胎发育过程，与先天性耳郭畸形的发生密切相关。*Hox* 基因家族编码高度保守的转录因子，调控细胞迁徙过程中的位置，识别并调控其他基因的表达。*Hoxa1* 失活可导致外耳发育不良、中耳结构紊乱、内耳发育不良甚至缺失，但外耳道发育正常；而同时出现 *Hoxa1* 与 *Hoxb1* 突变的动物则表现为无耳畸形。*Hoxa2* 基因表达于第二鳃弓，对于调节神经嵴细胞（NCC）前后轴模式具有重要作用。Minoux 等的动物模型研究表明，敲除 Hoxa2 的小鼠表现为小耳畸形及外耳道畸形。Alasti 等首次报告了一种发生在常染色体隐性遗传的双侧小耳畸形家系的错义突变，导致 Hoxa2 第 186 位高度保守的谷氨酰胺取代赖氨酸，家系中患者表现为双侧小耳畸形、耳道异常、严重的混合性听力损伤以及出现于部分患者的腭裂，患者耳部表型与 Minoux 小鼠动物模型表型相似。

Six 基因家族：同源盒基因家族 Six 家族，被证实参与了外耳发育过程。*Six* 基因的功能在进化过程中相对保守，在青蛙、鸡及小鼠动物模型中，Six1 敲除均导致颅面异常。Six1/Six4 复合突变的小鼠表现为小耳畸形并伴有严重的肋骨异常，而仅有 Six1 突变的小鼠耳部未见异常。Six1 及 Six4 通过影响 PAX3 基因的表达发挥作用，调

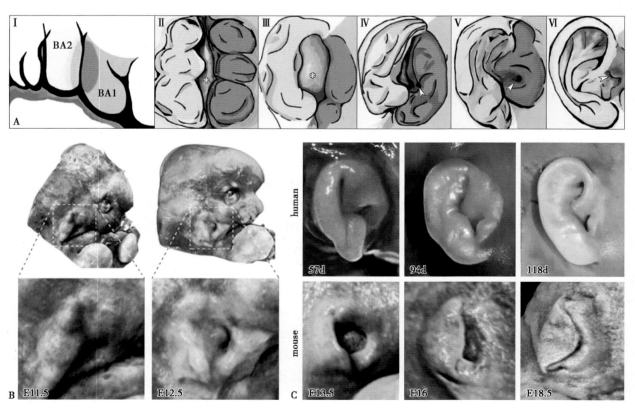

图 7-1-14 耳郭的胚胎发育

节肌源细胞分层及迁移的早期步骤。

HMX1 基因：*HMX1* 基因是"同源盒"基因家族的一员，最初在鼠和鸡的神经系统中被发现，在胚胎发育、外周自主神经及感觉神经元的发育中发挥调控作用。在人类中，*HMX1* 等位基因编码区 26bp 的缺失可导致 Oculo-auricular 综合征（OAS），其特征为耳郭畸形及多种类型的眼部缺陷。小鼠动物模型研究发现，*HMX1* 基因突变体可导致耳郭畸形、腹侧移位及旋转。在鼠及牛动物模型中，HMX1 下游非编码区碱基的复制或缺失同样可导致眼部及耳部畸形。Li 等在 2014 年报道了应用全基因连锁家系分析发现的非综合征型小耳畸形易感区域 4p15.32-4p16.2，其位于 *HMX1* 基因调控区域。

Bmp 基因：*Bmp* 基因，特别是 *Bmp5* 基因，一直被认为是人类小耳畸形的相关基因之一。动物模型研究表明，*Bmp* 基因突变小鼠出现耳郭软骨结构缺陷所导致的短耳畸形。目前，*Bmp* 基因位点处已发现多个等位基因，不同程度的基因突变会对外耳的大小产生明显的梯度效应，完全缺失 *Bmp5* 基因的突变小鼠耳郭最短。

染色体异常：多种染色体异常，包括染色体重排、微缺失及基因组拷贝数变异（CNV）均与先天性耳郭畸形有关。6p24 区域的染色体异位被证明与面裂和双侧小耳畸形有关。在 18q22.3-18q23 处，一个 5Mb 的区域被定位，此区域被认为是导致耳道闭锁的因素之一。

耳郭畸形相关综合征遗传因素探索：耳郭畸形可合并多项组织、器官的发育异常，形成多种耳郭畸形相关综合征。目前，已有多种耳郭畸形相关综合征被证明与基因缺陷及染色体异常等遗传因素相关。耳郭相关综合征及其相关基因如表 7-1-1 所示：

2）耳郭畸形相关环境因素：先天性耳郭畸形的危险因素包括孕期贫血、糖尿病、高龄孕妇、多产等。一项研究发现，28% 的患者母亲经历过孕期感冒、贫血或有自然流产史。而孕期前三个月的急性疾病，也可能是先天性耳郭畸形的重要危险因素，患有慢性 I 型糖尿病的母亲生育出先天性耳郭畸形幼儿的风险较高。在先天性耳郭畸形患者中，低体重儿出生概率高于正常。同时，目前已有证据证实，接触视黄酸、沙利度胺等致畸

表 7-1-1 耳畸形相关综合征及其相关致病基因

小耳畸形相关综合征	致病基因
Oculo-auriculo-vertebral（OAV）综合征	*HMX1*、*BAPX1*
Treacher Collins 综合征	*TCOF-1*
DiGeorge 综合征	*TXB1*
鳃耳 - 肾综合征	*Eya1*、*SIX1*、*SIX4*、*SIX5*、*SIX6*
Klippel-Feil 综合征	*CDF6*
CHARGE 综合征	*CHD7*、*SEMA3E*
Meier-Gorlin 综合征	*BMP5*
Walker-Warburg 综合征	*POMT1*、*POMT2*、*FKTN*、*FKRP*、*LARGE*

物质与先天性耳郭畸形的发生有关。高海拔地区、西班牙裔、亚裔及美洲原住民等为先天性耳郭畸形高发人群。

先天性耳郭畸形是由多种遗传性因素及环境因素共同作用导致的先天性疾病。目前已有多种先天性耳郭畸形相关综合征的致病基因已被定位，然而非综合征性先天性耳郭畸形的致病因素及其发病机制仍未明了。目前众多先进的研究方法，如全基因组关联研究（GWAS）、全外显子测序（WES）、CRISPR/Cas9 基因编辑技术等为先天性耳郭畸形病因学研究提供了新的思路及方向。

（2）耳郭畸形的发生机制

1）神经嵴细胞（NCC）功能缺陷：目前，神经嵴细胞功能缺陷，被认为是先天性耳郭畸形及多种颅面畸形发生的重要原因。神经嵴细胞分层、增殖、凋亡或迁移的缺陷，影响了其与内胚层、中胚层及外胚层的相互作用，影响耳丘生长及软骨发育，可能导致多种形式的耳郭畸形，但其确定机制仍不明了。NCC 前体细胞耗竭，进入第一第二鳃弓的细胞数量减少，可导致严重的耳及颅面部畸形。NCC 对于鳃弓的身份识别障碍，亦能导致严重的耳畸形表型。染色体 22q11.2 缺失综合征中，*TBX1* 基因位于染色体缺失区域，*TBX1* 基因表达于咽间充质及内胚层，*TBX1* 突变的小鼠出现小耳或耳郭完全缺失。因此非嵴中胚层及内胚层与神经嵴之间的相互作用，亦可改变 NCC 的命运，并导致颅面畸形，包括耳郭畸形。

2）血管畸形：头部血管发育畸形导致头面部血流受阻，使得发育过程中局部组织缺血坏死，

进而导致耳郭发育畸形,是先天性耳郭畸形发育机制相关理论之一。血管发育畸形包括以下几种情况:①动脉发育畸形,组织供血阻断;②血管收缩,动脉血流减少;③组织发育所需要的动脉系统未发育。然而,目前血管畸形与先天性耳郭畸形的相关性仍存在较大争论,血管畸形亦可能是间充质细胞的过度死亡,神经干细胞迁移受阻或神经干细胞过早分化的间接后果。

(二)先天性小耳畸形与耳郭再造

先天性小耳畸形(microtia)是一种比较常见的先天性颅面部畸形,主要表现为整个耳郭不同程度的畸形,常伴外耳道闭锁或狭窄、中耳畸形,也会伴有同侧颜面组织发育不良等。除影响外观之外,通常伴有传导性为主的听力障碍,对患儿的早期言语发育和社会适应造成严重的不良影响。小耳畸形由于其复杂的临床表现,使其病因学研究及临床治疗上均存在诸多难点。

在一项针对全球 66 个不同地区的出生缺陷研究中,4 327 万例新生儿中共诊出 8 917 例小耳畸形,其全球的发病率为 2.06/10 000。其中,南美、亚洲及北欧地区发病率较高,东欧、西欧及北美地区相对较低。种族方面,发病率从高至低依次为:美洲印第安人、西班亚裔、亚裔和非洲裔。朱军等报道中国人群的总发病率为 1.40/10 000,城镇发病率高于农村;各省之间,新疆最高,为 2.08/10 000,内蒙古自治区最低,为 0.33/10 000。绝大多数患者为散发,男性多于女性,男女比例约为 2∶1。以右侧畸形较多见,双侧者在 10% 左右。

1. 小耳畸形临床分类及意义 先天性小耳畸形临床表现复杂多样,对于不同临床表现的畸形需要不同的个性化治疗方案,因此对其分类就显得较为重要。针对小耳畸形的分类,诸多学者提出了其各自的意见及方法,但目前尚无完全令人满意的分类方法,其中 Marx 和 Nagata 的分类应用比较广泛。

1926 年,Marx 等提出了四度分类方法,根据其临床表现将小耳畸形分为四个等级(表 7-1-2),这种分类方法对小耳畸形大体上进行了归类总结,对于小耳畸形的研究及其治疗具有一定的指导意义。但 Marx 四度分类法没有描述甲腔的大小和耳道的问题,影响其在听力及耳郭手术方面的意义。

表 7-1-2 Marx 四度分类法

分度	临床表现
Ⅰ度	耳郭轻度畸形,比正常耳郭略小,各部分结构清晰可辨
Ⅱ度	耳郭相当于正常大小的 1/3~1/2,大部分结构可辨认
Ⅲ度	重度畸形,仅有部分耳郭结构存在,耳郭常呈花生状样结构
Ⅳ度	耳郭完全没有发育,局部没有任何的痕迹,又称无耳症

Nagata 根据小耳畸形的临床表现及手术方式的不同,将小耳畸形分为:①耳垂型(仅残留腊肠或花生状耳垂,无外耳道、耳甲腔、耳屏等结构);②小甲腔型(残留小的耳甲腔和耳垂,有或无外耳道);③甲腔型(残留耳甲腔、耳屏、对耳屏、耳垂等结构,有或无外耳道);④无耳型(无残耳结构,无外耳道)。这种分类方法与目前临床治疗术式基本相符,是目前主流的分类方法之一(图 7-1-15)。

2. 耳郭再造技术的历史沿革及国内外发展的差异 最早提出耳郭再造是在一本名为 *Sushruta Samhita* 的书中,这本书建议用面颊部的皮瓣来修复耳垂。而早在 1597 年,Tagliacozzi 描述了运用耳后皮瓣进行耳郭上部和下部畸形的修复。1845 年,Dieffenbach 描述了运用推进皮瓣修复耳郭中部 1/3 处的畸形,这种方法在今天仍然沿用。这些早期的工作主要集中在耳郭创伤性畸形的修复上。然而,到了 19 世纪末,外科医生们开始解决耳郭的先天性畸形——特别是招风耳。小耳畸形修复最早开始于 1920 年,Gillies 将用肋软骨雕刻完的耳支架埋在乳突皮肤下面,然后用颈部皮瓣将支架后方与头颅分开。10 年后,Pierce 改进了这种方法,他用植皮的方法形成了颅耳沟,并用管状皮瓣造出了耳轮。1937 年,Gillies 运用患者母亲的耳软骨修复了 30 多例小耳症患者,但他发现这些再造耳会被逐渐吸收。经历了其他人相同的挫折后,Stenffensen 使用了保存的肋软骨进行耳郭再造,得到了较好的效果,但随后的报道证实同样存在软骨支架被吸收的问题。1957 年,美国的 Neumann 最早报道了用橡胶制的气球(囊)扩张耳后皮肤,试图修复 1 例成人外伤性耳郭缺损,但是手术效果却不理想。

耳郭再造具有里程碑意义的工作是 1959 年

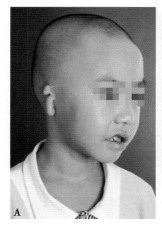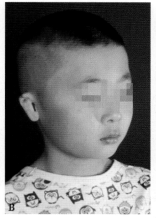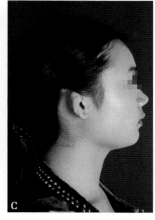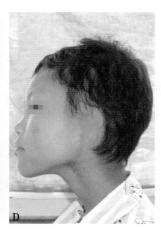

图 7-1-15　先天性小耳畸形
A. 耳垂型；B. 小耳甲腔型；C. 耳甲腔型；D. 无耳型

美国医生 Tanzer 的报道，他开始采用 6 次后来演变为 4 次的肋软骨全耳郭再造技术，获得了真正有耳郭形态的再造耳。从 1959 年至今，在这项技术发展的时间轴中，可以发现 3 个重要的时间节点。第一个节点是从 1959 年到 1990 年左右，耳郭再造基本上都是采用 Tanzer 以及后来的 Brent 改进的 3 次技术，即第一次耳垂转位和支架植入，第二次再造耳掀起和耳后植皮，第三次耳屏重建的方法。第二个时间节点是在 1990 年前后到 2000 年，是耳郭再造技术再一次重要发展时期，日本的 Nagata 在 Tanzer 和 Brent 技术上开展了两次完成的耳郭再造技术，并逐渐在全球广泛应用。这种方法第一期是耳郭支架的耳后埋植、耳垂转位和耳屏再造，第二期是再造耳竖立。这种方法不仅手术次数少，而且在雕刻制作美观和凹凸更加理想的肋软骨耳支架、颅耳沟的形成等方面有了大的提高，遗憾的是彼时这种方法在我国应用很少。

这个时期另一个突出标志是皮肤扩张法耳郭再造技术兴起，分别在北京中国医学科学院整形外科医院、西安的西京医院开始探索这一技术，在日本和韩国也相继报道。中国医科院整形外科医院主要采用的是部分扩张皮瓣法耳郭再造术，再造耳后需要用掀起的耳后筋膜覆盖并游离植皮；西京医院采用不需要植皮的完全扩张皮瓣法耳郭再造术。虽然遇到一些问题，但在扎扎实实地推进这些技术后，最终使这一技术逐渐走向成熟而得到推广应用。可以看出在这个时期我国主要在发展扩张法。另外，虽然 20 世纪 80 年代

Brent 也尝试过将皮肤扩张技术用于耳郭的再造手术，但结果并不理想。以后皮肤扩张技术耳郭再造的应用和发展主要在东方人种中，应与东方人种皮肤的特点有关，一是皮肤承受扩张的强度比较好，另外也可以减少有色人种的瘢痕。

与此同时，高密度多孔聚乙烯支架（Medpor）开始应用于临床，但由于排异、外露的高发生率一直存在争议。

第三个时间节点是在 2000 年以后，在我国扩张法逐渐推广应用的同时，以上海第九人民医院整复外科为代表开始应用 Nagata 二次耳郭再造技术，之后也在我国广泛应用，从而形成了我国大的整形外科治疗中心分别采用不同耳郭再造方法的局面，是国际上耳郭再造领域手术方式最多样的国家。

3. 常用耳郭再造术式的评价及相关技术细节的理解

（1）Nagata 二次法耳郭再造术（图 7-1-16）：这种方法分两次完成。第一期的主要操作有耳后皮下腔隙的分离、皮下蒂的保留、残耳软骨切除、肋软骨切去及支架雕刻制作、支架耳后皮下腔隙埋植、耳垂转位、耳屏成形、多余残耳皮肤的修剪，肋软骨基座制作。第二期主要步骤为埋植后耳郭主体部分掀起、耳后筋膜掀起、软骨基座衬垫、耳后筋膜覆盖并植皮。这种方法技术的把控难度相对较小，再造的耳郭效果好且效果的稳定性相对比较高，远期可靠性比较高，因而成为目前应用的国家和医生最多的耳郭再造方法。

这种方法形成的耳后乳突区皮下腔隙的范

围根据皮肤的松紧确定，一般比健侧耳大0.5～1.0cm，在皮下、耳后筋膜浅层分离，分离深浅合适，过厚过薄都会影响手术效果。残耳软骨彻底切除，分离时紧贴软骨，尽量减少血管的损伤。耳垂瓣形成的时候尽量多保留足够的皮下组织和皮肤蒂的宽度。皮下蒂的位置和范围要使软骨支架能够宽松植入。腔隙内止血要彻底，但要绝对避免烫破皮瓣。

另外需要注意的技术难点是软骨支架的植入及残耳皮肤的修剪。支架的厚薄大小与皮下腔隙的大小要匹配，尽量要宽松一些，过紧会影响皮瓣的血供，甚至造成皮瓣的部分坏死、软骨外露。残耳皮肤的修剪要非常小心，修剪的部位和修剪多少要根据残耳皮肤的情况，一般在支架植入形成负压后修剪，原则是修剪后要确保皮瓣的血供，避免出现血供障碍，甚至造成软骨外露。

肋软骨支架的雕刻制作是决定耳郭再造效果最关键的部分，而制作美观、坚固的支架是获得良好效果的前提。支架的美观有赖于医生对耳郭美感的提升、耳郭比例及亚结构细节的把控和制作技巧的娴熟。既要控制好支架尽可能薄和凹凸合适，又要确保耳郭支架足够坚固。而支架坚固的关键在于用第6、7肋做的底板强度要足够，耳屏一定要坚强支撑在底板的下端和耳轮角之间，使得支架形成一个闭环而充分提高支架的整体强度。钛丝固定点之间针距、松紧要合适，不可过

松影响支架的强度，也不能过紧从而切割软骨。基座是以对耳轮及下脚的走行制作的"C"形软骨支架，第二期手术支撑在主体支架的后下方，制作一定要坚固，高度一般大于1.5cm。

二期手术，基座二次修整时在保证稳定的基础上尽可能修薄一些，坚固固定在对耳轮和下脚的背侧面，不能移位，否则影响颅耳沟的深度。掀起的耳后筋膜瓣大小及皮片移植松紧要合适，植皮过紧是切口瘢痕增加的一个因素，打包包扎的力度需适当均匀，尽量减少水疱的形成，提高皮片成活的质量。

任何技术都有其局限性，对于严重的半侧颜面短小畸形或耳后乳突区皮肤非常紧的小耳患者，Nagata二次法耳郭再造是非常困难的，需要改变策略，如在第一次手术的时候利用筋膜瓣覆盖部分支架并游离植皮。对耳后皮肤厚的患者效果也比较差，往往再造耳的轮廓、正面凹凸过浅，甚至不能显现。这种方法耳后瘢痕和色素沉着也是较多患者感觉不满意的地方。

（2）部分扩张皮瓣法耳郭再造术（图7-1-17）：这个技术也被称为扩张两瓣法耳郭再造术，不同条件的耳后皮肤都适合，尤其对于耳后皮肤紧的患者，这种方法的效果比其他方法好一些。这种技术的不足在于治疗周期比较长，由于技术把控难度较大也会影响手术效果的稳定性，因此学习周期长，影响其更广泛的推广。这种方法第一期

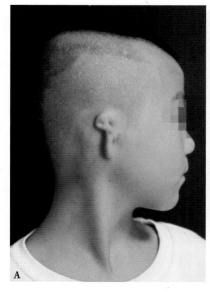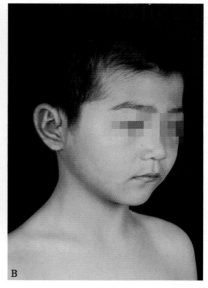

图7-1-16 男，8岁，先天小耳畸形（耳垂型），施行肋软骨两次法耳郭再造术

是埋置皮肤软组织扩张器及扩张器注水；第二期包括肋软骨采取、完整竖立耳支架的雕刻制作、扩张皮瓣制备、耳后筋膜瓣形成、支架包裹并游离植皮。第三期是残耳切除及耳屏成形，耳垂在第二或第三期转位均可。

很多医生认为皮肤扩张器耳后皮下的埋置和注水是比较容易完成的操作，其实不然。扩张器埋置是不太容易把控的手术，手术的分离在皮下层，分离的厚薄以及范围大小决定再造耳的整体效果，一旦控制不好会使再造耳轮廓不显或轮廓过显、再造耳过厚，甚至支架外露，因此被扩张皮瓣分离的厚薄和范围大小一定要恰到好处。注水量也是控制扩张皮瓣厚薄非常重要的因素，尤其到注水的后期阶段，在保持皮瓣不破的前提下，部分扩张皮瓣法皮瓣可以扩薄一些。扩张过程中容易出现皮瓣内血管血栓的形成导致皮瓣坏死，甚至因注水过快直接撑破皮瓣，因此要控制好打水的节奏，安全为主。由于需要的扩张周期比较长，在这期间应预防感染的发生，注水时严格消毒也是非常重要的细节。

这种方法的肋软骨支架是一个竖立的支架，即支架的主体部分和基座完全是拼接在一起的，因此制作难度要大于 Nagata 二次法，美观和坚固仍然是最关键的。掀起的耳后筋膜瓣通常对于耳轮有恰到好处的覆盖，确保扩张皮瓣边缘血供不良时不会导致耳轮软骨的外露，同时耳轮不会过

厚。负压引流十分重要，确保皮瓣紧贴支架和积液的充分引流，降低感染发生的概率。为抵抗扩张皮瓣的早期回缩，手术后持续负压引流 5 天左右很有必要。再造耳避免在手术后 3～6 个月承受压力，后期避免持续受压。

（3）完全扩张皮瓣法耳郭再造术（图 7-1-18）：也有称扩张单瓣法耳郭再造术。这种方法虽然利用了一些头皮，但最大的优点是避免了耳后植皮带来的瘢痕和色沉，以及供皮区的瘢痕，因此是瘢痕最少的耳郭再造方法。但这种方法治疗周期是最长的，且技术把控难，对耳后皮肤过紧的患者再造效果不理想，承受抗压和抗击打的强度弱，影响再造耳的长期安全。该术式第一期手术也是埋置皮肤扩张器和注水，第二期是直接将支架植入扩张的皮肤囊腔内，第三期类似部分扩张皮瓣法。

这种方法扩张器的埋置是比较独特的，首先要判断皮肤的厚薄，皮肤厚的埋置在耳后筋膜浅层，要紧贴耳后筋膜分离。皮肤薄需要带上部分耳后筋膜，一般发际线内埋置在筋膜和头皮之间，出发际线埋置于筋膜下与骨膜之间。注水的后期判断皮瓣的厚薄是非常重要的，扩张的皮瓣需要比部分扩张法的厚一些。在二期手术支架植入前，需要再次判断扩张皮瓣的厚薄，厚的需要剥去全部包膜，甚至部分耳后筋膜，薄的不需要。扩张器的埋置深度、扩张器注水的频率和量、扩

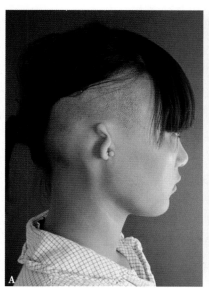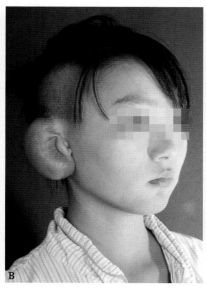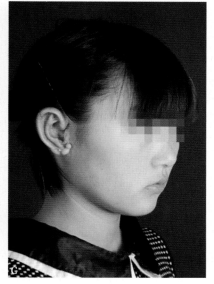

图 7-1-17　女，11 岁，先天小耳畸形，施行部分扩张皮瓣法耳郭再造术

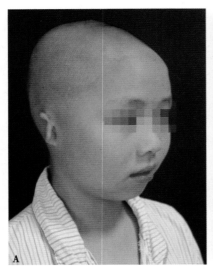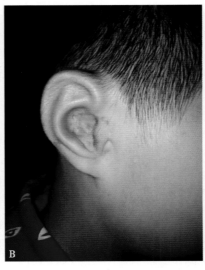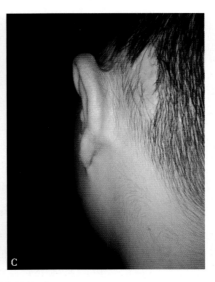

图 7-1-18　男，9 岁，先天小耳畸形，扩张单瓣法耳郭再造术

张皮瓣厚薄的判断和包膜的处理都非常关键且需要经验，过厚没有轮廓，过薄则再造耳轮廓过度清晰会不安全，这是最需要把控好的技术关键。

这种方法的肋软骨支架的强度和竖立的高度要求都是最高的，制作难度也比其他方法大，对医生的技术要求更高。采用这种方法的患者需要有更加充足和足够强度的肋软骨，因此年龄不能过小。完全扩张皮瓣法对支架的挤压力度是最大的，如果支架强度不够容易出现支架的变形和坍塌。

（4）颞浅筋膜瓣Ⅰ期法：应用颞浅筋膜瓣Ⅰ期全耳郭再造是将颞浅筋膜瓣转移并完全覆盖耳郭支架，再在颞浅筋膜表面植皮的方法。颞浅筋膜瓣法通常用于耳后乳突区皮肤面积过小或者破坏患者的耳郭再造。采用多孔高密度聚乙烯（Medpor）耳郭支架再造耳郭，为了减少支架外露需要用这种方法。

4. 有关小耳畸形耳郭再造手术的相关争议

（1）手术时机的争议：何时进行耳郭再造手术要从心理和生理两方面考虑。首先，孩子的缺陷是父母的心理负担，担心孩子上学后会引起同伴们嘲笑，容易影响儿童的正常心理发育，因此从心理上考虑，手术越早越好，至少应在学龄前。生理上，3 岁儿童的耳郭已达成人的 85%，儿童期耳郭生长迅速，成人时则缓慢。10 岁以后耳郭宽度几乎停止生长，耳轮至乳突的距离亦在这以后维持不变。耳郭的长度随年龄的增长逐渐生长，

5～10 岁的儿童，耳郭的长度仅比成人小数毫米，主要为软骨部分小，耳垂部分则和成人差不多。因此，此时期行耳郭再造，成年时双耳郭不会明显不对称。另一方面，由于耳郭位于头颅两侧，旁人不大可能同时看到双耳而像观察双眼那样进行比较，因此成年后即使双耳大小略有差别也无太大影响，手术时将再造耳做得稍大一些能使这种差别更为缩小。Nagata 选择的手术年龄是 10 岁以上或胸围超过 60cm，充足的肋软骨肯定有利于制作更完善的耳郭支架。但综合考虑家长在学龄前完成手术的愿望与肋软骨的发育状况，6 周岁以上是可以考虑手术的年龄，Tanzer 和 Brent 等也认为手术年龄在 6 岁左右。但国人在 6 周岁左右的肋软骨发育不是都能够满足耳郭再造手术的需要，如果软骨发育比较差或者健侧耳郭比较大，则手术需要延后，因此 6 周岁左右的孩子是否手术是需要筛选的，通常要求身高 1.2m 以上。8 周岁左右孩子的肋软骨一般都能满足耳郭再造，我们通常建议患者青春期前完成手术，因为进入青春期，部分患者的肋软骨会出现程度不同的疏松甚至空心化，不利于耳郭支架的制作。当然不同手术方法对肋软骨要求也有差别，因此也会影响手术时机的选择。目前，CT 肋软骨三维成像，可以精确测量肋软骨的长度、宽度甚至厚度，使得肋软骨的术前评价更加准确。

（2）手术方式选择的争议：目前，在全球范围自体肋软骨耳郭再造采用 Nagata 两次法的最多，

在国外基本都是采用这种方法，很少有医生用皮肤扩张法。在我国也有很大一部分医生采用这种方法，他们认为这种方法更容易把控，再造耳效果好而稳定，有比较高的强度，远期仍然能维持良好效果，手术两次完成，治疗周期短。

扩张法耳郭再造也是能获得好手术效果的耳郭再造方法。这种方法在我们国家得到了十分广泛的应用，韩国、日本也有个别医生在采用，这种方法之所以在我国发展和广泛应用也与我国耳郭再造技术发展的路径不同等因素有关。但很多医生并不推崇这种方法，尤其欧美国家的医生，他们不认为这个技术是必要的，特别是这种治疗周期如此漫长、技术不易把控的手术方法。但这种手术方法的确可以减少很多手术瘢痕，尤其是采用完全扩张皮瓣法的耳郭再造，可以完全避免植皮和供皮区的瘢痕，而且再造耳色泽前后一致，没有色差，因此对解决东方黄种人手术瘢痕、植皮区色沉明显是比较好的选择。再一方面，Nagata 两次方法也有其技术盲点，在耳后乳突区皮肤厚、皮肤紧、面积小的患者效果不够理想或增加手术风险，这种情况下有扩张技术的医生会选择扩张法来完成，可以提高手术效果，且减少手术瘢痕。

（3）耳郭支架材料选择的争议：迄今自体肋软骨作为耳支架制作材料仍然是最可靠、可取的首选方法，自体肋软骨的优点是无异物排斥反应，再造的耳郭形态美观、可以耐受一定程度的外伤，缺点是肋软骨切取手术创伤比较大、术中可能出现气胸等并发症、手术后局部疼痛比较明显、后期可能出现胸廓畸形等并发症，如果再造的耳郭经常持续受压会导致软骨支架缓慢吸收。由于肋软骨支架耳郭再造存在的不足，以及肋软骨耳支架制作的技术要求高，人们一直在探索采用高分子人工支架再造耳郭。30 多年前，美国把多孔高密度聚乙烯（Medpor）支架用于耳郭再造，由于支架是用颞顶筋膜完整严密包裹并游离植皮和耳后皮瓣覆盖，再造的耳郭不仅形态美观且支架外露率相对较低，因此这种方法也被一些国家的部分医生常规采用。虽然这种人工材料具有不吸收变形，容易塑形加工，避免取肋软骨带来的创伤及其并发症等优点，但仍然有不耐摩擦和压迫、排异、外伤后容易出现支架外露和感染等缺

点，故未被大部分医生广泛应用。我们通常根据患者的意愿或肋软骨不能利用时，将 Medpor 耳支架作为补充选择，临床上有应用压制成型的人型耳支架，也可以通过采用这种材料个性化雕刻制作。

预制支架的想法已经通过组织工程学得到实现，这项工作最早是由我国的曹谊林教授完成的。可以在实验室培养软骨细胞并把它们种植到一个人造的可降解的耳模型支架上，然后将其移植到小鼠皮下。这个实验早期得到了比较好的结果，进一步的研究是能够用于人体的稳定的、坚固的三维组织工程化耳郭支架。

5. 合并外耳道闭锁或狭窄及中耳畸形的治疗从分歧到共识 先天性小耳畸形多伴有耳道的狭窄或闭锁，中耳畸形，以及传导性听力障碍。对于耳郭再造、外耳道和听觉的重建，在早些时候整形外科医生和耳鼻喉科医生基本上是各自为战，相互的沟通和交流不多，针对这个涉及两个专业的疾病治疗存在分歧。主要的分歧在治疗顺序上，整形外科的意见是先造耳郭，再进行耳道和听觉重建，理由是如果先做耳道手术破坏了耳后乳突区的皮肤和筋膜，严重影响耳郭再造手术的安全性和效果。耳科认为应该更早重建耳道和听觉，因为功能重建肯定比外形改善重要，耳郭再造也同样影响耳道和听觉重建手术。随着这两个专业交流和沟通的增加，并有机会同台手术，近年来两个专业在小耳畸形的治疗上基本形成共识，认为如采用自体肋软骨耳郭再造，以耳郭再造手术优先，在不影响耳郭再造的前提下可以与听力治疗及颌面矫正手术同期完成，但再造耳的定位一定要注意，否则也会影响耳道手术，现在基本上在耳郭再造手术的最后一期与耳道和听觉手术同期完成或耳郭再造完成后再实施（图 7-1-19）。因此这个疾病比较完善的治疗需要耳郭整形外科、耳外科以及心理科等医生共同协作完成，如果伴有半侧颜面短小畸形，还需要颌面外科的参与，根据病情和患者及家属的治疗要求设计个性化的治疗方案后实施完成。

6. 合并面部发育短小患者耳郭再造的难点及治疗策略 半侧颜面短小畸形（hemifacial microsomia）包括以颞骨为中心的每块颅面骨的短小，且以上下颌骨畸形的表现更为显著。除此以外，

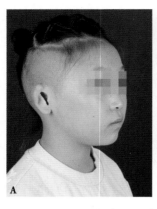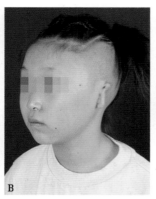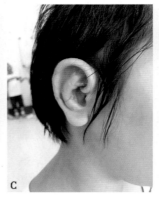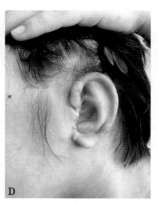

图 7-1-19　女孩，9 周岁，双侧小耳畸形。Nagata 二次法耳郭再造，左侧第二期耳郭再造与骨桥植入同期完成

皮肤、筋膜、神经和肌肉等软组织也存在发育不良，耳郭的畸形通常也比较严重。因此对这类患者的治疗是复杂而困难的。

多数半侧颜面短小畸形患者耳后乳突区皮肤紧而薄，且发迹线低，无发区皮肤面积小。筋膜也常常紧而薄，血供安全范围小。对这类患者的耳郭再造，尤其是中重度的，采用部分扩张皮瓣法再造耳郭效果比较好，但技术难度比较高，手术将无发区皮肤和部分头皮一起扩张而获得足够的皮瓣支架覆盖。如果患者家属接受颌骨延长手术，则颌骨延长与耳郭再造同期完成（图 7-1-20）。半侧颜面短小畸形患者由于颞骨乳突、颌骨等的发育短小，以及胸锁乳突肌起点高，这使得再造耳的定位甚是困难。对于畸形达到中重度的这类患者，要让再造耳与健侧耳位置彼此对称是很难做到的，只能做到相对合适一些的位置。再造耳是必须定位在坚硬的骨骼上才能稳定且不下陷，因此再造耳一定要定在颞骨乳突上，再造耳的上下位置要根据颞骨乳突发育的大小位置来确定。如果颞骨乳突发育短小、乳突下界的位置高，再造耳上下位位置就会高于健侧耳郭，因此有必要在第三期手术时将健侧耳郭位置调高来取得两侧尽可能的对称。前后位置基本可根据残耳垂蒂部的位置定位，是相对比较适合的位置。根据再造耳的定位设计扩张器埋置的位置，如果耳后皮肤面积小可以带部分头皮扩张，并在二期时应用部分头皮，头皮在扩张过程中用激光脱发。

Nagata 对这类畸形的耳郭再造一般通过两次手术完成。第一期耳后皮肤面积不够覆盖支架的患者采用颞顶筋膜瓣覆盖并皮片移植；第二期

再造耳竖立时采用颞深筋膜瓣覆盖再造耳后内侧面。这种方法给头皮带来更多的损伤和瘢痕，且再造耳前外侧面植皮后色沉明显，瘢痕增加。

（三）其他先天性耳郭畸形

主要包括招风耳、杯状耳、隐耳、蝶形耳、耳垂裂和耳垂缺损等。这些畸形主要是耳郭亚结构的畸形，一般没有耳道的闭锁或狭窄。在出生 2 个月内，招风耳、隐耳和程度比较轻的杯状耳通过佩戴耳郭矫正器可以获得比较好的治疗效果。手术治疗主要矫正畸形的耳郭亚结构。招风耳主要是对耳轮不显或消失，手术是耳郭软骨向前折叠形成对耳轮。隐耳也主要是对耳轮折叠过度使得耳郭上部陷在耳后乳突区皮肤内，手术主要是松解折叠过深的对耳轮。杯状耳畸形主要是耳郭上部的耳轮过短，手术主要是矫正过短的耳轮。严重的杯状耳可以出现耳郭整体缩小，一般需要耳郭再造。

三、唇腭裂畸形

唇腭裂是最常见的颅面部先天性畸形，常常给个人和社会带来巨大的负担。唇裂伴或不伴腭裂的发生率为 1:1 000，单纯腭裂的发生率为 1:2 500。不同种族间单纯腭裂的发生率基本一致，而伴或不伴腭裂的唇裂发生率因种族而异，在白人中患病率约 1:1 000，在亚裔和美洲人中 1:500，在非洲血统的人中 1:（2 400～2 500）。男性的唇腭裂发病率是女性的两倍，而女性的单纯性腭裂发病率是男性的两倍。在单侧唇裂中，左侧唇裂的发生率是右侧唇裂的两倍。

唇腭裂患儿进食困难，且还会出现言语、听

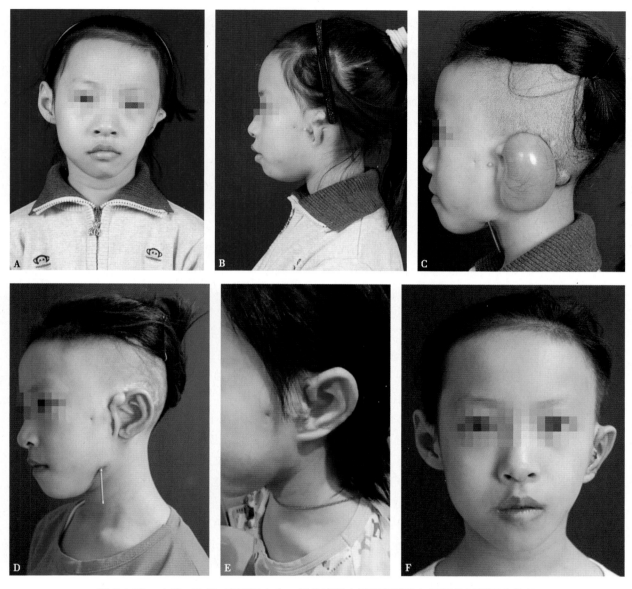

图 7-1-20 女孩，10 岁，半面短小症。部分扩张皮瓣耳郭再造与下颌骨延长同步施行

力和牙齿问题。尽管裂隙可以通过手术修复，但患者通常需要接受多个颌面部手术和牙齿矫正，以及语言和听力方面的治疗。尽管如此，患者仍可能因为畸形而出现心理健康问题。同时，有研究表明，唇腭裂也与患者及其家庭成员的多种癌症的高风险相关，包括乳腺癌、脑癌和结肠癌。了解唇裂的病因不仅对我们的发育生物学知识很重要，而且最终对改善受口唇裂影响的个体的预防、治疗和预后也很重要。

（一）唇腭裂的病因

尽管唇腭裂或腭裂可单独发生，但它们也常常与其他先天性异常或遗传综合征伴发。与唇腭裂患儿相比，单纯腭裂患儿更易发生相关的先天性畸形，常见的畸形包括先天性心脏缺陷、脑积水和尿路缺陷等。

唇腭裂是一种由多种遗传和环境危险因素相互作用引起的复杂遗传性疾病。有研究发现，有200 多个先天性畸形综合征与唇裂相关，而有400 多个与腭裂相关。最常见的先天性畸形综合征包括 CHARGE 综合征（CHD7）、velocardiofacial 综合征（TBX1、COMT）和 Apert 综合征（FGFR2）。虽然很早就观察到唇腭裂的家族遗传性，但是直到 Fogh Anderson 在观察到一个唇裂患者亲属的唇裂发生率增加之后，才开始正式的遗传学研究，提出遗传因素对唇腭裂有影响。分离分析和双胞胎研究支持唇腭裂的遗传因素，唇腭裂具有较高的家族复发率；据估计，唇腭裂患者一级亲属患唇腭裂的风险是没有唇腭裂家族史个体的32倍。单卵双胞胎同时发生唇腭裂的概率为40%～60%，高于双卵双胞胎的3%～5%。

1. 遗传因素　目前有多个基因和遗传位点被证明参与唇腭裂的发生，其中许多也具有生物学上的合理性。

IRF6：干扰素调节因子6（IRF6）首次被发现是导致两种常染色体显性遗传性唇裂综合征（VWS和PPS）的原因。15%的VWS患者没有唇部凹陷，这使得他们在临床上无法与非综合征性唇腭裂患者区分开来。这导致了IRF6中的亚型等位基因可能与唇腭裂的病因有关的假设，这一假设在涉及多个群体的大型研究中得到了证实，随后在全基因组连锁研究、GWAS和许多候选基因研究中得到了复制。后来的一项研究发现，MCS-9.7调控元件中有一个共同的SNP，即危险等位基因破坏了转录因子AP-2α的高度保守结合位点，该位点在常染色体显性遗传性裂孔综合征、鳃-眼-面综合征中发生突变，其表型特征包括上唇凹陷。

MAFB：*MAFB*基因编码一种与角质形成细胞的发育和分化有关的碱性亮氨酸拉链转录因子，至少在小鼠、腭融合过程、腭板和内侧边缘上皮中有表达。GENEVA Cleft Consortium GWAS的欧洲和亚洲人群中，MAFB附近的20q12染色体上的一些标记达到了全基因组的显著性，尽管这种信号在亚洲人中强得多。一些使用不同人群的独立研究已经复制了这种关联。对MAFB外显子的测序发现一个错义突变，H131Q（rs121912307），存在于3.5%的唇腭裂菲律宾人中，但只有0.7%的对照组。这种变体位于一个多组氨酸束，一个与其他蛋白质亚细胞定位有关的基序。尽管这种变体（和基序）的功能目前尚不清楚，但它被生物信息学预测会破坏蛋白质结构和/或功能。反式激活区的突变导致多中心腕掌骨溶解（MCTO），一种以进行性骨吸收为特征的常染色体显性骨骼发育异常。MCTO患者可能有三角面、小颌畸形和突眼等颅面部异常，但尚未报道有唇腭裂。

ARHGAP29：1p22染色体上的多个标记，位于编码ATP结合转运体的*ABCA4*基因及其周围，通过GWAS达到了全基因组的显著性。最密切相关的单核苷酸多态性在独立人群中复制，这在亚洲人种显示了比欧洲人种更强烈的信号。*ABCA4*基因突变可导致多种常染色体隐性遗传性视网膜疾病。尽管在唇腭裂患者个体中发现了许多错义突变，但小鼠Abca4在RNA和蛋白质水平上的表达仅限于视网膜。Leslie等人证明了相邻基因Arhgap29在*Irf6*基因敲除小鼠中的颅面部表达降低。ARHGAP29的突变筛选在NSCL/P家族中发现了多个罕见的编码变异。ARHGAP29编码Rho-GTPase激活蛋白29，该蛋白介导了小GTP结合蛋白的周期性调节，这些结合蛋白参与了与细胞形态、运动有关的颅面部发育的许多关键功能，细胞间相互作用和增殖。

8q24：8q24在唇腭裂、前列腺癌、结直肠癌、膀胱癌和乳腺癌等多种复杂疾病中具有显著意义。8q24与高加索人群中唇腭裂密切相关，并由所有GWAS独立鉴定。最接近这个位点的基因是癌基因myc，它与8q24位点的至少一部分直接相互作用。在E14.5处，myc在下颌骨和上颌骨中强烈表达，也是神经嵴细胞形成所必需的。在8q24位点上发现了几个在颅面组织中显示增强活性的区域，这表示可能该区域包含多个对颅面正常发育至关重要的调节元素。

VAX1：VAX1是一个包含DNA结合同源盒结构域的转录调控因子。在Mangold等人的研究中，VAX1中或附近的标记接近全基因组意义。GENEVA Cleft Consortium已经在三个独立的亚洲人群中复制。对VAX1的再排序未能识别唇腭裂中的过多稀有变异。VAX1在一些颅面部结构中表达，缺乏VAX1的小鼠出现腭裂。最近，在一个患有双侧小地中海贫血、双侧唇腭裂和胼胝体发育不全的近亲家庭的儿童中，描述了一种纯合错义突变，模仿了Vax1⁻/⁻小鼠的表型。

PAX7：Pax-7（PAX7）是一种转录因子，在小鼠中已被证明通过调节神经嵴标记Slug、Sox9和Sox10的表达在神经嵴发育中起作用。PAX7在PS、Meckel软骨和包括鼻上皮在内的各种鼻结构中表达。突变的PAX7小鼠有上颌骨和鼻畸形，证实了其在颅面发育中的作用。在人类中，通过GWAS和荟萃分析，PAX7周围的一些标记物接近全基因组的显著性，提示PAX7的常见变异在唇腭裂的病因中起作用。值得注意的是，在一项候选基因关联研究中，PAX7 先前与 4 个人群的唇腭裂相关。

2. 生活方式和环境因素 流行病学和实验数据表明，环境危险因素在唇腭裂发病中可能起重要作用，目前认为可能与早孕期孕妇在工作场所和家中接触烟草、酒精、营养不良、病毒感染、药物和致畸剂等有关。

孕期吸烟与唇裂伴或不伴腭裂和单纯性唇腭裂的风险增加有一定的联系，人群归因风险高达20%。这种联系可能被低估，因为大多数研究没有评估被动吸烟。母亲饮酒是引起胎儿酒精综合征的一个众所周知的原因；然而，酒精在孤立性口唇裂中的作用还不太确定，一些研究报告了酒精与唇腭裂的正相关，饮酒的社会和饮食环境是多样和复杂的，可能包括改变或混淆营养、吸烟、压力或吸毒的影响。

尽管对饮食摄入或营养状况的生化指标的评估尚存在争议，而且通常不适用于唇腭裂发病率最高的贫困人口，但许多研究的结果表明了母亲营养状态在唇腭裂发生中的作用。在未来的研究中，暴露的测量应该充分考虑研究、数据汇总和可能出现的潜在混淆。在大多数研究中，母亲在怀孕早期使用复合维生素补充剂与降低唇腭裂的发生率相关，研究表明，孕期母体高温与维生素补充剂的使用之间可能存在相互作用，从而减少与高温相关的口腔颌面部裂的风险。饮食或补充叶酸摄入在人类唇裂疾病中的作用尚不确定。但是有研究表明，叶酸缺乏导致动物唇裂，且叶酸拮抗剂的应用与人类口面部裂风险增加相关。锌在胎儿发育中很重要，缺乏这种营养会导致动物出现单纯性腭裂和其他畸形。92 名在荷兰患有唇腭裂的儿童的母亲，其红细胞中锌的浓度低于未患有唇腭裂的儿童母亲，有或没有这些缺陷的儿童之间也存在类似的差异。在菲律宾，锌缺乏很普遍，母亲血浆中锌含量高与低风险的口面部裂有剂量 - 反应关系。

其他可能在口唇裂形成中起作用的营养素包括核黄素和维生素 A。胎儿暴露于视黄酸类药物可导致严重的颅面部异常，但这一发现与饮食暴露于维生素 A 的相关性尚不确定。

母亲职业暴露于有机溶剂和父母暴露于农用化学品与唇腭裂的关系不一致。抗惊厥药物，尤其是地西泮、苯妥英钠和苯巴比妥，会增加这些异常的风险。据报道，孕期使用激素与母体激素呈正相关。

干扰素调节转录因子在病毒感染后被激活。IRF6 与胎儿唇裂的关系增加了在妊娠早期感染病毒可能增加胎儿唇裂风险的可能性。

（二）唇腭裂胚胎学

唇腭的发育需要一系列复杂的事件，这些事件需要细胞迁移、生长、分化和凋亡程序的密切协调。神经嵴细胞从神经皱褶分层，通过间充质组织参与并迁移到发育中的颅面区，在人类胚胎发育的第 4 周，它们围绕着原始口腔参与了额鼻突、成对上颌突和成对下颌突的形成。在胚胎发生的第 4 周结束时，鼻板（外胚层增厚）的形成将额鼻突的下部分成成对的鼻内侧突和鼻外侧突。在发育第 6 周结束时，内侧鼻突相互融合，上颌突两侧融合，形成上唇和原始腭。在这些过程完成之前，鼻侧突有一个细胞分裂高峰，使其易受致畸性损伤，在这个关键时刻生长的任何障碍都可能导致出现裂隙。

次级腭发育的第一个迹象发生在胚胎发生的第 6 周，从成对腭板的上颌突生长出来，最初垂直生长在舌两侧。在发育的第 7 周，腭板上升到舌上方的水平位置，接触并融合形成中线上皮接缝，随后退化，保持跨腭间充质连续性。然后，腭间质分化为与软腭和硬腭位置相关的骨和肌肉成分。除中线融合外，次级腭与原始腭和鼻中隔融合。这些融合过程在胚胎发生的第 10 周完成；哺乳动物次级腭的发育从而将口鼻空间分成单独的口腔和鼻腔，允许咀嚼和呼吸同时进行。

由于唇腭裂和原发性腭裂与继发性腭裂有着不同的发育起源，因此这些地区的腭裂可分为有或无腭裂的唇裂和不伴唇裂的单纯性腭裂。在大多数情况下，有或没有腭裂的唇裂和单纯性腭裂并不同时存在于同一个家族中。人类遗传研究结果的整合（包括位置克隆策略、基于参数的遗传连锁分析，非参数影响同胞对方法，染色体分析，以及基于候选基因的关联研究）利用模型生物的实验胚胎学技术的数据，增加了我们对驱动正常面部形态发生的基本机制以及这些机制在有或无腭裂和孤立性腭裂的唇裂中是如何受到干扰的认识。

（三）早期多学科评估

在唇腭裂患者出生后的几天内进行多学科治疗是非常重要的。初步评估包括出生史、头部和颈部检查，以及检查婴儿的四肢以确定相关畸形。宫内生长迟缓的病史可能提示有 Smith-Lemli-Opitz 或 Wolf-Hirschhorn 综合征。向下倾斜的外眦角可能表示 Treacher-Collins 或 Aarskog 综合征，而向上倾斜的外眦角和内眦皱褶则表示 Down 或 Smith-Lemli-Opitz 综合征。外眦角下斜伴肥大、上睑下垂、内眦皱褶是 Wolf-Hirschhorn 综合征的体征。高血压、上睑下垂也是 Aarskog 综合征的特征。眼睑强直伴睑内翻及睫毛缺失提示 Hay-Wells 综合征。

任何 22q 缺失综合征和 Treacher Collins 综合征均可出现耳郭异常。单侧小耳畸形或无耳畸形伴半侧颜面萎缩为 Goldenhar 综合征的典型表现。耳郭肿大、菜花耳以及相关的喉气管软化症提示扩张性发育不良。

伴有下唇凹陷的唇裂和 / 或腭裂提示 van der Woude 综合征。为了排除 Mobius 综合征，需要评估面神经功能。手指畸形或发育不全可能提示 Aarskog、Coffin Siris、de Lange、Nager、Fryns、Smith Lemli Opitz、Silver Russell、四肢乳腺、直肠外胚层发育不全性裂和耳腭趾综合征，以及羊膜破裂综合征。口面指综合征患者表现为舌错构瘤或脂肪瘤及手指畸形。具有 Robin 综合征、耳腭趾综合征、Nager 综合征、Smith-Lemli-Opitz 综合征、Kabuki 综合征、Silver-Russell 综合征和 Stickler 综合征的婴儿具有特征性小颌畸形。由于上气道损害使一些与腭裂相关的综合征复杂化，这些患者在腭部修复前可能需要通过定位、舌唇粘连、下颌骨牵张或气管切开术来立即稳定。

耳鼻喉科评估：腭帆张肌的异常插入被认为是导致咽鼓管功能障碍、中耳疾病和唇腭裂相关的传导性听力损失的原因。在唇腭裂修复时，鼓膜切开管的放置是常规的。因为与唇腭裂相关的多发畸形综合征（如 Stickler 综合征、van der Woude 综合征、Klippel-Fiel 综合征、Waardenburg 综合征、Down 综合征和舒张性发育不良）也表现为感觉神经性听力丧失，通过听觉脑干反应测试或其他方法进行听力评估应在出生后的几个月内进行。

（四）喂养评价

除了呼吸道以外，唇腭裂患儿最直接的护理问题是营养。裂缝的程度往往与婴儿的进食能力有关。患有局限于软腭的腭裂患者通常能正常吸吮，而患有硬腭裂的婴儿由于口鼻相通，往往无法产生正常吸吮所需的负压。当婴儿在喂养过程中消耗的能量超过能够摄入的能量时，受损的吮吸功能会导致体重下降和发育不良。

完全性腭裂的婴儿需要早期吞咽治疗，以确保接近正常的喂养和生长。可以教家长们使用带有横切奶嘴的挤压奶瓶来增加配方奶的流量，以配合婴儿的吮吸。一般来说，大多数患有唇裂的新生儿应该能够在 20～30 分钟内在帮助下摄入 56.70～85.05g 的配方奶粉。由于可能吸入过多的气体，喂食时需要经常打嗝。或者使用带有专门用于腭裂喂食的奶嘴的奶瓶，例如 Haberman 喂食器，来限制空气摄入。为了建立父母对喂养的信心，可能需要治疗团队中言语和吞咽专家的频繁评估。未能增重或出现过度嗜气的患者可能需要由治疗小组的儿童医生放置腭部闭孔器。有唇腭裂和相关突起前颌骨的患者，尤其是具有双侧裂隙的患者，应在大约 12 周的时间内进行唇部粘连或上颌前牙矫形手术。唇粘连不仅通过使前颌骨的位置正常化来减小腭裂的大小，而且恢复了轮匝肌的括约肌功能，从而改善了喂养。建议由面部整形外科医生每月进行一次评估，以评估患者的生长发育情况，对于生长发育迟缓或发育不良的患者，可能需要由治疗小组儿科医生进行更频繁的随访。

（五）早期裂隙干预

在新生儿期，为了减轻唇裂畸形的严重程度，经常使用唇部贴带和鼻牙槽矫正器（NAM）。这些干预措施的优点在于减小裂宽、改善鼻对称性和改善家属的心理状态。然而，关于上述技术的疗效仍存在争议，临床实践模式也存在很大差异，在新生儿期，术前唇部贴带通常用于唇裂患儿。从出生后 1 周内开始，将胶带贴在唇部裂隙两侧，同时将嘴唇挤压在一起。出院前，家属会被告知如何每天使用贴带，并密切进行随访。唇部贴带最常见的并发症是皮肤刺激症状。如果遇到这种情况，可以在贴胶带前放置敷料以保护皮肤。NAM 经常用于单侧或双侧唇腭裂的患者。

NAM 的优点在于单侧唇裂畸形改善了鼻对称性，双侧唇裂畸形增加了鼻小柱长度，以及改善了牙槽弓的排列。

一旦患儿家属和治疗小组（整形外科医生，口腔正畸医生）同意进行 NAM，必须采取上颌印模（通常在生后的第一周内）。随后，口腔正畸医生会在一周内为患者进行初步的修复，并指导患儿家属如何使用 NAM，并且每天 24 小时佩戴。在长达 6 个月的临床治疗中，患儿每 1～2 周就诊一次，以评估矫正器的适合性和治疗效果。据报道，NAM 最常见的并发症包括皮肤刺激症状、患儿依从性差和器械无法保持到位。最后两种并发症强调了患者和家属参与的重要性。若患儿及家属的依从性较差，则可建议应用唇部贴带。

（六）唇裂修补术

1. 唇裂修复时机的探讨　一般情况下，唇裂修补术和鼻整形术在患儿 3 个月的时候进行。然而，患者的整体健康状况，包括其他先天性畸形的存在，可能会导致唇裂修复延迟。广泛遵循的术前指导原则包括：体重至少 5kg，血红蛋白至少 10g/L，白细胞计数低于 10×10^9/L，年龄超过 10 周。具有完全性单侧裂或双侧裂的、有明显的上颌前突的患者可能需要分期修复，在 3 个月时进行唇粘连，在 5～6 个月进行明确的修复。当唇部粘连包括唇裂的肌肉修复（如 Rose-Thompson 直线修复）时，它的优点是增加了唇部皮肤部分的长度，这有助于最终修复。唇粘连术也可与 NAM 一起使用，以防止牙槽弓的塌陷。

2. 唇裂修补术的演变及要点　第一个关于唇裂修复的文献是在公元 4 世纪的中国，即切开裂隙的边缘直接缝合。直到 1825 von Graefe 提出使用弧形切口从而延长上唇。这为 19 世纪早期 Rose-Thompson 和其他直线闭合修补提供了基础。然而，直线缝合的缺点在于垂直的瘢痕挛缩导致唇部出现切迹。有几种方法可以避免直线缝合形成的瘢痕挛缩。其中包括许多几何修复，也被设计成不规则的唇部切口。在 20 世纪 50 年代，Tennison 和 Randall 介绍了一种三角形皮瓣，在唇部切口的下部进行了 Z 成形术（图 7-1-21）。然而，所有这些技术产生的瘢痕都破坏了唇部原有的结构，从而使瘢痕的位置相对明显。

1957 年 Millard 提出了一种旋转推进技术是

目前唇裂修复中应用最广泛的手术（图 7-1-22），因为它将大部分瘢痕沿着自然的解剖边界放置，并且方法更为灵活。此外，Millard 技术允许完全的肌肉修复和同期鼻成形术，并尽量减少对正常组织的丢弃。然而，它的缺点包括需要进行广泛的分离和出现裂侧鼻孔狭窄的风险。

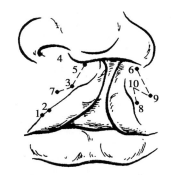

图 7-1-21　Tennison 三角瓣法

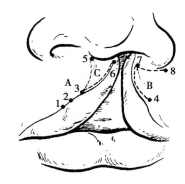

图 7-1-22　Millard 旋转推进法

Millard 旋转推进法修复唇裂，关键的标记包括唇弓的高点和低点，鼻小柱基底，鼻翼基底，并在唇裂侧唇唇弓上设计合适的唇弓高点。Millard 旋转推进法的基本原则是将非裂侧唇瓣向下旋转，使唇裂侧唇向前推进。C 瓣起源于内侧唇瓣，可旋转并入鼻小柱从而达到鼻小柱或鼻底的延长。

Mohler 和 Noordhoff 等的旋转推进技术也经常被临床外科医生使用。这种特殊的外科技术通常用来修复不完全性或完全性唇裂。

鼻尖整形术。一期鼻修复术可减轻鼻部畸形。通过唇部切口或鼻翼缘切口广泛分离鼻翼软骨下的鼻部皮肤，彻底游离鼻翼软骨。一般不分离前庭皮肤，以尽量减少鼻翼狭窄的风险。通过穹隆间缝合将裂侧鼻翼软骨重建和抬高，或者用外部支撑物加强鼻翼软骨或重新定位鼻穹隆。

双侧唇裂的修复不同于单侧唇裂修复。前唇瓣中不包含口轮匝肌，因此手术需要动员两侧唇瓣中的口轮匝肌并在中间进行连接以形成肌肉的闭环。双侧唇裂患者中鼻小柱也明显变短。双侧唇裂修复的标记点类似于 Millard 的单侧唇裂修复。不同的区别是侧方唇瓣红唇向中线的推进，从而形成前唇的红唇部分，而原有前唇的红唇部分则翻转用以修复口腔内黏膜。

（七）腭裂修补术

1. 腭裂修复时机的探讨 尽管目前发表了大量关于腭裂修复手术时机探讨的文献，但对于腭裂和牙槽裂修复的时机仍存在相当大的争议。许多外科医生继续提倡腭裂的两阶段修复，以限制硬腭修复对上颌骨生长的影响。硬腭裂的黏骨膜修复导致骨膜下瘢痕形成。由于中面部的生长是由硬腭骨膜骨细胞的作用，同时伴随着破骨细胞骨吸收沿鼻底和上颌窦发生骨沉积，骨膜下瘢痕的形成将有损于面中部的生长。这种面中部的生长阻抗导致了面中部的凹陷。两阶段腭裂修复的倡导者在 3～8 个月龄之间进行软腭修复，同时将硬腭修复推迟到 15 个月至 15 岁。在 8 个月到 8 岁之间进行腭裂修复的儿童中，颅面形态没有明显的差异。然而，如果硬腭闭合延迟至面部完全发育，则这种扭曲几乎会被消除，代价是语音异常，这可能很难纠正。与未修复腭裂相关的语音病理学包括两个部分。它包括腭咽闭合功能障碍、鼻音亢进和鼻腔漏气。腭咽闭合功能障碍是指在说话和吞咽过程中，软腭不能贴靠咽后壁和关闭鼻咽 - 口咽沟通。腭帆的充分性取决于它的长度和肌肉功能。腭裂病理学的第二个组成部分是在未修复的腭裂或修复的腭裂伴口鼻瘘或功能不全的腭帆中的学习或代偿反应。这种反应包括声门停止、咽摩擦、辅音代换和辅音范围缩小，这些都是婴儿早期结构限制的产物，很难用言语治疗纠正。最好在 12 个月龄前完成腭部修复，以防止这种错发音。因此，大多数整形外科医师主张 9～12 个月之间完全修复腭裂，以防止延迟修复对语言发育的不利影响。

2. 唇裂修补术的演变及要点 腭裂的治疗已经从 17 世纪的闭孔术发展到 18 世纪早期的简单腭裂修复术；到两瓣法完全性腭裂修复术，如 18 世纪晚期的 von Langerbeck 腭裂修复术（图 7-1-23）；到延长软腭的修复术，例如，20 世纪 30 年代的 Veau WardillKilner V-Y 推进技术；不仅可以闭合腭裂和延长腭部，还可以正确对齐腭部肌肉。在腭裂修复过程中，腭帆提肌的重建与更高的成功言语发育概率相关。在 Furlow 腭裂修复术和 von Langenbeck 腭裂修复术的对比研究中，Yu 和他的同事们发现，98% 的 Furlow 腭裂修复术患者具有腭咽闭合充分性和良好的语音，而 von Langenbeck 腭裂修复术患者只有 70%。腭裂修复术的选择取决于裂隙的范围，以及裂隙是单侧还是双侧。

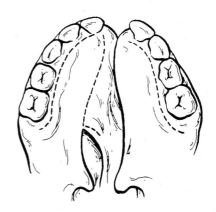

图 7-1-23 腭成形术

3. 裂隙相关问题的二次矫正

（1）腭咽闭合功能障碍：患儿说话时腭咽闭合不充分，以致在通过鼻腔产生超鼻共振的辅音时，空气通过鼻腔逸出。鼻音（/m/、/n/、/ng/）在鼻共振和开放性腭咽闭合的情况下自然出现；所有其他音素都需要闭合腭咽闭合复合体，使腭部上升，以接触咽后壁。可分为腭咽学习障碍（通常由发音错误和不正确的位置或闭合造成）、腭咽功能不全（功能缺陷）或腭咽功能不全（结构或解剖缺陷）。尽管腭咽闭合功能障碍的发生在文献中有很大差异，但 20% 腭裂修复术后的患者会出现。双反 Z 形成形术或 Furlow 腭成形术已被证明能改善语音效果，与直线闭合术相比，接受 Furlow 成形术的儿童由于 VPD 而需要二次手术的概率更低。

言语治疗在术后开始，一直持续到功能障碍和代偿性发音错误得到纠正。持续性腭咽闭合功能障碍最好在 5～6 岁之间通过咽瓣手术来解决，但伴随的风险包括下鼻腔共振和睡眠呼吸暂停。

腭部假体的放置是另一种治疗方法，但通常耐受性较差。

（2）牙槽骨移植：牙槽骨移植的适应证包括上颌骨弓的稳定，为邻近牙的牙齿提供骨支持，口鼻瘘的闭合（如果存在），鼻尖裂的抬高，以及促进正畸治疗或放置钛种植体。在唇裂或腭裂修复时，二期牙槽骨移植通常优于一期植骨，因为一期植骨对面部生长有不良影响。第二牙槽骨移植理想的时间在永久性尖牙萌出之前，牙根形成 $1/2\sim2/3$ 时。髂嵴松质骨是最广泛使用的供骨部位，但其他部位包括胫骨干、下颌联合、肋骨和裂颅骨。Yen 报道了一种新的方法来闭合因软组织功能不全而无法植骨的牙槽裂，用正畸弹簧、弹力带和钢丝来移动一位双侧唇腭裂患者含有两颗前磨牙的后段骨。

（3）面中部发育不全：9～12 个月龄的腭裂修复时机优化了语音发育，然而，人们认识到腭部修复可能导致面中部生长变形，从而出现面中部凹陷。与面部发育不全的美学后果一样重要的是它对语言的影响。第三类错𬌗可以影响所有舌尖和双唇辅音的产生。前张口和侧张口可能导致口齿不清。此外，在某些类型的硬腭裂修复术中，腭弓降低可能会导致舌头活动受限。矫正上颌骨发育不良和退缩通常需要横向扩大上颌，Le Fort I 型截骨和坚强内固定术用以纠正上颌凹陷畸形。上颌牵张成骨与降低复发率有关，因为它能够将新的骨沉积与骨重建和上颌前移相结合。骨锚定牵张装置被认为优于牙载装置，因为牙锚定装置导致的牙齿移动大于骨骼移动。

（4）二期鼻中隔成形术：单侧裂鼻畸形的矫正仍然是最具挑战性的裂鼻手术护理方面的一个证明为这个问题提倡的技术数量。Dutton 和 Bumsted 使用三层方法矫正鼻裂畸形。在唇部修复时进行一期鼻成形术后，在牙槽骨移植和鼻唇瘘闭合后进行中间鼻成形术。中间鼻成形术的目的是矫正任何残留的下软骨畸形。采用上唇 V-Y 推进皮瓣行开放性鼻成形术延长鼻小柱（单侧唇裂鼻畸形采用 Bardach 改良法）。Y-V 鼻翼推进也可用于缩小鼻翼基部，用永久性缝线将鼻翼基部固定在鼻骨上。青春期后进行延迟性鼻成形术，以纠正任何骨性背侧畸形和鼻阻塞的各种原因。

Ahuja 描述了单侧唇裂患者在 20～30 岁时进行鼻畸形的根治性矫正。这些患者在就诊前均未接受过鼻部矫正、正畸治疗或牙槽骨移植。采用开放性鼻成形术。所有患者均行鼻中隔裂侧小柱延长、鼻中隔黏膜下切除加尾支复位、鼻背隆凸、梨状缘、鼻底、牙槽裂植骨术。鼻尖畸形采用穹隆间缝合法矫正，鼻翼软骨采用永久性缝线固定在鼻中隔和上外侧软骨上。如果鼻翼过度扩张，则以 V-Y 推进进行鼻翼基底复位，从而避免了截骨术。Ahuja 报告了良好的美学效果，同时承认一些持续性的鼻翼基底凹陷，尾隔定位不充分，鼻尖不清晰，鼻孔不对称，背侧增大不足。尽管这项技术不能改善咬合情况，但对于那些延迟矫正鼻裂畸形、不能忍受正颌和正畸手术的患者来说，这是一项可接受的矫正措施。

（5）听力和中耳疾病：95% 以上的新生儿应在围产期进行听力损失筛查，目的是早期识别和干预。唇腭裂的婴儿，特别是腭裂患儿，中耳疾病的发病率非常高，通常归因于中耳积液。但在唇腭裂儿童中，感音神经性听力损失、传导性听力损失和混合性听力损失的发生率也较高。

95% 的唇裂患者，特别是腭裂患者存在咽鼓管功能障碍，包括慢性中耳积液。慢性中耳疾病的原因是腭帆张肌的解剖破坏和咽鼓管顺应性的改变。改善听力的干预包括放置鼓膜造口管，腭成形术和 / 或听力放大。大多数腭裂患儿在 6 岁出现咽鼓管功能，中耳疾病及听力的明显改善。在随后的几年中，唇腭裂患儿的听力损失发生率仍然显著增加。

（韦　敏　袁　捷　章庆国　郭　澍）

第二节　肢　体　畸　形

一、肢体畸形是复杂的临床疾病

先天性肢体畸形在整复外科及手外科中均较为常见，医生对诊断和治疗方法必须有充分的了解。手及上肢先天性畸形发病约占新生儿的 1/500，其中大约半数伴有身体其他部位的畸形，表现多种多样。

分类方法决定了治疗方案，因此准确的分类是必要的。现今最常用的分类方法是 IFSSH/Swanson 分类，于 1964 年由 Swanson 提出，在

1974年被国际手外科学会联合会（IFSSH）所采纳（表7-2-1）。它虽然不能涵盖所有的手及上肢先天性畸形，但它结合了胚胎学、病因学、解剖学的特点，并根据形态学和结构上的特点进行分类，较为简明。

表 7-2-1　IFSSH/Swanson 分类

IFSSH/Swanson 分类	
1. 形成障碍	3. 重复畸形
纵向缺失	桡侧多指
桡侧纵列缺失	尺侧多指
尺侧纵列缺失	镜影手 / 尺侧复肢
横向缺失	4. 过度生长
节段缺失	5. 发育不全
2. 分化障碍	6. 环状缩窄综合征
软组织缺失	7. 全身性骨骼畸形
骨缺失	

其中，复拇、并指、手足分裂畸形和环状缩窄带综合征是先天性肢体畸形中相对较为常见的，本文将对这4类疾病进行讨论，包括每一类疾病的临床表现、治疗处理原则等。肢体畸形可能是遗传的，也可能是因为自发突变。因此对于可遗传性疾病，还需要了解如何进行基因检测和 / 或遗传咨询，以促进进行先天性畸形相关的教育及了解其对后代的影响。

二、复拇畸形

复拇畸形（thumb duplication）又称重复拇指，或者桡侧多指（radial polydactyly），表现为正常拇指以外的孪生手指，也可以是手指的指骨、单纯软组织成分或掌骨等的赘生，是临床上最常见的手部先天性畸形之一，其发生率报道从 0.08‰～0.18‰ 不等。复拇畸形可以单独存在，也可能是各种综合征的表现之一，如 Beckwith-Wiedemann 综合征、Bloom 综合征、Holt-Oram 综合征等。

（一）复拇畸形的病因

复拇畸形的发生受遗传因素和环境因素的双重作用。在肢体的早期发育中，前后轴基因的表达调控手指的数量和外形。Shh 基因在轴后起决定性作用。在小鼠模型中，Shh 的浓度在肢芽的前后轴上呈现梯度分布，而 Gli3 是 Shh 的拮抗物，主要在轴前表达。这个通路中的基因突变或者浓度梯度改变会导致多指畸形的发生（图7-2-1）。环境因素也会对胚胎发育过程产生影响，如某些致畸药物、病毒性感染、工业污染、放射性物质等，都可成为致畸因素。这些因素导致肢芽胚基分化早期受损害，是多指畸形形成的重要原因。复拇畸形即是由于顶端外胚层脊的发育异常，拇指侧顶向近位延长及其退缩迟缓所致。

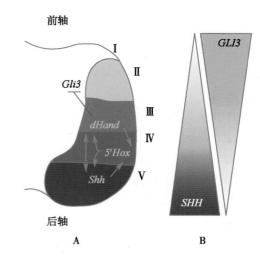

图 7-2-1　轴前结构的发生与基因调控

（二）复拇畸形的临床表现

复拇畸形的临床表现变化多端，主要表现为拇指的桡侧或者尺侧存在另一个拇指或手指，或拇指的两侧均多指。复拇畸形的两个拇指常常是不等大的，这种称为主次型复拇。其中较大的拇指大小、形态、结构和功能接近正常，而另一个较小的拇指与正常拇指相差悬殊。两个拇指可有不同程度的发育不良和畸形，其可以表现是二节指骨的拇指，也可以是三节指骨的拇指。有时两个拇指是形态相似的孪生拇指，又称作为镜影拇指。复拇畸形中的两个拇指伴有指间关节、掌指关节的侧屈、掌屈或成角畸形，其形态犹如蟹钳样，称为蟹钳样复拇指畸形。

（三）复拇畸形的分类

复拇畸形的分类，目前多采用以解剖形态异常为基础的 Wassel 分类法，共分为 7 型，即末节指型、近节指骨型和掌骨型三种，每种畸形又根据重复指的分离程度，分为有骨性连结的分叉型和有关节连结的复指型两种，再加上三节指拇指型共 7 型（表 7-2-2、图 7-2-2），其中Ⅳ型最多，约占 47%，Ⅶ型占 23%，Ⅱ型占 15%。此分类法简明扼要，符合病理，解剖学规律。Wood 等在此基础上对Ⅳ型和Ⅶ型进行了亚类的补充，形成了更加完善的 Wood 分类（图 7-2-2、图 7-2-3）。

（四）复拇畸形的治疗

1. 治疗原则　复拇畸形的治疗目的是尽可能恢复其正常的解剖结构，达到外形和功能的重

表 7-2-2　Wassel 复拇畸形分类

分型	主要特点
Ⅰ型：远节指骨分叉型	有共同的骨骺与指间关节，多数有两个独立的指甲，其间有沟，少数共用一个指甲，拇指有末端扁宽
Ⅱ型：末节指骨复指型	各有其独立的骨骺，分别与近节指骨头相关节，近节指骨头轻度变宽，以适应与重复的末节指骨相关节
Ⅲ型：近节指骨分叉型	近节指骨分叉，分别与重复的远节指骨形成关节，近节指骨与掌骨头之间有正常的关节，重复指可发育正常、退化或发育不良
Ⅳ型：近节指骨复指型	各有独立的骨骺，与轻度变宽的掌骨头相关节，重复指骨纵轴分叉
Ⅴ型：掌骨分叉型	第一掌骨分叉与重复指的近节指骨基底分别形成关节
Ⅵ型：掌骨复指型	掌骨重复，拇指完全重复，其中之一可发育不良
Ⅶ型：三节指骨型	拇指呈三节指骨或部分三节指骨手指，三节指骨拇过度生长，而重复拇指发育不良

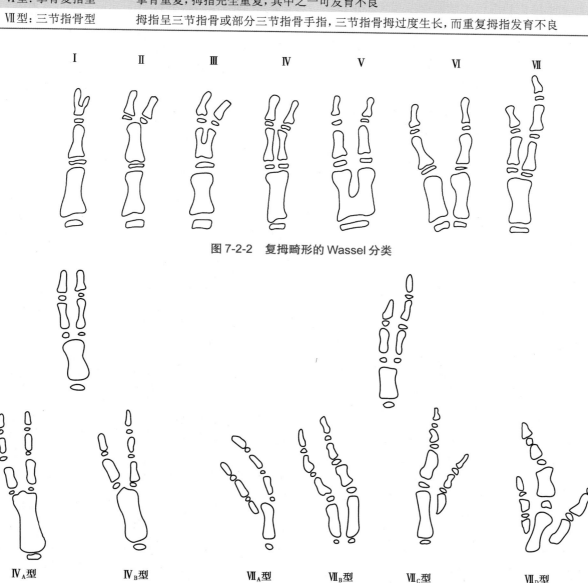

图 7-2-2　复拇畸形的 Wassel 分类

图 7-2-3　复拇畸形的 Wood 分类

建。治疗原则是切除赘生拇指，保留近似正常的存留拇指。对于孪生拇指畸形，可将两个镜影拇指合二为一，重建一个新的拇指。因复拇解剖变异较大，其治疗往往比想象的复杂得多，简单的切除往往带来畸形、关节不稳定与功能障碍，因此应根据不同情况来制订个性化的手术方案。原则上保留外观较正常、功能较好的拇指。拟切除的多指如有主要神经血管束时，应仔细分离，切勿损伤，予以保留；如有主要肌腱或内在肌止点时，也应移位到保留拇指的相应位置。对位于掌指或指间关节囊内的多指切除时，应保留多指的关节囊及韧带组织，用来修复拇指关节囊，维持关节稳定性。当保留的拇指过于偏斜时，尚需在骨骺发育基本停止后进行关节融合或截骨矫形术。

2. 手术时机 取决于主指移位程度和发育程度。通常手术应在引起明显关节歪斜和握捏力发育关键期（10～12个月）之前进行。综合患儿心肺功能的发育和手术耐受性，通常手术时间为出生后8～15个月。对仅以狭长的皮蒂与正常手指相连的赘生指，简单切除即可，出生后即可进行；对简单型多指，特别是尺侧多指，可以出生后3～6个月手术；对有严重畸形、组织缺损的复杂多指，可借助显微外科技术，在1岁后行多指切除同时进行组织移植或移位等手术重建功能，并定期复查直至发育停止期。继发畸形的治疗一般应争取在学龄前完成。

3. 手术方法 因复拇畸形表现的多样性，手术方法的选择也因人而异，强调个体化治疗。其涉及到整形外科、显微外科、骨科和手外科等多个学科技术的综合运用，临床上应根据具体病例合理选择。常用的手术方法有如下几种：

（1）赘生拇指切除术：对于主副指明确的复拇畸形，可以进行赘生拇指的切除和存留拇指的整形，此时要注意侧副韧带的重建和加强关节的稳定性（图7-2-4）。

（2）副指切除、侧副韧带重建术：对于主副指明确的复拇畸形，可以切除副指，将主指中央化，同时将侧副韧带缝合于主指侧方以稳定关节（图7-2-5）。

（3）Bilhaut-Cloquet术：对于两个拇指外形和指骨形态相似即镜影拇指时，可采取此种术式，即取两个拇指各一半的软组织、指骨和指甲合并组成新的拇指。在行此种术式时，要注意关节面的平整、肌腱止点的保留、骨面和甲床面的对齐，尽量减少后期指甲的突起或凹陷（图7-2-6）。

（4）截骨和骨移植：当掌指骨存在桡偏或者尺偏时，需要进行掌骨或指骨的楔形截骨，以矫正成角畸形，同时克氏针固定。必要时需要进行开放截骨，同时副指多余松质骨的移植（图7-2-7）。

（5）肌腱动力平衡手术：复拇畸形常常存在伸屈肌腱及滑车系统的发育异常，将肌腱重新平衡于功能位有利于关节畸形的矫正和发育列线的维持。为此，拟去除拇指的伸肌腱和屈肌腱必要时应予以保留，用于存留拇指伸屈功能的重建或者关节侧偏畸形的矫正（图7-2-8）。

（6）局部岛状皮瓣修复：当去除另一个拇指后存留拇指存在组织缺损或形态过小时，可以从拟去除拇指上分离出带神经血管蒂的局部岛状

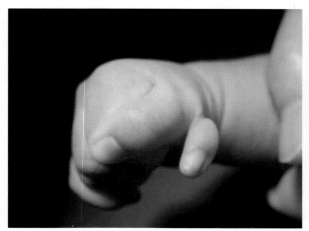
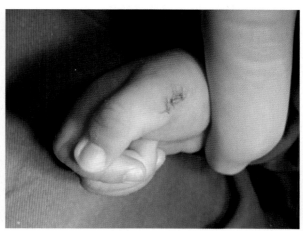

图7-2-4 漂浮拇的切除

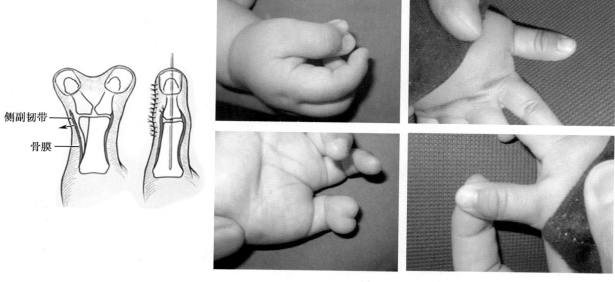

侧副韧带

骨膜

图 7-2-5　副指切除、侧副韧带重建术

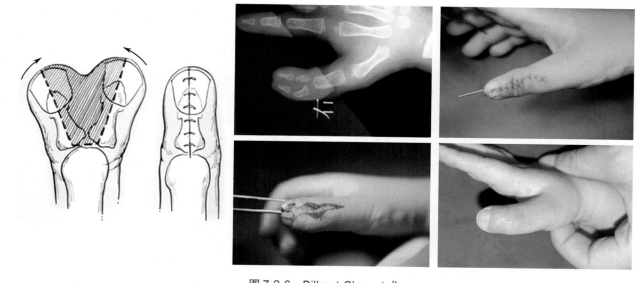

图 7-2-6　Bilhaut-Cloquet 术

皮瓣，用以补充组织量的不足；皮瓣也可以带上部分指骨和指甲，用以增粗存留拇指，改善形态（图 7-2-9）。

（7）顶端成形术：即 On-Top Plasty 术。当一拇指外形不佳但掌骨发育良好，而另一拇指外形良好但掌骨发育不良时，可选择此术式。此时可利用远端发育良好的拇指，保留神经血管蒂，平移到另一掌骨良好的拇指基底部。要根据拇指掌指关节的发育情况，决定保留哪个掌指关节和截骨平面（图 7-2-10）。

4. Ⅶ型复拇中三节指骨拇指的矫正　三角形的多余指骨常可引起斜指畸形，对此可在三角形指骨作中央截骨，然后进行楔状植骨矫正畸形。还可采用反向楔形截骨植骨术，即将三角形指骨在其界面长的一侧作楔形截骨，移植到界面短的一侧，以矫正手指的成角畸形。对于无成角畸形的三节指骨拇指，可根据近侧指间关节或远侧指关节的发育情况，合理选择融合其中一个关节，必要时截骨缩短指骨或摘除三角形指骨（图 7-2-11）。

（五）复拇术后继发畸形的修复

复拇单纯的简单切除常会导致后期出现继发畸形，如手指偏斜、拇指内收、关节不稳定、肌力

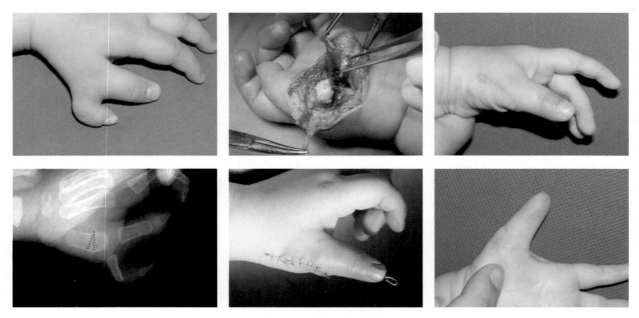

图 7-2-7　骺板下截骨矫正掌指关节成角畸形

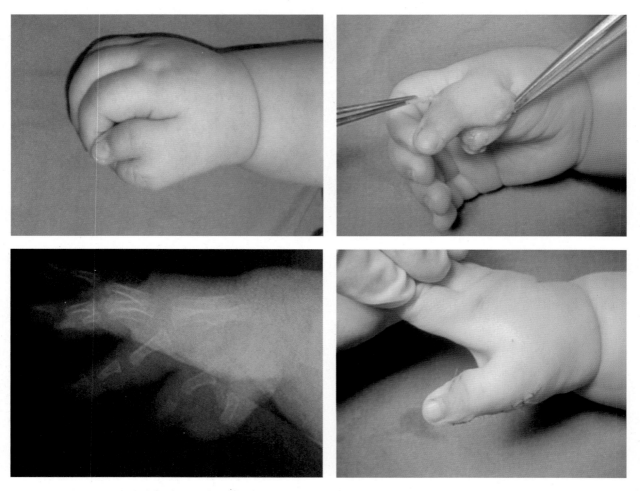

图 7-2-8　保留复拇桡侧指伸肌腱，转位固定于尺侧指末节尺侧基底部，以平衡肌腱，矫正发育列线

不足，甚至出现拇指发育不良表现。此时，需要分析解剖上可能存在的异常情况，并针对性地采取相应措施进行综合修复，如关节面的修整和截骨，侧副韧带的重建，肌肉止点的重新固定，肌腱转移或移植，必要时进行拇指发育不良的部分再造等。

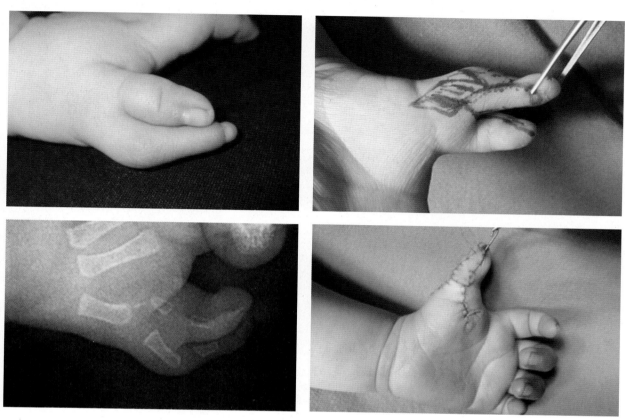

图 7-2-9 岛状皮瓣转移补充重建拇指的软组织量不足

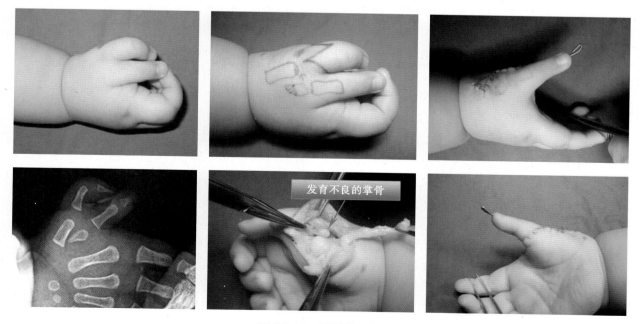

图 7-2-10 顶端成形术

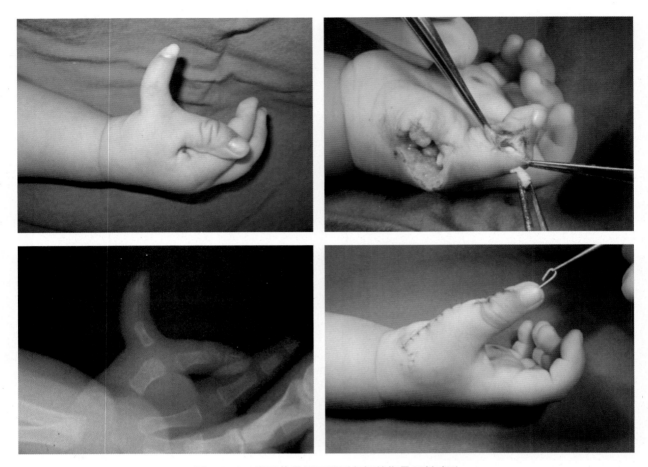

图 7-2-11　楔形截骨矫正Ⅶ型复拇的指骨歪斜畸形

（六）复拇术后康复治疗

复拇术后康复需进行早期的支具固定以维持相对位置，合理适度的康复锻炼有利于达到更好的功能恢复。

三、并指畸形

并指畸形（syndactyly）是指相邻指/趾间软组织和/或骨骼的不同程度的融合，这是由于正常的指趾分离及指蹼形成过程中的某一阶段失败所致。在正常的发育过程中，手指的形成是在胚胎期上肢终末手板内部中胚层分化的过程。手指间隙的形成是一个调控细胞凋亡的过程，其方向是由远向近直至正常指蹼所在。这一过程依赖于外胚层顶嵴和多种细胞因子的分子信号，包括骨形成蛋白、转化生长因子-β、纤维母细胞生长因子及视黄酸。

并指可对一个成长中的孩子在美容、功能及发育等各方面产生影响。除了手的外观是与常人不同之外，拇示指并指会妨碍手抓捏功能的发育，其余各指间的并指会抑制各指独立的运动，尤其是外展，并因此导致手横向跨度的减小。不同长度的手指指间并指还会导致较长的那根手指被拘束，从而导致其向较短的手指侧弯，随着进一步生长，可导致近指间关节处的屈曲挛缩（图 7-2-12、图 7-2-13）。

（一）流行病学

并指畸形是一种常见的手部先天畸形，其发病率约为 1/2 000。50% 的病患为双侧性并指。10%～40% 的患儿有家族史，表现为常染色体显性遗传（图 7-2-14）。表现变异性及不完全外显率使得男性发病较多（男：女约 2:1），且同一家族中表现型多样。作为儿童手部先天畸形的一部分，并指畸形可单独出现或在许多综合征中出现，伴随于其他多种畸形，如多指畸形、指弯曲畸形、短指畸形、先天性指间关节融合、骨联合等。在单独出现的并指中，以中环指受累最常见（57%），

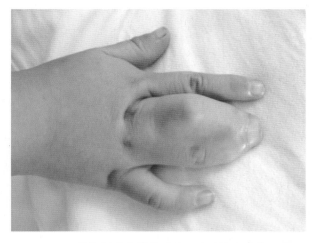

图 7-2-12 并指影响指体的发育，导致指间关节处的屈曲挛缩

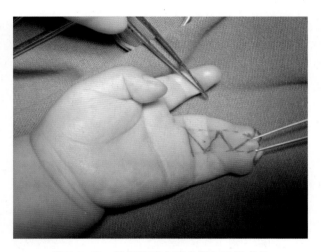

图 7-2-13 并指导致中环小指向尺侧成角

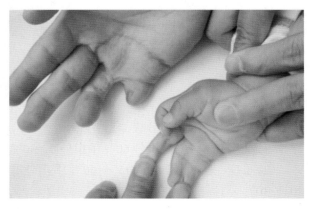

图 7-2-14 父女均患有左侧环小指并指畸形，表现为常染色体显性遗传（父亲曾进行过手术）

其次为环小指（27%）。拇示指及示中指并指较少见。在综合征的病例中，拇示指及示中指并指相对更常见。

（二）并指畸形的分类

并指的分类取决于手指结合的范围和程度。连在一起的手指可在指甲、指神经血管束、骨骼和肌腱等各方面表现出畸形。如果相邻手指仅部分相连，指蹼成形于正常所在至指尖之间的任一位置，则称为"不完全性并指"（图 7-2-15A）。当相邻手指的基底到指尖完全相连时，被称为"完全性并指"（图 7-2-15B）。当仅有相邻手指的皮肤或软组织相连时，称为"简单并指"。其关节多正常，指屈伸肌腱可独立活动。虽然指结构的分叉可能较正常水平更靠近末端，但指神经血管的解剖结构是正常的。而"复合性并指"是以骨骼异常为特征。最常见的复合性并指异常为远节指骨间侧 - 侧融合。这种远端骨联合表现为并甲，伴有指端甲皱减少及横过骨块的两指甲基质之间变平坦（图 7-2-16）。"复杂性并指"则是指有指骨或手指插于异常指蹼之间。肌腱及神经血管畸形的发病率随并指的复杂程度升高而增加（图 7-2-17）。

（三）综合征伴发的并指畸形

并指畸形既可以是单独出现的畸形，也可能是其他畸形或综合征的表现之一，如在分裂手畸形中，常表现有并指畸形，尚有多指并指、短指并指、指端交叉并指、肢体环状狭窄合并并指等。很多综合征存在并指畸形，如 Poland 综合征、Apert's 综合征等（表 7-2-3）。

（四）并指畸形损害程度的分级及评定

所有的手及上肢先天性畸形，均存在不同程度的外形及功能上的损害，如何来衡量其畸形及损害程度，是整形外科、手外科医师共同关心的事情。Eaton 和 Lister（1990）对先天性并指畸形程度的分级就是一个有价值的尝试。该分级方法简单易行，包括三部分：指蹼粘连程度分级、骨结构畸形及活动范围分级、形态损害分级等。它不仅可用于手术方法的选择，而且可以作为手术效果的评定依据。

1. 指蹼粘连程度分级　测量较长的手指，取其手指完全伸直及外展位时，测量指蹼到掌骨头距离与掌骨头到指尖距离之比。

（1）Ⅰ度：并指范围≤1/8 掌骨头到指尖距离；

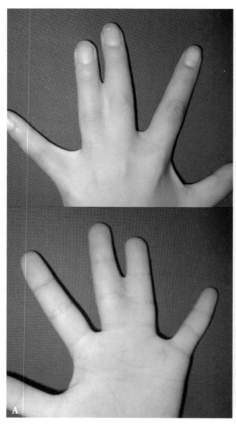
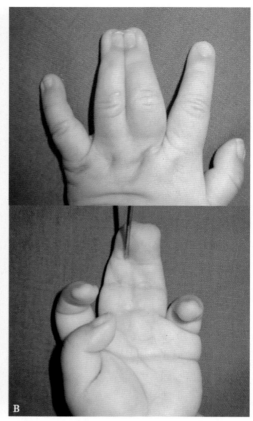

图 7-2-15　环小指不完全性并指（A）和完全性并指（B）

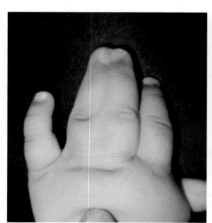
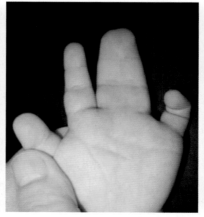
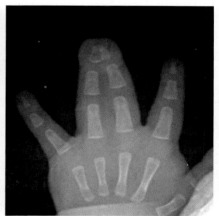

图 7-2-16　复合性并指以骨骼异常为特征

（2）Ⅱ度：并指范围在 1/8～1/4 掌骨头到指尖距离；

（3）Ⅲ度：并指范围在 1/4～1/8 掌骨头到指尖距离；

（4）Ⅳ度：并指范围在 > 3/8 掌骨头到指尖距离。

2. 主动外展范围的分级

（1）Ⅰ度：拇 - 示指外展≥60°；手指外展≥30°；

（2）Ⅱ度：拇 - 示指外展 45°～60°；手指外展 20°～30°；

（3）Ⅲ度：拇 - 示指外展 30°～45°；手指外展 10°～20°；

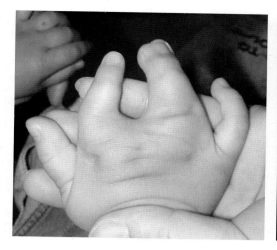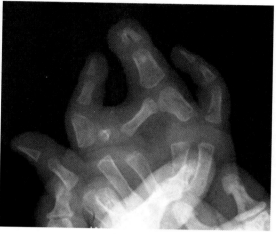

图 7-2-17　复杂性并指则有多指指骨或手指插于异常指蹼之间

表 7-2-3　伴有并指的综合征

综合征	临床表现	遗传特征
Poland 综合征	单侧短指并指畸形，胸大、小肌，胸骨头发育不良，乳房发育不良，腋蹼	未定
Apert 综合征	狭颅症，眶距增宽症，突眼症，上颌骨发育不良，智力迟缓，复杂指端并指	常染色体显性遗传
Saethre-Chotzen 综合征	狭颅症，眶距增宽症，突眼症，上颌骨发育不良，不完全性单纯性并指	常染色体显性遗传
Waardenberg 综合征	尖头畸形，面口不对称，腭裂，耳畸形，鼻畸形，单纯性短指，并指畸形，偶有末节指骨分裂	常染色体显性遗传
Pfeiffer 综合征	短头畸形，宽，短拇指及大足趾，畸形伴有三节指骨单纯性并指	常染色体显性遗传
Summit 综合征	尖头畸形，各种类型手足畸形	常染色体显性遗传
Noack 综合征	尖头畸形，巨大拇指畸形，大足趾多趾，并指（趾）	常染色体显性遗传
Carpenter 综合征	尖头畸形，下颌骨发育不良，平鼻，智力迟缓，单纯性中、环指并指	常染色体显性遗传
Oculodentaldigital 综合征（眼齿指综合征）	小眼畸形，小角膜畸形，青光眼，小鼻，小鼻翼，小牙及牙釉发育不良，中、环指并指	常染色体显性遗传
Orofaciodigital 综合征 I（口面指综合征 I）	系带发育不良，裂舌，裂腭，唇中裂，下颌沟槽，齿槽突起，牙齿异常，上颌骨发育不良，单纯性并指。男性易死亡	X 链显性遗传
Orofaciodigital 综合征 II（口面指综合征 II）	裂舌，唇中裂，牙槽裂，下颌骨发育不良，并指	常染色体遗传
Acropectorol-vertebral 综合征	并趾，小足趾多趾，掌骨/骨融合，胸骨突出，隐性脊柱裂，智力迟缓，颅面畸形，拇-示指并指	常染色体遗传

摘自 Bora FW（ed）：上肢儿科学。Philadelpia，WB Saunders，1986

　　（4）Ⅳ度：拇-示指外展 <30°；手指外展 <10°。

　　3. 主动伸指或屈指损害程度的分级　（以伸指不足及屈指不足的厘米数来测量，拇指则以外展功能失去的厘米数测量）：

　　（1）Ⅰ度：指伸或指屈范围减少在 0.5cm 以下；

　　（2）Ⅱ度：指伸或指屈范围减少为 0.5～1.0cm；

　　（3）Ⅲ度：指伸或指屈范围减少为 1.0～2.0cm；

　　（4）Ⅳ度：指伸或指屈减少范围大于 2.0cm。

　　4. 形态损害分级

　　（1）Ⅰ度：正常外观；

　　（2）Ⅱ度：接近正常；

　　（3）Ⅲ度：明显可看出畸形；

（4）Ⅳ度：严重畸形，或是经手术前后形态没有变化。

（五）并指的治疗

手术治疗适用于大多数病例，但禁忌证包括：不伴有功能障碍的轻度不完全并指，不适宜手术的健康状况，或存在分指未遂导致进一步功能障碍风险的复杂性并指。有时，组织量不足以再造独立、稳定并可活动的手指（图 7-2-18、图 7-2-19）。这种情况多见于中央性短并指畸形或并指多指畸形，分指有可能导致功能受损。

1. 手术时机 并指分离术在新生儿期、整个婴儿期，或延长至儿童期均可实施。Flatt 与 Ger 的长期随访发现，虽然受骨骼偏斜及畸形的影响需早期进行手术，但 18 个月大后进行并指分离的疗效更佳。治疗目标是在学龄前完成所有的分指手术。多根手指的并指手术需分阶段进行，因为一次仅可分离患指的一侧以避免损伤皮瓣或手指的血管。所有手指并在一起，其治疗常需分两个阶段。第一阶段分离拇示指及中环指。3 个月后，进行第二阶段手术，分离示中指和环小指。另外，在第一阶段可同时进行所有手指的指端分离以及远节指骨融合的分离术，从而为第二次手术打下基础。

2. 术前评估 在术前评估并指患者时，需考虑的重要因素包括：受累指蹼的数量，并指的范围，指甲受累情况及有无合并其他畸形。各手指间缺少差速运动可能说明骨性融合和／或有一多指隐藏于相邻手指之中。体格检查需包括整个上肢、对侧的手、胸壁以及脚。放射检查发现有无骨的融合，有无隐匿性多指（并指多指）或其他的骨、关节畸形。进一步超声或磁共振检查有助于判断复合性并指的屈肌腱和血管解剖有无异常。

3. 手术方案 关于并指的手术治疗需要重点把握的主要包括以下方面：指蹼重建，手指分离与皮肤覆盖，甲皱成形以及术后包扎护理。

（1）指蹼重建：并指分离术的关键在于重建功能及外形良好的指蹼。最常用的方法是从并指背侧近端做一矩形瓣。还有很多变化形式，如背侧梯形瓣、背侧瓣合并侧翼来重建指蹼。背皮肤可设计为岛状皮瓣，按 V-Y 推进至指蹼空间。单

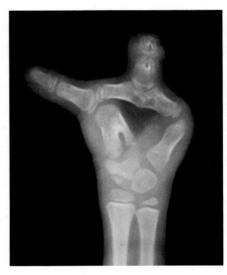

图 7-2-19　不宜手术分离的完全性邻近指骨融合的复杂并指的 X 线片

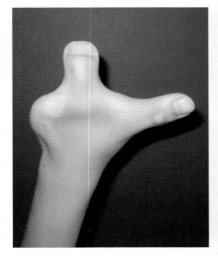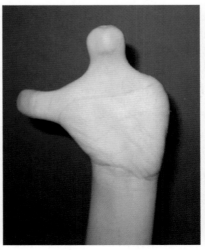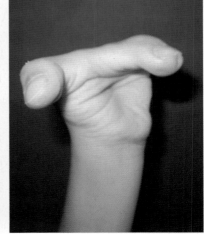

图 7-2-18　复杂性并指的临床照片

独的并指掌侧面（或与背侧面一起）可通过三角形皮瓣交互插入来重建指蹼。对局限于手指近节的不完全性并指，指蹼可通过简单的 Z 成形、四瓣 Z 成形或蝴蝶瓣以加深或延长现有指蹼来达到复位效果（图 7-2-20）。此情形下，其他方法包括局部皮瓣互相组合，如三瓣指蹼成形术或 X-M 成形术。不完全并指常造成局部拥有足够皮肤的假象。然而，当重建结合处以及局部皮瓣转移之后，常在指蹼基底出现皮肤缺损，而在指蹼远端存在多余皮肤。Brennan 和 Fogarty 介绍了一种技术来处理相关情形，将远端皮肤通过岛状瓣向近端推进并与三角瓣联合重建结合处。

Z 成形是并指畸形治疗中最常使用而且有效

的手术方法，但由于 Z 成形的灵活性很大，可谓变化无穷，要熟练掌握它需要长期实践才能达到。单 Z 成形，又称对偶三角皮瓣成形或交错三角皮瓣成形（图 7-2-20A）适应于Ⅰ度并指，并指范围≤1/8 掌骨头到指尖距离。双 Z 成形（图 7-2-20B、图 7-2-20C），俗称四瓣法。由于增加了延长轴线距离，较单 Z 成形为佳，适合于Ⅰ～Ⅱ度并指的整形手术，但较多适合Ⅰ度并指。

V-Y 成形术或 Y-V 成形术，也常在并指畸形矫正中应用。V-Y 成形术是设计皮肤 V 形切开，制成使三角形皮肤组织松解，退回到需要的位置，Y 形缝合即达到组织复位。Y-V 成形术是设计皮肤 Y 形切开，V 形缝合，多个 Y-V 成形术，可

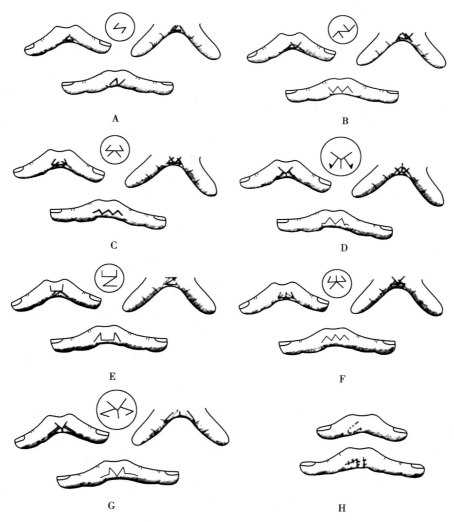

图 7-2-20　并指指蹼整形技术

A. 指蹼单 Z 成形；B. 交错四瓣法，反方向双 Z 成形；C. 镜影式两个相对的 Z 成形；
D. V-Y 及 Y-V 成形；E. 矩形瓣加 Z 成形；F. 蒂部在手掌的 Y-V 加双 Z 成形——五瓣成形；G. 蒂部在手背的 V-Y 成形加海鸥瓣成形；H. 指侧舌状瓣转移

较大的增加皮肤的横向长度，达到矫正并指畸形的目的（图 7-2-20D）。

矩形瓣推进加 Z 成形，在手背设计一个矩形推进皮瓣，在指蹼掌侧，设计一个单 Z 成形，加深了并指畸形矫正的深度，适合于Ⅰ～Ⅱ度并指的整形手术（图 7-2-20E）。Y-V 成形术加双 Z 成形，就构成了五瓣成形。指蹼中部设计皮肤 Y 形切开，V 形缝合，增加向的皮肤长度，达到矫正并指的目的，为了增加向的皮肤长度，在 Y-V 成形的两侧，各设计一个单 Z 成形，达到矫正并指畸形的目的。图 7-2-20F 是蒂部在手掌的 V 形三角形皮瓣 Y-V 成形术，加双 Z 成形构成五瓣成形。图 7-2-20G 是蒂部在手背的 V 形三角形皮瓣 Y-V 成形术，加"海鸥"瓣双 Z 成形的五瓣成形。手指侧方指蹼舌状皮瓣旋转移植，加深指蹼，这是常用于烧伤性不完全性并指的手术设计，也可用于先天性并指畸形的矫正，手术设计简单，易行。其实，这也可归纳为 Z 成形的一种（图 7-2-20H）。

（2）手指的分离及皮肤覆盖：分离并指需要仔细设计切口从而优化使用可用的皮肤，手术暴露手指分指的结构。切口的设计必须确保瘢痕收缩不会导致关节及趾蹼间挛缩。现已演变出为数众多的切口设计，包括侧方基底的三角瓣和矩形瓣。Cronin 技术一直是并指分离最常用的技术，通过多个锯齿形切口形成并指掌侧及背侧的三角瓣，从而实现避免挛缩的皮肤覆盖（图 7-2-21A）。该方法的改良较多，很多旨在重新分配可用皮肤，从而避免指蹼处两边的皮肤移植（图 7-2-21B～E）。

分指手术需分割、切除两指间的筋膜，不仅要注意识别保护各指的神经血管束，还要确保指蹼有足够的静脉回流（图 7-2-22）。指神经及动脉的分叉处可能较设计的指蹼位置更远。这种情况下，如该指另一侧未行手术或术后指动脉完好，则可结扎指动脉。否则，指蹼的水平受限于动脉分叉水平，或可通过静脉移植来延长动脉长度（极少数情况需如此）。当多根手指分离时，每根手指必须保留至少一根指动脉，因而这些病例一定要有精确的手术记录。指神经远端分叉的处理可为束间切断，近端分离。

手指皮肤覆盖有赖于并指处掌、背侧皮瓣转移辅以皮肤移植。全厚皮片移植优于中厚皮片移植，可减少挛缩。移植皮肤的供区多选择腹股沟

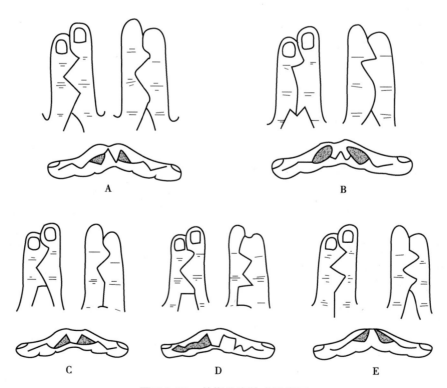

图 7-2-21　并指分离技术示意图

A. 两手指分开，双三角皮瓣法（Cronin 的技术）；B. V-W 皮瓣再造指蹼；C. 手背矩形皮瓣；D. 手掌横行矩形皮瓣；E. 掌侧三角皮瓣，V-Y 成形

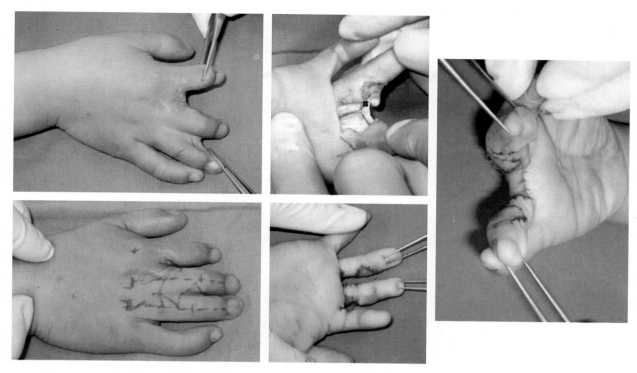

图 7-2-22 识别神经血管结构的分叉，避免单个手指双侧血运受到影响

区。其他供区包括上臂内侧、肘前窝、小鱼际、腕部或副指的皮肤。虽然包皮可能皮量不足及颜色不匹配，也曾被使用。因为会产生瘢痕，所以不管选择哪里作为供区，都要向患者仔细解释并获得其同意。

为了改善皮肤整体的匹配度以及避免皮肤移植后出现的挛缩，不移植皮肤的重建技术开始被应用。这一技术需要在保护好指血管系统和神经的同时，去除手指的皮下脂肪从而减小手指周径手术，需要精细操作（图 7-2-23）。另一避免皮肤移植的方法是从手背或 / 和邻近指获取皮肤。如需更多的皮肤，可通过组织扩张获得。有学者在并指远端安放骨牵引支架，横向牵引，从而扩张并指远端皮肤，使完全性并指远端也获得足量可供转移的皮肤。虽然这一技术在并指中的应用有限，但为复合性并指的分离提供了新的手段。

（3）甲皱成形：完全性并指分离，特别是合并有远节指骨融合的，需要再造甲皱。远节指骨部可采用 Buck-Gramcko 介绍的技术处理。在并指远端设计交叉舌状瓣，分别折叠再造两侧甲皱；或者设计指背舌状旋转皮瓣＋指端舌状皮瓣再造甲皱（图 7-2-24、图 7-2-25）。也可以在相联合的指腹处做一皮瓣重建一指的甲皱，再用该处的皮

下脂肪瓣及皮肤移植来重建另一指的甲皱。还可以运用鱼际皮瓣等带蒂皮瓣重建甲皱，从足趾移植皮肤及皮下组织重建甲皱。

4. **手术并发症** 早期并发症包括血管损伤、感染、伤口裂开以及植皮坏死。术中的精细分离可以避免血管损伤，术前的指甲修整保洁可大大减少感染发生，无张力缝合有助于避免伤口裂开，在血运良好的组织床上植皮可减少坏死率。

晚期的并发症包括：

（1）指蹼深度缺失：多由于皮瓣设计不佳，在手指基底部形成纵向瘢痕所致；也可与植皮坏死、指蹼皮瓣裂开等有关（图 7-2-26）。

（2）关节挛缩（图 7-2-27）：多由指间关节掌侧面瘢痕挛缩所致。这一并发症需切除瘢痕组织并进一步行皮肤移植，如局部有足够皮肤，也可行 Z 成形术延长瘢痕。

（3）钩甲畸形、甲板歪斜：常由指尖、指腹软组织量不足导致。

（4）关节不稳：多由于复杂性并指分指后侧副韧带缺陷所致。

（5）瘢痕疙瘩形成：大多与体质有关，常常需要进行瘢痕疙瘩切除，重新植皮，进行瘢痕综合治疗（图 7-2-28）。

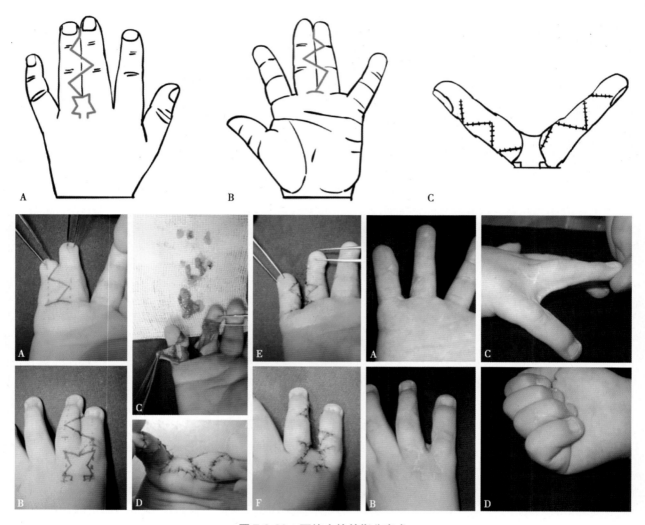

图 7-2-23　不植皮的并指分离术

手术要点包括重建指蹼的背侧皮瓣设计、甲皱再造成形、保留神经血管的减脂技术、精确的三角瓣缝合

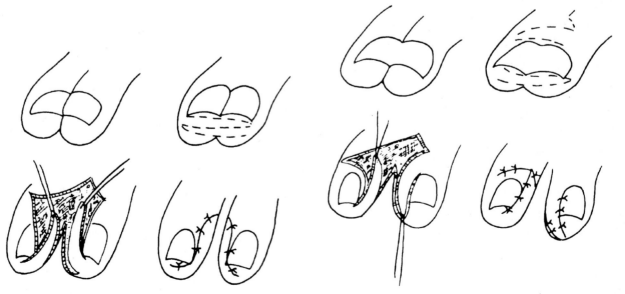

图 7-2-24　指端舌状旋转皮瓣，修复指端缺损，再造甲皱

图 7-2-25　指背舌状旋转皮瓣，加指端舌状皮瓣修复指端缺损，再造甲皱

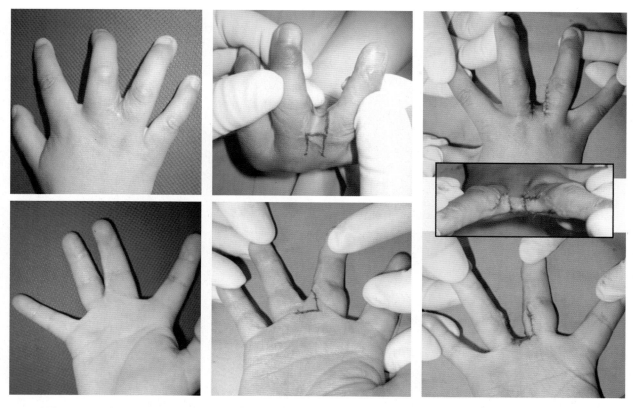

图 7-2-26　由于纵向瘢痕挛缩导致的指蹼深度丢失，术者运用矩形瓣重新加深指蹼，重建手指亚单位结构

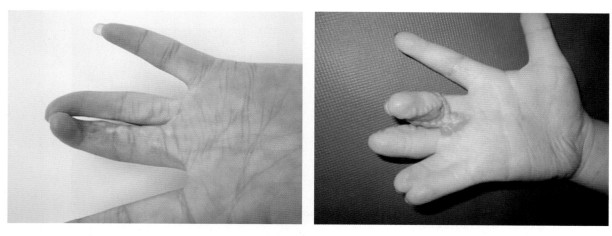

图 7-2-27　指间关节掌侧面瘢痕所致的关节挛缩畸形

四、先天性手足分裂畸形

手足分裂畸形（split-hand/foot malformation，SHFM）是一种主要影响手 / 足中心线发育的严重的先天性畸形，以肢端正中轴指（趾）发育不全而剩余指（趾）呈不同形式融合为特征。发病率约 1/18 000，占所有四肢畸形的 8%～17%。

（一）临床表现

手足分裂畸形临床表现多样，包括中央列单指发育不全（图 7-2-29），中央列多个手指的分化发育异常或缺失（图 7-2-30），最严重的情况是先天性单指，典型特征是肢端中央列和桡侧列的同时发育不全（图 7-2-31）。手足分裂畸形可作为一个独立的病症出现，可与其他的先天畸形合并发

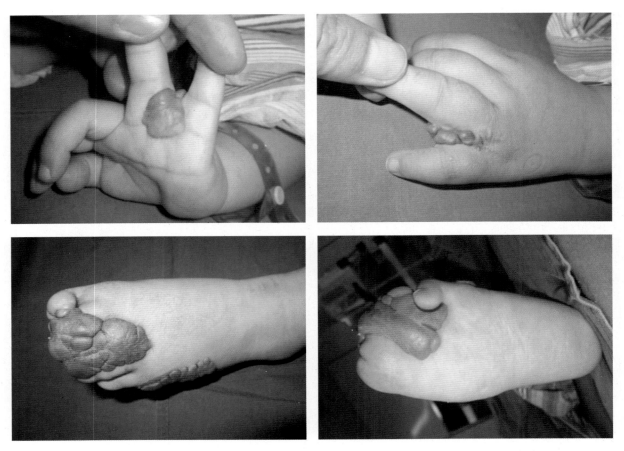

图 7-2-28 并指(趾)分离术后瘢痕疙瘩形成

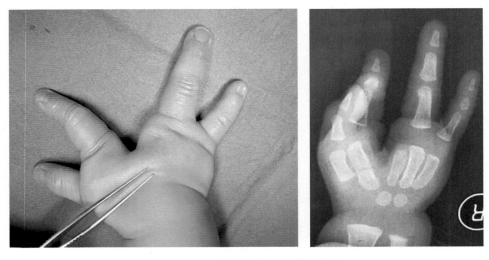

图 7-2-29 中央指列缺失和发育不全

生,如唇腭裂、外胚层发育不良/迟缓及精神迟滞等。最常见的手足分裂畸形相关综合征有 EEC 综合征、LMS 综合征、EEM 综合征、ADULT 综合征和 DLDMS 综合征等。除遗传方面的因素外,环境因素(如 AER 中发生的细胞凋亡)也可引起手足分裂畸形。

(二)分子遗传学诊断及相关遗传学咨询

1. **分子遗传学病因** 四肢由胚胎肢芽发育而来。肢芽包括两层细胞:外胚层细胞和它所包裹的快速增殖的间充质细胞。三个特定区域细胞产生信号分子调节肢芽形成。这三个区域分别是顶端外胚层嵴(apical ectodermal ridge,AER)、增

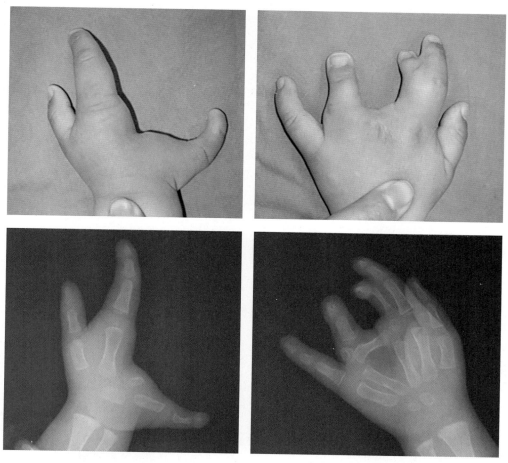

图 7-2-30 中央列多个指列缺失和分化发育异常

生区（progress zone，PZ）和极性活化区（zone of polarizing activity，ZPA），它们的相互作用从三个空间维度（远近轴、前后轴、腹背轴）决定了肢体的形态。成纤维细胞生长因子（FGFs）、骨形成蛋白（BMPs）及 AER 产生的 WNT 和 MSX 等信号分子和转录因子，将相邻的间充质细胞维持在持续增殖和未分化的状态，从而形成了 PZ。PZ 的持续增殖细胞决定了肢芽的远近轴极性。如果 AER 和 PZ 无法维持，则会影响到远端的形成，引起手足分裂畸形。

2. 诊断及遗传学咨询策略 对手足分裂畸形患者做出诊断需要结合细致的临床检查和相关的基因 / 分子检查。手足分裂畸形多为散发。家族性手足分裂畸形大部分按照常染色体显性的模式进行遗传，也发现过其他遗传形式，如常染色体隐性遗传和 X 染色体连锁的遗传。迄今为止，已发现 7 个引起非综合征型手足分裂畸形的染色体位点，即 SHFM 1-6 和 SHFM/SHFLD。SHFM1、

SHFM3、SHFM4 和 SHFM5 与染色体重排有关，包括基因组的小范围缺失和重复；SHFLD 主要涉及染色体区段的重复；SHFM2 和 SHFM6 出现频率较低，机制尚不明确。散发型手足分裂畸形可能来自于新发突变，在这种突变中，先证者的兄弟姐妹的再显率很低，但子女再显率很高，可以达到 30%～50%。

考虑到较低的外显率、多样的表型、非孟德拉遗传、偏分离和性别偏倚，还有从患病父亲到儿子的基因选择性传递，都导致手足分裂畸形的家族性遗传和散发病例的遗传咨询变得十分困难且具有挑战性。许多手足分裂畸形由复杂基因突变 / 染色体畸变的组合导致，是双基因甚至是多基因的障碍，更增加了诊断与基因咨询的困难。因此，手足分裂畸形的遗传咨询必须建立在相关基因的检测上，才能提供有效信息且足够可信。

基因检测的顺序可以根据基因突变出现频率来决定。Anna 等人（2014）提出手足分裂畸形

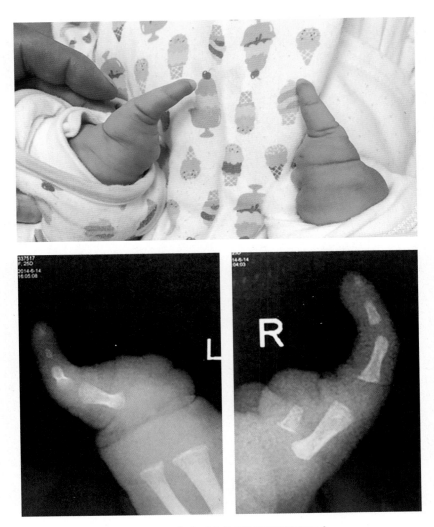

图 7-2-31　中央列和桡侧列同时发育不全

基因检测可以从 10q24 和 17p13.3 的拷贝数变异检测开始。aCGH 作为这一检测的工具，不仅能检测出上述这些变化，而且能检测出其他非平衡染色体畸变，例如影响到不同区域的亚显微重组（如 SHFM1 和 SHFM5）。另一个重要的分裂手足畸形患者的基因诊断方法是 TP63 基因的测序。该基因的点突变造成的散发型手足分裂畸形占散发型总病例的 10%～16%，且出现新型突变的概率较高。此外，一些手足分裂畸形由较大的染色体畸变造成，常规的染色体核型检测就足够作出诊断，例如 7q21-q22（SHFM1）区域的缺失或转位，或者 2q31 区域（SHFM5）的缺失。相对于 aCGH 而言，染色体核型分析的重要优点是它可以检测出染色体的平衡重组（如在 SHFM1 中较为少见的易位）且费用较低，因此仍有较大的利用价值。

常染色体隐性遗传的手足分裂畸形十分少见，主要出现在近亲婚姻的家庭中。在诊断的最后可以考虑 WNT10B 和 DLX5 基因的测序。在排除了上述所有已知的可能选项后，基因诊断（如全基因组测序 / 全外显子测序）为一些还未确诊的病例提供了确认机会，从而帮助发现新的手足分裂畸形变异位点（图 7-2-32）。包括 aCGH 在内的分子诊断技术的发展与应用，使包含手足分裂畸形在内的四肢畸形遗传诊断有了长足进步。确定具体致病基因可以让患者理解疾病原因，并且提供预防或支持措施，为风险评估建立一个坚实的基础，让相关家庭能准备生育前或移植前的诊断。

（三）分型

分裂手的临床表现多种多样，至今没有一种完善的分类法。Barsky 于 1964 年提出将先天性

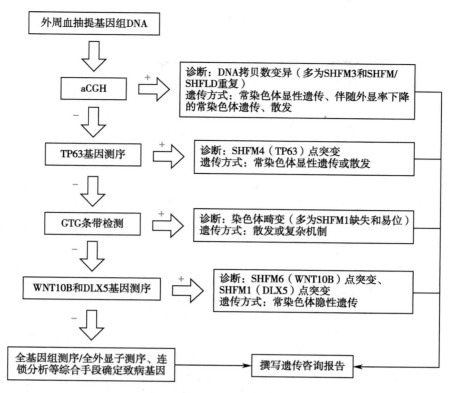

图 7-2-32　手足分裂畸形基因诊断流程

分裂手分成典型分裂手与非典型分裂手两种。中央缺如，而边缘手指尚属正常的则为典型；中央发育不良且边缘组织退化的则为非典型的表现。之后 Blauth、Sandzen 等学者又提出了多种分型。Manske（1995）则根据拇指蹼的连续性缩窄和中央缺损的严重程度，将分裂手畸形分为 5 型，即正常型指蹼（Ⅰ型）、轻微狭窄型指蹼（ⅡA 型）、严重狭窄型指蹼（ⅡA 型）、并指型指蹼（Ⅲ型）、融合型指蹼（Ⅳ型）以及缺如型指蹼（Ⅴ型）。根据分型选择不同的手术方式，对临床治疗有一定的指导作用。

（四）治疗

许多术者认为部分分裂手畸形不需要治疗，因为拇指、拇指 - 示指之间的指蹼及尺侧手指的存在，使其仍具备较为出色的功能。但因畸形受到相关的社会歧视和嘲笑成为患儿及其家长需要面临的主要问题，大多就诊的患者仍要求进行分裂手畸形的整形修复术。因此，手术的主要适应证仍是各种类型的分裂手，特别是存在并指和虎口开大不足需矫正畸形改善功能和外观者。禁忌证包括全身不能耐受手术者；局部有感染，术后可能发生感染者。

对分裂手的治疗主要是对分裂间隙的合并，以改善外观，增进功能。还包括皮肤软组织的重新分配，多余骨性成分的切除，掌骨的截骨和移位以及并指的分指，指蹼的重建，松解相关的关节挛缩和矫正手指的偏斜畸形等。重要的是重建的示指不能影响拇指和尺侧两指间的精细操作。

其治疗方法很多，应根据分裂手畸形病变表现的不同进行选择。例如分裂手的处理与其狭窄程度直接相关。轻度狭窄（ⅡA 型）可随着结缔组织的释放和皮肤 Z 成形术而扩大。严重狭窄的指蹼（ⅡB 型）则需要相邻的组织转移，通常是示指桡侧或手背侧的随意皮瓣。当拇指和示指之间并指时（Ⅲ型），需要更多创造性的治疗。基本原则是闭合裂隙，用裂隙处的皮肤来修复分开的拇指和示指。

可使用 Snow 和 Littler 所描述的技术来处理此类分裂手（图 7-2-33）。典型的 5 指及 4 指分裂手可进行分裂手合并术、分裂指蹼合并及掌骨头间韧带再造。3 指、4 指分裂手可进行虎口再造及分裂手截骨矫正术，手术内容包括：①分裂指蹼合并；②第 2 掌骨截骨移位，中指再造，或第 2 掌骨截骨移植拇指再造，骨间肌及拇内收肌整形；

③虎口皮肤修复等。其他类型的分裂手,则应根据缺指的情况和功能要求,进行并指分指、手指转位开大虎口、切除赘生指,并根据要求采用足趾移植或皮瓣移植加植骨等方法再造一个或两个手指,以改善患者手的功能。

其中与裂隙相邻的并指畸形的治疗则遵循先前"并指"部分所强调的相同原则。在与手足分裂相关的并指畸形中,神经血管异常的发生率增加。对于狭窄的虎口必须仔细评估,因为这限制了患儿对大型物体的抓取。狭小的虎口使患儿在拿取大物件时更倾向于使用中央裂隙,从而进一步扩大了分离。

手术中要注意在分离软组织及切除横行掌骨时,勿损伤手指的神经、血管。移位合并后的掌骨如不稳定,可加克氏针固定。此外损坏的关节囊应予以修补,以免造成关节不稳定。

五、环状缩窄带综合征

先天性环状缩窄带综合征(congenital constriction band syndrome),又称先天性环状沟畸形、先天性束带综合征,是包括一组在宫内羊膜带形成过程中所形成的先天性畸形,文献报道的相关名称有 34 种之多。其以发生在四肢和手指的完全或不完全的环形缩窄为特点,临床表现包

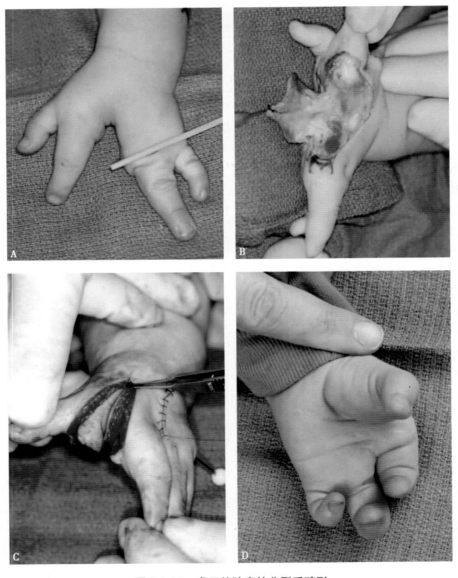

图 7-2-33 虎口处狭窄的分裂手畸形
A. 术前背侧图;B. 裂隙处取得的皮瓣;C. 闭合裂隙后的背侧图;D. 术后虎口处外形良好,裂隙闭合活动良好

括末端并指（趾），短指或缺指畸形，以及缩窄带以远的局部肿胀和指（趾）淋巴水肿（图7-2-34）。

（一）病因

有内因和外因两大学说。内因学说由Streeter于1930年首先提出，认为疾病为胚胎内血管中断所致，囊胚层发育受到干扰。Van Allen利用RMA和TCA观察到新生儿肢体环状缩窄处动脉呈分叉或细而无分支，也支持该学说。外因学说以Torpin为代表，认为子宫内羊膜破裂，胎儿肢体或部分肢体被释放的羊膜带缠绕绞窄所致，还有假设认为是因为肢体可能被卡在羊膜壁的破口处。但此学说无法解释伴有其他先天性疾患（如并指、唇腭裂、肛门闭锁等）的病例。

1975年，Kino用胚胎大鼠复制出环状缩窄伴远端粘连性并指的动物模型（图7-2-35）。

（二）临床表现

缩窄可为完全的环状，也可为不完全的环状收缩，发生部位可为身体任何部位，但以肢体处最为常见。这些缩窄可导致先天性截肢或不全离断伴远端水肿。严重的病例可影响肢体的发育。缩窄还可导致指（趾）与相邻指（趾）或非相邻指（趾）融合，从而形成复合并指和/或末端并指畸形，两指远段融合而近端指间留有窦道（图7-2-36、图7-2-37）。然而缩窄环以近的肢体几乎正常。截肢或缺指可发生在肢体的任何水平，甚至有报道发生在头颈部、腹部。更小的缩窄环可能造成一些罕见的面裂。残肢可能表现为皮肤紧绷地覆盖在尖端变细的骨骼上。当缩窄环以远残留肢体时，其皮肤可能较硬且呈现非凹陷性水肿。神经损伤可为缩窄环所致后遗症并在出生后即表现出症状。环状缩窄还可以伴发唇腭裂、裂足畸形，甚至伴发桡侧纵裂发育不全（图7-2-38～图7-2-40）。MRI对于判断深部组织的累及程度具有意义，可以显示重要血管的走行。有研究表明，在大多数环状缩窄病例中，深部血管很少被累及，这为一期切除提供了有力的影像学支持（图7-2-41）。

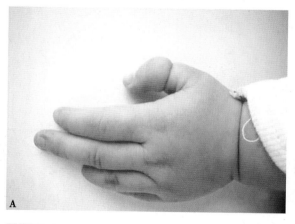
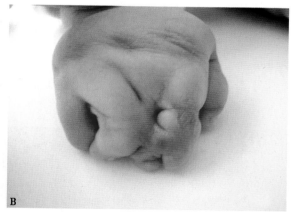
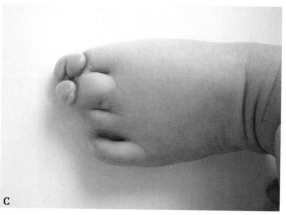
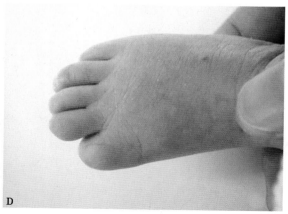

图7-2-34　先天性环状缩窄带综合征的临床表现
A. 拇指典型环状缩窄带伴指体远端淋巴水肿；B. 示、中、环指远端融合而近端皮肤有隙并指；C. 第1～4趾远端融合而近端有隙并趾；D. 环状缩窄带造成的截趾

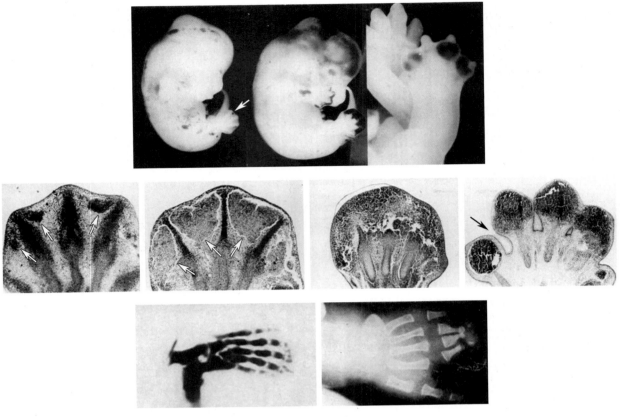

图 7-2-35 环状缩窄动物模型的建立

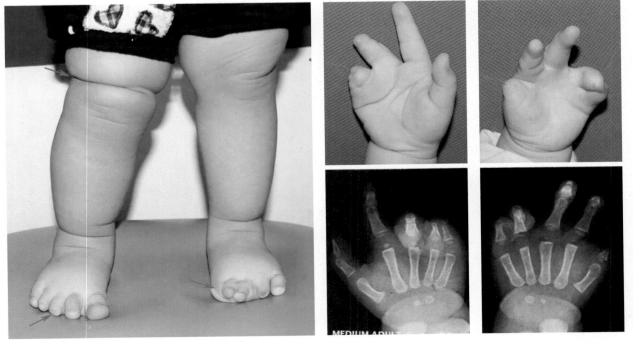

图 7-2-36 右大腿环状缩窄伴发短指、截指（趾）、有隙并指（趾）

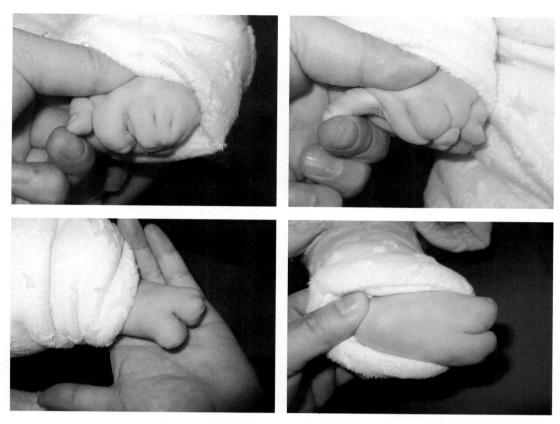

图 7-2-37　环状缩窄伴发裂足、短指、截肢（趾）、有隙并指（趾）

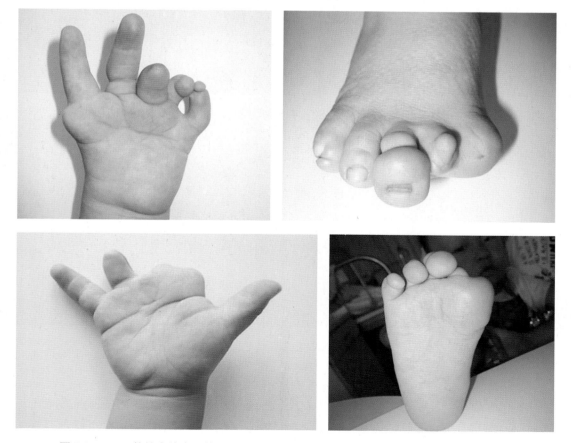

图 7-2-38　环状缩窄伴发趾体淋巴水肿、左侧桡侧纵列发育不全、短指、截指（趾）、并指

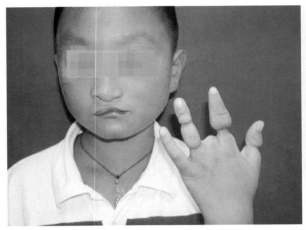
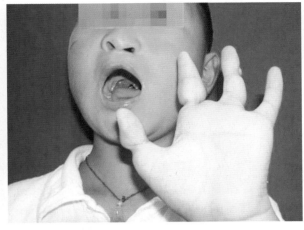

图 7-2-39　环状缩窄伴有隐性唇腭裂、截指

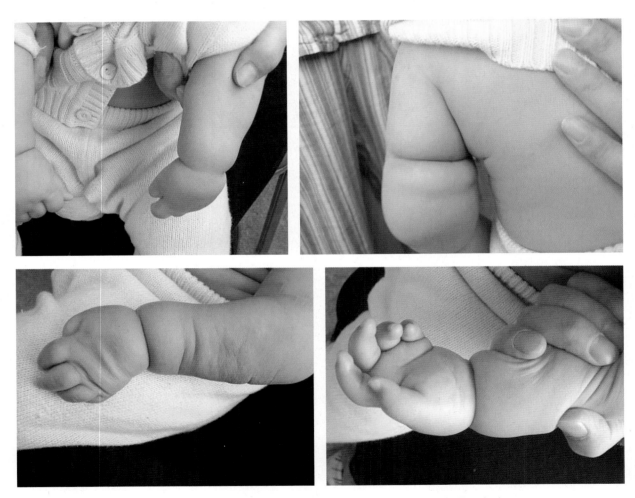

图 7-2-40　婴幼儿上臂、腕部的缩窄环合并桡神经损伤、手部淋巴水肿

（三）分类

先天性环状缩窄带综合征被定义为一个整体，可进一步根据肢体的表现而分类。分类方法包括 Patterson 分类（表 7-2-4）及 Isacsohn 分类（表 7-2-5）等。这些分类对于指导治疗可能没有帮助，但在研究上有一定意义。

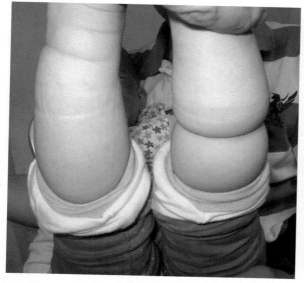
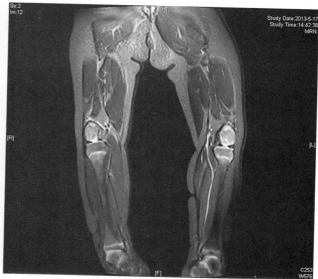
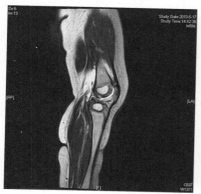
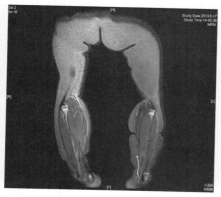
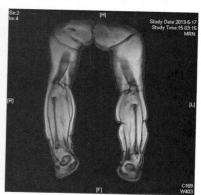

图 7-2-41 幼儿左小腿缩窄环深在，但 MRI 显示深部血管未受累及

表 7-2-4 环状缩窄带综合征分类（Patterson 分类）

	单纯环状缩窄
	环状缩窄伴远端畸形，合并（或不合并）淋巴水肿
	环状缩窄伴远端融合：末端并指
Ⅰ型	指尖融合
Ⅱ型	指尖融合，指蹼较远
Ⅲ型	指尖融合，无指蹼。复合并指伴近侧窦道
	宫内截肢

表 7-2-5 环状缩窄带综合征分类（Isacsohn 分类）

1	皮肤浅沟
2	深达皮下及肌肉
3	深达骨骼
4	骨假关节形成
5	宫内截肢

（四）治疗

1. 出生前指（趾）及肢体的治疗 在极少数的情况下，缩窄环会导致远端缺血，此时手术松解缩窄带的压迫是必要的。但术后肢体的存活常成问题，多需要手术截肢。宫内松解下肢缩窄环的手术已成功实施并能够保留患肢，当产前超声检查发现严重缩窄时，可考虑行该项治疗。同时，孕妇及胎儿的风险必须考虑。目前，胎儿镜下羊膜带松解仅限于造成进行性水肿及循环中断的、可致肢体缺损的病例（图 7-2-42）。医生必须向患方告知发生自发性流产的可能，目前胎儿镜后自发性流产的发生率为 6%～10%。

2. 神经损伤 环状缩窄带可导致周围神经损伤。电生理评估的价值尚有疑问。有报道称神经压迫解除后获得良好疗效，但神经连续性存在而松解术后无改善的病例仍居多数。大多数患儿仍需要神经移植。

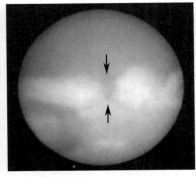
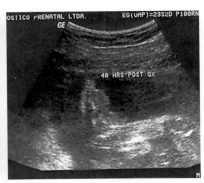

图 7-2-42 胎儿镜下束带松解（Ronderos-Dumit 2006）
超声下束带定位，胎儿镜下束带松解，超声观察到肢体淋巴水肿的减退

3. **环状缩窄带** 治疗的目的是达到功能与外观的改善。主要依靠切除缩窄环的皮肤及皮下组织，环形束带"Z"字成形或"W"字成形。这些技术可延长并重新设计瘢痕使缩窄环得以松解消除（图 7-2-43、图 7-2-44）。Upton 强调了在皮下筋膜瓣复位纠正挛缩的重要性（图 7-2-45）。Mutaf 最近报道了一种矩形瓣技术，通过裂缝处真皮脂肪瓣的转位来提高组织厚度从而避免延长皮肤的瘢痕（图 7-2-46）。以前认为不必一期切除整个束带；现在认为一期切除整个束带是安全的。但当存在两个束带且互相毗邻时，推荐分期手术，一次切除一个束带。部分学者倡导以完整切除缩窄环、筋膜瓣复位、皮肤三角瓣成形为特点的一期切除手术，这不仅能有效缓解淋巴水肿，还可以实现瘢痕最小化（图 7-2-47）。

4. **末端并指** 环状缩窄合并并指畸形的治疗原则同并指治疗原则。分指需要注意指蹼重建，手指皮肤缺损处植皮，指甲、指腹的成形。通常瘘道距离较远无法并入结合处的皮瓣，所以常切除后皮肤用于全厚皮片移植。此外还需注意松解伴随的缩窄环。分指手术的时间很重要，因为相连但不相邻的手指常常是不等长的，随着生长会出现成角畸形。解除两并指末端的粘连后将解除这种栓系作用，而近端的分指及指蹼的重建可延期至学龄以后。

5. **皮肤结节** 皮肤结节在环状缩窄带综合征中常见。这些肿块常位于指背并且位置固定伴有水肿。这些皮肤的结节可用多种方法治疗，"Z"字成形常疗效不佳，常用的方法是完全切除，必要时局部全厚皮片移植。

6. **指（趾）缺如** 环状缩窄带综合征中常见指（趾）缺如。缺如数量多变，指（趾）外形与横断缺如相似。因缺如水平近端的结构正常，出现指缺如时可行足趾移植。

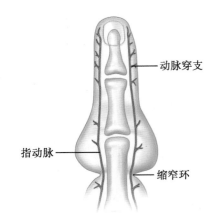
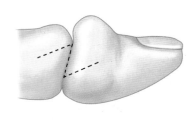

动脉穿支

指动脉

缩窄环

图 7-2-43 手指环状缩窄的解剖特点与手术设计

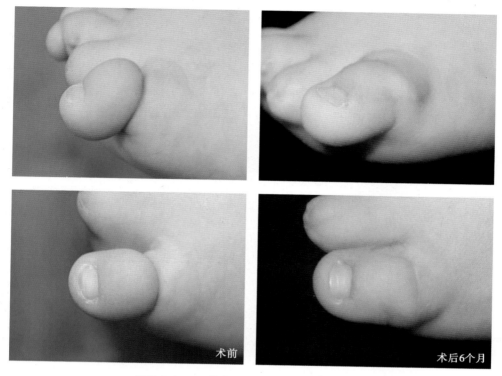

术前

术后6个月

图 7-2-44 环状缩窄一次性切除的手术效果

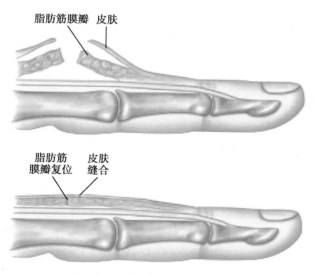

脂肪筋膜瓣 皮肤

脂肪筋膜瓣复位 皮肤缝合

图 7-2-45 筋膜瓣的推进和复位

六、先天性肢体畸形诊治展望

先天性肢体畸形是由环境因素、遗传因素和/或两者的相互作用而造成的。对于环境因素，做好孕期保健是防止环境致畸的根本措施。在怀孕期间，特别是妊娠前 8 周，要尽量防止感染、致畸性药物、致畸性化学物质、烟酒和射线等接触。对于有明确肢体畸形家族史、反复流产史者，要考虑遗传因素的影响，在计划生育前，进行专门的遗传学咨询是达到预防的重要措施。

如果说防止畸形的发生是一级预防，那防止严重畸形胎儿的出生就是二级预防。因此，早期进行宫内诊断和筛查，及早发现，及早选择和治疗是极为重要的。随着检测设备的发展和基因检测技术的进步，宫内诊断的精度和准确率在不断提高。

三维或四维彩色超声成像技术是简便易行而无创的诊断方法。胎儿造影是将水溶性或脂溶性造影剂注入羊膜腔，便可在屏幕下观察胎儿的大小和外部畸形。胎儿镜是用光导纤维制成的一种内镜，通过胎儿镜可直接观察胎儿外部结构有无异常，并可采取胎儿血液、皮肤等样本做进一步检查。为获取胎儿的样本，可进行有创的羊膜囊穿刺和绒毛膜活检，提取羊水和绒毛膜细胞中的遗传物质，进行染色体分析和基因测序。随着无创产前检测技术（noninvasive prenatal test，NIPT）的发展，可以直接抽取孕妇外周血进行胎儿游离 DNA 检测。孕妇外周血胎儿游离 DNA 产前筛查是基于高通量基因测序原理，结合生物信息分析

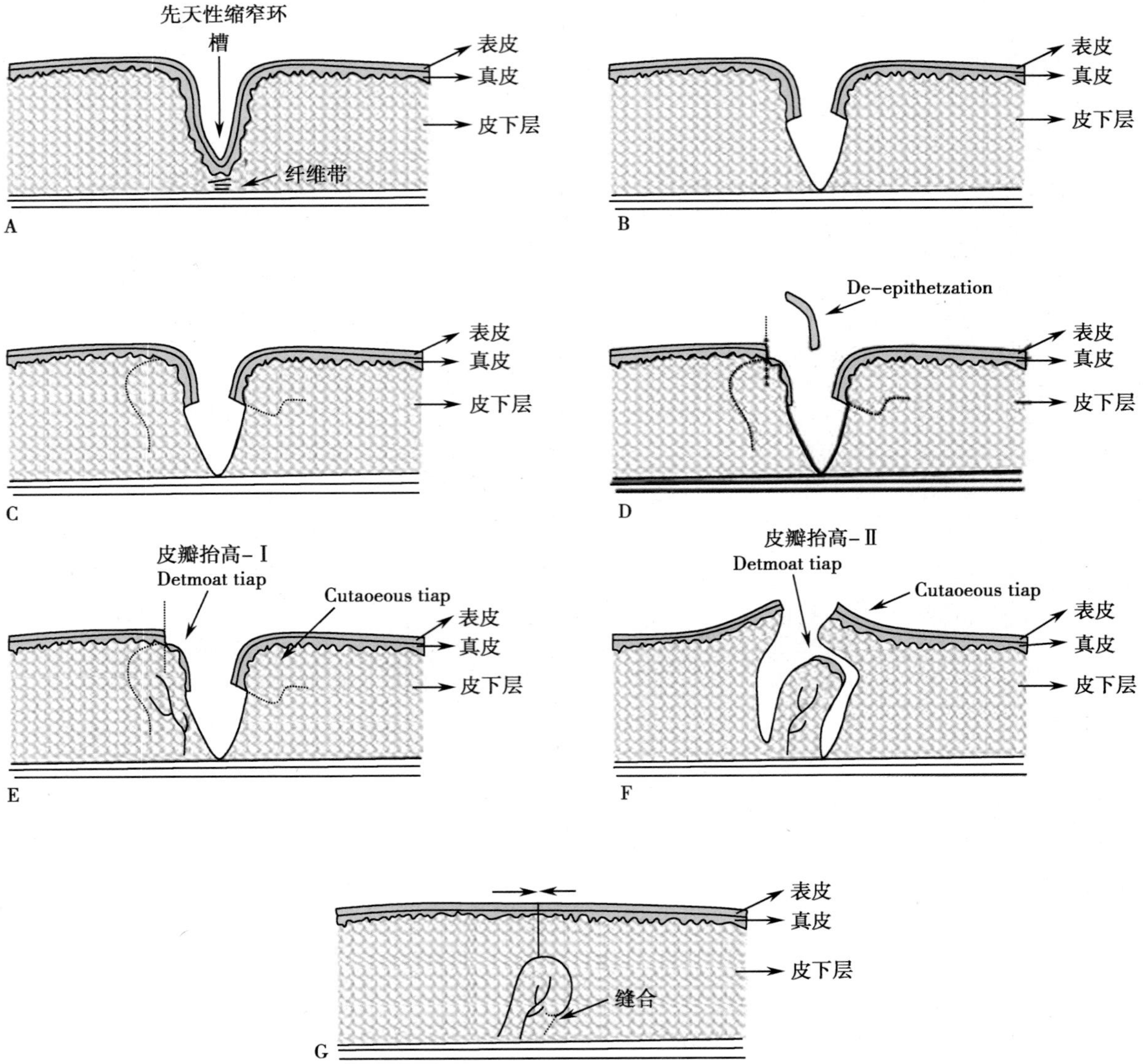

图 7-2-46 Mutaf 矩形瓣技术

来检测胎儿基因的技术，是一种精度更高的产前筛查技术。目前先天性肢体畸形的诊断主要依赖于临床表现，而基因诊断对于肢体畸形的分类分型至关重要。随着第三代和第四代测序技术以及基因芯片技术等高通量、高精度技术的发展，基因检测的费用已经降到可以接受的水平，基因诊断有望成为常规手段。

胎儿医学特别是胎儿手术治疗学是近些年发展起来的一门新兴科学，目前已经成功对多种胎儿的畸形或结构异常进行了宫内治疗。对于肢体畸形，也已经成功对羊膜束带综合征施行了宫内羊膜带松解治疗，术后受累肢体得以摆脱羊膜带的束缚，恢复了正常发育。推动胎儿外科学迅速

开展的主要因素有：①胎儿畸形的诊断技术特别是 B 超和 MRI 技术越来越先进；②宫内手术围手术期的研究进展，包括麻醉、抑制宫缩、维持胎盘功能和手术技术本身等；③孕早期胎儿术后的愈合为无瘢痕愈合；④羊膜带综合征胎儿宫内术后，部分异常具有可恢复性。如肢体粘连带解除后，狭窄部位恢复正常生长和发育。

遗传工程和基因工程的兴起，尤其是近来年不断发展的 CRISPER 基因编辑技术，为遗传性畸形的根治展示了美好的前景。更让人兴奋的是，研究人员已经证实单碱基编辑系统可以针对特定类型的单碱基遗传突变的人类体细胞和胚胎基因组进行精确的"化学手术"修复。因此，对于遗传

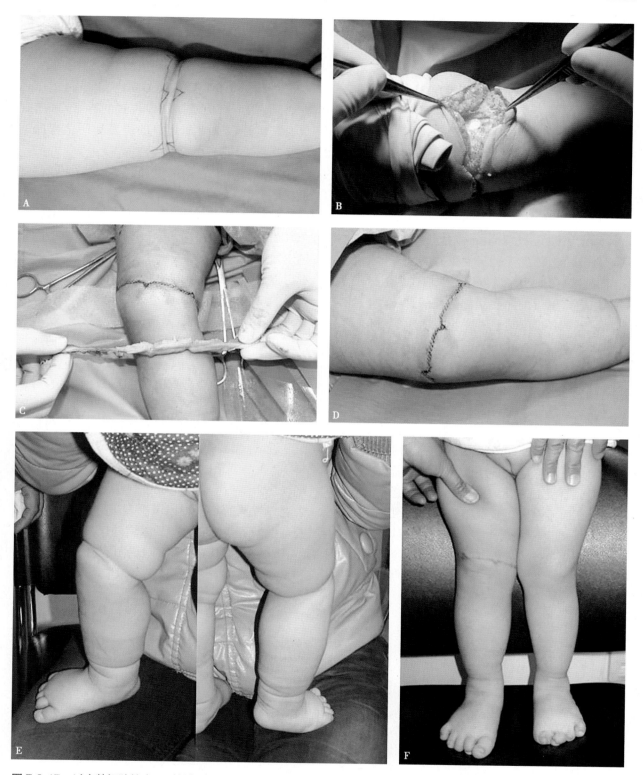

图 7-2-47 以完整切除缩窄环、筋膜瓣复位、皮肤三角瓣成形为特点的一次性切除术可有效缓解淋巴水肿、实现瘢痕最小化

性多指畸形的 GLI3 点突变、并指畸形的 HoxD13 的点突变，分裂手畸形的 TP63 点突变和 10q24 微重复等，都可以考虑利用基因编辑技术进行基因组的修复，达到"基因手术刀"的治疗效果。当

然，这些技术还有"脱靶"等安全性的验证，技术成熟后也有待监管部门的放开和审批。

对于一些由基因突变引起的信号通路的过度激活等造成的增殖性疾病如巨指症等，可以开发针对信号通路的抑制靶向药物。而对于短指缺指等低度发育畸形，目前没有很好的手术治疗方法。随着组织工程技术和再生医学的发展，有望体外培养指体或促进肢体再生而解决。

（王 斌）

第三节 泌尿生殖畸形

一、尿道下裂

尿道下裂（hypospadias）是一种较常见的前尿道发育不全的先天性男性生殖器畸形，表现为阴茎向腹侧弯曲及尿道口异位开口。尿道口位于正常尿道口以近的阴茎腹侧的任何部位，严重时阴囊裂开，尿道开口于阴囊甚至达阴囊后份，甚至误认为女孩；尿道开口位置越近，阴茎弯曲就越明显。因尿道口异位导致患儿不能正常排尿，影响儿童的心理发育，以及阴茎弯曲，影响成年后的性生活及生育能力。

尿道下裂的发生机制：胚胎的性别区分及尿道形成始于妊娠第 8 周，完成于第 15 周。尿道发育过程中，可能是由于胚胎期性腺功能不足，尿道皱襞融合受到阻碍或融合迟缓、尿道板上皮层先行断裂而不融合以及泄殖腔底面的泄殖腔膜缺如，都会使阴茎腹侧尿道后壁有不同程度的缺陷，从而形成尿道外口异位开口于阴茎体腹侧及会阴不同部位，即产生临床上各种类型的尿道下裂。

异位尿道口远端的尿道海绵体发育不良，裂开、短缩或者形成纤维索带，导致阴茎向腹侧弯曲。

（一）临床表现及分类

临床表现主要为阴茎背侧包皮堆积、腹侧包皮缺乏，阴茎弯曲及尿道口位置的异常，临床症状的严重性取决于尿道口的位置和阴茎弯曲的程度。

1. **阴茎背侧包皮堆积、腹侧包皮缺乏** 阴茎包皮环裂开，包皮富集于阴茎背侧、而腹侧包皮缺乏（图 7-3-1）是绝大多数尿道下裂共有的特点。个别患者包皮完整，掩盖了异位的尿道口，翻起包皮才发现阴茎头裂开和尿道外口异位，这类患者可能因包皮过长而误行包皮环切，因缺乏再造尿道的皮肤，给日后的尿道再造带来困难。

2. **阴茎弯曲** 阴茎弯曲的严重程度与异位尿道口的位置相关，即尿道开口越近，弯曲畸形越重。但有些尿道开口看似接近阴茎头位置的尿道下裂可能具有严重的阴茎弯曲，甚至有些尿道外口位置正常的患者，其阴茎存在明显弯曲畸形，这些患者一旦将阴茎矫直，尿道外口将退至阴茎近端，需要再造一段很长的尿道（图 7-3-2）。

3. **尿道口位置的异常** 尿道下裂的尿道口可以在阴茎头至会阴部的任何部位。既往是根据尿道口位置的不同将尿道下裂进行分型，目前主要是根据阴茎弯曲矫正后尿道外口的位置进行分型（表 7-3-1、图 7-3-3）。对于阴囊型及会阴型患者，常伴有阴囊严重发育不良，阴囊分裂为二，形

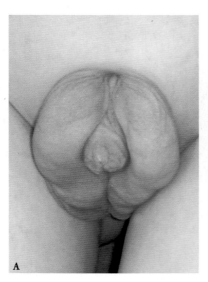
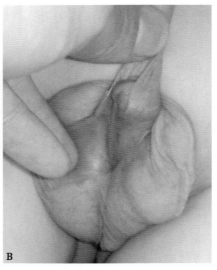

图 7-3-1 尿道下裂的阴茎背侧包皮富余，如头巾样，而腹侧包皮缺乏，尿道裂开

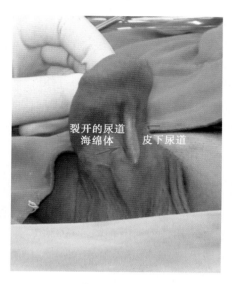

图 7-3-2 阴茎下弯畸形,可见皮下尿道,其内插入的导尿管清晰可见,两侧隆起的为裂开的尿道海绵体

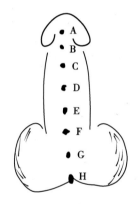

图 7-3-3 尿道下裂分型
A. 龟头型;B. 冠状沟型;C. 阴茎前段型;D. 阴茎中段型;
E. 阴茎后段型;F. 阴茎阴囊型;G. 阴囊型;H. 会阴型

表 7-3-1 根据阴茎矫直后尿道口的位置对尿道下裂的分型

前段型尿道下裂(65%)
龟头型(尿道口位于龟头的腹侧面,正常尿道口位置的近侧)
冠状沟型(尿道口位于冠状沟,即阴茎龟头间沟的位置)
阴茎前段型(尿道口位于阴茎干的远 1/3)
中段型尿道下裂(15%)
阴茎中段型(尿道口位于阴茎中 1/3)
后段型尿道下裂(20%)
阴茎后段型(尿道口位于阴茎干后 1/3)
阴茎阴囊型(尿道口位于阴茎根部阴囊的前面)
阴囊型(尿道口位于阴囊)
会阴型(尿道口位于阴囊后方)

如阴唇,阴茎海绵体不发育致阴茎短小如阴蒂,伴有睾丸未降等,致使外生殖器酷似女性,严重者需与肾上腺皮质增生症引起的女性假两性畸形、真两性畸形相鉴别,必要时行染色体、17- 羟、17- 酮测定,及 B 超、CT 等检查,以了解是否有女性内生殖器官存在。

4. 伴发外生殖器畸形 隐睾和阴茎阴囊转位是尿道下裂最常见的合并畸形,腹股沟疝及鞘膜积液亦不少见(图 7-3-4)。Khuri 等报道有 9.3% 的尿道下裂患者合并隐睾;Rose 等(1959)报告隐睾或疝的发生率相似,均为 16%;憩室在严重型尿道下裂中有较高的发病率。

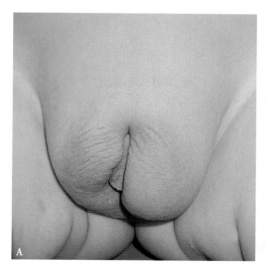
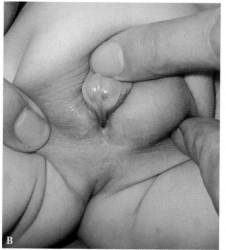

图 7-3-4 尿道下裂伴发严重阴茎阴囊转位畸形
A. 阴茎位于分裂的两侧阴囊之中;B. 分开两侧阴囊,掀起阴茎,可见尿道口位于阴茎根部

（二）治疗

尿道下裂的治疗前提首先是确定患者的性别，特别是对阴囊型、会阴型尿道下裂，若伴有睾丸未下降，两侧阴囊严重发育不良，应与性别畸形相区别。治疗的主要目的是矫正弯曲的阴茎，和再造缺损的尿道，将异位的尿道口置于阴茎龟头正常的尿道开口位置，恢复正常的站立排尿。

1. 手术术式

（1）阴茎矫直术：阴茎弯曲矫正术（correction of the chordee），亦名为痛性阴茎勃起矫正术。阴茎弯曲是由于阴茎腹侧正常结构的缺乏所致，包括皮肤缺乏、肉膜纤维化，具有阴茎腹侧挛缩的真性纤维索带，或阴茎海绵体不对称。纤维化组织位于阴茎腹侧，从尿道口向冠状沟延伸。严重时纤维组织侵及阴茎深筋膜及海绵体之间。

尿道下裂可有不同程度的阴茎下弯，这类患者必须首先切除纤维化肉膜及纤维索带；如果所有的异常组织都已彻底切除，而阴茎弯曲依然存在，可能是阴茎海绵体发育不对称，可以通过背侧白膜折叠术得到矫正（图 7-3-5），但可能使阴茎的长度略有缩短。少数病例，阴茎腹侧白膜不足，此时必须切开腹侧白膜，延伸阴茎，植以脱细胞真皮或睾丸鞘膜、人工血管补片、自体静脉片等材料。只有在阴茎弯曲得到有效矫正后，才能准确评估尿道下裂的严重程度，尿道缺损的长度，此时才可进行尿道再造，可以一期进行，也可以二期完成，目前主张阴茎弯曲矫正术与尿道再造一期完成。在分期修复术中以阴茎弯曲矫正术作为第一期手术，6 个月后作第二期手术（尿道成形术）。

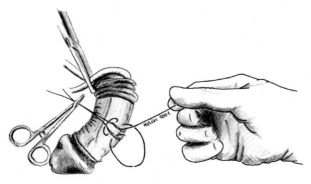

图 7-3-5　改良的 Essed 折叠技术
作两个平行切口直达白膜，然后折叠白膜缝合直至阴茎矫直

手术步骤如下：

1）悬吊阴茎头：作阴茎头缝线悬吊牵引。

2）切口：距冠状沟 3～5mm 切开包皮，深达深筋膜下的白膜层，将阴茎包皮向根部脱套，显露阴茎腹侧从异位尿道口远端至阴茎头下方的皮下纤维束带和发育不良的筋膜与海绵体，彻底切除松解，并将尿道口向近端松解，尽量矫正阴茎弯曲。

3）人工勃起试验：为检查阴茎弯曲矫正的效果，必要时可进行人工勃起试验。在阴茎根部扎一根橡皮筋，用血管钳固定，通过阴茎头穿刺至海绵体，注入 1 万～20 万肝素化盐水 10ml 左右，使阴茎膨胀勃起，检查是否伸直。如仍有下弯，可考虑在海绵体间沟处作白膜横行切开，或纵行切开中隔，使阴茎完全伸直，如仍然不能伸直，可采用阴茎背侧白膜折叠矫正之。

4）修复创面：如果不一期进行尿道再造，则可转移背侧阴茎皮肤覆盖阴茎腹侧创面。

5）术后处理：适当加压包扎阴茎，减轻包皮水肿，并保持伸直位，留置导尿 1 周。成人术后应服用镇静剂及雌激素，以减少阴茎勃起。

（2）尿道成形（urethroplasty）：阴茎矫直后，尿道外口退至近端，形成不同程度的尿道缺损，可以采用邻近阴茎皮瓣、带血管蒂包皮瓣、带血管蒂的阴囊纵隔皮瓣或游离组织如膀胱黏膜、口腔黏膜、唇黏膜等进行尿道再造术（图 7-3-6）。

（3）尿道口与阴茎头成形术（meatoplasty and glanuloplasty）：尿道下裂修复的目标是使尿道开口于阴茎头顶端，满足站立排尿之需。在尿道成形后，通过阴茎头隧道将新建的尿道引出至阴茎头顶端，也可以切开阴茎头形成三瓣的方法，以阴茎头组织覆盖新尿道远端部分，并将尿道末端定位于阴茎头顶端，在这个过程中，注意将下屈的阴茎头从阴茎海绵体末端松解复位，矫正阴茎头的下屈。

（4）皮肤覆盖：尿道再造完成后，如何覆盖阴茎腹侧创面，尤其是新成形的尿道，是决定手术成功的关键因素，当皮肤比较富余，张力不大时可以直接拉拢皮肤缝合，但更多的是需要转移阴茎皮瓣修复，将背侧包皮或阴茎皮肤顺血管方向纵形劈开形成 Byars 瓣，绕阴茎两侧覆盖阴茎腹侧创面，也有不切开而是在背侧阴茎皮肤打洞然

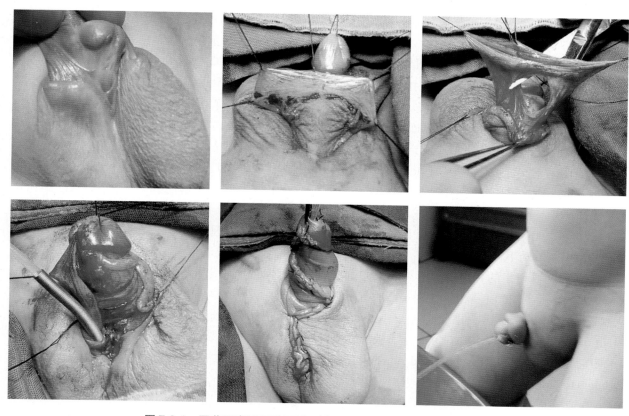

图 7-3-6 阴茎阴囊型尿道下裂予横形包皮瓣一期尿道下裂修复术

后穿过阴茎头转移到阴茎腹侧的，当阴茎皮肤不足以覆盖阴茎创面时，可以转移阴囊皮瓣覆盖创面，可以是邻近皮瓣，也可以采用岛状皮瓣。

（5）阴囊成形（scrotoplasty）：部分尿道下裂合并阴茎阴囊转位，阴茎被两叶阴囊包裹位于阴囊中间，严重者阴茎位于阴囊下方，此时可将转位至阴茎上方裂开的两侧阴囊延伸部分切开下降并旋转到阴茎下方，左右两部分于阴茎下方对合缝合即可。一般将尿道成形术与阴囊成形术分期进行，也可以将阴囊转位与尿道成形术一期完成。

2. 手术年龄 尿道下裂修复的理想年龄必须兼顾减少患儿心理的负面影响和麻醉风险。绝大多数术者均认为尿道下裂修复术的手术效果与年龄有关，年幼患者并发症要低于年长患者，主张尿道下裂最晚宜在学龄前完成全部手术，包括其并发症修复术。目前一般建议尿道下裂修复的合适时间在 6～18 个月之间，6 个月龄后麻醉风险接近于大龄儿童与成人；在这个年龄之前进行尿道修复可以减少手术对患者心理的影响及术后并发症的发生。

3. 术前准备 患儿性别确认为男性；身体健

康，没有严重先天性心脏病及严重肝、肾功能异常，术前无明显上呼吸道感染发生；术前检查无严重凝血功能障碍，血色素不低于 100g/L；尿路感染者应予控制感染；局部有湿疹者应予治疗。对于重度尿道下裂并阴茎短小患者，术前先行激素治疗促进阴茎及阴茎头发育，有利于提高术后效果。对于合并隐睾患者，可先行手术矫正再行二期尿道下裂修复或同期修复。

4. 麻醉选择 在婴幼儿时期手术宜采用气管内全身麻醉；6～7 岁以后或成年施行手术者，可采用全身麻醉或硬膜外麻醉。国外有学者应用静脉全麻加局部阻滞麻醉也获得不错的麻醉效果。术中用罗哌卡因进行阴茎背神经阻滞可减少全麻用药量，并减少患儿全麻苏醒后的烦躁发生，及减轻术后疼痛感。

5. 尿液引流 尿道下裂分期手术的第一期手术，即阴茎弯曲矫正术，因不涉及尿道再造，可不必进行尿流改道；而尿道再造手术，多数需要进行暂时性尿流改道或尿液引流。现今多不进行尿流改道，而是经尿道留置导尿管或尿道支架引流尿液，也获得良好效果。有学者在进行远端型尿道下裂修复时不行尿液转流及放置尿道支架，术后早期即可自行排尿。

6. 术后护理　术后适量应用镇静剂及雌激素，以防止阴茎勃起。为防止术后排便时尿道溢尿，宜进流质饮食，并保持大便通畅。对于应用口腔黏膜移植尿道修复患者，术后应加强口腔护理。

7. 常用尿道再造术的种类及选择原则　尿道下裂修复主要包括阴茎矫直及尿道再造，而尿道再造是最重要亦是关键手术步骤。手术有分期手术，即一期行阴茎矫直，二期行尿道再造术；但目前较多人主张行一期行已经矫直及同时行尿道再造术，手术成功率并无下降。

（1）尿道再造术的种类尿道下裂手术方法很多，发展至今已达 200 种以上，较为实用的有下列几种：尿道外口前移阴茎头成形术（meatal advancement and glanuloplasty，MAGPI）、尿道板纵切卷管尿道成形术（tubularized incised plate，TIP）、Snodgrass 法尿道成形术、Barca 术式尿道成形术、翻转皮瓣法尿道成形术、埋藏皮条法尿道成形术、Koyanagi 法尿道成形术、横形包皮岛状皮瓣尿道成形术（transverse preputial island flap，TPIF）（Duckett 术式）、阴囊皮瓣尿道成形术、膀胱黏膜、口腔黏膜、皮片等技术方法等。

（2）尿道下裂修复方法的选择原则同一种尿道修复方法可应于不用类型的尿道下裂；对于同一类型的尿道下裂，不同经验的术者则选择不同的手术方法。笔者根据 10 余年尿道下裂修复手术的临床经验，提出尿道下裂修复的手术方法选择原则如下：

1）阴茎头型或阴茎体远端型尿道下裂：可选用 MAGPI、TIP 法、Snodgrass 法，或尿道延伸术，翻转皮瓣尿道下裂修复术，手术一期完成。

2）阴茎体型或阴茎阴囊型尿道下裂：对于阴茎中段型可选用 Snodgrass 法、埋藏皮条法、包皮岛状皮瓣尿道再造，行一期阴茎弯曲矫正及尿道再造；而阴茎近端型或阴茎阴囊型，则也可采用包皮岛状皮瓣或阴囊中隔岛状皮瓣尿道再造，行一期阴茎弯曲矫正及尿道再造。

3）阴囊型、会阴型尿道下裂：可选用包皮岛状皮瓣尿道再造行一期尿道下裂修复术，亦可选用阴囊中隔岛状皮瓣或加用包皮岛状皮瓣一期尿道再造，或 Koyanagi 法尿道成形术，亦可应用

游离组织移植尿道再造术。但对于阴囊型或会阴型等常合并阴茎阴囊转位的重度尿道下裂，分次手术矫正相应畸形亦不失为好的选择，当然经验丰富的医生也可以一期完成（图 7-3-7）。对于那些阴茎严重发育不良的患儿，即使完成了尿道再造，依然不能站立排尿，将来成年后亦难以完成性生活，这种情况可以考虑进行性别，或者成年后进行阴茎再造术。

4）游离植皮、膀胱黏膜、颊部黏膜移植尿道成形术：因影响移植物成活的因素较多，术后尿瘘发生较多，因此选择时宜谨慎考虑。只有当局部阴茎皮肤或者阴囊皮肤不足，或者严重瘢痕化，不足以完成尿道再造，才考虑采用游离组织重建尿道。这些方法一般应用于既往手术失败且可用于尿道再造的局部组织缺乏的患者；或者是重型的尿道下裂，单纯的带蒂组织瓣不足以修复整段尿道缺损的患者。

8. 尿道下裂手术并发症　尿道重建术后常并发有尿瘘、尿道裂开、尿道（尿道口）狭窄、尿道憩室等并发症，文献报道并发症发生率 3%～50% 不等。术后并发症的发生与手术方法、术者经验、尿道下裂的严重程度、包皮形态、包皮血管分布、患者手术年龄、既往是否接受过手术治疗、是否一期或分期手术、尿液转流方法、抗生素应用、缝线及缝合方法、肉膜瓣的加固覆盖、术后护理等有关。尿道下裂修复术后的并发症分为早期和晚期两类。

（1）早期并发症

1）膀胱痉挛：常与留置的导尿管刺激膀胱有关，可引起患儿的哭闹及再造尿道溢尿，导致术后尿外渗甚至尿漏，通过调整导尿管或耻骨上造瘘管的位置解决，必要时于口服药物或膀胱内药物冲洗得以改善。

2）血肿：与术中止血不充分，或者术后勃起造成海绵体伤口出血有关。血肿可导致感染、伤口愈合不良甚至裂开，血肿吸收后可导致炎症反应、瘢痕、纤维化。小血肿可保守处理较少影响伤口愈合，让其自行吸收消失。如广泛血肿引起的肤色青紫，则需重新探查，清除血肿和止血，并放置皮下引流条。

3）感染：与皮瓣血供不良、组织受损或血肿有关，术中消毒不彻底，机体抵抗力差也有一定

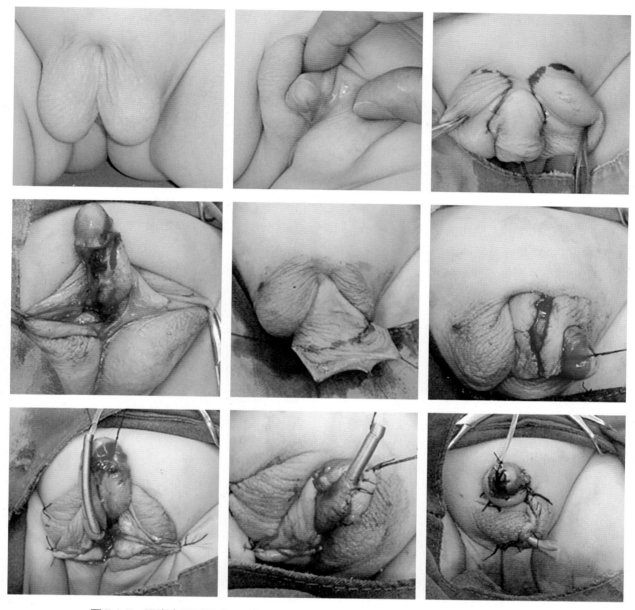

图 7-3-7 阴囊会阴型尿道下裂并阴茎阴囊转位一期应用横行包皮岛状瓣再造尿道修复

关系。感染会延长切口愈合时间并导致尿瘘和尿道狭窄的发生。为了预防感染，术中操作要精细，减少组织的损伤，避免血肿形成。一旦发生，需对伤口分泌物作细菌培养和药物敏感试验，选择应用合适的抗生素。加强局部引流并及时清除失活组织。

4）阴茎皮肤血运障碍：如发生皮肤组织血运障碍，处理上首先采用保守方法。如阴茎皮肤仅少部分坏死和痂皮形成而无尿瘘者，缺损逐渐被新生的表皮取代；范围较大而无尿瘘者，可行局部阴囊皮瓣进行创面修复。如坏死组织范围较大，并存在明显尿瘘或感染者，需清除这些坏死组织，二期再行修复。

5）切口裂开：与感染、缺血、血肿、术后阴茎勃起、切口的张力过大等有关。如果裂口较小且无感染及尿瘘者，伤口可自行愈合。大的切口裂开，如果尿道完整，可尝试拉拢缝合伤口或者早期转移皮瓣修复。如术后几天切口才裂开，并伴有严重的组织水肿，可能有感染和尿液外漏，需二期修复。

（2）晚期并发症

1）尿瘘：尿瘘是尿道成形术后最常见的并发

症,对于重建的整段新尿道均存在发生尿瘘的可能,多发生于尿道吻合口与冠状沟处,可细如针眼,大至如裂开的尿道板;可单发,也可多发,还可合并尿道狭窄、尿道憩室、远端尿道裂开、阴茎矫直不全等并发症,甚至形成毁损性尿道下裂(cripple hpospadias)。依据尿瘘的大小、位置以及距手术的时间不同,处理尿瘘方式不同。在没有炎症反应或组织坏死时,围手术期 1~2mm 小的尿瘘,偶尔可以自行闭合;大的和超过几周的尿瘘需行二期手术修复。二期尿瘘修补术建议 6 个月以后,待前一次手术损伤的组织完全愈合,即血管再生和炎症反应及水肿的消退。对于尿瘘复杂或者发生在多次手术的尿瘘患者,建议 1 年后待组织成熟后才行再次修复手术。

二期修补术术前必须仔细检查阴茎体部皮肤以发现不明显的尿瘘,注射亚甲蓝来检查,并确定重建的尿道有无狭窄、活瓣、弯曲存在。小的尿瘘也可以直接闭合,大的瘘口可能需要邻近皮瓣进行尿道修复;尿瘘边缘上皮需切除,尿瘘缝合修补后建议予组织瓣(肉膜瓣或鞘膜瓣等)加固覆盖,并用阴茎岛状皮瓣或阴囊皮瓣覆盖,即采取多层组织覆盖及多种方法避免尿道和皮肤缝线重叠,以减少尿瘘的复发(图 7-3-8)。

2)尿道狭窄:尿道狭窄的发生率仅次于尿瘘,最常发生在尿道近端吻合处。在术后早期发生,可能是炎症所致,可通过抗炎、消肿等非手术治疗控制。尿道狭窄一般在尿道下裂修复术后 3 个月内逐渐明显,表现为尿线无力、尿线细、排尿

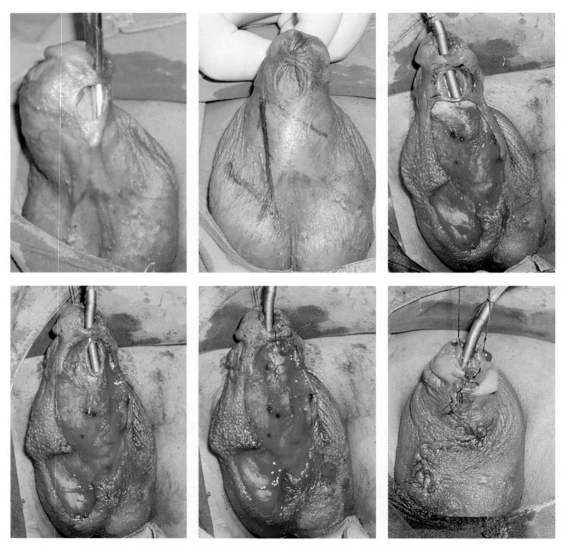

图 7-3-8 尿瘘修补,瘘口直接缝合后,肉膜加固缝合,转移阴茎皮瓣覆盖创面

费力甚至偶尔表现为尿潴留。引起尿道狭窄的原因包括缝合的管道口径过于窄小、缝线张力过大、组织缺血、损伤或感染导致炎症反应引起瘢痕造成的狭窄。

对大多数病例先行保守处理，行尿道扩张或单独行尿道内镜下切开是有效的。对早期尿道扩张没有效果的尿道狭窄，以及广泛狭窄的患者，需再次行尿道修复术。前尿道狭窄初期可行尿道扩张术，如无效，行尿道内镜下切开或行狭窄段尿道纵切横缝，对短的狭窄环可作狭窄切除尿道吻合；长段狭窄可作充分切开，选择全厚皮、膀胱黏膜、口腔黏膜作补片移植，或整段切后用局部皮瓣修复。

3）尿道憩室：尿道憩室一般出现在尿道修复术后 6 个月内。表现为尿线细、排尿后尿液滴沥、泌尿系感染（UTI），偶然会有血尿；患者在排尿时可见阴茎腹侧有明显囊样膨隆突出，或排尿后从阴茎段的尿道里挤出较多残余的尿液。远端尿道因为顺应性差或口径不足、尿道口狭窄、新尿道在阴茎头处纽结、吻合处口径有显著的落差，这些均导致远端尿道阻塞，易于形成憩室；同时重建过大口径的新尿道也是形成尿道憩室的一个因素。当合并其余并发症如尿道狭窄、尿瘘时，尿道憩室才容易被发现。局部囊状憩室处理方法为切除过多的憩室组织缝合成管状尿道，并重叠缝合肉膜层加固覆盖。由于憩室组织弹性及血运良好，并可用于修复尿瘘和远端狭窄。

4）尿道口并发症

①尿道口狭窄：由于龟头内隧道过窄、去除的龟头组织过少、外口缝合过小的皮瓣缺血或发生炎症反应，可加剧狭窄。早期可通过尿道口扩张来处理，效果不理想时背部尿道外口切开术、Y-V 成形术或腹侧皮瓣插入等方法修复。

②尿道口退缩：因僵硬的尿道或尿道顺应性差导致新尿道后退到它原来的位置，而影响外观，如有明显的尿流分叉或偏斜，可行手术再次矫正尿道口位置。

③干燥性闭塞性龟头炎（balanitis xerotica obliterans，BXO）：表现为阴茎头处皮肤、腹侧皮瓣或皮片及尿道口硬化。局部应用皮质激素容易复发，大多数患者需要切除受累及的组织，用健康组织重建。

5）毛石症：表现为尿道下裂修复术后多年，重建的尿道内有毛发生长，严重时毛发会从尿道口突出，偶可导致结石的形成和／或反复发作的泌尿系感染。因修复尿道缺损时应用有毛发生长的阴囊皮肤。对大多数患者，可在膀胱镜下去除结石及激光脱毛，对于严重的或伴有反复感染的病例，应切除有毛发的尿道，应用没有毛发的皮瓣或黏膜片进行修复。

6）毁损型尿道下裂（cripple hypospadias）：尿道下裂经多次修复手术后问题仍未得到解决，阴茎遍布瘢痕，组织缺乏弹性，局部缺乏用来再次尿道修复的血运良好的组织，一般伴有多种并发症需要处理，这些复杂的尿道下裂畸形处理起来比原始的先天缺陷更棘手。

正确的处理方法是广泛而彻底的切除瘢痕，应用正常的组织，极度细心的修复重建。在尿道重建时，常采用局部皮瓣，但对于这类患者阴茎局部已缺乏充足的可供利用的组织和皮肤，此时应用口腔黏膜移植进行尿道重建被认为是理想的方法。

二、性别发育异常

性别发育异常（disorders of sex development，DSD）是一类由先天性染色体、性腺和表型性别发育异常或不匹配导致的疾病。其主要临床表现为外生殖器的畸形和异常，其发病原因和机制复杂、临床表现多样，是一种涉及遗传、内分泌、妇、儿、泌尿、整形及心理等多专业交叉学科的复杂疾病。既往被称为"两性畸形（hermaphroditism）"，在 2006 年芝加哥会议上采用"性别发育异常"来统一标准化命名这类疾病。

（一）临床分型

性发育包括性染色体的确定、性腺发育及其他内外生殖器的发育。这三个层面的任何一个环节发生异常都可以导致性发育障碍疾病，因此 DSD 的病因及临床表现复杂多样。

根据芝加哥共识，目前推荐将 DSD 根据染色体检查分为三大类型：

1. 染色体异常型 DSD 是由染色体核型异常导致的，包括：① 45,X，Turer 综合征及各种亚型。② 47,XXY，克氏综合征及各种亚型。③ 45,X/46,XY，混合性腺发育不良，卵睾型 DSD。④ 46,XX/

46,XY，嵌合体型、卵睾型 DSD。

2. 46,XX 型 DSD 以往称为女性假两性畸形，指患者染色体核型为 46XX，但外生殖器有男性化表现。常见病因及表型有：①性腺（卵巢）发育异常，包括单纯性性腺发育不良；卵睾型 DSD；46,XX 男性（睾丸型 DSD）等。②雄激素过多，包括先天性肾上腺皮质增生（CAH）；芳香化酶缺乏及母体外源性雄激素补充过度等。③其他如泄殖腔外翻、阴道闭锁等也被归入此类 DSD。

3. 46,XY DSD 以往称男性假两性畸形，指患者染色体核型为 46XX，但外生殖器有男性化表现。常见病因及表型有：①性腺（睾丸）发育异常。包括完全性腺不发育（Swyer 综合征）；部分性腺发育不良；双侧性腺退化；卵睾型 DSD。②雄激素合成或作用异常。包括雄激素合成缺陷（例：5α- 还原酶缺乏，17- 羟化酶缺乏等）。③雄激素作用缺陷，如完全性雄激素不敏感综合征及不完全性雄激素不敏感综合征；LH 受体缺陷如 Leydig 细胞发育不良；米勒管永存症等。④尿道下裂及泄殖腔外翻等。

（二）诊断

临床明确诊断需要综合临床表现、内分泌检测和基因诊断的结果进行分析。

1. 临床表现 若新生儿体格检查有如下情况，考虑可能存在 DSD：外生殖器似男非女，难以辨别，性别不确定；尿道开口异常可伴有阴囊分裂；双侧阴囊内不能触及睾丸；阴蒂肥大且无可触及的性腺；外阴只有一个开口等。辅助检查首选超声，可探查性腺的位置与性状，评估患儿泌尿系统状况，必要时还可以探查子宫与阴道情况，为下一步探查做准备。MRI 可作为超声检查的补充手段，尤其对于盆腔内结构的判断。必要时还可借助内镜检查联合逆行造影以及性腺活检等手段。

2. 内分泌相关检测 内分泌检查主要包括：

（1）性激素检测：包括促黄体生成激素（luteotropic hormone，LH）、促卵泡激素（follicle stimulating hormone，FSH）、催乳素、孕酮、睾酮和雌二醇等。如果 LH/FSH 升高，但相应性激素（睾酮、雌二醇）水平低下甚至测不到，应考虑性腺发育不良可能；反之若性激素正常或升高，则可能存在性激素不敏感如完全性雄激素不敏感综合征；

如果 LH/FSH 正常，则需要结合临床表现综合判断，如不完全性雄激素不敏感综合征、CAH 等。

（2）肾上腺轴功能评估：促肾上腺皮质激素（adrenocorticotropic hormone，ACTH）（8AM，4PM）、血清皮质醇（8AM，4PM）、睾酮（testosterone，T）、孕酮（progesterone，P）、17- 羟孕酮（17-hydroxy progesterone，17-OHP）、脱氢表雄酮、雄烯二酮等检测有利于排除肾上腺疾病，还可以通过 ACTH 激发试验鉴别不同类型的 CAH。

（3）激发试验：当基础性激素检测很难鉴别病因时，则需进行兴奋试验，如运用促性腺激素释放激素（gonadotropin-releasing hormone，GnRH）激发试验检查下丘脑 - 垂体 - 性腺轴功能，人绒毛膜促性腺激素（human choionicgonadotophin，HCG）激发试验检查睾丸间质细胞功能。

3. 基因学诊断 基因突变是导致 DSD 的最重要原因，已知有数百种不同的基因突变与人类 DSD 相关；但大多数 DSD 患儿仍无法在分子水平找到病因。总体而言，已知 DSD 患儿中最常见的突变类型是单核苷酸变异（SNV）。现有遗传学检测手段较多，基本分为两大类，即细胞遗传学和分子遗传学技术。常用的细胞遗传学技术有染色体核型检测、荧光原位杂交（FISH）、染色体微阵列、高通量测序（CNV-seq），主要用于检测染色体病导致的 DSD，临床上常用后两种方法诊断基因组拷贝数变异（CNVs）导致的 DSD。常用分子遗传学技术有多重联结依赖探针扩增（MLPA）、CNV-seq 等。针对 SNV 的诊断，最常用的技术是 CNV-seq，可以进行目标基因靶向测序、全外显子组测序及全基因组测序。现已知有 64 个致病基因和 967 个候选基因用于诊断 DSD。检出率较高的突变基因有：①与性激素合成和作用相关的基因 CYP21A2、SRD5A2、HSD17B3、HSD3B2；②与性腺发育相关的基因 NR5A1、DHH、MAP3K1、SOX9、SRY、WT1；③导致低性腺功能障碍的基因 CHD7、WDR11；④导致尿道下裂和隐睾的基因 MAMLD1、INSL3。

（三）治疗

1. 性别认定 性别认定是 DSD 治疗中最重要的一个环节，性别认定之后才能进行相应的生殖器整形手术和内分泌治疗；性别认定也是 DSD 治疗中最难抉择的一环，由于在婴幼儿期，患儿本身不能参与性别认定，由父母代为做出的决定可能在子女长大后遭到质疑和反对。因此有学者主张在婴幼儿期不做性别决定与外阴整形手术，直至患儿成长到一定年龄，能够充分行使知情同意权后再做决定。但由于这种悬而未决的状态会对家长和患儿造成心理和社交困扰，这一主张并不能被大多数家长和患儿接受。

总之，性别选择是一个慎重的决定，需要综合考虑疾病诊断、性腺类型及功能、性腺癌变风险、外生殖器形态、性和生育潜能、患者的心理性别和社会性别等问题，由多学科诊疗团队、家长和患儿本人共同参与和讨论后才能得出结论。

2. 内分泌治疗　根据 DSD 患者性别决定结果，在青春期年龄可以开始内分泌激素治疗，治疗方法包括：①诱导模拟正常青春期，促进第二性征发育，需要性激素替代治疗。②满足身高要求，如 Turner 综合征可使用生长激素、钙片、维生素 D；低剂量激素替代治疗诱导青春期，减少成年身高损失。③如存在肾上腺皮质功能减退，则需要肾上腺皮质激素替代治疗。

性别选择为男性的患者需采用雄激素替代治疗，根据患者的心理和身高评估模拟正常青春期。常用睾酮酯类制剂如庚酸睾酮，初始剂量是每月 25～50mg，肌内注射，每 6～12 个月增加 50mg，直到每月 250mg 后，可以使用成年睾酮制剂，维持剂量为每 2 周 200～250mg 或每 3 个月 1 000mg。在雄激素不敏感的男性患儿中，可用更高剂量的睾酮（每周 250～500mg，每周 2 次）来增加阴茎大小和男性次级特征，经 6 个月大剂量睾酮治疗后阴茎增长至最大，之后的剂量需重新设定。也可选择作用持久的长效睾酮十一酸睾酮肌内注射或口服十一酸睾酮胶丸，或使用透皮制剂（凝胶或贴片）。DHT 凝胶比睾酮活性高 50 倍，有助于增加阴茎大小，优点是不引起男性乳房发育，并促进阴茎尺寸快速增加。5α- 还原酶 Ⅱ型缺乏症患儿中，DHT 凝胶是有效的治疗方法同时也可作为诊断性治疗手段。DHT 凝胶用量为 0.3mg/(kg·d^{-1})，每天 2 次涂擦阴茎（可不包括阴茎头），观察阴茎增长情况。部分性腺发育不良患儿若存在小阴茎合并尿道下裂，因不能站立排尿，会存在心理障碍，建议尽早使用雄性激素或 DHT 凝胶外用，待阴茎增大后行尿道下裂手术。

若青春期仍存在性腺发育不良，需考虑雄性激素替代治疗。

对于性别选择为女性的患者而言，雌激素替代治疗目的是模拟正常性发育过程，促进乳房发育和女性体征形成。10～11 岁之后予以低剂量雌激素（为成人剂量的 1/6～1/4）治疗，避免骨骺过早闭合和成年身高受损，逐渐增加剂量直至成人剂量 1～2mg/d。一般 2～3 年逐步完成女性化过程。有子宫的 DSD 患儿，还要加用孕激素模拟月经周期。而没有子宫者仅需雌激素治疗，目的是形成女性乳房特征。

3. 外科手术治疗　尽管有了 2006 年的芝加哥共识，但对于病因复杂的 DSD 而言，手术的指征、时机以及手术方案的选择等还存在很多悬而未决的问题。对于 DSD 疾病的手术目的为：①恢复生殖器官功能，使患者未来具有性生活能力，并使生育成为可能，尽可能使其能够婚育；②减少泌尿生殖解剖异常带来的泌尿系不良因素，如由于潜在上尿路原因导致尿路感染和尿失禁；③避免血或体液等潴留在宫腔或阴道；④对于女性社会性别的患者，避免青春期后的男性化，而对于男性社会性别的患者避免青春期后的乳房发育；⑤减少性腺肿瘤发生的风险；⑥促进个体以及社会性别的发育；⑦尽量减少异常解剖对患者的心理影响，结合父母意愿，让患者尽最大可能健康成长。

DSD 手术主要包括 4 个部分：①生殖结节的手术，包括进行缩减的阴蒂形术或重建的尿道下裂修复术或阴茎成形术；②米勒管结构（阴道和子宫）的手术，包括连接阴道到盆底，阴道成型和扩张手术以及切除米勒管残余结构；③性腺手术，包括下降（睾丸固定术），切除（肿瘤风险/后期男性化），性腺组织活检或者冷冻以保存生育；④阴道（阴茎）再造手术。

（1）对于男性化 46,XX 女性的手术问题：这类患者主要包括 46,XX 的 CAH 患者，多数以女性社会性别抚养；而对于 46,XX 卵睾性 DSD 或 46,XX SRY 阴性的外生殖器非对称性发育（46,XX 性腺发育不良）的患者而言，性别选择则较为艰难。46,XX 卵睾性 DSD 多以女性社会性别抚养，应在早期切除发育不良的睾丸，防止青春期后雄激素的分泌以及肿瘤风险；若患者以男性社会性别抚养，可考虑切除全部性腺，可能的话，一并切除米勒管残余结构。46,XX 睾丸发育不良的患者,性别选择尤为困难,家长的抉择对于最终选择至关重要。对于选择做女性的患者,需要施行外阴女性化手术。

外阴女性化手术通常包括以下三个方面的内容:阴蒂成形术、会阴成形术及阴道成形术。其最终目标是使外阴形态无限接近正常女性,并保留阴蒂性兴奋功能以及通畅的阴道,可以顺畅排出经血及完成性生活。

阴蒂成形术是通过对小阴茎进行裁剪以形成合适大小的阴蒂,同时将支配阴蒂的血管神经束完整分离以保障再造阴蒂的血供并保留其感觉功能。切除多余的阴茎海绵体后将阴蒂固定于残桩。笔者发现部分患者用此术式形成的阴蒂在随访过程中有变小甚至消失的情况,因此改为保留小阴茎腹侧皮瓣及阴茎背血管神经束双蒂的方式形成阴蒂,术后随访效果稳定(图7-3-9~图7-3-11)。

会阴成形术是利用生殖器结节的多余皮肤重建两个小阴唇和阴蒂包皮。最后对双侧大阴唇(生殖褶)进行缩减成形,以重建一个几乎正常的女性会阴。

阴道成形手术,对大多数 46XX,DSD 的患者来说,都有一个发育程度不同的阴道腔,尿道开口可能于阴道口分开,也有可能开口于阴道前壁的不同位置。

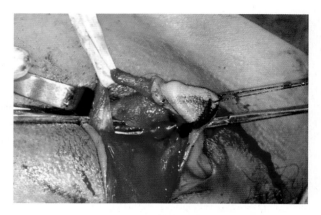

图 7-3-10 双蒂法阴蒂成形术
保留阴茎背血管神经束及阴蒂腹侧皮肤组织蒂

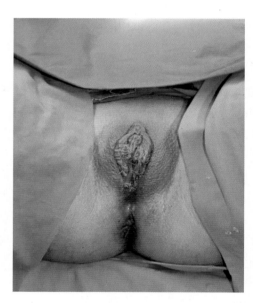

图 7-3-11 术后即刻,利用小阴茎龟头及包皮分别进行阴蒂成形及会阴成形术

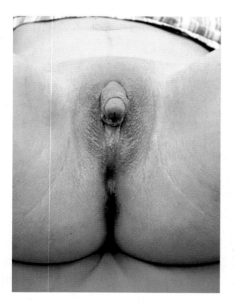

图 7-3-9 46XX,DSD,CAH 成年患者
外阴 Prader Ⅲ级:阴蒂似阴茎,阴唇阴囊完全融合,UGS 开口于会阴

手术的目的除使阴道开口与尿道开口分开以外,还需要根据阴道发育的程度选取相应的方式对阴道进行部分或全部再造。主要的手术方式包括:皮片移植法、前庭黏膜上移法、皮瓣转移法、腹膜法和异体材料法和肠管法等。

1)皮片移植法:手术简单,损伤小,成功率高,但术后皮片发生收缩可以导致阴道狭窄。为此,患者在术后还需放置阴道模具,取皮区将留有瘢痕。

2)前庭黏膜上提法:1969 年 Vecchietti 首创,适用于外阴发育良好,尿道口位置相对较高的患者,尤适宜于指压前庭黏膜能出现 2cm 以上凹陷者。该术式阴道黏膜由前庭黏膜再生而成，保留了神经功能，对性激素有反应，保持正常女性外阴形态。

3）皮瓣转移法：1972年，Harii首先提出轴型皮瓣的概念，即皮瓣内含轴心动静脉血管，可设计为仅保留有血管蒂相连于知名动静脉的岛状皮瓣，也可设计为具有轴心血供的带蒂或带皮下组织蒂皮瓣。皮瓣再造法的优点为皮瓣有良好的血供，术后形成的阴道柔软、有弹性，不必长期佩戴并有腺体分泌功能。缺点为小阴唇等邻近皮瓣破坏了原有的外阴形态，腹部皮瓣等较臃肿，以及供区将留有瘢痕。

4）腹膜法：由于腹膜来源于自体，不会产生排异反应，且再生能力强，可以快速修复性生活导致的损伤。但受盆底腹膜的完整性及弹性所限，目前多应用于先天性无阴道患者，尚未能用于因其他需要而重建阴道的患者。腹膜法形成的阴道壁黏膜化时间较长，愈合时间较长，术后需佩带阴道模具较长时间。

5）异体材料法：早期主要有羊膜法，一般取术前24小时内健康正常分娩或剖宫产的羊膜，目前已渐被废用。近年来，脱细胞异体真皮（acelluar dermal allograft，ADM）作为一种新兴创伤修复材料已被用于阴道再造术。ADM作为一种天然生物材料支架，种属差异小，抗原性弱，具有良好的生物相容性和生物降解性。应用ADM行阴道再造术所用材料来源方便，避免了自体移植的损伤和其他异体材料准备的繁琐，手术方法简单，可缩短手术时间及减少术中出血，手术风险降低，在阴道再造术的应用中具有一定前景。

6）肠管法：主要有小肠法及乙状结肠法。肠管阴道成形术的优点在于形成的阴道能分泌黏液、可达到足够的深度和宽敞度，术后不需放置模具，手术不受年龄限制。患者外阴形态不被破坏；但肠管形成阴道要考虑到术后肠炎、消化、肠梗阻、腹膜炎等肠手术并发症。

对于上述外阴男女性化手术有两个主要的问题存在较大争议：即何时进行手术？生殖结节应当缩减到多少合适？主张早期手术的研究者认为：在出生后到6个月，生殖器组织的质量和获得性较好，有利于采用尿道组织形成下位的生殖管道；且在青春期前后的生殖重建手术对患者

和家庭的心理冲击往往超过在婴幼儿期的手术。但对于这一手术还缺乏长期的随访结果。法国Saint Vincent de Paul医院的研究发现，20年前手术的女性患者手术后性生活质量差。笔者在临床实践中观察到在婴幼儿早期接受过外阴整形手术的患者对成年后的外阴形态多有不满意，而在成年后才首次进行外阴整形手术的患者对术后外阴形态的满意度普遍较高（图7-3-12、图7-3-13）。笔者认为，幼女的外阴形态与成年女性有显著差别，从成年期阴蒂和外阴形态的满意度来看，推

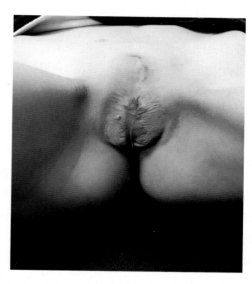

图7-3-12 婴幼儿期行外阴女性化手术，成年后外阴畸形，无阴蒂及大、小阴唇结构，拟行阴蒂及会阴成形术，局部无材料可用

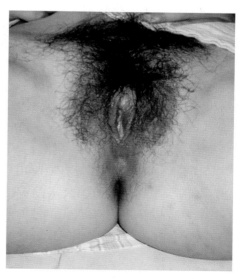

图7-3-13 46XX，DSD，CAH患者，成年后行阴蒂及会阴成形术，阴蒂大小适度，感觉功能良好，大、小阴唇结构存在，整体外阴形态接近正常女性

荐适当延迟阴蒂和会阴成形术至青春期前后。如果从心理健康角度出发需要在婴幼儿期进行阴蒂和会阴成形术，应当慎重切除生殖结节多余的组织，以避免类似图 7-3-12 的病例，在成年后拟行外阴整形却面临没有合适组织可用的尴尬境地。对于阴道成形术，普遍的观点认为应当放到青春期以后。而笔者认为，如果青春期经血可正常排出，阴道成形术延迟到成年以后更为恰当。

（2）男性化不全的 46,XY 男性患者：尽管该类疾病背后病因错综复杂，手术的目标主要是接近正常的外生殖器外观和功能。早期主要是矫正各种类型的尿道下裂（参见下节）。对于成年后阴茎发育不良的患者可以行阴茎再造术。

男性乳房发育的手术处理同样重要。多种类型的 DSD 会出现乳房发育，例如克氏综合征、雄激素受体不敏感、卵睾型、17β- 羟类固醇氧化还原酶缺乏症、46,XX 睾丸型等，其乳腺癌发生概率是正常男性的 8 倍。选择男性性别后，对于新生儿因胎内受到母体或自身激素刺激已发育的乳房应避免在 1 岁前进行评估和治疗。除非怀疑乳腺癌，不需要行乳房 X 线摄影检查。对于青春期出现乳腺发育的 DSD 患儿，轻型（乳房增大小于 6cm）可以观察，半年随访一次，并给予安慰以减轻心理负担。早期药物治疗对持续存在的不同程度的乳房发育均有效。药物治疗主要有 3 类：①阻断雌激素对乳房作用的药物（如克罗米芬、他莫昔芬、雷洛昔芬）；②雄激素（达那唑）；③抑制雌激素产生的药物（阿那曲唑、睾酮内酯）。观察 1 年及以上已发育的乳房仍未消退、有明显皮肤过度扩张、药物效果不佳或复发、发育至近似女性乳房的情况，可考虑手术。

（3）性腺处理原则：腹腔内的性腺需移出腹腔放到腹股沟，最好是阴囊内，以便监测恶变。若不能移出腹腔，必要时需切除性腺。关于选择女性的患儿其睾丸切除时间（青春期前还是青春期后）仍存争议，取决于预期恶变风险。由于肿瘤多发生在青春期后，在可安全监测性腺的前提下可选择延迟手术，但合并腹股沟疝或存在与性腺相关的心理问题时，青春期开始后出现与选择性别不一致的男性化或女性化者，需在青春期前切除性腺。有学者认为对于部分性腺发育不全，若腹腔内性腺不能下降至易于监测的部位时应切

除。完全型雄激素受体不敏感者的性腺恶变风险极低，在青春期后延迟切除此类患儿性腺的观点已经被广泛接受，但对一些不同意切除性腺的成年女性，则需将性腺放置在一个更表浅更易监测的位置。46,XY 睾酮合成障碍者的性腺恶变风险同样很低（<1%～15%），但是对于选择女性性别者，仍建议儿童期切除睾丸以防恶变。对于任何切除未成年人性腺的手术均应慎重，除非有健康风险或评估显示完全丧失生育功能者。性腺切除指征包括：①（早期）生殖细胞癌；②（预期）性腺分泌的激素对选择的性别有相反作用；③患儿自检或通过影像学检查监测性腺恶变的依从性差、难度高，患儿本身要求切除性腺；④存在 Y 染色体物质的条索状性腺（Turner 综合征、46,XY 完全型性腺发育不全、混合型性腺发育不全）。

（张金明　刘　阳）

第四节　易　性　病

一、易性病的定义

易性病（gender dysphoria）（Diagnostic and Statistical Manual of Mental Disorders，Fifth Edition），是一种解剖和生理发育正常、出生时即被判定的性别与其自身所认定的心理性别之间极端不符合，从而产生身心严重冲突，表现出极度痛苦和抑郁症状的精神类疾病，相当部分患者必须进行性别重置的外科治疗，改变身体以适应其心理，方可缓解或解除其精神症状。

人类自有文字以来即有记录，部分人对非男即女的性别划分感到愤怒、痛苦和迷茫。进入现代社会后对这个现象进行了探讨，包括生物学、心理学和社会学等诸方面。20 世纪起这种现象得到了明确的阐述，判定其原因是心灵被"装入"了错误的身体。Harry Benjamin 和 Magnus Hirschfeld 首先将其作为疾病来治疗，命名其为"易性病（transsexual）"，并引入外科手术作为治疗的一个部分，目的是解除患者身心冲突的极度痛苦，能够过上患者自认性别（相反性别）的那种生活。

世界易性病健康专业协会（World Professional Association for Transgender Health，WPATH）是

全球权威的易性病诊疗指南（Standards of Care，SOC）的发布者，包括循证医学、宣教、研究、倡导、公共策略、尊重等各方面，目前已经发布到第七版。

二、易性病的病因

通常，人的性别意识在儿童期是已稳定形成，与父母的互动、同龄人交往、环境的影响密切相关，非男即女。若儿童期性别相关表现不典型，则可界定为"性别认知障碍（GID）"。但是GID很大比例到了青春期或成年期就消失了，恢复了正常，或者说典型的性别意识。成年期的易性病病因研究通常集中于性激素对脑功能的影响上，推测胎儿在宫腔内受到雄激素的冲击会形成男性性别定位，但缺乏定论。还有研究推测母体多次产下男胎后会逐渐增强对H-Y抗原产生免疫抗性，干扰后产的男胎的性别定位，但未发现实例。对确诊易性病的患者亦未发现其在性激素血浓度方面的病因。总之，尽管有些线索，但是病因未明。

根据DSM-5估计，男性发病率为0.005%～0.014%，女性发病率为0.002%～0.003%。国内尚无可靠统计。

三、易性病的症状

为了便于诊断，将症状分为三个年龄段：儿童期（<12岁）、青春期（12～18岁）、成年期（>18岁）。症状稳定持续到成年的个体，经精神心理医生和/或性腺激素治疗后，方可诊断为易性病。

儿童期的性别认知障碍部分可消失或发展成同性恋，持续到成年期的确诊为易性病的比例为6%～27%。男女比例为3:1～6:1。

青春期的性别认知障碍则几乎都会发展为成年期的易性病。男女比例约为1:1。

儿童期症状：最早在2岁时即可观察到行为异常。儿童表达出希望自己是相反的性别的愿望，对自己的性别形态和功能感到烦恼。在服装喜好、玩具挑选、游戏角色扮演等呈现出相反性别的特征。喜欢和相反性别的儿童结群游戏。症状有轻有重，典型或不典型。伴随症状包括焦虑、抑郁、自闭等。

青春期症状：儿童期的症状只有少部分能够持续到青春期。儿童期症状较重和典型者容易持续到青春期。进入青春期后症状加重，尤其随着第二性征的出现。另有部分患者症状起始于青春期。青春期的症状增加了性激素服用和手术治疗的强烈愿望。抑郁和痛苦的症状比较明显和强烈，可能伴有强烈的逆反行为。进入高中后开始体验以异性方式生活的"真实生活体验"。通常此时的父母开始正视这个问题，开始陪同孩子进行心理咨询或治疗。有条件的地方在此时可以进行GnRH青春期抑制治疗。

成年期症状：症状典型，为身心冲突症状的表现，坚信自己无论是解剖上、生理上、生活上都应该是相反的性别，并按相反的性别生活，不达目的决不罢休。

四、易性病的诊断与鉴别诊断

（一）易性病的诊断

易性病的诊断主要取决于本人的主诉和病史，体征、化验及其他检查无助于诊断，必须反复询问病史，通过多次书信、电话交谈。最后当面复查，进行分析，审定甄别。成年人中易性病的诊断不难成立；而青春期以前的易性病诊断必须慎重。一般根据以下各特征的综合分析来进行诊断：

1. 深信自己是真实的异性，终身感受是异性中的一员。

2. 声称自己是异性，躯体发育并非异性，更非两性畸形。

3. 深恶痛绝自身的生理特征和生殖系统迹象，如乳房、月经、阴茎、睾丸等。

4. 强烈要求医学改变躯体而成为自己认为应该的属性。

5. 着同性装束感觉痛苦，着异性服装感到满足。

6. 恼恨别人把自己看成现有属性，对理解自己是异性感到宽慰。

7. 对同性可产生同性异性恋，而确认自己应该是异性。

8. 要求变性不是单独追求性行为，亦非对异性性别的偏爱。

9. 对现有性别生活如演戏，行尸走肉，觉得无路可走。只有变性，目标是不屈不挠的。不变性不如死。

（二）易性病的鉴别诊断

易性病需与异装癖、同性恋及精神分裂症等相鉴别，它们的发病原因与行为表现上有共同之处，但实质上是不同的。是否要求变性，是易性病与异装癖及同性恋的根本区别。

易性病者以着异性服装为形式使其外表符合其自觉性别，且为无性感兴奋目标的跨性别着装，仅为取得心理平衡，而非追求性关系，更非性行为异常。

易性病者对自我性别认同有障碍，认定自身为异性，渴望改变自身生理性别。有的人成年后把自身作为异性来爱恋另一同性别的人，双方以理解、同情、真诚的态度及崇高的要求相待，一般不会做不道德或违法的事，亦非单纯追求性行为，这在女性易性病者为多，定名为同性异性恋。

异装癖者对自己的生物学性别持肯定态度，并无变性要求，属性行为异常，多见于男性，性定向为异性，对性交有兴趣，着异性服饰带有性快感追求成分，甚而出现性兴奋或性感满足。偶有要求变性者，但在明白变性手术实质后，多远而避之不再求医。有一异装癖者，取得妻子认同，每月着异装，装扮成女性逛街一次，而家庭性关系均正常，后又告知其尚有裹足癖，欣赏女性三寸金莲，经多年交往观察，其为一典型异装癖患者，而本人在律师工作方面很出色。

同性恋者对自我性别认同，无变性要求，性定向指向同性，是对他人的感觉，以同性个体作为性爱对象。同性恋多以男性为多见。他们有自己的生活圈，往往结成团伙活动在公园、公厕、公共浴池，以肛交为性爱方式。多数人扮演着主动、被动两种角色，性行为完全是宣泄性欲，固定的同性恋情侣很少。同性恋者并不愿着异装，即使是扮作异性姿态的一方，仍注重同性气质，更无变性的渴望。女性同性恋者大多是情感型，她们相爱甚深，有时不易与易性病相区别，还有待于深入研究与甄别。

精神分裂症患者，有的也有变性妄想，妄想自己成为异性成员，把易性手术视为一种有魔力的治疗方法。他们避免去正视自己的问题焦点，有的男性偏执地妄想变性后能生儿育女，有的妄想成为出名的歌唱家，有的为消除胡子而要求切除睾丸。他们并不存在性身份与其生物学性别相互矛盾的巨大心理冲突，亦无一贯性的病史，成天想入非非，对工作、学习无所适从，在得不到变性满足时，恼怒激动状态下会失去理智，动手打骂亲人，扬言杀人，呈现轻度精神分裂症妄想症的表现。这些在病史中应认真加以分析，从求治者的异样眼神中可以得到正确判断。

五、性别重置术

易性病治疗的整个过程称为性别重置术，目的是使患者能够解除身心冲突，以自认的性别生活和工作，包括改变解剖结构和生理特征、更换身份证、结婚成家等。整个性别重置术包括 5 个步骤：确立诊断、心理治疗、真实生活体验（RLE）、激素替代治疗和手术治疗。我国规范性别重置术的治疗指南是国家卫生和计划生育委员会 2017 年 2 月 4 号发布的《性别重置技术管理规范（2017 版）》和《性别重置技术临床应用质量控制指标（2017 版）》。

（一）激素替代治疗

易性病激素使用行诊断和治疗的通用指南基本内容如下：分为青春期和成年期。

青春期前（儿童期）的性别定位异常不用激素治疗。

青春期的性激素治疗的主要目的是鉴别诊断。时机为 Tanner 2~3 期，基本药物是 GnRH（促性腺激素释放激素）类药物，效果是可逆性地阻断生殖系统的发育，包括第一性征和第二性征。目的是若以后排除了易性病的诊断，则 GnRH 类药物停用后身体迅速完成正常的生殖系统发育；若成年后明确了易性病的诊断，则在相反的性激素的作用下原来性发育处于停顿状态的身体其第二性征有更好的发育，患者的心理也有更好的疗效。

成年期性激素治疗的目的是为了形成自认性别的第二性征，同时兼具心理治疗作用。开始治疗前需排除那些会被激素替代疗法加重的疾病，治疗中进行血药浓度检测，使其性激素血浓度在正常男女的生理值范围内，同时观察和追踪第二性征所发生的改变。

毒副作用防治：①常规体检（第一年 4 次，第二年起每年 2 次），关注心血管疾病风险，和骨密度改变。② MTF 监测泌乳素（prolactin），进行乳癌筛查、前列腺癌筛查。

（二）手术治疗

手术治疗的先决条件：①真实生活体验，即以相反的性别（自认的性别）生活和工作足够长的时间，较好地融入社会。②激素替代疗法已经获得了较好的效果（1年以上）。③患者坚决要求手术治疗。

手术治疗目前被认为是易性病治疗的标准步骤。手术治疗的目的是确立新的性别，即与原来相反的性别，称为性别重置术（sex reassignment surgery 或 sex affirming surgery）。手术治疗通常结合激素替代疗法，并酌情整合其他一些改善第二性征的美容手术。

1953 年美国二战老兵 Christine Jorgensen 在丹麦哥本哈根接受性别重置手术并获得成功，经广泛报道后性别重置手术被公众认知。1966 年 Benjamin 出版了 "*The transsexual Phenomenon*" 一书，否定精神疗法对易性病的转化或治疗功能，倡导 "改变身体以适应心灵"，并成为性别重置手术的理论基础。1979 年 "The Harry Benjamin International Gender Dysphoria Association（哈利·本杰明国际易性病组织）" 成立，并发布医护标准（最新版为 2011 年的第六版），2009 年更名为 "World Professional Association for Transgender Health（世界易性病健康专业协会）"，成为易性病治疗的国际新规范和指南。

我国 1990 年 7 月首例公开报道男性转女性的变性手术，1991 年 10 月我国首例女变男的变性手术成功，新华社向国内外发稿，手术均在第二军医大学（现海军军医大学）长征医院整形外科完成，主刀医生为何清濂教授。

1. 女转男性别重置术 手术的核心是阴茎再造术。其适应证应符合如下标准：持久的易性病症状；已得到充分的告知并同意，且达到法定年龄；健康状况良好或得到良好的控制；已进行连续一年的激素替代疗法；真实生活体验 1 年以上，并适应良好。

（1）阴茎再造术：1936 年俄罗斯医生 Nikolaj A.Bogoraz 报告了全阴茎再造，治疗男性阴茎缺损，用的是腹部皮管和自体肋软骨。女转男的阴茎再造术的首位医生是 Harold Gillies，时间是 20 世纪 40 年代，方法是腹部一个皮管形成尿道，另用一个皮瓣包绕在外面构成阴茎。这种方法一直沿用了将近 40 年。1972 年 Orticochea 报告用带蒂股薄肌肌皮瓣行阴茎癌切除术后阴茎再造。1982 年宋儒耀等首次提出用前臂桡侧游离皮瓣行阴茎再造，1984 年高学书、何清濂、张涤生等分别在国内外报告 "管卷管" 模式前臂游离皮瓣阴茎再造术，一次完成阴茎再造，是目前国际上阴茎再造的金标准。其他游离皮瓣阴茎再造包括上臂外侧皮瓣、腓骨皮瓣、肩胛皮瓣。1993 年 Hage 和 De Graaf 提出了阴茎再造的技术标准，使这一技术走向精细化。

Hage 和 De Graaf 阴茎再造术理想标准：一期完成再造；外形美观；触觉和性感觉良好；站立排尿；并发症和供区畸形最小化。目前尚无一种阴茎再造方法能够同时符合上述标准。

首例行生殖器再造的女转男患者叫 Michael Dillon，本人也是个医生。主刀医生是 Harold Gillis，这个手术是在治疗尿道下裂的名义下进行的。1946—1949 年至少进行了 13 次手术，以 "管卷管" 局部皮瓣的模式完成了阴茎再造。

女转男阴茎再造术分为三大类：阴蒂阴茎化（metoidioplasty）、带蒂皮瓣成形术和游离皮瓣成形术。

1）阴蒂阴茎化：通过药物刺激使得阴蒂肥大，形成类似阴茎样的结构。优点：龟头形态和勃起功能达到最大程度的逼真，切口隐蔽，局限于会阴部，手术简单，损伤小，不影响日后其他术式的阴茎再造。最主要的缺点是最后成形的阴茎体积过小，长度上至多只有 7cm，性交和直立排尿功能明显不足。并发症发生率为 14%～17%，主要为尿道问题，包括排尿不畅、尿道狭窄和尿瘘等。本术式尽管手术简单，全部完成平均仍需 2.6 次手术。到目前为止本术式尚未得到客观评价。手术为在阴蒂上方阴蒂包皮内外板之间作环形切开，阴蒂腹侧作垂直切开直达尿道外口，或 W 形切开，缝合后可包绕新建的尿道。脱套阴蒂海绵体，断开阴蒂悬韧带，以达到延长阴茎的效果。尿道板若不作分离，则形成的阴茎会偏短并有腹侧弯曲；尿道板若作分离，则形成的阴茎会延长，但会增加尿道再造的工作量。尿道重建的局部皮瓣包括阴蒂背侧皮瓣和小阴唇皮瓣。阴道前壁黏膜瓣也可利用重建尿道。

2）带蒂皮瓣成形术：常用皮瓣为股前外侧皮

瓣、腹壁皮瓣、腹股沟皮瓣。股前外侧皮瓣为最常用，血供可靠，面积大，供区隐蔽，带感觉神经，可以黏膜等预置尿道形成"管卷管"式阴茎，是前臂桡侧游离皮瓣的最佳替代。缺点为皮瓣偏厚，成形的阴茎体积过大。腹壁皮瓣和腹股沟皮瓣具有类似的缺点，成形的阴茎外形上逼真度更差些。

3）游离皮瓣成形术：前臂桡侧游离皮瓣是女转男阴茎再造术的主力皮瓣，也是金标准，其成形后的阴茎在外观、功能、感觉等诸方面的满意度是最高的，毛发浓密者需先进行术前脱毛处理，其缺点主要是尿道并发症；其供区继发畸形较为明显，但从远期来看，在可接受范围内。其他用于女转男阴茎再造的游离皮瓣包括游离腓骨皮瓣、股前外侧皮瓣、上臂外侧皮瓣、肩胛皮瓣和背阔肌皮瓣等。

4）阴茎的美化：可在阴茎再造的同期或二期行龟头成形术。可用纹绣改善龟头的色泽。

5）阴蒂的处理：除了阴蒂阴茎化手术，阴蒂保留在原位，紧邻再造阴茎的根部，使其能在性生活中依然受到机械刺激。

6）勃起功能重建：硅胶支撑物、骨皮瓣中的骨片、充胀式三件套等。通常在阴茎再造完成后一年进行，因为此时再造阴茎头部的感觉已经基本恢复，可降低假体外露的可能性。

7）阴囊成形术（scrotoplasty）：通常利用大阴唇内植入假体完成再造，大阴唇可先行扩张器扩张。为防止成形的阴囊位置偏后，可在大阴唇后方作 V-Y 切口向前推进。作用：增加勃起的稳定性；美观的要求。缺点：假体外露、假体损坏、假体移位等。

8）阴茎异体移植术：理论上可行，曾经在外伤、肿瘤患者中尝试过。目前尚无在女转男患者应用的报道。

（2）皮下乳腺摘除术（平胸术）：同时包括摘除乳腺和去除胸部多余的皮肤，乳头和乳晕的缩小，乳房下皱襞的平复，还要尽量将遗留的瘢痕最小化。女性乳腺的发育从平胸到巨乳均可在女变男患者中见到，需要设计不同的手术方案完成。都有可能会被采用的方法有：脂肪抽吸术、乳晕切口乳腺摘除术、双圈法乳房摘除乳头乳晕游离移植术。

（3）面部轮廓男性化：男女之间面部轮廓的差异主要体现在三个部位：额部、颊部和下颌角。男性的轮廓更宽、更方和更突出。通常不采取手术的方式，因为服用雄激素后胡须的生长所呈现的男性气势将会掩盖其他因素。

2. 男转女性别重置术

（1）隆胸术：隆胸术对男转女患者具有巨大的心理治疗作用，因此倾向于用比正常女性使用更大的假体。植入层次通常在胸大肌下。由于男性胸部的特点，可复合脂肪移植隆胸，以避免假体边缘容易触及和改善乳沟形态。如果只要稍微隆起胸部，或者经激素替代疗法胸部已有相当发育隆起。

（2）睾丸切除术：睾丸切除术可在阴道再造术同时进行，亦可先期完成。要注意的是是否有提取精液冷冻保存的需求和可能性。

（3）女性生殖器再造术：男转女生殖器再造术是要完成一个女性外观的外生殖器复合体，包括阴道（上皮湿润、弹性、无毛发、长宽容纳阴茎插入）、尿道（经缩短、开口向下、排尿正常）、阴蒂、阴唇等结构。基本步骤包括睾丸切除、阴茎离断、阴道腔穴成形、阴道内衬组织植入、尿道口定位、阴唇成形和阴蒂成形。其要点是尽量将阴道腔做得尽量深（> 10cm）和尽量宽（> 3cm）；尿道海绵体作充分的去除；新定位的尿道口黏膜外翻等。个别患者不要求行阴道再造，可省略阴道再造术，其他步骤不变。

1）阴道再造术：19 世纪即开始为女性进行阴道再造术，治疗由于先天性畸形、外伤后损伤和肿瘤治疗后产生的阴道缺损。Dorchen Richter 是第一个施行男转女阴道再造的医生，始于 1931 年。20 世纪 50 年代之前游离皮片移植法。阴茎皮肤内翻法起于 20 世纪 50 年代之后，至今已成为男转女阴道再造术的标准术式。肠道移植法应用始于 1974 年，非阴茎皮瓣法（股内侧皮瓣）应用始于 1980 年。

男转女阴道再造术术式可选皮片移植、局部皮瓣、阴茎包皮内翻和肠襻转移等。其中对于未行包皮环切术的患者，阴茎包皮内翻术是标准的术式。对于已行包皮环切术的患者，包皮阴囊瓣是标准的术式。肠襻和皮片移植法多用于前期手术失败，已无局部皮瓣可用的病例中。

皮片移植法（包括断层和全厚皮片）：目前通

常作为备选方案。断层皮片供区为大腿、背部或臀部。全厚皮片供区为腹股沟，更多的为阴茎包皮。优点：手术简便，一次完成；阴道腔宽大；供区损伤小。缺点：皮片收缩，需要更长时间的支撑扩张；无润滑液分泌；供区瘢痕形成。

阴茎阴囊皮瓣法：皮瓣蒂部可选在阴茎背侧根部或阴囊下部。优点：带蒂皮瓣，挛缩少，无毛发，有感觉。缺点：无润滑液分泌，较长时间支撑，有时候组织量不够需用皮片移植补充。阴囊的毛发需在术前先行处理（激光或电解）脱去。

局部皮瓣法（阴茎阴囊以外的）：大腿内侧皮瓣或会阴部皮瓣。缺点：臃肿，无分泌物，挛缩倾向。

肠袢法：常用带蒂乙状结肠，也可选用近回盲部回肠。优点：再造的阴道长度大，有分泌物，不易挛缩。缺点：分泌物过多，改道性结肠炎，腹腔手术并发症等。更多用于弥补前期手术失败的情况，包括闭锁、长度不足等。对于阴茎阴囊组织量不够的患者可直接采用本法。

主要并发症：直肠阴道瘘是阴道再造术特有的并发症，其原因是前列腺和直肠之间分离出的阴道腔容易穿透菲薄的直肠壁。发生率约为1%。术中发现则即时以可吸收线缝合修复；随访发现则以双层皮瓣修复，预后良好。

2）阴蒂成形术：阴蒂成形术要求形成一个具有感觉的阴蒂头、阴蒂包皮和美观的大小阴唇结构。仔细将龟头和其后方附着的血管神经束从阴茎海绵体分离下来，在龟头背侧近冠状沟部血管神经的前方分离出马蹄形或 W 形的一片龟头组织，约 1cm×1cm，对合缝合消灭创面，形成阴蒂大小的形状。由于保留了血管神经蒂，其勃起和性感觉功能得到了最大程度的保留。

3）大小阴唇成形术：大阴唇成形是利用阴囊皮肤完成的。小阴唇成形是将靠近根部的包皮缝合到龟头缩小后形成的阴蒂头基部完成的，通过缝合同时形成阴蒂包皮。

4）面部轮廓女性化术：将男性方形和轮廓分明的面部改形为卵圆形和线条柔和的面部轮廓，包括额部、颧弓、下颌角和鼻部。

5）喉结整形术：声音改变整形术和喉结整形术的目的是将声调提高，呈现女性的发声特点，手术原理是缩短声带，或增加声带的张力。广泛采用的是 1989 年 Isshiki 提出的方法，将环状软骨与甲状软骨的下缘拉拢缝合，或用微型钢板螺丝固定，以取得永久的效果。同时可将甲状软骨的中央前凸部分修平，使得喉结消失，使得颈部外观呈现女性化。

六、性别重置术治疗效果及评价

易性病本质上是一种精神类疾病，以外科手术的方法进行切除和重建，必须非常慎重。经过长时间的临床实践，得出如下循证医学结论：

1. 平胸术、隆胸术、生殖器手术外形满意。

2. 性别重置术完成后焦虑和痛苦感缓解，生活质量提高。

3. 性别重置术完成后性行为活跃，但是高潮感差异较大。

4. 手术并发症常见，部分程度较重。

5. 后悔率和自杀率极低。

6. 目前的资料尚不能确定手术与激素治疗之间有互为加强的关系。

7. 目前的资料尚不能确定手术方案对最后效果的影响程度。

8. 鼻整形术和面部女性化手术效果满意。

9. 声音改变手术效果不确定。

七、易性病的伦理探讨

易性病在我国被公开报道，并逐渐为民众包容和接纳始于 1986 年，之后由于媒体比较公正的报道，易性病逐渐被民众接受为众多疾病中的一种，更由于公众人物公开自己的易性患者身份及其手术治疗过程，公开亮相，在电视上以主持人身份长期接触公众，使得民众接受了易性病是一种疾病，在治疗后可以正常生活和工作这一理念。

易性病患者，尤其是完成手术，更改身份证的性别后，疾病已经治愈，应该得到和正常人一样的对待。

（朱晓海）

参 考 文 献

[1] McCarthy JG. Reconstruction：Orbital hypertelorism. Philadelphia：Saunders Elsevier Inc，2006.

[2] 张涤生. 颅面外科学. 上海：上海科学技术出版社，1997.

[3] Bradley JP, Kawamoto HK. Craniofacial Clefts. London：Saunders Elsevier Inc，2013.

[4] Carstens M. Development of the facial midline. J Cranifac Surg，2002，13（1）：129-187.

[5] Converse JM，Horowitz LS，Coccaro PJ，et al. The corrective treatment of the skeleton asymmetry in hemifacial microsomia. Plast Reconstr Surg，1973，52（3）：221-232.

[6] David DJ，Moore MH，Cooter RD. Tessier clefts revisited with a third dimension. Cleft Palate J，1989，26（3）：163.

[7] Tahiri Y，Chang CS，Tuin J，et al. Costochondral grafting in craniofacial microsomia. Plast Reconstr Surg，2015，135（2）：530-541.

[8] Li，Dong，Bai，Shanshan，Yu，Zheyuan，et al. Surgery Navigation in Treating Congenital Midfacial Dysplasia of Patients With Facial Cleft. J Cranifac Surg，2017，28（6）：1492-1494.

[9] Hopper RA，Kapadia H，Susarla S，et al. Counterclockwise Craniofacial Distraction Osteogenesis for Tracheostomy-Dependent Children with Treacher Collins Syndrome. Plast reconstr surg，2018，142（2）：447-457.

[10] Johnson D，Wilkie A O. Craniosynostosis. European Journal of Human Genetics，2011，19（4）：369-376.

[11] Zhang YB，Hu JT，Zhang J. Genome-wide Association Study Identifies Multiple Susceptibility Loci For Craniofacial Microsomia. Nature Communications，2016，7：10605.

[12] Sadler TW，Rasmussen SA. Examining the evidence for vascular pathogenesis of selected birth defects. Am J Med Genet A，2010，152A（10）：2426-2436.

[13] Kitazawa T，Fujisawa K，Narboux-Neme N. Distinct effects of Hoxa2 overexpression in cranial neural crest populations reveal that the mammalian hyomandibular-ceratohyal boundary maps within the styloid process. Dev Biol，2015，402（2）：162-174.

[14] Khawaja AP，Chan PY，Yip LY. A Common Glaucoma-risk Variant of SIX6 Alters Retinal Nerve Fiber Layer and Optic Disc Measures in a European Population：The EPIC-Norfolk Eye Study. J Glaucoma，2018，27（9）：743，749.

[15] Klingbeil KD，Greenland CM，Arslan S. Novel EYA1 variants causing Branchiooto-renal syndrome. Int J Pediatr Otorhinolaryngol，2017，98：59-63.

[16] Venditti CP，Hunt P，Donnenfeld A，et al. Mosaic paternal uniparental（iso）disomy for chromosome 20 associated with multiple anomalies. Am J Med Genet A，2004，124A（3）：274-279.

[17] 张如鸿，章庆国. 外耳修复再造学（精）/ 整形美容外科学全书. 杭州：浙江科学技术出版社，2014.

[18] 庄洪兴，蒋海越. 先天性小耳畸形的皮肤软组织扩张器法外耳再造术. 中华整形外科杂志，2006，22（4）：286-289.

[19] Qian Jin，Li Zhibin，Liu Tun，et al. Auricular Reconstruction in Hemifacial Microsomia with an Expanded Two-Flap Method. Plast Reconstr Surg，2017，139（5）：1200-1209.

[20] Xing Wenshan，Kang Chunyu，Wang Yue，et al. Reconstruction of Microtia Using a Single Expanded Postauricular Flap without Skin Grafting：Experience of 683 Cases. Plast Reconstr Surg，2018，142（1）：170-179.

[21] 王炜. 整形外科学. 杭州：浙江科学技术出版社，1999.

[22] 邱蔚六. 口腔颌面外科学. 6 版. 北京：人民卫生出版社，2011.

[23] 陈仁吉，马莲，朱洪平. 腭裂患者声门爆破声临床特点及其矫治. 中华口腔医学杂志，2002，37（3）：191-193.

[24] 李宁毅. 腭裂语音治疗学. 北京：人民卫生出版社，2009.

[25] David Shaye，Carrie Liu，Travis Tollefson. Cleft Lip and Palate An Evidence-Based Review. Facial Plast Surg Clin N Am，2015，23（3）：357-372.

[26] David Crockett，Steven Goudy. Cleft Lip and Palate. Facial Plast Surg Clin N Am，2014，22（4）：573-586.

[27] Mitchell Worley，Krishna Patel，Lauren Kilpatrick. Cleft Lip and Palate. Clin Perinatol，2018，45（4）：661-678.

[28] Sherif MM. V-Y dorsal metacarpal flap：a new technique for the correction of syndactyly without skin graft. Plast Reconstr Surg，1998，101（7）：1861-1866.

[29] Brennan MD, Fogarty BJ. Island flap reconstruction of the web space in congenital incomplete syndactyly. J Hand Surg, 2004, 29(4): 377-380.

[30] Shamseldin HE, Faden MA, Alashram W, et al. Identification of a novel DLX5 mutation in a family with autosomal recessive split hand and foot malformation. J Med Genet, 2012, 49(1): 16-20.

[31] Sowinska-Seidler A, Socha M, Jamsheer A. Split-hand/foot malformation-molecular cause and implications in genetic counseling. J Appl Genet, 2014, 55(1): 105-115.

[32] Ronderos-Dumit D, Briceño F, Navarro H, et al. Endoscopic release of limb constriction rings in utero. Fetal Diagn Ther, 2006, 21(3): 255-258.

[33] Mutaf M, Sunay M. A new technique for correction of congenital constriction rings. Ann Plast Surg, 2006, 57(6): 646-652.

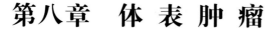

第八章 体表肿瘤

第一节 色 素 痣

一、相关概念

色素痣（pigmented nevus，pigmented moles），包含两个概念：一种是痣细胞痣（naevocytic nevus），简称色痣，斑痣或黑痣，是指含有色素的痣细胞所构成的最常见于皮肤良性肿瘤；另一种是黑素细胞痣（melanocytic nevus），黑素细胞在神经嵴到表皮的移动过程中，黑素细胞局部聚集而形成良性增生。几乎每个人身上均有色素痣，可发生于身体任何部位皮肤，面颈部最常见。皮肤的痣细胞和黑素细胞均可产生黑色素，但两者存在两个差异：一是痣细胞在表皮和／或真皮内聚集呈巢状，而黑素细胞是以独立单元散在均匀分布；二是痣细胞没有树枝状突起，蓝痣中的痣细胞除外。

黑素细胞痣可为先天性或获得性两大类。先天性黑素细胞痣（congenital melanocytic nevi，CMN）：是出生时或出生后几个月内即存在的黑素细胞痣，是错构瘤，主要由胚胎形成期间产生的良性黑素细胞克隆性增殖而成。获得性黑色素痣（acquired melanocytic nevi，AMN）：一般指出生后 6 个月～2 岁后出现的黑素细胞痣。获得性黑素细胞痣可分为普通型或不典型两类，还有几种变异型：包括晕痣、蓝痣及 Spitz 痣等。

二、流行病学

一般而言，色素痣的发生与人种、遗传、年龄、日晒、部位有关，白种人的色素痣多于黄种人和黑人。近年来研究表明，光照强度和频率（紫外线）与色素痣的发生也有关系。Kanada 等研究发现 1%～3% 的新生儿具有与先天性黑素细胞痣（CMN）临床诊断相符的色素性病变。Astilla

等报道 20 000 例新生儿中约有 1 例出现大型或巨型 CMN。白种人的总体非典型痣患病率在 2%～10%。在有黑色素瘤个人史的患者中，患病率估计为 30%～60%。

三、发病机制

人体皮肤颜色主要由黑素决定，色素痣由来源于人体的含色素性痣细胞构成，目前对于黑素细胞的来源尚不明确，可来源于表皮内的黑素细胞，或来自于神经嵴，或来源于神经嵴和表皮内的黑素细胞，即真皮下的黑素细胞源于神经的组织细胞或施万细胞，而表皮内及真皮上的黑素细胞源于表皮内的黑素细胞。黑素细胞移行至表皮时，因自身或外界原因造成异常，形成黑素细胞的不正常增生及分布。黑素细胞增生聚集后可表现为巢状，但不存在树枝状突，发现活性低的酪氨酸酶，超微显微镜下可发现黑素细胞巢内有黑素体、线粒体及高尔基体等于黑素细胞相像的结构，但无细胞间的连接，或者无桥粒结构。

研究显示：先天性黑色细胞痣（CMN）是错构瘤，主要由胚胎形成期间产生的良性黑素细胞克隆性增殖而成。体细胞 BRAFV600E 突变见于较高比例的小型 CMN 以及获得性黑素细胞痣（AMN）和皮肤黑色素瘤。而 70%～95% 的大型和巨型 CMN 具有体细胞功能获得性 NRAS 突变。神经皮肤黑素细胞增多症患者的多个 CMN 和脑部病灶中都发现了相同的 NRAS 突变。BRAF 或 NRAS 的激活性突变会导致细胞增殖，因该突变会增加多条分子通路的信号传导，尤其是丝裂原激活蛋白激酶（mitogen-activated protein kinase，MAPK）。

有一项研究纳入了来自黑色素瘤遗传学联盟的 385 个黑色素瘤家族，每个家族都有至少 3 名黑色素瘤患者；39% 的家族携带 CDKN2A 突变，其中澳大利亚家族的携带率为20%,北美的家族为45%,而欧洲的家族为57%。

四、临床表现和特征

色素痣可见于任何正常人体,多发生在面、颈、背部;可在出生时即已存在,也可在生后逐渐出现。色素痣常为多发,大小不等,小者如点状或米粒样大小,孤立存在,通常不超过0.5cm,大者直径可达40cm以上,临床上称巨痣。色素痣颜色有深浅程度的差异,由棕褐色、瓦青色、淡蓝色、灰黑色至漆黑色不等,偶见无色素的色素痣,如良性幼年黑瘤。色素痣的表面平滑,或肥厚,或粗糙呈疣状,乳头状或有蒂的结节状。并常见生有状若头发的黑色或黑白夹杂的长毛,毛的长度停留在一定限度,不具有头发持续增长的特点。色素痣除主要见于皮肤外,还可发生在黏膜表面,如口唇、阴唇、睑结膜等部位的黏膜。

CMN的颜色从棕褐色到黑色不等,边界往往如地图样、不规则。许多CMN具有密度增加的黑色粗糙毛发(终毛)。临床上根据CMN直径的大小,分为4大类:

1)小痣:<1.5cm。

2)中等大小的痣:M1型1.5～10cm;M2型10～20cm。

3)大痣:L1型>20～30cm;L2型>30～40cm。在新生儿中,大型CMN在头部>9cm或在躯干>6cm。

4)巨痣:G1型>40～60cm;G2型>60cm。

对于大痣和巨痣,其周围的"卫星痣"数量有助于评估和监测患者。大型和巨型CMN根据卫星病变的数量进一步分为:

1)S型:无卫星痣。

2)S1型:<20颗。

3)S2型:20～50颗。

4)S3型:>50颗。

依据色素痣颜色是否均匀、表面粗糙度、有无皮肤或皮下结节以及多毛情况来分级,范围是0(无)到2(明显)。巨型CMN由于其分布较广,可称为"外套痣"或"泳裤痣";其经常伴有多个较小的,广泛分布的"卫星痣"。

按病理切片检查所见痣细胞在皮肤组织内的分布部位,一般分为交界痣(junctional nevus)、皮内痣(intradermal nevus)和混合痣(compound nevus)三类。另有以临床所具特点命名的色素痣,如Hutchinson黑素雀斑、良性幼年黑瘤、巨痣和蓝痣等,下面我们分别予以介绍。

(一)交界痣

痣细胞和痣细胞巢主要位于皮肤的表皮底层,少数可见于真皮与表皮邻接部位。因痣细胞集中分布在表皮和真皮的交界位置,故名交界痣。临床特点为痣平坦或稍高出皮面,边缘境界不甚清晰,表面光滑,无毛发。色素分布不甚均匀一致,呈淡蓝色,瓦青色,棕褐色或蓝黑色。交界痣皮损直径较小,可见于身体任何部位,以手掌、足跖及上皮移行部位如红唇、阴茎头、阴唇等部位好发。交界痣多见于儿童和青年,成年少见。其痣细胞一般呈舟形,常有黑色素,基底层也有黑色素。真皮上部常有噬黑素细胞。交界痣有恶变可能。

(二)皮内痣

痣细胞和痣细胞巢都聚集在真皮层内,故名。临床特点为痣平坦或高出皮面,也或呈疣状或有蒂状,颜色由棕褐色至漆黑色,边界清楚,上常生有长毛。皮内痣最常见于成年人。组织切片检查见痣细胞巢外围有胶原纤维束,无炎性反应。真皮上部有若干黑色素,真皮下部可见梭形痣细胞。有的皮内痣有角化过度和乳头性增生现象。皮内痣一般不发生恶变。

(三)混合痣

痣细胞和痣细胞巢既见于表皮,又见于真皮内,故名。混合痣可能是正处于交界痣向皮内痣演变过程中的表现,属于过度型。临床表现特点为常见色素痣的中心部位呈隆出皮面的斑块,生有毛发,为皮内痣的成分,其四周绕以平滑而色素呈弥漫分布的晕,是交界痣成分,混合痣一般突出皮面。交界痣多见于幼年。病理检查可见真皮上部的痣细胞通常呈舟形,含有黑色素,表皮内的痣细胞可呈梭形,真皮下部的痣细胞也可呈梭形。混合痣也有恶变可能。

(四)临床上较常见的其他类型色素痣

1. Hutchinson黑素雀斑 Hutchinson黑素雀斑,又名恶性雀斑。其临床表现为早期与交界痣相似,但具有持续缓慢增长的特点,逐渐形成不规则多环状色素斑驳的病变。通常直径大于

1cm。最常见于面部，也可发生在颈、背及其他部位，此型色素痣有转化为表浅恶性黑瘤的可能。

2. Spitz 痣（良性幼年黑瘤） Spitz 痣是一种少见的黑素细胞病变，由大型上皮样细胞和 / 或梭形细胞构成。通常见于儿童或青少年，表现为界限分明的粉红色圆顶状丘疹，最常见于面部或下肢，多在青春期前出现，甚至在出生时即已显现。其临床特点是皮损为单个硬实性斑丘疹或结节，也可多发，表面呈光滑圆顶状，上有时见毛细血管扩张或稍高出皮肤表面，常无色素存在，一般 1～2cm 直径大小。良性幼年黑瘤一般认为属于混合痣。其组织学检查易和恶性黑瘤发生混淆，需注意分辨避免误诊。

3. 巨痣（giant nevus） 巨痣以病变的面积巨大为特征，一般直径大于 40cm。其出生时即已存在，好发于头面、躯干部、四肢部亦不罕见，并常见多部位受到侵犯。痣的表面往往高低不平，粗糙肥厚，或在某些部位呈疣状或结节状改变。颜色棕褐或墨色或深浅不等，并常见生有黑白夹杂的毛发，状似兽皮。故又有兽皮样痣之称。巨痣可合并颅内黑素细胞增多症，其位于脊柱部位者，可有脊柱裂、脑（脊）膜膨出等先天性畸形。巨痣还可合并局部脂肪瘤或神经纤维瘤，以至体积膨大，不仅外观失常，还可引起功能障碍。巨痣常非孤立的单一病变，往往波及许多部位，大小不等，散在分布。巨痣的病理性质属于混合痣或皮内痣，因此有转变为恶性黑色素瘤的可能。

巨型 CMN 可依据其解剖分布分为 6 类，称为"6B 分类法"：波蕾若短外套区（bolero，上背部和颈部），背部（back，背部中央，不累及臀部和肩部），泳裤区（bathing trunk，主要是生殖器区域和臀部，不扩展至肩颈部），胸部 / 腹部（breast/belly，局限于乳房和 / 或腹部），四肢（body extremity，仅限于肢体，不累及生殖器或肩部）和躯干（body，累及躯干大部分，包括波蕾若短外套区和泳裤区）。

皮肤镜特征：CMN 和获得性黑素细胞痣在皮肤镜下的主要特征有色素网、聚集的小球和 / 或弥漫均匀的褐色色素沉着。CMN 中常见的皮肤镜模式有网状、球状 / 鹅卵石状、均质型以及混合型（即多种成分）。

4. 发育不良性黑素细胞痣（dysplastic melanocytic nevus） 简称发育不良性痣，早期亦称

B-K 痣。它是一种特殊类型的混合痣，目前被视为一种恶性黑色素瘤的前驱表现。

此痣好发于躯干，其次为肢体，再次为面部。大小不一，直径 5～15mm，呈棕黄色、黑褐色或淡红色，病灶中央常高器，无毛，边缘不规则，覆盖的皮肤皮纹加深，表面常呈鹅卵石花纹状。患者以中青年居多，可呈家族性分布。组织学检查发现黑素细胞巢同时存在于表皮、真皮交界处和乳头层内，在黑素细胞巢的边缘外，可见数量较多、分散的黑素细胞向水平方向伸展，黑素细胞核大、深染，具有多行性，但不见核分裂相，病灶内常见轻度或中度的炎性细胞浸润。

5. 蓝痣（blue nevus） 蓝痣多表现为瓦青色，深蓝色，或棕褐色的丘疹样或小节样的孤立病变。面积较小，一般不超过 1.5cm 直径大小，表面光滑，质韧。蓝痣有一般型和细胞型两类，一般型蓝痣的特点如上所述；细胞型蓝痣表面粗糙不平，且面积常较大，此型多见于女性。蓝痣多在幼年或成年后出现，通常日后即趋稳定，大小和形态不再发生变化。病理组织检查，一般型蓝痣在真皮中，下层可见长扁的黑素细胞以及噬黑素细胞。细胞型蓝痣则还有较大的圆形或梭形细胞岛，具有形态不同的胞核，细胞型的病变组织可深入皮下脂肪层。因位置较深，故表面呈现蓝色。细胞型蓝痣可以发生恶变，但极为少见。

6. 晕痣（halo nevus） 晕痣常见，是一种黑素细胞痣，其周围包绕一白色圆形或卵圆形的脱色素晕。多见于儿童和青年人，男女均等，躯干及面颈部常见，中央的痣常为普通痣，偶见蓝痣、Spitz 痣或先天性色痣，很少恶变为黑色素瘤。

五、诊断

色素痣的临床诊断可根据其表现特点、色素颜色来判断，当前也可以通过皮肤镜检查，提高诊断的准确率，但精确的病理性质须经病理组织切片检查来确定。

鉴别诊断：色素痣与单纯由色素沉着所致的皮肤色素性疾病（如雀斑、老年性黑斑等）不同，后者不含有痣细胞。

1）雀斑（Freckle）：无痣细胞的皮肤色素性疾病。雀斑为显性遗传，儿童期出现，在面部及其他日光暴晒部位出现较多小而平坦的棕色斑，圆

形或不规则形，两侧多对称分布。皮肤白皙的人多见，尤其是头发颜色是红色时，因其遗传特性，有时深色皮肤者也可见。雀斑颜色是黑色素在角化形成细胞内局部聚集形成。一般在冬季产生黑色素较少，但暴露在日光下产生较多，因此冬季雀斑数少，颜色浅，夏季时新细胞替代了冬季的那些淡化或消失的角化细胞，数目变多，颜色变深。

2）斑点状雀斑样痣（speckled lentiginous nevus, SLN）：斑点状雀斑样痣或斑痣是一种色素沉着过度性斑疹状、斑片型、棕褐色或浅棕色斑片，其上叠加有颜色更深的褐色斑疹和丘疹。SLN的"背景"棕褐色斑片（咖啡牛奶斑样）通常在出生时或出生后不久被发现，随着时间推移在皮损内出现棕色"斑点"。

3）脂溢性角化症（seborrheic keratosis, SK）：也称老年疣，由角质形成细胞异常导致，多发于老年人，常见于面部、上肢、躯干等部位，常表现为突起性黑色或棕色丘疹、结节，皮损含有油脂，可呈棕黑色或污黄色斑块、结节样皮损，直径可达几厘米，粗糙性表面，上覆有油性鳞屑或深厚性痂皮。临床上不易与色素痣鉴别诊断，可通过皮肤镜检查和病理检查鉴别。

六、色素痣的恶性转变

（一）发生率和诱发因素

色素痣转变为恶性黑色素瘤的发生率很低，据文献统计资料为 1.8/100 000，仅见于少数病变。所在部位处于较常受到磨损，慢性刺激，或易受到创伤的部位如手掌、足跖、头皮、唇颊、颈项等部位，日常的手工操作劳动、步行走路、鞋不适足、衣服硬领、梳发剃须等反复持续磨损压迫干扰，可能是诱发恶变的因素。

（二）色素痣恶变的征兆

（1）病变增长扩大，或面积大小虽无明显变化，但显著增深。

（2）颜色改变，色增深或特别是见有淡蓝色调的出现。

（3）发生脱毛，脱痂现象。

（4）表面破损，出血，形成溃疡。

（5）紧邻病变四周出现针尖大小的卫星灶样的色素斑点，是经毛细淋巴管转移所形成的病变。

（6）局部有炎症表现，但须注意和毛囊炎或

位于其底方的表皮囊肿继发感染鉴别。

（7）有刺痒或疼痛症状出现。

（8）黑尿者。

七、治疗

（一）治疗原则

色素痣为良性皮损，一般无需特殊治疗，皮内痣无需治疗。但考虑美观需求，如出现在暴露部位头面部、颈部、手足部及四肢可给予相应治疗；通常情况，恶变率较低且不位于容易受损失处的色素痣可不予治疗，如普通痣、晕痣、Spitz痣；部分恶变风险较大的色素痣应行手术切除治疗，如非典型或发育不良痣、非典型性雀斑样交界痣、细胞型蓝痣等。

治疗时应根据痣的种类、部位、疗效及预后选择合适的治疗方法，一般还应注意治疗后美容的效果，手术时应选择合适的切口方向及大小、合适的缝合方式，尽可能减小瘢痕；药物的腐蚀治疗，尤其是强碱性及强酸性药物，会使瘢痕明显，不宜应用；对于损害较深的色素痣，包括痣细胞性及真皮细胞性色素痣，应用手术切除治疗，而不宜用二氧化碳激光、液氮冷冻、微波治疗、高频电刀等损害性大的治疗方法，否则容易留有色素沉着或较大瘢痕。

（二）治疗方法

1. 非手术疗法 非手术疗法适用于小面积（直径小于1.0cm），浅表，诊断明确的色素痣的治疗，但不能随治疗进行病理组织切片检查以明确诊断是其缺点。常用的方法有以下几种。

（1）激光治疗：激光用于治疗浅层痣细胞或者无痣细胞的色斑，常采用 CO_2 激光、红宝石激光和 YAG 激光治疗。

（2）电解、电烙等法：电解法是利用直流电在体内引起的化学变化，即围绕阴极附近的组织内产生氢氧化钠，以达到破坏组织使之腐脱的方法。电烙法是利用电热破坏病理组织的治疗方法。

（3）电干燥法：是利用高频电流通入一个比较尖锐的绝缘金属电极，在接触皮损时发出火花，很快将其破坏，破坏的轻重程度视电流的强度和持续的时间而定，一般仅需数秒。本法还可与简单的手术相结合进行治疗，即如为高出皮面的色素痣，可先用刀片将其高出皮面的部分削

平,供病理切片检查,而基底部分再以电干燥法处理。

(4)冷冻疗法(cryotherapy):目前以液氮法较常用。液氮具有不易燃,不易爆,沸点为 -196℃,降低的温度低等优点。液氮冷冻有冷头接触和喷冻等法。冷冻时间为30～60s,经冷冻后,局部组织冻结,数分钟后解冻,逐渐出现肿胀和疼痛,1～2天内发生水疱。1～2周后水疱逐渐吸收而干固结痂。至3～4周时痂皮剥脱愈合。如需多次治疗,即可再次进行。

(5)50% 三氯醋酸溶液(50% trichloroacetic acid solution)烧灼法:采用非手术疗法时亦须严格遵守无菌技术操作原则,妥善保护创面,防止继发感染,注意治疗深度,否则容易复发或形成瘢痕。

2. **手术疗法** 任何类型的色素痣,不论面积大小均适用。并可进行全面周密的病理检查。手术切除范围以完全切除为原则,但如为巨痣或为多发性散在分布的色素痣,则只能进行选择性切除。切除时须注意包括一定的广度及深度。通常切口距可见边缘2～3mm,切除深度须包含皮下脂肪浅层,有恶变倾向者,可适当扩大边距,深度亦需相应增加。手术方法可根据临床类型、所在部位、面积大小等的不同选用适当的方法。

(1)切除缝合法:是治疗小面积色素痣最常用的方法,经梭形切口切除,再广泛游离创缘后缝合。

(2)切除植皮修复法:根据色素痣的部位不同,可以采取完全切除和选择性部分切除。通常以全部切除为原则;但如色素痣累及重要的解剖部位,如睑缘、泪点、鼻前庭、外耳道、眉等部位,在证实无恶变倾向的前提下,可采用选择性部分切除,使得外观尽可能不破坏。植皮可采用中厚皮片或全厚皮修复,一般面部、手掌以及脚掌等易摩擦部位采用全厚皮片移植。

(3)切除皮瓣修复法:切除同上,当面颊部位,色素痣不太大时,可采用下颌、颈部或耳后的皮瓣转移来修复;鼻唇沟皮瓣经常用于修复鼻部缺损。

八、进展与展望

色素痣是临床常见的皮肤良性肿瘤,近年其研究进展主要在两个方面:一是特殊类型的色素痣发病机制的研究;二是诊断方法的改进,目前临床上除根据临床症状和体征外,常采用皮肤镜,可以提高诊断的精准率,提高黑色素瘤检出率,同时减少了患者不必要的活检。

1. **发病机制** 已经从分子水平到细胞水平,进一步了解其基因靶点以及信号通路方面。例如,研究发现 Spitz 痣潜在的体细胞基因突变范围从 HRAS 基因激活突变至编码刺激致癌信号的激酶(如 ALK、ROS1)的基因融合;BAP1 基因的种系突变可导致一种罕见的常染色体显性遗传的肿瘤易感性综合征,其特征是存在 Spitz 样肿瘤,且葡萄膜黑色素瘤、皮肤黑色素瘤及其他肿瘤的风险增加等。通过对突变基因靶点和信号通路的研究,今后可以进一步筛选药物,阻断色素痣的进展或恶变发生。

2. **皮肤镜检查** 皮肤镜学是一种确切有效的用于黑素细胞肿瘤和非黑素细胞肿瘤、良性黑素细胞肿瘤和恶性黑素细胞诊断和鉴别诊断的无创技术,比肉眼诊断具有更高的精度性和特异性。Argenziano 等提出新的分类系统,共有七组,临床医生能用此分类描述色素痣的皮肤镜学特点。①球状痣(globular nevus, GN);②网状痣(reticular nevus, RN);③辐射状痣(rediating nevus, RN);④均质状痣(homogenous nevus, HN);⑤特定部位痣;⑥有特殊功能的痣:结合痣、晕痣、受刺激的痣、环状痣、湿疹样外晕的痣、术后复发痣;⑦其他:包括非典型或可疑非诊断性病变,是临床及皮肤镜检查黑色素瘤可疑,但不是组织学恶性,可能是浅层的或结节状的。

皮肤镜 ABCD 法则:是一种半定量评分系统,用来评估色素性皮损,包括不对称性(asymmetry)、边界锐利度(border sharpness)、颜色(colors)及皮肤镜下结构(dermoscopic structures)。

CASH 法:CASH 是颜色、结构紊乱、对称性以及皮肤镜下结构均质性/异质性的首字母缩写,该方法是基于对色素性皮损进行以下特征的评估:

颜色:少 vs 多种;结构:有序 vs 紊乱;形状和模式:对称 vs 不对称;皮肤镜下结构:均质 vs 异质。

CASH 总评分大于等于 8 分应怀疑黑色素瘤(总分范围2～17)。选择 8 分作为阈值,对于不同经验水平的医生总体来说都具有最优的敏感性和特异性。研究发现 CASH 法的敏感性为 87%～98%，特异性为 67%～68%。

当前，对各类色素痣皮肤镜的镜像建立大数据库，通过大数据挖掘，人工智能的算法，已有一些人工智能的辅助诊疗系统逐步形成，可以辅助医生和患者诊断和治疗。

今后我们还需不断探索，确保尽早诊断色素痣恶变，从而提高治愈率，提升患者的生活质量。另外，在药物治疗方面有待于进一步研究和探索。

（顾建英）

第二节 血管瘤与脉管畸形

一、血管瘤和脉管畸形的分类

血管瘤与脉管畸形是指来源于血管内皮细胞或累及脉管系统的一系列疾病。1982 年 John B.Mulliken 根据病变脉管内皮细胞的生物学行为，首先阐述了血管瘤与脉管畸形的本质区别，血管瘤以血管内皮细胞异常增殖为特点，而脉管畸形无此现象。以此二分法为基础，成立于 1992 的国际血管瘤和脉管畸形研究学会（The International Society for the Study of Vascular Anomalies，ISSVA）提出的脉管源性疾病分类包括良性、中间性、恶性疾病，以及多种复杂综合征的疾病分类体系。良性疾病中，血管瘤主要包括婴幼儿血管瘤、先天性血管瘤；脉管畸形主要包括毛细血管畸形、静脉畸形、动静脉畸形、淋巴管畸形、混合性脉管畸形。中间性疾病主要包括卡波西型血管内皮瘤与丛状血管内皮瘤。恶性疾病主要包括血管肉瘤。

二、婴幼儿血管瘤

婴幼儿血管瘤是最常见的来源于血管内皮细胞的良性肿瘤，其发病机制目前尚未明确，现将部分可能机制简述如下。

（一）发生机制

1. 缺氧 -HIF-1α-VEGF 信号通路 Drolet 等提出假说认为血管瘤的形成其实是对局部缺氧的反应性表现，以纠正局部的缺氧环境。支持这一假说的原因有：①在一些血管瘤的病例中，溃疡发生在增生期之前，提示局部组织存在缺氧的可能性。②无论是溃疡形成，还是血管瘤消退，都是从血管瘤的中心开始的，可能的一种合理解释是瘤体中心缺氧程度最严重。③一些血管瘤增生期前，皮肤表现出异于正常肤色的苍白色，说明局部缺氧环境的存在。

2. 胎盘理论与转移微环境假说 胎盘生物学标记物葡萄糖转运酶 1（glucose transporter 1，GLUT-1）被证实在血管瘤内皮细胞中可持续高表达，而在其他良性血管性肿瘤和血管畸形中不表达。推测，来自于胎盘的 GLUT-1 阳性的内皮细胞形成的细胞团块在血管内随血流种植并停留在身体某处形成血管瘤病灶，或血管瘤病灶的内皮细胞在出生后通过某种机制获得了胎盘血管内皮细胞的表型。

3. 血管瘤内皮祖细胞（HemEPC）/ 血管瘤干细胞（HemSC） 成功从增生期血管瘤标本中分离出有血管瘤分化潜能的内皮祖细胞（hemangioma-derived endothelial progenitor cells，HemEPC），推测血管瘤内皮细胞是由血管瘤内皮祖细胞分化而来的。

4. 雌激素 病灶的血管内皮细胞上雌激素受体与循环血中的雌激素相结合，刺激内皮细胞的转移、定殖和增长。

（二）临床表现

婴幼儿血管瘤是婴幼儿最为常见的良性肿瘤。多数患儿出生时无明显病灶，出生后 1～4 周方出现明显血管瘤瘤体。约 1/3 的患儿出生时可见前驱病灶，通常表现为皮肤红斑样胎记，局部苍白斑，局部散在毛细血管扩张。男女发病比例约为 1:3。浅色肤色和女性后代较多的家族发生率更高。早产儿的发生率高于足月产儿，低出生体重和有家族史是发病的独立危险因素。病灶在头颈部的出现率最高（60%），其次为躯干（25%），最后为四肢（15%）。病灶可单发，或多发，在早产儿中多发病灶的比例更高。多发血管瘤可累及颅内和内脏，较常见的部位包括：肝、肺、脑、肠道。皮肤血管瘤超过 5 个时，需要考虑是否合并内脏病灶。

婴幼儿血管瘤具有特征性的自然病程，即按顺序出现的增生期、消退期、消退后期（图 8-2-1）。

1. 增生期 出生后至 1 岁以内为增生期，该

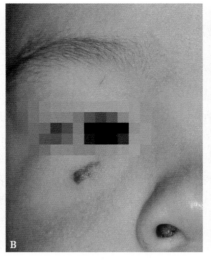
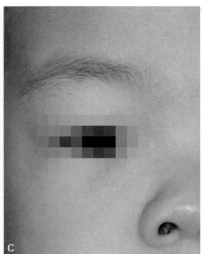

图 8-2-1　婴幼儿血管瘤自然病程
A. 增生期；B. 消退期；C. 消退后期

期最大的特点是出生后的快速增生。瘤体在出生后的 3～6 个月内增生速度最快，随后，生长速度稍放缓，多于患儿 6～12 个月龄时达到最大体积。增生期临床表现多样，即使是同一患儿，不同部位的病灶表现亦可不同。浅表型婴幼儿血管瘤多为弥散分布、稍突起、表面粗糙的斑块样病灶，四周可出现持续增生，而瘤体中央多较稳定或出现早期消退。深部型婴幼儿血管瘤的增生出现在皮肤深层、皮下甚至肌层，外观上稍突起、颜色正常或呈浅蓝色，表面可见数条扩张的微小引流血管或散在的扩张毛细血管。

增生期婴幼儿血管瘤常合并一些并发症：

（1）溃疡：溃疡为增生期婴幼儿血管瘤最为常见的并发症，尤其易发生于 4～6 个月龄患儿，好发部位包括颈部、会阴部和下唇，常常引起疼痛，尤其在口周及会阴部更为明显。溃疡愈合后可遗留瘢痕，甚至造成严重畸形。

（2）视力发育障碍：眼周的婴幼儿血管瘤易遮盖瞳孔、阻碍视轴，严重时可导致弱视，甚至失明。血管瘤侵入眼外肌可造成斜视。位于球后的瘤体快速增生可压迫眼球和视神经，造成弱视、斜视、视神经萎缩。眼周血管瘤患儿应尽早接受眼科检查及评估，若发现视力有受损或受损可疑应采取手术等积极治疗手段。暂时无积极治疗者，也应定期密切随访。

（3）呼吸道梗阻：累及胡须分布区（S3 区）的婴幼儿血管瘤易合并声门下血管瘤，严重时危及生命。此类患儿，在出生时可无明显症状，出生后 6～8 周内出现双相性呼吸困难伴不同程度的气道受压。正侧位 X 线摄片可观察是否有声门下肿胀，喉镜检查可确诊。在以往的报道中，累及呼吸道的血管瘤有较高的致死率，因此一旦诊断明确，应立即积极治疗。

（4）心力衰竭：高排量心力衰竭是潜在的致命性并发症，多见于体表多发血管瘤同时合并内脏血管瘤。体表病灶常表现为皮肤表面多发半球形瘤体（直径为 5～10mm）。内脏累及最常见的部位为肝、肺与消化道。肝实质血供丰富，相对于绝大多数皮肤血管瘤，肝脏血管瘤对循环系统血流动力学影响更大。肝肿大、贫血可与心衰并存，组成三联征。肝脏血管瘤通常可于肿大的肝脏闻及收缩期杂音。除内脏血管瘤外，少见的巨大体表软组织血管瘤也可伴发心力衰竭。

2. 消退期　婴幼儿血管瘤一般在患儿 1 周岁后开始缓慢消退。进入消退期后，瘤体约以每年 10% 的速度消退。尽管有 12 岁患儿仍处消退期的个例报道，但约 50% 的患儿在 5 岁、70% 的患儿在 7 岁时消退完全。早产儿与足月儿的消退时间进程并无明显区别。总体来讲，患儿性别、种族以及瘤体的部位、大小、临床特征、增生期的长短似乎均不影响瘤体的消退。但某些特殊部位，如唇部、鼻部血管瘤通常要经历更长消退期。

消退期开始以瘤体颜色减淡、体积缩小、质地变软为征象。触诊可发现瘤体质地变软，表面皮肤变皱。皮肤表面的消退一般从瘤体中央开始，逐渐延伸至瘤体的四周。

3. 消退完成期 绝大多数婴幼儿血管瘤在10岁前消退完全。约50%瘤体消退后可接近正常外观，另外50%瘤体消退后出现表面皮肤萎缩、毛细血管扩张及轻度色素减退。这种情况多见于界限清楚、表浅、突起的血管瘤。如果瘤体在增生期出现溃疡，溃疡处将残留颜色略淡的瘢痕。明显突起的瘤体，无论体积大小，消退后均会出现局部纤维脂肪组织残留。在某些特殊区域，如鼻和唇，消退过程缓慢且不完全。可能的原因是血管瘤瘤体被致密胶原和网状纤维构成的纤维脂肪组织取代。

（三）诊断与鉴别诊断

大多数情况下根据典型的病灶形态和病程特点，临床诊断婴幼儿血管瘤并无困难。如需进一步确诊，可借助于彩色多普勒超声检查或磁共振检查。对于诊断不确定但基本可排除恶性的病例，可随访病程发展，随着出现典型的三阶段病程特点，诊断逐步明朗。在临床病程不符合婴幼儿血管瘤且无法除外恶性的情况下，及时活检是明智选择。

（四）治疗

由于婴幼儿血管瘤的自行消退特点，是否应进行早期积极干预存在争议，并非所有病例均需治疗。然而，目前很难准确预测瘤体的最终消退结果，事实上有40%~50%的血管瘤不能完全消退，部分瘤体即使消退后也会残留皮肤毛细血管扩张、点状瘢痕、松垂、色素减退、纤维脂肪残留等。少数特殊部位瘤体会严重影响外形，导致器官功能障碍，甚至威胁生命。因此，应根据病灶的部位、特点、消退情况、制订个性化的治疗方案。

1. 局部治疗

（1）局部外用药物治疗：适用于浅表型婴幼儿血管瘤。常用的药物β受体阻滞剂类，如普萘洛尔软膏、噻吗洛尔乳膏、噻吗洛尔滴眼液、卡替洛尔滴眼液等。用法及疗程：外涂于瘤体表面，每天2~4次，持续用药3~6个月或至瘤体颜色完全消退。通常用药第2~3个月疗效最为明显。除个别报道有变态反应性接触性皮炎外，还可能有发红、蜕皮等局部不良反应。

（2）局部注射：糖皮质激素注射主要适用于早期、局限性、深在或明显增厚凸起的血管瘤。治疗终点为病灶体积缩小、甚至接近平坦。在眼周区域注射，偶有报道注射物导致眼动脉栓塞缺血而致失明，是最危险的并发症。博来霉素、平阳霉素及其他抗肿瘤药物注射因有发生过敏反应的风险，且过度治疗可造成注射区域发育迟缓或障碍，因此，不作为首选注射药物，仅用于局部注射糖皮质激素效果不佳时。

2. 系统治疗

（1）激素疗法：在β受体阻滞剂应用于婴幼儿血管瘤治疗之前，糖皮质激素一直是节段型、眶周、呼吸道、体积巨大和其他难治性血管瘤的主要治疗药物。目前，激素治疗主要用于具有全身用药适应证而不适合β受体阻滞剂治疗的病例。常规口服剂量为每天2~3mg/kg体重，为了减少副作用，也有应用隔天口服或经静脉冲击疗法。用药期间可能有身高、体重和血压等的暂时性影响，应密切监测。服药期间应停止疫苗接种，直至停药后6周以上。

（2）β受体阻断剂：2008年，Leaute-Labreze等报道了β受体阻断剂普萘洛尔对IH的疗效。随后，越来越多的临床数据证实了β受体阻滞剂前所未有的疗效。目前，β受体阻滞剂是治疗包括皮肤软组织、肝脏、呼吸道等多部位，以及伴发溃疡等并发症的婴幼儿血管瘤的首选治疗药物（图8-2-2）。剂量通常为1~3mg/kg，分2~3次口服。β受体阻滞剂具有良好疗效和较低的副作用，并且被越来越多地应用于节段型、眶周、呼吸道和其他体积巨大增生迅速的严重IH的治疗。要警惕潜在的并发症，如低血糖、低血压、支气管痉挛和心动过缓等。

3. 激光治疗 通常使用585/595nm脉冲染料激光（pulse dye laser，PDL）。PDL最大穿透深度为1.2mm，所以仅适用于浅表型IH。常用于浅表型婴儿血管瘤增殖期抑制瘤体增殖，血管瘤溃疡，消退期后减轻血管瘤的颜色或毛细血管扩张性红斑。该治疗并无病灶选择性，对深部病灶无法抑制其生长。

4. 手术治疗 近年来，随着对婴幼儿血管瘤患儿心理发育的重视，早期手术干预在婴幼儿血管瘤治疗中的重要性逐渐体现。手术的疗效快速明确，对于部分IH患儿，早期手术干预可能获得

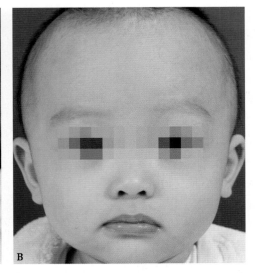

图 8-2-2　口服普萘洛尔治疗左上睑及额部婴幼儿血管瘤

A. 治疗前；B. 治疗后

更好的外观，减轻心理发育负面影响。血管瘤增生期，在非手术治疗无法达到有效控制病情时，如出现以下情况：影响视力发育，呼吸道阻塞，外观畸形，出血、对非手术治疗无效的溃疡，可考虑手术切除病灶（图 8-2-3）。血管瘤消退期的手术指征包括：非手术治疗难以改善的皮肤松弛，溃疡后瘢痕，难以消退的纤维脂肪组织残留等。

（五）展望

尽管，目前已提出了婴幼儿血管瘤的多种发病机制假说，但婴幼儿血管瘤的真正来源细胞尚

存争论。婴幼儿血管瘤是实体良性肿瘤，在其发生发展机制中，内皮细胞和周细胞分别起何种作用？婴幼儿血管瘤所特有的、独特的增殖和消退现象是由基因调控的还是由于外界环境因素所致？研究其增殖和消退现象有助于揭示血管发育和血管构筑学中某些关键机制，这些机制也将为与组织工程和显微外科等方向带来新的研究思路。婴幼儿血管瘤的复发、耐药、增殖期相关并发症、消退后外观畸形等问题仍将是未来的研究热点。

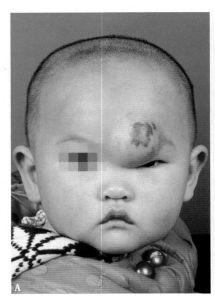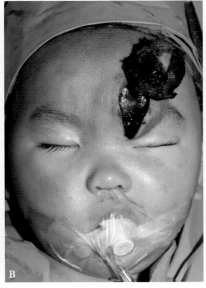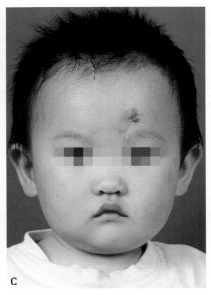

图 8-2-3　左上睑血管瘤遮挡视线，手术治疗

A. 手术治疗前；B. 术中；C. 治疗后

三、先天性血管瘤

（一）临床表现

先天性血管瘤是一类特殊类型的良性血管瘤。不同于婴幼儿血管瘤，先天性血管瘤在母体子宫内发生发展，在出生时即出现明显病灶。先天性血管瘤区别于婴幼儿血管瘤的另一个特点是缺乏典型的出生后增殖期。目前，在ISSVA分类中，已知的先天性血管瘤有3种：快速消退型先天性血管瘤（rapidly involuting congenital hemangioma，RICH）、不消退型先天性血管瘤（non-involuting congenital hemangioma，NICH）、部分消退型先天性血管瘤（partially involuting congenital hemangioma，PICH）。有别于婴幼儿血管瘤的女性好发倾向，先天性血管瘤男女发病率接近1:1。常见发病部位为头面部及四肢，多为单发，多发罕见。病灶形态多为隆起或斑块状，边界清楚，紫红色或蓝紫色，表面有粗细不等的毛细血管分布，周围可见白色的晕环，病灶周围可见放射状分布的浅表扩张静脉。病灶皮温常高于周围皮肤，有时可触及搏动。不同类型的先天性血管瘤出生后呈现各自特征性的临床表现。RICH在出生后不久即开始快速消退，在6~14个月时病灶完全消退，残留松弛、菲薄的皮肤，皮下脂肪缺失（图8-2-4）。在RICH快速消退过程中可出现并发症如出血、溃疡。极少数巨大的RICH可因病灶

内动静脉瘘造成的动静脉分流引起心功能衰竭。巨大RICH还可伴发凝血功能障碍，表现为血小板降低、纤维蛋白原降低、D二聚体升高。NICH在出生时往往与RICH难以鉴别，在出生后其最显著的特点是病灶随身体等比例生长，既不增殖也不消退（图8-2-5）。病灶表面皮肤可出现部分苍白，表面毛细血管往往较RICH更为粗大，病灶周围白色晕环较RICH更常见。PICH在出生后先经历类似RICH样的快速消退期，然而在病灶尚未完全消退时消退中止。消退中止后的残留病灶与NICH难以区分，因此，有学者认为PICH的存在是RICH可转化为NICH的可能证据。目前，三种先天性血管瘤是否是同一起源尚无定论。

（二）诊断与鉴别诊断

先天性血管瘤需与婴幼儿血管瘤相鉴别。先天性血管瘤病灶与婴幼儿血管瘤的前驱病灶在外观上并不相同。在出生时，婴幼儿血管瘤的前驱病灶多表现为皮肤白斑，红点，或片状的毛细血管，而非先天性血管瘤那样显著增大的瘤体。出生后，两者临床表现完全不同。病理上，先天性血管瘤与婴幼儿血管瘤的小叶结构特点不同。GLUT-1是鉴别先天性血管瘤与婴幼儿血管瘤的重要标志，在先天性血管瘤小叶内皮细胞均为阴性表达，而在婴幼儿血管瘤中均为阳性表达。先天性血管瘤还需与脉管畸形相鉴别。NICH与动静脉畸形有部分相似的临床表现，两者均表现为

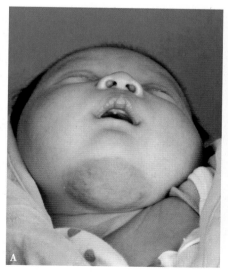
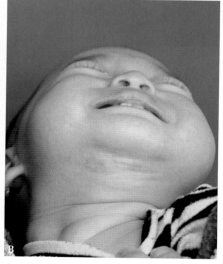

图8-2-4 快速消退型先天性血管自然病程
A. 出生时；B. 快速消退后

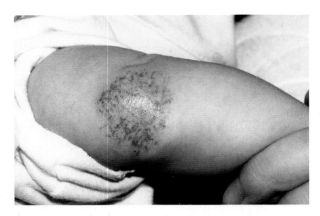

图 8-2-5　不消退型先天性血管瘤

高流量，病灶皮温均明显增高，NICH 的等比例生长方式也与 I 期的动静脉畸形相似。然而，动静脉畸形病灶主要由包含动静脉瘘的畸形血管团构成；而 NICH 病灶由大量增殖的内皮细胞和周细胞构成，是真性的软组织肿瘤，并非真正的动静脉瘘，影像学检查可协助鉴别诊断。先天性血管瘤更需与其他少见的先天性软组织肿瘤鉴别，特别是恶性肿瘤如软组织肉瘤等。当诊断及鉴别诊断困难时，病理活检十分重要。

（三）辅助检查

多普勒超声是重要的辅助检查手段。产前超声最早可在妊娠 12 周时检测到先天性血管瘤。然而，受病灶大小、部位、检查者水平和经验限制，并非所有先天性血管瘤均可在子宫内被检测到。出生后超声检查是一种简单、有效的方法。病灶多表现为边界清楚的软组织团块，具有丰富的动静脉血流，可见病灶内扩张的管道样结构。MRI 和 CT 可用于进一步检查。MRI 可清楚显示病灶大小、结构、范围、与周围组织的关系。病灶边界清楚，呈现 T_1 低信号，T_2 高信号，均匀强化，病灶内的流空影提示快血流特点。此外，在先天性血管瘤病灶内可伴有动脉瘤、血栓及钙化，这在婴幼儿血管瘤中极罕见，有助于鉴别诊断。当需要与动静脉畸形鉴别时，CTA 或 DSA 可明确病灶有无动静脉瘘。

（四）治疗

RICH 因其可快速消退，往往不需要提前治疗干预。治疗主要针对巨大 RICH 本身所致或快速消退时所伴发的并发症。巨大 RICH 病灶内动静脉瘘造成动静脉分流诱发心功能衰竭或出现凝血功能异常时可先采用药物对症治疗，当药物治疗无法缓解症状，且症状严重甚至威胁生命时，供血动脉栓塞、甚至手术切除病灶是需要考虑的治疗手段。RICH 在消退过程中出现病灶表面溃疡或出血可先采用非手术治疗，压迫止血，保护和处理创面，随着病灶的消退，症状多可自行缓解，溃疡自行结痂愈合。包括手术和介入为主的外科治疗在非手术治疗无效或症状进行性加重时方考虑介入。RICH 消退后可残留松弛皮肤和周围扩张静脉，皮下脂肪缺失。此时，治疗的主要目的是改善外观。可采用的方法有：手术切除多余皮肤，局部脂肪充填，激光改善肤质、消除扩张静脉。NICH 和 PICH 治疗指征包括病灶位于特殊部位影响功能（如上睑病灶遮挡视野）或病灶影响外观造成患儿心理障碍。手术切除病灶是有效的治疗方式，多数病灶可做到一期完整切除，术后复发少见。

（五）遗传学研究与靶向治疗未来展望

目前，已在先天性血管瘤中发现 GNAQ/GNA11 基因体细胞突变，导致第 209 位谷氨酰胺被替换，可能通过 RAS/MAPK/ERK 和 Hippo/YAP 信号通路促进血管瘤的发生。此突变在 RICH 和 NICH 中均会发生。进一步研究表明，先天性血管瘤中存在 ERK 表达水平上调及 MAPK 通路的过度激活。ERK/MEK 靶向抑制剂可以靶向阻断该信号通路的过度激活，抑制细胞的过度增殖、侵袭、血管生成及凋亡抵抗，可能是潜在的靶向治疗药物。此外，另一种新发现的突变是 MYH9 基因新生种系突变，其机制仍待进一步研究。

目前在先天性血管瘤发病机制及治疗方面取得的进展，多基于临床数据，样本数量较少，相关基因表达与信号通路研究不够深入。不同种类的先天性血管瘤存在共同的突变位点，此现象为今后的研究方向提供启示：①此种突变可能不是三种先天性血管瘤临床表现及组织病理特征存在差异的关键原因；② RICH、NICH 和 PICH 可能拥有共同初发机制，后续涉及不同的信号通路导致血管瘤消退过程停留于不同阶段。如能揭示基因突变与临床表现及病程发展的联系，则有助于实现早期干预和精准治疗，因此，发现特异且安全的治疗靶点是今后研究的热点与难点。

四、脉管畸形

脉管畸形是由胚胎期脉管系统发育异常所致，以脉管构筑畸形为特征的一组病变。依据病变脉管的种类不同，主要分为毛细血管畸形（capillary malformation，CM）、静脉畸形（venous malformation，VM）、动静脉畸形（arteriovenous malformation，AVM）和淋巴管畸形（lymphatic malformation，LM）。只包含单一成分病变脉管的称为单纯性脉管畸形，包含一种以上病变脉管的称为混合性脉管畸形。脉管畸形可根据流量特点分为低流量脉管畸形（毛细血管畸形、静脉畸形、淋巴管畸形）和高流量脉管畸形（动静脉畸形）。不同脉管畸形的临床表现各不相同，甚至同一种脉管畸形的临床表现也存在较大差异。脉管畸形的诊治是国际公认的极具挑战性的临床难题。

（一）临床表现

1. 毛细血管畸形 毛细血管畸形病灶由皮肤、黏膜"毛细血管样"血管构成，病灶亦可出现在皮肤以外的其他器官。临床上常见并主要诊疗的毛细血管畸形是葡萄酒色斑（port wine stain，PWS）。病灶为先天性，表现为色泽鲜红的皮肤色斑（图 8-2-6）。好发于头颈部，病灶多按三叉神经支配区域分布（V1、V2、V3），多数为单侧分布，常见 V2 区，也可双侧分布，累及多个皮区。病灶常累及牙龈、舌、上颚及口腔黏膜，有时也可造成

深部软组织甚至骨骼肥大。皮肤红斑在初期不高出皮面，边界清楚，随身体等比例生长。患儿哭闹或环境温度升高时，出现红斑颜色加深。病灶逐年缓慢生长，并渐渐增厚、毛糙、高于皮面，形成鹅卵石样外观，颜色亦随时间变化，在中年后转为深红色或紫色。病灶可累及躯干和肢体。位于躯干及肢体部位的病灶颜色可呈现均匀或网格状外观。躯干部位病灶可合并局部软组织增生，肢体部位病灶常可合并患肢增长或增粗，累及指端者可出现巨指。

2. 静脉畸形 静脉畸形绝大多数病灶在出生时即出现，随生长发育逐渐增大。然而，部分患者出生时病灶不明显，成年后才逐渐显现。绝大多数静脉畸形为孤立的单发病灶。病灶好发于头颈部（图 8-2-7），亦可见于全身各处，呈局限性或弥漫性生长，可累及皮肤、皮下组织，甚至深达肌肉、关节囊和骨骼。典型的浅表病灶为蓝紫色、柔软而压缩感明显的肿块，皮温不高、无震颤或搏动，病灶大小可因体位变化而改变，当处于身体最低位时，充盈至最大。在体积较大和病程较长的病灶中，可扪及大小不一、质地坚硬、光滑易活动的结节，为病灶内血栓机化后形成的静脉石。

3. 淋巴管畸形 淋巴管畸形是先天性淋巴管发育异常引起的低流量脉管畸形。其病灶主要由淋巴管内皮细胞形成的管腔及管腔中包含的

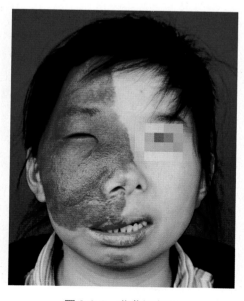

图 8-2-6　葡萄酒色斑

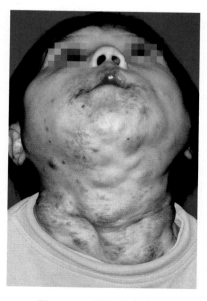

图 8-2-7　颈部静脉畸形

富含蛋白质的淋巴液构成。约65%的患者出生后即发现，80%在1岁内发现，90%的患者2岁时出现临床表现。淋巴管畸形病情发展较慢，可在青春期出现进展，原因可能与青春期的激素水平有关。淋巴管畸形可以出现在除中枢神经系统（中枢神经系统无淋巴系统）外的全身任何部位，颈部及腋下发病率最高，腹股沟、纵隔、腹膜后次之，躯干及四肢最低。约75%的淋巴管畸形位于头颈部（图8-2-8），其他主要发生在四肢躯干及内脏器官。目前普遍公认的淋巴管畸形临床分型将病灶分为三种：微囊型（microcystic）、巨囊型（macrocystic）及混合型（combined macro and microcystic）。微囊型淋巴管畸形及巨囊型淋巴管畸形囊腔大小并无严格的界定，通常以1cm或2cm作为标准。微囊型淋巴管畸形病灶除淋巴囊泡外，还含有较多纤维性实质成分。巨囊型淋巴管畸形通常由多个大囊腔构成，囊腔之间相通或不相通。囊腔内含有水样的透明液体，有波动感，有时不透光或呈琥珀色。淋巴管畸形的临床表现受病变的类型、范围和深度的影响差异很大。浅表的局限性病灶可仅表现为皮肤黏膜上的小囊泡，而另外一些范围较大的病灶则可表现为巨大的软组织肿物。

4. 动静脉畸形 动静脉畸形是一种高流量的先天性血管畸形，由动脉和静脉通过由异常动静脉瘘构成的畸形血管团（nidus）直接沟通，缺乏

正常毛细血管床。动静脉畸形好发于中枢神经系统，颅外动静脉畸形的发病率在所有脉管畸形中最低，在男女间无明显差异。动静脉畸形是先天性血管畸形中最为棘手的类型，临床症状各异、病情多变、解剖复杂，并发症危险，治疗困难、复发率高。

动静脉畸形虽为先天性血管畸形，但并非所有患者在出生时即可发现病灶。病灶最初通常仅表现为皮温略高的皮肤红斑。颅外动静脉畸形好发于头颈部（图8-2-9），其次为四肢、躯干和内脏。病灶临床特征为皮肤色红、皮温高、可触及搏动或震颤。病灶中的动静脉瘘造成血流动力学异常（盗血现象）导致组织缺血，可出现疼痛、溃疡或反复出血，严重者因长期血流动力学异常可致心力衰竭。动静脉畸形还引起外观畸形、重要组织器官受压、功能损害等。目前，普遍采用Schobinger分期对动静脉畸形的临床症状及严重程度进行评估。Ⅰ期为静止期，无症状，通常从出生到青春期。动静脉畸形病灶不明显，或仅仅表现为葡萄酒色斑或血管瘤消退期的外观。触诊可及皮温升高。Ⅱ期为扩张期，通常在青春期开始，肿物增大，肤色加深，侵及皮肤和深部结构。触诊可及搏动、震颤，听诊可闻及杂音。组织学上表现为动、静脉扩张、纤维化。另外，外伤、青春期、妊娠和不恰当的方式如供血动脉结扎、部分切除、动脉近端介入栓塞、激光，均可能使病情由Ⅱ期向Ⅲ期进展。Ⅲ期为破坏期，病灶出现自发性坏死、慢性溃疡、疼痛或出血等症状。Ⅳ期为

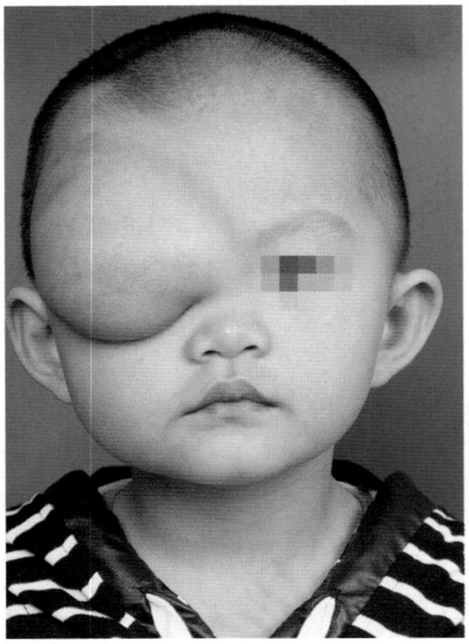

图8-2-8　右上睑、额部淋巴管畸形

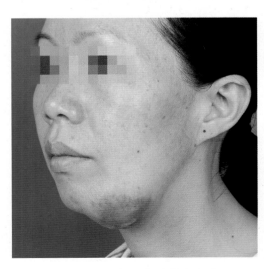

图8-2-9　左下颌部动静脉畸形

失代偿期，因长期血流动力学异常并发高排低阻性心功能不全。

（二）脉管畸形的诊断及鉴别诊断

对脉管畸形的精确诊断及鉴别诊断依赖完整可靠的病史、详尽的体格检查、辅助检查及严密分析。疾病的多样性和复杂性要求诊断和鉴别诊断建立在对脉管源性疾病的分类和基本知识熟练掌握的基础之上。诊断思路可归纳为下列几个重要问题。

1. 是血管瘤还是脉管畸形？ 判断疾病属于血管瘤还是脉管畸形范畴是所有脉管源性疾病诊断的第一步，也是最重要的一步。多数情况下通过病史特点即可做出初步诊断。最常见的婴幼儿血管瘤在出生时病灶并不明显，有典型的增殖期和消退期的临床表现，而脉管畸形无此特点。

2. 是高流量脉管畸形还是低流量脉管畸形？ 动静脉畸形常常表现为明显"高流量"的特点，病灶表面明显皮温增高，皮肤色红，可扪及搏动及震颤。低流量脉管畸形不具有这些特点。需要特别注意的是，当静脉畸形或淋巴管畸形表面伴有增生毛细血管时也可出现局部皮温增高，但无明显动脉性搏动。另一种特殊情况是淋巴管畸形伴有出血时可出现病灶在短时间内快速增大，此时可伴有皮温增高，但往往同时伴有疼痛等症状，而这在动静脉畸形中并不常见。对病灶进行诊断性穿刺是一种简单有效的鉴别诊断方法，穿刺出淡黄色的清亮淋巴液可证实淋巴管畸形，穿刺出缓慢回流静脉血提示静脉畸形，穿刺出快速回流动脉血提示动静脉畸形。诊断性穿刺存在偶然性和误差，因此，应选择病灶不同部位进行多处穿刺。

多普勒超声、MRI、CT 等影像学检查可提供更精确的诊断及鉴别诊断依据。多普勒超声可诊断及鉴别出绝大多数脉管畸形。超声检查时动静脉畸形表现为异常血管团，由杂乱扭曲的动脉和静脉构成，具有高流速低阻抗的特点，病灶内充满大量动脉血流。静脉畸形通常质软可压缩、表现为不均质的低回声团块，内可见无回声窦腔，可压缩管腔内血流信号频谱分析示静脉血流，特征性的静脉石是诊断的有力依据。淋巴管畸形病灶内无明显血流信号。巨囊型淋巴管畸形表现为巨大无回声囊腔，囊腔内可见分隔样结构，微囊型淋巴管畸形由大量微小囊腔组成，表现为高回声肿物和大量的细小纤维隔，通常无血管成分。

脉管性疾病主要位于软组织内，多数情况下CT 作用有限。CT 对于检测静脉畸形的静脉石以及对病灶骨骼侵犯判断上具有优势。MRI 不但是诊断及鉴别诊断的有力工具，也可较好显示病灶范围、与周围组织关系，为制订治疗方案提供依据。根据 MRI 成像的病灶形态和强化特征，脉管畸形各种亚型可被进一步鉴别。DSA 可直接显示动静脉瘘口及提前显影静脉，作为一种有创检查，DSA 只有在特殊情况下建议使用：①前述无创检查无法确定是高流还是低流量脉管畸形。②鉴别高流量脉管畸形与其他富血供非脉管性疾病。DSA 可清晰显示动静脉畸形特有的病灶血管构筑（nidus）。③高流量脉管畸形行 DSA 检查以明确血流动力学特点及制订治疗方案。DSA 可显示病灶主要血管构筑和血流动力学特点，包括：供血动脉、回流静脉、动静脉瘘口数量及大小、病灶血流速度。

3. 是单一的脉管畸形还是混合性的脉管畸形？ 除了由单一脉管成分组成的病灶，毛细血管畸形、静脉畸形、淋巴管畸形、动静脉畸形可同时存在于同一病灶内构成包含多种成分的混合性脉管畸形。通过病史、体格检查和必要的辅助检查不难一一鉴别出病灶内的不同脉管成分。在混合性脉管畸形中有必要明确是哪一种脉管病变成分为主，并基于此制订针对性治疗方案。不同脉管畸形的治疗方法各不相同，例如，当静脉畸形合并毛细血管畸形时，对于静脉畸形成分采用硬化治疗方法，而对于毛细血管畸形病灶可采用激光治疗。

4. 除脉管畸形本身外是否合并其他症状？ 脉管畸形也可与其他非脉管性疾病共存于一些复杂且罕见的疾病综合征中。常见的如 Klippel-Trenaunay 综合征（低流量脉管畸形：CM＋VM＋/－LM，合并肢体肥大）、Parkes weber 综合征（CM＋大量微小动静脉瘘，合并肢体肥大）、Sturge-weber 综合征（面部 CM＋软脑膜 CM＋眼部异常＋/－骨或软组织增生）、Maffucci 综合征（VM＋/－梭型细胞血管瘤＋内生性软骨瘤）、CLOVES（Congenital Lipomatous Overgrowth, Vascular malformations, Epidermal nevi, Scoliosis and skeletal anomalies）综合征（LM＋VM＋CM＋/-AVM＋脂肪瘤样增生＋骨骼畸形）。这提示我们在临床发现脉管畸形时不可忽略与之相伴随的其他症状。

Klippel-Trenaunay 综合征为先天性散发，但也有家族发病的报道。典型的三联征表现为肢体的葡萄酒色斑、静脉畸形或静脉曲张以及骨、软组织的过度发育。皮肤病灶中，淋巴管成分亦较为常见，与毛细血管畸形混杂，在膝关节周围形成"地图样"暗红色斑块，表面呈大小不一的滤泡状结节，可增厚并破溃出血。生长发育过程中，患肢将逐渐增粗变长。部分患儿因活动时出现疼痛而不愿行走或运动，导致膝关节僵硬或跟腱挛缩。MRI 为必需检查，以明确深部病灶的范围和深度。对肢体大面积红斑的患儿，均需排除 Klippel-Trenaunay 综合征。

Parkes Weber 综合征患者的临床表现与 Klippel-Trenaunay 综合征相似，不同之处在于，前者病灶中分布了大量高血流量的动静脉瘘。可以观察到患肢大面积不规则的毛细血管畸形，伴同侧患肢的增长增粗。体检可以发现表面皮温增高，部分病灶可扪及搏动，听诊有动脉性杂音。

Sturge-Weber 综合征是以面部毛细血管畸形并发脑部血管畸形及眼部异常（青光眼）为临床表现的一组综合征，常见于累及 V1 区的 PWS 合并眼及软脑膜血管畸形，双侧面部 PWS 婴儿有更高的发病率。Sturge-Weber 综合征患者 PWS 累及眼睑时，眼部典型表现为青光眼，可在出生时出现，也可随着年龄增长逐渐发生加重，严重时可造成失明。中枢神经系统症状主要表现为癫痫、轻度偏瘫。故而对怀疑 Sturge-Weber 综合征的患者需进行眼科及中枢神经系统检查，以期早期干预，阻止严重病变损害后果的发生。

5. 是良性病变还是恶性病变？ 良恶性永远是临床关注的重要问题。血管肉瘤是十分罕见但恶性程度最高的软组织恶性肿瘤。成人的血管肉瘤好发于头皮，在病变早期可表现为皮肤红斑，与毛细血管畸形有相似之处。然而，血管肉瘤好发于老年人，病灶迅速进展，可在数月内出现结节、反复出血、溃疡，与先天性发病的毛细血管畸形有区别。即便如此，在病变早期仍有可能被误认为毛细血管畸形。因此，老年人无明显诱因下出现头皮红斑，需引起重视，密切监测病灶发展情况，必要时及时活检明确诊断。此外，非脉管源性的疾病如婴幼儿纤维肉瘤、横纹肌肉瘤、甚至白血病的皮肤病灶都有被误诊为脉管畸形的报道。因此，对于一些具有不典型临床表现、诊断不明的病例建议进行活检。

（三）脉管畸形常用治疗方法

1. 毛细血管畸形

（1）激光治疗：脉冲染料激光为国际通用治疗方法（图 8-2-10）。常用 595nm 脉冲燃料激光，脉宽 0.45～20ms，需根据光斑大小调节能量密度，治疗

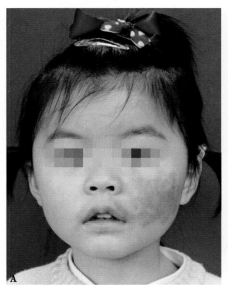
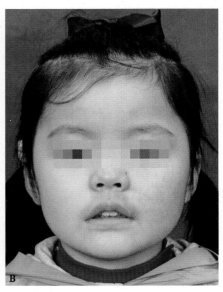

图 8-2-10　左面部 V2 区 PWS，595nm 脉冲染料激光治疗
A. 治疗前；B. 治疗后

终点为皮肤即刻出现紫癜。脉冲倍频 Nd∶YAG 激光：波长 532nm，脉宽 5～30ms。长脉冲 Nd∶YAG 激光：波长 1 064nm，脉宽 1～60ms。长脉冲翠绿宝石激光：波长 755nm，可用于增厚病灶，脉宽 3～20ms。

（2）光动力疗法（photodynamic therapy，PDT）：利用激光激发富集于畸形毛细血管内皮细胞中的光敏剂所产生的单线态氧，选择性破坏畸形毛细血管网，是激光治疗之后的另一靶向性强，疗效好，安全性佳的治疗新技术（图 8-2-11）。

（3）手术治疗：对于病灶较小的葡萄酒色斑、经多次非手术治疗无效、既往治疗已形成瘢痕或者病灶已增厚，可考虑手术切除，术后一期缝合关闭创面。无法直接缝合者，可考虑采用局部皮瓣转位修复。对于面部大面积病灶无正常皮肤供区提供修复、年龄较大者，或自身条件无法耐受其他修复方法者，病灶切除后，采用中厚皮片或全厚皮移植覆盖创面是最简便易行的方法。对于面积较大有手术条件者，采用组织扩张方法修复缺损能够获得皮肤质地、色泽、弹性、厚度与原位组织最接近的外观（图 8-2-12）。对于合并上下颌骨轮廓畸形，比如骨骼肥大、咬合畸形，可联合正畸与正颌手术予以矫正。

2. 低流量脉管畸形（静脉畸形和淋巴管畸形）的治疗

（1）血管内硬化治疗：硬化治疗指将特定的硬化剂注入病灶，破坏血管内皮细胞，造成病灶血管的纤维化闭塞和体积的萎缩（图 8-2-13）。目前常用的硬化剂有博来霉素、平阳霉素、OK-432、无水乙醇和泡沫硬化剂等。硬化治疗低流量脉管畸形疗效好，复发率低，但是对于广泛而弥散的病灶需多次反复治疗，提高了治疗风险，且使疗效降低。在 DSA 直视下造影并进行硬化治疗是提高疗效和安全性的最佳方法。特别是在多次治疗后因病灶窦腔缩小致穿刺难度明显增加时，需在 DSA 造影下或超声引导下精准定位残留病灶，以提高疗效。如非在 DSA 下操作，则穿刺点至少在两点以上，明确互相流通，才能再进行硬化剂注射。硬化治疗的并发症包括局部水疱、皮肤色素沉着、神经功能障碍。如深部瘤体侵犯肌肉，治疗后可产生短暂性肌肉痛，并较僵硬。如误入动脉系统，可能导致皮肤、组织损伤、坏死。硬化剂本身可导致过敏反应，严重时致休克。

（2）手术治疗：手术不是首选治疗方法。较常见的手术指征为病灶较小，位置较好可完全切除，或弥散型的病灶对硬化治疗反应差，需要手术修复达到外观改善。此外，硬化治疗后残留病灶的外观改善、功能重建，如继发跟腱短缩延长等也需要手术治疗辅助。头面部大范围病灶经过多次过度硬化治疗后可能导致局部凹陷畸形，或因并发症导致凹陷甚至瘢痕等，可应用吻合血管或游离的筋膜瓣或筋膜脂肪瓣充填。合并骨骼畸

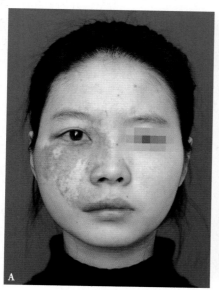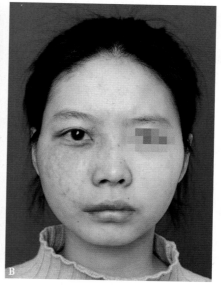

图 8-2-11　激光治疗无效病例光动力治疗
A. 治疗前；B. 光动力治疗 1 次后

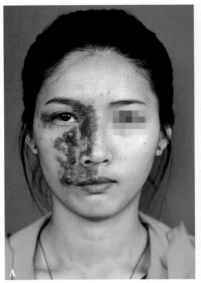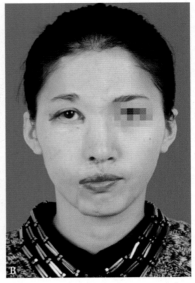

图 8-2-12　右面部葡萄酒色斑手术治疗

A. 治疗前；B. 病灶切除，扩张皮瓣修复后

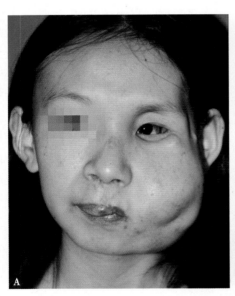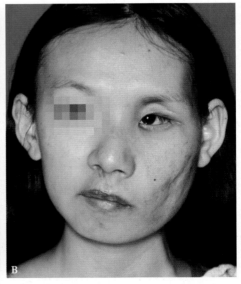

图 8-2-13　左面部静脉畸形硬化治疗

A. 治疗前；B. 治疗后

形的患者可以通过截骨和轮廓整形获得良好的美容效果。手术切除首先需考虑到其良性疾病的性质，保证重要结构的保留。尽管完全切除是完美的结果，但考虑到病灶区重要的神经、血管等解剖结构，有时次全切除或部分切除更为恰当，残留的病灶可通过注射硬化剂进一步治疗。

3. 高流量脉管畸形（动静脉畸形）的治疗　动静脉畸形治疗难度大，风险和复发率均较高。以往采用的供血动脉结扎或近端栓塞通常加重病

情，这种有害无益的治疗方式应予废弃。目前，动静脉畸形治疗方式包括介入栓塞治疗、外科手术和联合治疗。

（1）介入栓塞治疗：常用的栓塞剂有液体栓塞剂（如 NBCA 或 Onyx 等）和固体栓塞剂（如明胶海绵粉、PVA、弹簧圈等）。常规栓塞剂不能破坏血管内皮细胞、无法完全去除病灶核心，绝大多数患者最终都会复发。目前，常规介入栓塞主要用于术前准备，以减少术中出血。

无水乙醇可破坏血管内皮细胞,可彻底破坏病灶核心瘘口,达到治愈效果。对于颅外动静脉畸形,如果能够有效控制并发症率,无水乙醇介入栓塞是首选治疗方法(图8-2-14)。

介入栓塞治疗的并发症包括:误栓引起周围正常组织坏死、重要器官功能丧失、心肺衰竭等。该治疗必须由经验丰富的专科医师实施,以尽可能减少严重并发症的发生。

(2)手术治疗:彻底清除病灶是手术治疗的目的,而不完全的切除通常导致术后复发。病灶切除后的缺损不建议直接植皮,可以局部皮瓣、扩张皮瓣或游离皮瓣等进行修复。严重的、范围过大和已导致严重并发症,如出血、疼痛或肢体坏死的动静脉畸形,最终需要截肢。无水乙醇介入治疗的出现虽然改变了动静脉畸形的治疗模式,但仍无法完全取代手术治疗。对于无水乙醇介入治疗潜在风险较大的患者,或因为病灶难以通过介入途径治疗,以及畏惧严重并发症的病例,手术仍是必要的治疗方式。此外,介入栓塞治疗残留的外观畸形,介入误栓所致的组织坏死需手术修复。

(四)脉管畸形基因学研究及靶向治疗

1. 脉管畸形基因学研究进展

(1)毛细血管畸形:毛细血管畸形及 Sturge-Weber 综合征与 *GNAQ* 基因突变有关。突变可诱导激活 ERK 通路。

(2)毛细血管畸形 - 动静脉畸形(capillary malformation-arteriovenous malformation syndrome,CM-AVM):是一种常染色体显性遗传病,病变包括毛细血管畸形(非葡萄酒色斑)与动静脉畸形。目前已发现由不同基因突变所致的两个亚型:*RASA1* 基因突变导致 CM-AVM1 型,*EPHB4* 突变导致 CM-AVM2 型。在 CM-AVM1 型中,*RASA1* 基因突变失活,降低 RAS/MAPK 通路活性,对内皮细胞生长、分化、增殖造成影响。CM-AVM2 型的发病机制是 *EPHB4* 失活突变,*EPHB4* 基因通过 RAS/MAPK/ERK1/2 通路对内皮细胞起到调控作用。

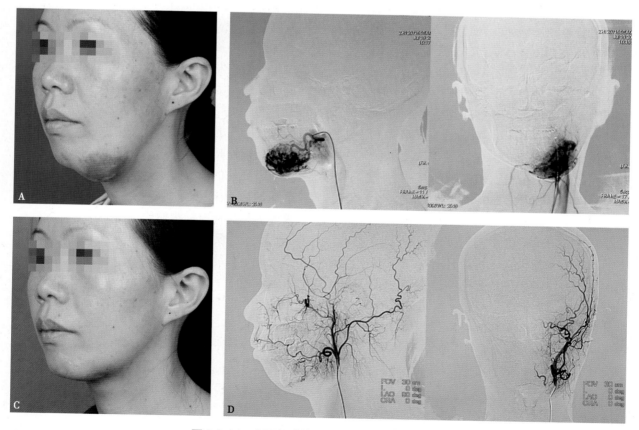

图8-2-14 左下颌动静脉畸形无水乙醇介入栓塞
A. 治疗前;B. 治疗前 DSA;C. 治疗后;D. 治疗后 DSA

（3）静脉畸形：散发性静脉畸形、多发静脉畸形、遗传性皮肤黏膜静脉畸形及蓝色橡皮乳头样痣综合征中均发现 TEK 基因突变。TEK 基因编码内皮细胞上的受体酪氨酸激酶。在无 *TEK* 基因突变的散发静脉畸形中发现 *PIK3CA* 基因突变，激活下游 PI3K/AKT/mTOR，可使静脉壁内皮细胞失去规则的单层排列结构，细胞外基质纤维连接蛋白丧失。

（4）淋巴管畸形：淋巴管畸形主要由体细胞 *PIK3CA* 基因激活突变所致。突变后激活下游 AKT/mTOR 通路，使内皮细胞生长、增殖、迁移发生混乱而致病。

2. 脉管畸形靶向治疗现状 散发及遗传性脉管畸形疾病中致病基因突变的发现不仅仅加深了对疾病的理解，同时，也开辟了靶向治疗的新方向。

各种由于基因突变激活 PI3K/AKT/mTOR 通路的疾病（例如：淋巴管畸形、静脉畸形、遗传性皮肤黏膜静脉畸形等），使用 mTOR 抑制剂治疗取得了一定的成效。目前，mTOR 抑制剂雷帕霉素治疗上述疾病已被全球多个中心报道，多中心临床试验也正在开展。对于另一类由于基因突变影响 RAS/BRAF/MAPK/ERK 通路的病变（例如：毛细血管畸形、CM-AVM1 和 CM-AVM2 等），MEK 抑制剂（曲美替尼）也许是另一个可能的治疗药物。激酶抑制剂往往作用于多个功能蛋白，不同的通路间存在错综复杂的交叉联系，因此，此类药物的使用目前并未在临床开展，应慎重。即便如此，细胞通路上的精确靶向治疗是复杂脉管性疾病治疗的未来方向。

（五）问题和展望

脉管畸形的研究中，遗传学占据了越来越重要的地位。尽管 CM-AVM、HHT、PROS 等一系列疾病已经发现明确的致病基因突变，但尚有不少疾病的致病基因仍不明确。相同基因型引起不同的临床表型，不同基因型引起相同临床表型，对这些现象的解释，需要对下游信号通路功能进行深入研究。一些新的疾病及综合征需要被进一步发现、定义、研究。

复杂脉管畸形的治疗任重而道远。硬化和介入等血管内治疗技术的安全性、精确性和效率有待提高。因此，新的硬化药物、新型介入栓塞材料、高效而精确的导管技术是未来需要重点研究的方向。激光、光动力等治疗的推进，需依赖临床医学、激光科学和工程技术的交叉融合发展。复杂脉管畸形的靶向治疗虽已开展，目前仍缺乏特异性的高效治疗靶点，相关药物的研发也处于起步阶段，但将是未来治疗领域的突破点。

脉管畸形种类繁多，疾病临床特点和治疗方法多种多样，通过高等级的临床研究制订科学的临床规范和技术指南，明确不同疾病的特点及与之对应的最优选治疗方式，明确不同技术的最佳适应证是推进治疗精准化的重点研究方向。

（林晓曦）

第三节 神经纤维瘤病

一、神经纤维瘤的基本概念

（一）神经纤维瘤

神经纤维瘤（neurofibroma），又称为孤立性神经纤维（solitary neurofibroma）或散发性神经纤维瘤（sporadic neurofibroma），是起源于外周神经鞘施万细胞（Schwann cell）的良性肿瘤。通常是指没有神经纤维瘤病（neurofibromatosis）的正常人群中出现的散发性的神经纤维瘤。由于散发性神经纤维瘤通常数量少，体积小，非浸润性生长，可以完整切除，性质为良性，故危害较少，患者可不进行治疗和干预，因此对于散发性的神经纤维瘤很难精确统计其发病率。

基于既往的研究报道，90% 以上的神经纤维瘤的病理诊断来源于散发性神经纤维瘤，其余的才来源于具有神经纤维瘤病患者伴发的神经纤维瘤。因此，仅仅依靠神经纤维瘤的病理诊断，不足以支持神经纤维瘤病的诊断。

散发性神经纤维瘤的男性和女性发病率相似，多位于皮下浅层，在身体各个部位的发病率没有明显差异，通常表现为缓慢增长的无痛性结节或肿块，当肿块增大到一定程度后，由于重力、挤压等原因，可以引起周围毗邻器官的移位或下垂，导致畸形和功能障碍的发生。

散发性神经纤维瘤在大体标本上呈灰黄色的切面，切面光滑，同时部分患者伴发胶样物质，有些肿瘤瘤体中有许多大小不等的血管窦及稀松的蜂窝状组织，发生与主干神经上的神经纤维瘤呈梭形膨大，肿块靠近正常神经。

散发性神经纤维瘤在组织学上的表现呈特征性的波浪状，深染的细长形细胞交织成束，同时与肿瘤细胞交织排列存在的还有肿瘤相关的成纤维细胞，同时伴有免疫微环境组分（包括肥大细胞、淋巴细胞等）。神经纤维瘤的特征性免疫组化染色为 S100beta、胶质纤维酸蛋白（glial fibrillary acid protein，GFAP）和髓鞘碱性蛋白（myelin-basic protein，MBP）等。

（二）神经纤维瘤病

神经纤维瘤病（neurofibromatosis）根据临床表现和遗传机制的不同可以分为三个类型：Ⅰ型神经纤维瘤病（neurofibromatosis type 1，NF1），Ⅱ型神经纤维瘤病（neurofibromatosis type 2，NF2）和神经鞘瘤病（Schwannomatosis）。其中，NF1 也被称为是 von Recklinghausen 病，因为他在 1882 年最早阐述了这类疾病，当时认为神经纤维瘤病的标志性表现是牛奶咖啡斑和神经纤维瘤。随着研究的深入，逐渐分成三种不同的类型。

Ⅰ型神经纤维瘤病是整复外科最常见的类型，是由于 NF1 基因突变所导致的常染色体显性遗传病，发病率为 1/3 000～1/2 500。NF1 基因位于染色体 17q11.2，该基因编码的神经纤维素蛋白在人体多种组织中广泛表达，包括脑、肾、脾脏和胸腺等。神经纤维素蛋白属于鸟苷三磷酸水解酶（guanosine triphosphate hydrolase，GTPase）激活蛋白（guanosine triphosphate hydrolase-activating proteins，GAPs）家族的成员，是 Ras 蛋白的磷酸酶。NF1 基因发生突变，导致其编码的神经纤维素蛋白失活，无法水解 Ras 蛋白的磷酸基团，因此 Ras 蛋白及其下游通路处于持续激活状态，从而导致一系列的临床症状和病理改变。Ⅰ型神经纤维瘤病的外显率为 100%，在全部患者中家族遗传性患者占比约为 50%，另外的患者无家族史，由新发的基因突变所导致。根据发病率推算患者父母生殖细胞中的 NF1 基因的突变率约为 10^{-4}，属于显性遗传基因突变的最高范围。Ⅰ型神经纤维瘤病是整复外科重点诊治的皮肤软组织肿瘤性疾病之一，故作为本章重点进行详细介绍。

Ⅱ型神经纤维瘤病也是一种常染色体显性遗传病，是由于 NF2 基因突变所导致，其发病率远低于Ⅰ型神经纤维瘤病，为 1/50 000～1/25 000。NF2 基因位于 22 号染色体上，其编码 merlin 蛋白，是一种抑癌基因。患者也具有与Ⅰ型神经纤维瘤患者相类似的牛奶咖啡斑，但是数量明显少于Ⅰ型患者。Ⅱ型患者易罹患多种神经系统的肿瘤，其中以双侧听神经瘤体为主要表现，多在青春期前后发病，病程较长，最常见的表现症状为耳鸣，听力丧失，眼球震颤及眩晕。双侧听神经瘤多起源于听神经的前庭支，瘤体大体上多呈圆形，生长缓慢，有完整包膜，与周围组织少发生粘连。Ⅱ型神经纤维瘤患者还可出现其他类型的脑神经鞘瘤、脑膜瘤、室管膜瘤等中枢性神经系统肿瘤，多就诊于脑外科、五官科等相关科室。

神经鞘瘤病是神经纤维瘤病的第三种主要形式，其主要临床表现不同于 NF1、NF2 患者，以多个非皮肤型神经鞘瘤伴发疼痛为主，同时没有中枢神经系统的双侧听神经瘤。其发病率最低，约为 1/126 000。约有 20% 的患者有家族遗传史，其发病机制尚未完全阐明，目前研究提示抑癌基因 SMARCB1 和 LZTR1 失活性突变是导致神经鞘瘤病发生的主要原因。患者多针对出现的症状进行对症治疗，其中以疼痛治疗为主。

二、Ⅰ型神经纤维瘤病的临床表现与诊断标准

（一）临床表现

由于 NF1 患者的基因突变多数发生于受精卵阶段，所以 NF1 基因突变引起的病理变化多种多样，累及人体的各个系统，不同的症状随着患者年龄的增长而出现，同时在患者中存在较大的异质性，但异质性的机制尚未完全阐明。

1. 皮肤咖啡牛奶斑（Café-au-lait macules，CALMs） 咖啡牛奶斑是扁平、散在的表皮与真皮交界处的色素沉着，通常在出生后的第一年内出现，并在婴幼儿期随着患儿的年龄逐渐增加（图 8-3-1）。研究报道，在 15% 的正常人群中也会存在 1～3 个咖啡牛奶斑。但出现 6 个以上或者更多的咖啡牛奶斑则高度提示 NF1 的可能性，95% 以上的 NF1 患者存在皮肤的咖啡牛奶斑。

2. 雀斑（freckling） 特别是腋下和腹股沟区的雀斑，这是不同于其他皮肤部位的咖啡牛奶斑的诊断标准之一（图 8-3-2）。腋下和腹股沟区的

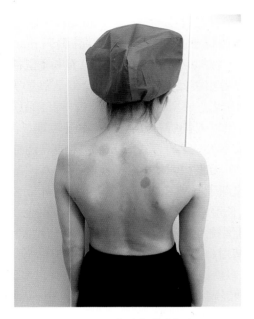

图 8-3-1 皮肤咖啡牛奶斑

雀斑明显小于其他咖啡牛奶斑,通常成簇出现,晚于咖啡牛奶斑,在 3～5 岁的 NF1 患儿中发病最为多见。与咖啡牛奶斑的随机全身分布不同,雀斑仅存在在皮肤皱褶处。

3. 虹膜错构瘤(Lisch nodules) 又称为 Lisch 结节,是 NF1 患者的特征性表现,但是并不会对视力造成损害。Lisch 结节在确定 NF1 的诊断中非常重要,因为在正常人和其他类型的神经纤维瘤病的患者中不发生。6 岁左右的 NF1 患儿的发

生率不足 10%,但是在 90% 以上 NF1 成人患者中可以看到。虽然对于 Lisch 结节很大或者多发的患者可以用肉眼观察,但是规范的检查还是应由眼科医生用裂隙灯来观察,同时与虹膜痣进行鉴别。

4. 神经纤维瘤 这是 NF1 患者最常见的皮肤软组织肿瘤类型。主要起源于神经鞘细胞,同时也包括成纤维细胞、血管内皮细胞和肥大细胞等多种细胞组分。同时根据临床和病理学的特点,可以进一步细分为皮肤型神经纤维瘤及丛状神经纤维瘤。

皮肤型神经纤维瘤质地柔软,可以分为有蒂型、无蒂型、球形型、平坦型等(图 8-3-3)。同时皮肤型一般深度较浅,不超过皮下脂肪层,多数伴有覆盖皮肤的色素沉着。尽管皮肤型的神经纤维瘤可以在儿童期出现,但是通常数量有限,体积较小,增多出现于青春期之前或之间,并随着年龄的增加而增加,数量存在较大的个体差异,从几十个到几千个数量不等,密度最高的部位通常位于躯干。皮肤型的神经纤维瘤是良性的病灶,不具有恶变的风险,生长速度缓慢,但是会给患者带来明显的外观上的影响,造成社交障碍。部分皮肤型神经纤维瘤同时伴发瘙痒和疼痛。

丛状神经纤维瘤通常位于神经走行的位置,可以发生在体表和体内深处,并伴有皮肤和软组织的过度生长(图 8-3-4、图 8-3-5)。丛状神经纤

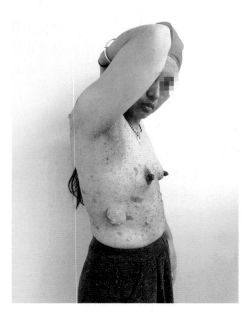

图 8-3-2 腋下雀斑

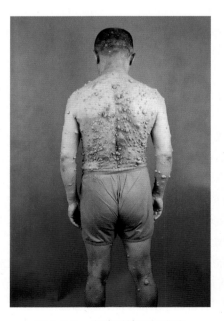

图 8-3-3 皮肤型神经纤维瘤

维瘤在主干神经旁边成结节性，但皮肤受累往往是弥漫性的，没有可辨认的神经纤维。较浅的丛状神经纤维瘤表现为大小不等、多发生在皮肤及皮下的结节性肿块，直径从数毫米到数厘米不等，在体检上表现为可以推动的串珠样结节，用力按压时出现沿神经干分布的疼痛或感觉异常。较深的丛状神经纤维常表现为增厚的神经，可形成由神经扩大组成的复杂肿块。病变通常是先天性的，在儿童期和青春期生长最快。国外的流行病学调查提示，全身成像显示约56%的NF1患者的内部丛状神经纤维瘤。症状性丛状神经纤维瘤与NF1患者死亡率密切增加有关。

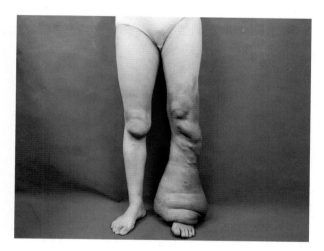

图8-3-4　腿部丛状神经纤维瘤

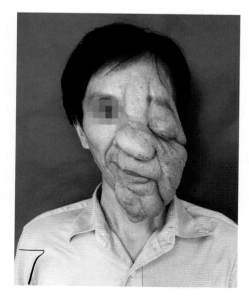

图8-3-5　面部丛状神经纤维瘤

丛状神经纤维瘤是NF1患者发病和畸形的主要原因，也是Ⅰ型神经纤维瘤病的重要诊断依据之一。临床症状和体征随丛状神经纤维瘤的位置和周围毗邻器官不同而存在较大差异。多个融合的丛状神经纤维瘤常伴有头颅、颈项、躯干或肢体的增生，如果发生在下肢，常被称为是"神经纤维瘤性象皮腿"。神经纤维瘤如果发生在椎管内，则可表现为慢性神经根痛和晚期出现的脊髓或马尾压迫症。在头面部，以三叉神经、面神经、听神经和迷走神经最常累及，相应的可以出现咀嚼肌无力和萎缩，面部麻木，周围性面瘫，耳鸣，听力减退等症状。如果丛状神经纤维瘤发生在颈部，可因压迫气道而导致呼吸困难。累及脊神经的脊柱旁丛状神经纤维瘤可以导致脊柱侧弯，严重者可成S形。在腹腔内的丛状神经纤维瘤可因累及的器官不同而不同，若压迫胃肠道则可引起肠梗阻或消化道出血等。

丛状神经纤维瘤的病理学特征为无结缔组织包膜，为波浪形的纤维束组成，疏松排列成束，呈旋涡状或螺旋状，在纤维束中有许多梭形或椭圆形的细胞，大小均一，色淡，无弹力纤维，特征性的免疫组化蛋白为S100beta和GFAP。部分肿瘤可发生部分或者全部的黏液变形。

5. 视神经胶质瘤及其他中枢神经系统肿瘤　NF1患者除神经纤维瘤外，还可以伴发多种中枢神经系统的肿瘤，其中视神经胶质瘤（optic pathway glioma，OPG）最为常见，约在15%的患者中存在，通常在6岁以下发病，为低级别的星形细胞瘤，可以发生在视神经走行的任何部位。具有OPG的NF1患者多数具有正常的视力，少部分患者会出现视野缺失、颜色辨认困难，视神经萎缩等症状。发生在视交叉部位的OPG患者因为肿瘤累及下丘脑通常伴有发育迟缓，因此对于NF1患儿的生长情况、第二性征的发育情况应当密切随访，可以帮助医生发现OPG，并通过干预降低肿瘤对于发育的影响。

其他NF1患者好发的中枢神经系统肿瘤还包括星形细胞瘤和脑干神经胶质瘤。这些肿瘤最初的症状通常为颅内压增高所致，或者首先因为影像学检查而发现。

6. 骨骼异常　大约有40%的NF1患者存在骨骼异常，主要包括假关节的形成和骨发育不良，也是 NF1 的诊断标准之一。

长骨的发育不良通常发生在婴儿和儿童期，首发症状通常为 NF1 患儿学习走路或负重时的病理性骨折，因此多数患者在两岁前因为病理性骨折原因就诊。假关节的形成通常是长骨病理性骨折后愈合不良所致。5% 的 NF1 患儿在婴幼儿期的病理性骨折会导致假关节的形成。在全部因假关节形成而就诊的患者，70%～80% 的患者是 NF1 患者。

其他的骨骼发育异常还有蝶骨发育不良导致面部不对称，长骨内的纤维瘤及纤维结构不良，脊柱侧弯等。由于骨发育不良，NF1 患者的平均身高显著低于正常同龄正常人群的平均值。

7. 神经系统功能异常 NF1 患者常见的神经系统功能性异常包括认知障碍、学习困难、大运动功能及精细动作发育迟缓，严重者可以出现癫痫发作。

（二）诊断标准

NF1 的诊断是基于特征性临床表现，通常不需要做基因检测诊断。但是在表现不典型或者症状尚未完全出现的婴幼儿患者中，基因检测能够有效地协助诊断。如果怀疑 NF1 的诊断，均应该由专业的神经纤维瘤治疗团队进行准确的评估，包括整形外科、儿科、眼科医师等，并根据患者具体的临床表现进行针对性的评估和指导。

在进行 NF1 的诊断中，识别特征性临床表现是诊断的关键。病史采集中应重点关注疼痛、视野缺失、神经系统发育异常、头痛或者癫痫等。同时应该关注疑似患者的发育史及学习认知情况。体格检查中应该重点关注患者的皮肤、骨骼及神经系统的体格检查。专业的眼科医生进行 Lisch 结节及视神经胶质瘤的相关评估。

1. NF1 临床诊断标准 该诊断标准由美国国立卫生研究院（National Institute of Health，NIH）在 1987 年制定，1997 年更新。满足以下 7 条临床表现中的 2 条及 2 条以上的患者，即可诊断 NF1：

（1）6 个及以上的皮肤咖啡牛奶斑，青春期前的患者咖啡牛奶斑直径 >5mm 有诊断意义，青春期后的患者咖啡牛奶斑直径 >15mm 具有诊断意义。对于每一个咖啡斑，都是测量其最长径。

（2）2 个及以上的任何类型的神经纤维瘤或 1 个丛状神经纤维瘤。

（3）腋下或腹股沟区的雀斑。

（4）视神经胶质瘤。

（5）2 个及以上的 Lisch 结节（虹膜错构瘤）。

（6）NF1 特征性的骨骼异常：蝶骨发育不良，长骨皮质发育不良，伴或不伴假关节的形成。

（7）一级亲属（父母、兄弟姐妹或子女）是 NF1 患者。

在国际多个研究中心的 NF1 随访患者中，NIH 的临床诊断标准的敏感性和特异性均较高。在 8 岁以上 NF1 患者中，97% 的患者符合 NIH 的诊断标准，但是在极早期的 NF1 疑似患儿中，NIH 的诊断标准的符合率较低。一岁以前，在全部的 NF1 疑似患者中，仅有 54% 的患者符合 NIH 的诊断标准。

2. NF1 的基因检测与诊断 基因检测对于暂不满足 NIH 的临床诊断标准，同时高度怀疑神经纤维瘤病的患者具有重要的意义。发现 *NF1* 基因的突变可以协助临床医生诊断 I 型神经纤维瘤病。

但是基因检测不能解决全部问题。*NF1* 基因的突变位点不能预测 I 型神经纤维瘤病患者的疾病发展严重程度及可能患有的临床并发症的类型。同时，目前的基因检测技术可以检测全部基因组层面，DNA 序列的突变、插入缺失、易位重排等，95% 以上的 NF1 患者可以通过目前的基因检测技术明确突变。但仍有少部分患者发生在转录组层面的异常无法被基因组检测发现。

基因检测可以缩短 NF1 患者的诊断时间，在疑似 NF1 患者中早期确诊，可以更早地对相应的临床症状进行随访和干预。同时在 NF1 患者生育时，根据基因检测结果对患者进行遗传咨询和产前检测，可以协助 NF1 患者生育正常的子女。

NF1 基因突变位点与 NF1 患者临床表现的基因型 - 表型相关性（genotype-phenotype correlation）一直是神经纤维瘤研究领域的热点，迄今已经明确的结论是 *NF1* 基因大片段缺失与严重临床表型密切相关，同时 c.2970-2972delAAT（p.990delM）的 NF1 患者仅表现为咖啡斑无皮肤型及丛状神经纤维瘤表型。其余 NF1 的突变位点与临床表型的相关性未知，背后的生物学机制尚不清晰，有待进一步研究明确。

近年来，拥有相同 NF1 突变位点的 I 型神经纤维瘤病家系患者中的表型异质性引起越来越多的关注。这一现象提示Ⅰ型神经纤维瘤病患者的临床表型除 NF1 基因外，仍受到其他基因和环境因素的综合调控，探究这些调控因素，明确其背后的生物学机制对于更好的理解 NF1 发病机制，开发针对性的靶向治疗具有重要意义。

（三）NF1 诊断标准的问题与挑战

1. NF1 的嵌合体(mosaicism NF1) NF1 的嵌合体患者是指 NF1 的典型表现局限于身体的某一个部位，而在其他部位的表现均为正常。产生这一现象的原因是因为 NF1 的突变发生与胚胎发育的晚期，因此病变仅局限在某一特定部位。因此患者虽然在某一部位符合 NIH 的临床诊断标准，也不能因此诊断为 NF1。同时 NF1 的嵌合体患者通常进行血液基因检测的结果为阴性，需要进行病变累及部位的组织活检，进行基因检测，有助于明确诊断。

2. Legius 综合征 Legius 综合征是由于 *SPRED1* 基因突变所导致的常染色体显性遗传病，*SPRED1* 基因与 NF1 基因相类似，也是 RAS 激酶及 MAPK 激酶的磷酸酶，负向调控 RAS 及 MAPK 的下游通路。*SPRED1* 基因突变同样会导致 RAS 及 MAPK 下游通路的持续激活，从而发生类似于 NF1 患者的临床表现。但是 Legius 综合征的患者仅有皮肤多发的咖啡牛奶斑，腋下及腹股沟区的雀斑以及颅骨增大的特征性表现，不会发生神经纤维瘤及中枢神经系统肿瘤等表现。虽然符合 NIH 的临床诊断标准，但是需要认真进行鉴别，明确诊断。

三、NF1 的治疗

NF1 患者的临床表现多种多样，涉及的临床症状范围广泛，要根据患者不同的临床症状，在专科医生处予以针对性的指导和治疗。目前对于 NF1 的治疗多停留在对症治疗，针对 *NF1* 基因突变的对因治疗仍处于研究阶段。

整复外科的 NF1 患者多因为体表不同的类型的神经纤维瘤而就诊。由于 NF1 患者神经纤维瘤数量多，分布于全身，很难通过外科手术清除 NF1 患者的全部神经纤维瘤病灶。因此手术治疗多针对体积较大，伴有疼痛、瘙痒等症状，同时生长速度较快，造成周围毗邻组织器官功能障碍的瘤体。如果需要手术治疗的瘤体为皮肤型神经纤维瘤，多可以完整切除，同时直接缝合或利用局部皮瓣进行创面闭合。如果需要手术治疗的瘤体是丛状神经纤维瘤，通常累及层次较深，无明显边界，无包膜，血供丰富，同时在去除肿瘤组织的同时要保护正常神经组织。因此，在手术切除之前，应当充分进行多学科的会诊及手术风险的评估，完善各项术前准备工作。

对于瘤体血供特别丰富的病灶，应该术前利用超声了解大血管及血窦的分布情况，或利用 CT 血管造影，DSA 技术明确供血动脉来源。对于明确单一或少数供血动脉的病灶，在术前最好行经导管血管栓塞术减少瘤体血供，降低术中出血及手术风险。因为瘤体内切除病灶通常出血难以控制，并且剩余部分肿瘤组织会增加术后复发风险，所以在手术切口设计时多选择在瘤体周边正常组织内切开。此类病灶切除后，通常会需要创面的修复，应结合创面的大小、深浅、周围组织毗邻等特征综合考虑，采用植皮、局部皮瓣或者游离皮瓣等，予以一起修复。当病灶面积过大，供皮区域不足时，可以考虑切取肿瘤表面较为正常的瘤体皮肤予以回植，从而达到创面覆盖的效果。

值得注意的是，5%～20% 的丛状神经纤维瘤患者会出现恶变，恶变为恶性周围神经鞘瘤（malignant peripheral nerve sheath tumor，MPNST）。具体临床表现为 NF1 患者的病灶在短时间内迅速增大或出现明显的疼痛、肿胀等，对于上述症状的 NF1 患者应当及时进行病灶的组织活检，一旦证实为 MPNST，需要及时进行根治性切除手术，此时以肿瘤的完整切除为最重要的治疗标准。相关毗邻器官的形态、功能可以在根治性切除之后，进行二期重建。MPNST 的恶性程度极高，早期易发生血行转移，即使进行根治性切除手术，术后的 5 年生存低于 20%。

对于 NF1 患者其他临床症状，例如：皮肤的咖啡牛奶斑，可以接受不同类型的激光治疗，但在治疗前需要进行斑试，筛选适合的激光类型和强度，再进行大面积的治疗。同时激光治疗咖啡牛奶斑仍存在色素加深和色素脱失的风险。

对于颅面部丛状神经纤维瘤累及颅颌面骨骼继发畸形的患者，也是整复外科常见的就诊类型。对于此类患者应该按照整复外科的原则结合肿瘤学的治疗原则，综合考虑制订序贯的治疗方案，在尽可能完整切除肿瘤的同时，依据整复外科的治疗原则，进行颅颌面骨骼、肌肉、神经、皮肤及面部精细结构的重建，帮助 NF1 患者重建功能，重返社会。

提高多器官累及的神经纤维瘤完整切除率，并重建切除器官的结构功能，特别是面部精细结构和功能，是整复外科神经纤维瘤手术治疗的要点和难点。神经纤维瘤手术切除之后瘤体复发是限制治疗效果的最大问题，如何降低术后复发率，是未来整复外科临床及基础研究的方向。

四、NF1 的靶向治疗进展及未来展望

由于 NF1 患者的特征性皮肤型神经纤维瘤及丛状神经纤维瘤均为良性肿瘤，因此传统的肿瘤化疗、放疗均不合适。近年来，针对性的靶向治疗在多种恶性肿瘤的治疗中取得了突破性的进展，越来越多针对 NF1 的靶向治疗药物进入临床试验。

根据这些药物作用靶点的不同，可分为两大类：①肿瘤微环境（如上皮细胞、成纤维细胞、肥大细胞、小神经胶质细胞）；②肿瘤细胞分子调控机制。

1. 针对免疫微环境的靶向治疗　肿瘤微环境与肿瘤的发生、发展有着密切的关系。肿瘤微环境成分复杂，每种成分都可能对肿瘤细胞的增殖、转移等起不同作用。随着对肿瘤微环境研究的不断深入，很多早先只针对肿瘤细胞本身治疗的疾病有了新的治疗方向。在丛状型神经纤维瘤中，除肿瘤细胞本身外，还包含诸如上皮细胞、成纤维细胞、免疫细胞、小神经胶质细胞等各种不同种类的细胞。

干扰素（interferon，IFN）可以作用于免疫细胞和血管内皮细胞，分别通过免疫调节和抗血管生成来抑制肿瘤细胞的增殖，而 IFN 与聚乙二醇的结合可以通过降低蛋白质的水解来增加其血浆半衰期，进而增强活性。聚乙二醇化 IFNα-2b 是治疗慢性肝炎和黑色素瘤等疾病的常见药。Jakacki 等人将 IFNα-2b 应用于 pNF 患者之中，开展了 I 期临床药物试验，采用疼痛和肿瘤体积作为评价指标，经过持续两年的每周皮下注射给药，发现 11/16 例出现疼痛缓解，13/14 例出现肿瘤体积不同程度的减小，但其中只有 1 例瘤体缩小程度≥20%。在此基础上，Jakacki 等人继续应用 IFNα-2b 开展了 II 期临床药物试验，将受试患者分成三组，分别为无症状组、有症状组和安慰剂组。通过对比三组患者结果，发现 IFNα-2b 虽然不能达到满意疗效（2 年后瘤体缩小程度≥20%），但可以延缓疾病的进展，同时，每周皮下注射的给药方式也较为方便。因此，IFNα-2b 具有一定的临床价值，值得进一步开展研究和试验。

甲磺酸伊马替尼是酪氨酸激酶抑制剂，可以调节细胞周期，影响细胞增殖、分化和凋亡，目前临床上常用于治疗慢性白血病。Zhu Y 等人在 pNF 小鼠模型中应用甲磺酸伊马替尼，发现其可通过靶向调控肿瘤微环境中的肥大细胞的细胞磷酸化修饰来缩小肿瘤体积。Robertson 等人将甲磺酸伊马替尼用于 pNF 患者，并开展了 II 期临床药物试验，通过持续 6 个月的每天两次口服给药，发现 6/36 例肿瘤体积缩小程度≥20%。但该试验样本量偏小，时间较短，受试者年龄、肿瘤体积等方面的差异性较低，因此有着不小的局限性，有待进一步扩大样本量，调整入排标准，再次设计相关试验。

吡非尼酮（pirfenidone，PFD）是一种口服抗炎、抗纤维化药物，临床上一般用于治疗特发性肺纤维化，在 NF1 和 pNF 中，可通过抑制成纤维细胞增殖和胶原合成起到抗肿瘤作用。Widemann 等人应用这一特性，设计了一项开放式单臂 II 期药物临床试验，用于评估 PFD 在治疗儿童及青少年 pNF 患者中的作用。然而，36 例中无 1 例出现瘤体缩小程度≥20%（1%～12%，平均为 4%）。因此，相较同样作用于调控肿瘤微环境的 IFNα-2b 和甲磺酸伊马替尼，吡非尼酮并不具备治疗儿童及青少年 pNF 的潜力。

2. 针对神经纤维瘤肿瘤细胞的靶向治疗　NF1 抑癌因子神经纤维瘤蛋白可通过调控细胞内 cAMP 水平、PI3K/AKT/mTOR 通路和 RAF/MEK/ERK 通路等影响肿瘤细胞的增殖、分化和凋亡。

希罗莫斯，又称雷帕霉素，是大环内酯类抗生素，可特异性抑制 mTOR 活性，目前临床上一般用于器官移植的抗排斥反应和自身免疫性疾病的治疗。Weiss 等人考虑到希罗莫斯 mTOR 抑制剂的特性，开展了 II 期临床药物试验，用于评估希

罗莫斯在治疗 pNF 中的效果。但是,结果显示,13 例患者中无 1 例达到有效指标,说明希罗莫斯并不能缩小 pNF 的肿瘤体积,不具备在 pNF 中的应用价值。

索拉非尼是一种双效抑制剂,一方面可通过 RAF/MEK/ERK 通路靶向调控肿瘤细胞,另一方面可通过抑制酪氨酸激酶受体的活性,阻断肿瘤新生血管的生成,间接抑制肿瘤细胞的生存、生长。Kim 等人开展了一项 I 期药物临床试验,用于评估索拉非尼在治疗儿童 pNF 患者的效果,结果发现,多名儿童服药后出现了难以忍受的副作用(疼痛、皮疹、情绪改变等)。尽管后续试验中予以药物减量,仍旧无法耐受。而且,在少数几位用药疗程超过 3 个月的儿童患者中,也未发现肿瘤体积有明显缩小。

替吡法尼是一种法尼基转移酶抑制剂,可抑制法尼基转移酶,使 Ras 蛋白不能被法尼基化修饰,因此不能结合于细胞膜并发挥作用,从而抑制肿瘤的生长和增生。Widemann 等人开展了一项安慰剂对照双盲 II 期临床药物试验,以评估替吡法尼对儿童及青少年 pNF 患者的治疗效果及生活质量影响程度。结果显示,虽然用药组较对照组生活质量有所提高,而肿瘤体积却并没有明显缩小。

上述临床试验虽然没有获得令人满意的结果,但是在 pNF 的药物治疗方面提供了思路和经验,对于后续药物临床试验的探索很有参考价值。于是,2016 年时,Dombi 等人发表在《新英格兰杂志》上的一份应用司美替尼的 I 期药物临床试验结果为 pNF 的药物治疗带来了希望的曙光。司美替尼是一种 MEK 1/2 抑制剂,可通过选择性抑制 RAF/MEK/ERK 通路来抑制肿瘤生长。该试验召集了 24 位患儿(平均年龄为 10.9 岁,3.0～18.5 岁),每 12 小时口服给药,同时还在 pNF 小鼠模型上进行实验,结果显示,17/24 例(71%)患儿肿瘤体积缩小程度≥20%,而 12/18 例(67%)小鼠模型肿瘤体积缩小程度≥20%。试验过程中,出现了皮疹、胃肠道反应和无症状肌酸激酶升高等副作用,但均可以耐受。

由于司美替尼在药物临床试验中的出色表现,美国 FDA 已于 2018 年 2 月认可其为治疗 NF1 相关丛状型神经纤维瘤的孤儿药,随后,欧洲药监局 EMA 亦于 2018 年 8 月宣布认可司美替尼作为治疗 NF1 的孤儿药。

I 型神经纤维瘤病发病率高,临床表现多样,与其相关的丛状型神经纤维瘤外科手术治疗难度、风险大,且疗效欠佳。虽然近年来不断涌现不同药物的 I/II 期临床试验,但是多数药物没有疗效或疗效甚微。在针对肿瘤免疫微环境的临床试验中,即便是其中效果最好的 IFNα-2b,也未达到令人满意的疗效。这可能与神经纤维瘤中肿瘤微环境的细胞种类多有关,因此虽然可有效调节其中 1～2 种细胞的功能,但很难杜绝其他细胞造成的影响。在将来单一用药取得进展的基础上,考虑两种及以上药物联用也许能达到更好的效果。在针对分子调控机制的靶向药物临床试验中,MEK 抑制剂司美替尼因 I 期药物临床试验中 71% 的治疗有效率获得了广大学者、医师的关注,并且于 2018 年分别获得美国和欧洲药监机构的认可。不过,司美替尼目前仅有儿童患者证据,在成人患者中缺乏相关临床试验数据,仍有待进一步深入研究。

(李青峰 王智超)

第四节 皮肤恶性肿瘤

一、皮肤恶性肿瘤概述

皮肤是最容易接触外界环境的器官,其完整性和与环境因素的相互作用程度影响着生物体的健康。皮肤血供丰富,结构复杂。各种皮肤损伤会导致皮肤出现一定程度的病变。其中,皮肤肿瘤是最常见的,也是最危险的病变。不仅影响皮肤的美观,也威胁着人类的生命健康。

大多数皮肤癌起源于表皮。基底细胞癌(basal cell carcinoma,BCC)是最常见的类型,来源于表皮-真皮交界处的基底细胞。第二种常见的类型是鳞状细胞癌(squamous cell carcinoma,SCC),来源于角质形成细胞。第三种是黑色素瘤,来源于基底细胞间的黑素细胞。根据恶性程度,可以将皮肤恶性肿瘤分为非黑色素瘤性皮肤癌和黑色素瘤。

头部和面部的皮肤长时间地暴露在阳光下,可能会发生紫外线(ultraviolet light,UV)诱导的慢性损伤，如太阳照射病、光化性角化病，进而可能诱发皮肤鳞状细胞癌、基底细胞癌或黑色素瘤的发生发展。皮肤癌主要发生在 30～70 岁之间。随着年龄的增长，其发病率呈上升趋势。皮肤癌的类型多，诱发因素十分广泛，许多外部因素可能导致皮肤癌，如紫外线辐射、化学致癌物、电离辐射、病毒等多种环境均为致癌因素。其发生还与遗传特性、免疫功能和激素水平密切相关。

即使没有暴露在紫外线下，鳞状细胞癌也与不愈合的伤口、瘢痕或慢性病变具有一定的相关性，通常诱发鳞状细胞癌的病变是慢性免疫性炎症或者其诱发的其他病变。皮肤基底细胞癌或皮肤黑色素瘤在这点上与鳞状细胞癌不同。皮肤鳞状细胞癌、基底细胞癌和黑色素瘤常见于老年人、红头发、蓝眼睛和肤色白皙的人。许多研究证明，高度多态性黑素皮质素 1 受体（melanocortin 1 receptor，MC1R）基因的突变与这些恶性肿瘤的风险增加有关。

二、非黑色素瘤性皮肤癌

非黑色素瘤性皮肤癌常见种类包括基底细胞癌和鳞状细胞癌。

（一）流行病学分析

1. 基底细胞癌 皮肤基底细胞癌是白种人最常见的癌症。之所以这样命名是因为基底细胞癌的细胞与上皮基底细胞层的细胞相似。皮肤基底细胞癌是一种皮肤恶性肿瘤，起源于表皮 - 真皮交界处的基底细胞，1903 年由 Kropecher 首次报道。皮肤基底细胞癌主要好发于皮肤较白的老年人，通常与间歇性强烈的紫外线照射有关。常发生在皮肤经常暴露在阳光下的部位，特别是面部和颈部。与皮肤鳞状细胞癌和黑色素瘤不同，基底细胞癌是一种生长缓慢的癌症，即使未及时治疗，会局部侵袭，但很少转移。

统计数据指出，40 岁以上的中老年人为基底细胞癌的高发人群，基底细胞癌单发较为多见，男性高于女性。基底细胞癌的发病率具有区域性。澳大利亚的发病率为 726/100 000，明尼苏达州为 165/100 000，南威尔士为 114.2/100 000。在中国，皮肤癌的发病率低于其他国家。

2. 鳞状细胞癌 作为皮肤癌中发病率位于第二的肿瘤，鳞状细胞癌的发病率也呈逐年上升的趋势。皮肤鳞状细胞癌多发于老年白种人，尤其是红头发、蓝眼睛、白皙皮肤，以及长期暴露于紫外线下的人为易感人群。数据显示，60 岁以上人群的发病率明显升高，男性的发病率高于女性。

（二）发病机制

1. 基底细胞癌 致癌是一个多步骤的过程，是各种因素作用下导致遗传突变的积累。基底细胞癌通常起源于表皮的最下层，但有一小部分可能起源于毛皮脂腺单位的外根鞘。肿瘤细胞与滤泡上皮细胞，特别是滤泡基质细胞有许多共同的特征。与经典的致癌途径不同，基底细胞癌的发生没有已知的前体病变。紫外线照射是基底细胞癌的主要诱因。其他因素也会影响基底细胞癌的发生，包括高能量饮食（特别是高脂肪、低维生素摄入）、各种有害化学品和粉尘的摄入。紫外线辐射在皮肤基底细胞癌癌变过程中起主要作用。UVA 与光致癌有关，UVB 引起 DNA 损伤，引起结构 DNA 改变。在一般情况下，皮肤基底细胞癌好发于持续暴露于紫外线的部位，因此基底细胞癌容易影响头面部的皮肤。调节紫外线损伤 DNA 修复基因功能活性的降低可能是皮肤基底细胞癌发病的一个重要机制。

Hedgehog 通路在早期胚胎发育中起重要作用，在皮肤中维持干细胞的数量和调节毛囊和皮脂腺的发育。在成年细胞中，Hedgehog 通路大多处于关闭状态，其异常激活与包括基底细胞癌在内的多种肿瘤相关。大多数皮肤基底细胞癌病例是偶发性的，但也可能是罕见的可遗传性基底细胞痣综合征的一种表现，在大多数情况下，遗传性基底细胞痣综合征携带人类同源基因 *PTCH1* 的种系突变，并且在肿瘤组织杂合性丧失后增加了患基底细胞癌的风险。PTCH2 与 PTCH1 同源，在髓母细胞瘤和基底细胞癌中有体细胞突变的报道。有研究报道了基底细胞癌中 KRAS 和 HRAS 存在突变，但频率较低，目前在基底细胞癌的研究中尚无 RAS 家族基因（包括 HRAS）或 *BRAF* 基因突变的报道。另外在所有散发性基底细胞癌病例中，约有一半的病例显示出 p53 肿瘤抑制基因的突变，但这些似乎是皮肤基底细胞癌肿瘤发生的晚期遗传事件，与其进展有关。

皮肤基底细胞癌需要特定的基质环境来维持其形态特征。皮肤基底细胞癌生物学行为的关键调节因子可能是基质成纤维细胞和肌成纤维细胞。皮肤基底细胞癌细胞表达骨形成蛋白（bone morphogenetic protein，BMP）2 和 4，而 gremlin 1（BMP 拮抗剂）在肿瘤基质中高度表达，但在正常角质形成细胞的真皮中不表达。gremlin 1 可抵消 BMP 的生长抑制作用，因此被认为是支持皮肤基底细胞癌细胞增殖和存活的重要因素。基质金属蛋白酶（matrix metalloproteinases，MMP）在皮肤基底细胞癌基质中的表达也对皮肤基底细胞癌细胞的生长及其他功能起着重要的调节作用。

2. 鳞状细胞癌 皮肤鳞状细胞癌起源于表皮基底细胞层的干细胞/祖细胞和富含角质形成细胞干细胞的毛囊隆突区。皮肤鳞状细胞癌与频繁的中度慢性紫外线照射有关，过度的阳光照射会导致皮肤发炎、组织代谢异常和免疫系统功能下降，从而导致细胞突变和癌变。皮肤鳞状细胞癌的发生通常在癌前光化性角化病或 Bowen 病之后。

皮肤鳞状细胞癌的发病机制与多种局部遗传改变有关，这些局部遗传改变可能导致细胞周期失调、细胞凋亡、DNA 修复、细胞分化、端粒酶活性失调、细胞衰老和环氧化酶 2（cyclooxyge-nase-2，COX-2）的表达。目前的报道指出，皮肤鳞状细胞癌与多种基因相关：ras-MAPK 信号转导通路激活、c-myc 过表达、p53 和 RUX3 表达下调等。

真皮/基质在鳞状细胞癌的发病机制中起着重要的作用。在表皮和真皮/间质的交界处，有一层基底膜，它最初阻止肿瘤侵入下层结缔组织。基底膜中的胶原，特别是 Ⅳ 型胶原的降解对于肿瘤细胞浸润至结缔组织至关重要，并通过 MMP2 和 MMP9 实现。与基底细胞癌相比，鳞状细胞癌基质中 MMP-2 的表达增加，因此可能与这两种肿瘤的不同侵袭方式有关。一旦基底膜被肿瘤细胞破坏，它们就会与一个多细胞肿瘤环境相联系，这对于调节肿瘤及其转移至关重要。在这种环境中，一种重要的细胞类型是肿瘤相关（肌）成纤维细胞[cancer-associated（myo-）fibro-blast，CAF]，可以通过 α- 平滑肌肌动蛋白的存在来鉴定，这种细胞类型在肿瘤环境中大量存在。细胞外基质的重组促进了 CAF 产生趋化因子配体。这与结缔组织生长因子（connective tissue growth factor，CTGF）相反，CTGF 可促进间充质向上皮细胞的转化，抑制头颈部鳞状细胞癌的侵袭性。

此外研究指出 HPV 病毒感染、器官移植、触致癌化学物质（慢性砷中毒、长期摄入未经过处理的乳制品、吸烟、X 射线）、慢性皮肤溃疡和免疫抑制等也可能是皮肤鳞状细胞癌的诱因。

（三）诊断

最近，美国国家综合癌症网制定了鉴别低风险和高风险非黑色素瘤性皮肤癌病变的指南（表 8-4-1）。这一指南是基于恶性肿瘤的大小、位置、组织学和临床特征制定的。高风险的基底细胞癌和鳞状细胞癌需要更积极的诊断检查和手术切除，因为它们的复发率和转移扩散率较高，生存率较低。例如，表现出某些高风险特征的鳞状细胞癌局部复发率为 28.6%，转移率为 32.8%，而低风险鳞状细胞癌分别为 13.6% 和 9.2%。

表 8-4-1 美国国家综合癌症网制定的区分低风险和高风险基底细胞癌和鳞状细胞癌指南

特征	低风险	高风险
躯干和四肢	<20mm 的病变	≥20mm 的病变
头皮、前额、脸颊、颈部	<10mm 的病变	≥10mm 的病变
面部、生殖器、手、足	无	均是
边界	清晰	不清晰
原发性与复发性	原发性	复发性
免疫抑制	否	是
部位接受放射治疗	否	是
神经症状	否	是
侵袭性组织学亚型	否	是
慢性炎症	否	是
快速生长的肿瘤	否	是
分化较差	否	是
深度≥2mm	否	是
侵犯淋巴和血管	否	是

1. 基底细胞癌

（1）临床特征及发病情况：通常情况下基底细胞癌发病隐匿，几乎无自觉症状或者症状轻微。好发于头部、面部、颈部等暴露在外的部位。早期多为肤色或红色的圆形或椭圆形斑块，外表光亮，有时附有鳞屑，偶见伴毛细血管扩张或色素沉着，以边缘具有卷曲的"珍珠样"半透明小结节为典型特征。进展缓慢,坏死由中心向深部扩散,可以累及软组织以及骨组织。

(2)诊断标准:国际上广泛认可的基底细胞癌最新诊断标准包括12条基本模式,即树枝状血管、细短毛细血管扩张、叶状结构、轮辐状结构、蓝灰色卵圆巢、灰蓝色小球、聚集性小点、同心环状结构、溃疡、多发浅表糜烂、亮红白色无结构区、白色条纹/蝶蛹样结构。基底细胞癌的分类主要包括:色素型、浅表型、结节型、硬斑病样基底细胞癌及基底样鳞状细胞癌。

1)皮肤镜诊断:基底细胞癌主要的皮肤镜下血管结构包括以下9种,即树枝状血管、细短毛细血管扩张、点状血管、多形性血管、肾小球样血管、线性不规则血管、逗号样血管、发夹样血管、螺旋状血管。皮肤镜下,基底细胞癌通常具有如下特征:皮损血管模式分为不规则且弥漫分布的散在血管模式和皮损内无血管的无血管模式。局部镜检情况可能为:蓝灰色卵圆形巢;多发性蓝灰色小球或小点;枫叶状结构;轮辐样结构;出血溃疡;分支状血管;毛细血管扩张;逗号样血管;螺旋状血管;不典型血管;无结构区;红白背景下无结构区;色素减退区;乳红色小球;乳红色小点。皮肤镜可以作为基底细胞癌的初级诊断方法。

2)共聚焦显微镜诊断:共聚焦显微镜下基底细胞癌可见表皮和/或真皮内折光的肿瘤细胞团块及轮辐状排列的肿瘤细胞。共聚焦显微镜对于基底细胞癌的诊断敏感性特异性较高。

3)组织学诊断:组织学诊断是肿瘤诊断的金标准,组织病理典型特点为嗜碱性基底样细胞肿瘤团块。边缘细胞呈栅栏状排列,边界清楚,肿瘤与周围组织出现明显的收缩间隙,可见核分裂,异型性明显。病理分型分为:实体型、角化型、纤维上皮瘤型、腺样型、色素型、硬斑病样型、浅表型和囊肿型。

4)鉴别诊断:①脂溢性角化,基底细胞呈乳头状增生,常见假角囊肿形成,细胞无异型性,激惹型脂溢性角化部分细胞可见异型性。②鳞状细胞癌,鳞状细胞肿瘤团块不规则增生,向真皮内浸润,核分裂象明显,癌巢周围无收缩间隙。高分化的鳞状细胞癌可见角珠、鳞状涡。③Bowen病,表皮角化过度伴角化不全,表皮增厚,全层细胞排列紊乱,极性消失,不典型细胞多见,个别角

化不良细胞,基底完整。④毛母细胞瘤,位于真皮及皮下组织内,不与表皮相连,边界清楚。

2. 鳞状细胞癌 皮肤鳞状细胞癌开始外表呈结节状,与基底细胞癌相似,但角质丰富,随着肿瘤的进展可能会出现疼痛,尤其是肿瘤侵袭到神经后。鳞状细胞癌临床上可分为两种类型:①溃疡型,溃疡底部坚硬、充血、溃疡较深,高低不平,边缘高起,甚至外翻,有时呈火山口状。②菜花状或乳头状,肿瘤向表面发展,可以很大,表面呈菜花状或乳头状,表面有破溃感染则有腥臭味。一般情况下鳞状细胞癌恶性程度较基底细胞癌高,发展较快,破坏范围广,可以破坏周围组织器官等,并可沿淋巴组织转移到附近组织甚至全身,这是它与基底细胞癌的主要不同之处。

(1)组织病理学检查:活检是诊断肿瘤性质的可靠手段,但存在导致肿瘤细胞扩散的风险,而且可能因为取材不准出现假阴性结果。组织病理学检查是皮肤鳞状细胞癌诊断的金标准。皮肤鳞状细胞癌显微镜下可以观察到癌细胞形成巢片,中央为环状红染的角化物,外周细胞与基底细胞相似,中间细胞与及细胞相似,细胞异型性显著,核分裂多见。

(2)肿瘤标志物的检测:研究指出皮肤鳞状细胞癌抗原(SCC-Ag)与SCC的侵袭、转移、复发和预后密切相关,是反映SCC生物学特性的重要肿瘤标志物。SCC-Ag的检测有助于早期诊断SCC,并可能作为皮肤鳞状上皮癌变及鳞癌复发风险预警的一种方法。

(3)电子皮肤镜:作为一种在体观测皮肤表面下部微细结构的非创伤性技术,应用较广。皮肤镜下皮肤鳞状细胞癌的微血管面积比正常皮肤增加了数倍。研究指出:应用皮肤镜技术来诊断皮肤鳞状细胞癌,其敏感性是86.7%,特异性是71.9%。但目前没有关于微血管面积变化的具体数值进行参考。

(4)共聚焦显微:在共聚焦显微观察可以发现,皮肤鳞状细胞癌的小血管密布于癌细胞团周围或者癌巢里面,细胞呈伸长的椭圆形,中间是高度单型、极化的细胞核。皮肤鳞状细胞癌细胞的细胞核有很高的屈光率,看起来偏暗,细胞质则比较亮。

(5)鉴别诊断:应与角化棘皮瘤、基底细胞上

皮瘤及其他恶性皮肤肿瘤进行鉴别，鉴别诊断多依靠早期活检并进行组织病理检查。Ⅰ级皮肤鳞状细胞癌需与假癌性增生及角化棘皮瘤等疾病相鉴别；Ⅱ级、Ⅲ级鳞癌的诊断相对容易；Ⅳ级鳞癌应与梭形细胞肉瘤及无黑色素性恶性黑色素瘤相鉴别。

（四）治疗

基底细胞癌和鳞状细胞癌的治疗主要包括手术治疗、非手术治疗和联合治疗。不同治疗方式的应用与肿瘤的大小、严重程度以及患者的要求相关。手术切除仍然是低风险非黑色素瘤性皮肤癌的首选治疗方法，与所有非手术治疗方案相比，其治愈率更高。同时，由于此类肿瘤复发不常见且可控，可以考虑非手术治疗，特别是在手术效果不佳的患者中。非手术治疗还适用于在解剖学上不易切除的部位，以及患者对外科手术坚决拒绝的病例。

鳞状细胞癌/基底细胞癌一旦确诊，需要进行进一步治疗。目前国际上有针对基底细胞癌在大小、组织生长模式和定位后的风险评估建议。在这些建议中，位于"H区"的肿瘤被定义为高风险肿瘤。

1. 基底细胞癌

（1）手术治疗：手术治疗原则以原发病灶的安全切缘前提下的完全切除为目的。手术切缘范围未统一，基底细胞癌手术切除主要依据皮损直径的大小，欧洲和美国国家综合癌症网指南上指出基底细胞癌直径<2mm时，手术切除边缘为扩大4mm，国内普遍按照王炜教授主编的《整形外科学》中提到的切除范围，即基底细胞癌直径4～10mm。然而肿瘤的切缘还取决于肿瘤的类型，对于个别生长隐匿或免疫缺陷的患者，切除范围需10mm以上。一旦肿瘤发生转移，应该辅以相应的淋巴清扫术和骨组织切除术等。一般认为按照此规则进行手术，基底细胞癌的5年无病生存率为95%～98%。

对于高度侵袭性基底细胞癌，莫氏显微外科手术被广泛推荐，以尽量减少不完全切除的风险。莫氏手术中手术标本的围手术期组织学评估使外科医生能够在长时间的手术过程中实现肿瘤的完全切除。此外，整个手术切缘的组织学评估降低了传统连续切片中假阴性手术切缘的风险。

这些因素共同降低了肿瘤复发的风险。如果切除后的组织学评价显示边缘呈阳性，根据最初的基底细胞癌的风险高低，治疗方法会有所不同。对于以前接受过标准切除的低风险病变，应采用莫氏显微手术再次切除，以进行完整的边缘评估。唯一的例外是躯干和四肢的低风险病变，可以考虑采用具有适当边缘扩大标准再次切除，并在术后进行边缘评估。如果患者不适合二次手术，应进行放射治疗。对于边缘阳性的高危基底细胞癌，其治疗取决于其最初的切除方法。如果患者接受了边缘扩大范围较大的标准切除术，则应进行莫氏显微手术再次切除。

低风险基底细胞癌的治疗方式包括电切和刮除。如果在电切和刮除治疗过程中遇到脂肪组织，应改为手术切除。在低风险的基底细胞癌病变中，与外科切除术相比，电切和刮除术显示出相似的5年复发率，通常为3%～9%。电切和刮除是一种快速、经济有效的治疗方式，但是，需要由经验丰富的医生来执行，因为复发性高度依赖于操作者的手法。

（2）非手术治疗

1）冷冻治疗：当液氮处于-50℃时，该技术使用重复的冻融循环来局部破坏恶性皮肤细胞。五年复发率为1%～20%。冷冻疗法快速且具有成本效益，通常不需要局部麻醉，此种方式适用于社区医院或医疗条件差的地区，面对的患者为不适合手术、年龄较大及肿瘤直径<3cm的。通常情况下冷冻范围控制在超出肿瘤边缘1～2mm，治疗需要至少3个周期。治疗次数与皮损深度和范围相关。但是，它会导致因瘢痕和色素沉着变化（尤其是深色皮肤色素患者）而引起的长期水肿、神经性疼痛和不良的美容效果。

2）药物治疗：对于浅表性基底细胞癌，5-氟尿嘧啶、咪喹莫特、干扰素、白细胞介素2和维A酸具有一定的治疗作用。常用的两种局部药物是5-氟尿嘧啶和咪喹莫特，可以通过抑制DNA合成和激活细胞介导的免疫反应，促进恶性皮肤细胞的凋亡，5年复发率在10%～16%。当身体某一区域出现多个病变时，药物治疗尤为合适。局部治疗的缺点是需要长时间的多次治疗，需要良好的患者依从性。

研究发现，基底细胞癌对化疗敏感性差，仅

有少数药物如 Hedgehog 通路抑制剂（Vismodegib 和 Sonidegib）、伊曲康唑和 Odomzo 等药物被认为可以通过抑制信号通路的激活发挥治疗基底细胞癌的作用。Vismodegib 和 Sonidegib，是美国 FDA 批准用于局部晚期和转移性基底细胞癌病变的药物。在一项多中心 II 期临床试验中，Vismodegib 在局部晚期和转移性疾病的基底细胞癌患者中分别引起了 43% 和 30% 的应答率。在一项为期 18 个月的随访研究中，同一组对局部晚期和转移性疾病的应答率分别为 60.3% 和 48.5%，中位应答持续时间分别为 26.2 个月和 14.8 个月。同样，Sonidegib 在晚期基底细胞癌患者中显示出了较好的结果。然而，这两种药物耐受性均较差，30%～32% 的患者出现轻微副作用（如肌肉痉挛、脱发、味觉障碍、体重减轻、疲劳），14%～25% 的患者出现严重副作用（如心肺衰竭、中风、静脉血栓栓塞、死亡）。

3）光动力治疗：光动力疗法是治疗浅表、低风险基底细胞癌的另一种有效方法。光动力疗法首先局部应用光敏卟啉，如 5- 氨基酮戊酸或波菲莫钠，持续一定时间（4～20 小时）。然后应用可见光疗法（通常为红色 / 蓝色波长），激活卟啉产生活性氧，最终导致细胞死亡。光动力疗法已被证明具有 72%～96% 的治愈率。其副作用是疼痛、慢性开放性伤口和色素沉着过多等。与 5- 氟尿嘧啶和咪喹莫特相似，光动力疗法与外科切除术相比，显示出更好的美容效果。

4）激光治疗：对于早期、浅表性、皮损小于 2mm、分化良好的基底细胞癌可以选择 CO_2 激光或者氦氖激光进行治疗。

5）放射治疗：如果患者不适于外科手术，则可采用放射治疗。鉴于放射治疗的长期副作用风险，放射治疗的患者应该为年龄大于 60 岁、不适合外科手术的患者。放射治疗的慢性副作用包括皮炎、骨炎、软骨炎、脱发和皮肤 / 骨骼恶性肿瘤。基底细胞癌的 5 年复发率在 5%～15% 之间。放射治疗也可用于非外科适应者的高风险非黑色素瘤性皮肤癌；但是 5 年复发率上升到 14% 以上。此外，放射治疗可作为肿瘤边缘阳性和周围神经受累的辅助治疗。

6）联合治疗：由于基底细胞癌变化多样、严重影响患者生活、局部破坏性强，有必要进行联合治疗。通常情况下，在外科手术的基础上联合光动力疗法、药物疗法或放射治疗。

2. 鳞状细胞癌 鳞状细胞癌的治疗与基底细胞癌相似，包括手术、电切、刮除、手术切除、冷冻术、局部化疗（咪喹莫特或 5- 氟尿嘧啶）、光动力治疗、浅表放射治疗和联合治疗。鳞状细胞癌有较高的转移风险，因此必须密切治疗和随访。

（1）手术治疗：手术范围根据病变大小、部位和浸润深度等决定。目前认为莫氏显微外科手术，可以最大限度地保留正常组织。手术过程中辅以组织学染色方式来确定切除边缘，手术切除直至切缘阴性。对于低风险鳞状细胞癌病变的治疗，鳞状细胞癌的手术切除边缘为扩大 4～6mm。鳞状细胞癌的 5 年无病生存率为 92%。

（2）药物治疗：报道指出，单纯外用 5% 咪喹莫特乳膏对于浅表的、体积较小的皮肤鳞状细胞癌亦具有明显的治疗效果。皮生长因子受体（EGFR）单克隆抗体（西妥昔）曾被报道对于局部晚期头颈部皮肤鳞状细胞癌有一定治疗效果。

（五）预防

防晒霜的使用已证实可以减少新的光化性角化病的形成，改善自发光化性角化病，并减少鳞状细胞癌的发病率。研究发现，口服类视黄醇（如阿维 A、异维 A）也可用于预防光化性角化病，并最终预防鳞状细胞癌。目前建议高危患者终身使用，例如有多发或高危非黑色素瘤性皮肤癌病史的患者、遗传性疾病（如色素性干皮病）和使用紫外线 -A 疗法治疗的银屑病患者。口服类视黄酸的副作用较大，应谨慎使用，尤其是育龄妇女，可能会引发致畸作用。口服烟酰胺（维生素 B_3）也证实对于减少鳞状细胞癌和基底细胞癌的发展有效。烟酰胺是烟酰胺腺嘌呤二核苷酸和三磷酸腺苷的前体，能逆转紫外线对 DNA 的损伤。这种非处方补充剂（500mg，每天 2 次）应推荐给非黑色素瘤性皮肤癌的高危患者。

三、黑色素瘤

1. 流行病学分析 黑色素瘤是一种上皮性恶性肿瘤，起源于神经嵴的黑素细胞。虽然黑色素瘤细胞的确切起源仍然未知，但是已有的证据指出，皮肤黑色素瘤前体细胞可能来自于去分化黑素细胞、毛囊隆起区的黑素祖细胞或神经嵴衍生的施万细胞前体。皮肤黑色素瘤也可能在间歇性、强烈的紫外线照射后出现。但有证据表明，30%的病例是从黑色素沉着的原有部位发展而来的，与是否接触紫外线相关性不大。

在恶性肿瘤中，恶性黑色素瘤的比例为1%～2%。它是恶性程度很高的恶性肿瘤，具有高度侵袭性，死亡率较高。主要发生在外阴、眼、皮肤、鼻窦、肺、喉、消化道和生殖道，也可发生在肛门和直肠。男性的常见部位是耳郭、颈部、背部和肩部，女性的常见部位是下肢、会阴和肛门周围。黑色素瘤的发生有性别差异。男性黑色素瘤的发病率高于女性，男性新发病例数是女性的1.6倍。在所有种族中，白种人的发病率最高。此外，根据NCI监测研究项目发布的数据，皮肤黑色素瘤的发生有一定的年龄趋势。75岁以下人群中，新发病例随年龄增长而增加。新发病例以65～74岁组最为常见，发病率为22.7%，发病年龄中位数为64岁。来自大多数国家的黑色素瘤数据显示，这种癌症的发病率迅速上升，在发病率上升的同时，与黑色素瘤相关的死亡率也有所上升，尽管程度较低。根据临床和病理特点，黑色素瘤可分为四种类型：浅表弥漫型、恶性雀斑型、结节型和肢端黑色素瘤。Lentigo Maligna是一个非典型黑素细胞存在的上皮区域，其形态上为一个界限不清的褐色斑点，缓慢地离心扩张。当这些非典型上皮黑素细胞突破基底膜并侵入结缔组织时，病变称为Maligna黑色素瘤（lentigo Maligna melanoma）。

头部和面部皮肤的黑色素瘤通常是恶性雀斑型，通常与频繁的、中度的慢性紫外线照射有关。这与躯干的黑色素瘤相反，后者通常与间歇性、急性紫外线照射有关。头面部和颈部原有的色素痣恶变为黑色素瘤的比例低于躯干部。

2. 发病机制 许多复杂的因素与皮肤黑色素瘤的发病机制有关，包括家族史、表现型特征（如皮肤苍白）、有晒伤倾向的发红（特别是年轻人的多次晒伤）、大量黑色素痣或雀斑的存在以及存在多年的发育异常性痣。与其他癌症相似，黑色素瘤的发生主要是由基因突变和环境因素引起的。紫外线照射与黑色素瘤的发生密切相关。但是紫外线并不直接影响突变或损伤DNA。相反，它通过体内的非DNA光感受器产生活性氧。由此产生的氧自由基导致DNA损伤和断裂，继

发基因突变。其他因素还包括MC1R基因的多态性，可能还有其他尚未明确的环境因素。一些MC1R变异与皮肤黑色素瘤风险增加有关。皮肤黑色素瘤细胞通常会表现出RAS-BRAF-MEK-ERK有丝分裂原激活蛋白激酶（mitogen activated protein kinase，MAPK）信号通路的分子发生改变，介导受影响的恶性黑素细胞的异常增殖。还表现出编码p16INK4A肿瘤抑制蛋白的CDKN2A基因的遗传改变，以及MC1R基因多态性改变。在10%～30%的病例中，皮肤黑色素瘤是由预先存在的黑色素过多部位变化而来的，如雀斑、色素痣等可能会发展为黑色素瘤。尽管黑色素瘤的发生与紫外线照射之间有一定的因果关系，但在黑色素瘤中，具有紫外线诱导的"特征突变"的基因并不常见。由此可见，黑色素瘤的发病机制复杂，紫外线起着至关重要的作用，但紫外线本身并不一定引起黑色素瘤。在黑人中，黑色素瘤主要影响不受紫外线照射的身体部位，如脚底和手掌（肢端黑色素瘤）。

与皮肤鳞状细胞癌一样，黑色素瘤通常影响头部和面部长期暴露于紫外线的皮肤，但其他黑色素瘤亚型的风险则与间歇性、强烈的紫外线照射有关。与皮肤鳞状细胞癌的恶性角质形成细胞相比，这些细胞在皮肤黑色素瘤细胞中很少见，而在紫外线诱导的皮肤黑色素瘤中，肿瘤抑制基因p53的突变很常见，而在非紫外线诱导的皮肤黑色素瘤中则不常见p53突变。皮肤黑色素瘤细胞而非恶性角化细胞在NRAS或BRAF中显示致癌突变。除肢端和黏膜黑色素瘤外，BRAF突变是黑色素瘤发生的早期遗传事件，在特定部位的黑色素瘤中可发现高达60%的BRAF突变。相反，在黏膜和顶面黑色素瘤中，CKIT受体甲状腺素激酶经常发生功能性突变。皮肤黑色素瘤细胞中的BRAF和CDKN2A突变均具有间接紫外线诱导氧化损伤的特征。

表皮基底细胞层黑素细胞引起的皮肤黑色素瘤通常表现为两种组织病理学类型之一。在一种模式中，放射状生长阶段的特征是表皮内不典型黑素细胞的增殖和基底膜的小裂口。在另一种模式中，有一个"垂直"生长阶段，一旦基底膜破裂，黑色素瘤开始以结节状侵入真皮，而没有任何明显的放射状生长前阶段。当皮肤黑色素瘤起源于

黑素细胞前体时，由于其从神经嵴的迁移停止，这些前体位于真皮中时，就会出现第三种生长模式。在这种情况下，表皮黑素细胞不会形成皮肤黑色素瘤，也不会对基底膜有侵入性破坏。皮肤黑色素瘤在黑人中很少见，当黑色素瘤发生在黑人时，它优先影响不经常暴露在紫外线下的身体部位，如脚底、手掌和指甲床（肢端黑色素瘤）。尽管手背经常暴露在紫外线照射下，但由于一些不明原因，这些部位很少受到皮肤黑色素瘤的影响。虽然白化病患者皮肤基底细胞癌和皮肤鳞状细胞癌的发病率很高，但皮肤黑色素瘤在这一人群中很少见。

有证据表明，黑色素瘤细胞中黑素体膜的完整性丧失，从而导致活性氧（reactive oxygen species，ROS）和黑素生成的代谢副产物增多，这些产物可能具有细胞毒性、遗传毒性或诱发突变性，进入黑色素瘤细胞的细胞质，导致进行性 DNA 损伤。由于正常黑素细胞内的黑素体膜的完整性的丧失，导致 DNA 的初步改变，有利于正常黑素细胞的初始转化，随后促进最初转化的黑素细胞的恶性转化。

3. 诊断　早期发现恶性黑色素瘤仍然是降低死亡率的关键因素。黑色素瘤的预后与肿瘤的深度成正比，而肿瘤的深度又随着时间的推移而增加。事实上，在黑色素瘤的诊断中，及时识别、发现和快速治疗黑色素瘤仍然至关重要。与其他癌症相比，恶性黑色素瘤具有皮肤定位的优势，这使得它可以通过非侵入性途径进行早期检测。然而，病理检查仍是诊断的金标准。皮肤自检作为一种简单、方便的黑色素瘤和癌前病变筛查方法具有很大的潜力。在 20 世纪 80 年代以前，黑色素瘤通常是通过鉴别临床上的宏观特征来识别的；当黑色素瘤出现大面积溃疡和真菌时，通常已经进展到了晚期。确定干预措施，以提高皮肤自我检查的准确性，发现最有可能是黑色素瘤的病变。由于需要教育医生和公众在黑色素瘤的早期临床表现中认识到它，1985 年由 R J Friedman、D S Rigel、A W Kopf 共同提出并制定了"ABCD"标准。ABCD 首字母缩写代表不对称、边界不规则、彩色杂色、直径 >6mm。后来增加了字母"E"用于进化，这对于结节性黑色素瘤的诊断尤其重要。这一标准旨在成为一个简单的工具，提醒公

共和非皮肤科医护人员区分常见的痣和皮肤病变最可疑的早期黑色素瘤。采用 ABCD（E）标准，皮肤自我检查的敏感性为 57%～90%。为加强早期诊断，还开发了其他临床方法，如格拉斯哥 7 点检查表，其中包括 3 个主要标准（大小、形状、颜色的变化）和 4 个次要标准（感觉变化，直径 7mm 或更大，以及炎症、结痂或出血的存在）。由于其复杂性，该检查表的采用范围不如 ABCD 标准。另一个范例是"丑小鸭"标志。这是基于一种感觉，即色素性病变"看起来与它的所有邻居都不一样"。这一显示可疑病变的标准已被证明对黑色素瘤的检测是敏感的，甚至对非皮肤科医生也是如此。

在黑色素瘤的诊断中，各种辅助光学设备变得必不可少。这些设备包括高分辨率光学手持设备例如皮肤镜或皮肤镜或表面发光显微镜。皮肤镜是一种非侵入性的诊断技术，用于活体观察皮肤；该设备使用光学放大镜，使肉眼看不见的形态结构可视化。皮肤镜检查提高了黑色素瘤检测的准确性，因为这种方法使疾病的早期症状在临床变化之前就可以在色素性病变中看到。在早期黑色素瘤中，色素网络的微小变化是可以理解的，当出现非典型网络时，黑色素瘤的可能性就会增加。这些改变导致一种不典型的色素网状结构，其特征是黑色、棕色或灰色的网状结构，具有不规则的孔和粗线，不规则地分布在整个病灶中，通常在周围突然结束。然而，这种不典型的网状结构也可能出现在良性黑素细胞痣中，特别是在不典型的黑素细胞病变中，因此，鉴别诊断是困难的。

对于黑色素瘤的诊断免疫组织化学仍然是应用最为广泛的诊断工具。尽管荧光原位杂交（利用靶向探针检测 DNA 序列）等其他技术不断发展，但仍然无法完全取代病理诊断的金标准。相比之下，在分子水平上，myPath 诊断黑色素瘤（犹他州盐湖城 Myriad 基因实验室提出）最近得到了广泛认可，因为它通过对某些特异性基因的筛查，能够快速地区分黑色素瘤的良性或者恶性，敏感性为 90%，特异性为 91%。

美国癌症联合委员会第七版黑色素瘤分期系统于 2010 年实施。2018 年 1 月 18 日，美国癌症联合委员会第八版黑色素瘤分期系统（2017 年发

布)介绍了与第七版相比较的多项变化。简言之，更新了 T 阶段命名法和 Breslow 深度分类法。肿瘤有丝分裂率（用来鉴别 t1b 病变）不再作为分期标准。淋巴结状况和转移进一步改善。美国癌症联合委员会第八版的最大变化之一是定义了三期黑色素瘤。例如，Ⅱa 期和Ⅱb 期以前（美国癌症联合委员会第七版）仅根据区域淋巴结和原发性肿瘤溃疡的状况来定义。在第八版中，ⅢA 和ⅢB 阶段的存活率有所提高，因为这两个阶段现在仅限于较薄的原发性肿瘤。例如，许多具有有限微转移的、非溃疡性肿瘤以前认为是（美国癌症联合委员会第七版）ⅢA 期，但根据新标准将归为ⅢC 期。新版本定义增加了 $T_{4b}N_3M_0$ 期的定义，使患者的生存曲线和分层进一步分离。通过更明确的分期对黑色素瘤风险进行重新分级，第八版的分级与第七版相比，显示了黑色素瘤特异性生存率的显著改善。

4. 治疗 黑色素瘤患者可接受不同类型的治疗。有些治疗是标准的（目前使用的治疗），有些正在临床试验中进行研究。切除肿瘤的手术是黑色素瘤所有阶段的主要治疗方法。广泛的局部切除术用于切除黑色素瘤及其周围的一些正常组织。在医生移除手术时能看到的所有黑色素瘤后，一些患者可能在手术后接受化疗，以杀死任何残留的癌细胞。术后给予化疗，以降低癌症复发的风险，称为辅助治疗。

（1）手术治疗：关于黑色素瘤手术的适当边缘仍然没有统一的定义。一般认为小于 1mm（T1）的浅表性黑色素瘤需要扩大切除 1cm。2007 年对包括 1 639 例窄缘（1～2cm）切除和 1 674 例宽缘（3～5cm）切除患者的 5 项随机对照试验进行的荟萃分析显示，两组生存率没有显著差异。在 2014 年发布的一个多中心的试验结果显示，在中厚黑色素瘤（1.2～3.5mm）患者中，前哨淋巴结活检阳性后早期完成的淋巴结清扫可提高 10 年无病和黑色素瘤特异性生存率。

（2）免疫疗法：免疫疗法是一种利用患者的免疫系统对抗癌症的疗法。由身体制造或实验室制造的物质用于增强、指导或恢复身体对癌症的自然防御。这种癌症治疗也被称为生物疗法或生物疗法。近年来，随着免疫学和癌症生物学的进展，提出了新的靶向药物和免疫疗法，可以延

缓黑色素瘤进展，提高患者的生存率。免疫分析使用显微镜和对原发性肿瘤或转移性疾病的分子检测来评估先前存在的抗肿瘤免疫，确定适当的治疗靶点，并预测对免疫治疗或小分子抑制剂有反应的可能性。目前的进展主要集中在针对特定位点的抑制剂分子，这些分子能够下调免疫反应，以结束炎症反应或预防自身免疫。在这些分子中，CTLA-4 和 PD-1 最受关注。在肿瘤微环境中，CTLA-4 通过向 T 细胞传递抑制信号来下调免疫应答。2011 年，Ipilimumab545 获得美国FDA 对转移性黑色素瘤治疗的批准。Nivolumab和 Pembrolizumab 是抗 PD-1 免疫球蛋白，2014年获得美国 FDA 批准，用于维持和激活抗肿瘤 T细胞。同时，即使在 PDL-1 表达阴性的肿瘤患者中，以上两种药物也可以获得持久的治疗作用。

（3）靶向治疗：靶向治疗是一种利用药物或其他物质攻击癌细胞的治疗方法。靶向治疗对正常细胞的伤害通常比化疗或放疗小。新一代测序技术可识别一般治疗靶点，甚至预测 PD-1/PD-L1抑制剂免疫治疗的治疗反应。

以下类型的靶向治疗已经在黑色素瘤治疗中使用或正在研究：BRAF 抑制剂（达布拉非尼、维穆拉非尼、安可拉非尼）可阻断突变 BRAF 基因所制蛋白质的活性；MEK 抑制剂（曲马汀、二甲氧嘧啶、二甲氧嘧啶）可阻断 MEK1 和 MEK2，影响癌细胞的生长和存活。用于治疗黑色素瘤的BRAF 抑制剂和 MEK 抑制剂的组合包括：达布拉芬尼加曲美替尼，维莫非尼加 Cobimetinib，安可拉非尼加比尼霉素。

溶瘤病毒疗法是一种用于治疗黑色素瘤的靶向疗法。溶瘤病毒疗法使用一种能感染和分解癌细胞而非正常细胞的病毒。溶瘤病毒治疗后可进行放射治疗或化疗以杀死更多癌细胞。Talimogene laherparepvec 是一种溶瘤病毒疗法，由一种已在实验室改变的疱疹病毒制成。直接注射到皮肤和淋巴结的肿瘤中。血管生成抑制剂是一种治疗黑色素瘤的靶向治疗方法，可阻止新血管的生长。在癌症治疗中，它们可能被用来防止新血管的生长。

四、展望

随着皮肤恶性肿瘤发病率的不断上升，整形

外科医师必须对皮肤肿瘤的预防、诊断、分期和治疗有所了解。防晒是预防非黑色素瘤皮肤癌发展的最重要措施，但也应考虑口服类维生素 A 和烟酰胺。皮肤癌的管理基础是辨别病变是低风险还是高风险。对高危病变的检查、治疗和随访应更积极，以防止复发和延长生存期。黑色素瘤是一种上皮性恶性肿瘤，恶性程度较高，早期发现、早期治疗至关重要。

（陶　凯　郭冰玉）

第五节　其他体表肿瘤

体表肿瘤中，除前面四节讲述的较为常见的肿瘤外，尚有数十种类型，一部分为皮肤软组织的原发肿瘤，也有一部分为身体其他部位和器官的转移性肿瘤，尤其是恶性肿瘤的皮肤表现。在这部分肿瘤中，恶性的有 Paget 病、隆突性皮肤纤维肉瘤、卡波西肉瘤、角化棘皮瘤、非典型纤维黄瘤、Merkel 细胞癌、皮肤 T 细胞淋巴瘤、皮肤平滑肌肉瘤、纤维肉瘤、多形性未分化肉瘤、恶性组织细胞增生症、红斑增生病等；良性的有皮脂腺囊肿、脂肪瘤、皮肤纤维瘤、疣、表皮样囊肿、皮样囊肿、错构瘤、腱鞘或滑液囊肿、毛囊瘤、乳头状汗管囊腺瘤、黄色瘤、皮赘、皮角、化脓性肉芽肿、非典型性纤维组织细胞瘤、脂溢性角化病、鸡眼等。

一、恶性皮肤肿瘤

（一）Paget 病

Paget 病（Paget's disease）是指在镜下可以观察到 Paget 细胞的疾病，其在显微镜下的表现为：细胞体积较大的圆形细胞、细胞质丰满而淡染、有核分裂象、PAS 染色阳性。根据其在体表的不同部位可分为乳腺 Paget 病、外阴 Paget 病、肛周 Paget 病。

乳腺 Paget 病又名乳房湿疹样癌，是一种特殊类型的癌性疾病，多发生于女性乳房，也可发生于男性乳房，主要为乳腺癌或顶泌汗腺癌扩展至乳头及其周围表皮的损害。

诊断依赖于病理检查：红斑、渗出及结痂与皮炎非常相似，但是其皮损单侧分布、边界清楚且对局部治疗无反应。活组织检查显示典型的组织学改变。由于其与内在的癌症相关，因此需要进行系统检查。

在治疗上可以进行手术切除肿瘤，累及乳头的有时需行乳房切除术。受累皮肤可手术切除或应用 CO_2 激光治疗。

外阴 Paget 病是一种缓慢渐进性恶性皮肤病变，含典型的有空泡形成的 Paget 细胞，约有半数的患者累及汗腺。多发生于大阴唇和肛周，外阴瘙痒和烧灼感是常见症状，检查发现外阴病灶高出皮肤，局部增厚，有硬结及皮肤表面有脱屑，常有色素减退类似白斑。一些外阴 Paget 病的患者患有潜在腺癌。

Paget 病的确诊依靠病理组织活检。有时病灶涂片细胞学检查可见 Paget 细胞，但局限于表皮深部的病灶常呈假阴性。应注意本病可多中心发生，病灶的实际大小要比肉眼见到的红色斑块更广泛。

外阴 Paget 病的治疗以手术切除为主。对单发病灶，可行病灶广泛切除，对多中心的或较广泛病灶，可行单纯外阴切除术。Paget 病病变的扩散程度常超过肉眼所见，所以切缘常呈阳性病理改变。如果手术切缘为阳性，则复发率很高，因此，在手术时对切缘应行冰冻切片检查，以保证将病灶完全切除。不论采取何种术式，切除的正常皮肤边界应距离病灶 2.5cm 以上，深度以到皮下脂肪组织 $0.5\sim1$cm 为宜，病变下方的任何肿块均应切除并送病理检查，以排除恶变。对于病变下方已有浸润性癌者，必要时可行外阴根治术及腹股沟淋巴结清扫术。如切除范围较大，创面较大，则需植皮。

其他治疗包括有：

（1）局部治疗：有报道采用氟尿嘧啶（5-Fu）软膏涂于病灶治疗有效。

（2）物理疗法：有电灼、电凝固、冷冻等。

（3）激光治疗：对于外阴部复发性 Paget 病例，在排除腺癌的情况下激光治疗是安全的。由于该病具有较高的恶变率，故不宜用激光气化剥脱方法治疗，至少不用于原发病灶的治疗。若其下合并有浸润性癌，则不采用激光治疗。

（4）中医治疗：华蟾素每次 2ml，肌内注射，连用 1 个月，同时外用，3 次/d，部分患者可以临床痊愈。

肛周 Paget 病又名肛门周围湿疹样癌，是一种极少见的上皮内腺癌，误诊率很高。损害特征为边界清楚的湿疹样斑伴有顽固性瘙痒。本病起病慢，病史长，肛周顽固性瘙痒是最主要的症状，出现症状到确诊平均 4 年，常误诊为肛周湿疹、痔疮、肛裂。病变起初为肛周丘疹，或鳞屑状红斑，或灰红色隆起性斑块，皮肤脱屑，类似湿疹。后形成溃疡、边缘高起、界限清楚、表面有黏液样黄色渗出，可结成黄痂。溃疡长期不愈有灼痛感或出血。局部用皮质类固醇药物症状不缓解。随之肛门有灼痛、出血或肛门直肠出现肿块等。病变向邻近脏器或淋巴结转移，向上累及肛管、直肠，可发生肛管直肠癌，累及尿道、子宫，易发生尿道癌或子宫癌。该病还可转移到肝、脑、骨、膀胱、前列腺及肾上腺等部位。

诊断上主要依据组织病理学检查，其特征为表皮内有分散或成群的大而深染的异常细胞（Paget 细胞）。

手术切除包括病变基底的深筋膜和周围 >1cm 的正常组织切除。如合并肛管直肠腺癌者应作腹会阴联合直肠癌根治术。术后 3 周进行化疗；非手术治疗适应证为合并直肠癌、尿道癌、子宫颈癌晚期无法切除或术后复发不愿再手术，高龄、并发症多、有手术禁忌者，可用放射治疗或化学治疗加内分泌治疗。

（二）隆突性皮肤纤维肉瘤

隆突性皮肤纤维肉瘤（dermatofibrosarcoma protuberans）是一种低度恶性的、有明显复发倾向的纤维肉瘤。病因不明，细胞起源仍有争议。

多见于青壮年，男性多于女性。最常见的部位为躯干及四肢近端，但身体的其他部位也可有发生。常为单发。皮损表现为隆起的斑块，质地较硬，开始时表面可能平坦，不为患者注意，后斑块上可出现多个结节，结节质地也很坚硬，结节可融合、增大成多叶形，但一般增长的速度非常缓慢。颜色可为暗褐色、淡红色或青紫色等。触诊可发觉皮疹与表皮粘连，较少与皮下组织粘连。结节可破溃出血，可侵袭性生长，侵犯皮下组织。如果切除不彻底，很容易复发。一般无自觉症状，少数人可有疼痛。

结合临床表现及病理可诊断。镜下可见成纤维细胞排列成旋涡状或车轮状，核有丝分裂较少，血管丰富。

有隆起的坚硬斑块，生长缓慢，组织病理见致密的成纤维细胞排列成车轮状即可诊断本病。需要与其他皮肤或皮下结节样损害鉴别，包括硬斑病和纤维肉瘤。

其中硬斑病易与早期的隆突性皮肤纤维肉瘤相混淆。硬斑病为局限性硬皮病，主要表现为斑片状皮肤硬化，周围有红色或紫红色斑环绕，中央可发生色素减退。与隆突性皮肤纤维肉瘤不同的是，皮损不容易捏起。另外，组织病理可见真皮及皮下组织纤维化，可供鉴别。而纤维肉瘤也好发于中年男性，常见于躯干及四肢，但皮损主要表现为深在的结节，皮肤一般表现正常，有时可紧张发亮。组织病理可供鉴别。

治疗上首选手术切除。因为本病可侵袭性生长和复发，所以应该广泛切除，切除的边缘要包括较宽的正常皮肤，深度需达筋膜层。

（三）卡波西肉瘤

卡波西肉瘤（Kaposi's sarcoma）是由人疱疹病毒 -8 感染引起的多中心性血管肿瘤。包括经典型、艾滋病型、地方型和医源型。

经典型卡波西肉瘤最常见于意大利、犹太人或东欧家系的老年人（>60 岁）。病情呈惰性发展，皮损数量少，局限在下肢；内脏损害发生率 <10%。此型通常为非致命性。

艾滋病型卡波西肉瘤是最常见的艾滋病相关的恶性疾病，与经典型相比侵袭性更强。皮损常多发，累及面部和躯干。黏膜、淋巴结和消化道累及很常见。有时卡波西肉瘤是艾滋病最早的表现。

地方型卡波西肉瘤发生于非洲，与 HIV 感染无关。主要有 2 种类型：青春期前淋巴腺病型，主要在儿童发病。肿瘤原发于淋巴结，伴或不伴皮损。病程常呈暴发性和致命性；成人型，类似于经典型。

医源型（免疫抑制型）卡波西肉瘤典型的在器官移植后数年发生。病程或多或少呈暴发性，取决于免疫抑制程度。

临床表现上皮肤损害为无症状的紫色、粉红或红色斑疹，可融合成蓝紫至黑色斑块和结节。部分可出现水肿。偶尔结节可累及软组织和骨组织。黏膜损害表现为带蓝色或紫色的斑疹、斑块和肿块。消化道损害可致出血，有时泛发，但通常无症状。

卡波西肉瘤的诊断依靠穿刺活检。艾滋病相关的和免疫抑制型卡波西肉瘤患者需接受胸腹部CT检查以评估内脏损害。如果出现呼吸道和消化道症状而CT报告阴性,应进行纤维支气管镜或消化道钡餐检查。

浅表损害可手术切除,保守方法可应用冷冻、电凝或咪喹莫特治疗,多发损害或淋巴结病变可行局部放疗。艾滋病相关型卡波西肉瘤应用抗逆转录病毒治疗或静脉应用 α 干扰素减少医源型卡波西肉瘤患者免疫抑制。惰性皮损通常无需治疗。单个或少数的浅表皮损可通过手术切除、冷冻或电凝去除。也有报告提示咪喹莫特治疗有效。皮损内注射长春碱或 α 干扰素也有效。多发皮损和淋巴结病可局部使用 10~20Gy 放射治疗。

艾滋病相关型卡波西肉瘤对抗逆转录病毒治疗(HAART)有显著的反应,这可能是 CD4$^+$ 细胞数量增加和 HIV 病毒复制减少的结果;但一些证据显示蛋白酶抑制剂能阻止血管生成。CD4$^+$ 细胞数量 >150/μl 和 HIV RNA <500copies/ml 的艾滋病患者可静脉应用 α 干扰素。泛发或累及内脏的患者静脉注射多柔比星脂质体 20mg/m^2,可每 2~3 周一次。如果无效可使用紫杉醇治疗。其他的辅助治疗药物包括 IL-12、去铁胺和口服维 A 酸。治疗卡波西肉瘤并不延长大部分艾滋病患者的存活期。停止使用免疫抑制药物对医源型卡波西肉瘤效果最佳。在器官移植患者,减少免疫抑制药物剂量后皮损通常减少。如果剂量减少是不可能的,应采用在其他形式卡波西肉瘤使用的常规局部和全身的治疗措施。西罗莫司也可治疗医源性卡波西肉瘤。

地方型卡波西肉瘤较难治疗,且通常为姑息性治疗。

(四)角化棘皮瘤

角化棘皮瘤(keratoacanthoma)表现为圆球形,质地坚实,通常呈肉色结节,边界为锐利的斜面,中央有特征性的含有角质的凹坑。临床上可分为单发型、多发型及发疹型角化棘皮瘤三型。

其中单发型最常见,主要发生于面部,其次为上肢等暴露部位。皮损为坚实圆顶形结节,皮色或淡红色,表面光滑,中央为充满角质栓的火山口状凹陷,基底无浸润。皮损发展快,病程短,

数星期可增至 1cm,数月后有自行消退的可能性,遗留萎缩性瘢痕。

多发型较少见,可分为多发自发消退(Ferguson-Smith 综合征)和多发不消退型。Ferguson-Smith 综合征是一种常染色体显性遗传性疾病,发病年龄常在 20~30 岁,男性较多见,可发生于全身多处。皮损较单发型小。

发疹型角化棘皮瘤皮损由大量直径 2~7mm 半圆形丘疹组成,中央角化,正常肤色,有的呈条索状排列,可有剧烈瘙痒,持续数月后缓慢消退。患者常有瘢痕、睑外翻和面具样面容。

另外,角化棘皮瘤与 Muir-Torre 综合征(皮脂腺肿瘤和胃肠道肿瘤综合征)、化学物质暴露及免疫抑制和 HPV 感染相关。

诊断依赖于病理检查。皮损组织病理表现为表皮凹陷如火山口样,其中充以角化栓,底部表皮增生呈条索状向真皮内不规则延伸,增生表皮内可见角化珠。火山口周围表皮呈唇样突出,有嗜酸性淡染胞质大的鳞状细胞伸向真皮,但未脱落入真皮。有核丝分裂象及鳞状旋涡。真皮内炎症反应明显。

治疗上皮损较小者,可采用外用咪喹莫特乳膏,亦可用 CO$_2$ 激光、液氮冷冻、光动力治疗。皮损较大者,可采用手术切除。

(五)非典型纤维黄瘤

非典型纤维黄瘤(atypical fibroxanthoma,AFX)是一种低度分化的皮肤肉瘤,好发于老年患者的头部和颈部。在 WHO 分类中被列入中间型纤维组织细胞肿瘤。类似于其他非黑色素瘤皮肤癌,表现为不愈的或顽固的粉红色皮肤丘疹或结节。本病存在紫外线照射引起的 p53 突变和 Gadd45 的表达,所以推测本病和紫外线照射有关。

本病皮损 80% 位于头皮,其次常见的受累部位是面部和耳部,表现为单发的肤色或红色的圆形结节,表面常常有破溃和出血,结节生长较快,但直径一般不超过 2cm,病变周边皮肤常常有慢性日光损伤的表现,例如皮肤粗糙、松弛、色素沉着及色素减退斑、毛细血管扩张,甚至出现日光性角化或鳞状细胞癌改变。临床容易误诊为鳞状细胞癌、基底细胞癌、Merkel 细胞癌、化脓性肉芽肿、黑色素瘤等多种皮肤良、恶性肿瘤。

在诊断上本病容易误诊为鳞状细胞癌。组织

病理学上，非典型纤维黄瘤常局限于真皮，由多形性的梭形细胞组成，由于常表现为恶性，需要与多种软组织肿瘤鉴别。本病的诊断是排他性诊断，主要依据皮损的部位、大小、组织病理学和免疫组化结果来确定，并需要排除以下疾病后方能诊断：①多形性未分化肉瘤，非典型纤维黄瘤由于肿瘤细胞多形性、异形性较为明显，组织病理学上和未分化多形性肉瘤无法区分。但未分化多形性肉瘤多见于中老年患者的下肢，深达深筋膜和骨骼肌，病变直径常超过 5cm，组织病理学上坏死较明显，核分裂象及病理性核分裂较多见，未分化多形性肉瘤具有 RAS 基因突变，而在非典型纤维黄瘤中不存在 RAS 突变。②梭形细胞鳞癌，由于病变位于曝光部位，其周边常有日光性角化，所以需要与本病鉴别。梭形细胞鳞癌一般和表皮相连，细胞表达 CK 蛋白。③黑色素瘤，该病常累及表皮，细胞巢状分布，具有明显的核仁，多形性和坏死较非典型纤维黄瘤明显，细胞表达 S100 蛋白、HMB45 和 Mel-A。④非典型纤维组织细胞瘤，是一种良性肿瘤，好发于青少年肢端，不伴有表皮破溃；组织病理学上细胞有多形性，但没有核分裂象及坏死，肿瘤不转移，完整切除后一般不复发。⑤隆突性皮肤纤维肉瘤，是一种中间型纤维组织细胞肿瘤，临床表现为生长较慢的斑块或结节，不伴有破溃，也很少位于曝光部位；肿瘤一般累及真皮深部及皮下脂肪，呈车辐状或席纹状排列，细胞多形性及坏死不明显，细胞表达 CD34 可以与非典型纤维黄瘤相鉴别。⑥皮肤平滑肌肉瘤，肿瘤细胞呈束状排列，细胞核呈雪茄样，细胞表达 Desmin 和平滑肌肌动蛋白。

全切除术或者 Mohs 显微外科手术切除肿瘤。转移不常见。本病预后较好，一般可采用局部切除、Mohs 手术切除、冷冻和放疗，其中原发皮损较为常用的治疗方法是局部或 Mohs 手术切除，而放疗主要用于复发或转移性肿瘤。本病完整切除可治愈，复发率较低且多为局部复发，其中采用 Mohs 手术的患者复发率较局部手术切除的明显降低。本病偶可见转移。

（六）Merkel 细胞癌

Merkel 细胞癌（Merkel cell carcinoma，MCC）是一种罕见的侵袭性皮肤癌，多见于 50 岁以上中老年人，亦有累及免疫抑制的年轻患者。

临床表现中典型皮损为坚实有光泽肤色或蓝红色结节，最具特征性的是结节快速增长且没有疼痛和压痛。Merkel 细胞癌可累及皮肤的任何部分，但最常见于日光暴露区域（头面颈和四肢）。

诊断依靠组织病理检查。电镜中可见肿瘤细胞内有许多神经分泌颗粒。免疫学检查通常 CK20 阳性，TTF-1 阴性，可表达神经丝蛋白。

皮肤 Merkel 细胞癌临床分期是选择治疗方案的重要依据，较常应用美国纪念斯隆 - 凯特琳癌症中心（MSKCC）分期系统。临床分期以 I 期、II 期最常见。目前首选肿瘤局部扩大切除术切除原发病灶，切除范围应距肿瘤边缘 2～5cm，多采用 Mohs 手术方法。Merkel 细胞癌早期转移率高，前哨淋巴结增大必须活检，在保证原发灶切除边界阴性的基础上，若发现淋巴结转移必须行淋巴结清扫，选择性淋巴结清扫可有效降低复发风险。原发灶切除后放疗可提高肿瘤控制率。药物治疗方面尚无标准化疗方案，由于 Merkel 细胞癌与小细胞肺癌的形态相似性，多采用小细胞肺癌化疗方案。大多数患者就诊时已有转移，预后较差。

由于 Merkel 细胞癌可能与紫外线（UV）暴露有关，因此建议采取措施减少紫外线暴露。

（七）皮肤 T 细胞淋巴瘤

皮肤 T 细胞淋巴瘤（cutaneous T-cell lymphoma，CTCL）是起源于记忆性辅助 T 细胞的低度恶性的肿瘤，约占所有皮肤原发性淋巴瘤的 50%。早期出现典型的蕈样肉芽肿，为多种形态的红斑和浸润性损害，病程呈慢性进行性发展，自红斑期，进入斑块期，最终发展至肿瘤期往往需要数年到数十年，晚期可累及淋巴结和内脏器官。

临床表现分为红斑期、斑块期、肿瘤期，共三期。

红斑期又名蕈样前期，皮损分为非萎缩性斑片和萎缩性斑片两种类型。前者表现为扁平、淡红色、鳞屑性斑片，此型进展较快，可数月或数年内进入斑块期，甚至出现内脏病变。后者表现为表皮萎缩、光亮或出现皱纹，伴有毛细血管扩张，色素沉着或减退。此型可长期存在无变化。皮损多发生于躯干。瘙痒常为早期或唯一的自觉症状，这种瘙痒常难以忍受，常规治疗难以缓解，并可长期持续存在。

斑块期又名浸润期，常由红斑期进展而来。此期浸润不断增加，往往呈暗红色厚垫状、环状或不规则状隆起斑块，表面紧张、光亮、高低不平，甚至呈疣状或表面反复渗出结痂呈砺壳状。浸润斑块可遍及全身，也可局限于原发皮损部位。皮损颜色呈淡红、黄红色、砖红色、暗红色至紫红色不等。斑块有的可自行消退而不留痕迹，亦可融合为大的斑块边缘呈环状弓形或匍行性。值得注意的是，不同斑块、甚至同一斑块的不同部位，浸润程度往往不一致。有时在红斑基础上出现不规则的浸润或散在小结节状的浸润，这些特殊表现对诊断有意义。

肿瘤期在浸润斑块的基础上逐渐出现肿瘤，常在陈旧浸润斑块的边缘或中央发生。肿瘤向表面突起，甚至如蕈样，时有破溃，也可如半球状，基底浸润较宽。肿瘤迅速增大，数目增多。颜色为灰白、黄红、棕红色。多见于面部、背部和四肢近端。完整的肿瘤一般无痛感，破溃者有剧痛。肿瘤破溃后留有萎缩性瘢痕和色素改变。可见毛发稀少、甲营养不良、掌跖角化、全身性色素增深。偶见毛囊性黏蛋白病，色素减退损害。可见淋巴结肿大，此时往往内脏器官也有病变。几乎所有内脏器官均可受累。晚期患者可有贫血。

诊断上主要根据临床特点和组织学指征，早期诊断一般需做病理检查。临床上怀疑本病时，及时活检，往往需要多次、连续的切片才能找到特异性病变。临床上皮损多形，较难用一种皮肤病解释和概括。皮损区呈现难以忍受的瘙痒，常规治疗很难控制。虽然皮损局部可以消退，但总的皮损面积不断增多，浸润不断加重。早期组织病理为非特异性炎症，可见表皮内的淋巴细胞聚集成 Pautrier 小脓疡。浸润期的病理表现常有诊断价值：①亲表皮现象，即表皮内有散在的单一核细胞，周围往往有一透明的间隙；②真皮全层为带状或片状淋巴细胞浸润，间有组织细胞、嗜酸性粒细胞和浆细胞；③真皮内有些细胞核大成肾形、深染，称为 MF 细胞。肿瘤期真皮全层及皮下组织中大片密集的淋巴细胞浸润，MF 细胞和分裂象明显增多。

治疗的目的包括清除皮损，以提高生活质量，延长无病生存率和带病生存率。早期可采用对症处理的"期待疗法"，或皮肤靶向治疗。晚期患者可考虑化疗。皮肤靶向治疗包括外用糖皮质激素、氮芥、卡莫斯汀、贝扎罗汀凝胶、PUVA、UVB、全身皮肤电子束照射、浅层 X 线照射治疗。系统治疗包括化学治疗、生物反应调节剂等的治疗。尚可以使用/采用免疫调节剂、体外光化学疗法等。

本病对化学治疗相当抵抗，缓解期短。单药物化疗用于治疗中晚期 MF 患者，常用的药物有氨甲蝶呤、吉西他滨、苯丁酸氮芥、脂质体多柔比星等，最常用的是氨甲蝶呤。

生物调节治疗包括干扰素、维 A 酸类药物、RXR 选择性维 A 酸、地尼白介素等。

皮肤 T 细胞淋巴瘤的治疗方案与疾病的分期密切关联。早期患者一般情况良好，不伴有血液系统累及，以皮肤局部治疗为主；疾病进展期建议系统应用免疫调节剂，皮肤局部治疗可以作为辅助疗法；肿瘤期或顽固性皮肤 T 细胞淋巴瘤综合考虑患者年龄、病情、耐受性等，可以考虑靶向治疗或多药联合化疗。中青年且耐受性较好的患者也可考虑异基因造血干细胞移植。

（八）皮肤平滑肌肉瘤

皮肤平滑肌肉瘤（leiomysarcoma）是一种生长在皮肤真皮或皮下的平滑肌肉瘤，一般发生于中老年人的躯干和四肢部位。

临床表现上，多表现为单个或多个缓慢生长的结节或斑块，多伴疼痛、瘙痒、灼热感以及出血等。在 CT 扫描下可见肌肉密度结节影有清晰的边界，随着扫描的增强有环形强化现象出现。超声影像为有清晰边界的低回声结节。

诊断结合临床表现和病理检查。镜下表现为结节型肿瘤呈膨胀性生长且与周围分界清晰，瘤细胞比较丰富，异型性较大，活跃期核分裂象≥5/10HPF，有病理性核分裂象，呈现瘤巨细胞。免疫学检查可见细胞表达 Desmin 和平滑肌肌动蛋白。

外科手术切除是治疗真皮或皮下平滑肌瘤的首要治疗方式，也可采用 Mohs 显微外科切除术。

（九）纤维肉瘤

纤维肉瘤（fibrosarcoma）是由成纤维细胞和胶原纤维形成的肿瘤，可发生在损伤或烧伤瘢痕，骨髓炎瘘管和窦道，以及放射治疗后（在放射治疗后至少 3 年）。

临床上纤维肉瘤并不多见（约占所有软组织肉瘤的10%），可在任何性别及年龄中发病，以30~70岁间的发病率较高，平均发病年龄在45岁左右，很少在10岁前发病，部分为先天性发病者。最常发病的部位为大腿，其次顺序为躯干及四肢部位。而肢体的远侧部位，包括手部和足部可能是儿童纤维肉瘤的好发部位，但在成人却罕见。肿瘤绝大多数位于浅筋膜的深层，表现为单一的球形肿块，有时呈分叶状，部分病例增生快，肿瘤在几周内倍增。某些属于先天性类型的肿瘤在出生时其形体即已相当大，质地较硬，边缘相当清楚。在晚期，可能与骨骼粘连，也可使皮肤溃烂向外呈蘑菇状生长。有时可压迫神经干，但绝大多数病例几乎或完全无疼痛症状。

诊断依赖病理检查。纤维肉瘤具有比较均匀一致的组织学特征。为了避免与其他肿瘤相混淆，需要在病灶中多部位切取组织学标本。病理表现在肿瘤切面上的外观和质地因胶原的不同含量而各异；在富含细胞的区域内，呈松软的脑髓样组织外观。在胶原型的纤维肉瘤中，组织的质地较硬且富含纤维，一般不出现类似于纤维样瘤的腱膜样病变，同时，还可能含有黏液样区。或者肿瘤全部由梭形细胞组成，细胞具有一带尖端的核，并产生网状和胶原纤维。电镜检查显示，胞质内存在胶原丝。在分化较差时，胶原被限制为一薄的网状纤维，围绕每一个细胞，并可被银染色。在其分化相当好时，胶原含量丰富，可经三色染色为蓝色并伴有粗糙的纤维。细胞和纤维可形成平行排列的束，但常常互相纠结和定向地呈"人字型"。纤维肉瘤按其恶性的程度可分为不同等级。

确定恶性程度的组织学证据如下：细胞的间变、有丝分裂指数以及胶原产生的多少和密度是评定纤维肉瘤恶性程度的重要指标。Ⅰ级分化最好，与纤维样瘤非常近似，表现为细胞少，比正常纤维细胞的核稍大，染色过深，有丝分裂不多，并含丰富的胶原。Ⅳ级的分化最差，类似恶性纤维组织细胞瘤，表现为细胞增多，高度间变，有时含有形状奇特的成分，有丝分裂多，而胶原纤维少。然而应予说明的是，即使在分化最差的纤维肉瘤中，呈严重多形性并伴有巨大核或多核的肉瘤样细胞，实际上很少见到。除上述Ⅰ级和Ⅳ级这两

种极端性的分级有可能与纤维性肿瘤和多形性肉瘤混淆外，纤维肉瘤最常见和典型的改变为Ⅱ级和Ⅲ级。由于两者均具有不同数量的单一梭形细胞和人字形的组织结构，因而较易确诊和鉴别。

治疗上根据患者年龄不同采取不同措施。在成年期，手术切除为主，肿瘤切除应彻底，对Ⅲ~Ⅳ级纤维肉瘤适于根治性边缘切除术。而对儿童病例要求则不如成人高，切除边缘也应广泛。放射疗法和化疗仅能取得中等或多变而不恒定的治疗效果，建议作为辅助性治疗，适宜于Ⅲ~Ⅳ级纤维肉瘤的处理。当行边缘切除或切除范围不够广泛时，局部容易复发，文献报道其复发率约为50%，其中约60%的病例尚可发生转移，一般多转移到肺、骨骼和肝脏。Ⅰ~Ⅱ级的5年生存率为60%，Ⅲ级和Ⅳ级约为30%。

（十）多形性未分化肉瘤

多形性未分化肉瘤（undifferentiated pleomorphic sarcoma）是指具有席纹状或车辐状排列生长方式的，由组织细胞分化而来的一组软组织肿瘤。是老年人最常见的软组织肉瘤，其恶性程度高，复发和转移常见，预后较差。分为多形型、炎症型、巨细胞型三个亚型。

临床表现上，多形性未分化肉瘤发病高峰为50~70岁，约2/3的病例为男性。肿瘤最常发生在下肢，其次是上肢和后腹膜。肿瘤发生在四肢时，表现为无痛性包块，持续时间为数月到数年。炎症型较其他型罕见，且发病年龄较轻，有发热及白血病样反应等特征性临床表现，常见于后腹膜，四肢少见，恶性程度高，预后较差。

诊断依赖病理检查，大体上多为孤立的、分叶状、鱼肉样肿物，切面大多为灰色或白色，炎症型以黄瘤细胞为主，可表现为黄色，出血和坏死是其常见特征。瘤细胞最常见的形式由席纹状区域和多形性区域混合而成，多形性区域出现大量富于染色质、核不规则的多核巨细胞，可视为一个特征性表现。巨细胞呈强嗜酸性，常提示肌母细胞分化，巨细胞型有大量的破骨样巨细胞，其形态独特，细胞多形性和核分裂象显著，具有一定程度的多结节分布，不产生骨质破坏；炎症型中央由黄色瘤细胞、泡沫细胞和罕见的巨细胞席纹状排列而成，可见大量中性粒细胞浸润。

多形性肉瘤首选手术治疗。由于肿瘤体积

较大,恶性程度高,手术方式以根治性切除为主。目前对手术范围仍有争议,大多数外科医师倾向于切缘达到显微镜下阴性,且尽量保留功能,当无法进行彻底切除时,应进行辅助放疗。当出现远处转移时,也应考虑手术切除。化疗一般仅用于转移的病例。

(十一) 恶性组织细胞增生症

恶性组织细胞增生症(malignant histiocytosis),又称组织细胞性髓性网状细胞增生症,是全身性进行性单核巨噬细胞系统的组织细胞及其前身细胞弥漫性浸润的恶性疾病。本病罕见,大多见于成年男性,男女比约2:1,尤以青壮年多见,儿童及老年人也时有发生。

常急性发病,表现为发热、贫血、出血,白细胞减少及肝、脾、淋巴结肿大和进行性衰竭。临床上除皮肤表现外,还有严重的系统性损害的症状及体征。

皮肤表现:皮损可分为特异性及非特异性损害两种,皮疹可出现于疾病早期,也可见于晚期。特异性皮损包括红斑、丘疹、水疱、结节、斑块、肿块、溃疡和红皮病等,也可有脂膜炎样改变,但以结节、斑块和溃疡多见。患者可仅有一种皮损,也可同时出现多种皮损。皮疹多全身分布,大小不一,但也可局限于某一部位。并非每位患者均有特异性皮损,其发生率不等。特异性皮损组织内有异型组织细胞浸润。非特异性皮损包括黄疸、紫癜、带状疱疹及脱发等。

系统表现:一般情况常见发热、消瘦、乏力、食欲不振、进行性衰竭等。热型多为不规则热,少数可呈弛张热、稽留热或间歇热。高热可伴寒战,少数为低热。偶尔发热可短时缓解,多数顽固不退,一般方法退热往往无效。

造血组织:血细胞减少。进行性贫血,白细胞、血小板减少。因而常出现严重的感染及出血。出血主要见于皮肤、黏膜,也可发生于胃肠道、子宫、中枢神经系统等脏器,常见肝、脾及淋巴结肿大。

其他器官:可有神经系统、眼底、心、肺等器官及系统的损害。

诊断上结合临床表现和病理检查。镜下见瘤细胞因分化程度不一而大小不同,浸润瘤细胞包括以下几种:①淋巴样细胞较小,核不规则,染色质致密;②免疫母细胞样或组织细胞性单核细胞中等大小,胞质较丰富,空亮或弱嗜碱性,核呈圆形或卵圆形,染色质致密,分布不均,有的核内有小核仁,可见病理性核分裂象;③巨大怪异型细胞,大细胞,胞质较丰富,部分为嗜碱性,核不规则,圆形、卵圆形、肾形、胎儿形或扭曲不规则,染色质致密,分布不均,有的核内有小核仁,可见病理性核分裂象。另外可见反应性的组织细胞伴有吞噬现象及其他炎性细胞反应。以上几种细胞常混合存在,松散排列。在不同病例中各种瘤细胞的比例不同,常常以某一种为主。

治疗仅可使病情得到暂时缓解。主要为化疗,常用方案包括长春碱和长春新碱。对症治疗包括输全血、成分输血、抗感染等。也可考虑同种骨髓移植。大的皮肤肿块及溃疡可局部放疗,或与化疗结合应用。

(十二) 红斑增生病

红斑增生病(erythroplasia of queyrat),又称增殖性红斑,是一种发生于黏膜上皮的癌前病变或原位癌,其主要发生于未经环切术的包皮过长者。

本病主要发生于中年以上男性的龟头、冠状沟及包皮部位,但也可发生于口腔黏膜、肛门及女阴等黏膜部位。损害通常表现为单个境界清楚的红斑,稍隆起,质地柔软、部分皮损边缘较硬。皮损常为圆形或不规则形,表面干燥或发亮,可有不易剥离的灰白色鳞屑,亦可发生糜烂、结痂及浅溃疡。一般为黄豆到鸽蛋大小。发生及发展缓慢,常发病多年无变化,但如果处理不当可以转化为鳞癌。

诊断结合临床表现和病理检查。病理示黏膜常全层受累,似皮肤原位癌,但多核巨细胞及角化不良细胞较少见。

需与银屑病、扁平苔藓、浆细胞性龟头炎相鉴别。其中银屑病皮损为淡红色丘疹、斑丘疹,表面覆盖较疏松的鳞屑,身体其他部位亦有银屑病损害,病理改变有助鉴别;扁平苔藓皮损为扁平丘疹,紫红色,呈环形、弧形或斑片,其他处部位亦可有扁平苔藓皮损,组织病理改变有诊断意义;浆细胞性龟头炎为包皮内侧及龟头的一种慢性炎症,皮疹为红斑,浸润明显,表面光滑或脱屑,境界清,单个或多个,经久不退,皮损难以与增生性红斑鉴别,主要依靠组织病理鉴别。

一般首选外科手术切除，亦可选用 5%～20% 的 5-氟尿嘧啶外涂或液氮冷冻。外用维 A 酸乳膏对部分患者可获一定效果。

二、良性皮肤肿瘤、赘生物

（一）皮脂腺囊肿

皮脂腺囊肿（sebaceous cyst）是由于皮脂腺排泄管阻塞，皮脂腺囊状上皮被逐渐增多的内容物膨胀所形成的潴留性囊肿。其特点为缓慢增长的良性病变，囊内有白色豆渣样分泌物。可发生于任何年龄，但以青壮年多见，好发于皮脂腺丰富部位，如头面、颈项和胸背部。皮脂腺囊肿突出于皮肤表面，一般无自觉症状，肿物呈球形，单发或多发，大小不等，小者数毫米，大者近 10cm。中等硬度，有弹性，与皮肤有粘连，不易推动，表面光滑，无波动感，其中心部位有针头大脐孔凹样开口，呈蓝黑色，形如针头粉刺，可挤压出豆腐渣或面泥样内容物，内容物为皮脂和破碎的皮脂腺细胞，常有腐臭味。如继发感染可出现红、肿、热、痛炎性反应甚至化脓。皮脂腺囊肿癌变极为罕见，囊肿在外力下可以破裂而暂时消退，但会形成瘢痕，且易于复发。

诊断依靠典型临床表现，注意与皮样囊肿、表皮样囊肿和皮下脂肪瘤等相鉴别。

最常用的根治方法是局麻下手术切除。皮脂腺囊肿是体表小肿物，手术简单，在门诊即可进行。应当尽量完整地摘除，不残留囊壁，否则易复发。由于皮脂腺囊肿多发生于面部，故手术切除时应考虑到美容效果，可采用小切口切除，皮肤在无张力下缝合，以达到美观效果。

术前有感染及手术后为控制炎症，可适当使用抗生素类药物。已合并感染的皮脂腺囊肿应在感染控制后再手术切除病灶。对于局部感染不能控制或已经合并脓肿者应切开引流。CO_2 激光、电离子微创法被认为是治疗无合并感染囊肿的好方法，由于其操作简单，切口小，出血少，不用缝合，几乎不留瘢痕，复发率低，尤其适合于颜面部皮脂腺囊肿的治疗。

（二）脂肪瘤

脂肪瘤（lipomyoma）是由脂肪细胞构成的柔软的可移动的良性皮下结节，其上方的皮肤是正常的。脂肪瘤很常见，通常单发，但也有些患者有多个脂肪瘤，多发性脂肪瘤有家族性聚集或者与各种综合征有关。常见的部位是四肢近端、躯干和颈部。

脂肪瘤通常无症状，偶可有触痛。脂肪瘤通常容易在皮下组织中移动，一般质地柔软，偶有比较坚实的脂肪瘤。

脂肪瘤的诊断通常依据临床，也可 B 超辅助诊断，病检可确诊。

脂肪瘤通常无需治疗，如果对身体机能或者美观造成影响可行手术切除术或吸脂术。

（三）皮肤纤维瘤

皮肤纤维瘤（dermatofibroma）是由成纤维细胞组成的、坚实的、红色至褐色的小丘疹或结节。通常发生于大腿或小腿，也可累及任何部位。

皮肤纤维瘤在成年人中常见，女性更多。病因不明，甚至有些是由昆虫叮咬后引起。皮损大小通常为 0.5～1cm，质地坚实，可能向内凹陷伴轻度的捏痛。大部分皮疹是无症状的，也有瘙痒或轻度创伤后破溃。

根据临床常可诊断，有时需活检以排除黑素细胞增殖或其他肿瘤。

治疗上建议已经引起不适症状的皮肤纤维瘤可以手术切除。

（四）皮脂腺痣

皮脂腺痣（sebaceous nevus）是由皮脂腺构成的一种错构瘤，又称器官样痣。皮脂腺痣较为常见，多于出生时或出生后不久发病，好发于头面部和颈部，尤其多见于头皮。多数为单发，头皮损害表面无毛发生长。在儿童期，表现为一局限性表面无毛的斑块，稍隆起，表面光滑，有蜡样光泽，淡黄色。至青春期损害增厚扩大，表面呈乳头瘤样隆起。老年患者皮损多呈疣状，质地坚实，可呈棕褐色。少数患者可继发附件肿瘤，如汗腺肿瘤，甚至可发生转移，或伴发其他系统如神经系统的异常，称为皮脂腺痣综合征，也是表皮痣综合征的一个亚型。

根据发病年龄，皮疹好发部位及临床表现不难进行诊断，如组织学上发现皮脂腺组织增多，或伴有表皮、真皮或表皮附属器的发育异常，则可确诊。有时需与幼年黄色肉芽肿、疣状痣、乳头状汗管囊腺瘤区别，此时需做病理检查。

为预防肿瘤的发生，需要外科手术彻底切

除,也可做电烧灼、激光等治疗。

(五) 疣

疣(wart)是由人类乳头瘤病毒引起的一种皮肤表面赘生物。多见于儿童及青年,潜伏期为1～3个月,能自身接种扩散。根据临床表现和部位,分为寻常疣、跖疣、扁平疣、生殖器疣(尖锐湿疣)、口腔疣、咽喉疣及疣状表皮发育不良。

1. 寻常疣 寻常疣初起为针尖大丘疹,渐增大,表面粗糙呈刺状,质硬,灰黄或污褐色,继续发育呈乳头状增殖,摩擦或撞击时易出血。多发生于青少年,一般无自觉症状。好发于手指、手背及足缘等,约65%的寻常疣可在2年自然消退。

特殊类型包括:①丝状疣,好发于眼睑、颈、颏部等处,为单个细软的丝状突起,正常皮色或棕灰色,一般无自觉症状;②指状疣,在同一个柔软的基底上发生一簇参差不齐的多个指状突起,其尖端为角质样物质,数目多少不等,常发生于头皮,一般无自觉症状。

2. 跖疣 为发生于足底的寻常疣,外伤和摩擦为其诱因,初起为一细小发亮的丘疹,后逐渐增大,表面角化,粗糙不平,灰褐、灰黄或污灰色,呈圆形,境界清楚,周围绕以稍高增厚的角质环。

3. 扁平疣 主要侵犯青少年,大多骤然发生,为米粒大到绿豆大扁平隆起的丘疹,表面光滑,质硬,浅褐色或正常皮色。一般无自觉症状,偶有微痒。好发于颜面、手背及前臂等处。

4. 肛周生殖器疣(尖锐湿疣) 以肛门生殖器部位增生性损害为主要表现的性传播疾病。大多发生于18～50岁的中青年人。大约经过半个月至8个月,平均为3个月的潜伏期后发病。此病较为常见,主要发生在性活跃人群,多通过性接触传播。

治疗上,多数疣患者在发病1～2年内自行消退,不少患者即使采用深度破坏性方法,有1/3疣仍复发,因此需慎重选择,对一些能造成永久性瘢痕的疗法,不宜使用。

药物治疗上可使用氟尿嘧啶软膏、博来霉素皮损内注射、0.7%斑蝥、0.1%～0.3%维A酸酒精溶液、3%酞乙胺软膏或3%酞乙胺二甲基亚砜搽剂、0.5%鬼臼毒素、5%咪喹莫特霜、抗病毒药等治疗。也可采用干扰素、转移因子、胸腺肽等免疫增强剂,全身或疣体注射。光动力学疗法可外用光敏剂,光照后引起局部细胞死亡,可治疗部分寻常疣、尖锐湿疣。冷冻疗法、电灼疗法、激光治疗、红外凝固治疗等物理疗法适用于数目少的寻常疣和跖疣。个别巨大疣体可行手术切除术。

(六) 表皮样囊肿

表皮样囊肿(epidermoid cyst)部分为原发性,部分起源于破坏的毛囊结构或外伤植入性上皮。表皮样囊肿可发生于皮肤的任何部位,但以面部和躯干上部更为常见。皮损为界限清楚的结节,临床上可见一中央孔,代表了该囊肿所起源的毛囊。囊肿直径从数毫米至数厘米不等。微小表浅的表皮样囊肿称为粟丘疹。表皮样囊肿通常无症状,可挤出具有难闻气味的囊内容物。囊壁破裂或继发感染可导致剧烈的疼痛性炎症反应,是患者就医的常见原因。

依据典型的临床表现,必要时可通过组织病理检查确诊。应与多发性脂囊瘤、脂肪瘤及神经纤维瘤鉴别。

首选手术切除,需要完整切除囊肿,或切开囊肿挤出囊内容物,再完整剥除囊壁。如果未能切除完整的囊壁,易复发,继发感染的表皮样囊肿可能需要切开引流,同时给予抗生素治疗。皮损内注射曲安西龙有助于加速炎症消退。

(七) 皮样囊肿

皮样囊肿(dermoid cyst)是一种由表皮细胞形成的较罕见的囊肿。在胚胎发育过程中,这些表皮细胞于沟槽融合时误被卷入,偏离了原位,从而沿胚胎闭合线处形成先天性囊肿。近半数出生时即已出现,基本上都在5岁以内发生。

皮样囊肿可发生于头、面、颈及躯干,尤其好发于眼眶、眉弓外侧、鼻中线部及口底如颏下或舌下等部位。病灶表现为缓慢增大的皮下结节,质地可柔软,也可较坚硬,直径常大于5mm,甚至达到5cm以上,基底部常与下方的骨膜有粘连,故不能随意推动,无自觉症状。

诊断上应结合临床表现,多注意鉴别诊断。发生于鼻根部的皮样囊肿应与脑膜膨出及神经胶质瘤等鉴别。脑膜膨出有压缩性和搏动感,体位试验阳性;神经胶质瘤多位于鼻侧面,结合影像检查也可鉴别。镜下可见囊肿壁除表皮细胞外,还包括了毛囊、汗腺和皮脂腺等各种皮肤附件,内含角蛋白之碎屑、油性分泌物、毛发,并含有大量纤维组织,有时可见钙化点。

治疗上,皮样囊肿首选手术切除。取皮纹切口,仔细分离后尽可能完整地将囊肿连囊壁切除,有时在切除时可看到骨面上的压迹,如基底部与深层骨膜有粘连,应一并切除骨膜;如切除不彻底,术后极易复发。如囊肿过大,可能在局部形成凹陷畸形,在缝合时注意利用周围组织充填,多能达到满意的手术效果。少数凹陷过大的病灶,可根据伤口的清洁程度,一期或二期行自体组织或代用品充填。

(八)错构瘤

多数学者一直认为错构瘤(hamartoma)不是真性肿瘤,而是器官内正常组织的错误组合与排列,这种器官组织在数量、结构或成熟程度上的错乱改变将随着人体的发育而缓慢生长,极少恶变。错构瘤成分复杂,多数是正常组织不正常发育形成的类瘤样畸形,少数属于间叶性肿瘤。脂肪和钙化是多数错构瘤的特征表现。在体表的表现有皮肤横纹肌瘤样间叶性错构瘤(rhab-domyoma-tous mesenchymal hamartoma)和毛囊皮脂腺囊性错构瘤(folliculosebaceous cystic hamartoma)。

皮肤横纹肌瘤样间叶性错构瘤是一种极为罕见的错构瘤,好发于新生儿和婴儿头面颈部皮肤,可多发或单发,是一种皮肤良性病变。皮肤横纹肌瘤样间叶性错构瘤呈乳头状隆起、质地较坚韧的半圆形小丘疹样或息肉样,主要发病部位为颏部、鼻翼部及头颈部中线附近,也可见于眼睑或口腔内等。主要依靠病理诊断。镜下病理观察见病变处表皮正常,真皮层内可见大量不规则分布成熟的横纹肌纤维束,局灶可见成熟的脂肪组织、皮肤附属器以及外周神经纤维。免疫组化标记 Desmin 显示横纹肌组织,MyoD1 呈阴性,提示为成熟的横纹肌细胞,SMA 染色呈阴性,提示肿瘤细胞非平滑肌细胞,Ki-67 增殖指数较低。需与以下肿瘤鉴别:①纤维上皮性息肉,肿瘤主要由被覆的鳞状上皮和其下的纤维血管性间质组成,可伴有多少不等的脂肪,大多数肿瘤间质细胞稀少,少数病例可见丰富的梭形纤维母细胞。②脂肪瘤样痣,眼观皮肤表面多为质地柔软的丘疹,可融合成片,镜下肿瘤主要位于真皮浅层,由异位的脂肪细胞片状分布于胶原束之间。③胎儿型横纹肌瘤,主要由原始的间质细胞、梭形细胞和不成熟或分化性的骨骼肌纤维组成,并可见带状或节细胞样横纹肌母细胞,免疫组化标记 Myoglobin、MSA 常阳性。④婴儿纤维性错构瘤,位于皮下或深部软组织,肿瘤细胞梭形、聚集成束,肿瘤中心可出现类似于血管周细胞瘤的血管区域,可伴坏死、玻璃样变性、钙化等,免疫组化标记 Vimentin、α-SMA 常阳性。⑤神经肌肉错构瘤,肿瘤好发于大的神经干,由杂乱增生的骨骼肌和周围神经组成,也可见平滑肌成分。发生于口腔的皮肤横纹肌瘤样间叶性错构瘤主要需与婴儿型横纹肌瘤和胚胎性横纹肌肉瘤鉴别。

毛囊皮脂腺囊性错构瘤是一种少见的错构瘤,由毛、皮脂腺和间质成分组成。典型表现为孤立对称、直径约 1cm 的丘疹或结节,好发于面中部及头皮部位尤其是鼻部,少见巨大皮损。临床上毛囊皮脂腺囊性错构瘤无明显特征,诊断主要依据病理组织检查,表现为在真皮内可见毛囊漏斗扩张畸形,并与增生的皮脂腺组织相连,在毛囊皮脂腺周围有增生硬化的胶原,部分胶原硬化成板层状,很多皮脂腺小叶通过皮脂腺导管与囊腔相连,偶尔可见不同生长阶段的毛囊,有时毛囊结构畸形,也可见小囊性大汗腺,上皮结构周围有层状致密的胶原纤维增生,纤维上皮结构与邻近增生间质有裂隙。有时在真皮内可见到成熟的脂肪组织,类似浅表脂肪瘤样痣的组织病理改变。有学者认为,毛囊皮脂腺囊性错构瘤可能是晚期毛囊瘤,尽管从本病皮损处看与毛囊瘤类似,特别是皮脂腺变异型,但病理上本病一般与表皮不相连,并有显著的间质成分,有助于与毛囊瘤鉴别。本病与毛囊瘤的区别在于其多为先天性的,临床上表现为外生性、结节性损害组织,组织病理学上间质胶原明显硬化,部分可伴有真皮内脂肪组织增生和显著血管成分,血管周围纤维常增生,似浅表脂肪瘤样痣,还有学者发现其伴有神经组织的增生性改变。本病可采取手术切除,效果可,但易复发。

(九)腱鞘或滑液囊肿

腱鞘或滑液囊肿(synovial cyst)是发生于关节部腱鞘内的囊性肿物,由关节囊、韧带、腱鞘中的结缔组织退变所致。可发生于任何年龄,多见于青年和中年,女性多于男性,多发于腕背和足背部。囊内含有无色透明或橙色、淡黄色的浓稠黏液,囊壁为致密硬韧的纤维结缔组织,囊肿以单房性为多见。囊肿生长缓慢,圆形,直径一般不超过 2cm,部分病例除局部肿物外,无自觉不适,或可有轻度压痛。严重时会造成一定的功能障碍。囊肿大小与症状轻重无直接关系,而与囊肿张力有关,张力越大,肿物越硬,疼痛越明显。少数可自行消退,也可重复长出。体查可摸到一外形光滑、边界清楚的圆形肿块,表面皮肤可推动,无粘连,压之有酸胀或痛感,有囊性感。囊肿的根基固定,几乎没有活动。

1. 手腕部腱鞘囊肿 多发生于腕背侧,少数在掌侧。最好发的部位是指总伸肌腱桡侧的腕关节背侧关节囊处,其次是桡侧腕屈肌腱和拇长展肌腱之间。腕管内的屈指肌腱鞘亦可发生囊肿,压迫正中神经,诱发腕管综合征。少数腱鞘囊肿可发生在掌指关节以远的手指屈肌腱鞘上,米粒大小,硬如软骨。

2. 足踝部腱鞘囊肿 以足背腱鞘囊肿较多见,多起源于足背动脉外侧的趾长伸肌腱腱鞘。跗管内的腱鞘囊肿可压迫胫神经,是跗管综合征的原因之一。

诊断时依据临床表现及体检,结合 B 超检查即可确诊。

治疗上包括非手术治疗和手术治疗。有部分患者经多种方法治疗,仍反复发作。

虽然腱鞘囊肿保守治疗复发率较高,但此类方法创伤小,易于被患者接受,临床上可作为首选方法。可通过挤压使腱鞘囊肿破裂,逐渐自行吸收,但是治疗后易复发。与关节腔相通的不容易破裂,可采用穿刺方法抽出囊液,然后加压按揉,或将囊液抽出后注入肾上腺皮质激素或透明质酸酶,局部加压包扎 2 天,有一定疗效。手术治疗适用于其他方法治疗无效时,术后应避免关节剧烈活动,以防复发。

(十)毛囊瘤

毛囊瘤(trichofolliculoma)又称毛囊上皮瘤或毛囊痣,是一种源于毛囊组织的良性肿瘤。好发于头面部。皮损部丘疹长有毛发和排出皮脂样物是毛囊瘤特征。临床表现为颜面或头部发生略高出皮面的丘疹,顶圆结节,中央凹陷,结节表现为正常肤色或淡红色,直径一般在 4mm 左右。有小束纤细未成熟的毛发从结节中央小孔穿出,

其中含有黑色或白色毛发,可排出皮脂样物,具有高度诊断价值。通常为单发。

诊断主要依靠组织病理检查。组织学上,肿瘤位于真皮内,由边界清楚的结缔组织包囊。可见单个囊状结构,其中充满角质,有时可见毛干。偶尔可见 2~3 个囊状结构聚集在一起。囊壁为角化的复层扁平上皮,与表皮相连。可见许多束条状增生的上皮组织自囊肿中央向外呈放射状排列,有的形成不成熟的毛囊。增生的上皮组织内尚可见到皮脂及角质囊肿。根据临床表现,颜面或头部单个小的圆屋顶状结节,有小束纤细未成熟的毛发从结节中央小孔穿出,结合组织病理可以诊断。

治疗主要采取手术切除,也可采取电凝或激光治疗。

(十一)乳头状汗管囊腺瘤

乳头状汗管囊腺瘤(syringocystadenoma papilliferum)是一种附属器肿瘤,实质上为向小汗腺末端导管分化的一种错构瘤。多见于女性,于青春期、妊娠及月经期病情加重,故与内分泌有一定关系。部分患者有家族史。

青春期发病或加重。皮损好发于眼睑(尤其是下眼睑)及额部皮肤。皮损为粟粒大小、多发性、淡褐色丘疹,稍高出皮肤表面。少数患者为发疹性汗管瘤,除面部汗管瘤外,还可见于胸、腹、四肢及女性会阴部广泛对称性皮损。

本病多为发生在眼睑周围的粟粒大小丘疹。汗管瘤确诊主要依据组织病理学检查,典型病理组织学特点有以下几点:①表皮有不同程度的棘层肥厚或假乳头瘤样增生;②表皮向下延伸形成多个大小不等、扩张的囊腔,内层衬覆单层扁平上皮,外层衬覆复层鳞状上皮;③深部有多个乳头突入扩张的囊腔内,乳头衬覆两种细胞,基底层为单层立方形肌上皮细胞,表层为复层高柱状腺上皮细胞,类似大汗腺分泌细胞,部分细胞有顶浆分泌;④乳头有纤维血管轴心,间质水肿,毛细血管扩张、充血,大量浆细胞、淋巴细胞及少许中性粒细胞、嗜酸性粒细胞浸润;⑤肿瘤底部下方常见正常或扩张的大汗腺,部分与真皮上部的囊状凹陷相连。

治疗上来说,本病为良性肿瘤,可不予治疗。若因美容需要,可试行电解治疗或 CO_2 激光治疗。

（十二）黄色瘤

黄色瘤（xanthoma）是指真皮内因含有脂质的组织细胞积聚而形成的黄色皮肤丘疹或结节。可分为原发性与继发性两大类，原发性黄色瘤病又可进一步分为家族性与非家族性两类。

原发性黄色瘤病包括：①家族性黄色瘤病。此类患者均同时伴有明显的血脂异常及全身其他表现，并伴有明显的家族遗传倾向。根据高脂血症的类型不同，可分为Ⅰ～Ⅳ型，其中Ⅰ、Ⅱ型高脂血症在 10 岁前往往就已发病，其他类型多在成年时发病。除皮肤黄色瘤外，还同时伴有心血管、肝、脾、视网膜、胰腺等器官的受累，及尿酸代谢紊乱等合并症。②非家族性黄色瘤病。此类黄色瘤病系散发病例，无家族遗传史，且血脂可正常，根据临床特点的不同，可再分为播散性黄色瘤和泛发性黄色瘤。继发性黄色瘤病是指由各种其他病因导致真皮内含有脂质的细胞积聚而形成的黄色瘤，此类病例血脂可增高，也可正常。主要的病因包括胰腺炎、肾病综合征、甲状腺功能低下、糖尿病、梗阻性胆汁性肝硬化等。

黄色瘤病的皮疹主要为三类：①扁平黄色瘤，常见于眼睑周围，泛发的可波及面、颈、躯干上部和手臂，为扁平的黄色丘疹，边界清晰，表面光滑。②结节性黄色瘤，起病缓慢，直径 0.5～3cm，多见于膝、肘关节伸面，常为半球形，界清，黄色，围以红晕，质硬；如结节附着于肌腱、韧带、筋膜或骨膜，又称腱性黄色瘤。③发疹性黄色瘤，可自全身多处成批发出，起病迅速，皮疹直径 1～3mm，高出皮面，黄色，基底为红色，有时累及口腔黏膜，可迅速消退，不留痕迹。总之，对临床所见的体表黄色丘疹和结节性病灶应考虑到黄色瘤，必要时需结合病理检查和家族史以及血脂升高及其类型和其他可能相关的系统疾病等作出诊断。

非家族性的黄色瘤患者，往往血脂正常且无其他原发病因，主要依据疾病的临床特征来进行诊断。

播散性黄色瘤多出现于青年，初期为黄色丘疹或结节，继而逐渐扩大，融合成片状，好发于大关节屈侧，如黏膜被累及，应注意是否同时有累及呼吸道而造成窒息的潜在危险，但不少患者可出现自行缓解，预后好，甚至消退后不留痕迹。

泛发性扁平黄色瘤多发于 45 岁以后，眼睑周围是最好发部位，为稍高出皮面的黄色扁平斑块，呈圆形、椭圆形或不规则形，尤其常见于上睑内侧，但也可累及整个上睑，甚至下睑，部分患者还累及躯干和四肢，此类患者预后多良好。

黄色瘤的镜下组织学特征是富含脂质的组织细胞，常被称为泡沫细胞，空泡为胞质内的脂质成分被溶解所致，同时可见多核巨细胞在真皮内不同程度地聚集。

原发性家族性黄色瘤病患者，主要应接受内科治疗，包括低脂饮食、药物降脂等。对于伴有血脂升高的继发性黄色瘤病患者，除上述治疗外，还应积极控制原发疾病。对于非家族性黄色瘤患者，面积不大的可以考虑局部切除后直接缝合；较大的则需局部皮瓣转移或植皮，但术后复发的可能性较大。由于部分非家族性黄色瘤患者的病灶可能自行消退，一般不立即进行治疗。

（十三）皮赘

皮赘（skin tag）通常表现为质地柔软、较小、肤色或色素沉着、有蒂的皮损；皮损常多发，好发于颈部、腋部和腹股沟。皮赘一般无症状，偶有不适。

治疗上有刺激或影响外观的皮赘可以用液氮冷冻、激光烧灼或手术切除。

（十四）皮角

皮角（cutaneous horn）为局限性角质增厚的角样赘生物，多发生在其他皮肤病基础上，其可以是光线性角化病的增生型，也可发生于脂溢性角化病、寻常疣、角化棘皮瘤、汗孔角化症、早期鳞状细胞癌、基底细胞癌以及表皮痣等基础上。

男性多于女性，好发于 40 岁以上，尤以老年人多见。多见于暴露部位，如头皮、面、颈、前臂及手背等处，偶见于眼睑、龟头。损害为大小不等似羊角样的锥形或圆柱形角质增生物，表面光滑或粗糙，基底较宽而硬，呈肤色、淡褐或黑褐色。如在基底部出现潮红充血或浸润时，应考虑为恶变的先兆。发生于非肿瘤的皮角的恶变率更高，因此对每个皮角均应切除后病检。本病一般无自觉症状。

诊断结合临床表现和病理检查。病理变化主要为原发病变组织象，但可见明显的过度角化、角质增生，表皮可呈山峰状突起。

治疗上可选择 CO_2 激光或手术切除,并送病检,如有恶变需进一步检查和治疗。

(十五)化脓性肉芽肿

化脓性肉芽肿(pyogenic granuloma)是由新生血管组成的一种后天性良性结节状肿瘤。发病主要与轻微外伤有关,主要发生于儿童,好发于容易外伤的暴露部位,如手指、头面部等。损害初为帽针头大红色丘疹,渐发展至绿豆、黄豆或更大隆起性结节,常有蒂,呈鲜红、暗红或黑色,表面光滑,亦可糜烂、结痂,轻微外伤可出血不止,无自觉症状。生长迅速,达到一定程度后则保持静止状态。

诊断上依据病理检查。镜下可见内皮细胞增生,常排列成分叶状,并有毛细管腔形成。损害的表皮向内生长,形成所谓的"表皮小领圈",领圈下方也常见毛细血管增生。

治疗可采用切除、刮除和电灼,但皮损可复发,最好行手术切除并做病理检查。

(十六)非典型性纤维组织细胞瘤

纤维组织细胞瘤(fibrous histiocytoma,FH)是一种皮肤良性间叶性肿瘤,多发生于真皮内,也称真皮纤维瘤。FH 由比例不等的卵圆形或短梭形间叶细胞和梭形纤维母细胞样细胞组成,呈短交织状或席纹状排列,瘤内常含有数量不等的含铁血黄素性吞噬细胞、泡沫样组织细胞、图顿巨细胞和慢性炎性细胞。除经典型外,FH 还包括多种形态学亚型,其中非典型性纤维组织细胞瘤因瘤细胞显示程度不等的多形性,可见核分裂象,偶可见病理性核分裂象,而易被误诊为非典型性纤维黄色瘤或其他类型的软组织肉瘤。

诊断依靠病理检查:低倍镜下,肿瘤主要位于真皮层内,与被覆表皮之间可有一层胶原性无细胞带,部分病例中表皮伴有溃疡。与经典型 FH 相似,肿瘤的两侧边缘常可见穿插性的宽大胶原纤维,肿瘤的底部相对平整,但在部分病例中瘤细胞可呈花边样伸入浅表的皮下脂肪组织。总体上所有病例均显示经典型 FH 的形态特征,即主要由短交织状或席纹状排列的间叶性细胞或纤维母细胞样细胞组成,局部可见泡沫样组织细胞或吞噬性多核巨细胞。特征性形态表现为肿瘤内可见散在分布的核深染畸形细胞,呈胖梭形、多边形或多核样,类似退变性的细胞核,但可见核分裂象,特别是在细胞丰富的区域内,少数病例内还可见病理性核分裂象。

治疗上应行局部广泛性切除以确保切缘和基底部均为阴性,并在术后定期随访。

(十七)脂溢性角化病

脂溢性角化病(seborrheic keratosis)又称老年疣,基底细胞乳头瘤,是一种角质形成细胞成熟迟缓所致的表皮内良性肿瘤。多见于 50 岁左右的男性。脂溢性角化病是浅表的常呈色素性的表皮皮损,通常呈疣状,也可表现为光滑的丘疹。皮损大小不一,发展缓慢。皮损可为圆形或卵圆形,可呈肤色、褐色或黑色。

诊断依据临床表现及病理检查。基本的病理变化为角化过度,棘层肥厚,乳头瘤样增生。具有向下生长倾向,两侧边界清楚,似肿瘤贴附于皮面一样。

此病变不是癌前病变,因此不需要治疗,除非皮损受到刺激、瘙痒或者影响美容。使用冷冻疗法去除皮损不会产生或很少产生瘢痕,偶有色素减退,也可在利多卡因局麻下行刮除术治疗。

(十八)鸡眼

鸡眼(corn)是因足部皮肤局部长期受压和摩擦引起的局限性、圆锥状角质增生。长久站立和行走的人较易发生,摩擦和压迫是主要诱因。临床见皮损为圆形或椭圆形的局限性角质增生,针头至蚕豆大小,呈淡黄或深黄色,表面光滑与皮面平或稍隆起,境界清楚,中心有倒圆锥状角质栓嵌入真皮。因角质栓尖端刺激真皮乳头部的神经末梢,站立或行走时引起疼痛。鸡眼好发于足跖前中部第 3 跖骨头处、踇趾胫侧缘,也见于小趾及第 2 趾趾背或趾间等突出及易受摩擦部位。

本病根据损害特点及好发部位诊断不难。应与跖疣、胼胝、掌跖点状角化病相鉴别。跖疣不限于足底受压部位,表面呈乳头状角质增生,皮纹中断常有黑色出血点,挤压痛感;胼胝见于跖部压迫处,不成形角化斑片或条状,表面光滑,边缘不清,行走或摩擦不引起疼痛;掌跖点状角化病为掌跖部多发性孤立和圆锥形角化物,不楔入皮内,不限于受摩擦部位。

治疗包括外用腐蚀剂、激光烧灼或手术切除。外用腐蚀剂需保护周围皮肤,可将氧化锌胶布中央剪一小孔,大小与皮损相同,粘贴在皮肤损害处并使皮损露出，另用胶布细条搓成索状围住孔成堤状，然后敷药再以大块胶布覆盖，封包3～7天换药1次，直至脱落。物理疗法如电烙、二氧化碳激光烧灼、接触X线照射或手术切除。

三、展望

体表肿瘤复杂多变，如何快速准确地鉴别，仍是一大难题。研究生阶段的同学们，可以利用交叉学科的知识，探索出更加快速准确的识别方法。

（周建大）

第六节　肿瘤修复的原则与进展

一、肿瘤修复的整形外科原则

体表巨大色素痣、黑色素瘤、神经纤维瘤、皮肤软组织肿瘤等切除后常常需要用整形重建外科的原则和方法进行修复，避免因顾虑创面过大无法修复而切除不足造成复发，或切除后勉强拉拢缝合造成的瘢痕或畸形。整形修复在体表肿瘤的治疗中占有重要的地位，在肿瘤切除的彻底性、创面的修复、器官再造以及提高患者生存质量等方面发挥重要的作用。

整形外科属于外科学的一个分支，肿瘤的修复重建除遵守外科的基本原则，如无菌、无痛、无创的原则外，尤其要注意无瘤原则，防止因操作不当引起肿瘤播散。同时要努力减少组织创伤，减轻组织损伤的生物反应，促进伤口愈合。肿瘤的修复包括两方面的内容：一是肿瘤切除以后的创面修复，关闭创面，并为后续的放疗创造条件；二是肿瘤治疗后的器官再造，譬如乳腺癌术后的乳房再造。

1. 肿瘤根治性原则占第一位　在肿瘤的治疗过程中，根治性手术首先要强调肿瘤切除彻底。整形外科医生应参与肿瘤切除时的设计，一方面为根治性切除后的缺损提供丰富的修复手段，从而保证根治手术的彻底性，另一方面通过功能重建和外形美学修复，提高患者的生活质量。

2. 重视无瘤原则　肿瘤切除后应更换手术器械，医护人员更换手套，丢弃污染的敷料，手术区重新铺单。特别是遇到可疑恶性肿瘤的病例，应注意防止因操作不当引起肿瘤播散。对怀疑为恶性肿瘤的肿块局部麻醉时，应在肿块周围进针浸润麻醉，防止针头穿过肿瘤后，再回到周围正常区域。

3. 外科治疗是肿瘤综合性治疗的一个环节　肿瘤的治疗包括手术、放疗、化疗、生物靶向治疗、新辅助化疗等措施，外科治疗是重要的一环，但不是唯一的一环。肿瘤的MDT治疗是目前肿瘤治疗的发展趋势，外科医师不能忘记肿瘤的放化疗。

4. 掌握不同肿瘤的生物学特性　不同类型的肿瘤的生物学特性表现不同，隆凸性皮纤维肉瘤、硬纤维瘤在早期易于局部复发，不容易发生远处转移。鳞癌等以淋巴转移为主，而恶性程度较高的恶性黑色素瘤、血管肉瘤早期即容易发生远处血行转移。

5. 原则性与灵活性　肿瘤患者每个患者病情都不尽相同，瘤体位置、大小、形状、性质各异。即使同一种畸形也有多种修复方案可供选用。在不违背整形外科原则的基础上，术者掌握较大的灵活性。手术设计应兼顾患者的全身状况和局部因素以及术者的技术能力，术中视创面的实际情况灵活运用。

6. 形态与功能并重　肿瘤修复是以积极的、建设性的方法来治疗疾病。在以恢复功能为重点的前提下，兼顾形态的改进，设法使形态损害减到最低程度，尤其在颜面等外露部位时更为重要。另一方面，医学的目的从传统的延长生命，转变为延长生命与提高生存质量并重，部分患者在重要器官切除后要求进行器官再造，乳房再造已经成为乳房整形中的重要内容。因此要求医生具有一定的美学修养，了解人体各部分的结构、比例、色泽等，了解各种修复方法的优缺点、各种移植组织的近远期变化，掌握无创外科技术，尽量减少瘢痕的形成。选择修复方法时应考虑到对供区的损伤程度，努力减少对供区的破坏。

7. 重视无创技术　任何外科操作对组织都有一定的创伤，应努力把这种损伤减少到最低限度。选用锐利、精巧、便于操作的器械，在切开、分离、钳夹、结扎、牵拉、缝合、包扎等每个动作细节应爱护组织，严禁粗暴操作。缝合时应消灭死腔，防止血肿的形成；避免伤口张力过大，适度减张缝合，分层关闭伤口；切口对合良好，防止创面遗漏。整形修复是以组织移植为治疗手段，游离组织移植意味着母体血供中断，在受区重建循环。带蒂移植虽有血供，但已受到极大程度的减弱，任何粗暴的操作都会进一步破坏残存的血供和移植物的血管床，使的组织移植后血供重建障碍。

8. 尊重患者的意愿 一切治疗方案、步骤和预期效果，都需和患者反复协商，取得患者的同意，切忌主观臆断、草率从事。

二、肿瘤创面的修复

肿瘤切除后的创面有大有小，在颜面等部位常遇到各种小的皮肤病损（如痣、囊肿、基底细胞癌、血管瘤等），切除后需要对造成的组织缺损进行修复。肿瘤创面的修复体现了整形外科的基本原则与技术，常常需要进行小的皮瓣设计，以达到理想的整复效果。按照创面修复的阶梯原则，肿瘤皮肤缺损的主要修复方法依据创面以及手术侵袭性的大小，依次为：①开放疗法；②单纯缝合术；③皮瓣转移术；④植皮术；⑤利用显微外科技术吻合血管的组织游离移植手术。

（一）开放疗法

开放疗法主要针对一些小的良性肿瘤，如小的痣、疣等，或浅表的皮肤病变治疗后。小的肿瘤直径如果在 3mm 以下，可以单纯切除、电灼或挖除后，创缘不缝合，伤口自然愈合，愈合后瘢痕不明显。然而直径大于 5mm 的肿块，开放治疗后会有瘢痕遗留或凹陷畸形。开放疗法的最佳部位为瘢痕不易增生的部位，以颜面部最为常用，如眉部、眼睑周围、鼻部、口周等部位。

圆形伤口的愈合机制有两个方面：一是伤口向心性收缩，本来不大的创面收缩后变得更小；二是组织增生修复。肿块挖除后，用抗生素软膏涂敷，5～7 天内组织增生，伤口愈合，局部组织充血发红，经历与瘢痕相似的演变过程，1～3 个月后充血减退，瘢痕变的不明显。

浅表皮肤病变治疗后（磨削、电灼、CO_2 激光等），类似浅Ⅱ度烧伤创面的愈合过程，依赖遗留的周围表皮和创面中皮肤附属器的上皮组织再生愈合。

肿块挖除后为了防止创面干燥、影响肌纤维细胞的收缩，伤口局部涂以抗生素软膏，定期换药，及时清除创面内的痂皮。创面内有血痂形成

时，会影响创面的收缩，易于形成凹陷瘢痕，因此，创面有痂皮形成时，应早日去除。

（二）切除缝合

单纯的切除缝合术适用于大部分小的皮肤缺损。肿块切除一般采用纺锤形切除，沿皮肤松弛张力线（relaxed skin tension line，RSTL）的方向，则日后形成的瘢痕不明显。皮肤的张力线大多数情况下与皮肤的皱纹一致。

1. 梭形切除 梭形切除时应考虑到长宽比例，如果长∶宽 >2.5∶1 时，缝合后皮肤平整，如果长宽比例小于 2.5，缝合后在两端形成皮肤隆起，称为"猫耳朵"（dog-ear）。

2. "猫耳朵"的修复 "猫耳朵"形成以后，小的耳朵经过一段时间后可以自行消失，不需要修正。在头面部等暴露部位，则需要及时修正，否则易引起患者的焦虑。

猫耳朵的修复方法有以下几种：①用皮钩或镊子提起猫耳朵的顶端，于皮肤皱褶的两侧作切口，去除多余的皮肤，延长切口，使缝合平整，这种方法的缺点是延长了手术切口。②提起猫耳朵的顶端，在其一侧切除三角形皮肤，将另一侧修整后插入，修复后的切口呈三角形。③在眉头等部位切口延长后瘢痕延伸到暴露部位者，为了不延长切口，可以在真皮下浅层游离，切除部分皮下组织，依靠皮肤的收缩力自然回缩修复。

3. 分次切除 对病损较宽，强行切除后引起邻近器官变形的良性病变，可以分次切除病变组织，每次间隔半年。在伤口愈合后让患者抓提病变组织，使周围正常的皮肤得以松弛，便于再次切除。分次切除的方法传统上认为先切除病变的中央部分，缝合剩余病变组织，结果由于缝合后张力的作用，剩余病变组织得以牵拉伸展。现在认为先切除病变的周围部分，将正常皮肤推移，与深部组织固定，牵拉延伸正常皮肤部分，可以提高分次切除的效率。

（三）皮瓣修复

不能直接拉拢缝合的皮肤缺损，应考虑用皮瓣或植皮加以修复。局部皮瓣修复的优点是取材方便，皮肤的质地、色泽相似，可以即时转移，不需要断蒂，手术一次完成，其成功的关键在于理解皮瓣的血供，正确设计皮瓣。

皮瓣选择的原则有以下几点：

①选择皮肤质地、颜色近似的部位为供皮瓣区。

②就近取材，以局部、邻近皮瓣，简便安全的方案为首选。

③应尽可能避免不必要的延迟及间接转移。

④皮瓣的大小宜比创面大 20% 左右。在结构上应是受区缺什么补什么，争取一次修补。

⑤应尽量选用血供丰富的轴型皮瓣或岛状皮瓣转移。

⑥尽量减少供皮瓣区的畸型与功能障碍。

⑦皮瓣设计采用逆行设计的方法。先在供皮瓣区给出缺损区所需皮瓣的大小、形状及蒂的长度，用纸（或布）按上述图形剪成模拟的皮瓣。将蒂部固定在供皮瓣区，将纸型（布型）掀起，试行转移一次，观察其是否可以比较松弛地将缺损区覆盖。

1. 局部皮瓣的转移方式 按照皮瓣的转移方式可以分为三种基本形式：①推移皮瓣（advancement flap）；②移位皮瓣（transposition flap）；③旋转皮瓣（rotation flap）。各种形式之间可以互相组合，构成新形式的皮瓣。如推移皮瓣依据皮瓣的形态可以为矩形推移皮瓣、三角形推移皮瓣（V-Y 成形术）、双蒂推移皮瓣等。

2. 皮瓣的血供分类 依据皮瓣的血供方式可以将皮瓣分为两大类：任意皮瓣和轴型皮瓣。

（1）任意皮瓣（random pattern flap）：任意皮瓣中不含有轴型血管，仅有真皮层血管网以及真皮下血管网。皮瓣的设计受到长宽比例的限制，一般为 1∶1，在面部，由于血液供应比较丰富，长宽比例可以适当放宽。任意型皮瓣操作时应保护皮瓣血供，掌握正确的剥离平面，皮瓣的厚薄一致，转移时蒂部不要扭曲，避免张力过大。

（2）轴型皮瓣（axial pattern flap）：轴型皮瓣中包含有轴型血管，血液供应丰富，皮瓣的设计依据供血血管的供血面积而定，大小不受长宽比例的限制。皮瓣轴型血管的类型有直接动脉发出分支供血型和动脉穿支供血型两大类，可以细分为：①直接皮动脉皮瓣 / 皮动脉穿支皮瓣；②直接肌间隔动脉皮瓣 / 肌间隔穿支动脉皮瓣；③肌皮瓣 / 肌皮穿支皮瓣等。近年来穿支皮瓣由于保留了肌肉，减轻了组织破坏，日益受到重视，应用越来越广泛，成为皮瓣外科的主要进展之一。

解剖学研究表明人体内各器官，包括皮肤的血流供应，由三维立体的供血单位构成（angiosome），而供血单位的血液供应动脉称为供血动脉或源动脉（source artery）。相邻近的供血单位由间隔（chock）区域相连。体内的动脉自主动脉发出分支后，逐级发出分支，其血液供应范围随着分支的发出逐级递减。轴型皮瓣的大小，即以皮瓣供血动脉的营养范围所决定，一般不超出源动脉的供血范围，特殊情况下，皮瓣的最大面积可以超出源动脉的供血范围，皮瓣的远端以任意皮瓣的血供形式获得营养，但不得超过两个供血单位。

（四）游离植皮

皮肤游离移植（skin graft）又称皮片移植或游离植皮。皮肤组织自母体断离后移植到缺损区重新建立血液循环而存活。根据移植皮肤的厚度，分为刃厚、中厚和全厚皮片。刃厚皮片（又称表层皮片）包括表皮层和部分真皮乳头层，皮片最薄易成活，但移植后皮片挛缩明显，质地、色泽欠佳。中厚皮片包括表皮层和部分真皮层，其成活能力、质地、色泽介于表层皮片与全厚皮片之间，兼有两者的优点。全厚皮片包括皮肤全层，成活后质地、色泽好，但取皮量受到一定的限制。

肿瘤创面的修复考虑到术后需要放疗则以带血供的皮瓣肌皮瓣为主，另一方面从术后复发的早期发现出发，皮瓣则不宜太厚，应尽可能选择薄的皮瓣。

（五）吻合血管的游离组织移植

自 20 世纪 60 年代显微外科技术开展以来，吻合血管及神经的组织移植得到很大发展。移植的组织包括皮瓣、肌皮瓣、肌瓣、筋膜瓣和骨骼等。吻合血管的组织移植，其存活机制为移植组织通过与受区吻合的血管立即建立血供联系。游离皮瓣打破了传统皮瓣设计的限制，长宽比例可超过（1～2）∶1，手术一次完成。吻合血管的游离组织移植对整形重建外科的发展起到广泛而深远的影响。临床适应证为：①修复组织缺损，特别是在急诊创伤或体表大面积缺损需要修复而又无法用传统的方法修复时；②器官再造，尤其是器官的一期再造，改变了以往整形重建外科器官再造常需多次手术才能完成的状况。

吻合血管的游离组织移植必须借助显微外科

技术来完成。术前应严格掌握手术适应证及作好充分的术前准备，选择合适的供区，仔细检查供受区的血管是否正常。术后密切观察血压、脉搏、呼吸、体温等全身情况，妥善安置体位，适当应用抗凝药物。对皮瓣或移植物的血液循环状况的判断尤为重要，仔细观察皮肤温度、色泽、毛细血管充盈反应及血管搏动等，发现问题及时处理。

常用的游离皮瓣移植有以旋髂浅和/或腹壁浅血管为蒂的下腹部皮瓣；以旋肩胛血管为蒂的肩胛皮瓣或肩胛筋膜瓣；以胸背血管为蒂的背阔肌肌瓣或肌皮瓣；以桡动脉为蒂的前臂皮瓣；以足背动脉为蒂的足背皮瓣；以胫后动脉、跖底动脉为蒂的足底内侧皮瓣；以旋股外侧动脉为蒂的阔筋膜张肌肌皮瓣以及游离颞浅筋膜瓣等。

三、胸壁缺损的修复

胸部位于头颈与腹部之间，是呼吸与循环等重要脏器的集中区域。胸壁分为皮肤、骨骼及软骨和韧带组成的支撑结构、胸膜三层，共同构成胸廓，保护心、肺、气管等重要脏器，同时胸廓的活动也为机体的循环、呼吸运动提供理想的条件。

肿瘤、放射线损伤是造成胸壁缺损的常见原因。胸壁缺损不仅影响外观，还会伴有不同程度的胸廓内脏器损伤，面积较大的胸壁缺损往往造成反常呼吸，干扰正常的呼吸循环功能，甚至导致死亡。在进行任何修复手术之前应对患者的呼吸循环功能以及全身状况加以判定，必要时应在心肺功能适当改善后再进行修复。

胸壁缺损的修复目的是恢复胸壁结构的连续性，保护胸腔脏器，维护正常的呼吸循环功能，同时获得良好的外形。

（一）胸壁缺损的分类

根据缺损的深度可以分为单纯皮肤及软组织缺损、肋骨及胸骨等胸壁支持结构缺损和胸壁全层缺损。

（二）胸壁缺损的修复原则

1. 胸膜缺损大多不需要修复，在胸壁修复后胸膜通过爬行修复，或形成假膜封闭胸膜腔。极少数的情况下可以通过筋膜移植来封闭胸膜腔。

2. 胸壁支持结构可以通过肋骨交叉移植，或选用钛板、钛网、Medpor 支架、涤纶网等人工材料修复，以维持胸壁的稳定性，防止出现反常呼吸。3D 打印钛板肋骨以及新型 peek 材料为临床应用提供了新的治疗手段。通常切除 2 根肋骨以下，不需要修复。超过 3 根肋骨或切除胸骨时，需要对支持结构进行修复（图 8-6-1）。

3. 皮肤等软组织的修复应考虑到胸壁缺损的病因学，侵入性肿瘤常造成深而广泛的缺损，

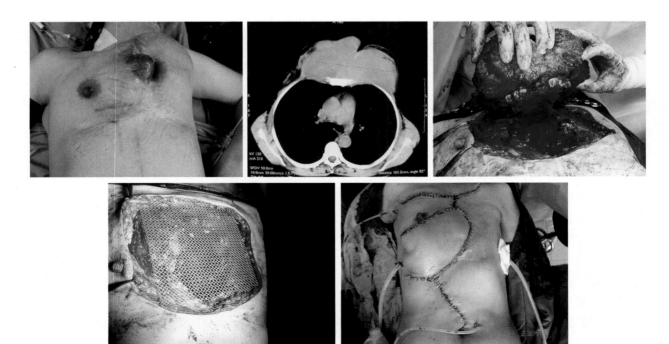

图 8-6-1　胸壁巨大肿瘤的修复

放射性损伤周围的血供常常不好，往往导致伤口愈合不良。根据缺损的大小，可以选用局部或邻位皮瓣修复，常用的皮瓣有胸大肌肌皮瓣、背阔肌肌皮瓣、腹直肌肌皮瓣以及大网膜瓣等。显微外科技术已经成熟，必要情况下可以应用吻合血管的显微游离皮瓣移植。另外，胸部由于存在呼吸等不自主运动，和其他部位相比，皮瓣有一定的剪力，容易形成积液，引流管应放置较长的时间，不要急于拔出，即便引流量不多的情况下，也要放置3～5天。

四、腹壁缺损

腹壁由皮肤及皮下脂肪、肌肉、腹膜等组织所组成。因肿瘤原因导致的腹壁缺损，常见于腹壁肿瘤广泛切除的巨大创面，腹部切口愈合不良所致的切口疝，以及放射线损伤造成的皮肤慢性溃疡等。根据缺损的深度可以分为皮肤缺损、皮肤肌层缺损以及全层缺损，缺损范围小的可利用腹壁组织的弹性和延展性直接缝合，缺损范围大需要组织瓣转移修复。腹壁缺损的修复原则是逐层修复（layer-to-layer，like-to-like）。

（一）腹壁缺损的修复时机

腹壁缺损的修复首先要评估患者的一般状况，能否耐受手术。肿瘤所致的腹壁缺损一般需要在肿瘤切除的同时加以修复。个别情况下，患者局部污染严重，可以临时皮片覆盖，在大网膜或肠管表面植皮。二期修复时一定要等待半年到一年以上，移植的皮片可以用手捏起时方能手术，否则，很容易切破肠管，形成多个肠瘘，增加患者的痛苦。

（二）腹壁缺损的修复原则

1. 腹膜缺损的修复 腹膜修复的重点在于防止腹腔脏器与腹壁的瘢痕粘连，防粘连补片的出现为大范围腹膜缺损的修复提供了有效方法。①腹膜小范围的缺损可以直接拉拢缝合；②不能直接缝合的缺损用大网膜覆盖缺损部位，在大网膜表面应用防粘连补片，防止肠管与补片粘连。补片的应用不仅可以修补腹膜的缺损，同时可以维持腹壁的张力。③应用阔筋膜移植，或去表皮的自体真皮移植；也可以直接用血供良好的带蒂阔筋膜张肌肌皮瓣覆盖缺损。

2. 腹壁肌层的修复 是保持腹壁张力，防止腹壁疝形成，重建腹壁功能的最重要环节。可以应用对侧腹直肌前鞘、阔筋膜张肌或人工补片修复。目前人工补片的使用日益广泛。根据对腹壁肌肉层的修复方法分为静态修复（static reconstruction）和功能性修复（functional reconstruction）。静态修复是用补片或筋膜，如腹直肌前鞘、阔筋膜等修复肌层，修复的材料没有肌肉的动态收缩功能，只能维持静态的张力。功能性修复是应用肌瓣或肌皮瓣修复腹壁肌肉，如带蒂或游离移植的股直肌肌瓣、背阔肌肌瓣或阔筋膜张肌肌瓣等修复腹壁肌肉。维持转移肌瓣的收缩功能必须保持移植肌肉的神经支配，如果神经蒂不够一定的长度，可以与移位的受区神经显微吻合，一般选用与肋间神经吻合。临床上可以两者联合应用，在应用补片的基础上使用肌皮瓣转移修复。

3. 皮肤缺损的修复 需要血供良好的皮瓣覆盖，特别是使用人工补片的情况下，必须要用血供良好的皮瓣、肌皮瓣修复。皮肤的修复要兼顾美学的考量。腹壁软组织的修复可以参照腹壁缺损的分区，选择合适的（肌）皮瓣。腹壁软组织缺损常用的分区为上中下左中右九个区域，临床上参考价值不大。

（三）补片的分类与选择

理想的腹膜修补材料不仅应具备良好的组织相容性，还要有一定的柔软性、抗张性。目前常用的是补片分为合成类织物和生物补片，前者如涤纶、尼龙等，成品有 Prolene 网片等；后者有异体脱细胞真皮、脱细胞牛心包膜片等，生物补片具有一定的抗感染能力。根据是否与组织粘连的特性分为防粘连补片和不防粘连的普通补片，在有腹膜缺损直接放置在腹腔脏器表面时应选择防粘连补片，其他的部位应用不防粘连的补片。另外，根据补片的降解特性分为可吸收补片和不可吸收补片，在预防性防止腹壁软弱时可以应用可吸收的补片。

补片放置部位有三种选择：第一放置于脏层腹膜的内侧，直接面对腹腔脏器，多在腔镜下进行疝修补；第二放置于腹层腹膜与肌肉之间（inlay graft/underlay），内层移植；第三放置于肌膜的表面（onlay graft），外层移植。补片的位置有内层放置（inlay graft）和外层放置（onlay graft）。内层放置的道理类似将补片放在水缸的内侧，借助水压的力量，可以方便地堵塞水缸的漏水口，而放在漏水的水缸外面则需要很大的外力才能够堵塞漏水。理论上内层放置更加符合力学原理，应尽量选用内层放置的方法（图8-6-2），但有时补片的内层放置方法伤口显露不够方便，操作比较繁琐，补片的固定缝线留到全部缝合后最后打结固定。补片外层放置时，补片大小必须超出缺损的范围2～3cm，补片与缺损边缘的正常组织至少有3～5cm的重叠，与腹直肌前鞘无张力下间断缝合。

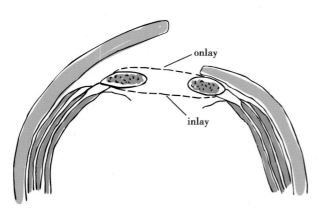

图8-6-2　补片的内层放置和外层移植

（四）肿瘤的切除与疝内容物的还纳

腹壁软组织肿瘤的治疗原则在于根治性切除肿块，以求得最低的复发率。同侧腹股沟淋巴结转移者，同时行腹股沟淋巴结清扫术。更换手术器械，没有腹膜缺损的病例选择合适的皮瓣或肌皮瓣覆盖创面；有腹膜缺损的病例，找到腹膜缺损的边缘，用两把血管钳钳夹牵引腹膜，尽可能地缝合腹膜，缩小腹膜缺损。不能完全缝合的患者将大网膜铺盖在暴露的脏器表面，然后用防粘连补片修复。补片边缘置于腹层腹膜与肌肉之间，与正常组织至少有2cm的重叠，最后选择合适的皮瓣或肌皮瓣覆盖创面。术后留置引流管，腹带加压包扎。

腹壁疝的修复应首先判断疝内容物与疝表面皮肤是否有粘连，特别是既往直接在肠壁上植皮时，否则切开皮肤时容易造成肠管损伤。用手指能否捏起表面的皮肤是判断皮肤粘连的有效方法。

巨大的腹壁疝内容物还纳后，应判断腹壁关闭后腹腔内压力的变化，防止腹内压过高形成腹腔筋膜室综合征（abdominal compartment syndrome，ACS）。ACS表面为腹内压力过高，膈肌上抬，胸式呼吸和腹式呼吸同时受限，换气功能不足，呼吸性酸中毒，严重者呼吸功能衰竭，患者死亡。

麻醉在腹壁手术时是重要因素之一，与常规麻醉不同，麻醉清醒前做好吸痰，防止清醒后吸痰刺激，患者呛咳，腹壁压力骤增，导致腹直肌前鞘缝合线崩裂。术后防止便秘、咳嗽等腹壁压力增高，也是值得注意的问题之一。全麻的同时加硬膜外麻醉是良好的选择之一。

（五）腹壁缺损的常用修复方法

1. 缺损范围小的可利用腹壁组织的弹性和延展性直接逐层缝合。这种方法仅适用于小型、创缘组织血供良好的缺损。

2. **组织结构分离技术**（component separation technique，CST）　对于腹壁正中的缺损，为了便于向正中拉拢缝合，减轻两侧张力，可以采用组织结构分离技术（图8-6-3）。解剖学研究表明，腹壁各层肌肉与腱膜组织间能够互相分离，保持原有的血供与神经支配，通过组织结构分离后离断部分肌肉腱膜，可以提高两侧组织延展性，为向正中拉拢缝合创造条件。在腹壁正中缺损的修复中CST技术得到越来越广泛的应用，但单纯应用CST技术复发率高，故在CST基础上进行补片加强修复成为主要手段之一。

CST根据入路的不同分为腹直肌前鞘外侧

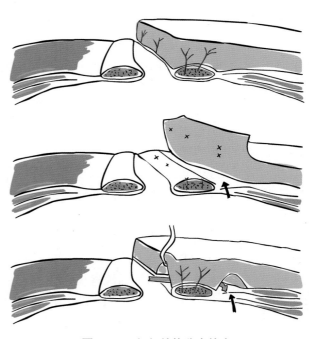

图8-6-3　组织结构分离技术

腹外斜肌腱膜松解的前入路 CST，以及通过腹横肌切开使腹直肌后鞘向中间推进的后入路 CST。传统的前入路 CST 是通过开放式广泛分离皮下组织与肌肉腱膜之间的间隙后，在腹直肌外侧肌肉腱膜融合处将腹外斜肌及其腱膜切开，使腹外斜肌与下方的腹内斜肌及腹横肌分离，达到腹直肌、腹内斜肌、腹横肌复合体向中间推进，重建腹白线的目的。为了减少腹直肌外侧穿支血管和神经的离断，减少对皮肤组织血供的破坏，现在应用内镜技术进行分离，可以显著降低并发症的发生。

3. 创面的修复可以选择皮瓣或肌皮瓣 皮瓣、肌皮瓣的选取应综合考虑缺损的程度和位置，依据创面情况不同也有所不同。目前应用比较多的皮瓣和肌皮瓣有：阔筋膜张肌肌皮瓣、腹直肌肌皮瓣、肋间动脉穿支支配的皮瓣、背阔肌肌皮瓣等（表 8-6-1）。应用中应注意以下几个方面：①肌皮瓣兼有肌肉层的功能重建和创面覆盖的功能，为了保持腹壁良好的张力，腹壁肌肉、皮肤缺损的修复首选肌皮瓣。②由于皮瓣的长度和范围有一定的限制，我们在选择皮瓣时应注意合理性。上腹壁的缺损应尽量选择脐水平以上的皮瓣或肌皮瓣，下腹壁的缺损应尽量选择脐水平以下的皮瓣或肌皮瓣。特别是阔筋膜张肌皮瓣，

它具有可以修复腹膜的阔筋膜，可以修复全层的腹壁缺损，但不能带蒂转移修复上腹壁的缺损。③皮瓣和肌皮瓣的选取以不造成继发的功能障碍为前提，特别是腹直肌肌皮瓣的选取。在缺损已造成一侧腹直肌破坏的情况下，选用健侧的腹直肌肌皮瓣应慎用。④皮瓣、肌皮瓣的选取要留有余地，为肿瘤复发再次手术作好准备。应遵循从易到难，从近到远的原则选取皮瓣，尽量不破坏主要血管。

表 8-6-1 皮瓣、肌皮瓣的类型

皮瓣、肌皮瓣的类型	
腹直肌肌皮瓣	肋间动脉穿支皮瓣
背阔肌肌皮瓣	下腹部皮瓣
阔筋膜张肌肌皮瓣	髂腹股沟皮瓣
股直肌肌皮瓣	

对于巨大腹壁缺损，无法利用皮瓣或肌皮瓣修复者，或年老体弱不能承受复杂手术作全层腹壁修复者，可将大网膜与缺损创缘缝合，在大网膜上植皮片修复，也可在大网膜上植以生物补片，待肉芽生长埋没植入物后再植皮片修复，腹壁全层缺损未作肌肉层等支撑组织修复，不能耐受腹压，术后需戴腹部束带或其他支具加以保护。

（亓发芝）

参 考 文 献

[1] Kanada KN, Merin MR, Munden A, et al. A prospective study of cutaneous findings in newborns in the United States: correlation with race, ethnicity, and gestational status using updated classification and nomenclature. J Pediatr, 2012, 161(2): 240.

[2] Charbel C, Fontaine RH, Malouf GG, et al. NRAS mutation is the sole recurrent somatic mutation in large congenital melanocytic nevi. J Invest Dermatol, 2014, 134(4): 1067.

[3] Veierød MB, Adami HO, Lund E, et al. Sun and solarium exposure and melanoma risk: effects of age, pigmentary characteristics, and nevi. Cancer Epidemiol Biomarkers Prev, 2010, 19(1): 111.

[4] Soura E, Eliades PJ, Shannon K, et al. Hereditary melanoma: Update on syndromes and management: Genetics of familial atypical multiple mole melanoma syndrome. J Am Acad Dermatol, 2016, 74(3): 395.

[5] Akay B N, Kocyigit P, Heper A O, et a1.Dermatoscopy of flat pigmented facial lesions: diagnostic challenge between pigmented actinic keratosis and lentigo maligna. British Journal of Dermatology, 2010, 163(6): 1212-1217.

[6] 张海红，王砚宁，胡亚莉，等. 皮肤镜在皮肤肿瘤及非典型皮肤病鉴别诊断中的研究进展. 临床误诊误治, 2013, 26(6): 99-102.

[7] Lazova R, Yang Z, El Habr C, et al. Mass Spectrometry Imaging Can Distinguish on a Proteomic Level Between Proliferative Nodules Within a Benign Congenital Nevus and Malignant Melanoma. Am J Dermatopathol, 2017, 39(9): 689.

[8] Samarasinghe V, Madan V. Nonmelanoma skin cancer. J Cutan Aesthet Surg, 2012, 5(1): 3-10.

[9] Rogers HW, Weinstock MA, Feldman SR, et al. Incidence estimate of nonmelanoma skin cancer (keratinocyte carcinomas) in the U.S. population, 2012.JAMA Dermatol, 2015, 151(10): 1081-1086.

[10] Karia PS, Jambusaria-Pahlajani A, Harrington DP, et al. Evaluation of American Joint Committee on Cancer, International Union Against Cancer, and Brigham and Women's Hospital tumor staging for cutaneous squamous cell carcinoma. J Clin Oncol, 2014, 32(4): 327-334.

[11] Roozeboom MH, Arits AH, Nelemans PJ, et al. Overall treatment success after treatment of primary superfcial basal cell carcinoma: A systematic review and meta-analysis of randomized and nonrandomized trials. Br J Dermatol, 2012, 167(4): 733-756.

[12] Weinstein D, Leininger J, Hamby C, et al. Diagnostic and prognostic biomarkers in melanoma. J Clin Aesthet Dermatol, 2014, 7(6): 13-24.

[13] Morimoto T, Kimura S, Konishi Y, et al. A study of the electrical bio-impedance of tumors. J Invest Surg, 1993, 6(1): 25-32.

[14] Ferrara G, De Vanna AC. Fluorescence in situ hybridization for melanoma diagnosis: A review and a reappraisal. Am J Dermatopathol, 2016, 38(4): 253-269.

[15] Clarke LE, Warf MB, Flake DD II, et al. Clinical validation of a gene expression signature that differentiates benign nevi from malignant melanoma. J Cutan Pathol, 2015, 42(4): 244-252.

[16] Gershenwald JE, Scolyer RA, Hess KR, et al. Melanoma staging: Evidence-based changes in the American Joint Committee on Cancer eighth edition cancer staging manual. CA Cancer J Clin, 2017, 67(6): 472-492.

[17] Korn JM, Tellez-Diaz A, Bartz-Kurycki M, et al. Indocyanine green SPY elite-assisted sentinel lymph node biopsy in cutaneous melanoma. Plast Reconstr Surg, 2014, 133(4): 914-922.

[18] Zelken JA, Tufaro AP. Current trends and emerging future of indocyanine green usage in surgery and oncology: An update. Ann Surg Oncol, 2015, 22(Suppl 3): S1271-S1283.

[19] Peng L, Wang Y, Hong Y, et al. Incidence and relative risk of cutaneous squamous cell carcinoma with single-agent BRAF inhibitor and dual BRAF/MEK inhibitors in cancer patients: A meta-analysis. Oncotarget, 2017,

8(47): 83280-83291.

[20] 黄斌, 屈引涛, 尹超, 等. 心理干预对瘢痕疙瘩术后放疗患者的心理影响研究. 影像研究与医学应用, 2019, 003(008): 233-234.

[21] 王文波, 武晓莉, 高振. 瘢痕疙瘩最新研究进展. 组织工程与重建外科杂志, 2018, 14(06): 63-66.

[22] 王志伟, 李伟人, 刘莉, 等. 皮肤 Merkel 细胞癌 171 例临床及病理回顾分析. 中华皮肤科杂志, 2018, 51(9): 695.

[23] 王艺萌, 谷晓广, 张春雷. 皮肤 T 细胞淋巴瘤的治疗选择. 中国麻风皮肤病杂志, 2017, 33(9): 572-576.

[24] 周南, 杨军, 孙杰, 等. Paget 病相关的特殊疾病. 中华皮肤科杂志, 2018, 51(9): 702-704.

[25] Cavalié M, Sillard L, Montaudié H, et al. Treatment of keloids with laser-assisted topical steroid delivery: a retrospective study of 23 cases. Dermatologic Therapy, 2015, 28(2): 74-78.

[26] Azzam OA, Bassiouny DA, El-Hawary MS, et al. Treatment of hypertrophic scars and keloids by fractional carbon dioxide laser: a clinical, histological, and immunohistochemical study. Lasers in Medical Science, 2016, 31(1): 9-18.

[27] Cheraghi N, Cognetta A J, Goldberg D. Radiation therapy for the adjunctive treatment of surgically excised Keloids: A Review. Journal of Clinical & Aesthetic Dermatology, 2017, 10(8): 12-15.

[28] Mankowski P, Kanevsky J, Tomlinson J, et al. Optimizing radiotherapy for keloids: A meta-analysis systematic review comparing recurrence rates between different radiation modalities. Annals of Plastic Surgery, 2017, 78(4): 403-411.

[29] Wang X, Ma Y, Gao Z, et al. Human adipose-derived stem cells inhibit bioactivity of keloid fibroblasts. Stem Cell Research & Therapy, 2018, 9(1): 40.

[30] Deng J, Shi Y, Gao Z, et al. Inhibition of pathological phenotype of hypertrophic scar fibroblasts via coculture with adipose-derived stem cells. Tissue Engineering Part A, 2018, 24(5-6): 382-393.

[31] Xu X, Lai L, Zhang X, et al. Autologous chyle fat grafting for the treatment of hypertrophic scars and scar-related conditions. Stem Cell Research & Therapy, 2018, 9(1): 64.

[32] Bijlard E, Timman R, Verduijn GM, et al. Intralesional cryotherapy versus excision with corticosteroid injections or brachytherapy for keloid treatment: Ran-

domised controlled trials. Journal of plastic, reconstructive & aesthetic surgery, 2018, 71（6）: 847-856.

[33] Yeo D C, Balmayor E R, Schantz J T, et al. Microneedle physical contact as a therapeutic for abnormal scars. European Journal of Medical Research, 2017, 22（1）: 28.

[34] Wang C J, Ko J Y, Chou W Y, et al. Extracorporeal shockwave therapy for treatment of keloid scars. Wound Repair Regen, 2018, 26（1）: 69-76.

[35] Zhang Z, Chen J, Huang J, et al. Experimental study of 5-fluorouracil encapsulated ethosomes combined with CO2 fractional laser to treat hypertrophic scar. Nanoscale Research Letters, 2018, 13（1）: 26.

[36] Kant S B, van den Kerckhove E, Colla C, et al. A new treatment of hypertrophic and keloid scars with combined triamcinolone and verapamil: a retrospective study. European Journal of Plastic Surgery, 2018, 41（1）: 69-80.

[37] 亓发芝. 美容外科学. 北京：中国医药科技卫生出版社, 2006.

[38] 中华医学会外科学分会疝与腹壁外科学组. 腹壁缺损修复与重建中国专家共识（2019 版）. 中国实用外科杂志, 2019, 39（2）: 101-109.

[39] 张涤生. 张涤生整复外科学. 上海：上海科学技术出版社, 2002.

[40] Nancy Ratner, Shyra J Miller. A RASopathy gene commonly mutated in cancer: the neurofibromatosis type 1 tumour suppressor. Nature Review Cancer, 2015, 15（5）: 290-301.

第九章 淋巴水肿

淋巴水肿（lymphedema）是淋巴液回流障碍而滞留在组织中引起的水肿，最常见于肢体，也可以发生在面部、颈部及外生殖器。淋巴水肿按照发病原因分为原发性淋巴水肿和继发性淋巴水肿。淋巴水肿是一种慢性进行性疾病，疾病早期，回流受阻的淋巴液瘀滞在组织间隙，如治疗得当，淋巴水肿可以得到缓解；随着病情进展和水肿液进一步积聚，纤维和脂肪组织不断增生，患肢肿胀增粗，形成肢体畸形。进展期淋巴水肿会出现淋巴管及周围组织炎症（丹毒和蜂窝组织炎），严重时可能危及生命。因此，早期诊断、及时治疗是控制疾病发展的关键。

第一节　原发性淋巴水肿

原发性淋巴水肿由淋巴管发育不良引起。好发于四肢，尤以下肢多见，也可发生在会阴、外生殖器、颜面部、臀部或下腹部。可为单侧肢体发病，也可发生在多部位，多肢体。多部位发病者，可以是对称性，如双下肢，也可以是非对称性如左上肢和右下肢同时患病（图 9-1-1）。

按水肿发生的早晚，原发性淋巴水肿可以分为：

1. **先天性淋巴水肿**（lymphedema congenital）　出生时或出生后数月发病，约占发病总人数 10%。

2. **早发性淋巴水肿**（lymphedema praecox）35 岁前，即儿童或青春期发病，约占发病总人数 70%。

3. **迟发性淋巴水肿**（lymphedema tarda）35 岁以后发病，约占发病总人数 20%。

按有无家族遗传史，可以分为家族遗传性淋巴水肿和非家族遗传性淋巴水肿。

家族遗传性淋巴水肿可以分为两种类型：

1. **遗传性淋巴水肿 I 型**　又称 Nonne-Milroy 病。Nonne 于 1891 年首先报道，Milroy 于 1892 年报道。特征为出生时或出生不久即发病，是显性遗传。男女发病的比例 1:2.3。病变可累及下肢、上肢、生殖器及面部。起初多见于一侧下肢，也可能发展到双下肢。一般认为只有符合 Milroy 提出的以下条件才能被确诊：有家族史，染色体显性遗传，先天性患病，非进行性发展，下肢患病。

2. **遗传性淋巴水肿 II 型**　又称 Meige 综合征，Meige 在 1898 年首先报道，为最常见的遗传性淋巴水肿，占遗传性病例的 65%～80%。遗传性淋巴水肿 II 型为染色体显性遗传，特征为青春期发病，发病年龄 20～59 岁。男女均可遗传。双下肢都可患病，以踝关节周围和小腿胫骨前水肿最常见，也可发生在外生殖器、上肢或面部，常常伴有感染。

非家族遗传性的原发性淋巴水肿约占原发性淋巴水肿总发病率的 90%，按水肿发生早晚，又分为先天性、早发性、迟发性。早发性多见于女

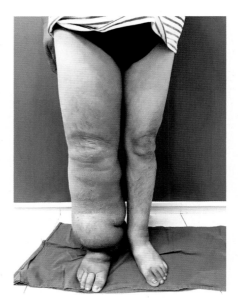

图 9-1-1　右下肢原发性淋巴水肿 III 期

性,常在 10 多岁至 20 岁间发病。可能因为此阶段体内雌激素的水平增高,引起水分和钠在体内滞留,毛细血管的通透性增加,淋巴管收缩功能减弱所致。水肿最先出现在足背和踝部,70% 的病例为单侧,经过数月或数年蔓延至整个小腿,较少波及大腿。数年后约 30% 的"健"侧肢体也发病。一次轻微的外伤如扭伤,或蚊虫叮咬都可能成为发病的诱发因素。踝部淋巴管受压或移位可降低淋巴管的输送功能,损伤引发的急性炎症则加重了淋巴的负荷。组织的急性炎症消退后,淋巴水肿仍持续存在。年轻时由于淋巴管的代偿作用,水肿发展缓慢,往往不易察觉。迟发性水肿在老年时加重,因为此时淋巴管的输送功能逐渐减退。临床上将水肿发生前的阶段称为水肿潜伏期,虽然淋巴管的发育异常,数目减少,但是尚能负担正常情况下的淋巴输送。

第二节 继发性淋巴水肿

继发性淋巴水肿(secondary lymphedema)是指由于外伤、感染、恶性肿瘤、手术、放疗等明确原因引起的淋巴水肿。根据发病因素的不同,继发性淋巴水肿有以下类型:放射治疗以后、外伤后、医源性感染后、恶性肿瘤治疗或转移引起的淋巴水肿(图 9-2-1)。

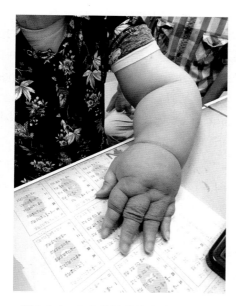

图 9-2-1 左上肢继发性淋巴水肿Ⅲ期

恶性肿瘤根治术后的继发性淋巴水肿,女性最常见于乳腺癌、子宫颈癌、子宫内膜癌、卵巢癌根治手术后,男性患者比较常见于前列腺癌、阴茎癌及会阴部 Paget 病手术后。乳腺癌根治术后的上肢淋巴水肿为我国最常见的继发性水肿。

丝虫性淋巴水肿是世界范围内患者人数最多的继发性淋巴水肿,估计全球有上亿人患病,分布在 80 多个国家,大多位于热带和亚热带地区。目前在我国,丝虫感染引发的淋巴水肿已罕见,散在的多为 20 世纪 60 年代遗留的老患者。2007 年世界卫生组织致信我国卫生部,承认我国已经成功消灭丝虫病。

第三节 淋巴水肿诊断方法的演变及最新进展

淋巴水肿可以通过临床表现进行诊断,常用的辅助检查方法为淋巴闪烁造影和 MRI 淋巴造影,近年来,还发展出了吲哚菁绿荧光淋巴造影技术。

淋巴闪烁造影也称同位素淋巴造影或淋巴核素造影,是近 30～40 年来应用最广的淋巴系统检查方法。淋巴造影将造影剂注入组织间隙,选择性地进入淋巴管,部分造影剂可以高效地被淋巴结窦内皮细胞吞噬滞留,从而显示引流淋巴结、淋巴管的形态、分布及功能状态。检查时采用 γ 射线照相机来探测淋巴管和淋巴结中结合的放射性核素。淋巴造影剂有多种,目前国内常用的淋巴造影剂为 T^{99m} 右旋糖酐。

正常情况下淋巴管并不总是充盈,因此造影剂注射后并不总能捕捉到淋巴管的影像,尤其是造影剂注射 2～3 小时后,造影剂已被功能良好的淋巴管输送到区域淋巴结,此时如果淋巴结显影,则表示淋巴管的功能正常。

淋巴闪烁造影的优点是无创伤,较安全,易重复。淋巴闪烁造影是动态性的检查,在一定程度上反映淋巴管和淋巴结的输送功能。其不足是影像的分辨率不高,对淋巴管和淋巴结的结构显像不如直接淋巴造影和新近发展的 MRI 淋巴造影。其次,受检查的淋巴系统的范围也受到注射点的限制,每个肢体一般只采用 1～2 个注射点,因此不能反映肢体淋巴管整体分布的状况。淋巴闪烁造影的图像对临床医师选择治疗方法以及跟踪疗效只能提供初步的资料，不是精确的资料。另外，核素淋巴造影应用的造影剂具有放射性，检查所需的时间较长（2～24h）。

动态 MRI 淋巴造影：是目前最佳的淋巴系统疾病的检查方法，是一种形态和功能兼备的淋巴系统疾病新的诊断手段。检查提供淋巴管和淋巴结形态结构和功能方面的详尽信息，显著提高了淋巴循环障碍疾病的诊断水平，为临床医生选择恰当的治疗方法，开发新的治疗技术，探讨淋巴循环障碍疾病发生的病理生理基础都有很大的帮助。

淋巴水肿可以通过临床表现或者 MRI 结果进行分期。

按照临床水肿程度和纤维化程度，可以分为：

Ⅰ期：此期又称可逆性淋巴水肿。特点是用手指按压水肿部位，会出现局部的凹陷，下午或傍晚水肿最明显。休息一夜后，肿胀大部或全部消退。

Ⅱ期：此期水肿已不会自行消退。由于结缔组织开始增生，水肿区组织质地不再柔软，凹陷性水肿渐渐消失，组织变硬。

Ⅲ期：肿胀肢体体积增加显著，组织由软变硬，纤维化明显。皮肤发生过度角化，生长乳突状瘤。

Ⅳ期：也称象皮肿，晚期下肢淋巴水肿的特征性表现，由于肢体异常增粗，皮肤增厚角化，粗糙呈大象腿样改变，尤以远端肢体更加明显。由于患肢体积异常增大，沉重，以及外形的明显畸形，影响患者的日常行动和生活及工作。

另外，可以通过影像学检查，即 MRI 平扫图像进行淋巴水肿分期。MRI 的 T_2 加权像可以清晰显示淋巴水肿不同病期组织中的积水程度和部位，同时显示皮下组织中的脂肪沉积和纤维化的程度，下肢淋巴水肿Ⅰ期的水肿液较局限，最常见积聚在胫前方的深筋膜浅层（高信号），皮下层增厚并不明显；淋巴水肿Ⅱ期水肿液范围较广，MRI上可见高信号环绕深筋膜浅层，皮下层中度增厚；淋巴水肿Ⅲ期 MRI 显示皮下层增厚较明显，水肿液在皮下层弥散（高信号），在高信号的水肿液中有网格状的灰色信号代表纤维化的间隔；淋巴水肿Ⅳ期的皮下层异常增厚，皮下层以灰色不均匀信号为主，代表弥散在皮下的水分和沉积的大量脂肪组织以及纤维组织。

吲哚菁绿（indocyanine green，ICG）是一种临床常用、安全性高的二代荧光染料，其激发光和发射光均为近红外线，ICG 具有分子量大、在组织间液中被淋巴管吸收、通过淋巴循环代谢的特点，故可作为理想的示踪剂用于淋巴管系统显影。由于近红外成像能够穿透深达 2cm 生物组织，因此该造影技术能够良好地显示肢体浅表淋巴管道系统。Naoki 于 2007 年首次报道应用荧光染料 ICG 及红外荧光显像诊断肢体淋巴水肿。近年来，已越来越多的应用于淋巴水肿的诊断、疗效的评价以及术中淋巴管定位等。

第四节　淋巴水肿治疗方法的比较与启示

目前淋巴水肿的治疗方法主要有保守治疗和手术治疗两种。前者主要是指综合消肿治疗（complex decongestive therapy）——包括上海第九人民医院张涤生院士创立的"烘绑疗法"、淋巴手法引流、压力绷带、功能锻炼和皮肤护理的综合治疗手段。按照国际淋巴协会发布的共识，综合消肿疗法为治疗淋巴水肿的标准方法。该方法的成功有赖于合理的治疗方案设计及患者的依从性。研究表明，停止综合消肿疗法后淋巴水肿病情可能复发。随着外科技术的不断发展，手术成为淋巴水肿的治疗方法之一。按照淋巴水肿的病理生理机制，目前常用的淋巴水肿手术分为减容术和显微淋巴重建术，前者包括游离皮片回植术（Charles procedure）和病变组织抽吸术（liposuction），后者包括淋巴管静脉吻合术（lymph venous anastomosis，LVA）和血管化淋巴结皮瓣移植术（vascularized lymph node transfer，VLNT）。

淋巴水肿的常见手术方法如下：

1. 游离皮片回植术　游离皮片回植术又称作 Charles 术，手术方法为切除深筋膜浅层的纤维化组织和增生的脂肪以及深筋膜，再从切除的病变组织上取断层皮片覆盖手术区。皮片回植术是最早被运用在治疗淋巴水肿上的手术疗法。手术虽然清除了增生的病变组织，但同时也破坏了残存的淋巴管和血管，使得回植的皮片营养极差，导致术后并发症严重。为了降低术后并发症的发生率，在 Charles 术式的基础上，后人又进行了许多改进，比如保留穿支血管的皮片回植术。但是即便如此，游离皮片回植术的并发症发生率仍然很高，所以目前在临床上的运用越来越少。在极个别的情况下，可能用作其他手术方法的补充手术。

2. 病变组织抽吸术 病变组织抽吸术 1998 年由 Brorson 提出，主要用于治疗晚期淋巴水肿；该方法通过抽吸病变组织中过度沉积的脂肪组织来恢复患肢的正常外观及功能。病变组织抽吸术具有很好的减容效果，且并发症相对较少。然而，吸脂术并非是一个完美无缺的治疗方法，病变组织抽吸术后，患者需要终生接受压力治疗来维持手术的减容效果。对于患者来说，如果术后仍然不能摆脱对压力治疗的依赖，那么病变组织抽吸术的有效性就成了一件值得商榷的事。病变组织抽吸术通常仅对中晚期淋巴水肿患者适用。

3. 淋巴管静脉吻合术 20 世纪 60 年代，血管显微外科逐渐发展，O'Brien 将阻塞的淋巴管和浅表小静脉相吻合，使瘀滞的淋巴液直接通过吻合口流入静脉回流，这一手段被称作淋巴管静脉吻合术。继发性的组织纤维化是造成晚期淋巴水肿患肢外形和功能障碍的主要原因。即使重建了淋巴循环，按照已有的文献，淋巴管静脉吻合术对于晚期淋巴水肿仍缺乏满意的治疗效果。淋巴管静脉吻合术要求患肢仍然残存一定的淋巴循环功能，因此目前多数观点认为淋巴管静脉吻合术只适用于早期淋巴水肿的患者。

4. 血管化淋巴结皮瓣移植术 淋巴组织移植术是重建淋巴循环的另一种外科手术方式，是将具有正常功能的淋巴结皮瓣移植到患肢，通过移植的淋巴结分泌促淋巴管生长因子，同时对淤积的淋巴液起到"泵"功能来发挥作用，目的是将肢体远端的淋巴液泵向近心端。不同于淋巴管静脉吻合术对于患肢仍有淋巴循环功能的要求，淋巴组织移植术可适用于淋巴循环功能完全破坏的患者。但是这是一个"拆东墙补西墙"的手术，供区淋巴功能障碍是本手术一个不容忽视的术后并发症，因此阻塞性淋巴水肿患者是采取淋巴组织移植术比较理想的适应证。

第五节 淋巴水肿诊疗方法的研究

在诊断方面，淋巴闪烁显影仍被认为是诊断淋巴水肿的金标准，近红外吲哚菁绿（ICG）造影、MRI 淋巴造影等新兴显像手段各有其独特优势，或能与闪烁造影互补，更全面地显示患者淋巴系统，甚至成为新的诊断金标准，但仍需大量更深入的研究。更多的传统影像学手段也将与其他检查联合搭配应用，提高检查的精度与可靠性。

对于淋巴水肿目前尚无统一成熟的最佳治疗方案。总的来说，淋巴水肿的治疗需要多学科合作，包括内科治疗、无创治疗以及外科手术。显微技术的发展，术式的不断改善，使得淋巴管静脉吻合术和血管化淋巴结皮瓣移植术等生理重建变得可能。随着外科手术方面的研究不断深入，外科干预未来或许会在淋巴水肿治疗中占更大的份额，被更多早期患者所接受。

（龙 笑 蒋朝华 李圣利）

参 考 文 献

[1] Shaitelman SF，Cromwell KD，Rasmussen JC，et al. Recent progress in the treatment and prevention of cancer-related lymphedema. CA Cancer J Clin，2015，65（1）：55-81.

[2] Allen JR. Cheng MH，Lymphedema surgery-patient selection and an overview of surgical techniques. Journal of Surgical Oncology，2016，113（8）923-931.

[3] Lasinski BB，McKillip Thrift K，Squire D，et al. A sys-tematic review of the evidence for complete deconges-tive therapy in the treatment of lymphedema from 2004 to 2011.PM R，2012，4（8）：580-601.

[4] Partsch H，Stout N，Forner-Cordero I，et al. Clinical trials needed to evaluate compression therapy in breast cancer related lymphedema（BCRL）.Proposals from an expert group. International angiology：a journal of the Interna-tional Union of Angiology，2010，29（5）：442-453.

[5] Lasinski BB, Thrift MK, Squire DC, et al. A Systematic Review of the Evidence for Complete Decongestive Therapy in the Treatment of Lymphedema From 2004 to 2011.Pm & R the Journal of Injury Function & Rehabilitation, 2012, 4（8）: 580-601.

[6] Dellon AL, Hoopes JE. The Charles procedure for primary lymphedema. Long-term clinical results. Plastic and reconstructive surgery, 1977, 60（4）: 589-595.

[7] Brorson H, Svensson H, Norrgren K, Thorsson O. Liposuction reduces arm lymphedema without significantly altering the already impaired lymph transport. Lymphology, 1998, 31（4）: 156-172.

[8] Brorson H. Liposuction in Lymphedema Treatment. Journal of reconstructive microsurgery, 2016, 32（1）: 56-65.

[9] O'Brien BM, Mellow CG, Khazanchi RK, et al. Long-term results after microlymphaticovenous anastomoses for the treatment of obstructive lymphedema. Plastic and reconstructive surgery, 1990, 85（4）: 562-572.

[10] Becker C, Vasile JV, Levine JL, et al. Microlymphatic surgery for the treatment of iatrogenic lymphedema. Clinics in Plastic Surgery, 2012, 39（4）: 385-398.

[11] Lin CH, Ali R, Chen SC, et al. Vascularized groin lymph node transfer using the wrist as a recipient site for management of postmastectomy upper extremity lymphedema. Plastic and reconstructive surgery, 2009, 123（4）: 1265-1275.

[12] Ito R, Suami H. Overview of lymph node transfer for lymphedema treatment. Plastic and reconstructive surgery, 2014, 134（3）: 548-556.

[13] Viitanen TP, Maki MT, Seppanen MP, et al. Donor-site lymphatic function after microvascular lymph node transfer. Plastic and reconstructive surgery, 2012, 130（6）: 1246-1253.

[14] David W Chang, Jaume Masia, Ramon Garza 3rd, Roman Skoracki, et al. Lymphedema: Surgical and Medical Therapy. Plastic and reconstructive surgery, 2016, 138（3 Suppl）: 209S-218S.

第十章 数字技术应用

第一节 数字化模型建模技术

一、三维激光扫描数据建模技术

（一）三维激光扫描技术的原理

三维激光扫描（3D laser scanning）技术是基于激光测距的原理，通过高分辨率地采集被测物体表面大量的密集点云数据，从而快速构建被测物体三维数字模型的方法。三维激光扫描技术具有速度快、效率高、精度高、无辐射、非接触、安全性高、三维可视化等优点。三维激光扫描技术在医学领域已被广泛应用于医学模型制造、医学仿生、美容整形模拟、牙模制作、假肢矫形器制作等。

利用激光方向性强、单色性和相干性好等特性，通过激光测距可实现高精度的距离、角度和速度等的测量。激光测距集激光技术、光电转换技术及信号处理技术于一体，相较于传统测量方式，测程更远、精度更高、测量时间更短。三维激光扫描系统按照激光测距原理的不同，可分为脉冲式三维激光扫描系统、相位式激光扫描系统以及激光三角法扫描系统。

激光三角法扫描系统扫描距离短，精度高，可达到亚毫米级，是医学领域中最常用的三维激光扫描测量系统。激光三角法扫描系统基于激光三角法测距原理。激光三角法测距是根据被测物体表面对激光光条的调制，利用光学三角法实现深度信息的测量。激光三角法扫描系统通过激光器向被测物体发射激光，摄像机获取经被测物体表面调制回的激光，被测物体曲面深度变化会引起接收器端成像参数的变化，从而获得被测物体表面的深度坐标，再通过它们之间水平和垂直方向上的几何关系，得出被测物体表面每个点的三维坐标，并在软件中实现三维重建。

典型的激光三角法扫描系统由运动控制器、激光器、采集系统、三维位移平台、计算机等组成。测量时，计算机通过运动控制器使三维位移平台做扫描运动，整个激光三角法测量系统随之运动，经图像采集以及图像数据后处理，实现对被测物体的扫描。基于激光三角法测距原理的扫描系统可以安装在三坐标测量机或机械臂上，代替传统接触式测量探头，实现非接触式测量，也可安装在手持式设备上，通过人工操作实现复杂物体的快速、高精度的扫描建模（图10-1-1）。

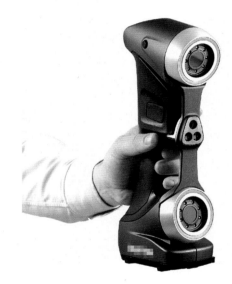

图 10-1-1　手持式三维激光扫描仪

三维激光扫描主要步骤包括：数据采集、数据预处理、三维图像重建、数据处理。

（二）三维激光扫描数据建模方法

三维激光扫描仪采集的原始三维数据以点云（point cloud）的数据形式存储。点云数据格式以点的形式记录物体表面三维信息，每一个点包含有三维坐标信息、反射强度信息或颜色信息。三维激光扫描仪或结构光扫描仪等方法获得的点云数量多且密集，称为密集点云。其他扫描方式若获得的点云数据较少，点与点之间的距离较大，则称为稀疏点云。典型的点云格式有 *.pts、*.asc、*.dat 等。

原始的点云数据不能直接进行 3D 打印或三维模型编辑处理，需利用逆向建模软件对点云数据进行转化。逆向建模软件可对扫描的密集点云进行优化，生成三角网格模型，三角网格模型经过处理可应用于快速成型，也可以根据三角网格模型构建出最终的 NURBS 曲面，输入到 CAD 软件进行后续的结构和功能设计工作。

1. 点云处理　三维激光扫描设备所获取的点云数据往往包含大量的离群点、噪声、冗余和孔洞等，影响建模质量。为了获得完整、光顺、单层的点云模型，需对点云进行预处理。点云数据预处理包括：离群点检测和去除、点云拼接和匹配、点云融合、点云去噪和光顺以及点云精简等。再通过对处理完成的点云进行封装，生成三角网格模型（图 10-1-2）。

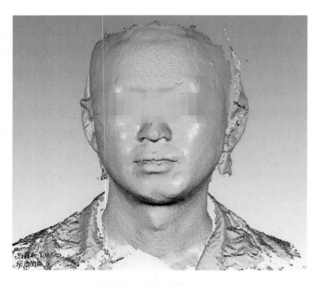

图 10-1-2　点云数据处理界面（软件为 Geomagic Studio）

2. 三角网格处理　由于点云处理不到位或三角化算法自身限制，封装生成的三角网格模型往往还会存在一定问题。因而需要对有缺陷的三角网格进行相关的后处理工作。三角网格的处理一般按照三角网格光顺→三角网格简化→三角网格细分→三角网格孔洞的修补→重新网格化→三角网格修复的流程进行。经过一系列处理，最终可获得光滑、平顺的三角网格模型，用于直接快速成型或进一步构建 NURBS 曲面（图 10-1-3）。

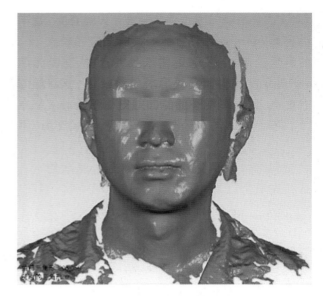

图 10-1-3　三角网格处理界面（软件为 Geomagic Studio）

3. NURBS 曲面建模　NURBS（non-uniform rational B-splines）曲面通过采用 B 样条曲线和曲面来表示被测物体轮廓和外形。由于 NURBS 曲面能够用统一的数学形式表示解析曲面和自由曲面，同时易于控制曲线及曲面形状，因而各主流商业建模软件都以 NURBS 曲面作为主要的高级曲面建模方法。NURBS 曲面重建方法大致分为两种：点 - 线 - 面重建法以及基于曲面片拟合重建方法。

点 - 线 - 面重建法对点云数据进行截线处理，通过少数点云数据拟合曲线，再使用 CAD 软件的拉伸、放样等功能完成曲面的构造。点 - 线 - 面重建法需同时使用逆向建模和正向建模软件，可以完成较高质量的曲面，广泛应用于航空航天、汽车制造等领域。

与点 - 线 - 面重建法不同，基于曲面片拟合重建方法可在三角网格模型基础上直接拟合 NURBS 曲面或先拟合 Bezier 曲面片再转换成 NURBS 曲面。这种方法相对简单、快速，能够直接在逆向建模软件中实现。以 Geomagic Studio 软件为例，利用"精确曲面"模块即可对经过处理的三角网格模型进行快速 NURBS 曲面建模。首先沿着模型的特征进行划分区域，再抽取区域轮廓线，并构造曲面片。自动完成的曲面片往往存在扭曲、交叉等问题，需通过编辑来修正不合理的网格。构造网格完成后，进一步构造格栅，生成 U-V 网格，最终拟合出 NURBS 曲面（图 10-1-4）。

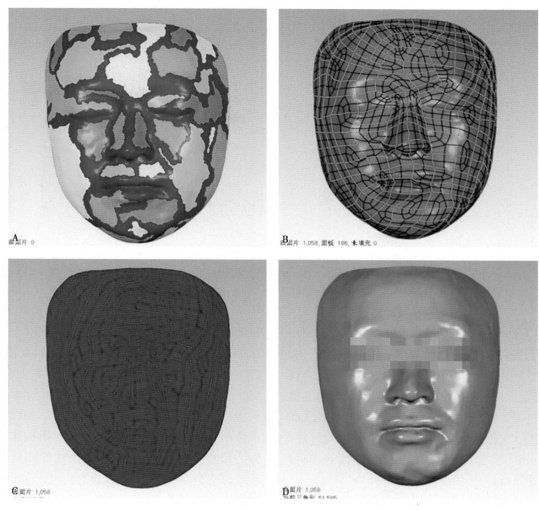

图 10-1-4　基于三角网格模型拟合 NURBS 曲面(软件为 Geomagic Studio)
A . 区域划分；B . 构造曲面片；C . 构造格栅；D . 拟合曲面

完成后的曲面，通过软件可比较曲面模型和点云数据之间的误差，对建模的精度进行检验（图 10-1-5）。

4. 常用逆向建模软件　三维激光扫描数据后处理过程中，点云数据处理、三角网格处理以及曲面建模等都需要在逆向建模软件中实现。目前使用较为广泛的专业逆向建模软件主要有 Geomagic Studio、Imageware、RapidForm 及 CopyCAD 等，以下对这几款软件作简单介绍。

（1）Geomagic Studio：Geomagic Studio 是由美国 Geomagic 公司研制的一款逆向建模软件，2013 年 1 月被 3D 打印巨头 3D System 公司收购。Geomagic Studio 在点云及三角网格处理方面具有强大的功能，能够确保用户获得高质量的多边形和 NURBS 模型，效率高、易操作，可以与所有主要的三维扫描设备和 CAD/CAM 软件集成使用，因而被广泛应用于包括科研和医疗机构在内的多个行业和领域。

Geomagic Studio 包含的主要模块有点云处理、三角网格处理和曲面建模模块等。

（2）Imageware：Imageware 由美国 EDS 公司研制，后被德国 Siemens PLM software 公司收购。Imageware 具有强大的点云处理能力、曲面编辑能力和 A 级曲面的构建能力，被广泛应用于航空航天、汽车制造、消费家电、模具、计算机零部件等领域。Imageware 对硬件要求不高，可运行于 UNIX 工作站、PC 等各种平台，可以使用 UNIX、NT、Windows 等各类操作系统。

Imageware 主要包含的模块有基础模块、点云处理模块、曲线与曲面模块以及检验与评估模块。

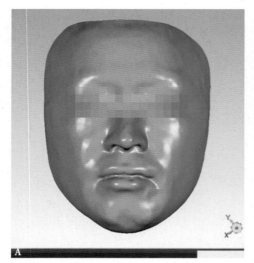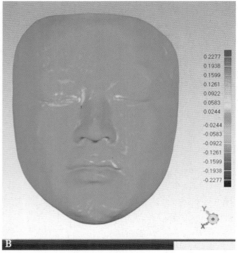

图 10-1-5　曲面重建精度评价
A. 面部曲面模型；B. 曲面重建误差

（3）RapidForm：RapidForm 是由韩国 INUS 公司研制的逆向建模软件，2012 年 10 月被 3D System 公司收购。RapidForm 软件具有新一代运算模式，还将点云处理、网格编辑、曲面建模以及实体建模集成为一体，同时可以与主流的 CAD 软件如 Solidworks、Pro/E 等进行无缝对接。RapidForm 软件主要应用于质量检测、医学、文物及建筑等领域。

（4）CopyCAD：CopyCAD 由英国 Delcam 公司研制，后被 Autodesk 公司收购。CopyCAD 提供了点云配准、自动三角化、交互式雕刻、光顺处理等强大的点云处理功能，与此同时，还能够完成三角形、曲面和实体混合造型，实现逆向与正向的混合设计。CopyCAD 被广泛应用于汽车制造、航空航天、模具、医疗以及消费品制造等行业。

二、基于 CT 与 MRI 的三维重建

（一）三维重建技术

三维重建是指将 CT、MRI 图像等包含人体解剖信息的 DICOM 数据利用计算机图形学技术直观形象的表示出来，能够为临床医生提供患者三维的结构信息。根据重建算法的不同，可以分为两类：面绘制和体绘制。

（二）面绘制

面绘制是指在三维图像数据场中重建出某一等值面的方法。所谓等值面是指满足函数 $f(x,y,z)$ 等于某一个定值的空间曲面。Marching Cube 是目前最流行的三维重建与显示技术之一。MC 算法的最初应用是针对规则的三维空间数据场，如 CT、MRI 等断层医学图像数据，后来 Hoppe 将 MC 算法用于任意不规则、非线性体数据，可进行大规模散乱数据的曲面重建与显示。MC 算法以体数据场中由相邻最近的 8 个体元所构成的立方体为最小等值面搜索单元，利用线性插值求出每一个立方体体素的三角剖分的构型，进而将整个物体表面以三角形网格的形式表示出来。该算法的基本假设是沿着六面体的边数据场成连续线性变化。MC 算法的提出提供了一种精确地定义体素及其内等值面的生成方法，然而在交点的连接方式上存在着二义性，要正确地构造等值面，必须解决二义性面上的等值点连接问题，否则在等值面连接上会出现空洞问题，通过对每个三角剖分所在边的情况进行分类，一共存在 15 类情况（图 10-1-6）。

用 MC 算法得到的网格模型所含的三角面片数目非常巨大，为了便于数据的存储与传输，以及对网格模型的旋转、平移、缩放、切割等交互操作，需要对网格模型进行简化，在保证网格生成质量的前提下，除去冗余数据信息。较典型的网格简化算法有：Turk 于 1992 年提出的重新布点法；Schroeder 于 1992 年提出的顶点删除法；Hoppe 于 1993 年提出的能量优化法，以及 1996 年提出的累进网格法；Garland 和 Heckbert 于 1997 年提出的基于二次误差测度（Quadric Error

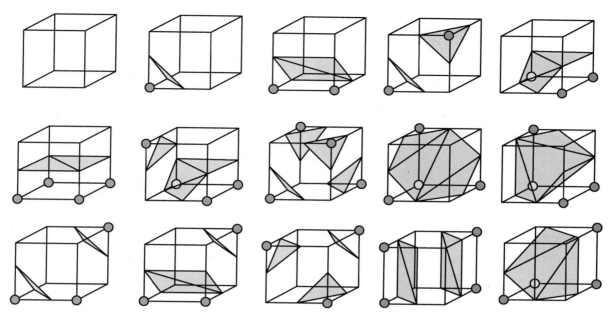

图 10-1-6　Marching Cubes 的三角剖分

Metrics，QEM）法；Lounsbery 和 Derose 于 1994 年提出的小波分解法。

尽管 MC 算法及其衍生算法是一种应用最广泛的可视化技术之一，但过去的几十年来，诞生的算法均先于普适性并行计算系统的出现，因此无法享有大规模并行计算的显著加速效果。随着大数据和并行架构的出现，传统的等值线绘制算法需要进行重新设计，以完全利用现代高性能计算硬件。在这种背景下，2015 年 William Schroeder（Kitware, Inc.）等人开发了一种高性能可扩展的等值线绘制飞边算法（Flying Edges，FE），并在可视化工具包（Visualization Toolkit，VTK）7.0 版本中开源提供使用。FE 算法不仅利用几何推理进行了计算裁剪，而且突破了合并重合点这一并行计算瓶颈。因此，FE 算法可以在串行和并行计算中表现出卓越的性能，同时还支持结合大数据并行和内存共享的异步计算。在 GPU 内存中，FE 算法可以处理更大规模的结构化图像数据，并且不需要额外的前处理或者搜索结构，是当前在共享内存和多核系统中最快的无前处理等值面绘制算法。

图 10-1-7 所示为采用同一患者 CT 数据作为输入图像，取灰度值 200 作为等值，在一台 4 核 8 线程计算机上分别使用 MC 算法和 FE 算法执行等值面提取过程 100 次，记录输出面网格模型和算法消耗时间（表 10-1-1）进行对比分析。由结果

可以看出，通过 MC 和 FE 算法得到的模型单元数相近，网格质量相同，新型高性能并行 FE 算法的执行效率却是传统 MC 算法的 14.3 倍，该算法加速优势在更大规模数据、更多核 CPU 或 GPU 处理计算时更加明显。图 10-1-8 为利用 Flying Edges 重建的其他模型。

表 10-1-1　比较 MC 和 FE 算法时间消耗

算法	单次算法耗时 /s	面单元数	耗时比例
MC	22.797	5 325 816	14.3
FE	1.594	5 299 730	1

（三）体绘制

体绘制是指利用三维图像数据直接生成二维图像的技术。三维中每个像素点根据一定的规则赋予一定的透明度和颜色，使得医生可以清楚地了解患者身体各个器官和部位的三维情况。通常 CT 对骨组织具有较好的分辨，而血管肌肉等软组织能够在 MRI 数据场中很好地被识别。因此临床上通常会将同一患者的 CT 和 MRI 数据进行配准融合后利用体绘制来显示，为医生提供详尽的参考。

主流的体绘制根据所采用的投影算法不同，分为以对象空间为序的 Ray Casting 算法、以图像空间为序的 Splatting 算法以及综合前两者的

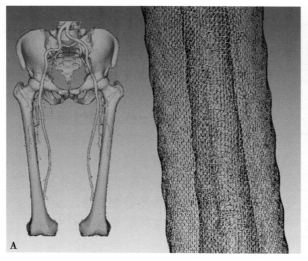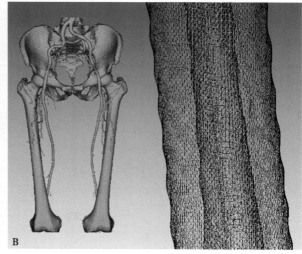

图 10-1-7　应用 MC 和 FE 算法的面网格重建

A. MC 算法；B. FE 算法

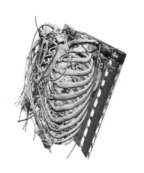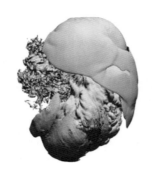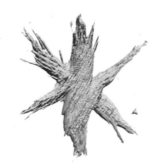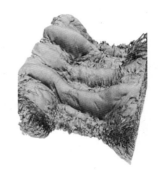

图 10-1-8　Flying Edges 重建的其他模型

Shear Warp 算法。各个算法的核心在于如何将三维数据场中每个像素点在当前视角下按照一定的规则绘制到屏幕上。算法的难点在于像素点的快速遍历以及如何实现任意视角下图像显示的实时性。Ray Casting 是在当前视角下发射一条光线与三维数据场相交，通过计算光线的传输方程得到最后的图像。该算法的绘制质量较好，但实时性较差。Splatting 算法将整个体数据投射到屏幕上，再根据每个像素对屏幕像素的贡献来合成图像，其优点在于可以减少那些在当前视角下对二维图像贡献为 0 的像素的遍历，从而提高了绘制的速度，但绘制的图像效果不如 Ray Casting 算法。而 Shear Warp 算法是将三维数据按照从前到后的顺序进行错切，使投影光线与三维数据场垂直，最后合成二维图像。该算法极大地降低了计算量，绘制速度得到提高，但图像的质量受到错切的影响，仍然有待提高。以上三种算法都是基于纯软

件的绘制，随着计算机硬件水平的提高，目前基于计算机 GPU 加速的算法得到广泛的研究和应用，图 10-1-9 为利用 GPU 加速绘制的人体模型。

（四）两种建模技术的对比

上文对三维重建的两种技术分别进行了简单的叙述，两者都可以对 CT 或 MRI 进行三维可视化，但原理非常不同。面绘制和体绘制各有自己的优点和适用范围。如果对已经分割出来的单一组织的数据进行三维重建，首选表面绘制。因为表面绘制用到的数据量小，重建速度快，也完全能够满足应用的需求，而且在有些情况下，如虚拟内镜，需要在器官内部进行可视化模拟时，必须用表面绘制的方法进行重建。体绘制适用于对多个器官的 CT 或 MRI 扫描图像进行重建，有利于观察各器官之间或病灶与正常组织的空间位置关系，所以在实际的临床应用中有较大的意义。它的缺点是数据量太大，对硬件的要求较高。另

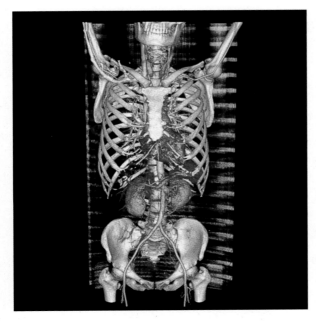

图 10-1-9　基于 GPU 加速的体绘制

外，体绘制只是对图像进行可视化渲染，并不是由点线面构成的几何结构，而面绘制本质上是几何建模，其建模结果可以导出格式为 STL 的文件进行 3D 打印或是导入其他 CAD 软件进行手术规划。目前体绘制主要应用于影像科的工作站中，主要起辅助医生诊断的作用，而面绘制技术通过与术前规划及 3D 打印技术结合，可以更好地应用到临床，特别是复杂的案例。

（五）基于面绘制的三维重建流程

一般从 CT 或 MRI 图像到生成三维模型都需要经过几个关键过程，包括图像滤波、图像分割、三维重建以及模型光滑。

1. 图像滤波　CT 或 MRI 图像来源于医学成像系统，通常成像系统由于电路中不含信息量的电压或电流，会使输出的图像带有噪声。出现这种现象的原因包括大功率电子器件的接入、大功率电设备的开启或断开、雷击闪电等产生的电磁波或减肥脉冲通过磁电耦合进入放大电路。

常用的滤波算法包括均值滤波算法、中值滤波算法、改进的中值滤波算法等。这里只简单介绍均值滤波算法和中值滤波算法。均值滤波算法属于线性去噪的方法，其特点是运算简单快速，能够有效去除高斯噪声。均值滤波的方法是对图像中的每个像素都应用一个模板，该模板由其邻近的若干像素组成，最后该像素的值由该模板的

均值来代替，图 10-1-10 是对中值滤波算法是一种非线性平滑滤波算法，其基本原理是将图像中某一点的像素值用该点的一个邻域中各个点的中值代替。相比于均值滤波，中值滤波的优势在于它不仅可以抑制噪声，特别是椒盐噪声，还可以使得边缘模糊效应大大降低。

2. 图像分割　图像分割是图像处理的关键步骤，目的是将图像分成各具特性的区域并提取出感兴趣目标的技术和过程，从而为定量、定性分析提供基础，同时它也是三维可视化的基础。图像分割是图像处理、图像分析和计算机视觉等领域最经典的研究课题之一，也是最大的难点之一，其理论与方法至今未获得圆满的解决。在医学领域，图像分割也一直是非常活跃的研究课题，近年来，已有许多新的研究成果发表，提出了许多新颖的算法。

分割算法可根据像素灰度值的不连续性和相似性，分为利用区域间灰度不连续性的基于边界的算法和利用区域内灰度相似性的基于区域的算法。主流医学图像分割算法包括：区域增长算法、分水岭算法、可变形模型算法、level set 算法、Markov 随机场算法、Voronoi-diagram 算法、模糊连接算法、及联合算法等。此外，还包括结合特定理论工具的方法，如：人工神经网络法、基于小波变换的方法、基于统计学的方法、基于分形的方法、基于数学形态学的方法等。

阈值分割是最常见的图像分割算法。阈值可以是一个设定的最小值，最大值或是一个区间。阈值的意义在于将图像的像素进行分类，满足阈值条件的即为我们要提取的像素，相反则不是我们要提取的区域。图 10-1-11 所示为对原始图像图 10-1-11A 进行阈值分割的结果，其中图 10-1-11B 最小阈值为 180，图 10-1-11C 最大阈值为 180，图 10-1-11D 区间阈值为 [170，190]。

基于形态学插值的算法输入为部分标记出的封闭区域，即该封闭区域内为我们感兴趣的区域，其优势在于算法仅需少量的输入即可插值出中间层的分割结果。利用手动单层分割若干层，再将分割结果输入到该算法中就可快速得到整个图像的分割结果。在保证准确度的情况下，大大地提高了分割效率。图 10-1-12 为基于形态学插值算法的应用效果。

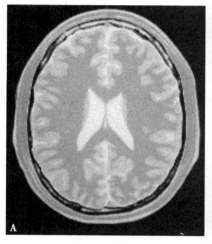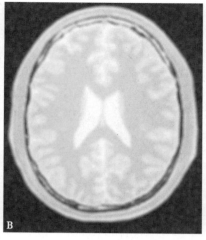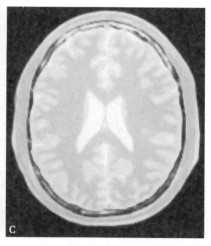

图 10-1-10 对原始 MRI 图像
（A）分别应用均值滤波（B）和中值滤波（C）

图像分割近几年来一直是医学图像处理研究的热点，特别近来结合人工智能，有望能极大地提高图像分割的质量和效率。但目前基于人工智能的医学图像分割还处于初期研究阶段，未见到大规模的应用实例，半自动及手动分割仍然是当下最常见和可靠的方式。

3. **三维重建** 图像分割的本质是将图像数据的像素分为两类，一类是背景图像，通常设定其像素值为 0，另一类为我们感兴趣区域，其值通常设定为非 0。三维重建即是将我们感兴趣的像素构建为几何模型。目前最常用的算法是 Marching Cubes 算法，Flying Edges 算法相对于 Marching Cubes 算法的优势在于有效地利用了并行运算。目前开源工具包 VTK 均提供了相应的接口。图 10-1-13 为利用 Flying Edges 算法进行三维重建的模型。

4. **模型光滑** 三维重建后模型的质量一般都会较为粗糙，需要利用光滑算法对模型进行处理。常用的光滑算法为 Sinc 滤波函数，利用该函数可以对模型进行单元几何结构的优化，使得顶点能够更加均匀的分布，一般只对模型里的线、多边形或是三角面片进行处理，对于孤立点不会做处理。对模型运用该算法时，选择不同的迭代次数，模型光滑后的结果也不一样。图 10-1-14 分别为采用了 20 次迭代和 200 次迭代后的模型。可见迭代的次数越多模型越光滑，但也意味模型与原始的几何结构差异性越大，因此需要根据具体的情况选择合适的迭代次数。

（六）三维建模应用实例

图 10-1-15 所示为一面部肿瘤患者横断面和矢状面的 CT 图像，其左侧颌面部见一形状不规则的软组织团块影，大小为 8cm×8cm，密度不均，

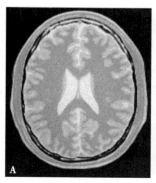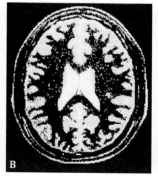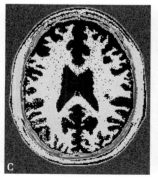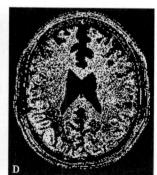

图 10-1-11 对图像（A）阈值分割：最小阈值（B），最大阈值（C），区间阈值（D）

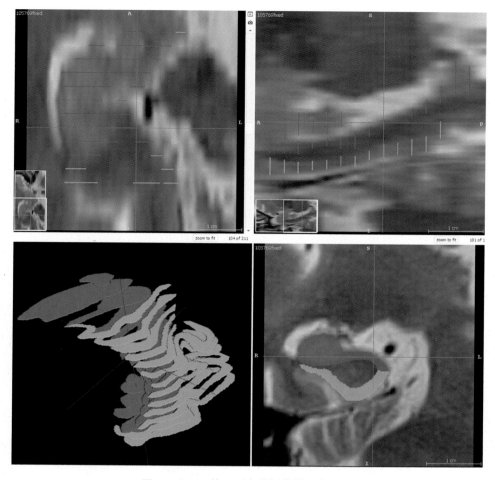

图 10-1-12 基于形态学插值的图像分割

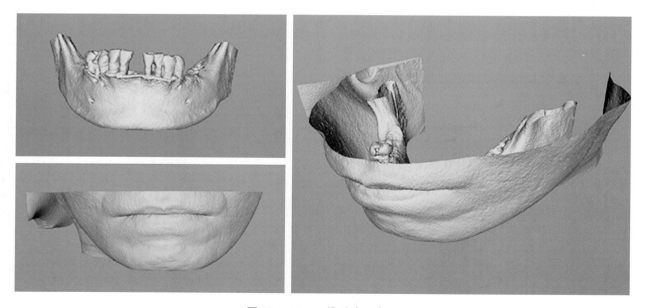

图 10-1-13 三维重建示意图

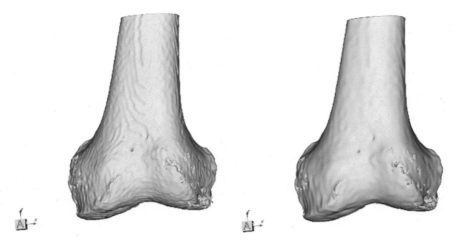

图 10-1-14 运用不用光滑迭代次数重建后的三维模型

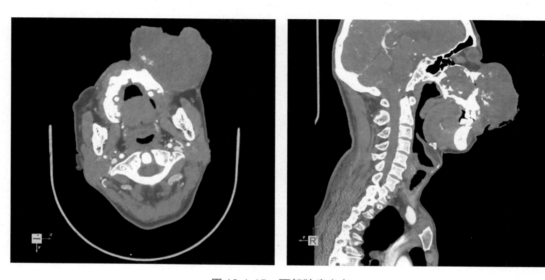

图 10-1-15 面部肿瘤患者

可见钙化影，边界不清，增强后 CT 值为 100HU。周围侵及眶下壁、上颌窦、筛窦以及上颌骨颊侧骨壁，可见血管穿行。左颌下见数个肿大的淋巴结影。

仅依靠二维图像很难对肿瘤的大小及形态做出判断，后续采用数字手术规划技术进行肿瘤的模拟切割，手术导板设计等。因此需要对其进行面绘制的三维重建。考虑其图像质量较好，不必进行图像滤波操作。

（七）基于形态学插值的肿瘤重建

在横断面上勾画出肿瘤的关键轮廓，轮廓包围的像素作为形态学插值的输入。图 10-1-16 所示为在 9 个横断面上勾画出肿瘤形态。肿瘤在横断面方向上大概有 164 层，如果手动勾画每一层，效率将非常低。临床医生也没有足够的时间去勾画每一层。应用形态学插值算法，只需在关键层面上对肿瘤进行准确的划分，即可得到肿瘤完整的分割结果，继而用于肿瘤的三维重建。

应用形态学插值算法的优势在于提高了图像分割的速度，将逐层手动分割转变为少数关键的单层手动分割，一定程度上减轻了临床医生的工作负担。为保证分割的质量，应当逐层检查分割效果，对于分割结果不准确的部分可结合手动分割的方法进行修正。开源平台 3D Slicer 中具有该功能模块，商业软件 Medraw 也集成了该项功能，且更注重用户体验。图 10-1-17 为三维重建的肿瘤模型。

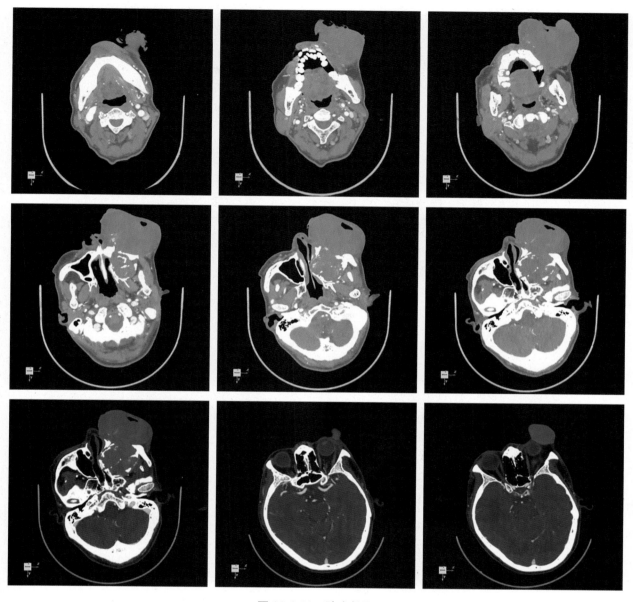

图 10-1-16 肿瘤断层

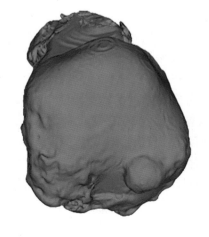

图 10-1-17 三维重建肿瘤模型

（八）骨组织及血管建模

选择阈值为 200 可重建出骨组织和增强血管，光滑迭代次数为 20。图 10-1-18 所示为建模结果。通过重建的模型可以清晰地观察肿瘤影响的区域。重建的模型可导出为 STL 文件作为术前医生手术演示样本，可以加强医患沟通，帮助患者了解受累部位及手术步骤等，如图 10-1-19 所示。

基于重建的模型，还可进行手术规划，如在三维模型上虚拟切割面对模型进行虚拟切割，并在此基础上设计术中的切割定位导板。

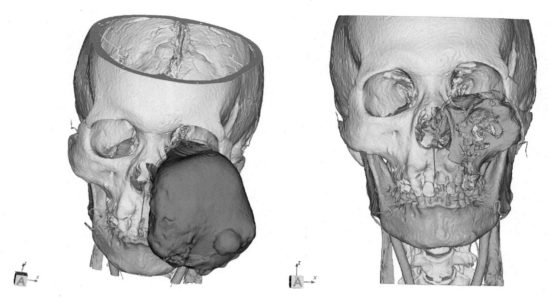

图 10-1-18 骨组织与血管建模

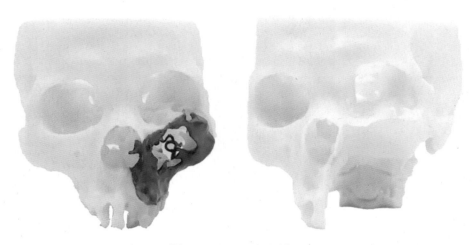

图 10-1-19 3D 打印模型

（王 燎 陈晓军 戴尅戎）

第二节 计算机辅助手术中导航技术在整复外科中的应用

随着整复外科技术进步以及病患对手术效果要求的日益提高，现代整复外科对手术精度的要求也日益提高，对术后各类并发症的容忍程度却日渐苛刻，对于整复外科手术过程中的解剖和重建操作的精度要求远超以往，传统的依赖医师主观经验和手工操作的低精度手术越来越难以满足临床的实际需求，更对手术中实时验证手术效果提出来全新的要求。幸运的是，随着计算机技术和控制技术的快速发展，计算机辅助手术中导航技术帮助整复外科医师在高精度手术领域取得了长足的进步。

计算机辅助手术中导航技术是一项结合了医学影像技术、光电磁定位技术、工程制造技术、计算机人机交互技术、临床医学与解剖学知识体系的综合性工程。它最早应用于神经外科，用于帮助外科医师精确地重现手术前径路规划、定位病灶位置并且精准的进行手术操作。之后，手术导航技术又被引入耳鼻喉科以及颅底外科手术，配合内镜技术帮助外科医师在狭窄的操作径路中精确地定位病灶进行手术操作。从 20 世纪 90 年代至 21 世纪 00 年代早期，手术导航技术开始被广泛地引入颅颌面外科、眶颧外科等学科，在肿瘤切除、骨骼重定位、创伤重建、皮瓣移植等整复外科修复重建的重要领域发挥出了越来越重要的作用。

一、计算机辅助手术中导航技术的操作过程

手术中导航操作包括两个主要的部分：

1. 手术前规划

（1）数据导入：目前常见的术中导航系统均支持 CT、锥体束 CT（CBCT）及 MRI 影像的导入和处理，部分系统还能够支持 C 臂机、分层造影或减数造影、三维表面扫描等技术获取的三维数据（图 10-2-1）。DICOM 格式是最常用的数据输入格式。

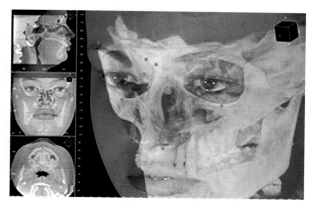

图 10-2-1　3D MD 系统中实现的多源图像融合，可进一步用于虚拟手术及导航规划

（2）注册标定：通过专用软件将输入的不同来源的同一患者数据交互配准于统一的影像坐标体系中，并标记术中定位需要的骨或软组织表面特征性标志点或标志面。

（3）手术操作规划：在专用软件中，对导入的数据进行影像标记、切割、镜像、重定位以及手术路径的标记，实施虚拟的手术操作，模拟手术中的步骤过程，给出术中实际操作需要的参考标记。这一过程也被称作为虚拟手术的过程（图 10-2-2）。

虚拟手术是虚拟现实技术（virtual reality，VR）在临床外科医学中的卓越应用。虚拟现实技术由 Jaron Lanier 在 1986 年最早提出，通过三维显示装置、空间位置捕捉装置及控制设备操作计算机对数字化的三维影像进行人机交互操作。Chinnock 等于 20 世纪 90 年代初期将此技术引入外科学领域后，虚拟手术技术得到了迅速的发展，帮助外科医师在手术前无创伤的反复验证不同的手术方案、步骤，受到了热烈的欢迎。21 世纪 10 年代以来，随着更进一步的增强现实（augmented reality，AR）及混合现实（mixed reality，MR）技术的突破性发展，计算机模拟手术的实用性、人机交互性能均得到了长足的发展，在手术规划、手术导航、手术训练等领域发挥出了无可比拟的优势。

2. 手术中导航

（1）系统架设：在术中，于患者手术操作部位附近架设定位装置，供系统架设空间坐标基准（图 10-2-3）。定位装置需要牢固地固定于患者的

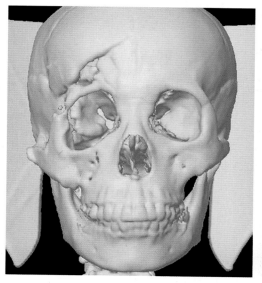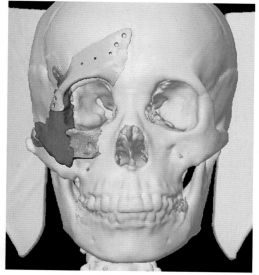

图 10-2-2　在 Brainlab 系统中行虚拟手术规划及植入体设计

术区附近且在手术过程中与待操作部位不发生相对位移。目前常用的固定方式包括紧固带、骨固定钉等方式。

（2）系统配准：通过预先设立的标志点或标志面，将导航系统中储存的影像数据与术中患者实时位置进行配准（图10-2-4）。数据配准既可以通过软组织标志实现，如 Medtronic 及 Fusion 公司的表面追踪系统或 Stryker 及 Brainlab 公司推出的配准面罩方法，也可以通过预设的骨组织标志点来实现（Brainlab 为代表）。结合增强现实标示系统的咬合板定位配准等方法近两年在临床中也开始得到了一定的应用。

（3）导航操作：将术前设计数据与术中患者空间位置精确配准后，外科医师即可在术前设计的参考标记提示下，根据手术前规划的过程，逐步实现所需的手术过程，通过实时定位采样与回馈，保证病灶切除、骨及软组织重建等操作与术前规划精准一致，达成所需的手术效果。

目前临床常用的实时定位采样手段主要包括光学定位及电磁定位两种方法（表10-2-1）。光学定位法采用的定位标记为反光球体。通过同轴摄像头捕捉位于患者术区及手术工具上不同款式的近红外反光球的位置，利用三角定位法计算不同工具的空间位置实现实时采样。电磁定位法需要先在手术区域架设预设的规律磁场，在患者术区及工具上附加专用电极或磁极，捕捉其切割磁场运动时产生的磁电变化计算其空间位置而实现实时采样的目的。

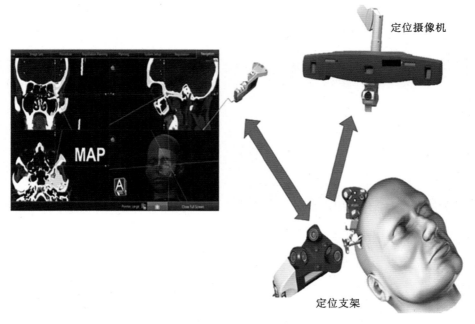

图 10-2-3　基于颅骨钉支架的导航系统架设与配准验证

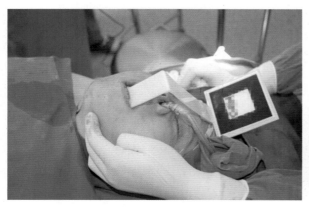
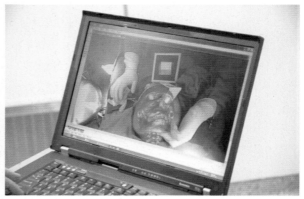

图 10-2-4　利用增强现实技术及咬合板定位配准实现术中实时配准与规划影像显示

表 10-2-1 常见导航追踪采样技术比较

定位追踪方法	优点	缺点
光学定位 （Brainlab®，Medtronic Stealth， Stryker Nav3 等）	1. 定位精度高、响应快 2. 操作区域大 3. 专业限制少，应用场景广泛 4. 骨及软组织均可应用	1. 需要线性视野，不能被遮挡 2. 价格昂贵 3. 多需要颅骨钉，增加创伤
电磁定位 （Medtronic，Stealth Fusion®， Brainlab 等）	1. 架设方便，追踪点可以粘贴固定，减少创伤 2. 价格较为便宜 3. 不受操作遮挡，无需关注视野 4. 表面注册为主，多用于耳鼻喉科、神经外科 　 等软组织形变较少的学科领域	1. 追踪范围较小，必须在预设磁场 　 中操作 2. 精度相对较低 3. 受磁性工具干扰，术中工具需经 　 消磁处理
组合模式 （Medtronic Stealth station® system，Brainlab 等）	具有前述所有优点	新兴技术尚不成熟且价格极为昂贵

二、计算机辅助手术中导航技术在整复外科临床的常见应用

计算机辅助导航技术当前广泛地应用于整复外科多种场景中，如异物取出、各类先天性颅面畸形治疗、骨纤维异常增殖症切除、颅底及颌面部肿瘤切除及重建、早期或晚期眶颧外伤畸形的修复重建、正颌外科的精确重定位、面部轮廓整形的精确操作等（图 10-2-5～图 10-2-8）。

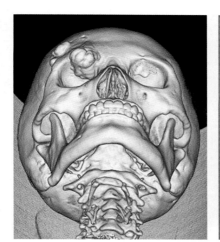
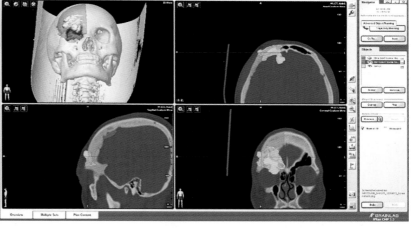
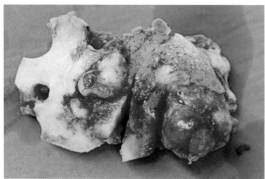
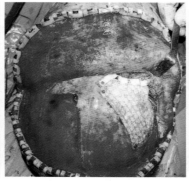
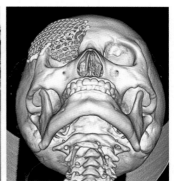

图 10-2-5 导航定位辅助下额 - 前颅底肿瘤切除与修复

通过导航影像可以精确地标定肿瘤的范围大小予以切除，并在修复眶顶时辅助定位、避免损伤视神经、保证修复体的对称性。如能配合人性化定制植入材料或自体组织定向诱导培育，临床治疗将更加便捷

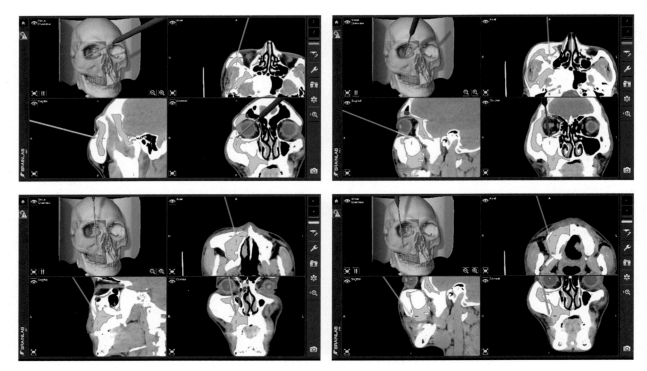

图 10-2-6　骨纤维异常增生症的手术治疗是术中导航技术最典型的应用场景之一

患者术中利用导航技术可以充分地验证切除范围是否达到设计需要(红色为对称设计位置),并避免伤及视神经管、眶下神经血管束等重要结构,有望配合机器人技术实现临床治疗手段的飞越

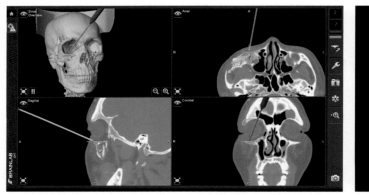
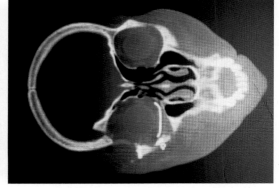

图 10-2-7　陈旧性眶颧复合体骨折复位并修复眶下壁缺损

利用术中导航技术是保障患者术后眶颧眼对称性的重要临床手段。尽管现有技术已经可以帮助临床实现高精准的骨组织复位重建,但仍不能确保甚或仅仅是初步预估手术后软组织的对称情况,需要进一步临床积累及技术发展

三、计算机辅助手术中导航技术在整复外科领域的现状与展望

经过近 30 年的发展,计算机导航技术在外科系统已经具备了无可替代的作用,在整复外科尤其是针对面颈部骨骼组织修复重建或美容手术中,成为保障手术精度的代名词,与计算机设计手术截骨导板一起共同提高了整复外科手术精确

性,保障了患者的实际利益。

但我们仍应当明确地认识到,当前的计算机辅助术中导航技术仍有着难以避免的局限性。

1. 当前的导航设备术中实时追踪技术仍然以点追踪为主,为保证导航精度,缺少形变的骨组织手术如正颌手术、眶颧复位、骨肿瘤切除等更易实现导航效果,软组织的术中导航由于点追踪的局限性而难以实现,亟待术中面影像捕捉技

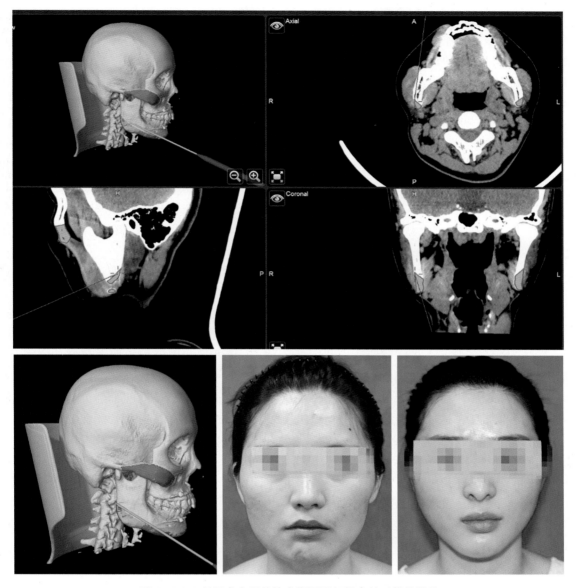

图 10-2-8 利用术中导航技术指导面部轮廓整形截骨操作

可以帮助术者精确把握轮廓整形术后的对称性。注意为避免颞下颌关节活动对导航定位的影响，术前 CT 扫描及术中导航时均利用固位钉做颌骨间结扎。这是一种有创操作，是现有设备性能不足的表现

术和智能化形变判定算法的进一步提升。同时现有设备配准过程中大多需要有创操作，亟须更高效的无标志实时配准技术为临床提供更好地帮助，而这对视觉识别和人工智能技术提出了极高的要求。

2. 现有导航设备的影像输出与手术实际视野并不统一，术者需在不同视野中反复切换，徒增疲劳并影响实际判定，需要新一代轻便清晰的混合视野输出技术解决这一问题，或与机器人手术技术结合亦可有所裨益。

3. 由于参与研究开发的团体、公司繁多，标准繁复，当前导航设备与内镜系统、显微镜系统、近红外荧光显示设备、激光治疗仪等临床常用设备缺乏统一有效的接口，难以方便有效的协同工作，亟待建立整复外科临床设备协作标准，更好地融合多种系统，并帮助导航技术融入软组织重建与美容手术之中。

4. 现有的光学、电磁定位导航方法虽经长期的发展，仍各有利弊，随着 5G 技术和物联网技术的快速发展，新的无遮挡定位方法已经提上日程，将对导航技术产生全新的推动力。

5. 整复外科医师本身亦应当清晰地认识到

现有术中导航技术的优势与劣势，敏锐地发现临床治疗过程中的缺陷与不足，主动地学习利用高新技术手段帮助自己解决问题克服困难，为临床治疗带来更好的效果。

6. 当前我国术中导航系统市场仍处于被跨国巨头垄断的阶段，设备昂贵，国产设备仍缺乏竞争力，务须加强我各大科研院所团体科技成果转化，早日迎头赶上，在这一高精尖领域发出我国自主的声音。

（俞哲元）

第三节 医用机器人与智能化技术在整形外科领域的应用

一、医用机器人在整形外科领域的应用

（一）定义

医用机器人技术（medical robotics）是集医学、生物力学、机械力学、材料学、电子信息学等多学科为一体的新型交叉领域，主要应用于手术规划模拟、微损伤精准定位、无损伤诊断、辅助手术、安全医疗教学等。

（二）发展历史与现状

1920 年，Karel Capek 首次在作品中提出机器人（robot）这一名词。Robot 是从古代斯拉夫语 Robota 演变而来的，最初的意思是"被强制劳动的工人"，具有"奴隶机器"的含义。1942 年，Isaac Asimov 对机器人进行了定义并在作品 I, robot 中提出了著名的机器人三大法则。1959 年，Joe Engelberger 和 George Devol 共同研制了世界上第一台工业机器人并在 1961 年将其命名为 Unimate，在美国通用汽车公司投入使用。

1985 年，Kwoh 等人首次将机器人应用于医学领域，在 Puma560 工业机器人的辅助导航下完成了第一例脑组织活检手术。美国 Integrated Surgical Systems 公司于 1987 年推出专门的外科机器人系统 NeumMate，并于 1991 年推出全球第一个骨科手术机器人 RoboDoc，其在 1992 年完成了全球首例机器人辅助全髋关节置换术。1994 年，美国 Computer Motion 公司推出了 Aesop 机器人，是全球首款获得 FDA 认证，能用于微创手术的医用机器人。1997 年，美国 Intuitive Surgical 公司推出 Da Vinci 系统，主要由医生控制台系统、床旁操作臂系统和成像系统三部分组成，其在 2000 年获得 FDA 运营许可。1999 年，Computer Motion 公司推出 ZEUS 系统，由一个操作平台及三个固定在手术台上的机械臂组成，并于 2001 年获得 FDA 商业运营许可。但自 2003 年，Computer Motion 公司被 Intuitive Surgical 公司收购后，ZEUS 系统已不再生产。目前达芬奇机器人手术系统已成为世界上应用最广泛的医用机器人系统，在心胸外科、泌尿外科、妇产科、普外科等领域均得到广泛应用，深受广大外科医生的认可和推崇。

国内在医用机器人研发方面起步较晚，但发展势头非常迅猛。1997 年，北京航空航天大学和解放军海军总医院联合研制了基于 Puma262 的脑外科机器人辅助定位系统，并成功应用于临床，填补了我国医用机器人研究的空白，以此为基础的睿米®机器人在 2018 年通过 CFDA 批准，成为国内首个获批的神经外科机器人系统。2004 年，北京航空航天大学与北京积水潭医院联合研制了具有 6 个自由度的小型模块化机器人系统，以此为基础的天玑®机器人于 2016 年成为了国内首个通过 CFDA 批准的骨科机器人系统。2010 年，由天津大学、南开大学和天津医科大学总医院联合研制出的妙手 A 手术机器人系统，是国内首个具有自主知识产权的手术机器人，并达到了国际领先水平。

（三）构成与分类

医用机器人系统一般由固定系统、控制系统、动力系统和外接系统等构成。

根据自动化程度，医用机器人可以分为三种：一是全自动化机器人，可以按照术前规划的程序自动进行手术；二是半自动化机器人，手术操作者在术中进行操作时可以在某一个环节输入指令进行操作；三是非自动化机器人，只能传导手术操作者的动作。

（四）机器人辅助外科的优势与不足

自 1987 年首例腹腔镜胆囊切除术完成以来，微创手术已逐渐成为全球外科发展的大方向，成为许多疾病治疗的"金标准"。但随着临床医学的不断发展，其局限性也日渐显露。主要表现在：①内镜通常显示手术视野的二维平面图像，降低

医生操作的手眼协调性；②术者需要依靠助手持内镜和辅助操作，降低医生操作的稳定性；③手术器械活动自由度较少，一定程度上限制了手术区域；④手术器械末端的触觉反馈差；⑤操作孔的杠杆作用导致对抗直觉的反向器械操作；⑥手部震颤被放大，降低医生操作的准确性；⑦很难完成缝合、吻合、显微外科等精细操作；⑧术者在"三角形"状态下手术，不适合复杂和长时间手术。目前腔镜外科在复杂手术的拓展应用中遇到了瓶颈。

当前机器人辅助外科已部分突破腔镜外科原有的局限性，进一步提高了手术精度。其优点主要有：①高分辨率的三维图像处理系统，有助于术者更清晰地进行辨别和操作；②可滤除生理性颤动，增加操作稳定性；③可按比例缩小动作幅度，提高操作精确性；④可进行安全设定，如术者头部离开目镜，手术器械即被原位固定，提高操作安全性；⑤装配有高自由度的手术器械，提高操作灵活性；⑥没有杠杆作用，操作更符合直觉；⑦可选择性放大手术视野，使缝合和（显微）吻合简单易行；⑧术者坐位操作，降低劳动强度，更利于复杂和长时间手术；⑨操作直观，便于学习掌握，并使远程手术成为可能；⑩手术适应证更加广泛，可用于部分传统腔镜不可及的领域。

但机器人辅助外科在临床推广应用的时间尚短，目前处于不断研发完善阶段，仍有很多问题亟待解决。手术机器人的缺陷主要包括：①触觉反馈功能缺失，术者只能依靠视觉信息反馈进行弥补；②整套系统体积庞大，安装、调试过程复杂，需要配备专门的手术室和配套设施；③整套系统技术复杂，使用过程中有可能发生各种程序或机械故障，需要配备专门的医学工程师；④术前相关准备工作较传统手术操作耗时较长；⑤手术费用高昂，包括购置费用、耗材费用和维修费用等。目前第三代四臂达芬奇机器人的总体购置费用在 2 000 万人民币以上（中国大陆），每年还需要不菲的维修保养费用，且平均每次机器人手术的耗材费用要比传统手术高出 3 万～4 万元人民币。

（五）整形外科领域的主要应用

目前国内外尚没有一款适用于整形外科领域的商业手术机器人系统，各国研究团队均处于积极研发阶段。整形外科手术机器人的研发方向主要集中在颅颌面外科、机器人辅助显微外科和经口腔机器人外科等。以下仅罗列一些典型应用实例。

1998 年，德国洪堡大学团队研发的 OTTO 手术机器人（图 10-3-1），是全世界第一台应用于颅颌面外科手术的机器人系统。它采用主从式控制方式，基于三角形运动学机器人系统设计，可通过导管插入方式在颅骨植入固定物。

2001 年，德国卡尔斯鲁厄大学 Engel 等人研制了一款颅面外科手术机器人系统（图 10-3-2），可初步实现在颅骨面上的钻、铣及切削操作。该

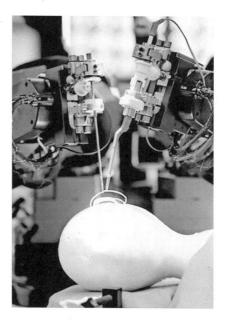

图 10-3-1 OTTO 手术机器人

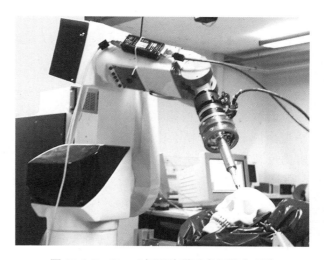

图 10-3-2 Engel 颅面外科手术机器人系统

机器人系统有 7 个自由度，末端安装了力传感器，还整合了图像导航系统，可进行术中导航。但该机器人系统是基于史陶比尔工业机器人进行的改装，体积较大、灵活性差，限制了在临床手术中的应用。而且，该机器人系统的消毒也是一个相当棘手的难题。

国内，北京理工大学段星光研究团队于 2011 年研发了一种适用于颅颌面外科手术的辅助机器人系统（图 10-3-3）。整个机器人系统呈关节坐标型，共有 3 个机械臂，每个机械臂有 7 个自由度，前 6 个自由度用于位姿的确定，后 1 个自由度用于末端执行器的夹持。该机器人系统采用主从式操控模式，可实现远程手术。同年，上海交通大学周巍等人研发了一款适用于颅颌面外科手术的辅助机械臂，该机械臂有 7 个自由度（图 10-3-4）。但尚未见相关动物实验及临床手术的报道。

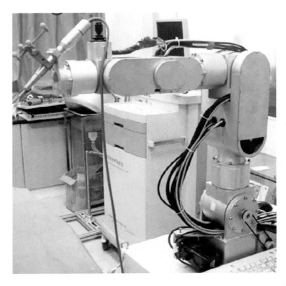

图 10-3-4　周薇研究团队颅面外科辅助手术机器人系统

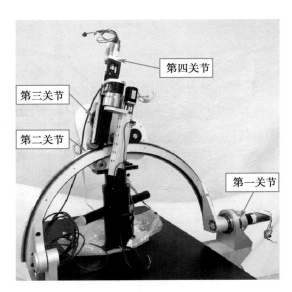

图 10-3-5　颅颌面外科手术辅助机械臂

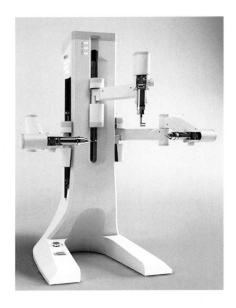

图 10-3-3　段星光研究团队颅面外科辅助手术机器人系统

2011 年，北京理工大学孔祥战等人研制了一款颅颌面穿刺手术机器人（图 10-3-5），可辅助完成颅面肿瘤穿刺活检等手术。该款机器人具有 5 个自由度，可进行精准稳定的操作，术中具有实时力反馈功能。尸头实验证明该款机器人具有较好的手术精度。

（六）展望

随着各领域技术的发展和集成，医用机器人朝着小型化、专业化、系统化的方向不断发展。整形外科对操作精密性和准确性有着极高的要求。所以，整形外科手术机器人在构型设计、运动与定位的精确性和稳定性、驱动传动方式和安全性能保障等方面有更高的要求。目前暂无理想的整形外科手术机器人，未来需要各位整形外科医师和工科专家携手合作，逐步完善。

整形外科手术机器人，应能满足整形外科手术的各种操作需求，能遵循术前设计的轨迹准确运行，末端执行器能够精确完成手术操作。机器人体积方面，应在满足手术需求的基础上尽可能紧凑、轻巧，不能遮挡手术视野或影响其他机械设备的正常使用；稳定性能方面，为避免手术过程中神经与血管等重要组织受到损伤，机器人钻孔、截骨等手术操作应保持稳定、连续,避免发生振动与偏斜;辅助手术方面,机器人应配有实时力反馈或定位功能,帮助医生实时判断、干预手术进程,以尽可能避免操作失误的发生;安全性方面,除机器人手术操作需保持足够稳定外,应限定各关节运动范围在允许的安全范围内,还需配有紧急停止装置防止遇到突发或紧急情况。此外,手术机器人应满足医疗设备无菌操作的要求,末端执行器应便于术前高温高压消毒灭菌。

二、智能化技术在整形外科领域的应用

智能化技术主要体现为计算机技术、精密传感技术和 GPS 定位技术的综合应用。手术机器人目前通常作为一个单纯的操作系统,智能化程度很低,而智能化技术的出现,可有效提高其自动化程度及智能化水平。目前整形外科常用的智能化技术主要包括:虚拟仿真系统(virtual reality,VR)、增强现实系统(augmented reality,AR)、遥外科(tele-surgery)技术等。这些技术的出现,一定程度上可弥补传统手术导航技术的缺陷,进一步提高了整形外科手术的精确性。

临床上,经典的手术导航过程通常需要术前先拍摄带有定位标记(多数为有创的配准标志物)的影像数据,建立包括人体组织结构及手术设计方案在内的虚拟三维数字化模型;术中再在实际人体上附加定位跟踪装置(多为有创固定装置,多采用光学识别的方式),采集术中人体的三维空间位置;通过两套空间坐标系之间的配准,完成预设手术方案和术中人体组织结构的配准,图像信息显示在相应的导航显示器中。如果需要指导手术器械的运动方向,还需要在手术器械上安装实时定位跟踪装置,以便医师根据显示器中的拟合图像进行相应调整。该技术存在以下不足:①所有的导航信息均显示在另外的显示器中。医师在手术中不得不一边看虚拟的导航图,一边将三维图像与患者真实的解剖组织进行对照,术者需要在不同视野中转换;②由于显示器是平面的,必须通过二维图像的景深来体现三维空间位置。将三维的人体、三维数字化虚拟设计方案、手术器械平面化,将开放的三维手术视野转换为类似内镜的二维显示,反而增加了实际导航下手术操作的难度;③导航用的手术器械必须安装有

定位和跟踪装置,为体现其空间位置必须要有 3 个以上的定位跟踪装置,并不是所有的手术器械都能符合安装定位跟踪装置的要求,同时在某些整形外科手术中,如下颌骨截骨手术,手术视野狭小,很容易遮挡定位跟踪装置,影响器械的定位,进一步局限了该种导航技术的适用范围。

(一)虚拟仿真系统

虚拟仿真系统(VR),即虚拟现实系统,是指由计算机生成的一个可交互的虚拟环境,利用显示技术和其他辅助手段达到人机一体感的一种技术,其基本特点为沉浸、交互和构想。它涉及计算机图形学、人机交互技术、传感技术、人工智能等,可以逼真地模拟现实世界的事物和环境,让人有身临其境的感觉。自 1995 年,Wagner 等学者首次在整形外科手术中结合虚拟仿真技术与影像导航技术,用头盔式显示器实现虚实结合的影像显示,虚拟仿真系统已成为整形外科一种重要的信息显示系统。

(二)增强现实系统

增强现实系统(AR),是在虚拟仿真系统基础上发展起来的一种新技术,其基本手段是将计算机生成的虚拟物体或场景叠加到真实场景中,从而实现对现实感知的增强;其基本特点为虚实结合、实时交互和三维注册。目前已逐步取代虚拟仿真系统成为整形外科领域的新宠,广泛应用于术中导航、手术培训和预演、临床诊断和远程医疗等。增强现实系统的优点在于可将患者术前的影像信息(CT 或 MRI)叠加到手术视野中,增加医师对手术区域结构的了解和感知,给手术带来更加直观的认识,将虚拟模型叠加到手术视野中,产生实时"透视"的效果,以指导手术高效进行。该系统一般包含 4 个基本步骤:①获取真实场景信息;②对真实场景和坐标位置进行分析;③预制虚拟景物;④合并或直接显示虚实结合信息。

(三)遥外科系统

遥外科系统是在机器人遥操作技术基础上发展起来的一种新型外科模式。根据医生和患者所处的位置关系,遥外科又可分为本地遥外科和远程遥外科两种模式。顾名思义,本地遥外科是指医生和患者同处一室,医生远离患者一定距离,通过主端交互设备控制从端机器人进行手术操作,如已经商业化的 Da Vinci 机器人系统;远

程遥外科则是指医生和患者分处不同的位置，如不同的手术室、不同的医院、不同的地区，甚至远隔千山万里，2001 年远跨大西洋的"林白手术"（Operation Lindbergh）初步证实了远程遥外科在技术和临床上的可行性，是远程外科技术发展的一个重要里程碑。

在遥外科手术中，医生是手术的实际规划者和操作者。他们根据视频传感器反馈的实时图像，操作手柄，直接控制所有手术器械的运动。相对于传统微创外科，遥外科技术更符合人机工程学和医生的操作习惯。传统的微创外科器械对医生的动作要求非常严格，例如：在微创腹腔镜或者关节镜手术中，受小切口处杠杆效应的限制，内镜设备的运动只能有 4 个自由度（1 个直线自由度和 3 个以切口点为中心的旋转自由度），医生能够感知的操作末端的真实力触觉反馈也非常有限，只能通过观察监视器视频中显示的组织变形和颜色变化来做出判断。而遥外科系统可以改善甚至消除这些缺点。此外，遥外科还能够提高

医生在人体狭小空间或受限空间内的操作灵活性。由于遥外科系统的主端控制器一般采用 6 个自由度以上的机器人设备，所以医生可以非常灵活地操作主端控制器，通过从端手术器械实现在患者体内的灵巧手术操作；而且，医生在主端的操作动作传递到从端设备末端（患者体内）时，能够按比例缩小，并自动滤掉人手的颤动，大大提高手术操作的稳定性、精确性和安全性，降低医生的操作疲劳，进一步提高手术质量。

遥外科技术与系统尽管取得了一定发展，但仍面临诸多问题，需要研究者们进一步克服。首先，网络延时问题。需要将网络延时降低到人的有效感觉之下，实现临场感手术操作；其次，网络安全问题。需要进一步改善网络通信条件，优化手术所用的数据传输流，提高网络传输效率，克服数据丢包、病毒、数据变异等问题，提高手术安全性。最后，适应证扩展问题。需要进一步扩大遥外科系统的应用范围。

（柴　岗）

参 考 文 献

[1] Chinnock C. Virtual reality in surgery and medicine. Hosp Technol Ser, 1994, 13(18): 1-48.

[2] Watzinger F, Wanschitz F, Wagner A, et al. Computer aided navigation in secondary reconstruction of post traumatic deformities of the zygoma. J Craniomaxillofac Surg, 1997, 25(4): 198-202.

[3] Gellrich NC, Schramm A, Hammer B, et al. Computer assisted secondary reconstruction of unilateral posttraumatic orbital deformity. Plast Reconstr Surg, 2002, 110(6): 1417-1429.

[4] Gateno J, Xia J, Teichgraeber JF, et al. A new technique for the creation of a computerized composite skull model. J Oral Maxillofac Surg, 2003, 61(2): 222-227.

[5] Heiland M, Habermann CR, Schmelzle R. Indications and limitations of intraoperative navigation in maxillofacial surgery. J Oral Maxillofac Surg, 2004, 62(9): 1059-1063.

[6] Jones RM, Khambay BS, McHugh S, et al. The validity of a computer-assisted simulation system for orthognathic surgery(CASSOS) for planning the surgical correction of class Ⅲ skeletal deformities: single-jaw versus bimaxillary surgery. Int J Oral Maxillofac Surgr, 2007, 36(10): 900-908.

[7] Millar MJ, Maloof AJ. The application of stereotactic navigation surgery to orbital decompression for thyroid associated orbitopathy. Eye, 2009, 23(7): 1565-1571.

[8] De Vos W, Casselman J, Swennen GR. Cone-beam computerized tomography(CBCT) imaging of the oral and maxillo-facial region: a systematic review of the literature. Int J Oral Maxillofac Surg, 2009, 38(6): 609-625.

[9] Kaipatur NR, Flores-Mir C. Accuracy of computer programs in predicting orthognathic surgery soft tissue response. J Oral Maxillofac Surg, 2009, 67(4): 751-759.

[10] Yu H, Shen G, Wang X. Navigation guided reduction and orbital floor reconstruction in the treatment of zygomatic orbital maxillary complex fractures. J Oral Maxillofac Surg, 2010, 68(1): 28-34.

[11] Mazzoni S, Badiali G, Lancellotti L, et al. Simulation-guided navigation: a new approach to improve intraop-

erative three-dimensional reproducibility during orthognathic surgery. J Craniofac Surg, 2010, 21(6): 1698-1705.

[12] Lübbers HT, Jacobsen C, Matthews F. Surgical navigation in craniomaxillofacial surgery: Expensive toy or useful tool? A classification of different indications. J Oral Maxillofac Surg, 2011, 69(1): 300-308.

[13] Noh H, Nabha W, Cho JH, et al. Registration accuracy in the integration of laser-scanned dental images into maxillofacial cone-beam computed tomography images. Am J Orthod Dentofacial Orthop, 2011, 140(4): 585-591.

[14] Tavassol F, Kokemüller H, Müller Tavassol C. A quantitative approach to orbital decompression in Graves' disease using computer-assisted surgery: A compilation of different techniques and introduction of the "temporal cage." J Oral Maxillofac Surg, 2012, 70(5): 1152-1160.

[15] Wang Q, Chen H, Wu W, et al. Real-time mandibular angle reduction surgical simulation with haptic rendering. IEEE Trans Inf Technol Biomed, 2012, 16(6): 1105-1114.

[16] Markiewicz MR, Dierks EJ, Bell RB. Does intraoperative navigation restore orbital dimensions in traumatic and post-ablative defects? J Craniomaxillofac Surg, 2012, 40(2): 142-148.

[17] Cai EZ, Koh YP, Hing ECH, et al. Computer assisted navigational surgery improves outcomes in orbital reconstructive surgery. J Craniofac Surg, 2012, 23(5): 1567-1573.

[18] Wilde F, Lorenz K, Ebner AK. Intraoperative imaging with a 3D Carm system after zygomaticoorbital complex fracture reduction. J Oral Maxillofac Surg, 2013, 71(5): 894-910.

[19] Shen F, Chen B, Guo Q, et al. Augmented reality patientspecific reconstruction plate design for pelvic and acetabular fracture surgery. Int J Comput Assist Radiol Surg, 2013, 8(2): 169-179.

[20] Zinser MJ, Mischkowski RA, Dreiseidler T, et al. Computerassisted orthognathic surgery: waferless maxillary positioning, versatility, and accuracy of an image-guided visualisation display. Br J Oral Maxillofac Surg, 2013, 51(8): 827-833.

[21] Morrison CS, Taylor HO, Sullivan SR. Utilization of intraoperative 3D navigation for delayed reconstruction of orbitozygomatic complex fractures. J Craniofac

Surg, 2013, 24(3): 284-286.

[22] Gui H, Zhang S, Shen SG. Real-time image-guided recontouring in the management of craniofacial fibrous dysplasia. Oral Surg Oral Med Oral Pathol Oral Radiol, 2013, 116(6): 680-685.

[23] Bruneau M, Schoovaerts F, Kamouni R. The mirroring technique: A navigation-based method for reconstructing a symmetrical orbit and cranial vault. Neurosurgery, 2013, 73(1): 24-28.

[24] Stokbro K, Aagaard E, Torkov P, et al. Virtual planning in orthognathic surgery. Int J Oral Maxillofac Surg, 2014, 43(8): 957-965.

[25] Scolozzi P, Herzog G. Total mandibular subapical osteotomy and Le Fort I osteotomy using piezosurgery and computeraided designed and manufactured surgical splints: a favorable combination of three techniques in the management of severe mouth asymmetry in Parry-Romberg syndrome. J Oral Maxillofac Surg, 2014, 72(5): 991-999.

[26] Rambani R, Varghese M. Computer assisted navigation in orthopaedics and trauma surgery. Orthopaed Trauma, 2014, 28: 50-57.

[27] Olsson P, Nysjo F, Rodriguez-Lorenzo A, et al. Haptics-assisted virtual planning of bone, soft tissue, and vessels in fibula osteocutaneous free flaps. Plast Reconstr Surg Glob Open, 2015, 3(8): e479.

[28] Woo T, Kraeima J, Kim YO, et al. Mandible reconstruction with 3D virtual planning. J Int Soc Simul Surg, 2015, 2: 90-93.

[29] Baumann A, Sinko K, Dorner G. Late reconstruction of the orbit with patient-specific implants using computer-aided planning and navigation. J Oral Maxillofac Surg, 2015, 73(12 Suppl): 101-106.

[30] Fushima K, Kobayashi M. Mixed-reality simulation for orthognathic surgery. Maxillofac Plast Reconstr Surg, 2016, 38(1): 13.

[31] Bevans SE, Moe KS. Advances in the reconstruction oforbital fractures. Facial Plast Surg Clin North Am, 2017, 25(4): 513-535.

[32] Selber JC. Robotics in plastic surgery. Seminars in plastic surgery, 2014, 28(1): 3-4.

[33] Hassanein AH, Mailey BA, Dobke MK. Robot-assisted plastic surgery. Clinics in plastic surgery, 2012, 39(4): 419-424.

[34] Moustris GP, Hiridis SC, Deliparaschos KM, et al.

Evolution of autonomous and semi-autonomous robotic surgical systems: a review of the literature. The international journal of medical robotics + computer assisted surgery, 2011, 7(4): 375-392.

[35] 孔祥战. 颅颌面穿刺诊疗手术机器人关键技术研究. 北京: 北京理工大学, 2015.

[36] 周巍. 七自由度颅颌面外科手术辅助机械臂设计与分析. 上海: 上海交通大学, 2012.

[37] 李万刚, 崔静, 王建军. 机器人辅助外科的历史、现状和展望. 中国现代医学杂志, 2012, 22(36): 45-50.

[38] 张永红, 侯贺, 韩玉川, 等. 三维激光扫描技术在医学表面测绘中的应用进展. 生物医学工程学杂志, 2016, 33(02): 373-377.

[39] 梁晋, 史宝全. 3D 反求技术. 武汉: 华中科技大学出版社, 2019.

[40] 李伟涛. 三角形网格上曲面重构研究. 济南: 山东大学, 2013.

第十一章　体表组织与器官再造原则

第一节　传统的组织与器官再造方法

一、皮片移植

皮片移植（skin grafting）的应用始于 19 世纪后叶，当初仅限于刃厚皮及全厚皮的采取和移植。自 1939 年 Padgett Hood 发明鼓式取皮机后，外科医师可精确切取各种厚度的断层皮片，使取皮、植皮术在临床上应用更为普遍。

（一）皮肤的解剖组织学和生理功能

皮肤由表皮、真皮、皮下组织及附属器（毛囊、皮脂腺、汗腺、甲等）组成，是人体最大的器官。成人皮肤平均面积约 1.5m²，占体重的 16%。皮肤的动脉在真皮下形成真皮下血管网，是带真皮下血管网皮片的切取层次。此后，动脉进入真皮，在网状层中构成真皮血管网。真皮乳突层以下有毛细淋巴管网，收集该层中的组织间淋巴液，在皮下又汇成淋巴管网，然后形成与静脉伴行的淋巴管（图 11-1-1）。

1. **表皮**　表皮分为基底细胞层、棘细胞层、颗粒细胞层、透明层、角质层。基底细胞层系表皮最底层，只有一层排成栅状的圆柱形细胞，是人体最具分裂和代谢活性的细胞；从分裂到死亡，也即基底细胞角化的演变过程。最下层的基底细胞在向上移动过程中合成角蛋白，并在细胞形态、大小、内容、排列等方面发生演变，先后产生棘细胞、颗粒细胞；在颗粒细胞层以上的细胞死亡后成为不断脱落的角质层。该过程平均历时 2 个月左右。表皮和真皮之间是呈波浪状界面的基底膜，把两者紧密联结起来。基底膜为一层富有微孔的半透膜，营养物质、氧气及神经末梢均可从此通过并进入表皮。

2. **真皮**　真皮位于表皮和皮下组织之间，含有胶原、网状、弹力 3 种纤维和皮肤附属器。从组织结构上来看，可分为上部的乳突层和下部的网状层。

（1）乳突层真皮向表皮内指状伸入，与下伸的表皮脚相互犬牙交错，成一形态和功能单位，即为乳突层。乳突层中胶原纤维较细且疏松，向各个方向分布。该层富含毛细血管网、淋巴网和神经末梢感受器。取皮至该层时，出血点似针尖样细小，愈合后不留或留下浅表瘢痕。

（2）网状层组织致密，胶原纤维粗而密，交织成网，外绕弹力纤维及网状纤维，平行于皮面排列。这些坚韧组织结构，增强了皮肤的屏障作用。该层血管较少，但口径较乳突层粗，出血点呈斑点状。有学者认为，该层损伤愈合后瘢痕明显。在真皮中分布着能合成胶原组织的成纤维细胞，以及有游走吞噬作用的组织细胞、肥大细胞等。

3. **皮下组织**　皮下组织来源于中胚层，主要由脂肪组织和疏松结缔组织构成。胶原纤维束形

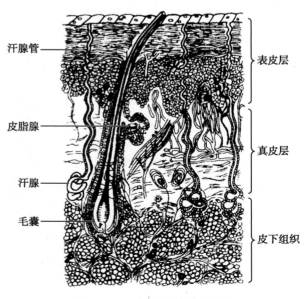

图 11-1-1　皮肤组织学示意图

成小梁，将脂肪组织分隔成小叶，纤维梁中富有血管、纤维、神经、淋巴管等。汗腺、毛囊也可见于此层。

4. 附属器

（1）毛发由毛囊长出：人体 95% 的体表有毛分布，但各部位长短、粗细、疏密不一。毛囊末端呈球状扩张，称为毛球；毛球的下端有一小团间叶组织突出，称为毛乳头，内有增殖力很强的毛母细胞。头皮、背部、四肢伸面的皮肤较厚，毛囊深达皮下层。所有毛发都有生长、脱落并被新毛所替代的周期性。头发平均生长期约为 2 000 天，休息期为100 天，健康人每天脱落头发一般不超过 100 根。

（2）皮脂腺呈分叶泡状腺体：几乎凡有毛囊之处必有皮脂腺，两者构成毛囊 - 皮脂腺单位，皮脂腺开口于毛囊上、中交界处。头皮、面颊、鼻翼部皮脂腺分布较密集，400～900 个 /cm²，分泌皮脂也最旺盛，是痤疮和皮脂囊肿的好发部位。

（3）汗腺：是单管状腺，有大、小汗腺之分，平均分布密度为 100 个 /cm²，其分泌部呈蟠管状，位于真皮下 1/3 或皮下层，导管开口于皮面。小汗腺分布于全身各处，分泌含有各种电解质的低渗汗液（如 0.25% NaCl）。大汗腺在人体已退化，仅分布于腋、外阴及趾蹼等处，分泌物除汗液外，尚含有蛋白质、糖和脂肪酸，汗液被皮肤表面细菌分解成饱和脂肪酸后，形成特殊臭味。

（4）指（趾）甲：位于指（趾）甲末端，有保护指（趾）端的作用并有精细触觉，指（趾）甲终身生长不停，平均每周增长 0.5～1.2mm。甲床的血供

丰富，尚有能调节微细血管舒缩的球体分布。

人体的皮肤与其他器官和组织一样，具有相应的功能，富含神经末梢和感受器，参与全身的功能活动，以维持机体和外界环境的对立统一，维持人体健康。皮肤的功能有屏障作用、感觉作用、调节体温、吸收作用、分泌和排泄作用等。

（二）皮片移植的分类与适应证

自体皮片通常按皮片厚度可分为断层皮片（刃厚、薄中厚、一般中厚、厚中厚）、全厚皮片及含真皮下血管网皮片 3 种（图 11-1-2）。

各种皮片的特点见表 11-1-1。

（三）取皮、植皮术

1. 术前准备　手术供区的选择通常与受区越接近，皮肤性质越相匹配。供区术前以清洗为主，每天 1 次；手术时供区忌用碘酊消毒，以 75% 乙醇或碘伏（PVP-I）消毒为妥。

对无创口的受区应清洁洗涤 3 天，对开放性创面的受区，术前处理十分重要。

2. 取皮术　取皮术可以分为徒手取皮、器械取皮。徒手取皮适用于断层皮片的采取。目前应用于临床的有 3 种取皮器械。滚轴式取皮刀（humby knife）、鼓式取皮机（Padgett-Hood, drum dermatome）、电动或气动取皮机（electrical or air-driven dermatome）（图 11-1-3）。

3. 植皮术　断层皮片和全厚皮片的植皮技术相同，有 3 个步骤。

（1）创面止血：在植皮前清除受区创面的血凝块后，对活动性出血点应尽可能仔细止血。

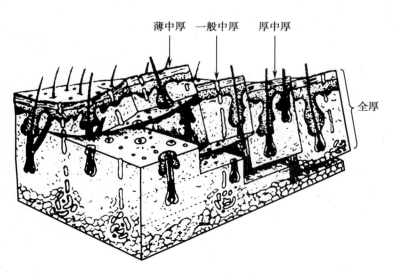

图 11-1-2　断层皮片和全厚皮片切去深度示意图

表 11-1-1　各种移植皮片的特点

种类	切取层次	皮片厚度 /mm	在创面上存活难易	存活后收缩性	弹性及耐磨性	色泽改变	质地改变	皮源量
刃厚	表皮 + 真皮乳头层	0.2～0.25	易	40%	差	明显	较硬	丰富
中厚	表皮 + 部分真皮	0.3～0.4（薄） 0.5～0.6（一般） 0.7～0.78（厚）	易 较易 尚易	10%～20%	较差 较好 好	明显 较明显 不明显	较软 较软 软	丰富
全厚	表皮 + 真皮全层	不同部位厚度不一，平均 1mm	尚易	几无	好	不明显	软	受限
含真皮下血管网皮片	表皮 + 真皮全层 + 真皮下血管网	不同部位厚度不一	不易	无	好	不明显	柔软	受限

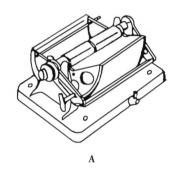

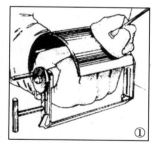
①

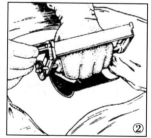
②

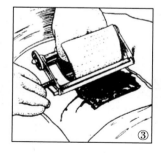
③

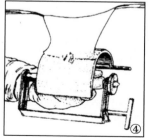
④

B

图 11-1-3　鼓式取皮机与取皮步骤

A. 鼓式取皮机；B. 取皮步骤：①鼓面及供区皮面涂胶水（或贴双面胶纸），②鼓面与皮面胶粘，③取皮，④从鼓面上取下大张皮片

（2）皮片固定：皮片固定的目的是使大张皮片紧贴于受区创面且不易移动。

（3）包扎和制动：打包包扎法是最可靠的方法，适用于新鲜创面整张皮片移植的受区。间断缝合，留长线或在每个皮钉上穿长线分成数组，供打包用。用棉花或质软的细纱布，逐层堆在移植的皮片上，达适当厚度后进行交叉打包。

自体皮片移植的方式有点状植皮、邮票状植皮、筛状植皮、网状植皮、大张植皮。

4. 术后处理

（1）受区处理：主要是观察有无影响皮片成活的并发症，如感染、血肿或血清肿的发生。皮片在移植成活后 10 天，纤维性愈合已较牢固。临床上，头颈部拆线一般为 8～10 天，四肢、躯干部为 14 天；全厚皮及含真皮下血管网皮肤移植后，以再延长几天拆线为宜。

（2）供区处理：主要原则是预防感染、免受机械性损伤。全厚皮和含真皮下血管网皮片切取后的供区通常采取缝合法闭合。断层皮片切取后的供区，由残存上皮细胞及附属器在创面上增生移行、相互融合而愈合。一般刃厚皮片供区在 10 天内愈合，中厚皮片在 14～21 天内愈合。

（四）皮片的存活与生长及生长后的特征

皮片的存活与生长过程，据 Suchel 和 Rmlolph Klein 研究，发现皮片移植后血管的建立有两个过程：①血浆营养期。当皮片被移植到受区创面上时，开始吸收受区血浆样液体，最初 48 小时内，皮片因吸收而使其重量增加（14 小时内增加 20%，48 小时内增加 30%），在毛细管作用下，这些流体在移植皮片毛细血管内皮空间包含着一些红细胞。当这个过程继续下去时，一个纤维网在皮片与受区之间形成，使皮片产生内源性固定。②血管再生与血液循环的建立。在移植48小时后，血管芽在皮片与受区间活跃生长；术后4～5天内，受区的血管芽长入皮片，同时也有受区血管和皮片内血管直接吻合形成新的血管网，至此，皮片重新血管化并建立循环。在临床上可见皮片明显转红，血液进入皮片后可抑制血管芽的过度增生。在皮片血管化的同时，新淋巴管也同时建立起来。由此可作出以下结论：皮片移植后存活的关键时期是在移植后24～48小时内。皮片如能在24～48小时顺利过渡到血管化即可存活；超过这个时间，在体温下大多数皮片细胞将开始自溶，皮下积液或有异物、皮片滑动都会阻碍皮片血管化的过程，使皮片移植归于失败。临床医师早就注意到皮片于受区存活生长后，在收缩性、色泽、耐磨性、皮肤附属器、感觉等方面均有一系列改变，这实际上反映了皮片在受区稳定的过程，通常需要3～6个月甚至更长时间。

（五）全厚皮片、含真皮下血管网皮片移植

1. 全厚皮片移植

（1）全厚皮片（full-thickness skin graft）：又称全层皮片，包含表皮和真皮全层。这种皮片因富含弹力纤维、腺体和毛细血管等组织结构，存活后柔韧、富有弹性，能耐受磨压，后期收缩小，肤色变化不大，色泽和质地接近正常，功能和外观效果均较满意，在整形外科临床上应用十分广泛。

（2）手术方法与步骤：供皮区选择供皮区应尽量选择与植皮区色泽和质地相似、隐蔽，可直接拉拢缝合的部位。植皮方法基本与中厚植皮相同。将全厚皮片贴合在创面，行边缘缝合，加压包扎或打包包扎，予以固定。术后包扎固定时间较长，术后应每天检查敷料包扎有无松脱、异味、疼痛、渗出，以及植皮区周边组织的水肿程度等，要给予及时处理，应特别注意眼部有无异物感、肢体有无指（趾）端血液循环障碍和神经压迫症等。如皮片成活良好，色泽近乎原色；如成活不佳，则可见花斑、水疱、表皮脱落甚至全层坏死。

2. 含真皮下血管网皮片移植

（1）含真皮下血管网皮片（free skin graft with subdermal vascular plexus）：由日本塚田贞夫（1979）创用。这是一种最厚的皮片，包含表皮、真皮和真皮下血管网及其间少许脂肪。因其更富有弹力纤维、腺体、毛细血管和少许脂肪组织，完全存活后较全厚皮片更加柔软、松动而富于弹性，能耐受磨压，收缩小，犹如皮瓣的效果。主要适用于颜面、颈部和手足、四肢关节等部位无菌创面的修复，但对创面基底血供的要求高于全厚皮片。

（2）手术方法与步骤：皮片制备供皮区可选择腹部、胸部和大腿内侧等处。皮片移植创面瘢痕及坏死组织等要彻底清除，肉芽创面需控制感染，止血要完善，皮片与创面紧贴，不留死腔；行间断缝合，皮片不可过松，包扎压力要适当，局部制动，包扎固定的时间应较长。如无菌创面植皮无感染迹象，可继续推迟开包换药时间至2周以后。

全厚皮片和断层皮片的存活通常历经血清吸取阶段和血管再形成两个阶段，皮片血供的重建有两种形式。含真皮下血管网皮片的成活质量与皮片本身结构及生长特点有关，植皮操作技术对其也有影响。

（六）真皮移植

真皮移植（dermis transplantation）是指皮肤去除表皮后真皮组织游离移植，包括真皮乳头层深层部分、全部网状层以及毛囊、皮脂腺、汗腺，也带有少量脂肪柱。真皮组织来源充足、质地柔软、结构致密、强韧而富有弹性，且毛细血管网密布而易于成活，埋植深层组织后，在较短期内即可与周围组织建立血供；其抗感染力较强，在稍差的条件下能成活，切取和移植操作也比较简单。因此，真皮移植是整形外科一项常用而有效的治疗手段。

二、皮瓣移植

（一）概述

1. 皮瓣的定义

皮瓣（skin flap）由具有血液供应的皮肤及其附着的皮下组织所组成。皮瓣在形成过程中必须有一部分与本体相连，此相连的部分称为蒂部。蒂部是皮瓣转移后的血供来源，又具有多种形式，如皮肤皮下蒂、肌肉血管蒂、血管蒂（含吻接的血管蒂）等，故皮瓣又称带蒂（或有蒂）皮瓣（pedicle skin flap）。

皮瓣的血液供应与营养在早期完全依赖蒂

部,皮瓣转移到受区,与受区创面重新建立血液循环后,才完成皮瓣转移的全过程。

2. 皮瓣移植的适应证 在皮肤软组织缺损的修复中,游离皮片移植与皮瓣移植是两种最常选用的方法。由于皮瓣自身有血供,又具有一定的厚度,因此在很多方面具有更大的使用价值,其具体适应证如下:

(1)有骨、关节、肌腱、大血管、神经干等组织裸露的创面,且无法利用周围皮肤直接缝合覆盖时,应选用皮瓣修复。

(2)虽无深部组织缺损外露,但为了获得皮肤色泽、质地优良的外形效果,或为了获得满意的功能效果,也可选用皮瓣。

(3)器官再造,包括鼻、唇、眼睑、耳、眉毛、阴茎、阴道、拇指或手指再造等,均需以皮瓣为基础,再配合支撑组织的移植。

(4)面颊、鼻、上腭等部位的洞穿性缺损,除制作衬里外,亦常需要有丰富血供的皮瓣覆盖。

(5)慢性溃疡,特别是放射性溃疡、褥疮或其他局部营养贫乏很难愈合的伤口,可以通过皮瓣输送血液,改善局部营养状况,因此均需选用皮瓣移植修复。放射性溃疡皮瓣移植修复后,不仅创面得以愈合,而且剧痛等症状也得以缓解。

3. 皮瓣的分类 传统的皮瓣分类方法为:①按皮瓣的形态分为扁平皮瓣与管形皮瓣(简称皮管)。②按取材及修复部位的远近,即按转移方式分为局部皮瓣(或称邻接皮瓣)与远位皮瓣(包括直接皮瓣与直接携带皮皮瓣)。

20 世纪 70 年代后,按皮瓣血液循环的类型又提出了以下分类法:①随意型皮瓣。由肌皮动脉穿支供血,缺乏直接皮动脉。②轴型皮瓣。由直接皮动脉及肌间隙或肌间隔动脉供血。

以上这些分类方法,未能说明包含更多组织成分的复合皮瓣,如筋膜皮瓣、肌皮瓣、骨皮瓣、骨肌皮瓣和感觉皮瓣等。

因此,新的分类方法应该是以血液供应类型为主导,并结合转移方式及皮瓣组成成分的综合分类方法(图 11-1-4)。

(1)随意型皮瓣

1)局部皮瓣(又称邻接皮瓣):①滑行推进皮瓣;②旋转皮瓣;③交错或易位皮瓣,此种皮瓣又称为对偶三角皮瓣或 Z 成形。国外专著称其为插入皮瓣。

2)邻位皮瓣。

3)远位皮瓣,可包含直接皮瓣、直接携带皮瓣、管形皮瓣或游离皮瓣等。但关于管形皮瓣、筋膜皮瓣的归属,若按血液供应情况看,既可含知名血管,也可不含知名血管。含知名血管的属轴型皮瓣的范畴;不含知名血管的属随意型皮瓣的范畴。

(2)轴型皮瓣

1)一般轴型皮瓣。

2)岛状皮瓣。

3)肌皮瓣。

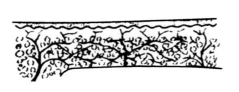

A

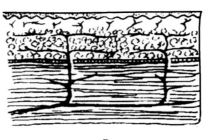

B

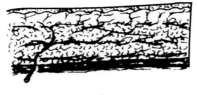

C

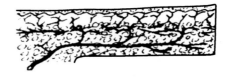

D

图 11-1-4 按血液供应的皮瓣的分类

4）游离皮瓣，比较准确的称谓是"吻合血管的游离皮瓣"。

5）含血管蒂的皮肤复合组织游离移植，包括骨肌皮瓣、组合皮瓣及其他预制的轴型皮瓣等。

（二）随意型皮瓣

随意型皮瓣（random pattern skin flap）也称任意皮瓣，是由血供特点决定的，即在皮瓣中不含轴型血管，仅有真皮层血管网、真皮下层血管网，有时也带有皮下层血管网，但没有携带动脉轴心血管。因此，在皮瓣移植时应注意长宽比例的限制，在操作时注意剥离平面的层次，并力争皮瓣平整，厚薄深浅一致，以保持血管网的延续性不受损伤。随意型皮瓣按供区距受区部位的近远，又可分为局部皮瓣、邻位皮瓣及远位皮瓣 3 大类。

1. 局部皮瓣 局部皮瓣（local skin flap）又称邻接皮瓣（adjacent skin flap），是利用缺损区周围皮肤及软组织的弹性、松动性和可移动性，在一定条件下重新安排局部皮肤的位置，以达到修复组织缺损的目的。局部皮瓣因色泽、厚度、柔软度与需要修复的受区近似，且手术操作比较简便，可以即时直接转移，手术多可一次完成，不需断蒂，一般修复效果比较理想，因而是整形外科最基础而常用的方法。

局部皮瓣的血供主要依赖于皮瓣的蒂部。一个皮瓣被掀起和转移至新的部位，在与受区建立新血液循环之前，皮瓣血供只有通过蒂部获得。因此，在设计皮瓣时，必须充分考虑到皮瓣蒂部是否有足够的动脉供血及充分的静脉回流；根据皮肤组织层次与血管网形成的特点，掌握好剥离的层次和平面，特别是近蒂部不能太薄，以防损伤血管网导致皮瓣血液循环障碍；除皮下蒂厚度外还要考虑蒂部的宽度，一般为 1:1，血液循环非常丰富的部位可达 1.5:1，并且蒂部不能有张力和扭曲。

（1）推进皮瓣：推进皮瓣（advance skin flap）又称滑行皮瓣（sliding skin flap），是利用缺损创面周围皮肤的弹性和可移动性，在缺损区的一侧或两侧设计皮瓣，经切开及剥离掀起后，向缺损区滑行延伸以封闭创面。

1）矩形推进皮瓣（rectangle advance skin flap）（图 11-1-5、图 11-1-6）。

2）三角形推进皮瓣（triangle advance skin flap）

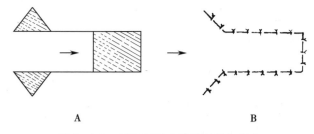

图 11-1-5 矩形推进皮瓣的设计与缝合

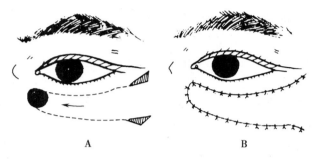

图 11-1-6 下睑下方滑行推进皮瓣修复缺损

适用于错位的组织复位及组织长度的延长，用横轴加长纵轴或纵轴加长横轴均可。

设计与缝合即临床常用的 V-Y 成形术或 Y-V 成形术。V-Y 成形术即在错位组织的下方作"V"形切开，并稍加剥离松解，使错位组织充分复位后，再作"Y"形缝合（图 11-1-7、图 11-1-8）。

3）双蒂推进皮瓣（bipedicled advance skin flap）适用于头皮、面颈部及小腿的梭形缺损创面（图 11-1-9）。

4）皮下组织蒂皮瓣（subcutaneous pedicle skin flap）的皮下组织蒂并不包含知名动脉、静脉。它的优点是充分利用了缺损区周围正常的皮肤组织，故皮肤质地近似，可以即时转移，转动灵活，愈合后平整，疗程短（图 11-1-10）。

（2）旋转皮瓣：旋转皮瓣（rotation skin flap, pivot skin flap）是在缺损边缘的一侧形成一局部皮瓣，按顺时针或逆时针方向旋转一定角度后，转移至缺损区进行创面修复覆盖。皮瓣近端的基点即为旋转的轴点，其旋转的半径长度应超出缺损的外缘。在临床上遇到缺损面积较大，周围正常皮肤的弹性和可移动性较小，不能用滑行推进皮瓣修复的病例，可选用旋转皮瓣，其尤其适用于圆形或三角形的缺损。

1）设计与转移：旋转皮瓣必须根据缺损区周围正常皮肤的弹性、可移动性进行设计。首先其旋

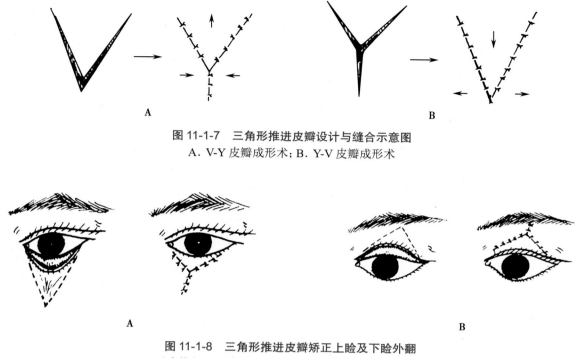

图 11-1-7　三角形推进皮瓣设计与缝合示意图
A. V-Y 皮瓣成形术；B. Y-V 皮瓣成形术

图 11-1-8　三角形推进皮瓣矫正上睑及下睑外翻
A. 下睑外翻 V-Y 皮瓣成形术；B. 上睑外翻 V-Y 皮瓣成形术

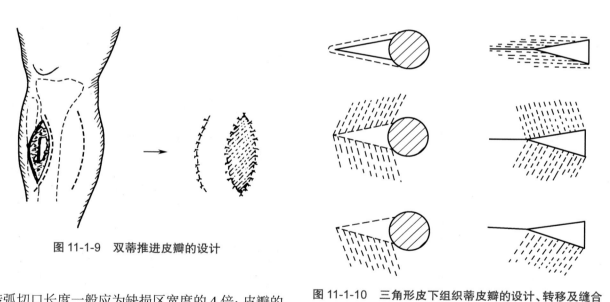

图 11-1-9　双蒂推进皮瓣的设计

图 11-1-10　三角形皮下组织蒂皮瓣的设计、转移及缝合

转弧切口长度一般应为缺损区宽度的 4 倍；皮瓣的长度（相当于旋转半径）应较创缘略长（约 >20%），若等长或稍短，转移后必然会在旋转轴线上产生张力，最紧的地方通常也就是最远的地方所产生的张力最大，一般称之为最大张力线，在设计时要设法克服这条线上的张力（图 11-1-11）。

2）旋转皮瓣设计旋转皮瓣在应用中，依据缺损的形状、大小及周围正常皮肤情况，可有以下几种设计：

①双叶皮瓣（bilobate skin flap）：即在缺损区的附近设计两个叶状皮瓣，第 1 个皮瓣靠近缺损区，大小与创面大致一样或稍大，第 2 个皮瓣仅为第 1 个皮瓣的 1/2 左右，两个皮瓣的轴线夹角在 60°～70° 之间选择。第 1 个皮瓣转移至缺损区后，第 2 个皮瓣转移至第 1 个皮瓣转移后的继发缺损区，第 2 个皮瓣转移产生的缺损区则设法直接拉拢缝合，多用于颊面部，可不植皮而有较好的外形效果（图 11-1-12）。

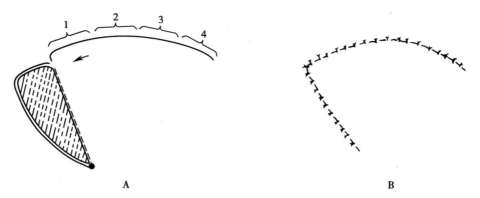

图 11-1-11 旋转皮瓣的设计之一：切口的长度

A. 设计（皮瓣切口长度4倍于缺损区的宽度）；B. 缝合后

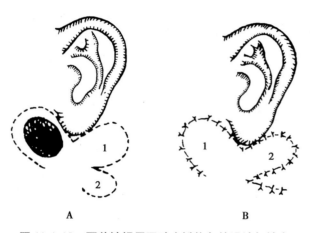

图 11-1-12 耳前缺损用双叶皮瓣修复的设计与缝合

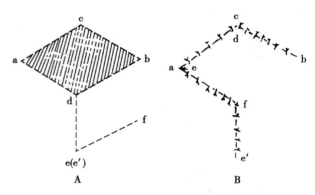

图 11-1-13 菱形皮瓣修复的设计与缝合

②菱形皮瓣及其改良菱形皮瓣（rhomboid skin flap）：首先由原苏联学者林伯格（Limberg AA，1946）提出，即在梭形或菱形缺损的一边设计一菱形皮瓣，正好可转移至菱形缺损区（图 11-1-13）。

3）交错皮瓣（transposition skin flap）：又称易位皮瓣或对偶三角皮瓣，简称 Z 成形，其中单 Z 插入在国外称为插入皮瓣（interpolation skin flap）。交错皮瓣是整形外科、美容外科应用最多、最广的一种局部皮瓣，因操作简便、效果好而备受医患欢迎。该皮瓣适用于蹼状瘢痕挛缩畸形的松解，条状、索状瘢痕及组织错位的修复，鼻腔、外耳道的环状狭窄，小口畸形的开大，以及肛门、阴道膜状闭锁畸形的整复等。

设计原理与操作：在条状或索状瘢痕的两侧设计一定角度的两个三角皮瓣，角度与轴线延长的长度有一定关系，即 30°角的皮瓣可延长 25% 左右，45°角的皮瓣可延长 50%，60°角可延长 75% 左右，角度大于 60°后虽然延长的百分率可

更大，但因蒂部相对太宽而不易转移。上述数字只是数学上的计算，在活体上远不能达到理论上的数值。

一些学者观察到 60°角的皮瓣仅能延长 28%～36%。在对患者进行术前预测时，可将索状瘢痕两侧形成的对偶三角皮瓣的垂直高度相加，即为皮瓣易位转移后的长度（图 11-1-14）。

交错皮瓣的多种灵活形式：交错皮瓣除了对等的两个三角皮瓣易位的形式外，还有多种灵活

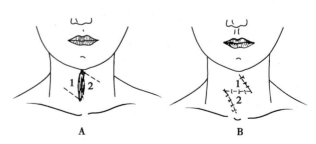

图 11-1-14 交错皮瓣设计原理在实际中的应用，松解延长了颈部挛缩瘢痕

A. 术前；B. 术后

的应用方法,如不对等的三角皮瓣及单个三角皮瓣插入、多个三角皮瓣交错、四瓣及五瓣成形术、"W"形皮瓣成形术,以及三角形皮瓣与矩形皮瓣的联合应用等,现分述如下。

①不等三角皮瓣及单个三角皮瓣插入(图11-1-15)。

②多个三角皮瓣交错即连续多个Z成形术。当挛缩的条索状瘢痕较长,且四周软组织面积不够宽大、松动性有限时,则以采用多个三角皮瓣交错较为灵活。从数学上计算,同一长度的挛缩采用多个三角形皮瓣交错,较一对三角皮瓣交错

延长的长度要更长些(图11-1-16)。

③四瓣及五瓣成形术也是多个三角皮瓣易位交错的一种设计方法。它是根据病变部位的特殊情况,为了充分利用可松动的正常皮肤达到修复目的而设计的(图11-1-17)。

④"W"形(或"M"形)成形术为三角皮瓣交错的另一种切开与缝合的手术方法,可防止直线瘢痕形成,是属于推进及交错同时施行的一串皮瓣,特别适用于处理缝合针迹显著,呈蜈蚣脚样的线头状瘢痕(图11-1-18)。但这种"W"或"M"形成形术无松解延长瘢痕的效果。

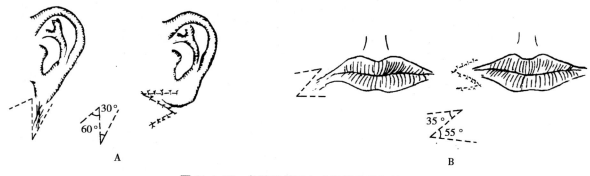

图 11-1-15 各种不等三角皮瓣的设计与缝合

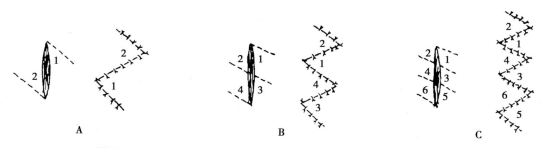

图 11-1-16 一对三角皮瓣交错与多个三角皮瓣交错延长长度的对比

图 11-1-17 五瓣成形术的设计与成形后

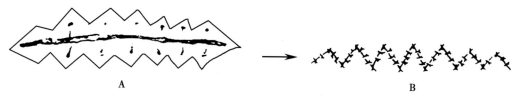

图 11-1-18 "W"形成形术的设计与缝合

2. 邻位皮瓣　邻位皮瓣（ortho-position skin flap）与局部皮瓣的不同之处在于它与缺损区不相连，供皮瓣区与缺损需修复区之间有正常的皮肤或组织器官。最常见的例子是额部皮瓣带蒂旋转移位修复鼻翼缺损，颈肩皮瓣或颈胸皮瓣修复颈部、口底、下颌缺损等。另一种类型是皮下蒂皮瓣通过隧道至邻近的缺损区。

不论是旋转带蒂皮瓣还是皮下蒂皮瓣，其设计与操作同局部皮瓣所述基本是一致的，故不再赘述。

3. 远位皮瓣　当缺损区局部与邻位均无合适的正常皮肤组织可利用，或局部组织利用后外形破坏较明显，而修复后功能与外形改善并不明显时，可考虑用身体较远处、较为隐蔽的部位作为皮瓣供区，即远位皮瓣（distant skin flap）。根据皮瓣是直接转移还是通过中间站携带转移，又可分为直接皮瓣和直接携带皮瓣两种（图 11-1-19）。

适应证

1）对于四肢，特别是手部较大的缺损，局部与邻位无修复条件者，可用躯干或对侧肢体远位皮瓣修复。

2）头面部较广泛的缺损或畸形，局部无修复条件者，可用躯干部的皮肤组织，通过手或前臂携带皮瓣修复。

（三）管形皮瓣

管形皮瓣（tubed skin flap）简称皮管，这是与扁平皮瓣相对而言，即在形成与转移过程中将皮瓣卷成管状而得名。皮管自 Filatov、Ganzer（1917）及 Gillies（1920）创用以来一直作为整形外科传统的治疗方法，至今仍有一定的应用价值。这是因为皮管具有一定的优点：①皮管在形成与转移过程中卷成管状，完全封闭，无面暴露，故不易发生感染；②皮管在使用时已属延迟转移，其血管排列、血流方向均与延迟后的皮瓣相同，故血液供应比较充分，甚至在应用时修薄后还不致影响血供；③修复后挛缩机会也较少；④与皮瓣相比，皮管蒂较长，转移比较方便灵活，身体许多部位的皮肤、皮下脂肪均可被转移至需要的部位；⑤由于已形成圆柱形，因此对于耳轮、鼻小柱、阴茎、手指的再造非常适合，是皮瓣无法替代的。当然皮管也有一些缺点：①不能及时转移；②手术次数多，疗程长；③在转移过程中有时需行肢体固定制动，对老年人不太适合。

1. 适应证及供区选择

（1）耳鼻等器官不全缺损的修复或耳鼻再造，可选用颈斜皮管、颈横皮管、耳前皮管、上臂内侧皮管等。

（2）拇指或手指再造，多选用胸肩峰皮管。

（3）外生殖器如阴茎、会阴再造，多选用腹部皮管，其次为大腿皮管。

（4）头面颈或下肢较大面积缺损的修复，可选用胸腹联合皮管或背胸腹联合皮管，有时长达40cm 以上。

常作为皮管供区的部位见（图 11-1-20）。

2. 皮管携带转移皮管　形成后如果不能一次转移到拟修复的缺损处，则需先肢体携带、转移，也可以转移到身体固定的部位。在完成皮管转移后仍需尽可能将其修复回原来的状态。皮管转移受区需具备以下条件：

（1）皮管一端转移到此处后能建立充分的血液循环。

（2）所形成的切口不致妨碍局部的外观或影响今后的功能。

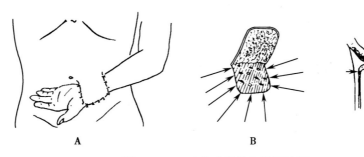

图 11-1-19　直接皮瓣修复腕部缺损
A. 腹部直接皮瓣修复腕部缺损；B. 继发创面游离植皮；C. 铰链处的处理，游离皮片与腕部缺损创缘皮肤缝合

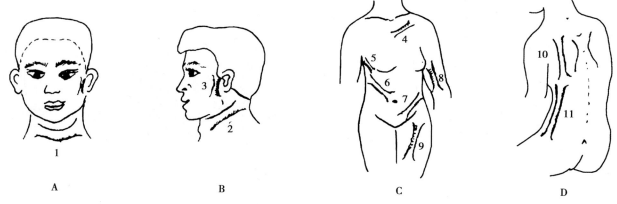

图 11-1-20 身体各部常用皮管示意图

1. 颈横皮管；2. 颈斜皮管；3. 耳前皮管；4. 胸肩峰皮管；5. 侧胸皮管；6. 上腹部皮管；7. 下腹部皮管；8. 上臂内侧皮管；9. 大腿前内侧皮管；10. 背部皮管；11. 胸腹皮管

（3）部位适当，皮管可顺利转移至拟修复的区域。

切口的方向及形状必须合适，便于转移。转移受区常用的切口为半月形切口或为铰链式皮瓣（图 11-1-21）。

（四）轴型皮瓣

轴型皮瓣（axial pattern skin flap）又称动脉性皮瓣，即皮瓣内含有知名动脉及伴行的静脉系统，并以此血管作为皮瓣的轴心，使之与皮瓣的长轴平行。但近 20 年来，轴型皮瓣的概念又有进一步发展，构成轴型皮瓣的血供类型除直接皮肤动脉外，尚有其他 4 种类型：①知名动脉血管干分支皮动脉血管网；②肌间隙、肌间隔穿出的皮动脉；③肌皮动脉的缘支、皮支；④终末支动脉等。据初步统计，全身各部轴型皮瓣已达 100 余种，从而为就近取材修复创造了更加便利的条件，这样，轴型皮瓣在整形外科修复中的应用将更加广泛和普及。

1. 血供类型 随着对皮瓣血供研究的不断深入，轴型皮瓣的临床应用范围不断拓宽，皮瓣的种类亦在不断增加，归纳起来其血供类型如下：

（1）直接皮动脉：直接皮动脉起自深部动脉干，通过结缔组织间隙，穿出深筋膜后在皮下组织内走行一段距离，行程与皮肤表面基本平行，沿途可再发出一些分支，但不发出肌支，而是浅出供应皮下组织及皮肤（图 11-1-22）。

（2）知名动脉血管干分支皮动脉：知名动脉血管干分支皮动脉由知名动脉血管干发出小皮支穿出深筋膜后，再分出一些细小的分支供养皮下及皮肤，并相互或与邻近皮动脉间形成广泛的血管网，只要将知名动脉干分离出来，并与皮瓣长轴相平行所形成的皮瓣，也属轴型皮瓣的一个类型（图 11-1-23）。此种皮瓣供皮面积大，动脉干变异较小，血管位置恒定，口径粗，且两端皆可用于吻合，行带蒂移位或吻合血管移植均可。

（3）肌间隙或肌间隔皮动脉：此种以肌间隙或肌间隔皮动脉为轴心动脉的皮瓣，其知名动脉发出较大分支在深部走行一段距离后才发出皮动

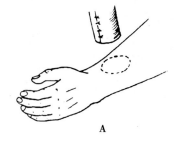 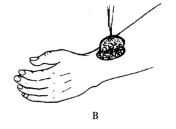 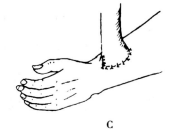

图 11-1-21 皮管携带转移的设计与操作

A. 在腕部拟作中间站处印模；B. 半月形切开翻转后成圆形创面；C. 皮管一端转移至中间站

脉，经肌间隙或肌间隔，再穿入深筋膜至皮下组织及皮肤（图11-1-24）。

（4）肌皮动脉：很早以前，人们就知道身体有些部位没有直接皮动脉，皮肤血供来自其下方肌肉的多数穿支，而肌肉的血供又来自深部单一或节段性的血管束。这些动脉主干均较粗大，贯穿肌肉时除发出众多的肌支外，还发出很多穿支，垂直穿过深筋膜至皮下，形成血管网，供养皮下组织及皮肤（图11-1-25）。

2. 适应证　轴型皮瓣首先由于含有与皮瓣长轴平行的知名血管，血液循环丰富，其成活长度显著优于随意型皮瓣，这一点已为大量的临床实践所证实；其次应用方式灵活、简便，易于掌握及推广，多数情况下不经延迟即可直接转移，甚

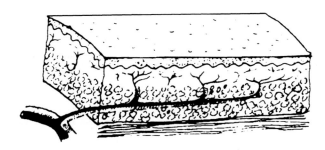

图 11-1-22　直接皮动脉

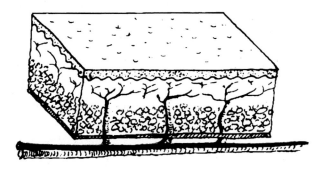

图 11-1-23　知名动脉血管干分支皮动脉

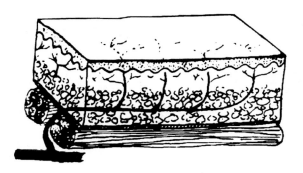

图 11-1-24　肌间隙或肌间隔皮动脉

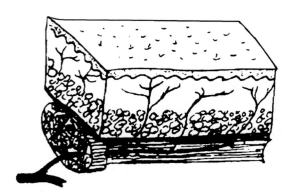

图 11-1-25　肌皮动脉

至可以在急诊条件下使用；最后由于轴型皮瓣血供丰富，抗感染能力强，因此，皮瓣应用范围较宽，包括有污染、有感染的创面修复，只要清创彻底、引流充分，加上强有力的抗生素保护，一般均有可能一期愈合。

轴型皮瓣的以上优点，致使其适应证的范围，除前面已述的皮瓣适应证范围外更有所拓宽。它不仅可用以覆盖较深创面、修复凹陷性缺损，而且还扩展到功能重建与器官再造方面，其中亦积累了丰富的经验，从而明显减少了肢体创伤的截肢率。屈肘、屈指功能重建效果有了明显提高。除鼻、阴茎再造外，舌、唇、咽喉、食管、乳房、阴囊、阴道等再造也有了新方法。

（五）游离皮瓣

利用显微外科技术完成吻合血管的游离皮瓣移植手术，自 Daniel 和杨东岳（1973）先后在临床应用获得成功以来，从当时的两个供区开始，经过 20 余年的努力，至今已有 100 余个供区，修复的部位遍及全身各部，解决了整形外科修复与创伤重建领域中许多疑难问题，缩短了疗程，提高了疗效，从而取得了令人瞩目的成果。但在吻合血管游离皮瓣适应证的掌握、皮瓣供区的合理选择，及提高成活率、减少并发症这 3 个方面仍需继续努力。对适应证的掌握，既要避免滥用，又要防止怕失败而不敢用。凡符合皮瓣适应证的，且不能采用带蒂转移者，是选用游离皮瓣的考虑对象。如果患者全身情况允许，受区血管条件好，有可供吻合的动、静脉（最好有两条），医院设备条件和医师技术条件具备，则采用游离皮瓣修补是较理想的选择。

皮瓣供区选择需经过以下条件筛选：①对供

皮瓣区形态与功能影响较小，为较隐蔽的部位；②供皮瓣区血管比较恒定，血管蒂较粗、较长，最好有感觉神经伴行；③皮瓣解剖剥离层次较清晰，操作比较容易。从各方面全面衡量，比较满意的有肩胛区皮瓣、胸脐皮瓣、股前外侧皮瓣、背阔肌肌皮瓣、阔筋膜张肌肌皮瓣等；缺点也比较明显，但为满足特殊需要优点也很突出的皮瓣有前臂皮瓣及足背皮瓣；另外，各种复合组织瓣已成为解决一些疑难病例必不可少的有效方法。

三、常用的传统皮瓣

（一）额部皮瓣

额部皮瓣（forehead skin flap）是常用的整形修复材料，应用的历史也很久远。近 10 余年来，由于对其血液供应有了进一步认识，方法也有改进，应用范围更有扩展。

1. 应用解剖 额部皮瓣一般包括皮肤、皮下组织及额肌 3 层，其下方为肌下疏松结缔组织及骨膜。皮瓣所包括的这 3 层连接紧密，神经和血管均位于皮下组织内，被纤维组织包绕和固定。额部皮瓣的血液供应主要包括两个系统：首先是颞浅动脉额支，其次是眶上动脉及滑车上动脉（图 11-1-26）。

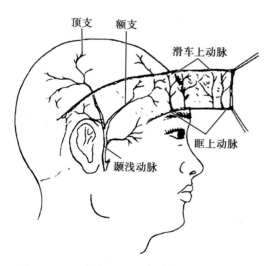

图 11-1-26 额部皮瓣的血液供应及动脉分布

这两组血管之间有丰富的吻合支呈网状分布，故以任何一支为供应血管，均可供养整个皮瓣并确保皮瓣的成活。颞浅动脉额支在耳屏上方约 3cm 处发出，平均外径为 1.6mm，走行于前发际区。滑车上动脉为眼动脉的终末支之一，与同

名神经伴行，在眶的内上角穿眶隔向上走行，外径在 0.6mm 以上。眶上动脉出现率约为 72%，缺少者由滑车上动脉及颞浅动脉代偿，该动脉出眶上孔处，外径在 0.7mm 以上。3 条动脉间均有丰富的吻合支。额部皮瓣的静脉回流一般均为同名静脉，但颞浅静脉额支与动脉伴行的仅为 50%，且较为分散，故在手术时需特别注意。皮瓣的神经支配有面神经颞支、滑车上神经及眶上神经。

2. 适应证

（1）全鼻、鼻下段及半鼻再造额部皮瓣是首选的部位及材料。因其色泽、质地、硬度均较匹配，故再造鼻有感觉，外形又佳。

（2）修复颊部缺损包括洞穿性缺损的修复，如颊部全层缺损者，可将全额皮瓣远端反折成两层（创面对创面），内层修复黏膜层，外层修复颊部皮肤，反折部形成口角。

（3）上、下唇再造部分病例不能用邻近组织修复的广泛缺损，可采用双蒂不带毛发或带毛发的额部皮瓣修复。带毛发的可用于男性患者，不带毛发的主要用于女性患者；蒂瓣可形成管状，精细的设计可使内层和外层缝合线成为红唇与白唇的交界线。

3. 手术方法与步骤 额部皮瓣行全鼻再造时常用的几种设计与手术方法应用额部皮瓣行全鼻再造已成为首选的治疗方法，根据发际线的高低及不同形态，归纳起来有以下几种设计。以眶上血管及滑车上血管为蒂的设计有：①额正中皮瓣；②额斜皮瓣；③皮瓣远端朝下的额中央皮瓣等。以颞浅血管主干或额支为蒂的镰刀状皮瓣的设计有：①镰刀状额中央皮瓣；②镰刀状额斜皮瓣；③皮瓣设计在对侧的镰刀状皮瓣（图 11-1-27）。

（二）锁骨上皮瓣

锁骨上皮瓣（supraclavicular skin flap）包括颈阔肌在内，亦称颈阔肌肌皮瓣，因其蒂血管为颈横动脉，故又称颈横皮瓣。皮瓣内含有颈横神经和锁骨下神经，属于良好的感觉皮瓣，较适用于四肢等需要恢复感觉功能的特殊部位的修复。锁骨上区肤色与面颊部皮肤相似，是面颈部软组织缺损修复或面部器官再造的理想供区。

1. 应用解剖 锁骨上皮瓣位于颈后三角的下部（即颈外三角下部）。颈后三角由胸锁乳突肌后缘、斜方肌前缘及锁骨上缘所构成。该皮瓣位

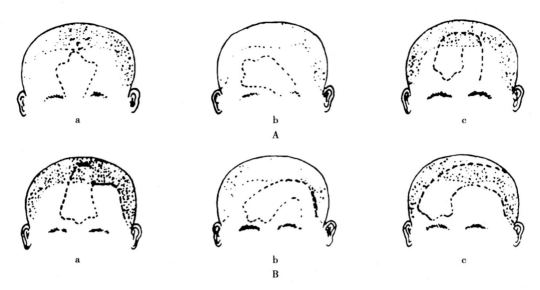

图 11-1-27 额部皮瓣鼻再造常用的几种设计

于颈阔肌表面，可制成颈阔肌肌皮瓣。皮瓣的滋养血管是颈横动脉的肌支及其伴行静脉，由于伴行静脉较细小，皮瓣移植时常用颈外静脉或颈前静脉供吻接。

颈横动脉起于甲状颈干者为 63.3%，颈横动脉分支，其浅支起于甲状颈干，而深支起于锁骨下动脉第 2、3 段者占 26.7%，另有 10% 的颈横动脉直接起于锁骨下动脉第 2 段。颈横动脉发出后，在前斜角肌和膈神经前方及颈内静脉和胸锁乳突肌后方向外侧行进，并在锁骨上 1.5~2.0cm 处穿过颈后三角进入斜方肌深面。颈横动脉在胸锁乳突肌后缘下 1/4 区域发出肌皮浅支，起始端血管口径为（1.1±0.2）mm。该肌皮支向外上或内上，有时向下发出分支，进入锁骨上区的颈阔肌及皮肤内。从起点到皮瓣处，血管蒂长度平均为 2.4cm。血管起点的体表投影在成年人为锁骨上方（1.6±0.6）cm，离颈前中线（5.3±0.7）cm。

颈横动脉的伴行静脉较细小，口径为（1.1±0.3）mm，有时缺如，出现率仅为 66.7%，只收集颈外侧三角底部组织、颈部斜方肌和少量锁骨上皮区的静脉血。因此，锁骨上皮瓣移植时，常选用颈外静脉或颈前静脉作为皮瓣的回流静脉，这些静脉的出现率为 100%。

2. 适应证

（1）锁骨上皮瓣的游离移植，可用于面、颊、额部皮肤和皮下组织缺损的修复，也可用于鼻、耳、眼窝、唇等器官的再造。

（2）锁骨上皮瓣的带蒂移植，可用于颈部食管或咽喉部小范围组织缺损的修复。

（3）锁骨上皮瓣可用于口内颊、舌和口底组织缺损的修复，对口内颊部的修复尤为适用。单纯颈阔肌肌瓣可覆盖下颌骨裸露的创面。

3. 手术方法与步骤

皮瓣设计根据受区需要，在颈后三角的锁骨上区设计相应面积的皮瓣。以胸锁乳突肌后缘下中、下 1/4 交界处设 3 点，相当于颈横动脉皮支的起始处为准确的定点 a，可用多普勒超声仪探测。以胸锁乳突肌的止点（乳突）设 b 点，或以第 5 颈椎棘突设 b′ 点，或以肩峰为点 b″。ab、ab′ 或 ab″ 的连线均可构成皮瓣的纵轴，皮瓣设计在纵轴两旁。皮瓣宽度以小于 6cm 为宜，可直接缝合。因颈部是身体暴露区域，供区采用植皮或附加切口局部皮瓣转移均可留下大量瘢痕。设计皮瓣时应把颈外静脉或颈前静脉包括在皮瓣范围之内（图 11-1-28）。

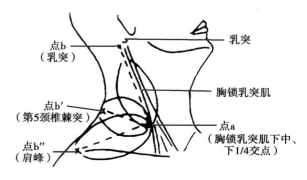

图 11-1-28 锁骨上皮瓣设计

（三）前臂骨间背侧动脉皮瓣

前臂骨间背侧动脉位置浅表，血管恒定，该动脉构成的前臂背侧皮瓣切取面积大，供瓣区相对隐蔽，不破坏前臂主要血管，不影响手的血液供应。此血管的起始端口径细、蒂短，不宜作游离移植，主要适用于逆行岛状转移修复大面积的手部创面。手术操作简便、成活率高、安全性大，已在临床广泛使用。

1. 应用解剖 骨间背侧动脉起源于尺动脉发出的骨间总动脉，起点位置恒定，穿越骨间膜上缘至前臂背侧；有两条恒定的伴行静脉，经旋后肌与拇长展肌之间，走行于前臂伸肌浅、深两肌群之间；与骨间背侧神经紧密伴行，神经位于动脉桡侧。该动脉起点外径 1.5mm，沿小指伸肌与尺侧腕伸肌之间下行，途中发出 5～13 个皮支血管。其终末支在腕背与骨间掌侧动脉背侧支之间有弧形吻合支相连。皮瓣的静脉回流即通过两条伴行静脉间的众多交通支呈"迷宫"式逆流，仅伴行静脉就能满足静脉血回流的需要。

2. 适应证 主要用于修复手部软组织缺损，及手背、手掌皮肤软组织缺损等。

3. 手术方法与步骤

（1）皮瓣设计在肱骨外上髁与尺骨小头桡侧缘画一连线，其中、下 2/3 为前臂骨间背侧动脉的体表投影，必须按此轴心线设计皮瓣，皮瓣旋转轴位于尺骨茎突上 2.5cm 处。因此，设计皮瓣不仅要考虑受区的部位、面积和形状，还要注意血管蒂的长度。以受区与旋转轴之间的距离为血管蒂长度。皮瓣切取面积可达 10cm×8cm。

（2）皮瓣切取沿皮瓣远端蒂部纵轴线切开皮肤、皮下组织至前臂筋膜，在尺侧腕伸肌与小指伸肌腱之间分离出骨间背侧血管束及附带的部分肌间隔，浅面保留 1.5cm 宽的浅筋膜蒂，近端分离至皮瓣的远侧缘，远端至尺骨茎突上 2.5cm 处，为腕背弧形吻合支平面。然后切开皮瓣两侧缘的皮肤、皮下组织及前臂筋膜，在前臂筋膜与肌膜之间锐性分离皮瓣。为使血管蒂与皮瓣不脱离，切取皮瓣时需做到边分离，边间断缝合皮下组织与前臂筋膜的边缘。掀起皮瓣的两侧缘，在伸肌浅、深群之间，沿蒂部向近侧分离出骨间背侧血管束的上段及附带的肌间隔，但应注意不要损伤动脉的皮肤分支及骨间背侧神经的肌支（图 11-1-29）。

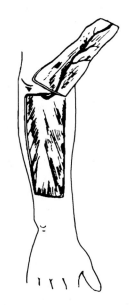

图 11-1-29 皮瓣切取示意图

（四）肩胛皮瓣

1. 应用解剖

肩胛皮瓣（scapular skin flap）的血管蒂肩胛下动脉自腋动脉第 3 段发出（外径为 4.0～4.5mm），在肩胛下肌表面向下行走 2～3cm 后，分成为旋肩胛动脉（外径为 2.5～3.5mm）及胸背动脉（外径为 2.5～3.5mm）。旋肩胛动脉向后穿出三边孔到冈下肌肉表面，分成水平走行的肩胛皮动脉及向下走行的旁肩胛皮动脉两个终末支（图 11-1-30）。

从肩胛下动脉发出至肩胛骨外侧缘血管蒂的长度为 4～6cm，而从肩胛骨外侧缘到皮瓣还可有 2～3cm 长的血管蒂（此处血管外径为 1.5～2.5mm）。

与动脉伴行的有两条静脉，其间有多数交通支相连接。三边孔处较粗的一条静脉外径可达 4.5mm 左右，较细的一条外径为 1.5～2.5mm。

2. 适应证 肩胛皮瓣的血管蒂恒定，解剖变异少，其长度和血管口径都能满足一般临床需要。皮瓣的采取比较容易，供区隐蔽，是临床修复软组织缺损常用的皮瓣之一。但此皮瓣没有感觉神经蒂，肤色和正常的面颈部皮肤相比略发黄，为其缺点。

肩胛皮瓣很适合去除表皮后用以填充凹陷性软组织缺损。另外，皮瓣还可带肩胛骨外侧缘或内侧缘，形成骨皮瓣，修复骨及软组织复合缺损（如上颌或下颌骨及面部软组织复合缺损等）。

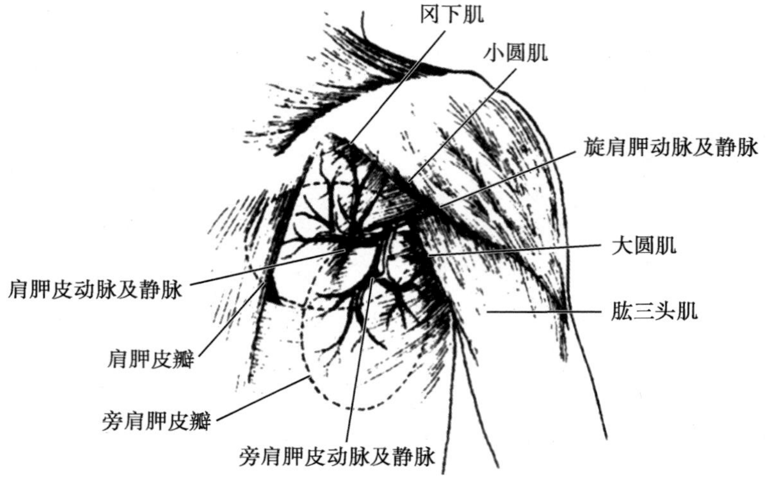

图 11-1-30　皮瓣切取示意图

3. 手术方法与步骤

（1）带蒂移植：晚期烧伤患者腋窝瘢痕挛缩是临床常见的现象，游离植皮修复后容易复发，为皮瓣修复的适应证。术时彻底松解腋窝瘢痕，使肩关节能毫无阻力地外展 90°，根据此时腋窝创面的大小和形状，在旁肩胛区设计皮瓣。在深筋膜表面掀起皮瓣，向前转移，间断缝合于腋窝创面。供区两面潜行剥离后可直接缝合。术后适当加压包扎，不必作上臂外展位固定。皮瓣愈合后可嘱患者作臂上举功能锻炼。

（2）游离肩胛皮瓣移植肩胛皮瓣是最常用的中等大小的游离皮瓣之一。

1）患者的体位：取侧卧位。因手术时间长，必须使用软垫和支撑，以防下侧的臂丛神经血管受压。视受区位置的不同，有时在皮瓣采取后需改变体位。整个肩胛区直到棘突后正中线需消毒和暴露。上侧的上肢消毒后包扎，应仍能自由移动，暴露腋窝。

2）皮瓣的设计：首先确定三边孔的位置。它位于肩胛骨外侧缘从肩胛冈到下角 2/5 处。在此处画一平行于肩胛冈的直线到后中线，即是旋肩胛皮动脉的投影。以此线为皮瓣的轴，根据受区形状和大小设计皮瓣。皮瓣外侧缘需将血管蒂进入皮瓣处包括在内，尤其在皮瓣不大时需特别注意。

皮瓣的采取先切开皮瓣的上缘直达冈下肌、小圆肌，沿肌肉表面的疏松结缔组织层向下剥离，将皮瓣向下翻转，从分支到主干暴露肩胛皮动脉。切开皮瓣的内侧缘及下缘。皮瓣向外侧翻转，沿肩胛皮动脉的主干向外解剖到达三边孔。三边孔由上方的小圆肌、下方的大圆肌及外侧的肱三头肌长头组成。继续向三边孔内解剖，注意也由孔内发出的旁肩胛皮动脉，它应在出皮瓣处结扎，到大、小圆肌的细小肌支也应妥善结扎。进入三边孔后，有到冈下肌及肩胛下肌的肌支应结扎。到此处，皮瓣血管蒂的长度为 4～6cm。进一步解剖旋肩胛动脉到与胸背动脉汇合成的肩胛下动脉处，蒂的长度可增加到 7～10cm。为便于解剖，可向腋窝方向延长皮肤切口，以增加血管蒂的显露。

（五）股前外侧皮瓣

以旋股外侧动脉降支为血管蒂的股前外侧皮瓣（anterolateral femoral skin flap），自徐达传、罗力生（1984）报道以来，已在临床上被广泛应用。此皮瓣供区隐蔽，血管蒂长，管径粗，不损伤重要的血管、神经组织，取瓣后不影响肢体功能，故特别受欢迎。

1. **应用解剖**　旋股外侧动脉降支的解剖股前外侧皮瓣位于股部前外侧区。股部前外侧区的皮肤是由旋股外侧动脉降支及其发出的股外侧肌皮动脉穿支和肌间隙皮支供养的。旋股外侧动脉降支在股直肌与股外侧肌之间下行，体表定位可在腹股沟韧带中点至髂前上棘与髌骨外上缘连线（髂髌线）中点的连线上，这一连线的下 2/3 段即为旋股外侧动脉降支的体表投影（图 11-1-31）。

肌皮动脉穿支的类型降支对股前外侧皮肤的

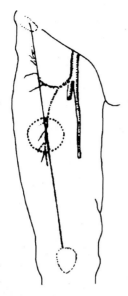

图 11-1-31　旋股外侧动脉降支的体表投影

血供主要以肌皮动脉穿支和肌间隙皮支为主。肌皮动脉穿支是从降支发出小分支血管，穿过股外侧肌实质后至皮肤；而肌间隙皮支是降支发出小分支，从股直肌与股外侧肌间隙浅出，直接穿筋膜至皮肤（图 11-1-32）。

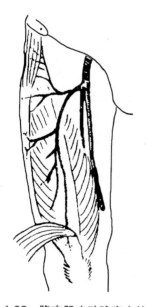

图 11-1-32　降支肌皮动脉穿支的分布

所有肌皮动脉穿支都有伴行的静脉，多数为一条；旋股外侧动脉降支则多数为两条伴行静脉（94.3%），外径分别为 2.3mm 和 8mm。皮瓣区浅层，相当于旋股外侧动脉降支附近，还有股外侧浅静脉干，外径为 3.5～5.5mm，必要时也可利用。

2. 适应证

（1）适合于较大创面的修复，如较大的创伤、瘢痕挛缩等。一般认为皮瓣可取至 400cm² 或更大些。如在游离中，从降支下段多取 1～2 个肌皮穿支，则皮瓣下缘可达髌骨上。

（2）适合于较深层的组织缺损。因为大腿皮下脂肪厚，又可带上深筋膜以及部分的肌组织，所构成的皮瓣有时可达 1.5～2cm 厚，所以对大型凹陷性缺损，及需大量组织充填的部位较合适。特别是对头颅修复，强厚而结实的阔筋膜可以修复帽状腱膜。足踝部伴肌腱、韧带的损伤，可利用阔筋膜重建足踝部的韧带和肌腱。利用阔筋膜增厚的髂胫束部分，可以代替跟腱、重建拇指或指的屈腱和伸腱，也可以用作足底跖腱膜的修复。

手术方法与步骤

（1）皮瓣设计患者取平卧位，自髂前上棘至髌骨外上缘作一连线，在连线中点用多普勒超声血流仪先测出第 1 肌皮动脉浅出点位置，多数在以髂 - 髌连线中点为圆心、3cm 为半径的范围内，设计时把此点落于皮瓣的上 1/3 部中央附近。再根据缺损部位的需要，以髂 - 髌连线为中轴线画出皮瓣，可设计成椭圆形、菱形或半月形，面积在 15cm×25cm 左右。上界在阔筋膜张肌的远端，下界在髌骨上 7cm，内侧达股直肌内侧缘，外侧至股外侧肌间隔或更大些。

（2）皮瓣切取解剖、游离第 1 肌皮动脉穿支或肌间隙皮动脉是切取皮瓣的关键。按术前设计降支血管的标志线，在内侧作切口，并沿皮瓣内侧缘向下延长，切开皮肤、皮下组织及深筋膜。找到股直肌与股外侧肌之间隙，把股直肌与股外侧肌分开，即可找到旋股外侧动脉降支，顺降支向上、向内分离至起始部，但不必暴露旋股外侧动脉。沿降支由上而下分离，向内拉开股直肌，细心寻找降支向外侧发出的分支，如为肌间隙皮支，则游离十分容易，如为肌皮穿支，则追踪直至进入股外侧肌为止。

同时将皮瓣的上、内、下周边切开，从阔筋膜下向外掀开皮瓣，越过股直肌表面后开始缓慢分离，在股外侧肌与阔筋膜之间仔细寻找进入筋膜的穿支。由于筋膜下只有少许疏松结缔组织，因此要辨认穿支并不困难。但有些穿支很细，操作中的反复刺激又常导致血管痉挛，外径仅 0.2～

0.3mm，稍不注意就会被误伤。找到穿支后，沿穿支逆行追踪，剪开覆盖其上的股外侧肌，直至穿支全部暴露，并与降支有明确的连续为止。

关于静脉选择，一般应保留两条伴行静脉作回流，股外侧浅静脉多不必吻合，除非特殊情况才使用皮下浅静脉，以增加皮瓣的血液回流。股外侧皮神经是该皮瓣的感觉神经，一般性创面修复也可不吻接神经；但在负重、需耐磨部位，或手掌侧面等有特别要求的部位，应选择股外侧皮神经以吻接。

四、穿支皮瓣

近些年，显微外科的进展，主要体现在穿支皮瓣。穿支皮瓣的概念由日本的 Koshima 和 Soedal 在 1989 年首先提出，是指由穿支动静脉供养的岛状皮下组织瓣，这些穿支血管从深部主要血管发出后，从深部组织（主要是肌肉）之中或者之间穿出，供养浅表的皮瓣。1997 年至今，每年国际上都会举行一次穿支皮瓣大会。2003 年根特共识的发表，穿支皮瓣引起医学界的广泛重视。

穿支皮瓣是以腹直肌肌皮瓣的发展而开始的。20 世纪 70 年代，是肌皮瓣发展的黄金时期。其中的代表皮瓣就是背阔肌肌皮瓣以及腹直肌肌皮瓣。这些肌皮瓣虽然血供丰富可靠，但是也存在皮瓣臃肿，损害肌肉等缺点。1988 年 Koshima 首先进行了"不携带肌肉"的尝试。他报道使用下腹壁皮瓣，该皮瓣仅由一个脐旁肌皮穿支（来自腹壁下深动脉）供养血供。且仅包含皮肤和皮下脂肪，称为"不带腹直肌的腹壁下动脉皮瓣"。Koshima 等发现，一个脐旁穿支血管供养的皮瓣面积，几乎与先前整个腹直肌肌皮瓣面积一样。因此，保留腹直肌在供区原位，并不影响皮瓣血供。1988 年 4 月，美国 Kroll 等首先使用了"穿支蒂皮瓣"（perforator-based flap）的名称。他们依据背阔肌和／或臀大肌在脊柱骶旁的肌肉穿支，切取仅以无名穿支血管（unnamed perforators）为蒂的皮瓣局部移位修复躯干缺损，术中将穿支血管裸化（skeletonize）以增加其移动度，创面最大直径 15cm，5 例患者均获得了成功。美国的 Allen 等于 1994 年发表文章，腹壁下深动脉穿支皮瓣再造乳房（Deep inferior epigastric artery perforator flap for breast reconstruction），第一次正式使用

穿支皮瓣这个概念。随后，还是美国的 Allen 等，在 1995 年介绍了臀上动脉穿支皮瓣（superior gluteal artery perforator flap，SGAP 皮瓣），从此身体各处的穿支皮瓣相继被开发出来。1996 年日本 Kimura 等报道了 5 例股前外侧皮瓣的显微削薄技术，并将穿支血管在皮下组织中的分支走行分为 3 类。2011 年 Hallock 提出了特殊类型穿支皮瓣的命名方法，包括穿支联体皮瓣、穿支嵌合皮瓣、穿支血流桥接皮瓣等及其各种组合拼装形式。我国的章一新教授，也在穿支皮瓣的领域提出了"皮瓣的经济原则"。

我们对穿支皮瓣的概念进行总结如下：穿支皮瓣是以穿支血管（肌皮穿支和肌间隔穿支）为直接供血来源的轴型皮瓣。轴型皮瓣（轴型血管）的概念是随着时代的发展、显微外科技术的进步而变化的。在早期的传统皮瓣阶段，一般认为轴型血管的口径应≥1mm 才能成功进行显微外科吻合，全身有 70 余处。穿支皮瓣概念出现后，要求穿支血管的口径应≥0.5mm（或 0.8mm），即全身的轴型皮瓣有 300 余处。现在看来，再细些的血管（≥0.3mm）也可被称作轴型血管，因为超级显微外科技术已能成功进行"穿支对穿支"的移植，而且再细小的血管也能作为穿支蒂皮瓣进行转移，甚至提出了"毛细血管型穿支皮瓣"。如此看来，许多以前被认为仅能切取随意型皮瓣的供区，目前均能切取轴型皮瓣了。穿支皮瓣可以作为带蒂皮瓣进行转移，也可以作为游离皮瓣进行转移。穿支皮瓣可以保留血管入肌点后，其余部分进行修薄。穿支皮瓣还可以形成联体皮瓣，嵌合皮瓣等多种组合方式。

（李青峰　谢　峰）

第二节　在体器官预构／预置修复技术

一、概念演变及启迪

（一）预构皮瓣

1. 预构皮瓣的发展历史　预构皮瓣的概念雏形最早可追溯到 20 世纪 30 年代，Beck 和 Tichy 将胸肌瓣转移到左心室表面用于提高心肌灌注。1946 年，Vinberg 将胸廓内动脉与冠状动脉吻合

来提高心肌灌注。这些早期的探索说明通过血管蒂植入的方法可以使组织血管化，提高组织血供。

在整形外科领域，20世纪60年代起开展了一系列动物实验，探讨应用血管载体（vascular carrier），包括肠系膜血管蒂、血管束、筋膜血管束等多种形式来形成预构皮瓣（prefabricated flap）。1966年，Diller首先证明将狗的含肠系膜血管的回肠片段移植至皮下可使皮肤和皮下组织血管化，支持其存活。1971年，Washio以犬为实验动物，将一段带血管的肠管脱去黏膜后转移到腹部皮下，构建了一个可供游离移植的腹部皮瓣。1976年，Erol将游离皮片移植于犬的股动、静脉血管束表面，经过一段时间血管化后，形成局部岛状皮瓣并转移成功。1981年，我国学者沈祖尧将兔耳中央血管束植入任意皮管，使其转化成轴型皮瓣，又将兔股血管束移植于下腹部皮瓣，使随意皮瓣转化成轴型皮瓣，同时指出：植入的层次和血管与周围组织接触的密切程度对预构皮瓣血管化具有重要意义。此外，1983年和1984年，Stal和Durate分别报道了应用轴型血管束预构骨和软骨组织。1990年，Morrison同样将兔股动静脉束植入腹部皮下预构出轴型皮瓣，并且证实植入的股动静脉可以长出新的血管，在血管束植入后2～3天，血管开始新生，经过8～12周完成。1991年，Khouri实验中证实鼠腹壁浅动静脉束及其周围的筋膜组织作为血管载体可营养部分膝关节组织，并且认为：不论原来组织血管的解剖结构如何，应用带有筋膜血管的载体均可营养该组织。这些早期研究逐渐明确了预构皮瓣的基本框架，即将皮片移植于血管载体或将血管载体移植于随意皮瓣中，经过一段时间血管化，可以形成轴型皮瓣。

在临床应用方面，许多学者通过预构进行头、颈、四肢、乳房等部位的重建，达到了满意的效果。Orticochea在1971年首先在临床中提出血管植入的概念，他将颞浅血管转移到耳后皮肤，经过一段时间后，将颞浅血管滋养的耳后皮瓣作为复合组织瓣成功地用于鼻再造。1981年，我国学者沈祖尧在临床上将股外侧血管束转位至大腿内侧皮瓣内，6周后，切取26cm×16cm游离皮瓣，成功地修复颈部瘢痕挛缩。在这篇报道中，沈祖尧首次提出了预构（prefabrication）这一

名词。在随后的20世纪八九十年代，涌现出大量有关预构皮瓣临床应用的文章。Shintomi（1982）报告了4例采用携带部分背阔肌的胸背动静脉为血管载体，植入上臂，形成预构皮瓣，二期以胸背血管束为蒂转移修复头面部缺损及游离转移修复足部缺损。Erol（1990）将胃网膜血管供养的网膜瓣植入下腹部皮肤和脂肪内，形成腹部预构皮瓣修复乳房缺损。Sanger等（1992）将桡动脉筋膜瓣植入腹部皮下，二期皮瓣转移修复头皮缺损。Satoh（1995）应用预构扩张的下腹部肌皮瓣游离移植，分别修复左膝皮肤缺损、右颊发育不良及左乳烧伤后瘢痕挛缩。Hollen等（1996）应用预构的肩胛骨皮瓣修复上颌骨及软组织缺损。Morrison（1997）分别应用胸背动静脉和颞浅动静脉预构锁骨区皮瓣，二期皮瓣游离或带蒂转移修复2例额部缺损；利用腹壁下动静脉预构腹股沟区皮瓣修复膝部脱套伤，亦获得成功。

2. 预构皮瓣的概念 预构皮瓣的概念在1981年由沈祖尧首次明确提出，并逐渐得到推广，是目前常用的皮瓣技术之一。皮瓣预构指将血管载体植入供区，使供区形成轴型皮瓣。皮瓣预构一般包括两个过程：①在原来不含轴型血管的供区植入轴型血管蒂，血管蒂可以通过带蒂转位的方式植入供区，也可通过游离移植的方式植入供区，即将血管蒂与供区血管吻合；②经过一段时间血管化后，将新形成的轴型皮瓣进行转移，同样包括带蒂转移和游离移植两种方式。（图11-2-1）

通过皮瓣预构，可以：①摆脱轴型皮瓣有赖于自身血管体区的限制，理论上可以在任何部位将随意皮瓣改造为轴型皮瓣；②可以选择颜色、质地与受区相匹配的区域作为供瓣区，从而获得更好的修复效果；③对于大面积烧伤患者，可以在残存的有限的正常皮肤部位或具有特殊结构的区域构建皮瓣（如预构含有毛发的部位来重建上唇）。

目前，随着研究深入，预构皮瓣逐渐成为一种能够有效治疗严重毁损且修复要求高的复杂缺损的重建方法，广泛应用于面颈部瘢痕、严重的手和前臂外伤创面的修复，以及眼窝、外耳、外鼻、上下颌骨、食管、气管、乳房等器官再造。

3. 预构皮瓣形成的影响因素 研究表明，预构皮瓣的形成主要依靠植入血管载体的植入以及与皮瓣（或皮片）之间血液循环的建立。主要有

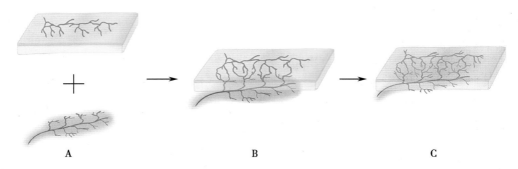

图 11-2-1 预构皮瓣形成过程
A. 血管载体植入；B、C. 植入血管生成新生血管，并可与受区血管床形成吻合，从而滋养皮瓣

两种情况：①新生血管与皮瓣原有血管的相互吻合；②预构血管新生血管生长、蔓延并形成网状系统，单独支配整个皮瓣。相较传统皮瓣，预构皮瓣作为一种非生理性皮瓣，形成的关键是血管新生。如果血管化程度不足，将会出现血运障碍甚至皮瓣坏死。部分学者对预构皮瓣血管化的影响因素进行了研究，主要集中在以下几个方面：

（1）血管载体对预构皮瓣的影响。Tark 认为，预构皮瓣的血管化过程与植入的血管筋膜的面积、被血管化组织接触的程度和结构有关。在随后的实验中进一步研究不同血管载体对预构皮瓣的影响，分别选用肌血管蒂、腹壁浅血管、腹壁浅血管及周围筋膜作为血管载体，结果表明肌血管蒂组的皮瓣存活面积较其他两组大；并且预构皮瓣存活面积与血管载体植入的面积相关，皮瓣存活的宽度为植入血管蒂组织宽的 4 倍，面积则是其 13 倍。

（2）预构时间对皮瓣血管化的影响。预构皮瓣成熟时间目前报道不一，一般认为在动物实验中需要 4~6 周，在人体上需要 8 周或更长的时间，适当延长皮瓣预构的时间，可以增加皮瓣的存活面积。

（3）皮瓣延迟、扩张等技术对血管化的影响。研究证实，皮瓣延迟技术通过切断皮瓣的非轴型血供，可以刺激预构血管的血管新生，从而改善预构皮瓣的血运问题，使预构皮瓣可以更安全地转移。皮肤扩张技术和皮瓣预构技术均需两次手术，因此可以很好地配合起来，即在血管载体植入时同时置入扩张器。皮瓣扩张产生的机械张力可以刺激血管内皮细胞增殖，从而增加预构皮瓣的血管化程度。此外，扩张器还能引导新生血管沿着预构扩张皮瓣方向生长。

（4）血管化治疗对皮瓣血管化的影响。预构皮瓣的形成是血管载体与皮瓣间"血管新生"的过程，血管新生不充分是造成预构皮瓣远端坏死的主要原因。因此，部分学者尝试应用生长因子注射、干细胞移植和药物治疗等方式来促进预构皮瓣的血管化。2000 年，李青峰等首次报道了局部应用 VEGF 可促进大鼠腹部预构皮瓣的成熟。随后在 2010 年，昝涛等提出应用血管内皮祖细胞（endothelial progenitor cells，EPCs）有助于大鼠腹部预构皮瓣血管化，观察到少量内皮祖细胞分化为内皮细胞。EPCs 可以分泌数种细胞因子，其中许多与血管新生密切相关，还可分化成内皮细胞，直接参与新生血管的生成。同年，李华等在大鼠腹部预构皮瓣模型中也证实，移植脂肪干细胞（adipose derived stem cells，ADSC）可以促进预构皮瓣血管化。干细胞一方面通过直接分化为内皮细胞参与血管新生，另一方面，也可通过旁分泌多种细胞因子，起到募集细胞、促进组织血管化的作用。此外，基于缺氧状态有助于加速血管新生的理论，利用低氧模拟剂如去铁胺（deferoxamine，DFO），可以在皮瓣中模拟缺氧效应，增加皮瓣血供。有研究证实，在大鼠预构皮瓣模型中，DFO 局部注射给药能够促进毛细血管生成，改善组织供血，减少皮瓣坏死率。

（二）预置皮瓣

1. 预置皮瓣的历史 在鼻再造手术中，Netalon 在 1900 年就曾提出在额部皮瓣转移前首先在额部植入软骨，待软骨存活后与额部皮瓣一起转移，重建鼻子的支架结构，这被认为是预置皮瓣最早的报道。在现代整形外科中，Sir Harold Gillies 进行了大量采用预置前额皮瓣进行鼻再造的临床研究，进一步推广了该技术在鼻再造领域的应用。例如在 1942 年，其通过在前额皮瓣中预先移植耳皮肤软骨复合组织，分别构建鼻的支架和衬里结构，在额部形成了包含重建鼻皮肤、支架和衬里三层结构的预置皮瓣，随后同时将三层结构转移，进行鼻再造。此外，预置皮瓣同样可用于全层上唇缺损的重建，例如 Pribaz 等提出可以在下颌颈阔肌皮瓣下预先进行皮片移植，形成上唇的内层黏膜结构，待预置皮瓣成熟后进行带蒂转移，重建上唇的皮肤、肌肉和黏膜结构。

尽管如此，预置的邻位皮瓣能修复的缺损有限，对于大面积组织缺损再造，常需在远位进行多层组织的构建。前臂因其皮肤薄而柔韧、血管蒂长而恒定，且能为预制组织提供充足的生长空间，被认为是形成预置皮瓣的理想区域。例如对累及上唇、颊部、鼻部的严重中面部缺损，Pribaz 等通过在前臂筋膜下移植皮片及软骨，于前臂构建出具有皮肤、支架和衬里组织的面中部结构，形成的预置前臂皮瓣通过游离移植的方式移植到面部，可以同时重建整个面中部区域。此外，前臂预置皮瓣还广泛用于耳再造、气管再造、食管再造和阴茎再造。

除了软组织的重建，预置皮瓣也广泛应用于包含骨缺损的组织器官重建中。Furnas 等在 1987 曾报道利用颞顶骨筋膜瓣预先移植皮肤形成预置皮瓣，随后作为岛状皮瓣进行腭裂修复。此外，肩胛区域和腓骨区域也常作为供区形成预置皮瓣，进行上下颌骨的再造。

2. 预置皮瓣的概念及技术要点 皮瓣预置

（flap prelamination），指通过在血运丰富的组织下植入皮肤、软骨、骨、生物材料、组织工程化的产品等，可以形成由复合组织构成的三维立体结构，以满足复杂畸形或器官再造的需要。其目的是构建多层复合皮瓣，重建复杂、复合缺损。预置皮瓣技术广泛应用于鼻、上唇、耳、气管、食管和阴茎等多种器官的再造。皮瓣预置通常需要至少两期手术：

（1）第一期：根据受区缺损的组织类型和层次在远位供区进行构建，在血运丰富（通常需具有轴型血供）的供区植入适当的移植材料。如移植皮肤或黏膜可构建衬里，移植肋软骨、鼻中隔软骨等可构建支撑结构。

（2）第二期：经过 2～4 周的时间，将构建的复合组织通过带蒂转移或游离移植的方式整体转移至受区。虽然组织成熟、稳定过程在一期时已基本完成，但转移后仍可能出现一些变形。常需在术后 3～6 个月，待组织肿胀、皮瓣挛缩、瘢痕牵拉等基本定型后，再次对皮瓣进行修薄或者精细结构的雕塑。

与预构皮瓣类似，组织扩张也常与预置皮瓣相结合，主要有两方面优势：①预置皮瓣存在多层组织结构，常要求每层组织厚度尽量薄，以便塑造精细的器官结构及恢复良好的器官功能，组织扩张能够辅助组织变薄；②预置皮瓣过程中常采用皮片移植的方式构建衬里结构，扩张器在此过程中可起到皮片加压作用，有助于皮片存活。（图 11-2-2）

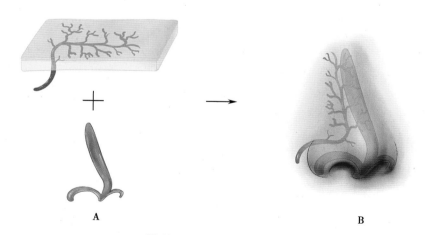

图 11-2-2 预置皮瓣形成过程

A. 将软骨支架置入含有轴型血供的皮肤下预置鼻结构；B. 几周后，将构建的复合组织移植至面部

3. 预构皮瓣与预置皮瓣的区别 近年来，有许多学者将"预构"这一概念宽泛化，将所有皮瓣转移前对皮瓣的改变，包括皮瓣预置等，均称为"皮瓣预构"。为了规范这些皮瓣技术的概念，便于外科医生更好地理解、交流这些手术技术，我们仍应将"皮瓣预构"的概念局限于1982年沈祖尧等提出的预构皮瓣的定义。皮瓣预构与皮瓣预置虽然都需在皮瓣转移前增加至少一次手术，对皮瓣进行一些改造，从而定制出更适宜修复创面的修复用组织，但它们仍有本质区别（表11-2-1）。

二、临床应用

（一）预构、预置技术在面部重建中应用

因烧伤、肿瘤、外伤等因素导致面部大面积复合缺损和严重畸形在临床上十分常见，严重的面部畸形不仅使患者失去了正常的面容，也常同时造成眼、口闭合功能障碍，颈部活动受限，甚至伴有通气功能受限、饮食困难等许多功能障碍。面部是人体的外显部位，体现个人的主要特征，在社交活动中有着重要作用，严重损毁后面部重建是整形与修复重建外科面临的最大挑战之一。这类疾病的治疗难点在于：①在修复目的上，面部修复对形态轮廓的重塑和功能的重建要求都很高，患者对面部整复的疗效要求也较身体其他部位高；②在修复组织上，面部组织有其独特的解剖结构，

皮肤富有弹性，皮下脂肪薄而致密，与下面表情肌紧密贴合，完成丰富的表情，同时面部集中了眼、耳、鼻、口等维持生理功能的五官结构，修复时需要大量与面部相匹配的修复用组织，而严重创伤后机体时常缺乏满足上述要求的合适供区。

依据面部重建的特点，在面部重建时应遵循以下3个主要原则：

1. 相似替代（ replace with like to like ）原则 这一原则包含两层含义：①选择颜色、质地、厚度相似区域进行修复。对小面积缺损，首先考虑面颈部皮瓣进行修复，更大的缺损，可选择前胸、侧胸进行修复。当这些邻近区域都不可用时，最后考虑远位游离皮瓣进行修复。这也与修复重建外科"由简至繁（ reconstructive ladder ）"原则相符。②对于复合组织缺损，应根据组织类型进行修复。如伴有肌肉、骨骼缺损等，修复组织中也应包含同类组织。

2. 亚单位（ sub-unit ）原则 面部皮肤纹理、皮肤张力的解剖排列使面部皮肤形成各种褶皱沟线和自然界限，它们使面部分为中央部的眼周、鼻部、口周分区及外周部的额部和颊部分区，这些交界线通常处于面部凹凸交接、光线明暗交界的区域，有利于隐藏瘢痕。同时，不同美学分区的解剖学特征有明显差异，中央区包含诸多亚单位结构，与五官功能息息相关，针对该区域的

表 11-2-1 预构 / 预置的不同点

	预构	预置
目的	在适宜供区建立轴型血供	构建具有多层组织的器官
对皮瓣的改造方法	供区植入血管蒂	增加除血管之外的其他组织成分
皮瓣成熟时间	至少8周	约2周
优势	①增加血供，构建的轴型皮瓣血供优于任意皮瓣或皮片 ②突破穿支血管体区的限制，可以在合适的区域构建轴型皮瓣，满足不同临床需求 ③同一血管蒂可以反复多次利用，携带不同的组织形成预构皮瓣 ④在受区临近区域预构皮瓣，二期带蒂转移，可以将显微吻合的风险前移	①可以在适宜组织生存的供区构建多层组织，待组织成熟后，再将它们作为一个整体转移至受区，解决了受区通常条件不佳、不利于组织存活的问题 ②多层组织间因瘢痕形成造成的组织变形可以在皮瓣转移时进行矫正 ③皮瓣成熟后再进行皮瓣转移，如果发生组织不存活的情况，可以在皮瓣转移前就进行修整
局限性	血管化程度不稳定、不可控，差于生理性的轴型皮瓣，尤其容易发生静脉回流障碍	①血供受供区血供状况限制，在置入多层组织时应充分评估供区血供 ②预置皮瓣形成的复合组织可能存在臃肿外观，二期转移后也可能再次出现组织变形，需要后期多次修复

修复不仅涉及缺损覆盖，还需重塑五官等精细结构。外周区面积较大，治疗以恢复面部正常皮肤颜色、质地为主，需要的组织量较多。

3. MLT 原则　2008 年，李青峰等依据面部独特的组织和解剖特点，提出用于面部重建的修复用组织应具备以下条件：

（1）色泽、质地与面部皮肤相匹配（matched color and texture）。

（2）皮瓣面积足够大（large enough to cover the defect），可以覆盖整个缺损。

（3）皮肤组织足够薄（thin thickness），能够传递表情，以利于面部轮廓和五官的塑形。

目前，面部重建的主要方法有植皮、皮瓣、皮肤软组织扩张技术等。产生于 200 多年前的植皮技术是覆盖创面的简单有效的方法，但由于皮片的挛缩和色素改变，治疗后面部的外形和功能常无法得到完全改善。20 世纪 60 年代后期，出现了以显微外科为基础的游离皮瓣移植，是现代修复重建外科发展的标志性技术之一，但因其组织肥厚、面积有限等问题，应用于面部治疗时存在皮肤颜色质地不匹配、不易塑形、表情传递困难等问题，也不是面部重建的最佳治疗方式。产生于 20 世纪 80 年代的皮肤软组织扩张技术，为修复面部畸形提供了质地、厚度合适的皮肤软组织，但在临床上可用来扩张的皮肤面积有限，并且时常受到皮瓣血管蒂滋养范围或皮瓣长宽比的限制，有时仍无法满足大面积面部损毁畸形的修复。近年来，异体器官移植技术和免疫抑制技术的发展推动了异体面部移植的开展。这类手术可以一次性修复不同层次的组织缺损，提供面部精细的器官结构，获得优于传统治疗的重建效果，为极重度面部畸形患者带来了治疗的希望。自 2005 年 10 月全球首例异体面部移植报道以来，各治疗团队又先后报道了 46 例 48 次异体面部复合组织的"换脸术"，其中，全面部移植 23 例，部分面部移植 24 例，1 例无具体资料。近期，Rodriguez 等完成了一例包括全面部、头皮和双耳的异体面部移植，是迄今为止范围最大的异体面部移植术，术后患者不仅外观得到了极大改善，唾液分泌、语言、咀嚼、吞咽和面部感觉运动功能也恢复良好，反映出面部移植在手术技术方面已较为成熟。但总体来说，异体面部移植尚属于实验性手术，面临严重

的术后排斥反应，长期服用免疫抑制剂带来的感染、代谢紊乱、癌变等风险，以及异体面部移植后的心理、社会、伦理问题等。与肝、肾等器官移植不同，面部移植并非挽救生命的手术，在实施前需谨慎考量，严格选择病例，更多的关注手术的风险和收益比。

预构皮瓣可以根据受区需要，在不含轴型血管的区域构建出可带血供转移或移植的组织瓣，从而有助于选择颜色、质地、组织类型与受区相匹配的区域作为供瓣区，获得较为理想的修复外观，而预置皮瓣可以重建多层组织，满足鼻部、上唇等部位重建的需要。预构、预置皮瓣的这些特点使它们成为面部修复重建的重要技术（图 11-2-3）。

1. 颞浅预构皮瓣在半侧面部重建中应用　根据相似替代原则及 MLT 原则，除去面部自身，颈部是面部重建的首选部位之一。为在颈部获得轴型皮瓣修复面部缺损，可以切取颞浅血管及其周围颞浅筋膜，将其带蒂转移 180° 至颈部，预构颈部皮瓣。同时可同期在血管筋膜蒂下植入扩张器，经过皮肤超量再生，获得的颈部颞浅预构皮瓣可带蒂转移修复累及面颈部的缺损。

2. 颈胸预构皮瓣在全面部重建中应用　构建覆盖整个面部的大面积皮瓣目前存在两方面困难：首先，常规皮肤扩张仅能达到 2～3 倍的供区面积，过量扩张容易导致皮肤破溃。其次，预构皮瓣血管化程度难以预测，皮瓣转移后容易发生血供障碍。针对上述问题，笔者团队展开研究：

（1）构建大面积超薄皮瓣：目前研究发现干细胞治疗能够通过分化为结构细胞，分泌促生长因子和免疫调节因子，起到促进皮肤再生的作用。基于这一认识建立起来的干细胞移植辅助皮肤超量扩张技术已经在临床应用，能够显著促进扩张皮肤的再生，提高扩张的效率，获得了超大面积的扩张皮瓣。

（2）多蒂皮瓣设计保障皮瓣血供：针对大面积皮瓣转移后的血供保障问题，综合采用预构和血管增压技术，结合颈胸部、背部和腹部等常用供区多源血供的特点合理构建多蒂皮瓣，能够显著提高大面积皮瓣的成活率。

颈胸部的主要穿支有锁骨上动静脉、胸廓内动静脉和胸外侧动静脉等。但通常锁骨上动静脉相对细小，且旋转点低，无法满足大面积皮瓣的

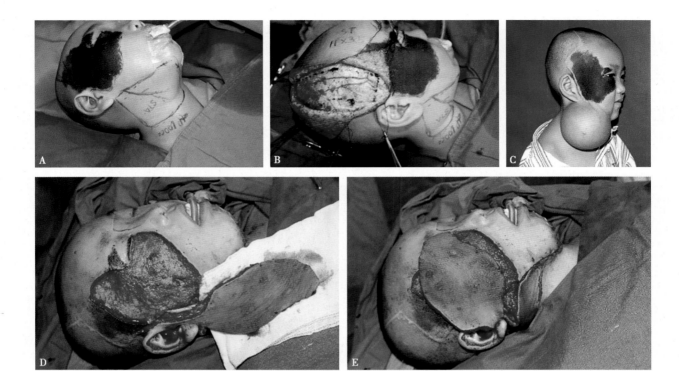

图 11-2-3 颈部预构皮瓣过程

A. 一期颈部扩张器植入部位设计；B. 切取颞浅筋膜瓣；C. 二期术前；D. 形成以植入血管为蒂的预构皮瓣；E. 皮瓣转移修复面部黑痣切除后缺损

血供需要和全面部重建的皮瓣转移需要。因此，常可以通过将预构血管载体与面动静脉或甲状腺上动静脉吻合的方式进行皮瓣预构，二期以预构血管为蒂进行皮瓣转移，同时保留胸廓内动静脉、胸外侧动静脉作为增压血管，分别与两侧颞浅动静脉吻合，修复全面部缺损。

并且，笔者团队近年来，建立了以背部、腹部等部位为供区的新的全脸面修复的方法。背部平坦宽阔且供血穿支较多，有上方的颈浅动静脉，外侧的旋肩胛动静脉、胸背动静脉，下方的肩胛背动静脉，以及内侧的肋间动静脉等，因此，常可利用其自身穿支，综合考虑缺损面积、供受区血管情况和相对位置，灵活设计多蒂扩张穿支皮瓣。带蒂皮瓣设计时可以选择以颈浅血管为蒂，旋肩胛和胸背动静脉作为增压血管，带蒂转移后增压血管与同侧或对侧面动静脉吻合，修复全颈部的缺损。在游离皮瓣设计时，可以选择切取双蒂皮瓣或者三蒂皮瓣，用于修复部分或者全面部的缺损。

当颈胸部、背部因毁损等原因无法被利用时，也可选择腹部作为供区设计多蒂扩张皮瓣，该区域常用的穿支血管有腹壁浅、旋髂浅、腹壁

下以及肋间动静脉。扩张完成后切取多蒂皮瓣，游离移植修复面颈部缺损。

颈胸预构皮瓣的技术流程及要点：

（1）术前利用三维技术评估和模拟缺损和需修复组织的三维结构、尺寸和骨支架，及供受区面积等；

（2）血管预构：将滋养血管和血管网与面动静脉或甲状腺上动静脉吻合，植入前胸部皮下，同时植入扩张器；

（3）皮肤扩张：定期注水，使前胸部皮肤扩张；

（4）皮肤超量再生和血管化治疗：对于皮肤扩张后变薄的病例，用自体骨髓来源干细胞注射移植于预构的皮肤中；

（5）面部器官构建（预置）：利用自体软骨构建鼻、上唇等骨性支架，并植入前胸部皮下；

（6）面部形成：将构建的面部转移至损毁的面部进行重建；

（7）后期修整：将转移后的皮瓣进行修整以形成面部轮廓与五官精细结构，包括序列性的眼裂、口裂成形，眼周修整、鼻再造，蒂部与口周修整，颊部皮瓣修整等。（图 11-2-4）

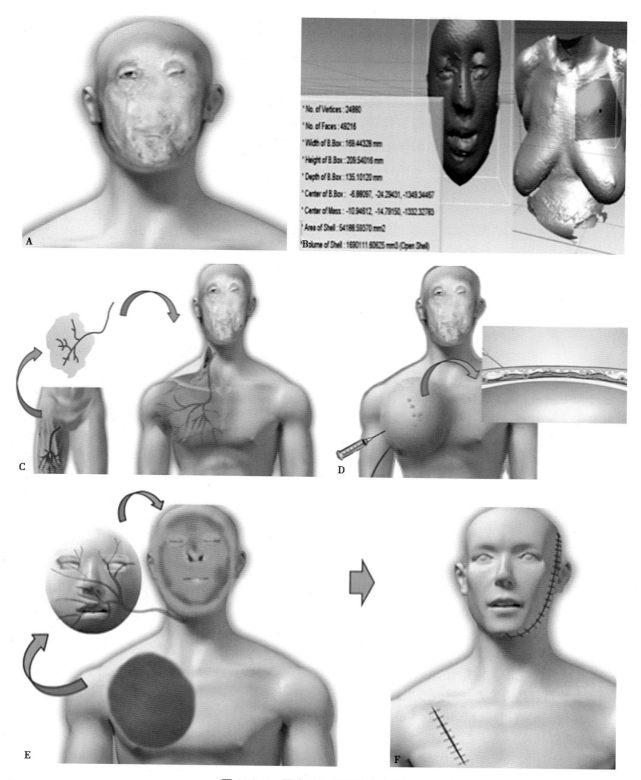

图 11-2-4　颈胸预构皮瓣的技术流程

A. 全面部损毁病例；B. 利用三维技术评估和模拟供受区情况；C. 切取大腿部位血管筋膜蒂，与面部血管吻合，并将血管筋膜蒂和扩张器一起置入前胸部；D. 干细胞辅助的组织超量扩张；E. 前胸预构扩张皮瓣以预构血管为蒂带蒂转移面部；F. 重建后面部颈胸预构皮瓣在面部损毁治疗中具有以下优点：

（1）选用组织结构、质地与面部相似的颈胸部作为供瓣区，可以获得颜色、质地等与面部相匹配的修复效果。

（2）预构皮瓣克服传统轴型皮瓣有赖于人体自身血管供养范围的限制，皮瓣设计具有灵活性，通过选用面积大、血管网丰富的组织作为血管载体，结合软组织扩张技术，可以获得大于常规轴型皮瓣切除范围的组织瓣。颈胸预构扩张皮瓣利用面积广泛的颈胸正常皮肤作为预构区域，获得可修复全面部的大皮瓣，而锁骨上皮瓣只能根据锁骨上动脉的滋养范围确定皮瓣切取范围。

（3）通过在更浅的层次植于血管载体，结合软组织扩张技术，可以获得厚度更薄的皮瓣组织，有助于面部三维立体结构的塑形及面部表情的传递。

（4）预构血管蒂更接近面部创面的旋转点，皮瓣更容易修复包括中上面部的创面。如选择面动脉作为受区血管，预构皮瓣的旋转点较锁骨上皮瓣的旋转点高7～10cm；如选用甲状腺上动脉作为受区血管，预构皮瓣的旋转点较锁骨上皮瓣的旋转点高4～6cm。充足的血管蒂长度也使得预构皮瓣更容易达到更远的面部创面。

（5）可以结合皮瓣血管增压技术，保留供区皮瓣内固有的动静脉，结合植入的预构血管形成双蒂、多蒂皮瓣，获得超大皮瓣。目前，随着颈胸预构皮瓣全脸面重建技术的成熟，在利用颈胸预构皮瓣修复全面部缺损时，常同时保留乳内血管及胸外侧血管，同时在术中利用吲哚菁绿（indocyanine green, ICG）荧光造影技术实时监测皮瓣血运，当判断单独依靠预构血管蒂不足以滋养整个皮瓣时，可同时将乳内血管、胸外侧血管与双侧颞浅血管吻合获得多蒂皮瓣。形成的多蒂皮瓣血运可靠，可同期打开眼裂、口裂、鼻孔。

（6）可以结合皮瓣预置的概念，植入软骨等组织，形成复合结构，满足鼻再造的需求。（图11-2-5）

3. 预置技术在五官再造上应用 面中部位于中央区域，集中了眼、鼻、口等具有精细结构的器官，组织形态独特。因外伤、肿瘤切除等造成的中面部缺损通常是复合缺损，再造过程中通常需要恢复多层组织结构，以重塑其独特的形态，并恢复通气、进食等功能。

对于面中部器官结构，如果仅涉及表面的皮肤缺损，不伴支撑结构（如鼻软骨）、动力结构（如口轮匝肌）及内层黏膜缺损的患者，通常仅需进行皮肤软组织修复。对于这类缺损，通常可采用植皮或扩张皮瓣进行修复。然而对于表面皮肤、支架结构及衬里结构存在多层缺损的患者，预置皮瓣是理想的修复方式之一，除前面提到的预置额部皮瓣、前臂皮瓣进行鼻再造外，李青峰等还提出将中面部作为一个整体，采用扩张的颈胸部预构皮瓣结合器官预置技术进行重建。

（二）预置皮瓣在腕晚期电烧伤畸形修复中应用

腕关节晚期电烧伤不仅涉及皮肤、皮下组织的缺损，而且有长段神经、肌腱、血管的缺损，以及骨、关节的损伤。预置皮瓣可同期重建多层组织，在腕晚期电烧伤畸形修复中有独特优势。2006年，李青峰等设计以胫后动静脉为滋养血管的皮瓣，保留其到趾肌腱的筋膜分支切取趾肌腱；通过小腿筋膜携带腓肠神经，从而达到带血供移植肌腱、神经、筋膜和皮肤的目的，同时，从足背切取趾长伸肌腱，将3～4条肌腱分别植入皮瓣深筋膜浅面，将复合皮瓣行吻合血管的游离移植到受区，用于一期修复受区肌腱、神经、血管的长段缺损，减少了腕部重建的手术次数。术后皮瓣全部存活，腕部运动功能和形态恢复良好。

三、展望

加强预构/预置技术相关的基础研究与临床转化，将促进预构/预置技术在复杂畸形和缺损中发挥更大的作用。

（1）预构皮瓣：预构皮瓣形成的关键步骤是血管新生，包括血管载体的血管新生和与供区血管床的沟通吻合。血管新生的机制分为血管发生（vasculogenesis）、血管生成（angiogenesis）和动脉生成（arteriogenesis）。血管发生指内皮祖细胞在缺血部位形成新的血管，该过程在胚胎发育过程及心血管系统血管新生过程中起主要作用。血管生成指通过现存血管内皮细胞"出芽"形成新的血管，并使血管树范围扩大的过程，该过程主要由缺氧诱导毛细血管新生，在生长发育、创伤愈合和肉芽组织形成过程中起重要作用。动脉生成

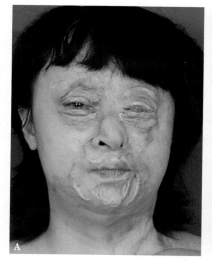
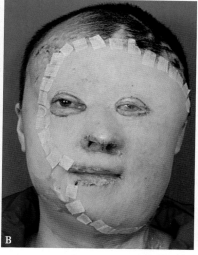
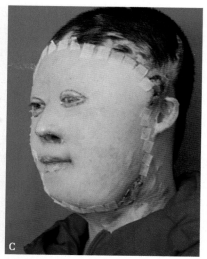
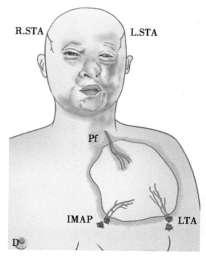
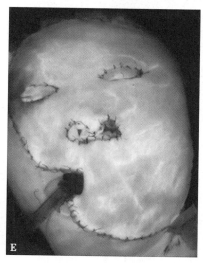

图 11-2-5　颈胸预构皮瓣修复全面部的病例

A. 患者，女，34 岁，硫酸灼伤后全面部瘢痕、鼻畸形；B、C. 皮瓣转移及鼻整形术后 2 个月随访示面部恢复情况；D. 皮瓣设计和血管吻合示意图：设计颈胸预构皮瓣辅以 IMAP、LTA 增压，预构即取旋股外侧血管降支及其周围筋膜组织，与左侧面血管吻合，植入左胸扩张器上方，术后注水扩张至 2 400ml；二期以预构血管为蒂切取 25cm×24cm 的皮瓣转移至面部，IMAP 和 LTA 分别与左右两侧颞浅血管吻合；E. 在吲哚菁绿荧光造影（ICGA）监测皮瓣灌注的基础上一期打开口裂、睑裂和鼻裂

指现存的动脉 - 小动脉吻合在流体剪切应力等力学作用下进行重塑，形成成熟的功能性动脉。

基础研究发现，干细胞参与血管新生过程，并受微环境影响。低氧微环境使得低氧诱导因子 -1（hypoxia inducible factor 1，HIF-1）的表达升高，进一步调节基质细胞衍生因子（stromal cell-derived factor 1，SDF-1）和血管内皮生长因子（vascular endothelial growth factor，VEGF）的表达，促使 CD34$^+$ 细胞（干细胞）靶向归巢，从而促进血管新生。此外，动物实验证实局部血管内皮祖细胞移植可促进预构皮瓣的血管新生。基于以

上基础研究向临床转化，在预构皮瓣扩张过程中进行干细胞注射治疗，以及采用低氧模拟剂或手术延迟的方式人为构建低氧微环境，可促进预构皮瓣的血管新生。

由于预构皮瓣的轴型血管为手术植入，不同于生理性皮瓣而更容易出现血运障碍，尤以静脉回流障碍更为常见，这可能与再生血管的动静脉平衡有关。通过彩色多普勒超声检测血流动力学参数、吲哚菁绿荧光造影（indocyanine green angiography，ICGA）监测血管新生过程中血流变化以及术中皮瓣灌注回流等，根据临床实际采取手术

延迟或术中血管增压、静脉超回流等措施，保障预构皮瓣的血运。目前，团队也正在进行相关临床试验以明确 ICGA 检测非生理性皮瓣血供的灵敏度和精确度，探讨术中 ICGA 预测扩张皮瓣术后坏死的荧光值截断值，以获得定量数据，填补此领域的空白。

（2）预置技术：预置技术的关键是形成精细的三维立体结构，使其更接近于需要修复的复合组织器官，数字医学技术的发展在其中起着重要的推动作用。

3D 打印（three-dimensional printing, 3D printing）又称为增材制造，是一种以数字模型文件为基础，通过分层加工、叠加成型的方式，逐层增加材料以获得 3D 实体模型的工程技术。此项技术不仅可以帮助医师在术前进行手术模拟、精确地评估组织缺损量，还能为患者打印出个性化假体，在达到更好的美学效果的同时节省手术时间、减少并发症的发生。

近年来，在 3D 打印的基础上还发展出了生物 3D 打印的概念，即将生物材料、细胞和其他组件打印成具有复杂结构和特定功能的组织。例如：皮肤是具有多种细胞类型及汗腺、血管等多种功能性结构的复杂组织，可通过生物 3D 打印直接获得，但由于未经血管化，其面积和厚度会受到限制，但通过与内皮细胞生物打印结合，在皮肤中构建血管网络，便可获得更大的具有生物活性的皮肤。骨、软骨、神经、肌肉等其他组织也均可通过生物 3D 打印获得，随着体外、体内研究逐渐深入，生物 3D 打印有望在未来为预置技术提供具有生物活性的三维立体组织器官。

总之，预构/预置技术都是临床修复组织器官缺损的重要方法，虽然两种方法存在差异，但两者均突破了"拆东墙补西墙"的传统修复方式，体现了一种新的修复理念，即不利用现成的组织，而是主动创造新的复合组织，进行缺损修复，以适应临床千变万化的重建要求。在进行头面部复杂缺损和畸形的修复重建时，如果能够将这种理念根植于心，灵活应用，便有望达到较好的修复效果。未来，随着皮肤再生、组织血管化等领域基础机制研究的深入，以及数字医学、组织工程和人工智能等新兴领域的变革，预构和预置技术，将作为重要的技术平台，在复杂头面毁损的

修复重建领域发挥更为重要的作用。

（李青峰　昝　涛）

第三节　皮肤软组织扩张术

皮肤软组织扩张术（skin soft-tissue expansion），简称皮肤扩张术，是将带注射壶的硅胶囊（皮肤软组织扩张器）置入正常皮肤软组织下，通过间断增加囊内的液体容量，对表面皮肤软组织产生压力，使其扩张产生新的"额外"的皮肤软组织，利用新增加的皮肤软组织转移覆盖创面、修复缺损的一种方法。皮肤软组织扩张术始于 1976 年，经过 40 多年的发展，已广泛应用于整形外科的许多领域，成为继植皮和皮瓣转移之后整形外科发展起来的又一项最基本的组织修复技术。

（一）皮肤扩张术的起源与发展

通过扩张或牵拉的方法来促进组织生长的现象十分常见。在一些文化习俗中，这种现象早有记载。例如，在一些原始部落中，人们通过木质或金属的吊环来增加嘴唇或者耳垂的大小；长颈族人通过增加颈部的铜圈来使脖子拉长。不仅如此，在个体发育过程中，骨骼的变长、增大使得皮肤软组织也逐渐拉伸增大；孕妇怀孕过程中，腹部皮肤也会逐渐受压扩张变大。在病理条件下，皮下的一些良性肿瘤或肥胖也会导致局部皮肤面积的增加。医生在早期根据这些现象构建了一系列的医学治疗方法。例如，在皮下放置假体并逐渐注液以实现皮肤面积的变大；通过外部支架的牵拉以实现骨骼的逐渐生长，通过负压吸引以实现创面周围细胞增殖来使创面愈合等。

1905 年，Codvilla 尝试使用一个外置的牵张器来促进骨生长并获得成功。随后，整形医生开始意识到骨骼在牵拉生长的过程中，其表面的皮肤也受到牵拉逐渐面积增大。1957 年，Neumann 尝试将一个气球置入皮下实现局部皮肤面积的增大，随后将增加的面积用于耳畸形的修复。然而当时他的报道并没有得到医生们的足够重视和认可，因此扩张术的技术也一直没有得到广泛开展。直到 1976 年，Austad、Radovan 以及 Rose 等人开始接受皮肤扩张的概念，设计了最早的皮肤软组织扩张器并将皮肤扩张术用于乳房再造以及头颈修复。Austad 早期利用渗透压原理设计了

一种自动扩张的扩张器,通过向扩张器内加入不同渗透梯度的盐类从而使组织液逐渐向扩张器内渗透转移而扩张皮肤;而 Radovan 设计的扩张器带有封闭阀门,医生可以通过这个阀门向扩张囊内注射生理盐水而实现扩张器对皮肤的扩张。经过多年的实践,学者发现自行扩张的方法并不可控,难以操作,后来整形医生几乎都采用 Radovan 设计的带阀门的、可控性强的扩张方法。

(二)扩张皮肤新生的机制

扩张皮肤面积的增加目前认为有三个来源:①皮肤的新生,扩张皮肤中细胞增殖造成细胞数量的增加和细胞外基质(Extracellular matrix,ECM)的增多,即生物性生长,这是组织修复中的重要组成部分;②弹性伸展,扩张皮肤组织在牵拉作用下细胞被拉长,细胞间隙增宽,即弹性伸展,该部分在取出扩张器后增加的皮肤会回缩消失;③周围皮肤的移位,皮下扩张器增加表面张力的同时,引起组织邻近的皮肤向扩张区域移动,即组织移位,这部分由于组织移位不增加新生皮肤。

皮肤的生物性生长是扩张后额外皮肤的主要来源。在机械应力作用下,皮肤中的表皮细胞、成纤维细胞等,在受到力学信号后开始增殖。机械应力作用于细胞壁后引起了细胞骨架系统(cytoskeleton system,CSS)、ECM 的变化,激活了肌醇磷酸、磷脂酶 A2、磷脂酶 D 等信号分子。这些活化蛋白能将力学信号传递到细胞核内,进而转录、翻译,并最终实现细胞的增殖和细胞外基质的增多。

(三)皮肤扩张术一般手术方法

1. 皮肤软组织扩张器使用的原则　应根据需要修复的部位、形态、病变范围选择不同形状、不同大小的扩张器。对于一些特殊部位,则可选择一些特殊形状的扩张器。扩张器的容量一般取决于需要修复的面积大小和可供扩张正常皮肤面积的大小。根据空军军医大学西京医院整形外科研究所 30 余年使用的经验总结,修复缺损面积按 $1cm^2$ 计算,在不同部位有所不同,在头部皮肤扩张容量为 3.5～4.0ml。在面部需要的扩张容量为 6～8ml,颈部需要 12～14ml,躯干需要 4～6ml,四肢需 6～8ml,全鼻再造需要 200～300ml,全耳再造(耳后不植皮者)需 80～100ml。

扩张的区域就是埋置扩张器的部位,即未来皮瓣的供区,应选择与将要修复的部位的皮肤软组织色泽一致,质地、毛发分布最相似的部位。如头顶部位的瘢痕性秃发,选择靠近秃发区的颞顶部有发区为最佳选择。面部的瘢痕或体表肿瘤可选择颊部、下颌缘及颈部为扩张区,耳郭再造则选择耳区及耳后区为供区。鼻再造与修复首选额部为埋置扩张器的供区,其次前臂及面颊也可为供区。在肢体、躯干也是首选病变相邻的正常皮肤为供区。只有在病变周围没有正常皮肤软组织的时候才考虑远位供区扩张,然后通过带蒂转移或吻合血管游离皮瓣转移的方式来修复缺损。

2. 扩张器置入手术方法及注液扩张　根据扩张皮瓣选择的部位将扩张器埋置于合适的层次。头皮扩张时扩张器一定要埋置于帽状腱膜深面、骨膜表面。额部宜置于额肌深面。面颊部宜在皮下组织深面、SMAS 层浅面。耳后位于耳后筋膜深面。颈部位于颈阔肌的浅面或深面。在躯干和四肢时,扩张器一般置入深筋膜的浅面,部分可埋置在深筋膜深层肌膜的表面。扩张器注射壶根据需要可内置或外置。外置法避免了反复针刺皮肤的痛苦,同时免除了注射壶埋置和取出时的剥离,减少了创伤和出血,因此,目前大多应用外置阀门注射法。

扩张器注液最常选用的是无菌生理盐水。伤口关闭后即刻应行扩张器首次生理盐水注射。首次注水有利于扩张器充分展开,从而减少死腔,降低感染风险;首次注水后也有一定压迫止血作用和检查扩张器导水是否通畅的作用。注水量根据局部皮肤松弛程度,适量即可。术后第 1 次注水一般在术后第 5～7 天,注水量根据患者耐受情况,同时观察扩张皮瓣血运情况而定。注水间隔一般每周 2～3 次,每次约为扩张容量的 10%～15%。一般扩张周期为 2～3 个月,达到扩张额定容量后行二期扩张皮瓣转移术。

3. 扩张器取出术　扩张器取出为了不造成额外的手术瘢痕,其切口可以是原先埋置时的切口,也可位于正常组织与病变组织交界处,也可以是设计皮瓣的边缘。切开皮肤、皮下组织直达纤维包膜的表面,用电刀切开纤维包膜取出扩张器。扩张囊基底部周边形成的横断面为三角形的较厚的纤维环,对皮瓣的舒展有影响,应将其切除。对于囊壁上的纤维包膜是否去除，要视具体情况而定。如果影响皮瓣的舒展，要仔细剥除或多处切开，否则可留于原位待其自行吸收。

二期手术时须先取出扩张器形成扩张后皮瓣，根据皮瓣大小决定病变组织切除面积，以防止先切除病变组织后扩张皮瓣不足而陷于被动的局面。考虑到扩张过程中皮肤软组织需持续保持一定的张力，皮瓣转移后亦应保持一定的张力，如果皮瓣太松而回缩率过高，有可能导致皮瓣中的静脉迂曲而影响血液循环。扩张皮瓣下应放置负压引流管，术后适当加压包扎。伤口愈合后，应采取预防瘢痕增生、对抗皮瓣挛缩的措施，如应用弹力套、颈托、支架等。术后早期扩张皮瓣较硬，并有回缩的趋势，一般术后 6 个月左右能够软化并恢复自然弹性。

4. 扩张皮瓣转移设计　当皮肤软组织经过充分扩张达到预期目的时，即可施行二期手术，即取出扩张器，用扩张所获得的额外皮肤形成扩张后皮瓣，对受区及供区两个部位同时进行修复。一般而言，皮瓣设计应遵循以下原则：①扩张皮瓣的设计同样应该遵循常规皮瓣设计的一切原则；②充分舒张呈半球面体的扩张后皮瓣，最大限度地利用扩张获得的组织；③尽可能地减少辅助切口，或将辅助切口置于相对隐蔽的位置，尽可能与皮纹方向一致；④顺血供方向设计皮瓣，如为轴型皮瓣则不应超出其血供范围，如为任意型皮瓣，其长宽比例可比未扩张皮瓣略大一些，但不能过大；⑤皮瓣远端携带的未扩张皮瓣不宜超过 3～5cm，最好不要超过扩张区的边缘。根据皮瓣转移的方法可分为滑行推进皮瓣、旋转皮瓣、易位皮瓣（交错皮瓣）、皮下血管蒂岛状皮瓣。

（1）滑行推进皮瓣：以顺血运一端为蒂，皮瓣远端与受区接壤。切口线分别设计在扩张区与受区交界处与扩张部位的两侧，使扩张皮肤形成一矩形瓣，直接向受区滑行推进。此法设计简单，使用方便。滑行推进皮瓣在设计与实施时即可以设计成直线形、弧形切口线，也可以设计成一个或数个三角形，这样皮瓣形成后在前进中可与受区边缘相互交错，不仅延长了长度，还可避免直线瘢痕挛缩。

（2）旋转皮瓣：皮瓣设计以邻近修复区的一侧为蒂，形成一个以一定轴线旋转的皮瓣。皮瓣长宽大小依受区所需面积和皮瓣血运允许范围而定。旋转角度以不大于 120° 为好，以便减少转移后形成的"猫耳朵"。设计时皮瓣远端较蒂部可略宽一些，以利于旋转。旋转皮瓣应用较简便，辅助切口少，并可以与滑行推进皮瓣同时应用，相互弥补不足。主要缺点是扩张形成的半球形皮瓣很难完全舒平。

（3）易位皮瓣（交错皮瓣）：以顺血供的一侧为蒂，形成一个较长的三角皮瓣（或舌形或长方形皮瓣）。其蒂部一侧靠近受区，皮瓣远端位于远离受区的部位。所形成的皮瓣与受区之间相隔有一部分扩张与未扩张的正常皮肤，形成的皮瓣插入受区，这样扩张后的皮瓣可获得充分利用。该皮瓣多用于发际、鬓角、眼睑、上下唇等部。

另一种则是交错皮瓣，此皮瓣适用于受区两侧相对应的部位有两个扩张区，扩张完成后在应用时，将一侧扩张的皮瓣形成一个三角形或矩形或舌形的皮瓣，在受区的另一侧形成一个蒂在相反方向的皮瓣，这两个皮瓣相互交错覆盖受区创面。有时虽然只有一个扩张区与受区对应的正常皮肤，也可形成一个三角形或矩形皮瓣相互交错，修复缺损。

总之，易位皮瓣在扩张皮瓣的应用中最大的优点是：可以充分舒展已扩张的半球形皮瓣；对已扩张的皮瓣应用率最高，且可避免"猫耳朵"等缺点。

（4）皮下血管蒂岛状皮瓣：皮下血管蒂岛状皮瓣可用于邻近处转移或远位转移。如额部扩张后的皮瓣转移至鼻尖，鼻翼部修复缺损或全鼻再造。又如胸前区皮肤扩张后经皮下隧道转移至面颊部修复均属于这种岛状皮瓣。此外，这种扩张后的岛状皮瓣还可以通过血管吻接的方法作游离皮瓣修复受区缺损。

在实际操作中，多种局部皮瓣的应用方式不是绝然分开的，往往是两种或三种方式的综合，特别是在缺损较大，埋置多个扩张器时，在使用中既有滑行推进皮瓣，又有旋转皮瓣，还有易位交错皮瓣，总的目的是将扩张后的皮瓣最充分地利用，切口尽量少，浪费尽量少，达到完美的创面覆盖，而不产生大的张力。

（四）皮肤扩张术的常见并发症及处理

皮肤扩张术相对于一般的手术而言，整个治

疗过程长达 3～4 个月，需两次手术，还有 2 个月左右的注液扩张期，整个疗程涉及的环节比较多，并发症发生的概率仍较高，如果稍有不慎即可发生并发症。因此，需高度重视并发症的发生及防治。并发症可发生于第一期手术埋置扩张器时（如血肿、感染、切口不愈合、扩张器破损、渗漏），也可以发生于注水扩张的过程（如由于一次注射液过多，囊内压过大阻断表面皮肤血液循环而引起坏死，从而导致扩张器外露或感染）。也有少数患者并发症发生在第二期手术取出扩张器转移扩张皮瓣时，发生血肿和皮瓣坏死。因此在行皮肤软组织扩张术的全过程中，任何一个环节的处理欠妥或失误都有可能导致并发症的发生。

1. 血肿　血肿是皮肤扩张术早期最危险的并发症。血肿多数发生于扩张器埋置后 24 小时以内，少数患者发生在术后 14 天以内。无论采用哪种扩张器埋置法都可发生，即使是很熟练的医生也无法完全避免血肿并发症。血肿处理是否成功关系到整个治疗程序能否继续进行。临床表现：缝合口可有全血渗出，局部张力大，有难以承受的胀痛，皮肤表面青紫，有皮内瘀斑，严重时出现表皮水疱。

处理方法：如局部肿胀、淤血不严重，应密切观察局部情况，保持负压引流通畅，或行扩张器腔隙内冲洗，引出积血局部适度加压包扎，如血肿明显，需急诊手术无菌条件下行血肿清除彻底止血处理，结扎或电凝任何活跃或可疑的出血点，确认无出血、渗血后再将扩张器置入。数天后表面皮肤色泽恢复正常。

2. 血清肿　血清肿在扩张中后期出现，多认为是轻度炎症反应，也有人认为是扩张器引起的异物反应，两种反应引起的皮下间隙渗出增加而形成血清肿。主要表现为局部皮肤发红，置管引流可见到皮下间隙内有较多淡红色或淡黄色透明的液体。

预防措施：注意注水扩张中的无菌操作。埋置注射壶的部位和外置导管开口处定期消毒。

治疗方法：皮下间隙内置入引流管，反复冲洗，持续负压引流即可控制血清肿。

3. 感染　扩张器作为异物置入人体，在任何一个环节由于无菌操作不严格，以及机体免疫力低下均易引发感染，感染多数发生于第一期埋置扩张器手术后和扩张过程中，少数病例发生在第二期皮瓣转移手术后，由于皮瓣坏死而继发感染。感染可以原发，但也可由于血肿、扩张器外露和皮瓣坏死而继发感染。

一旦扩张器周围出现红、肿、热、痛等局部表现，引流液混浊，有的甚至发烧，淋巴结肿大，血象分析白细胞及中性粒细胞比例升高，应考虑有感染发生。此时应积极采取措施，但处理起来比较棘手，具体的措施包括：①全身大剂量应用敏感有效的抗生素；②引流管未拔除时，可通过引流管对扩张囊周围进行冲洗，若放有两根引流管，可采用抗生素液体滴注引流的方法控制感染。

任何部位皮肤扩张器的感染都应积极处理，但初期不宜轻易取出扩张器并终止治疗。如果感染控制困难，可经小切口取出扩张器，反复清洗皮下间隙，重新置入新扩张器，持续滴注引流，多能将感染控制。如感染在 2～3 天后仍不能有效控制，只好提前取出扩张囊进行二期手术，取出扩张器后感染一般可得到控制。

4. 扩张器外露　扩张器外露主要有两种情况：①第一期手术埋置扩张器后切口愈合不良从切口外露。②扩张过程中表面皮肤坏死引起的扩张器外露。扩张器露出部分按出现机会大小依次为，手术切口→扩张器折角形成区→扩张器低位受力区→扩张器表面软组织剥离损伤区→扩张器顶部受力区。

治疗方法：①如果扩张器从切口外露，应积极处理诱因（血肿、感染、张力过大、皮缘坏死等），局部条件允许时，予以清创，在最小张力下重新缝合切口。如扩展器从伤口露出且有皮下间隙窄小的情况，则作进一步剥离后将扩张器向深部埋置。②如果扩张器表面皮肤破损导致扩张器外露，则应终止扩张，尽早手术作病变部分切除修复；如继续扩张会引起皮肤破损伤口越来越大，导致扩张器脱出，达不到预期的治疗目标，则应暂时终止治疗，改用其他方法或等待数月后再重新埋置扩张器。

5. 扩张器不扩张　扩张器埋入皮下间隙后可以出现多种故障，导致注水扩张困难或扩张器不扩张。如果及时排除故障，基本不影响治疗效果。

扩张器不扩张见于以下情况：①术前扩张器（含扩张囊、导管及阀门）已破裂，由于未检查或检查不仔细而未发现；②术中刺破扩张器，扩张器与锐利手术器械放在一起，或是缝合关闭切口时缝针刺破扩张器又未被发现；③扩张器质量不佳，注液过程中压力过大致破裂或粘接部质量不佳而裂开或脱离；④术中扩张器放置时扩张器或导管折叠又未发现；⑤两个扩张器一起埋置时，注液过程中一个扩张器压迫另一个的导管。

治疗方法：如果确认扩张器已破裂，早期可再次手术更换扩张器，扩张后期出现破损时应立即进行二期手术。

6. 皮瓣坏死　扩张皮瓣坏死主要是由于皮瓣血液循环障碍所引起，包括一期扩张过程中出现的皮瓣坏死及二期转移后出现的皮瓣坏死。

治疗方法：如果出现皮瓣远端血运障碍，则应积极处理，血运障碍区与正常血运区一旦出现分界线，血运障碍区极易出现整块坏死。静脉回流障碍时，作者的处理方法如下：在皮瓣远端边缘作 2～4 个微小创口（3～4mm 左右）并向创口组织内注入少量肝素，数分种后伤口自动流血不止，皮瓣血运可以得到快速改善。出血自动停止后如果皮瓣血运仍有障碍，则用大针头轻刮皮瓣远端边缘创口并再次注入小剂量肝素，再次作放血处理，此操作可重复多次，总放血时间一天到数天不等，直到皮瓣血运障碍消除。皮瓣血运障碍治疗中，可全身应用扩血管药（山莨菪碱、妥拉苏林、丹参、小剂量阿司匹林），注意术区保温。血运障碍区用凡士林油纱保护，防止表皮干结、破溃，术区适当加压包扎以利于血液回流。如果出现皮瓣坏死，待周围伤口良好愈合后作清创治疗，彻底清除坏死组织。如果局部条件好，采用皮片移植修复坏死区。

7. 疼痛　向扩张器内注液扩张可引起疼痛，成人多见，多见于头皮、额部和四肢，而其他部位则不明显，成人头皮扩张疼痛最常见，且多比较严重，主要发生在扩张后期或一次性注水过多时。轻的引起恶心呕吐，重的疼痛难忍，有的患者在未能达到设计的扩张量时即要求停止扩张。

预防方法：向扩张器内注射液体，如果疼痛特别明显甚至难以忍受，可在注射完毕后立即回抽数毫升液体以缓解症状，如果疼痛实在无法忍受的可停止扩张。也可采取少量多次注射、缓慢持续注射或扩张注射液中加入利多卡因以及局部

神经封闭等方法缓解疼痛。治疗方法：对于反复出现的剧烈疼痛，患者无法坚持治疗时，应采用以下措施：①注水前行阻滞麻醉；②将注射液换成局麻药，用的较多的是利多卡因；③改成少量缓慢扩张的方法；④如到扩张中期，也可提前作二期手术作皮肤病变部分修复。

8. 妊娠纹样改变　妊娠纹是妇女怀孕时由于腹部膨隆引起的胶原纤维和弹力纤维断裂所致。扩张皮肤表面出现类似于妇女怀孕时所形成的妊娠纹样改变，是由于皮肤扩张引发真皮胶原和弹力纤维断裂所致，仅见于部分的病例，可见于胸三角区皮肤扩张和大腿前外侧皮肤扩张。

9. 头发脱落　此并发症见于头皮扩张患者。脱发分为两类。①可逆性脱发：由头皮扩张过快，囊内压过高压迫导致毛囊缺血所致，扩张时间过长致头皮过薄、头皮下间隙严重感染或头皮扩张皮瓣移植后轻度血运障碍引起，属营养不良性脱发，此类脱发逐渐发生，可在扩张过程中脱发，也可在皮瓣移植完成后脱发。二期手术后 3 个月，新发逐渐再生，6～12 个月后完全恢复正常。②不可逆性脱发：分离头皮置入腔隙层次过浅，位于帽状腱膜上，直接损伤头皮毛囊，加之扩张后头皮瓣严重血运障碍，皮瓣组织部分或全部坏死，最后植皮或瘢痕愈合，此类脱发不能恢复。

预防措施：埋置的层次在帽状腱膜下，勿损伤毛囊，如采用快速扩张不能过急。头皮区埋置扩张器要严格消毒备皮，防止感染发生。头皮扩张后皮瓣设计要注意保持皮瓣良好血运。可逆性脱发患者主要是及时发现，不要再造成缺血损伤。

治疗方法：扩张速度过快者，减少扩张容量及减慢扩张速度后能自行恢复。对于不可逆性脱发，有条件的患者可作第二次头皮扩张修复秃发区，或者行毛发种植术修复。

（五）皮肤软组织扩张术的临床应用

1. 扩张术在头部的应用　头皮扩张术的适应证包括瘢痕性秃发、头皮及颅骨部分缺失、头皮肿瘤以及其他原因所致秃发。头皮扩张尽管毛囊的总数并没有增加，而是剩余毛发的再分布，扩张术后供区头发变得稀疏，但由于分布均匀，效果仍较满意。由于头皮层次较清楚，较其他部位剥离要容易些。头皮扩张术在皮肤软组织扩张术中的效果最佳，并发症最少。对于较大面积的

秃发区一次扩张术难以修复所有秃发区时，可采用再次置入扩张器重复扩张，可修复头皮 2/3 面积的秃发区。

根据秃发区形态、面积选择扩张器的型号及容量。预扩张的总容量根据临床经验，按每平方厘米扩张容量为 3.5～4.0ml 计算左右，如秃发面积为 100cm²，拟定注射扩张容量为 350ml 以上。切口线一般选于正常头皮与秃发区交界处瘢痕侧，如颅骨外露可选在距颅骨缘 1.5cm 处正常头皮内。如同时埋置几个扩张器时，两个部位可共用一个切口，遇有瘢痕区柔软且松弛者，可于瘢痕中央作部分切除，以缩小秃发区。头皮扩张器应埋置于帽状腱膜深面，骨膜表面。埋置腔隙的剥离范围应略大于扩张囊周边 1cm 左右。

扩张后的头皮由于扩张囊形态的不同而各异，圆形扩张囊扩张后头皮呈半球形，肾形与长柱形扩张后的头皮呈半柱面形，其长轴与秃发区长轴平行。要充分利用被扩张的头皮，设计应遵循轴型皮瓣顺血运的原则。由于头皮血运较丰富，必要时亦可横行和逆血运设计。设计时要考虑到扩张后头皮形态的各自特点，使所形成的皮瓣能最大限度地利用扩张后头皮。要设法利用扩张所获得的"额外"头皮，同时修复秃发区和供瓣区两个部位。对同时有几个扩张区者，可分别设计，总体规划。术中按先后次序形成几个皮瓣，每形成一个皮瓣均试行转移，以后每个皮瓣应根据前一皮瓣的覆盖秃发区的情况给予调整。能修复多少面积的瘢痕就切除多少瘢痕，切忌先将所有瘢痕切除，然后出现修复面积不够的局面（图 11-3-1）。

2. 扩张术在面部的应用 在颌面部适用皮肤软组织扩张术治疗的情况有：①创伤或烧、烫伤引起的各类较大瘢痕，单纯切除不能缝合修整的；②位于眼周、口周的瘢痕挛缩，虽然瘢痕小，但引起睑外翻、口唇移位的（这种瘢痕松解后组织缺损量较大）；③较大的皮肤肿瘤、色素痣切除术后遗留的创面，不能通过拉拢缝合或局部皮瓣转移修复的；④严重的面部先天性畸形（如面裂），软组织缺损范围较大，不能通过局部皮瓣转移进行重建的；⑤颌面部骨结构缺损再造时，伴有较大软组织缺损的；⑥其他特殊情况下，需要较大面积皮肤软组织进行修复整形的。颌面部位于颜面暴露部位，皮肤色泽、质地要求高，有眼、鼻、口唇等器官位于其中，且功能与外形均很重要，因而对切口的选择、扩张器埋置部位、二期手术附加切口设计、面部分区等技术要求高。因此，治疗方案必须全面考虑，按步骤实施（图 11-3-2）。

3. 扩张术在额部的应用 额部位于面上区，呈长条形。上界有规则分布的发际线，双侧有颞部的皮肤和鬓角，下方有双侧对称分布的双眉。因此，扩张器埋置和手术设计必须确保外形美观，尤其是考虑双侧的对称性，避免发际和眉的不对称。对于鬓角的位置、毛发的方向，以及瘢痕的位置和方向也必须注意。

额部的层次由浅及深为皮肤、皮下脂肪、额肌、骨膜。包含的重要结构有位于眉外上 1cm 处的面神经额支，支配额部运动，手术时应尽可能避免损伤。位于眉头部位的眶上神经和滑车上神经、血管，可以制备眶上和/或滑车上血管为蒂的预扩张的动脉岛状皮瓣。此外，双侧由颞浅神经血管发出的额支，同时供应额部血运，可以制备单侧颞部血管为蒂的预扩张的动脉岛状皮瓣，也可带蒂转移（图 11-3-3）。

4. 扩张术在颈部的应用 颈部皮肤软组织扩张术的适应证有：①颈部烧伤后瘢痕；②巨痣，面积大于 5cm² 者；③皮肤肿瘤如草莓样毛细血管瘤、鲜红斑痣等；④外伤性文身；⑤作供区修复下颌部瘢痕，即颈部扩张作为供区，修复下颌缘及下面部的缺损。

颈部扩张器的埋置层次在颈阔肌浅面或深面。浅层剥离最好能用局麻药扩张，易剥离，深层较疏松，易剥离，但注意，有时会将颈外静脉暴露在腔隙内，如妨碍扩张器的埋置，可将其结扎。剥离的腔隙视情况，一般应大于扩张器 1.0cm，如以颌底为供区修复颏部瘢痕，不可以剥离到颈部，不可将颌颈角同时扩起，否则Ⅱ期修复时很难形成颌颈角（图 11-3-4）。

5. 扩张术在躯干的应用 躯干是指胸、腹、背、臀、会阴等部位。由于胸前皮肤质地、色泽与面颈部皮肤相似，因此胸前扩张皮瓣如扩张胸三角皮瓣、扩张颈横皮瓣可以带蒂转移修复面、颈部皮肤缺损。

胸三角皮瓣以胸廓内动脉第 2、3 穿支为蒂，是面、下颌、颈部修复再造的良好供区。空军军医大学西京医院对胸三角皮瓣修复面颊部缺损进

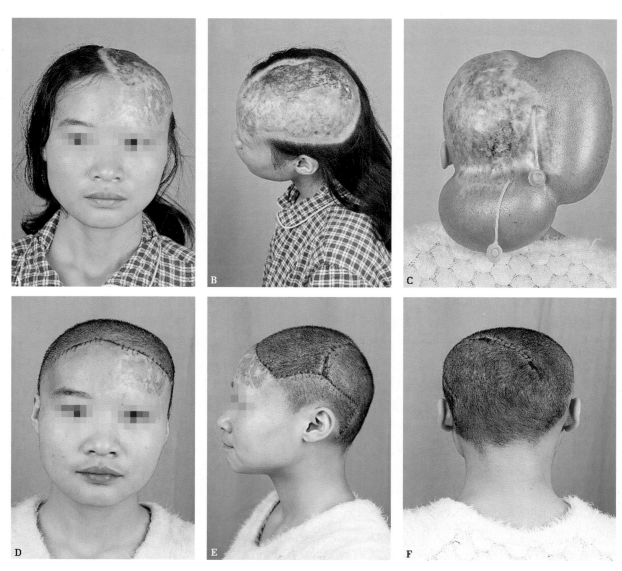

图 11-3-1 扩张术治疗瘢痕性秃发
A、B. 头部瘢痕性秃发正、侧面观；C. 扩张完成后；D～F. 扩张皮瓣转移术后

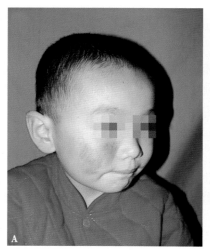
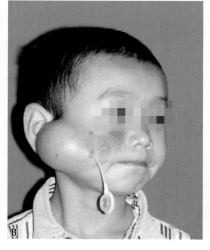
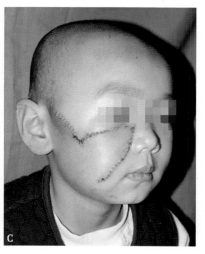

图 11-3-2 扩张术修复颧颊区皮肤病变
A. 颧颊部皮肤病变；B. 扩张器扩张完成及术前设计；C. 皮瓣转移术后

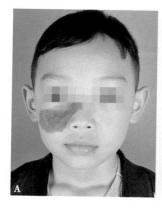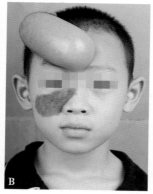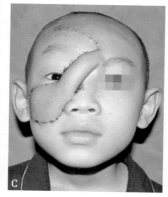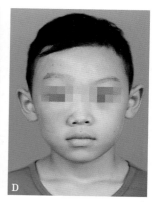

图 11-3-3 额部扩张修复面中部病损
A. 面中皮肤病变；B. 扩张器扩张完成及术前设计；C. 皮瓣带蒂转移术后；D. 术后 1 年

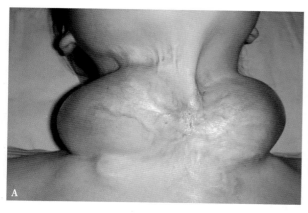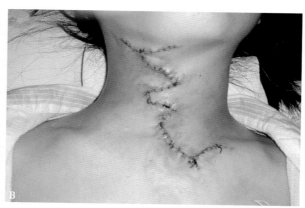

图 11-3-4 颈部扩张修复颈部瘢痕
A. 颈部瘢痕周围扩张后；B. 扩张皮瓣直接滑行推进修复后

行了大量的基础和临床研究，结果表明胸三角皮瓣是修复面部大范围缺损的有效手段，最大修复面积可以达到上至额部，前到鼻旁，后至耳前，下达下颌缘及颏颈部的整个面、颈部。缺点是皮瓣需带蒂转移，断蒂前患者生活不便（图 11-3-5）。

颈横动脉颈段皮支皮瓣以颈横动脉颈段皮支为蒂，血管蒂稳定可靠，包含一根动脉，两根静脉。临床研究证明，预扩张的颈横动脉颈段皮支皮瓣为颌面部缺损修复提供了一个色泽相似、质地优良、厚薄适中的超大皮瓣，术后无供区畸形，形成岛状皮瓣带蒂转移，使手术时间缩短，是全颜面、颈部修复重建的又一个理想选择。手术分两期进行，基本操作与胸三角皮瓣类似，只是二期手术形成岛状皮瓣带蒂转移，直接修复缺损区（图 11-3-6）。

对于躯干局部的病损，可以选择邻位扩张修复。同身体其他部位相比，躯干面积大而相对平坦，因此皮肤软组织扩张器在躯干的应用有以下特点：①扩张器二期手术设计相对简单，只要做到"点对点，线对线"，就能比较好的达到术前设计意图。②更能体现几何设计原理在扩张器中的应用。③对于较大面积的缺损或者受区，往往需要多次反复扩张（图 11-3-7）。

6. 扩张术在肢体方面的应用 四肢扩张区组织应为正常组织，各种创伤及肢体血管性疾病造成的局部组织变硬、血管狭窄、栓塞等会增加手术并发症的发生率，应视为禁忌。另外，当四肢病变范围过大，其横径超过肢体周径的一半时，扩张器的埋置会影响肢体静脉、淋巴回流，影响手术效果（图 11-3-8）。

据笔者所在单位多年的临床经验，对四肢瘢痕提出以下适应证：①顺肢体长轴的纵向瘢痕，宽度不超过肢体周径的 1/3，效果最佳；②虽不顺肢体长轴，但斜行的瘢痕，宽度 4cm 以内的瘢痕

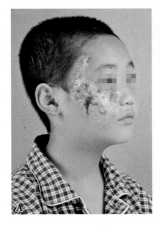
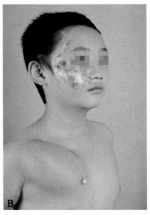
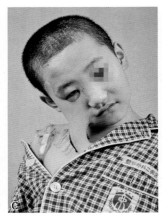
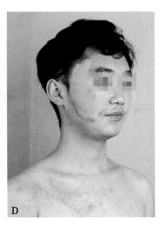

图 11-3-5 颈部扩张修复颈部瘢痕

A. 右部不稳定性瘢痕；B. 扩张器扩张完成及术前设计；C. 扩张胸三角皮瓣带蒂转移修复右面部瘢痕；D. 术后 8 年

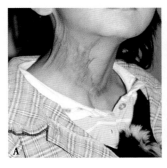
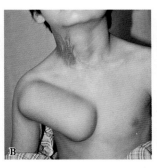
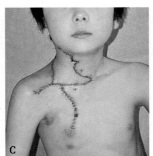
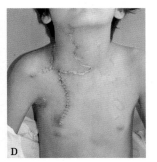

图 11-3-6 颈横皮瓣修复颈部瘢痕

A. 颈部瘢痕；B. 颈横皮瓣扩张完成；C. 皮瓣转移完成；D. 术后 1 个月

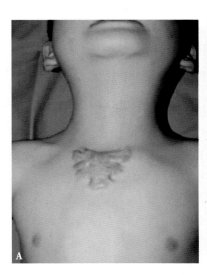
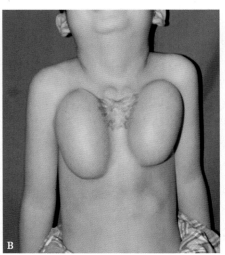
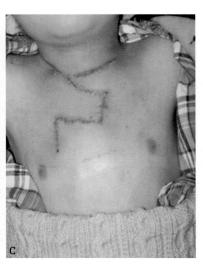

图 11-3-7 胸部瘢痕扩张后皮瓣修复

A. 胸前瘢痕术前；B. 扩张后；C. 修复术后

挛缩，效果亦佳；③肢体远端，如腕、踝部，因组织致密，扩张效率低，效果欠佳；④肢体上横行瘢痕，扩张后皮瓣难以修复，效果不佳。

（六）皮肤软组织扩张术现状及研究进展

皮肤软组织扩张术的出现给整形外科带了革命性的治疗手段。扩张术已经成为继皮片移植、

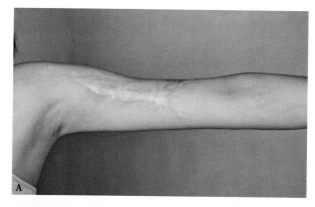

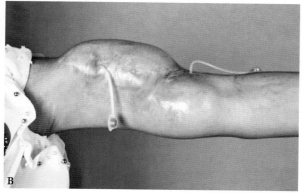

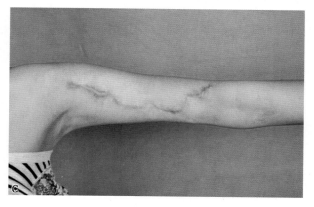

图 11-3-8　上臂扩张皮瓣修复瘢痕
A. 前臂瘢痕术前；B. 扩张完成后；C. 术后半年

皮瓣移植后整形外科三大常规技术之一。目前，扩张术广泛应用于头面部、躯干部各种病损的治疗，此外，扩张术耳再造、鼻再造、乳房再造、阴茎再造等领域也有着不可替代的作用。

　　扩张术经历了多年的发展，其适应证不断拓宽、并发症不断减少、经验趋于成熟，但其依然面临一系列问题：①扩张手术周期长，扩张术至少需要分两期进行，第一次手术进行扩张器置入，间隔 2～3 个月的扩张注液期后需行二期手术。长达数月的治疗时间给患者生活及心理带来了很大负担；②皮肤扩张效率不高，在面颈部等较为

局限区域，注水后扩张效率不佳，但如果注水过多、过快，皮肤又可能出现过薄、扩张器外露等问题；③扩张术并发症较多，由于手术周期长，围手术期护理复杂，扩张术的并发症相对较多；④扩张皮肤新生机制不清，尽管扩张术应用于临床已有 40 多年，但扩张皮肤新生的机制及其微环境变化仍然还不清楚。

　　针对扩张术面临的这些问题，也有很多研究进行了相关探索。早期，学者认为扩张皮肤效率不高可能与扩张过程中皮下形成的纤维包膜有关，因此有研究者将罂粟碱、雌三醇、A 型肉毒毒素、二甲基亚砜（dimethyl sulfoxide，DMSO）、钙离子通道阻滞剂维拉帕米等阻断纤维组织收缩的药物应用于扩张皮肤，虽然动物实验表明有一定效果，但药物的毒副作用及安全问题限制了其临床应用；随后，生长因子的价值被学者提出，有研究者应用 EGF、bFGF、TGF-β 等多种细胞因子促进皮肤细胞的增殖和分化，但由于生长因子吸收困难、半衰期短，并不能满足皮肤新生过程的需要。

　　近年来，有研究者开始探究干细胞在皮肤扩张过程中的作用。我们单位利用 GFP 荧光小鼠骨髓嵌合模型发现，在扩张过程中约有 17% 的骨髓细胞参与了扩张皮肤的新生。随后有大量研究将骨髓间充质干细胞、脂肪间充质干细胞、基质血管成分局部或者全身应用来提高皮肤扩张效率，动物实验研究表明，干细胞能定植到扩张局部并分化为表皮细胞、成纤维细胞和血管内皮细胞，并且提高了皮肤扩张效率、降低扩张皮肤回缩率。目前，骨髓干细胞移植用于提高扩张效率、减轻扩张并发症已经开始进行临床试验，前期结果良好。

　　随着对扩张皮肤新生相关机制的深入了解，整形医生有望寻找到合适的方法、精确的靶点来提高扩张效率，降低扩张并发症，推动扩张术在临床更广泛、安全的应用。

（马显杰）

第四节　组织回植

　　机械性创伤可造成组织、器官从机体分离，同时合并组织挤压、挫伤、烧伤、出血、创面污染

及其他重要器官严重损伤。对于外伤造成的组织器官的离断可选择回植技术、重建技术及假体装置。但重建技术无可避免地会对供区造成影响，而应用假体装置则无法实现感觉功能的恢复。随着显微外科技术的发展，吻合血管的组织回植成为头皮撕脱、阴茎离断、断肢（指）等严重创伤的主要治疗手段。

一、头皮撕脱

临床上头皮撕脱时有发生，伤者多为女性，头发被机器卷入致头皮连同帽状腱膜一起撕脱，部分还带有颅骨骨膜撕脱、颅骨裸露，严重者可连同前额、眉、上睑皮肤及耳、鼻背上部等一并撕脱。

（一）头皮相关解剖

头皮是覆盖在头颅穹隆部的软组织，按位置可分为额顶枕部和颞部。额顶枕部头皮包括 5 层

结构：自外向里依次为皮肤、皮下组织、帽状腱膜、腱膜下疏松结缔组织、骨膜（图 11-4-1）。皮下组织为众多致密结缔组织分隔的小叶，其间充以脂肪、血管和神经。帽状腱膜与皮肤由纤维束紧密连接，其下借疏松的结缔组织与骨膜连接，故撕脱常发生在帽状腱膜下疏松结缔组织层。颞部自外向里分为 6 层：皮肤、皮下组织、颞浅筋膜、颞深筋膜、颞肌和骨膜（图 11-4-2）。头皮血液由 5 对动脉供应：前方是眶上动脉、滑车上动脉，两侧是颞浅动脉、耳后动脉，后方是枕动脉。所有动脉与同侧、对侧的血管前后左右都有丰富的吻合。静脉系统与相应动脉网伴行。头皮前部及前额由眶上神经和滑车上神经支配，颞前区由颞颧神经支配，颞顶区由耳颞神经支配，耳后区由耳大神经支配，大部分的枕后区由枕大、枕小、枕下神经和第 3 枕神经支配（图 11-4-3）。

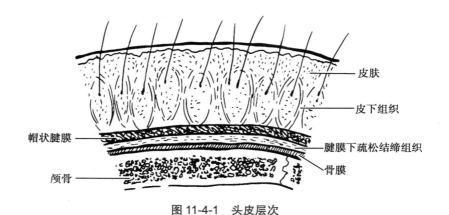

图 11-4-1　头皮层次

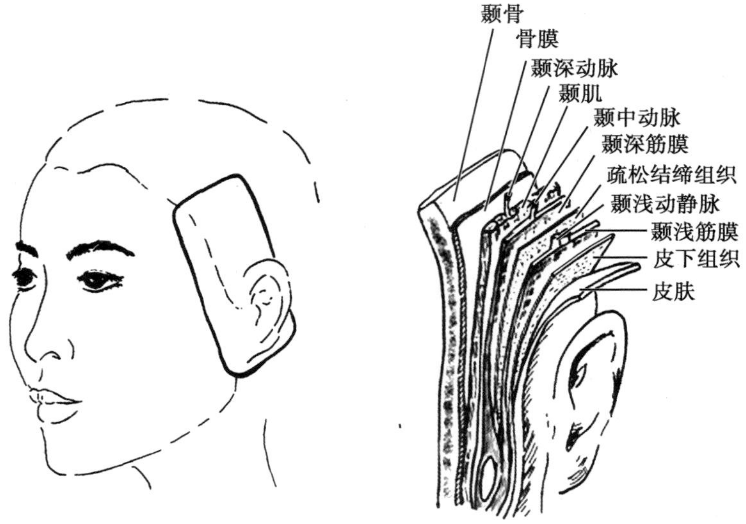

图 11-4-2　颞部层次

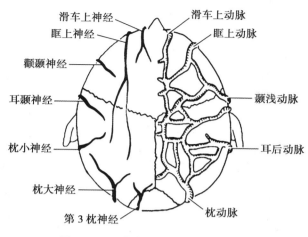

图 11-4-3 头皮动脉供应及神经分布

滑车上神经 滑车上动脉
眶上神经 眶上动脉
颧颞神经
耳颞神经 颞浅动脉
枕小神经
耳后动脉
枕大神经
第3枕神经 枕动脉

（二）急诊处理

头皮撕脱伤是严重一种的突发性创伤，可合并颈椎、颅脑等全身其他重要器官损伤，常伴有昏迷、休克。因头皮血供丰富，且头皮动脉外膜和周围组织结合紧密，当血管离断后，动脉管腔仍旧开放，故头皮撕脱伴发的大量出血，需先压迫包扎或快速缝扎止血，待其他危及生命的重要脏器损伤稳定后再行头皮缝合或头皮回植。一般认为，离体头皮6小时内再植为佳，但头皮耐缺氧能力较强，亦有缺血24小时头皮再植成活的报道。

（三）头皮回植手术

1976年，Miller等首次报道了显微外科头皮原位回植手术。1991年，曹谊林等报道了1例全头皮再植成功病例，头皮成活约85%。随着显微外科技术的进步，吻合血管头皮回植是头皮完全撕脱伤的最佳治疗方案，既可能保证头皮血运，又可避免术后出现的秃发畸形。

吻合血管前的创面处理：清除外伤过程中卷入头皮的异物，如玻璃、砂石、毛发、骨折碎片等，冲洗创面，进一步探查是否合并之前未发现的颅骨骨折。因血运丰富的特点，可避免根治性清创术，尽可能多的保留头皮组织。对于清洁的创面，在不影响手术视野的前提下可保留头皮残存的毛发，保留的毛发并未增加术后感染的概率。

一般而言，一块完整的撕脱头皮内能找到3组以上直径0.8mm、可供吻合的动、静脉。头皮内血管管壁较四肢血管管壁薄，弹性差。因血管内膜的损伤致吻合口内血栓形成，或因血管修剪过多致吻合口张力过高，再植头皮血运障碍导致

手术失败。再植时应根据修剪后血管的长度做相应处理，必要时作血管移植，但移植的血管应长度适宜，过长会导致血管扭曲、折叠，过短则无法充分解决吻合口张力大的问题。文献有采用足背、手背浅静脉移植进行头皮再植成功的报道。足背动静脉位置表浅，解剖简单，在胫后动脉通畅的情况下切除足背动脉对足部血运影响不大，并且足背动脉与颞浅动脉外径相当，血管移植的顺应性高。颞浅血管因其管径较粗，供应头皮范围较广常被选为吻合血管。每吻合1条动脉至少吻合2条静脉。

吻合血管的数目目前也具有争议。多数学者推荐至少吻合2条动脉及尽可能多的静脉。但根据Taylor等提出的"血管体"理论，血管在皮肤、皮下组成三维立体复合结构，故一些学者认为吻合1条动脉也能满足头皮血液灌注。2017年，Karibe等报道1例双侧颞浅动脉吻合的头皮回植病例，在术后4个月的CT血管成像中发现，右侧吻合血管通畅，左侧血管不显影，认为回植后存活良好的头皮由单侧颞浅动脉供应，且其血管分布与术后毛发生长疏密程度一致，即右侧毛发生长较对侧明显茂密。

对于无法进行吻合血管的头皮撕脱伤，传统治疗方法为反取皮植皮，即颅骨钻孔、换药待肉芽组织长出后进行中厚头皮皮片回植。术后患者会出现瘢痕性秃发、不稳定瘢痕等严重影响外观的并发症。2016年，徐华等报道对于不能进行即刻吻合血管的头皮撕脱伤患者，给予撕脱头皮前臂寄养、头皮扩张、头皮带蒂回植、断蒂的手术方法，达到满意效果。此法避免了患者终生秃发的结果，减少了对患者的心理冲击。

另外，因神经吻合后感觉功能恢复不完全，而未行神经吻合的部分病例术后头皮感觉也能够恢复，故头皮回植后如何重建头皮感觉仍需进一步研究。

二、面部组织回植

显微外科技术的推广与提高，使得面部小块组织如鼻尖、部分上下唇、耳郭的离断回植成功的病例愈来愈多。面部大范围复合组织缺损所造成的后期畸形难以修复，近年来开展的异体复合组织移植也包括了此类病例，如离断的复合

组织早期能够回植成活无疑是最好的修复方法。1976 年 James 报道了第一例大面积面部离断组织回植成功的病例,该病例是在一个 3 岁的小女孩被狗咬伤,离断的组织包括全部上唇和大部分鼻部组织。作者术中将上唇动脉相互吻接,术中仅找到鼻唇沟处一条 0.3mm 的皮下静脉与离体组织的静脉吻接,术后 6 小时发生静脉回流危象再次进行血管探查,回流改善,尽管由于静脉回流影响引起左唇边缘部分坏死,但大部分组织存活了下来。Tschopp 1981 年也报告了一个类似回植成活的案例。日本 Tanaka Y 等 1995 年报道一大面积面部复合组织离断回植成功的病例,患者是 72 岁男性,被割草机离断包括整个上唇、鼻部和右侧面颊部组织,离断组织热缺血时间大于 12 小时,作者先将缺血离断组织的唇动脉和双侧内眦静脉与旋股外侧动脉降支的动、静脉吻接通血,再进行面部受区的准备。组织循环改善恢复 1 小时后,再将旋股外侧血管降支向近端游离,切断后将其吻接于下颌缘下的面动、静脉。术后回植的面部组织完全成活,感觉、运动逐渐恢复。Cooney 报道了一例全鼻及上、下唇完全离断回植的病例,作者将离断的上、下唇动脉清创致正常取足背静脉移植桥接动脉缺损,吻接静脉两根,一根直接与眉间滑车上静脉吻合,另一根通过静脉桥接吻接,术后回植组织完全成活。美国医生 Macias D. 等报道 1 例 2 岁女孩因斗牛犬咬伤而造成的面部撕脱伤。撕脱的组织累及患者中面大部分,包括鼻部整个软组织、上唇和左脸颊的一部分。因术中无法找到可供吻接的静脉,所以只进行了动脉的吻合。术后 8 天内采用药物和水蛭疗法防止静脉淤血。患者因水蛭治疗而大量失血,更换近 29L 血液制品,最终回植的组织完全成活。术后 8 个月随访,患者恢复良好,中面部功能及外形状况非常满意。

2017 年 Efanov 等系统回顾了头面部组织回植的相关文献,113 篇颅面部组织回植报道中,90 例头皮,56 例耳郭,34 例唇部,26 例鼻部,1 例眉毛和 1 例中面部。其中撕脱伤占 78.4%,切割伤 17.3%,挤压伤 1.9%。统计患者出院时的成活率,全部成活占 72.1%,部分坏死占 20.2%,完全失败占 7.7%。说明目前组织回植术可达到比较高的成活率。尽管这类手术在技术操作上有较大的困难,但回植手术还是非常值得尝试的,因为一旦成功,它会比其他重建技术提供更好的美容和功能效果。

三、阴茎回植

阴茎离断伤临床较为罕见,国内常见于刑事犯罪案件中被他人暴力所致,其次是精神病患者自残、工伤、动物咬伤所致。患者多为成人。

(一)阴茎相关解剖

阴茎的血液供应特点:动脉血供来源为髂内动脉发出的阴部内动脉。阴部内动脉从阴部管穿出,经尿生殖膈分出会阴浅动脉及会阴横动脉,供应阴囊及会阴附近组织。阴部内动脉的延续支为阴茎动脉,阴茎动脉发出终末支,即供应尿道海绵体的球动脉、尿道动脉以及近耻骨弓处阴茎海绵体脚发出的阴茎背动脉、阴茎深动脉(阴茎海绵体动脉)。阴茎背动脉位于 Buck 筋膜和白膜之间,分出 4～5 条螺旋动脉,进入海绵体,并延至阴茎头,与尿道动脉吻合。阴茎深动脉穿透白膜与来自盆腔的副交感神经纤维一起支配海绵体,引起阴茎勃起。阴茎静脉回流可分为浅、中、深 3 层。浅层静脉回流由多条位于阴茎背侧浅筋膜和深筋膜之间的浅静脉组成,于阴茎根部汇合,注入阴部外浅静脉或腹壁浅静脉,汇入大隐静脉。中层静脉回流起源于阴茎头冠状沟后方的冠后静脉丛,静脉丛汇集成阴茎背静脉,沿途接收阴茎海绵体血液,至阴茎根部注入前列腺静脉丛,汇入髂内静脉。深层静脉回流由阴茎近端 1/3 的导静脉汇合形成阴茎深静脉(阴茎海绵体静脉),在阴茎脚内侧离开阴茎海绵体形成阴部内静脉的起始部,沿途接受阴茎海绵体脚静脉、环静脉、阴囊静脉及直肠静脉,进入盆腔后汇入髂内静脉。阴茎交感神经通过分支进入交感链,部分神经进入腹下神经丛,最后进入盆神经丛,主要包括分布于阴茎的阴茎海绵体大小神经丛;副交感神经主要来自盆内脏神经;支配阴茎勃起的神经还包括躯体神经(运动和感觉神经);这些神经共同构成神经勃起的功能基础。

(二)术前评估

2013 年,李贵忠等回顾 1964 年至 2012 年 1 月国内发表的有关阴茎离断再植的文献,对阴茎离断再植成功的方法进行荟萃分析,提出除非阴茎残端破损严重或污染严重，对阴茎离断的病例不要轻易放弃再植手术，建议阴茎再植热缺血时间临界点为 6 小时。2017 年，Morrison 等对 106 例阴茎再植的病例进行回顾性分析，也提出相似的观点。但也有阴茎离断超过 24 小时再植成功的报道。近年随着显微外科技术的应用和发展，阴茎离断再植手术成功率提高，并发症有所减少，但阴茎皮肤萎缩、海绵体坏死、尿瘘、勃起功能障碍等并发症依然存在。目前研究认为阴茎再植成功与否与缺血时间、损伤类型、离断阴茎处理是否及时、手术方式、手术技巧等因素有关。

（三）阴茎回植手术

虽然有研究报道仅吻合阴茎海绵体、尿道、皮肤的阴茎再植术亦可存活，但极易出现部分或全部皮肤坏死、断端阴茎坏死、尿道狭窄、尿道瘘、感觉功能无法恢复和勃起功能障碍等并发症。1977 年，Tamai、Cochen 等先后报道显微外科阴茎再植术，报道显示采用显微外科技术吻合血管、神经的阴茎再植术，较好的恢复了阴茎远端组织的血液供应及勃起功能，再植成功率及术后满意率明显提高。再植手术应注意：①彻底清理创面污物、异物，修剪去除失活或不规则组织，减少术后感染的风险。清创过程中肝素水冲洗阴茎，减少血栓及坏死物，海绵体中充盈的血窦将有助于再植阴茎的成活。②留置尿管，间断吻合阴茎海绵体及尿道海绵体，恢复阴茎及尿道连续性。③阴茎背动脉、背深静脉、背神经的吻合是手术成功的关键。术中应尽可能多的吻合浅静脉，以减轻水肿程度。尽可能多的吻合神经，以促进感觉及性功能的恢复。多数学者认为术后性功能恢复与神经吻合与否及吻合数量有关，但也有报道显示，离断间距在 2mm 以内的神经，在神经外膜对合良好的情况下，不经吻合仍可自行愈合，术后阴茎能够正常勃起。故阴茎头附近的皮肤，神经纤维极细，神经吻合极难完成，阴茎皮肤良好的原位对合对于神经的恢复极为重要。④缝合皮肤应尽量做 Z 形缝合，避免术后瘢痕挛缩影响阴茎外形及勃起功能。⑤对于术后是否需要雌激素抑制阴茎勃起是有争议的，大部分学者认为术后抑制阴茎勃起，可减少吻合口移动，利于再植阴茎成活。但也有少数学者认为阴茎勃起后海绵体血流增加，能够改善再植阴茎血运循环。

（四）术后评估

2013 年，李贵忠等对国人阴茎再植术后并发症的分析显示，阴茎再植后约 73% 患者出现并发症，由高到低分别为皮肤坏死（52%）、皮肤感觉异常（28%）、尿道狭窄（16%）、勃起功能障碍（13%）和尿瘘（8%）等。并发症发生率高，可见阴茎再植仍有一系列问题有待于解决。术后随访需从外生殖器外观、排尿、勃起功能及激素分泌状态等方面进行评估，有条件医院建议进行心理评估。

四、肢体离断

20 世纪中叶，显微外科技术的应用大大改变了肢体离断的手术治疗方法。1963 年，上海市第六人民医院陈中伟教授完成首例前臂完全性离断再植术，并于 1964 年将其经验发表于国际顶级期刊《柳叶刀》杂志，这一成就为全世界所瞩目，陈中伟教授成为世界公认的"断肢再植之父"。1968 年，Komatsu 和 Tamai 成功完成了第 1 例掌指关节水平离断的拇指再植手术。至此，利用显微外科进行的断肢、断指再植手术成为肢体离断的标准治疗术式，在保留肢体完整性的同时能够实现功能重建，其对于具有重要功能的人类肢体而言尤为重要。从 20 世纪中叶到现在，我国断肢（指）再植手术经历了开创期、发展期、硕果期、功能期，一直处于世界领先水平。从单纯断指到撕脱性断指，从断腕到指尖切断，从一指一个平面离断到多指多个平面离断，断肢（指）成活率不断提高，1986 年我国完成世界首例 10 指断指再植术，此后屡见 10 指多平面完全离断全部再植成活的报道，成绩斐然。

（一）术前评估、术前准备

对于肢体离断外伤患者首先应区别是完全离断还是仍有部分组织相连（如皮肤、肌肉、肌腱、骨骼）等的不完全离断。对于不完全离断病例，手术应为"血管再通"，而"再植"手术适用于完全离断伤的病例。

缺血时间、肢体保存方式：缺血时间对于含有肌肉的离断肢体是非常重要的，时间过长，肌肉坏死后，从肌肉中释放的缺氧性代谢产物及氧自由基将进入血液循环造成机体损害。再植的缺血时限尚有争议，一般而言，越靠近近心端的离断肢体能够耐受的缺血时间越短，热缺血时间不能超过 6 小时，冷缺血时间可延长至 10～12 小时，但再植时仍应视情况考虑是否去除骨骼肌。肢体低温保存方法是将断肢、断指包裹在湿纱布中，再将其放入无菌密封的容器中，并进行冷藏保存。有冷缺血时间超过 40 小时成功肢体再植手术的报道。

（二）断肢、断指回植手术

适应证：儿童断肢（指）应尽可能争取再植以减少对患儿生活及心理的影响。而且，儿童组织再生能力强，跨越掌骨、腕关节、甚至前臂中远端的再植手术，均能获得满意的感觉、运动功能的恢复。拇指因其在手的抓握功能中发挥着重要作用，故对于任何离断平面的拇指均应尝试争取再植。另外，超过 2 指的多指离断会对手功能造成严重影响，故多指离断亦是再植手术的绝对适应证。对于脱套伤病例，应在脱套皮肤中探查寻找适合的血管进行显微吻合。

断肢断指再植手术时间长，术者劳动强度大，对手术医生技术水平要求高，需要多组医生协同合作。手术应遵循创面清创、骨关节的处理、肌腱、神经的吻合、皮瓣覆盖软组织缺损、血管吻合的顺序。①清创，彻底去除创面内污染及坏死组织是再植的基础，绝不姑息任何挫伤严重的皮肤软组织、无活性的腱性组织及游离骨片，清创同时可选择肝素生理盐水进行断肢（指）灌注。②骨关节的处理，缩短骨折断端有利于减少血管神经吻合的张力，进行骨折固定时应尽可能保护骨膜的完整性，可选择髓内钉或克氏针进

行。③骨折固定后立即进行指伸肌腱、指屈肌腱的修复，肌腱缝合技术必须简单、迅速，以缩短缺血时间。对挫损严重的腱性组织予以清除，必要时行掌长肌腱移植或肌腱转位术，也可延期行肌腱移植。④神经的解剖分离及缝合在显微镜下进行。指屈肌腱修复后，手指的屈曲位有利于无张力下神经的吻合。对于神经缺损，可通过移植前臂的皮下神经，来恢复手指神经的连续性。对于正中神经、尺神经缺损病例，可将腓肠神经做成多股进行移植。⑤对皮肤软组织缺损，骨质肌腱血管神经外露，需一期行皮瓣覆盖。对单纯的血管缺损或血管张力偏高的情况要果断地行血管移植，避免迁就吻合。术中判断好血管的挫伤情况及部位是手术成功的关键，血管移植要调整好血管的张力，避免血管的扭曲、折叠。动静脉吻合血管数目比应遵循每重建 1 条动脉至少重建 2 条静脉的原则。

综上，组织回植成活的最终结果取决于损伤程度、损伤类型、缺血时间、手术医生显微外科技术、团队合作以及术后护理。近年来，随着我国工业、交通业的高速发展，高能量外伤患者逐年增多。而医疗卫生事业的不断进步，特别是显微外科设备的发展、修复技术的完善以及人工智能的应用，为器官离断等严重创伤患者治疗提供了良好的技术保障，大大提高了再植手术的成功率，术后并发症少，术后外形良好，功能恢复效果满意。

（韩　岩）

参 考 文 献

[1] Koshima I，Soeda S. Inferior epigastric artery skin flaps without rectus abdominis muscle. Br J Plast Surg，1989，42（6）：645-648.

[2] Kroll SS，Rosenfield L. Perforator-based flaps for low posterior midline defects. Plast Reconstr Surg，1988，81（4）：561-566.

[3] Allen RJ，Treece P. Deep inferior epigastric artery perforator flap for breast reconstruction. Ann Plast Surg，1994，32（1）：32-38.

[4] Allen RJ，Tucker C Jr. Superior gluteal artery perforator free flap for breast reconstruction. Plast Reconstr Surg，1995，95（7）：1207-1212.

[5] Kimura N，Satoh K. Consideration of a thin flap as an entity and clinical applications of the thin anterolateral thigh flap. Plast Reconstr Surg，1996，97（5）：985-992.

[6] Hallock GG. The complete nomenclature for combined perforator flaps. Plast Reconstr Surg，2011，127（4）：1720-1729.

[7] Zhang YX，Hayakawa TJ，Levin LS，Hallock GG，Lazzeri D. The Economy in Autologous Tissue Transfer：Part 1.The Kiss Flap Technique. Plast Reconstr Surg，2016，137（3）：1018-1030.

[8] Yao ST. Microvascular transplantation of prefabricated free thigh flap. Plast Reconstr Surg, 1982, 69（3）: 568.

[9] Lifei Guo, Julian J Pribaz. Clinical flap prefabrication. Plast Reconstr Surg, 2009, 124（6 Suppl）: e340-e350.

[10] Jon A. Mathy, Julian J. Pribaz. Prefabrication and prelamination application in current aesthetic facial reconstruction. Clin Plastic Surg, 2009, 36（3）: 493-505.

[11] Du Z, Zan T, Huang X, et al. DF0 enhances the targeting of CD34-positive cells and improves neovascularization. Cell Transplant, 2015, 24（11）: 2353-2366.

[12] Li B, Li H, Jin R, et al. Desferrioxamine: a practical method for improving neovascularization of prefabricated flaps. Ann Plast Surg, 2015, 74（2）: 252-255.

[13] Li H, Zan T, Li Y, et al. Transplantation of adipose-derived stem cells promotes formation of prefabricated flap in a rat model. Tohoku J Exp Med, 2010, 222（2）: 131-40.

[14] Li Q, Zan T, Li H, et al. Flap prefabrication and stem cell-assisted tissue expansion: how we acquire a monoblock flap for full face resurfacing. J Craniofac Surg, 2014, 25（1）: 21-25.

[15] Zan T, Gao Y, Li H, et al. Pre-expanded, prefabricated monoblock perforator flap for total facial resurfacing. Clin Plast Surg, 2017, 44（1）: 163-170.

[16] Sosin M, Rodriguez ED. The face transplantation update. Plast Reconstr Surg, 2016, 137（6）: 1841-1850.

[17] Hong N, Yang GH, Lee J, et al. 3D bioprinting and its in vivo applications. J Biomed Mater Res B Appl Biomater, 2018, 106（1）: 444-459.

[18] Miller GD, Anstee EJ, Snell JA. Successful replantation of an avulsed scalp by microvascular anastomoses. Plast Reconstr Surg, 1976, 58（2）: 133-136.

[19] 曹谊林, 张涤生, 周苏, 等. 全头皮撕脱伤再植成功一例报告. 中华显微外科杂志, 1991, 14（3）: 223.

[20] Plant MA, Fialkov J. Total scalp avulsionwith microvascular reanastomosis: a case report and literature review. Can J Plast Surg, 2010, 18（3）: 112-115.

[21] Sirimaharaj W, Boonpadhanapong T. Scalp replantation: a case report of long ischemic time. J Med Assoc Thai, 2001, 84（11）: 1629-1634.

[22] Taylor GI, palmer JH. The vascular territories（angiosomes）of the body: experimental study and clinical applications. Br J Plast Surg, 1987, 40（2）: 113-141.

[23] Houseman ND, Taylor GI, pan Wr. The angiosomes of the head and neck: anatomic study and clinical applications. Plast Reconstr Surg, 2000, 105（7）: 2287-2313.

[24] 陈鑫, 祝海峰, 马光义, 等. 全头皮撕脱离断伤再植成活一例. 中华显微外科杂志, 2015, 41（4）: 408-409.

[25] Karibe J, Minabe T. Vascular consideration in repair of total scalp avulsion. BMJ Case Rep, 2017, 2017: bcr2017220605.

[26] 徐华, 王涛, 何金光, 等. 治疗复杂头皮撕脱伤六例. 中华烧伤杂志, 2016, 32（10）: 623-625.

[27] 李贵忠, 满立波, 何峰, 等. 国人阴茎离断再植 Meta 分析. 中华男科学杂志, 2013, 19（8）: 722-726.

[28] Orrison SD, Shakir A, Vyas KS, et al. PenileReplantation: A retrospective analysis of outcomes andcomplications. J Reconstr Microsurg, 2017, 33（4）: 227-232.

[29] Faydaci G, Ugur K, Osman C, et al. Amputation of glanspenis: A rare circumcision complication and successfulmanagement with primary anastomosis and hyperbaric oxygen therapy. Korean J Urol, 2011, 52（2）: 147-149.

[30] Avsar UZ, Avsar U, Aydin A. L-carnitine alleviates sciatic nerve crush injury in rats: Functional and electron microscopy assessments. Neural Regen Res, 2014, 9（10）: 1020-1024.

[31] HORN JS. Successful reattachment of a completely severed forearm. A commentary. Lancet, 1964, 1（7343）: 1152-1154.

[32] Stephen J. Mathes. Plastic Surgery（Second Edition）. Philadelphia: Elsevier Inc, 2006.

[33] 鲁开化, 艾玉峰, 郭树忠. 新编皮肤软组织扩张术. 上海: 第二军医大学出版社, 2007.

第十二章　异体复合组织移植

异体复合组织移植系指将供体复合组织所组成的完整的功能单元（如手、上下肢、颜面或腹壁等）移植到同种受体相应的缺损部位，实现外形和功能重建，对特殊部位或大面积组织缺损的修复效果较理想。

第一节　异体复合组织移植的历史

医学史上，记录了几个标志着再造移植医学发展的事件，其中一个是发生在公元348年的"黑腿传奇"，双胞胎Cosmos和Damian将一个埃塞俄比亚的黑人的腿移植给另一个人。16世纪，意大利的Gaspare Tagliacozzi将仆人的鼻子移植给主人。此后，偶尔可以见到有关异体组织移植的报道，比如Bunger试行羊皮的异体移植，Guthrie将狗的脑袋移植给另一只狗。这期间，虽然手术操作水平有所提高，但是异体移植所导致的免疫排斥反应使得异体复合组织移植难以开展。1957年，Peacock等人提出了"复合组织异体移植（composite tissue allograft，CTA）"一词。

一、异体手移植

1964年，Robert Gilbert在厄瓜多尔实施了世界第一例单侧异体手移植，接受手术的是一位双手截肢的水手，手术顺利。但是移植后3周，由于移植物被排斥，移植的手被取掉，这次单侧异体手移植结束了异体复合组织移植长达30年的停滞状态。20世纪80年代，免疫抑制药物的出现推动了异体器官移植的发展，尤其是钙调磷酸酶抑制剂（免疫抑制剂的一种）的出现，使得异体复合组织移植临床开展成为可能。1996—1997年，德国Murnau创伤中心成功实施了世界第一例吻合血管的异体膝关节移植。1998年9月，Dubernard团队在法国里昂成功实施了世界第一例异体单手移植手术，使异体复合组织移植重新受到关注。1999年，Warren Breidenbach团队在美国路易斯维尔成功实施世界第二例异体单手移植。我国裴国献教授团队于1999年和2000年分别成功实施了世界第三例和第四例异体手移植手术，术后早期取得了良好的肌力和感觉恢复。2003年，Dubernard团队报道成功施行世界第一例异体双手移植手术。1998—2018年，全世界范围内已成功实施121例异体手移植，其中包括73例异体单手移植。

二、异体颜面移植

异体手移植的效果令人鼓舞，推动了异体颜面移植。2003年，中国南京姜会庆团队实施了异体皮瓣移植，皮瓣包括大部分头皮和双侧耳朵。2005年12月，Bernhard Devauchelle和Jean-Michel Dubernard带领的团队在法国里昂成功实施了世界第一例部分异体颜面移植手术，接受手术的患者是被狗咬伤颜面的女性，此次异体颜面的成功移植标志着治疗颜面部大面积损伤的新的再造方法的诞生。2006年4月，我国第一例（世界第二例）部分异体颜面移植由西京医院整形外科团队完成，自此之后异体颜面移植受到广泛关注。2007年1月，Lantieri团队于法国巴黎实施了世界第三例部分异体颜面移植手术。2005—2019年，世界范围内已开展40余例异体颜面移植并且取得了令人瞩目的效果。

三、异体阴茎移植

近些年，异体阴茎及子宫移植成为热点。1992年，Eberli等人提出人类异体阴茎移植的概念框架，并且于2008年将生物工程制造的阴茎移植于兔子。2006年，中国学者胡卫列等施行了第一例供体来源的阴茎移植，移植阴茎成活良好，术后 10 天可以正常排尿，但令人遗憾的是，因患者及其配偶存在强烈的心理排斥，异体阴茎在术后两周被摘除。2014 年 12 月 André van der Merwe 和 Frank Graewe 团队在南非的 Sellenbosch 大学成功实施一例异体阴茎移植。他们对招募的受试者进行筛选和评估，包括生理（阴茎残余长度）及心理特征（心理适应性）。他们最终选定一名 21 岁的患者，其在 3 年前接受割礼出现阴茎坏死问题后，只保留了 1cm 的残存阴茎。供体来自一名 36 岁的脑死亡死者，该研究团队与美国的研究团队联合在《柳叶刀》上发表文章，对南非首例阴茎移植手术细节及术后的状况进行了报道和评估，术后 3 个月，患者已经开始有规律的性生活，其妻子也成功怀孕。24 个月内患者未见严重并发症，术后生活质量评分显著提高，最大尿流速（16.3ml/s）和国际勃起功能指数（IIEF）均处于正常水平，这两项重要指标说明移植的阴茎具有正常的生理功能。

四、异体子宫移植

子宫是女性个体的重要生殖器官，世界范围内仍有 3%～5% 的患者罹患子宫性不孕，包括先天性无子宫、子宫发育不良或因子宫肌瘤、子宫恶性肿瘤、产后出血等病因行子宫切除术者。目前，收养是这类人群获取后代的一种方式，但收养获得的后代一般与不孕夫妻双方无血缘关系，而代孕技术作为另一项选择方案，虽然可以帮助无子宫患者拥有遗传学子女，但法国、挪威、瑞典、中国等国家则禁止代孕，且受到宗教、法律、文化及自身观念的影响，部分患者拒绝通过代孕技术获取后代。因此，子宫移植成为子宫性不孕患者拥有遗传学子女的重要手段。世界最早的异体子宫报道于 1931 年，患者进行变性手术并接受异体子宫移植，但是 3 个月后死于异体排斥反应。20 世纪 70 年代末期，由于体外受精技术的发展，使得异体子宫移植领域的关注度下降。此后，有些团队进行临床试行，但没有进一步成果，包括 2000 年沙特阿拉伯的医生将年长的子宫切除的患者的子宫移植给 26 岁的年轻患者，移植因血管堵塞而失败。2011 年，第二例异体子宫移植的供体来源于死者，移植后患者怀孕两次，但是早期都流产了。2012 年，瑞典施行了一例母亲将自己的子宫移植给女儿的手术。国内外截至 2018 年共已实施 40 余例人体子宫移植，其中瑞典团队开展的人子宫移植临床研究已成功活产 9 位新生儿，美国活产分娩 2 例，巴西 1 例，共 12 例新生儿。国内西京医院已于 2015 年完成国内首例人类同种异体子宫移植，并于 2019 年 1 月 20 日成功分娩一男婴，成为中国第一个、全球第十四个在移植子宫内孕育出生的婴儿。迄今为止，全世界已建立数个异体复合组织移植中心，推动了此领域的发展。

五、异体腹壁移植

腹壁在保护内脏器官、稳定姿势、保持腹内压力方面十分重要。而维持腹内压力是完成咳嗽、排尿、排便等功能的生理学基础。腹壁缺损常见原因：外伤，多次剖腹手术，皮肤瘢痕，人造瘘管，伤口感染，肿瘤，小肠-皮肤瘘等。但最常见的原因还是内脏器官移植导致的腹壁关闭不全。供-受体型相差较大，30%～40% 的小肠移植合并/不合并肝移植患者会出现腹壁闭合不全。

腹壁移植适应证为多种原因造成的短肠综合征、多内脏器官移植、腹裂、先天性巨结肠、创伤性腹壁缺损、腹壁坏死、坏死性筋膜炎以及其他方法也无法重建的腹壁。腹壁移植往往是合并小肠移植或多内脏器官移植一同进行的。目前尚无单纯腹壁移植案例发生。

腹壁移植分类：主要包括全层腹壁移植和腹壁筋膜移植。全层腹壁移植其实属于肌肉-筋膜-脂肪-皮肤复合瓣，包含腹膜、肌肉、筋膜、脂肪、皮肤。腹壁筋膜移植主要包括不带血运筋膜的和带血运的筋膜（腹直肌后鞘筋膜瓣，血管蒂为肝镰状动脉-左/中肝动脉+肝静脉，通常合并肝移植）。目前临床上常见的是全层腹壁移植。

供体切取时，先将腹壁用冰包裹，切取其他器官；待其他器官取完后，腹壁移植物连同血管蒂（腹壁下动脉穿支/髂总动脉+主动脉和下腔静脉）一同切取。待完成小肠其他器官移植血供建立后，再将腹壁作为一个单独的器官进行移植。33% 术中应用显微吻合技术。如果受体血管选择髂总动脉+主动脉和下腔静脉，则无需显微吻合，手术过程类似肾移植。如受体血管选择腹壁下动静脉，则需要显微吻合血管。

博洛尼亚和牛津的学者认为单侧腹壁下血管可以保证全腹壁的血供，并有应用。Hollenbeck 认为单独腹壁下动脉穿支不够，还需要带一段髂外动脉。对于儿童时期开始发病、经过多次手术的患者，腹壁下血管可能缺失或过细，这些病例可应用旋髂深血管（博洛尼亚 1 例，牛津 2 例）。牛津大学认为可将腹壁先暂时性移植于受者前臂，与尺桡动脉吻合均可，缩短腹壁缺血时间，完成内脏器官移植后再将腹壁重新吻合于腹壁下。若患者在长时间小肠移植后状态不佳，还可以前臂血管为蒂。

术后免疫抑制剂可按照小肠 / 肝移植的常规用法，诱导期给予阿伦单抗，维持期他克莫司单药，无需类固醇。由于腹壁移植不需要额外增加免疫抑制剂的用量，所以不会增加恶性肿瘤等不良反应的发生率，所以腹壁移植的伦理学问题要少于手移植、颜面移植等这类提高生存质量的异体复合组织移植。

六、异体喉移植

由于喉是一非生命必需器官，使喉移植的发展落后于其他实质性脏器的移植。1998 年 1 月，Robert 首次报道了历史上第一次人喉移植的成功病例。这例喉移植患者其实才是真正意义上的复合组织移植的第一例（不是法国第一例手移植）。受体为一位 40 岁因外伤而失去喉功能的男性，供喉者为年龄相同死于脑动脉瘤的男性，术中吻合甲状腺上动脉以建立动脉灌注，吻合甲状腺中静脉以建立静脉回流，吻合右侧的喉返神经，左侧因瘢痕组织太多而吻合失败。术后 3 天，患者即可尝试发音。1 个月后，神经吻合侧声带开始恢复活动，4 个月发音基本满意，6 个月后对嗓音进行言语测试，各项参数均达到正常交流水平。

人喉移植的适应证有以下几种：由于喉的恶性疾病而行喉切除，无其他理想的方法恢复或重建喉功能；喉外伤者，造成喉功能完全且不可逆转的功能丧失；双声带麻痹患者及一些要求重建呼吸与发音功能且态度积极的患者。供喉一般为尸喉。

在人类，还没有完全成熟的血管吻合方案，有作者认为可通过将供体的甲状腺上动脉和受体的喉上动脉相吻合，将供体的甲状腺上静脉与受体的甲状腺上静脉或颈外静脉吻合来实现。对于恢复喉的神经支配，医生们采取了喉返神经端端吻合术、神经肌蒂技术和神经植入术。

喉特殊的解剖、复杂的功能，决定了喉移植与其他脏器移植有许多不同：①喉位于咽与食管的交汇处，喉切除后进行喉移植使移植喉处于感染腔内，将会严重地影响移植喉的成活率。②喉移植的目的是在尽可能地避免误吸的前提下重建近乎正常的发音和吞咽功能，并兼顾呼吸问题。因而必须在喉移植成活的基础上恢复喉运动神经功能，使声带有内收、外展运动。这样方能达到上述目的，有比其他移植脏器更高的要求。③喉移植后必须长期使用免疫抑制剂来防止排斥反应，而几乎所有喉全切除术都是因喉癌而施行的，因此免疫抑制剂的使用将会促使喉癌的复发和转移。④喉移植需兼顾美容效果。⑤喉移植的伦理学问题仍存在争议。

第二节 异体复合组织移植的免疫相关研究进展

一、同种异体移植排斥反应的机制和临床表现

（一）同种异体移植排斥反应的机制

1. **T 细胞识别同种异型抗原的分子机制** 这一免疫应答是通过受者 T 细胞表面的 T 细胞受体（T cell receptor，TCR）识别移植物细胞的同种异型抗原引发的。目前已确定 20 余种天然来源的肽，可激发同种异型反应性 T 细胞。随着自然提呈肽的纯化、生物信息学和结构生物学方法不断改进，更多的抗原肽有望被确定，并据此设计相应的拮抗肽，用于防治移植排斥反应和移置物抗宿主病（graft versus host disease，GVHD）。

2. **调节性细胞参与移植排斥的作用及其机制** 在多种类型免疫细胞中发现存在调节性功能亚群，并对它们的生物学特性及调控排斥反应和 GVHD 的作用获得一定的认识，但存在诸多亟待解决的问题，例如：体内外有效诱生、扩增调节性细胞的方法；如何保持调节性细胞负调节作用的稳定；如何防止负调控细胞对免疫系统产生过度抑制等。

3. **T 细胞功能亚群参与移植排斥反应的作用**

及其机制　近几年对 Th1、Th2、Th17 参与移植排斥和 GVHD 的作用和机制有了一定的认识，有待阐明的问题是：效应 T 细胞亚群相关的效应分子及作用机制；T 细胞亚群生物学作用多样性导致临床干预治疗的不确定性；新的功能亚群（Th9、Th22 和 Tfh 细胞等）不断被发现，它们参与移植排斥和 GVHD 的作用和机制尚有待深入研究。

4.**体液免疫参与移植排斥反应的作用和机制**　临床实践显示，针对体液免疫的干预策略对防治移植排斥反应十分重要，有待深入探讨其作用和机制，并据此完善相关干预策略。

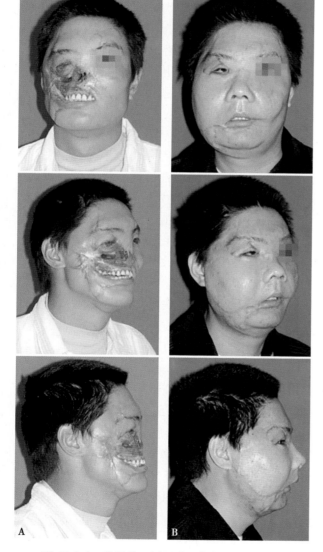

图 12-2-1　我国第一例同种异体颜面移植病例
A. 移植前可见患者面部大面积缺损，包括皮肤软组织缺损合并瘢痕挛缩畸形，缺损涵盖右上唇、全鼻、右上颌骨前壁、右眶骨侧壁及下壁、右颧骨及大部分右侧腮腺缺损；B. 移植后 20 个月后

（二）同种异体移植排斥反应的临床表现

复合组织可以包括皮肤、肌肉、肌腱、骨、软骨等。其中，皮肤的免疫原性最强，是移植后免疫应答攻击的重要靶位。我国第一例成功施行的同种异体复合组织移植完成的同种异体颜面移植见图 12-2-1。

复合组织是整块同种移植，因其中的组织成分不同，排斥反应引起的变化也有差异。以兔前肢同种移植模型为例，皮肤对于排斥反应最为敏感，其次是肌肉，全层皮肤坏死后，血管、神经和骨组织有排斥反应的组织学征象。兔前肢同种移植术后依次出现的变化是：平均 4.7 天，皮肤变紫；平均 5.9 天，皮温下降大于 1.5℃；7 天时，所有动物骨闪烁扫描，示踪物急剧下降；平均 7.1 天，移植物皮瓣坏死大于 80%；平均 8.3 天，血管阻塞。

1.**同种异体复合组织排斥反应的主要表现**

（1）皮肤红斑：皮肤对排斥反应最敏感，几乎所有研究者都将移植皮肤出现红斑作为排斥反应的第一征象（图 12-2-2）。

（2）移植物温度下降：复合组织移植物皮肤出现红斑，只能说明皮肤发生了排斥反应，而不能认为其下面的所有组织都出现排斥反应。利用热敏电阻探针测定移植物的内部温度，结果是一

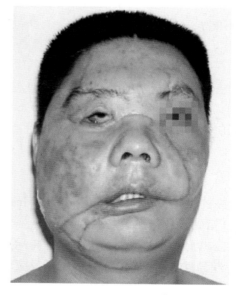

图 12-2-2　我国第一例同种异体颜面移植术后急性排斥反应外观
术后第三次急性排斥反应出现在术后第 17 个月，早期皮瓣急性排斥反应的征象为水肿、红斑

旦温度首次下降达到1.5℃，则表明排斥反应已不可逆转。研究表明，移植物的皮肤出现红斑和内部温度下降1.5℃，是VCA排斥反应的窗口，前者预示排斥反应的开始，后者预示排斥反应接近终点。将二者结合起来是判断VCA排斥反应发生、发展和终结的客观指标。

2. 病理学检查 同种异体复合组织移植后的急性排斥反应主要由T淋巴细胞介导，T细胞浸润皮肤组织的过程如下：通过血液循环进入真皮及真皮下血管网，后出血管聚集于血管周围对真皮进行破坏，进而向浅层的表皮及真皮深层进行浸润，从而损伤表皮及真皮深层。应用HE染色，观察移植物皮肤情况确定排斥反应的轻重。排斥反应依据Banff 2007分级，按从轻到重分为四个级别见表12-2-1。

表12-2-1 Banff 2007含皮肤的同种异体复合
组织移植物病理分级

级别	排斥反应	病理表现
0级	无	没有或仅有轻度的炎细胞浸润
I级	轻度	轻度的血管周围炎细胞浸润，表皮无损伤
II级	中度	中至重度血管周围炎细胞浸润，有或没有轻度的表皮和/或皮肤附属器炎细胞浸润（仅限于海绵状态和空泡形成），没有表皮角化不良或凋亡
III级	重度	大量炎细胞浸润，表皮凋亡、角化不良和/或角蛋白降解
IV级	坏死性急性排斥反应	表皮或其他皮肤结构坏死

二、不同类型移植排斥反应的特点及其机制

（一）宿主抗移植物反应

宿主抗移植物反应（host versus graft reaction，HVGR）指受者免疫系统对供者组织器官产生的排斥反应，可分为超急性、急性和慢性排斥反应。

1. 超急性排斥反应 超急性排斥反应（hyperacute rejection）指移植术后数分钟至数小时内发生的排斥反应，本质上是抗体介导的不可逆的体液免疫反应。机制为：受者体内预先存在抗供者同种异型抗原（如HLA抗原、ABO血型抗原和血

小板抗原等）的抗体，移植术后这些抗体与移植物细胞表面相关抗原结合，激活补体，引起血管壁通透性增加，中性粒细胞浸润，导致细胞壁坏死，血小板凝集，纤维蛋白沉积。这些作用使内皮细胞正常的屏障功能破坏，出现血管收缩和血管内血栓形成，阻塞血管，阻断了移植物的血流供应，同时间质出血、水肿和炎症等现象，最终导致移植物梗死，功能也迅速丧失。

2. 急性排斥反应 急性排斥反应（acute rejection）是指发生于移植术后数天至2周的排斥反应。临床上最常见，3个月后反应强度逐渐减弱。除同卵双生或2个HLA单体型全相同的同胞间的移植，急性排斥反应均难以避免，但使用免疫抑制剂可缓解。急性排斥反应的病理特征为：组织、器官实质性细胞坏死并伴有淋巴细胞和巨噬细胞浸润；由$CD4^+$T细胞和$CD8^+$T细胞介导的针对移植物的细胞免疫是发生急性排斥反应的主要原因。

3. 慢性排斥反应 慢性排斥反应（chronic rejection）是指移植后数月、甚至数年后发生的排斥反应，是影响移植器官长期存活的主要障碍。其病变特征是组织结构损伤、纤维增生和血管平滑肌细胞增生，导致移植器官进行性功能丧失。慢性排斥反应发生机制迄今尚未完全清楚，可能为：持续、反复发作的急性排斥反应所致的后果；$CD4^+$T细胞和巨噬细胞介导的炎性病变；免疫抑制剂毒副作用、移植物缺血时间过长等所诱发的组织器官退行性变。

（二）移植物抗宿主反应

移植物抗宿主反应（graft versus host reaction，GVHR）指移植物中免疫细胞对受者组织器官产生的应答，主要见于免疫组织或器官的移植（如同种异型造血干细胞移植、胸腺移植等）。根据临床表现和病理改变，可将移植物抗宿主病（GVHD）分为急性和慢性。

1. 急性GVHD 指移植后数天或2个月内发生的GVHD。其机制为：①预处理（射线照射等）导致组织损伤，释放危险相关分子模式（DAMP）分子；②预处理可激活APC（尤其是宿主血源性APC）、NK细胞、中性粒细胞，介导炎症反应；③$CD4^+$T细胞激活介导细胞因子风暴，募集效应T细胞和固有免疫细胞，引发和加重炎症反应；

④效应 T 细胞（CTL、Th1、Th17 等）发挥细胞毒性作用及介导炎症反应。

2. 慢性 GVHD 主要是 Th2 介导的、以纤维化为主的血管病变，B 细胞参与其中。其发病机制尚未完全明了，慢性 GVHD 有如下特点：①胸腺损伤，可能由预处理刺激所致，或由前期急性 GVHD 造成；②胸腺损伤导致同种异型反应性 CD4$^+$T 细胞的阴性选择受损；③ Th2 偏移，产生 IL-4、IL-5、IL-11 等炎性细胞因子及介导组织纤维化的细胞因子（如 IL-2、IL-10、TGF-β1）；④活化的巨噬细胞分泌血小板源生长因子（PDGF）及 TGF-β1，诱导组织成纤维细胞增殖、活化；⑤调节性 T 细胞数量减少；⑥微环境中大量 B 细胞活化因子（BAFF），导致 B 细胞功能失调，自身反应性 B 细胞增多并产生自身抗体。上述特点的综合效应是引发自身免疫性疾病样系统综合征，进而导致显微增生性改变。

三、防治排斥反应的免疫抑制药物和研发策略

（一）目前临床应用的免疫抑制药物

免疫抑制药物在防治排斥反应中发挥重要作用，目前临床上应用的免疫抑制药物及其作用机制为：①烷化剂（如环磷酰胺、氮芥、苯丁酸氮芥等），可破坏 DNA 结构并阻断其复制，导致细胞死亡，增殖状态的免疫细胞对烷化剂比较敏感。②抗代谢类药物，即嘌呤或嘧啶的类似物（如硫唑嘌呤），主要通过干扰 DNA 复制而发挥作用，

对淋巴细胞有一定的选择性作用。吗替麦考酚酯（Mycophenolate mofetil，MMF）是新一代抗代谢药物，在体内脱脂化后形成具有免疫抑制活性的产物麦考酚酸（Mycophenolic acid，MPA），后者可特异性抑制淋巴细胞内鸟苷合成，从而选择性的阻断 T 细胞和 B 细胞增殖。③环孢素 A，是仅含 11 个氨基酸的环形多肽，可抑制 T 细胞内与 TCR 信号转导相关的钙调磷酸酶活性，通过抑制转录因子 NF-AT，阻断 IL-2 基因转录，从而抑制 T 细胞增殖。④ FTY720，可促进淋巴细胞凋亡，诱导淋巴细胞归巢，介导 Th1 向 Th2 细胞偏移。⑤西罗莫司（雷帕霉素，RAPA），通过雷帕霉素哺乳动物靶标（mTOR）氨基酸残基 2025～2114 区结合，而使 mTOR 失活，发挥免疫抑制作用，其机制为：抑制 4E-BP1 磷酸化，阻止翻译起始因子 Eif-4E 释放和转录，抑制 P70S5 激酶活化，限制核糖体蛋白 S6 磷酸化，减少核糖体/转录蛋白合成，抑制 T 细胞的细胞周期见表 12-2-2。

（二）新型免疫抑制药物的研发策略

由于传统免疫抑制剂具有广泛的毒副作用，探索新型的抗排斥反应策略成为关注热点，主要研发策略如下：

1. 基于 T 细胞的干预策略 ①诱导 Th1 向 Th2 偏移：Th1 参与介导排斥反应，Th2 可拮抗 Th1 细胞分化与功能；②阻断 Th17 相关细胞因子：Th17 可通过分泌 IL-17A、IL-17F、IL-6、TNF-α、IL-21 和 IL-22 而促进移植排斥反应，靶向 Th17 相关细胞因子成为治疗的靶点；③阻断 T 细胞激

表 12-2-2 免疫抑制剂及其副作用

免疫抑制剂			副作用
蛋白类及其他新型免疫抑制剂	多克隆抗体	抗胸腺细胞球蛋白 抗淋巴细胞球蛋白	局部注射疼痛、过敏反应、长期注射导致肿瘤细胞免疫逃逸
	单克隆抗体	巴利昔单抗 抗 CD25 单抗	便秘、尿道感染、疼痛、高血压
		阿伦单抗 抗 CD52 单抗	同上
		OKT3 抗 CD3 单抗	同上
钙调磷酸酶抑制（calcineurin inhibitor，CNI）		环孢素 A	肝肾毒性、神经系统毒性、感染、糖尿病、诱发肿瘤
		他克莫司	肾毒性、感染
mTOR 抑制剂（如：西罗莫司）			头痛、恶心、高脂血症、鼻出血、电解质紊乱
吗替麦考酚酯			一过性肌酐升高，皮疹、出汗、血尿、低血压、头痛、恶心
激素类			感染、骨质疏松、股骨头坏死、多系统病变

活的共刺激信号通路；④阻断 T 细胞归巢。

2. 基于 B 细胞的干预策略 ①临床上利用抗 CD20 单抗清除 B 细胞，可有效降低急性 GVHD 发病及缓解病情；②临床前和临床资料显示，B 细胞功能失调在慢性 GVHD 发病及治疗中发挥重要作用，使用淋巴毒素 β 受体阻断剂抑制生发中心形成或阻断 IL-17-BAFF 轴，仅可抑制 B 细胞功能，从而可能用于治疗慢性 GVHD。

3. 基于固有免疫细胞和效应分子的干预策略

（1）NK 细胞：①临床前期研究显示，供者 NK 细胞可抑制急性 GVHD，促进 GVL；②供者来源的 NK 细胞和细胞因子诱导的杀伤细胞，可抑制供者 T 细胞增殖、CD25 表达和 IFN-γ 产生，联合输注造血干细胞和 NK 细胞可明显降低 GVHD 发生。

（2）吲哚胺 2,3- 二氧化酶（IDO）：IDO 是色氨酸（必需氨基酸）代谢的限速酶，由替代途径活化的巨噬细胞（M2）和其他调节性细胞产生。IDO 功能增强可致色氨酸耗竭，并产生具有细胞毒性作用的中间代谢产物，通过抑制 T 细胞增殖、介导 T 细胞死亡和促进 Treg 分化，发挥免疫负调节作用。因此，给予外源性 IDO 或诱导其在体内表达，可能干预移植排斥反应和进展。

4. 基于细胞内信号通路的干预策略

（1）Notch 失活：Notch 信号调控细胞命运和组织自身稳定。研究显示，供者 CD4+T 细胞 Notch 信号失活可抑制急性 GVHD，但保留 GVL 效应。目前，某些失活 Notch 的药物已进入临床试验，可能成为抑制急性排斥反应（尤其是 GVHD）的有效靶点。

（2）靶向磷酸激酶：蛋白激酶 C（PKC）对于 T 细胞活化与生存不可或缺。PKCθ 抑制剂 AEB071 可抑制 T 细胞产生 IL-2 和 IFN-γ，并增强 Treg 功能，故有望用于防治 GVHD。

迄今已研制出针对上述靶点的多种新型免疫抑制剂，并进入临床试验。

第三节 异体复合组织移植的心理、社会及伦理问题

以异体颜面移植为例说明异体复合组织移植的心理、社会及伦理问题。对于同种移植来说，就是心、肝和肾等器官移植在伦理道德方面都没有停止过争论，更不用说对换脸这一敏感的问题。这首先是由于长期使用免疫抑制剂所带来的毒副作用，与移植后所获得的利益比较有时还很难说清楚。

接触过这类患者的人，也许会了解他们的痛苦，这种痛苦不仅是颜面畸形、功能缺陷所带来的生理创伤，更重要的是由于这些方面给他们带来的心理创伤。很多人有意或无意的、自动或被动的排斥在社会之外，严重影响其生活、工作和社交。由于这些原因，自杀者不乏其人。

但是在目前的条件下进行换脸，假如手术几年后并发了恶性肿瘤，谁来承担这个责任，医生，受者，还是社会？对受者的危害不用过多的讨论，对于他们而言，获得良好的社会心理状态可以弥补长期免疫治疗来的副作用。而对医生来说肯定要承担道德方面的压力，这是该手术临床推广应用的障碍。因此需要在社会的帮助下，通过医患双方的努力，在手术的成功机会和风险性方面寻找到一个平衡点，找到最佳解决方案。

身份辨认和肖像权的问题。人是社会的人，脸面是人社会角色的主要特征。从法律上的肖像权来说，"换脸"涉及到两张脸，供者和受者，对于肖像权，谁更有权力？我们通常是看脸认人，如果换了脸，怎么认？"换脸人"的法律、社会关系肯定混乱，这需要用法律来认定。对于那些深部组织缺损不严重，仅移植部分软组织的受者，换脸后可能成为既不像供者，也不像受者，而是一个"第三者"，由此也会引发一系列伦理和心理问题。比如，对于这一特定身份，他怎么面对其他人；对其他人来说，怎么来确认"换脸人"和自己的关系，这也需要一个心理适应期。

其次，如果换脸手术技术成熟，有人利用这种技术进行犯罪怎么办？这都是一些需要人们深思的问题。

实际上对于换脸术来说，从供者的选择开始，即将引起一系列社会、伦理和心理方面的问题，这是社会和受者、受者和供者的家属之间必须面对的日常问题。这个新程序产生的心理和社会问题能够想象到，但是其最终结果不能够预测。正确的受体选择应该考虑，供体的选择也应该制订出方案。但是国内外还没有法律，也没有

先例对这种手术进行管理或约束。因此，为了对患者负责，进行如此复杂高难度的手术必须进行专家评议，包括整形外科专家、移植专家、免疫专家、精神病学家、心理学家、感染控制专家、道德和伦理委员会成员和医疗法律制定委员会等，最后由主管部门授予施行手术资格。术前必须有足够的基础研究证实该方法对患者有利，没有可替代的、有同样效果的其他方法，而且要求与患者及家属签署必要的协议。

其他伦理学问题包括患者隐私的保守问题。第一例颜面移植，所有的科学报道尊重了患者的隐私（仅包含患者性别、年龄、受伤原因），但 67% 的主要媒体将患者的身份曝光了（患者的姓名等）。

另外关于费用的问题，在欧洲和美国这类手术和术后药物整体费用平均为 30 万美元。不同于实体器官移植，如此巨大的花费均不算在保险范围内。

第四节　异体颜面复合组织移植现状

颜面由于其特殊的解剖结构及多种生理功能，有着重要的作用。颜面是自我表达及社交的媒介，还是自我认知的重要载体。另外，自我这一概念与外貌联系密切，颜面被认为是整体形象的主要部分。所以，颜面的畸形会造成许多功能受限，身体外形改变，降低生活质量，自我认同下降，社交活动减少。先天或后天原因所致颜面部严重的缺损与畸形，传统方法一般采用游离植皮、皮瓣转移、皮肤扩张术等方法进行修复，虽然可以明显改善外形、部分或全部恢复功能，但与正常颜面比较，存在颜色、质地轮廓和面部表情活动等多方面的差异，修复后的外形常与正常容貌相差太远，且常需多次手术。而且颜面不只是表面的一层皮肤，深部有皮下脂肪和表情肌，而肌肉的活动受神经的支配与控制，没有颜面部肌肉的正常运动，说话闭眼甚至饮食等活动都不可能。另外，面容是人体表最重要的标志，具有美感，容貌对于人的社交活动非常重要，严重的面部畸形与缺损对患者心理可以造成严重的创伤，患者往往不能被社会正常人群所接受，而是受到歧视、嘲笑和排斥。颜面部的重建非常困难，即使是最有经验的整形外科医生、采用目前最先进

的组织修复方法，也不可能完全重建颜面部这个人体最复杂的器官。而采用颜面复合组织同移植术。单从外观和功能上看，无疑是最好的选择。

一、适应证与禁忌证

美国整形外科协会（The American Society of Plastic Surgeons，ASPS）和美国显微重建外科协会（The American Society of Reconstructive Microsurgery，ASRM）提出的适应证：严重颜面畸形，在传统自体移植重建手术方法用尽仍无法达到满意结果的患者可使用颜面移植。而"严重颜面畸形"是指缺失了超过全面部 25% 和 / 或包括面中部结构（唇、鼻、眼睑）。

如果有软组织合并如唇、眼睑或其他功能性单元缺损，几乎不可能采用自体移植恢复伤前的外观和功能。而自体组织重建确实可以提供足够的软组织覆盖和良好的骨结合，但往往会给患者遗留一个没有感觉、功能和良好外观的结果。

颜面移植的患者由于需要终身应用免疫抑制，有更高感染、代谢紊乱、器官功能衰竭和某些肿瘤的风险。因此，肾功能较差、活动性恶性肿瘤、免疫功能低下的患者，都是不合适的。另外，心理社会禁忌证，包括精神病、未经治疗的或管理不善的心理障碍和缺乏亲属支持。

供体的选择标准：供体类型（活体供者或尸体供者），供者外伤史（尤其是颜面部外伤史），颌面手术史，年龄范围，性别，身高体重范围，人种、肤色，毛发类型，有无文身，血型，HLA 类型，交叉配型，人体测量相关数据。以上这些都需要与受者尽量进行匹配。

二、具体手术细节

同种移植的面部组织取自于捐献人，可以包括皮肤皮下脂肪、肌肉、鼻、下颌、唇、耳，甚至少量的面部软骨、腮腺，范围可以扩展到头皮和颈部，因此需要吻合几根重要的血管和神经方能保证其存活，这是我们需要考虑的问题。从技术的角度看，如果血管选择适当，目前的显微外科技术完全可以达到让移植面部存活的目的。

面部的主要血管有双侧颞浅动静脉、双侧面动静脉等 8 条血管。这几条血管中，动脉走行位置相对比较恒定，变异小，而静脉相对于动脉变

异较大，但是它们作为颜面同种移植的吻合血管都是不错的选择。从理论和临床经验上讲，由于面部脉管之间有广泛的吻合支，只要将面动静脉吻合后，即可以保证移植面部的血供，而颞浅动静脉及其他静脉的吻合则可以增加手术成功的保险系数。为了进一步了解面部解剖学特点和为颜面同种移植提供基础理论知识和良好方案，很多学者以动物模型进行研究。

Eduardo 等以狗为实验动物，进行半侧面部同种移植，实验证实只吻合面动脉和颈外静脉就可以保证移植面部的血运。但在人体上只吻合面动脉是否可以保证血运还不清楚。Ulusa 以其设计的大鼠头部和颜面移植模型进行实验，发现应用颈外动脉的远端和面静脉的前支作为受区血管，可以获得高的存活率和少的并发症，应用双侧和单侧颈总动脉、双侧颈外动脉近端，双侧颈静脉作为受区导致了严重的并发症和动物死亡，单侧颈外动脉近端和面动脉吻合导致了部分和整个皮瓣坏死。与动物实验相比较，由于吻合结构较大，人类颜面同种移植在技术上比较容易。

在系统解剖上，面部复合组织的解剖时间与器官移植相比费时较长，这是由于整个面部皮瓣的切取需要更加小心地保护组织血运，并且需至少包括两个血管蒂。由于复合组织耐缺血时间比较长，普通情况下，可达 6 小时，对于皮肤组织耐缺血时间更长，如果正确保护可以达到更长的时间。异体复合组织理想的缺血时间应小于 4 小时。虽然没有直接证据证明缺血再灌注时间与异体免疫的关系，减少缺血再灌注时间可以减轻不利的免疫激活，提高功能恢复。在手移植中，已证明较长的缺血时间会导致移植物功能较差。

三、功能恢复情况

在人类，除了要达到满意的美容结果以外，最佳的效果还应该包括恢复面部表情和肌肉运动功能。在烧伤患者，瘢痕下面的肌肉组织保持比较完整，造成面罩式的脸形成的因素主要是因为坚硬、无柔韧性的组织掩盖限制了下面的肌肉活动。通过颜面同种移植，去除不良的组织，能够恢复下面肌肉的活动，从而恢复面部的功能。因此，在烧伤患者进行此类手术时，复合组织应该

比较薄、具有柔韧性，使面部的表情显现，预防形成面罩式的脸谱。如果有必要携带表情肌，把肌肉作为颜面复合组织移植的一部分在技术上是可行的。通过吻合眶下神经、额神经、面神经、眶上神经和滑车上神经，可以恢复面部表情。所以术中端端神经吻合 + 神经移植 / 神经转接是十分必要的。

颜面移植术后的患者术后 3 个月出现感觉恢复，术后 8～12 个月出现比较满意的结果。术后 1 年的患者可以不同程度上完成基本动作和日常活动，比如睁闭眼、吃饭、喝水、吞咽、咀嚼、说话、微笑、亲吻和吹气。

四、生存质量

尽管移植术后运动、感觉功能恢复喜人，但患者生存治疗千差万别。可能跟患者精神状态相关。多数患者术后很快接受了移植脸，并未出现认知障碍。90% 的患者表示生存质量提高了。恢复工作是仅次于提高生活质量的终极目标。绝大多数患者虽然回归了家庭生活和社会活动，但目前尚未回归工作。

五、免疫方面

绝大多数病例中，诱导期用药：抗胸腺球蛋白（ATG，一种 T 细胞清除剂），人 IL-2 受体抗体，阿伦单抗，利妥西单抗。

维持期用药：最常见的三联——他克莫司（FK506）、吗替麦考酚酯（MMF）、强的松。有些患者因为钙离子抑制剂的相关副作用，会将他克莫司换成雷帕霉素或贝拉西普。

从手外科和其他同种移植的资料观察发现，神经通过同种移植物的再生速度高于 1mm/d，这可能是由于 FK506 具有促进神经再生的功能。总体上来说，只要经过进一步的动物实验和尸体解剖，进行颜面同种移植在技术上是可行的，并可以获得良好的效果。

免疫抑制治疗的副作用对于不同的器官和系统有所不同。CsA 和 FK506 经常应用于肾、肺移植的免疫诱导和免疫维持期间。FK506 的神经毒性和术后糖尿病的发生率较高，但是高胆固醇和高血压的发生率低于 CsA。糖皮质激素经常作为免疫抑制剂使用，在高剂量时显示了显著的系

统毒性，如向心性肥胖、内分泌紊乱、女性男性化等。虽然这些毒副作用在维持治疗降低剂量后，可以减少，但是早期所带来的毒副作用，很多人还是难以接受。基本上所有的免疫抑制剂对于复合组织移植的伤口愈合具有明显的副作用，诸如手移植后的皮肤愈合。这些副作用对于内脏器官移植来说，功能是首位的，即使伤口延迟愈合也不重要，但颜面同种移植就不一样。免疫抑制治疗的另一个危险因素是机会感染和恶性肿瘤的发生。这些相对比较严重的毒副作用，是很多人对颜面同种移植提出质疑的原因。

六、并发症

并发症主要包括手术相关的并发症和术后应用免疫抑制剂相关的并发症。

严重失血（最多的患者输血 66 个单位 RBC），急性呼吸抑制综合征，创面愈合问题，移植物与创面不连接，骨不连，眼睑不对称、坏死、外翻，功能问题包括鼻腔不通，唾液腺、硬腭坏死，颈部血管栓塞。

感染也比较常见。在实体器官移植中，机会性巨细胞病毒在术后移植物功能丧失及患者死亡中起主要作用。在颜面移植的患者中，目前超过 1/3 的患者术后机会性巨细胞病毒感染阳性。Alhefzi M 在 2016 年报道了 1 例颜面移植术后应用 6 个月的缬更昔洛韦预防仍获得多重耐药的机会性巨细胞病毒感染，并出现罕见的吉兰 - 巴雷综合征（Guillain-Barre syndrome）。

肾脏功能逐渐丧失，Lantieri 报道 7 例中有 4 例出现滤过率下降。医生不得不尝试减少免疫抑制剂用量，或替换 Ca^{2+} 抑制剂预防慢性肾脏疾病。另有 1 例出现血栓性微血管病变。

继发性糖尿病，其中有 1/3 患者需要给予胰岛素；2 例因胃 - 小肠副作用，将 MMF 换成霉酚酸；2 例因激素诱导治疗出现短暂的精神失常。

恶性肿瘤包括 EB 病毒相关淋巴瘤、HIV 相关淋巴瘤、肺癌、宫颈非典型增生。I 型神经纤维瘤的患者术后可能出现恶性外周神经鞘瘤。

急性排斥反应（AR）：术后 15 个月到 10 年中，72.7% 经历了 1～9 次 AR（中位数 3）。皮肤活检 BANFF 评分 0～3 级。绝大多数 AR 是类固醇敏感的，部分需要抗淋巴细胞。所有报道中都没有

发现急性排斥反应的发生与 HLA 不匹配相关。

慢性排斥反应（CR）：仅报道了 2 例。一例是由于 EBV 引起的淋巴瘤＋EBV 相关术后肝平滑肌瘤，免疫抑制剂减量中出现的 T 细胞介导的 CR。另一例是慢性抗体介导的排斥反应。目前已知的 CR 可能出现的变化是纤维化，毛细血管扩张，皮肤变薄。Lantieri 认为渐进皮肤的淋巴水肿是 CR 的一种表象。

死亡：围手术期死亡，法国（颜面 + 双上肢移植）1 例，土耳其 1 例；术后死亡，中国 1 例术后 2 年因缺乏服药依从性，西班牙 1 例 HIV 患者的复发下咽鳞癌肿瘤，法国 1 例肺癌。IRHCTT 报道患者十年生存率是 83.3%。

第五节　异体手移植现状

手移植手术是多平面的，会面临着有别于实体器官移植手术的特殊挑战。手移植涉及到 27 块骨、8 条肌肉、3 根主要神经、2 根主要动脉、多条肌腱、静脉和软组织。手移植还需要形态上合适的供者，一个长时间持续的康复训练计划可以增加对移植手心理上的接受，还可以得到一个功能齐全的移植。

手移植属于提高生活质量的操作，并非救命。所以需要将手术风险和手术能带来的益处进行认真评估。益处包括功能恢复，有正常的身体外形，不会再出现幻肢现象。而这些益处与手回植相似，且所代来的功能恢复强于假肢。相比于截肢手的回植手术，移植手术增加的风险是需要终生服用免疫抑制剂，这可能导致感染和药物毒性，还需要患者严格的药物依从性。

年轻人截肢原因主要是继发于先天畸形、外伤、感染。而老年人截肢主要原因是继发于药物毒性和外周血管疾病。报道的肢体缺失数据是十分巨大的，而大部分的文章都着重报道下肢缺失，仅部分文献报道了上肢缺失的流行病学资料。Ziegler-Graham 报道了在 2005 年 160 万美国人肢体缺失；这其中有 54 万上肢缺失，在这其中又有 3.4 万属于"主要部分缺失"（肘平面左右缺失）。

如果患者符合纳入标准，他 / 她的其他信息（性别，左 / 右利手，损伤的类型，截肢平面，损伤的时间及相关诊疗经过，康复情况及佩戴假肢）

需要采集，还需要患者和手术小组面对面进行谈话。需要向患者交代手术相关的风险和益处，了解患者的预期。当所有评估结束时，移植小组将根据患者的合适程度决定是否手术。

年轻、男性、低学历、缺乏亲友支持、经济社会地位低、有其他服药依从性差的历史更容易出现在移植术后 1 年内的免疫抑制药物依从性差。家庭生活不稳定也是导致移植在术后 6～12 个月失败的可能原因。合适手移植患者的选择应比实体器官移植更为严格，因为手移植患者不仅需要免疫抑制治疗，还需要保持严格的康复计划（至少 3～6h/d，每周 5 天，持续 3～6 个月）。目前公认的最佳适应证是前臂以远的 1/4 缺失，尤其是双手者。拇指缺失者虽有报道，但多数学者仍持反对意见，小腿缺失者一般认为不是适应证，因为良好的假肢较异体移植具有优势。

免疫抑制剂的治疗包括诱导期和维持期，在诱导期的治疗中大多数应用了抗胸腺细胞球蛋白（ATG）、TAC（FK506）以及甲泼尼龙，也有使用单克隆抗体巴利昔单抗作为诱导期用药。第七届国际复合组织同种移植大会上，美国 Louisville 大学报道了一例 Compath-11H 作为免疫诱导剂。维持期受者基本采用 MMF、FK506、泼尼松三联合用。随着时间的延长，药物剂量逐渐减少，部分治疗组停止使用泼尼松。FK506 软膏及激素软膏等表面免疫抑制剂得以应用，这也是手移植有别于器官移植的特色，即可以局部应用免疫抑制治疗。

目前并没有严重的影响生命的并发症被发现，并发症和不良反应中需要外科手术干预的包括术中血栓、术后动静脉瘘、术后部分皮肤坏死。而最主要的并发症是机会性感染：巨细胞病毒感染、真菌感染、金黄色葡萄球菌性尺骨骨髓炎、难辨梭状芽孢杆菌肠炎。另一个重要的是代谢相关并发症：暂时性的高血糖症（多数受者）、高肌酐、库欣综合征及股骨头缺血性坏死。大部分并发症都是暂时的，通过治疗是可逆的。

由于移植手的外观是可视的，因此对于排斥反应发生的观察要比器官移植的观察更直接，可以通过外观和病理学来明确诊断。急性排斥反应以移植手皮肤出现红疹为主要表现，病理切片提示有淋巴细胞浸润。治疗方法通常为静脉使用大剂量激素，同时加大抑制剂的用量，所有的急性排斥反应均成功逆转。对于慢性排斥反应目前没有明确的诊断标准，对慢性排斥反应，借鉴器官移植的经验，出现慢性功能丧失的情况应该考虑慢性排斥反应的发生，而多次急性排斥反应的发生能否加速慢性排斥反应的出现，仍不得而知，对于慢性排斥反应的病理学研究也仅仅在动物实验的水平。

所有移植手术后都恢复了正常的血运，毛发和指甲生长良好，保护性感觉和两点辨别觉都逐渐恢复，随着时间的延长更加接近健侧手；神经再生的速度相对于再植更加迅速；运动功能恢复从手外展肌开始，所有的受者开始都可进行大的抓握功能，而手内肌的功能多在术后半年开始恢复。由于运动功能的康复，大部分受者可完成一些日常活动，诸如刮胡子、使用筷子、刀叉、打电话、写字等，而且部分受者还返回了原有的工作岗位。受者们认为手移植对他们的生活质量提高帮助很大。

手移植后的功能评价一直不统一，不同治疗组使用不同的评价方法，在第七届国际复合组织同种移植大会上意大利 Lanzetta 提出一个百分制的评价方法，从外观、感觉、运动、日常活动、心理社会评估几个方面进行评价效果较好。

目前受者存活率为 100%，移植物 2 年存活率为 100%，5 年存活率为 82%。除了法国首例手移植受者因为拒绝服用免疫抑制剂要求截除移植手、广州 1 例受者真菌感染后行封闭治疗导致正中神经顽固性疼痛截除移植手外，中国其他治疗组亦截除 6 例。

我国手移植的失败可能与以下原因有关：①手移植后需要长期服用免疫抑制剂，因此受者的依从性非常重要，部分受者对免疫抑制剂的作用认识不足，自行减量或者拒绝服用导致慢性排斥反应的发生；②接受移植的受者虽然术前均接受过心理评估，术后给予心理辅导，但是由于受者文化素质普遍偏低，影响对治疗的理解，不配合治疗；③手移植需要多学科合作，手术相对简单，但术后的处理和观察以及康复锻炼至关重要；④我国的医疗制度仍然处在改革阶段，昂贵的医疗费用也是一个不可忽视的原因，影响了受者的积极配合与坚持长期治疗的心态。

结　语

复合组织同种移植的研究已经有了较大的进展，特别是在临床上已经逐渐成功开展，早期良好的结果鼓励了人们不懈地进行这方面的研究，但是长期的效果和免疫抑制治疗带来的毒副作用需要进一步评估。复合组织同种移植不可能解决所有的缺陷，但是可以提高重建外科的修复能力，对有人是一种良好的选择。这方面的基础研究在迅速进展，在短期内，新的免疫抑制剂和新的给药方式将会不断出现，可以减少药物的毒副作用，治疗和预防排斥反应的发生。从长远来说，诱导免疫耐受等新的免疫策略将会为人们进行 CTA 带来更大的希望，使之成为安全和广泛应用的治疗手段。

（韩　岩）

参 考 文 献

[1] Kollar B，Pomahac B，Riella LV. Novel immunological and clinical insights in vascularized composite allotransplantation. Curr Opin Organ Transplant，2019，24（1）：42-48.

[2] Dean WK，Talbot SG. Vascularized Composite Allotransplantation at a Crossroad. Transplantation，2017，101（3）：452-456.

[3] 马恬，韩岩. 间充质干细胞在同种异体复合组织移植中的免疫调节作用. 中华医学杂志，2016，96（14）：1150-1152.

[4] Guo SZ，Han Y，Zhang XD，et al. Human facial allotransplantation：a 2-year follow-up study. Lancet，2008，372（9639）：631-638.

[5] Cendales LC，Kanitakis J，Schneeberger S，et al. The Banff 2007 Working Classification of Skin-Containing Composite Tissue Allograft Pathology. Am J Transplant，2008，8（7）：1396-1400.

[6] Kumnig M，Jowsey-Gregoire SG. Key psychosocial challenges in vascularized composite allotransplantation. World J Transplant，2016，6（1）：91-102.

[7] 张旭东，郭树忠，韩岩. 复合组织同种异体移植的治疗进展. 中华整形外科杂志，2006，22（3）：68-72.

[8] Szafran AA，Redett R，Burnett AL. Penile transplantation：the US experience and institutional program set-up. Transl Androl Urol，2018，7（4）：639-645.

[9] Janak JC，Orman JA，Soderdahl DW，et al. Epidemiology of Genitourinary Injuries among Male U.S. Service Members Deployed to Iraq and Afghanistan：Early Findings from the Trauma Outcomes and Urogenital Health（TOUGH）Project. J Urol，2017，197（2）：414-419.

[10] Cetrulo CL Jr，Li K，Salinas HM，et al. Penis Transplantation：First US Experience. Ann Surg，2018，267（5）：983-988.

[11] 刘宇，张英，华克勤. 同种异体子宫移植的研究进展. 中国免疫学杂志，2019，35（2）：244-249.

第十三章 光电技术在整形外科中的应用

第一节 光电技术的基本原理及基础知识

光电技术主要是由光学技术和电子技术组成，并且结合精密机械和计算机技术形成的一门实用技术。通常光电技术的主要内容包括光的基础知识，光源技术（包括激光）及仪器、光电探测技术与仪器、光电系统的分析与设计、光学信号的调制与解调技术等。当前，光电技术已经广泛应用于国防军事、医疗、科研、工业、农业、通信、娱乐、交通等社会各个方面，并发挥着重要的作用。在医疗领域，整形外科是以创伤修复、畸形矫正和功能性重建等为主要目的的科目。近年来随着激光技术及其在光生物方面应用的快速发展，以激光为主的光电技术在整形外科领域的应用也越来越广泛。目前光电技术已成为整形外科一种常规的治疗手段，在某些整形外科方向甚至是无法替代的诊疗工具。值得提前说明的是，当前医疗领域很多诊疗技术都用到电磁波谱不同波段的电磁波，比如医院 CT 和放射治疗用到的 X 射线γ 波段的电磁波等，都可以算光电技术，本章节光电技术涉及的光主要指位于包括红外、可见和紫外光学波段（特别是 200nm～11μm）的电磁波。本小节将介绍整形外科中会涉及的一些光电技术基本原理与基础知识，包括光的本质、基本特性、光源技术（包括激光器）、常见激光参量和激光技术、光电检测技术，及未来整形外科方向光电技术的发展趋势等几个方面。

（一）光的本质

光既有粒子性又有波动性，是具有波粒二象性的特殊物质。从波动性方面看，光是特定频率（波长）范围内的电磁波，因此光的最基本模式是平面单色波，它在介质中可以表示为 $\vec{E}(\vec{r},t)=$ $\vec{E}_0\cos(\omega t-\vec{k}\cdot\vec{r}+\varphi)$，其中 $\vec{k}$ 为波矢，单位矢量波矢为 $|\vec{k}|=\omega n/c=2\pi n/\lambda$，其中 n 为介质折射率。一般真正的光是各种模式的平面单色波的组合叠加。

在光的粒子性方面，爱因斯坦进行了著名的光电效应实验验证了光的粒子属性，并且基于普朗克提出的能量子概念，提出了光子的概念，并从光的吸收和辐射现象出发，建立了受激辐射的光量子理论，这也就是激光发明的理论基础。光子和其他粒子一样具有能量、质量和动量等属性，并且光子的粒子属性与其频率、偏振、波矢等波动属性有着密切的联系。

1）光子的能量 ε 和光的频率 ν 存在关系：$\varepsilon=h\nu$，其中，普朗克常数 $h=6.626\times10^{-34}J\cdot s$；

2）光子的运动质量 m 为：$m=\varepsilon/c^2=h\nu/c^2$，光子的静止质量为零；

3）光子的动量 P 与单色平面光波的波矢 k 有如下关系：$P=mcn_0=h\nu n_0/c=\dfrac{h}{2\pi}\times\dfrac{2\pi}{\lambda}n_0=\hbar k$，其中 $\hbar=\dfrac{h}{2\pi}$，n_0 为光子运动方向（平面波传播方向）上的单位矢量，约化普朗克常数 $\hbar$ 是角动量的最小衡量单位。

（二）光的基本特性

光的电磁波本质使得光拥有了电磁波的基本特性，光的光量子本质或粒子属性，则使得光也带有粒子和量子的基本特性。理论上，光子除了能量维度以外，还拥有 $(x,y,z,\theta,\phi,\lambda,t,\psi,\chi)$ 九个维度：其中 (x,y,z) 是传统几何光学的三个维度，对应光子的空间位置；(θ,ϕ) 是光传输的极角，对应光的传播方向；光学波长 λ；光子发射或传播时间 t；以及光的偏振方向与椭偏角度 (ψ,χ)。这么多维度也说明了光是一个很好的信息载体，有很多的应用。

在几何光学中，光是沿直线传播的，这是大

量光子表现出来的基本粒子属性。这一特性使得光在传播过程会出现反射、折射和透射等常见的宏观光学现象。这些特性与现象也常常被用于光学成像等光电探测技术当中，比如传统的光学显微镜、摄像机和成像物镜等设计都基于这些基本几何光学原理。对于生物组织等不透明物质，光除了被反射、折射和透射以外，还会被散射和吸收。

根据光的电磁波和光量子本质，每一个光子对应特定的频率，每一束光都是一定波长范围的光组成，因此光具有光谱特性和能量特性。可以利用光谱特性对皮肤等组织进行光谱成像与光谱检测。由于特定分子或分子团组成的物质都会有特定的能级，因此这些物质会吸收特定能量或者特定频率范围的光子，实现不同能级之间的能级跃迁，从而产生激光。当光强足够强时候，一些物质还会同时吸收两个或多个光子，实现光与物质的非线性相互作用过程。

光的电磁波本质使得光不仅具有光谱特性和能量特性，还有偏振特性和相干特性，这些特性使得光在传播过程中出现了干涉、衍射和偏振等波动现象。这些波动现象为光赋予了能量和信息载体，可以通过调制光的频率、强度、偏振等各个参量来加载和传输信息，从而实现信号探测和通信等光电技术的应用。光学成像中，从衍射和干涉等特性可以反演计算获取细胞、组织、生物体等的强度和相位信息。利用三维激光扫描或结构光照明等三维成像方法可以进行高分辨的三维成像。按照光的偏振特性，当前可以分为自然光、部分偏振光、线偏振光、圆偏振光、椭圆偏振光以及径向偏振光等不同偏振的光源。

按照相干性分类，光可以分为相干光、非干光和部分相干光。两束光相干的条件是频率相同、偏振一致或振动方向相同和相位差恒定。通常的太阳光是非相干光。一些 LED 灯等光源发出的光就是部分相干光。相干光又可以为分为时间相干和空间相干光。时间相干性：同一空间位点不同时刻发出的光拥有固定的位相差。空间相干性：从光源不同空间位点发出的光位相差不变，偏振方向与波长也一致。时间相干性与光的线宽有关，线宽越窄或者说单色性越好，相干时间和相干长度就越长，而空间相干性则与光源

的有限尺寸有关，同一激光器发出的激光空间各个点是相干的。激光就是相干光源，相比于普通光源具有亮度高、单色性和方向性好等特点。最后，光在时域方面的参量特性使其又可以分为连续光和脉冲光。

（三）光源技术

在整形外科的应用中，不管是检测还是治疗，光源都占据着重要的地位。理想的光源除了都需要的简单方便、价格低、寿命长等特点以外，对于特殊应用场景还需要对某些特性参量提出特殊的高要求，比如某些皮肤病的治疗整形就需要特定波长范围的激光。光源分类方式有很多种，这里将根据光源的相干性来进行分类（表13-1-1）。

1. 非相干光源 非相干光源是自发辐射产生的光，在偏振、时域和频域上具有瞬时性和随机性等特性，不满足相干条件。各日常生活中照明用的普通白炽灯（钨灯、卤钨灯等）、荧光灯（日光灯）、气体放电灯（氢灯、氙灯等）、各种汞灯等发出的光都是非相干光。光电检测中的分光光度计通常也会使用的卤素灯都是非相干光源。

比如卤钨灯可以辐射从 320～1 100nm 的光。皮肤检测中用到的伍德灯（Wood 灯）又称过滤紫外线灯，是高压汞灯通过滤光片获得的 320～400nm 波长的紫外线，也是非相干光源。此紫外线波段的光被表皮和真皮的黑素或者真皮的胶原吸收之后，可以发出以蓝白光为主的荧光，有助于色素性皮肤病（比如白癜风）的临床诊断。在整形外科的治疗中经常用到的强脉冲光（intense pulsed light，IPL），也是一种宽光谱非相干的普通光源而非激光，其波长多在 500～1 300nm，具有较高的能量密度，可以单脉冲或多脉冲输出。IPL 装置通常使用闪光灯和电脑控制电容器组产生高强度光，并使用可转换的滤光片得到想要的波长范围。强脉冲光在皮肤整形美容领域占十分重要的地位，其输出的波段中较短波长用于治疗血管性病变和色素性病变，而较长的波段可以实现皮肤的光子嫩肤治疗。

2. 部分相干光源 理想的点光源具有完全的空间相干性，而实际普通光源通常有一定尺寸，包含很多辐射单元，每一个单元发射的光也不是严格的单色光，具有一定光谱宽度，这样的光就是部分相干光源。部分相干光源在整形外科

表 13-1-1　整形外科中光电技术相关的光源分类列表

医用常见光源名称		光谱范围	临床应用
非相干光	气体放电灯（氢灯、氙灯等）	紫外到可见光	照明、荧光分析、紫外探伤等
	伍德灯	紫外（320～400nm）	皮肤检测
	强脉冲光	可见光到近红外（500～1 300nm）	皮肤整形美容
	卤钨灯	紫外到近红外（320～1 100nm）	分光光度计
部分相干光	发光二极管（LED）	紫外到近红外	照明、检测仪器、整形外科、光动力治疗
	超连续（白光）光源	可见到近红外	光学相干层析成像
相干光	气体激光器　原子激光器（如氦氖激光器）	可见到近红外	弱激光治疗如激光理疗和光动力疗法
	气体激光器　分子激光器（如 CO_2 激光器）	近红外到远红外	多用于手术刀等强激光治疗
	气体激光器　离子激光器（如氩离子激光器）	紫外到可见光	光动力疗法和眼科
	气体激光器　准分子激光器（如 ArF 准分子激光器、KrF 准分子激光器）	真空紫外到可见光	眼科手术
	染料激光器	紫外到近红外	血管性疾病的治疗等
	固体激光器　红宝石激光器	694.3nm	去除皮肤色素、皮肤脱毛、去除文身等
	固体激光器　Nd∶YAG 激光器	1 064nm	外科手术、色素性疾病、血管性疾病等
	固体激光器　Yb 激光器	1 030nm	外科手术等
	固体激光器　钛宝石激光器	600～1 200nm	双光子或多光子显微成像、眼科手术
	光纤激光器	近红外波段宽带可调谐	生物成像和外科切除手术
	半导体激光器	可见光到近红外	腔内激光、体表肿瘤、血管性疾病、脱毛等

的诊疗中也有重要的应用。在皮肤组织三维成像的光学检测应用中，光学相干层析成像（optical coherence tomography，OCT）是非常重要的一种光学成像检测方法。在频域 OCT 中，为了降低相干光的散斑影响，通常使用超宽带超连续谱的部分相干光源来进行干涉成像。发光二极管（light emitting diode，LED）是当前应用最广的一种部分相干光源，它是利用半导体材料的制成的 PN 结中电子与空穴复合而发光，光的波长与 PN 结禁带宽度有关，发光强度与所加电流也密切相关。LED 具有成本低、体积小、耗电低、效率高、寿命长、高亮度、低热量，以及波长可选择等众多优点。利用不同的半导体材料，已经可以获得从紫外到近红外各种波长的 LED 光源，并有了白光的 LED。在医疗领域，除了利用 LED 灯进行手术照明外，随着 LED 功率的提升和技术的进步，LED

已经逐渐部分取代了分光光度计、光学显微镜等检测仪器中的传统光源，并且 LED 也已经被用于整形外科中，是治疗皮肤炎症、痤疮、创面愈合等疾病的理想光源。在皮肤光动力等弱光治疗中，当前也已经利用 LED 光来作为激发光源，并且 LED 可以制作成可穿戴式设备，拓展了光动力治疗在皮肤疾病治疗中的应用场景和范围。

3. **相干光源**　自然界中基本不存在相干光源，相干光源的获得得益于 20 世纪一项重要的发明——激光的出现。激光是整形外科的诊疗应用中最重要的光源。基于爱因斯坦提出的受激辐射理论，激光（light amplification by stimulated emission of radiation，LASER）是一种受激发射引起的光放大。简单来说，原子中的电子通过吸收外界能量而从低能级 E_1 跃迁到高能级 E_2，处于高能级 E_2 的原子自发的向低能级 E_1 跃迁，并发

射一个能量为 hv 的光子，这种辐射称为自发辐射（图 13-1-1A）。自发辐射的过程各自独立，所有辐射的光在发射方向上是无规律的射向四面八方，并且激光频率不同、偏振状态和相位不同，是非相干光。

除了自发辐射，处于低能态 E_1 的原子在频率 v 的辐射场作用下，吸收一个能量为 hv 的光子并向 E_2 能级跃迁，称为受激吸收（图 13-1-1B）。当原子处于激发态 E_2 时，如果恰好有能量（$E_2 - E_1$）的光子射来，在入射光子的影响下，原子会发出一个同样的光子而跃迁到低能级 E_1 上去，这种辐射叫做受激辐射（图 13-1-1C）。激光主要是通过受激辐射产生的，其可以理解为受激吸收的反过程。受激辐射是在外界辐射场的控制下发光的过程，因而各个原子的受激辐射相位不再是无规则分布，而是具有与入射光具有相同的频率、相位、波矢和偏振。因此，要想产生激光，必须使受激辐射占优势，让高能级原子数目远远多于低能级原子数目，也就是说要实现粒子数反转。由于二能级系统不可能实现粒子数反转，要实现激光必须找到具有三能级及以上的增益介质。

基于激光产生原理，要实现激光输出，需要满足高能级粒子数反转和增益大于损耗两个基本条件。因此，激光器通常由增益介质、激励系统、和谐振腔三个部分组成（图 13-1-2）。

激光器有多种分类方法，按照增益介质的不同来分类，主要有气体激光器、染料激光器、固体激光器、光纤激光器和半导体激光器。此外，根据激光工作方式的不同又可分为连续激光器和脉冲激光器，连续激光可以在较长的时间连续输出，而一般大功率的激光器通常是以脉冲方式输出来获得较大的峰值功率。按脉冲宽度还可划分为毫秒激光器、纳秒激光器、皮秒激光器、飞秒激光器等。按照输出波长划分，激光器可以分为红外激光器、可见光激光器、紫外激光器等。在激光生物组织效应中，不同的激光特性具有不同的生物组织效应，从而可进行不同的生物诊疗应用。因此认识了解不同激光器的特性，是合理选择和利用激光来进行整形外科诊疗应用的基础。这里将按增益介质的不同对具有代表性的激光器及其特性进行简单的介绍。

（1）气体激光器：气体激光器按气体工作物质的性质又可以分为原子气体激光器、分子激光器、离子激光器和准分子激光器。①原子气体激光器：主要是基于原子能级跃迁产生激光，因此通常在可见到近红外波段，功率通常较低。氦、氖等惰性原子，铜、镉和汞灯金属蒸汽原子气体，以及氯溴碘等卤素原子都可以用作原子激光。氦氖激光器是最早研制成功的气体激光器，在可见及红外波段可以产生多条激光谱线，其中最强的是 $0.632\,8\mu m$。氦氖激光器是一种连续工作的激光器，输出功率与放电管长度有关，米级放电管的激光器可输出数十瓦的功率。氦氖激光器可以用于弱激光治疗，如作为激光理疗和光动力疗法的治疗光源。②分子激光器：主要利用分子振动或转动能级之间的跃迁产生激光，因此激光波长通常在近红外到远红外波段，激光功率可以高达数万瓦。分子激光以二氧化碳（CO_2）激光为代表，还有一氧化碳、氮气和氢气等分子激光。CO_2 激光器通常以 CO_2、N_2 和 He 的混合气体为工作物质，具有输出功率大，能量转化效率高，输出光束质量好等特点。CO_2 激光器激光跃迁发生在 CO_2 分子电子基态的两个振动 - 转动能级之间，输出波长 $10.6\mu m$，正好处于大气窗口且对水

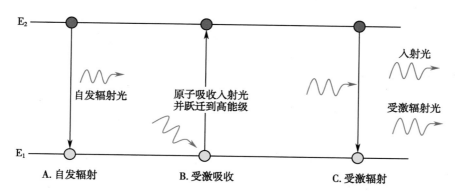

图 13-1-1　原子的自发辐射、受激吸收和受激辐射示意图

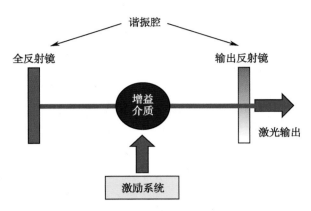

图 13-1-2　激光器的基本构造

的吸收率很高，医学上多用于手术刀等强激光治疗，已经广泛应用于皮肤科、整形外科、外科和五官科等科室。③离子激光器：离子激光输出光谱通常在紫外到可见光波段，输出功率可以高达几十瓦。最常见的有氩（Ar⁺）离子激光器，输出波长主要在 488nm 和 514nm。④准分子激光器：激光工作介质是稀有气体卤化物或氧化物的混合气体，在通常情况下是独立的原子，在激发情况下混合气体在激发态会形成短暂的分子状态。准分子激光具有波长短功率高的特点，输出波长可以覆盖真空紫外到可见光范围。比如常用的 ArF 准分子激光输出波长是 193nm，KrF 准分子激光输出波长是 248nm，这些激光也已经应用于眼科手术等医疗领域。

气体激光由于气体工作物质谱线窄和均匀性好，因而激光的光束质量、单色性和方向性都好，同时这也导致气体激光器大多用电激励发光，即用直流、交流及高频电源进行气体放电，还可以采用化学泵浦、热泵浦及核泵浦等方式。

（2）染料激光器：气体激光器输出的激光通常是固定在几个特定的波长。染料激光器使用溶于适当溶剂中的有机染料作为激光工作物质，具有较宽的准连续能带，使得染料激光器可输出波长在一定范围内连续可调的激光，激光波长覆盖紫外到近红外的很宽光谱范围，输出激光功率也可达几十瓦。通常可以采用光栅、棱镜、标准具及双折射滤光片等波长选择元件对染料激光器进行波长调谐。由于染料激光器拥有较宽的频带，可以利用锁模技术得到几十飞秒的超短激光脉冲。在掺钛蓝宝石激光器出现之前，染料激光是最理想的超快和可调谐激光器。染料激光可用

于去除文身和色素性病变、血管性疾病、普通皮肤科软组织的切割、切除、烧蚀和汽化及去除人体多余毛发等，并在眼科和肿瘤诊疗方面也有应用。

（3）固体激光器：气体和液体激光器通常体积较大，使用维护不够方便，随着固体激光器，特别是全固态激光器的出现和发展，慢慢取代了大部分气体和液体激光器。固体激光器具有使用方便、坚固、器件小、输出功率大的特点，因此已经被广泛应用于社会的各个领域。固体激光器通常是指以晶体或玻璃作为工作介质的激光器。少量的过渡金属离子或稀土离子掺入晶体或玻璃，经过泵浦光（气体放电灯、半激光导体或激光阵列）激励产生受激辐射。固体激光器中，除玻璃以外，钇铝石榴石晶体（YAG）、宝石晶体（Al₂O₃）、钒酸盐类晶体（YVO₄，GdVO₄，LuVO₄ 等）和氟化锂钇晶体（YLF）等是常用的晶体基质。常用的稀土掺杂离子有钕（Nd）、镱（Yb）、钛（Ti）和铒（Er）等。最具有代表性的固体激光器包括红宝石激光器、Nd:YAG 激光器、钛宝石激光器等。

红宝石是掺有少量 Cr₂O₃ 的 Al₂O₃ 晶体，具有很好的机械光学和物理化学性能。第一台激光器就是灯泵的红宝石固体激光器。红宝石激光器通常以脉冲形式产生 694.3nm 波长的激光。红宝石激光器是最早研究的激光器，也是最早作为医用的激光器，主要应用在去除皮肤色素、脱毛、文身等方面，然而由于红宝石激光器是三能级运转，泵浦能量阈值较高，随着性能更好的激光器的出现而逐步被取代。

激光器发明后不久，钕掺杂的固体激光器便很快成为了工业标准。目前，能够用来支持激光运转的掺 Nd³⁺ 晶体达到 140 多种。其中 Nd:YAG（掺钕钇铝石榴石晶体）激光使用最为广泛，即使在当前该激光器依然应用在社会各个方面。Nd:YAG 主要是以 Nd³⁺ 离子部分取代了 Y₃Al₅O₁₂ 晶体中的 Y³⁺ 离子作为激光器的增益介质，主要工作波长在 1 064nm，倍频和三倍频以后可以到 532nm 和 355nm。Nd:YAG 激光器属于四能级系统，其具有量子效率高、受激辐射截面大的优点，同时钇铝石榴石晶体化学和光学性能稳定、热导率高，因此除了输出连续激光，还可以基于调 Q 技术输出纳秒激光，实现较高重复频率的脉冲运行。当前，Nd:YAG 激光已经广泛应用于整形外

科手术、皮肤科色素性类疾病、脱毛、血管性疾病以及面部年轻化等多个整形外科的诊疗方面。

还有一种是钕玻璃激光器，钕玻璃主要是在硅酸盐或是磷酸盐玻璃中掺入适量的 Nd_2O_3 制造而成，其中 Nd^{3+} 离子的能级结构与 Nd∶YAG 基本相同。钕玻璃具有荧光寿命长，易于积累高能级粒子的特点，同时其易于制成光学均匀性好的大尺寸，适用于大功率的激光器。大能量钕玻璃激光器可输出上万焦耳的能量，由于荧光线宽较宽适用于做成锁模器件，钕玻璃激光器可产生数十皮秒脉宽的超短脉冲。钕玻璃的振荡阈值比 Nd∶YAG 高，但是导热率低，因此不适宜用于连续和高重复频率运转。

值得一提的是，近年来由于在超快微加工等工业应用中的重大前景，基于 Nd 离子的高重复频率高功率的皮秒激光器也获得了迅速的发展。基于 YVO_4 晶体和 $GdVO_4$ 晶体的 Nd 离子掺杂的激光晶体具有比 Nd∶YAG 宽 2～3 倍的发射带宽，因此被用来获得高重复频率的皮秒超短激光的输出。利用锁模技术，目前已经可以在 1 064nm 波长附近获得数瓦到百瓦平均功率，兆赫兹到数十兆赫兹重复频率，10 皮秒左右脉冲宽度的激光输出。近来，基于 Yb 离子的飞秒激光激光器也获得迅速的发展，并且可以获得更高功率的输出。目前，在整形外科中，特殊波长的皮秒激光因为其独特的超短激光脉冲宽度，跟组织相互作用也会呈现独特性能和优势，已经在面部年轻化、皮肤美容和微创美容等方面发挥了重要作用。

激光的峰值功率是脉冲激光的一个重要参量，它跟激光的脉冲宽度关系密切，飞秒激光是指脉冲宽度在 10^{-15} 秒量级，相比于皮秒（10^{-12} 秒）激光，脉冲宽度变窄了千倍，相同脉冲能量下，激光的峰值功率就提升了千倍。钛宝石（Ti∶Al_2O_3）激光器是一种可调谐固体激光器，相比于红宝石激光器和钕激光器，其突出特点除了可以在宽光谱范围内（660～1 180nm）连续可调，还可以通过克尔锁模技术获得飞秒激光。钛宝石晶体中少量的 Ti^{3+} 离子取代了 Al_2O_3 晶体中的 Al^{3+} 离子，具有好的化学机械稳定性和很高的热导率。基于钛宝石的飞秒激光器输出光谱范围（600～1 200nm）正好位于生物组织的红外窗口，因此常常用于生命科学研究或医学诊疗检测，比如生物组织或活体的双光子或多光子显微成像。飞秒激光也已经广泛应用于眼科手术。随着技术的进步和激光器的成本降低，飞秒激光将会更多地应用到生命科学和医学诊疗领域。

近年来，随着波长 2μm 以上红外固体激光的出现和快速发展，如典型的掺钬（Ho）、铥（Tm）、铒（Er）的固体激光器也逐步为激光医学提供了新的选择，这些激光大多采用脉冲的工作方式，适用于软硬组织的接触和非接触的切割、切除和凝固以及浅层组织的激光治疗。

（4）光纤激光器：按工作介质来分，光纤激光也算固体激光器，但是由于光纤激光的特殊性我们将其单独列一类。近年来光纤激光器飞速发展，并且基于其小型化、高稳定性、免维护等众多特定，已经在社会各个领域得到广泛应用。光纤激光器是利用掺有稀土离子的石英光纤或氟化物光纤作为增益介质，以光纤光栅、光纤环形镜或光纤端面等作为反射镜来构成反馈腔。其结构类似于传统固体、气体激光器，也主要由增益介质、泵浦源和谐振腔构成。

光纤激光器与传统块状固体激光器相比具有以下优势：①泵浦光被束缚在很小的光纤中，能够实现高能量密度的泵浦，泵浦阈值低；②采用低损耗长光纤，在单位长度增益低时也能获得较大的单程增益；③单模光纤激光器的谐振腔具有波导的特点，能够获得接近衍射极限的激光束；④光纤介质具有大的表面积/体积比，散热好无需冷却措施；⑤容易小型化与集成化。当前，光纤激光器不仅在波长上已经覆盖了 1.030μm、1.064μm、1.3μm、1.5μm 及 2μm 等常用的固体医用激光器的波长，并且结合光纤的拉曼放大等技术，可以获得近红外波段数百纳米宽带可调谐的激光输出。随着光子晶体光纤等各种新型光纤增益介质的出现，光纤激光各方面性能都得到了提升。利用合束技术光纤激光器已经可以获得万瓦功率的激光输出。利用锁模技术，光纤激光也可以获得飞秒超短脉冲。由于光纤激光的特殊优势，目前光纤激光已经广泛应用于光通信、光传感、激光加工、激光医疗、军事国防、科学研究等社会的各个领域。

（5）半导体激光器：半导体激光器是以半导体材料作为增益介质的激光器，其能带结构由价带、禁带和导带组成，而导带和价带又由不连续的能级构成。其工作原理是：通过激励在半导体的能带（导带与价带）之间，或者半导体的能带与杂质能级之间，实现非平衡载流子的集居数反转，当处于集居数反转状态的大量电子与空穴复合时，便产生激光。激光的发光波长随禁带宽度改变。

半导体激光器的激励方式主要是电注入式和光泵式。电注入式半导体激光器一般是由砷化镓（GaAs）、砷化铟（InAs）、锑化铟（Insb）等材料制成的半导体面结型二极管，沿正向偏压注入电流进行激励，在结平面区域产生受激辐射。光泵式半导体激光器，一般用 N 型或 P 型半导体单晶（如 GaAs、InAs、InSb 等）做工作物质，以其他激光器发出的激光作光泵激励。目前最常用的是具有双异质结构的电注入式 GaAs 二极管激光器，常见为 635nm 红光；氮化镓（InGaN）二极管激光器，常见为 532nm 绿光和 405nm 蓝光。半导体激光是固体介质，结构简单，并且直接电激励，电光转换效率高，其主要问题是直接输出的光束质量不好，通常需要外加光束整形装置。

（四）常见激光参量与激光技术

1. 常见激光参量 在整形外科的各种诊疗应用当中，我们通常要用到激光的一个或几个特性或参量，比如能量或功率、波长、脉冲宽度、空间模式、偏振特性等。这些激光常用参量的定义与意义如下：

（1）波长：是指光作为电磁波在一个振荡周期内传播的距离，单位为纳米（nm），波长越长则光子能量越低。对于生物组织，不同的成分（比如水、血红蛋白等）对于光吸收的波长范围和强弱不同，对不同波长光的散射强弱也有差异，表现出来的光生物效应也不一样。图 13-1-3 就是皮肤组织内不同成分对于光的吸收光谱曲线。因此，激光的波长是整形外科应用中，合理选择激光器的最重要的物理参量之一。

（2）能量与能量密度：激光能量表示一束激光所包含的光子集体的能量，单位为焦耳（J）。对于手术医用激光，所用的能量一般在微焦耳到焦耳；对于诊断所用的能量，一般到纳焦耳甚至是皮焦耳就足够。激光的能量密度是指激光传播方向单位面积上的激光辐射能量，单位为焦耳 / 平方厘米（J/cm²）。通常可以通过聚焦激光产生很高的激光能量密度，从而真正像"光刀"一样进行微创手术。

（3）功率和功率密度：激光功率表示单位时间内发射或传播的激光辐射能量，单位为瓦特（W）。激光功率有平均功率和峰值功率之分，对于连续及高重复频率的激光，通常用平均功率表示；对于低重复频率及单发的脉冲激光，通常使用峰值功率或单脉冲能量来表示。激光功率密度是指激光传播方向上单位面积内的激光辐射功率，单位为瓦特 / 平方厘米（W/cm²）。激光功率是决定激光生物效应强弱的一个重要参量，通常对于能量一定的一个激光脉冲，持续时间越短、聚焦后光斑面积越小，对应的激光强度越高。

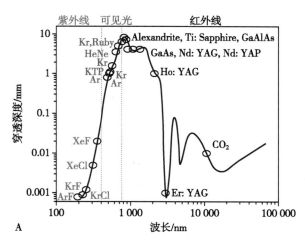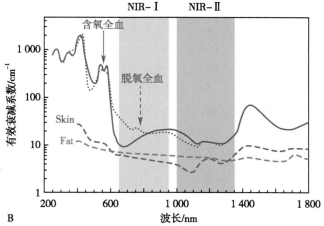

图 13-1-3 光的吸收光谱曲线
A. 不同激光组织穿透深度；B. 组织不同成分对于光的吸收光谱曲线

（4）脉冲宽度：对于脉冲激光，通常定义每一个脉冲时域上的半高全宽为激光脉冲的宽度。调Q技术输出的激光可以到纳秒（ns，10^{-9}秒），锁模技术则可以获得皮秒（ps，10^{-12}秒）和飞秒（fs，10^{-15}秒）的激光脉冲。激光的峰值功率是单个脉冲能量与其脉宽的比值，因此激光脉冲越短，相同激光脉冲能量下对应的峰值功率就越高。在与生物组织或材料相互作用过程中，纳秒、皮秒和飞秒激光表现出来不同的光生物效应。因此，激光脉冲宽度也是非常重要的参量。

（5）空间模式：激光空间模式是指激光在谐振腔径向的稳定场分布，即激光光束在其横截面上的光强分布，通常用TEM_{mn}表示。m和n分别代表水平方向与竖直方向上的波节数与暗斑数，每一种分布称为一个横模。TEM_{00}为单横模或是基模，其光斑通常是一个圆形的高斯光斑；m、n不等于零时，为高阶模。

（6）偏振：是指激光偏振状态，通常可分为线偏振光、椭圆偏振光和圆偏振光。激光器通常输出的是线偏振激光，可以在激光器外通过采用玻片等偏振元件来改变激光的偏振状态。最近径向偏振和角向偏振光由于带有独特的角动量特性，也获得了迅速发展，通过一些特殊的设计，可以直接在激光器后面获得径向偏振或角向偏振的激光输出。

从上面的激光参数可以看到，激光性能的表征参数很多。在激光应用中，激光振荡器直接产生的激光有时候不能够完全满足实际对波长、能量、功率、脉冲宽度、和重复频率等需要，因此需要发展一些新技术来拓展输出激光的各项性能，以满足实际应用需求。下面将从频域、平均功率、时域和空域等方面介绍常见的几个激光技术。

2. 常见激光技术

（1）频域：频率变换技术。大部分激光振荡器只输出特定波长的激光，激光波长不能够调谐。为了满足不同应用场景对于不同波长激光的需求，人们发展了激光频率变换技术来转换激光波长。激光频率变换是非线性光学过程，起源于光学介质中的非线性极化，可以分为两类：①基于光学参量过程的频率变换；②基于拉曼效应的频率变换。常见的激光倍频（second harmonic generation，SHG）是三波混频的参量过程，是重要的二阶非线性效应，通常需要利用非线性晶体来获得。常见的非线性晶体有BBO、LBO、KDP、和KTP等材料。图13-1-4就是倍频的原理示意图。

将一束频率为ν_1的激光入射到非线性晶体中，在满足能量和动量守恒的相位匹配条件下，晶体的输出端不仅会有频率为ν_1的基频光输出，而且会产生频率为$2\nu_1$的倍频光（波长则是入射激光波长的一半）。常见的Nd:YAG激光器输出的基频激光是1 064nm，如果在激光器中加上一块BBO或LBO等倍频晶体，就可以获得532nm的倍频激光。除了倍频，和频和差频都可以拓展激光波长。比如Nd:YAG中1 064nm与532nm和频可以得到355nm的紫外激光。而要获得一定光谱范围内连续可调的激光，则需要利用光参量振荡（optical parametric oscillator，OPO）或者光参量放大技术，这里出射激光有信号光和闲置光两束，其波长比入射激光更长，并且一定范围内连续可调。利用Nd:YAG激光输出的基频1 064nm和倍频532nm都可以泵浦OPO，获得可见到中红外波段连续可调的激光输出。在类似OPO的光学腔中，如果采用拉曼晶体作为介质材料也可以实现拉曼频率转换。这是由于拉曼晶体中的非弹性光子-声子相互作用会引起泵浦辐射的斯托克斯或反斯托克斯位移，即受激拉曼散射（SRS）。拉曼频率转换方法不需要相位匹配，转换效率高，易于与当前的固体激光器连接。

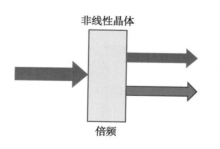

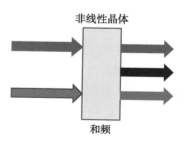

图13-1-4 二阶非线性产生倍频

（2）能量与平均功率：激光放大技术。通常直接从激光振荡腔输出激光的能量与功率会受到腔内光学元件损伤的限制。为了满足一些应用对于大能量和高功率的需求，需要在激光器后面采用激光放大技术来提升激光能量和功率。最直接的激光放大方法就是通过空间上扩大光斑和增益介质的尺寸来进行激光放大，这样在提升激光能量的同时也避免了元件损伤。然而，由于激光增益介质的尺寸是有限的，不能无限增大。因此对于皮秒和飞秒超短脉冲，G.Mourou 等在 1985 年提出著名的啁啾脉冲放大（chirped pulse amplication，CPA）技术，其核心思想是：将超短的种子光经展宽器展宽后再放大，提高了系统放大级的能量提取效率，获得足够的能量后，再利用压缩器将脉宽压缩从而获得放大的超短激光脉冲。如果采用一些非线性晶体作为介质的光参量放大可以提供极宽的增益带宽，即结合了 CPA 和 OPA 优点提出的光参量啁啾脉冲放大技术。除此以外，跟频率变换一样，如果采用拉曼晶体材料还可以实现拉曼激光放大。

（3）时域：调 Q 技术和锁模技术。普通激光器输出的并非一个平滑的光脉冲，而是由许多振幅、脉宽和间隔随机变化的尖峰脉冲组成的，这种现象称为激光器弛豫振荡。普通激光器工作物质上下能级之间不能积累很高的反转集居数，输出的能量分散在随机脉冲中，因而每个脉冲的峰值功率都不高。调 Q 技术的出现和发展，是激光发展史上的一个重要突破，它是将激光能量压缩到宽度极窄的脉冲中发射，从而使光源的峰值功率提高几个数量级的一种技术。在激光技术中，用 Q 值来描述一个谐振腔的质量，称为谐振腔的品质因数，跟腔内储能与腔内损耗比值有关。对于一定激光波长与谐振腔腔长，品质因数 Q 与腔的损耗成反比。

调 Q 技术的基本原理就是当激光器开始泵浦初期，设法将激光器的振荡阈值调得很高，抑制激光振荡的产生，这样激光上能级的反转粒子数便可积累很多，当反转粒子数积累到最大时，再突然把阈值调到很低，此时，积累在上能级的大量粒子便雪崩式的跃迁到低能级，在极短的时间内将能量释放出来，就获得峰值功率极高的巨脉冲激光输出。凡是能使谐振腔损耗发生突变的元件都能用作 Q 开关，常见调 Q 方法有转镜调 Q、电光调 Q、声光调 Q 与饱和吸收调 Q 等。由于利用调 Q 技术获得激光脉冲的宽度跟 Q 开关快慢有关，通常可以获得纳秒量级的激光脉冲。

锁模技术是激光发展史上另外一项重要技术突破，使得激光脉冲宽度进入皮秒和飞秒的超短脉冲领域。对于发射谱线宽的激光器，输出的激光有无数的纵模，如果没有特殊措施，各个纵模模式的初相位无确定关系，各个模式互不相干，因而激光输出是它们无规则叠加的结果。锁模技术则是对激光束进行特殊的调制，使光束中不同的振荡纵模具有确定的相位关系，从而使各个模式相干叠加从而得到超短脉冲，且具有很高的峰值功率。常见的锁模方法可以分为主动锁模（声光调制、电光调制等）和被动锁模（可饱和吸收、克尔自锁模等）。著名的钛宝石飞秒激光器通常采用克尔介质自锁模技术，可以获得短至数飞秒的激光脉冲。大部分光纤飞秒激光器在锁模后通常可以获得百飞秒量级的激光脉冲。

（4）空域：激光整形技术。激光器输出的激光通常是中间强边缘弱的高斯分布，空间强度分布不均匀，这会影响一些实际应用。因此需要将激光空间分布进行整形。这里激光整形技术是指改变入射激光的强度分布，同时调整它的相位分布以控制其传播特性。最早的激光整形技术基于几何光学原理，利用非球面透镜组实现任意波前变换，但是仅仅对单模激光光束整形较好。微透镜阵列系统由许多焦距尺寸相同的小透镜组成的微透镜阵列和球面聚焦透镜组成，光束的分割与子束的叠加消除了入射激光光强分布无规则的影响，可以实现对靶面的均匀照明。液晶空间光调制器对激光束进行整形，实际上是利用液晶分子的旋光偏振性和双折射性。在外电场的作用下液晶分子指向会发生改变，从而直接影响液晶材料的折射率，实现对光波的调制。液晶空间光调制器是一种可编程的光电型衍射光学元件，利用计算机可实时控制不同像素外加电压大小，因而用它可以动态地实现所要求的输出光强分布。此外还有衍射光学元件系统、双折射透镜组和长焦深整形元件等方法。

随着激光应用深入和范围的拓展，除了高斯

光束和平顶光束外，一些应用还对涡旋激光、径向偏振激光等新型高阶激光模式的激光提出了需求。这些带有特殊的时间、空间、相位、偏振模式的激光具有一些特殊性质和特殊应用。比如，涡旋激光是一类等相位面呈螺旋形状的光束，具有轨道角动量。在涡旋光场中，涡旋光的相位分布特点使其在传播方向上形成了螺旋形波前结构，光束中心因位相不确定或发生突变而产生奇点，在奇点处的光强为零（暗核）、无加热效应、无衍射效应。涡旋光由于其特殊的波前结构和确定的光子轨道角动量，已经在光学微操纵、原子光学、生物医学、非线性光学及光学信息传输等领域得到了广泛的应用。径向偏振光是一种特殊的偏振光模式，与常见的圆偏振光和线偏振光不同，径向偏振光属于各向异性偏振形式，其突出特点是在光束横截面上任意一点电场矢量方向与径向的夹角不变，呈轴对称分布。径向偏振光的聚焦光斑直径要比线偏振光更小，且具有较强的纵向光场分量。这种性能目前被应用于很多领域，比如激光扫描显微镜、光镊和光学势阱链等。利用空间相位调制器或者相位板，可以将高斯光束转换为涡旋激光，可以将线偏振激光变换为径向偏振激光。

特别值得一提的是，在整形外科的临床应用中，经常要用到一种点阵激光，这也算是空间做了整形的激光输出。点阵激光技术利用扫描手具或透镜等，使激光发射出很多直径细小且一致的光束，作用于皮肤后在其中产生很多大小一致、排列均匀的三维柱状热损伤带，称为微热损伤区（microscopic thermal zone，MTZ），这种技术是基于局灶性光热作用（fractional photothermolysis）。MTZ 的直径一般在数百微米以内，最深可穿透至毫米的深度。MTZ 的直径取决于激光聚焦的距离，即每个点阵光束聚焦的距离。穿透深度取决于激光的波长和每个点阵光束（光点）的能量，对于同一种激光而言，一般每个点阵光束的能量越高，穿透越深。点阵光束排列而成的图形称为光斑，光斑的大小和形状根据治疗要求也是可调的。在点阵激光作用的区域内，仅有 MTZ 是热损伤区域，而其周围的皮肤组织则一般保持完好，在创伤修复的过程中充当活性细胞的储库，迅速迁移至 MTZ 完成表皮再生的过程。MTZ 在整个光斑中所占比例一般不超过 40%，这就保证表皮再生在一两天内即可完成。

（五）光电检测技术

在整形外科应用中，治疗是一个重要方面，诊断与治疗效果的探测与评价是非常重要的另外一个方面。精准的诊断和检测对于治疗前和治疗过程中方案的设定与选择、激光参数的选择等具有重要的指导意义。而治疗中和治疗后的治疗效果的评价，对于治疗过程中方案和参数的优化调整也有非常重要的意义。光电技术在当前医学诊断和检测中发挥着非常重要的作用，下面将介绍几种整形外科诊疗中涉及的光电仪器与技术。

1. 表层皮肤检测 皮肤镜，色度仪，分光光度计，皮肤镜具有简单、高效、快捷、无创等特点，是近年来发展比较快的皮肤影像检查手段之一，可以提高医师诊断恶变皮损的正确性，减少皮损活检率，因此越来越多的应用于临床诊断和疗效评价。皮肤镜不只是普通的光学放大镜，它是一种具有偏振光光源的皮肤放大镜，可减少皮肤角质层对光线的折射，便于清楚地观察到表皮、表皮与真皮交界处及真皮浅层的结构等，显示出肉眼无法看见的形态学特征，可以帮助诊断皮肤肿瘤，如色素痣、恶性黑色素瘤等，还可以用来检测毛囊情况和脱发性疾病，色素性疾病及炎症性疾病等，被称为"皮肤科医生的第三只眼"。偏振光皮肤镜的使用，使得皮肤镜无需接触皮肤即可观察，消除了外力对血管受压的影响，使皮肤镜的特征更加清晰。

另外，色度计和分光光度计等光电仪器也被用于整形外科皮肤的检测，还有基于光谱成像技术的皮肤测试仪（比如美国 VISIA）：可以检测皮肤色斑、皱纹、损伤等，定量分析色斑、毛孔、皮肤平滑度、皱纹、光损伤等。基于简单数码拍照和图像处理技术的皮肤分析器（Robo-CS50）：对治疗前后数码照片图像进行色素沉着程度等定量分析，可在评价皮肤色素治疗效果方面提供客观量化的循证医学证据。

2. 皮肤深层组织三维成像 皮肤CT、光学相干层析成像（OCT）、光声成像。

（1）皮肤CT：皮肤CT是一种反射式共聚焦激光扫描显微镜。它本质上是基于光学聚焦原理，通过低能量半导体激光，在显微物镜下对皮肤表皮至真皮浅层进行横向和纵向的扫描,利用计算机三维断层形成图像的先进检测仪器,观察其病理改变,从而协助临床诊断;其优点是可以无创、实时、在体、动态随访的观测和观察皮肤病发生、发展以及皮损情况,定量比较病损和正常皮肤色素之间的差别,查明黑素等细胞的脱失程度及其周围组织特点。通过无创的皮肤CT扫描皮肤病皮损部位,会出现和组织病理相对应的特征性表现,结合皮肤镜,可大大提高皮肤病的早期诊断率,并为不同人群提供多样化的选择。皮肤CT可以在没有任何创伤的情况下,帮助确诊皮肤问题,适用于任何年龄段的患者。适合皮肤CT检查的皮肤病病种涵盖:白癜风、银屑病、刺激性接触性皮炎、扁平苔藓、硬皮病、色素痣、贫血痣、发育不良痣、褐青色痣、扁平疣、黄褐斑、皮脂腺增生、黑色素瘤、皮肤纤维瘤、血管瘤等多种疾病。

(2)光学相干层析成像(OCT):在需要进行更宽范围和更快速的层析成像中,就可以用到光学相干层析成像(optical coherence tomography,OCT)技术。OCT是利用干涉仪进行扫描成像的仪器,利用宽带弱相干光扫描生物组织不同深度层面,并对入射弱相干光的背向反射或几次散射信号与参考光进行干涉,计算后可得到生物组织二维或三维结构图像。相比MRI、CT等,OCT技术具备更高的分辨率(几微米级),相比于共聚焦显微镜等,OCT具有较大的层析能力。可以说OCT技术填补了这两类成像技术之间的空白。实验上高分辨率的OCT能检测到人体健康皮肤的表皮层、真皮层、附属器和血管,可以用于损伤修复监测。

(3)光声成像:光声效应是当短脉冲激光照射到生物组织中时,生物组织中的分子吸收光子,其电子从低能级跃迁到高能级而处于激发态,当电子从高能级向低能级跃迁以热量的形式释放时,会导致吸收体局部温度升高,进而热膨胀而产生压力波,这就是光声效应。如果用宽带宽的超声换能器接收探测从组织内部传到组织外部各个方向的压力光声压,再利用有关的图像重建算法得到样品的光吸收分布,这就是光声成像。由于在没有光吸收区域不产生光声信号(即光散射不产生光声信号),光声成像避开了激发光

散射对成像分辨率的影响。光声信号的产生结合了光学成像和超声学成像的特点,即光学成像的无损伤性、高选择激发性和超声成像技术的低衰减、高穿透特性。与传统的超声成像相比,它可以根据光学吸收差异获得高对比度的图像;与纯光学成像相比,光声成像克服光波在组织中高散射和高衰减的缺点,成像深度可达厘米量级。这种融合了光学成像和超声成像的新型复合成像技术已在医学领域得到应用,可在保证组织无损伤的前提下对血管病变的成像与探测,能够对浅层病变组织和皮肤组织内的血管进行在体原位有效的检测和治疗动态监测。

3. 表面轮廓三维成像 三维激光扫描成像。我们知道整形外科一个重要方面是以创伤修复、畸形矫正和功能性重建为主要目的。很多部分的整形是三维结构,因此在诊断分析之前就需要对将要整形的区域进行三维成像,便于优化方案的选择和精准的治疗。三维光学表面成像技术是利用光学方法进行三维扫描、测量与成像的技术,具有非接触、精度高、速度快、测量范围广等优点,是整形外科很有前景的三维成像和测量方法,为科学的术前设计和客观量化的术后评估等提供强力的技术支持。目前可以进行三维成像的仪器包括三维激光扫描成像技术、结构光照明技术与立体摄影测量技术等。三维激光扫描测量技术利用数字光学位相共轭原理,将激光投影到被测物体表面上,形成的漫反射光点或光带成像于图像传感器上,根据三角形原理测出空间坐标。优点是成像分辨率高、测量精确度高(1μm),能敏锐捕捉微小的软组织变化。缺点是应用于头面部时对眼睛有害,扫描时间长(全面部约15s),扫描期间对象的略微移动会导致扫描影像模糊。目前最常用的仪器是柯尼卡美能达v910三维激光扫描仪。结构光技术由结构光投射器向被测物体表面投射可控的光点、光条或光面结构,并由图像传感器获得图像,通过系统几何关系计算得到物体的三维坐标。目前三维成像技术已经广泛应用于乳房和颅颌面整形等领域。

(六)临床上其他常见的光电技术

射频技术 射频是频率介于 $10^4 \sim 3 \times 10^6$Hz之间的无线波的统称,射频能量即无线电波传输过程中所携带的能量。射频利用组织内含有的水分

对射频的吸收而产生热作用，相对于激光来说，射频可以绕开表皮作用于组织的深层，其穿透深度要大于激光，但对组织的作用一般都是非剥脱性的。射频比较适合于皱纹的治疗和皮肤质地的改善，而激光更适用于治疗色素性疾病和血管性病变。射频技术在外科治疗中通常是引入高频无线电波，其频率为 $3.0\sim4.0MHz$，高于调幅（AM）又低于调频（FM）。使用一个高频波形适配器可以转换射频的形状和振幅以产生需要的不同波形。波形又通过一个高倍放大器增加不同波形的功率。通常使用的波形有以下五种：全滤子化波形、全整流波形、部分整流波形、电灼电流和双极凝结。目前的射频设备中主要有单极和双极两种结构，主要区别在于能量的传导方式。在单极射频中，一个电极为工作电极，另一个（较大的电极）放置在远离工作电极的部位作为回路电极，电极表面可以集中很高的能量，发射的能量可以穿透更深。双极射频中，电流仅流经两个电极之间很短的距离而无需回路电极，主要优点在于电流的分布易于控制。

（七）未来整形外科方向光电技术的发展趋势

在治疗相关的激光技术方面，未来的激光将会越来越小巧紧凑，方便性和可调性能也会越来越好。皮秒和飞秒激光具有特殊性能，可以进行更加精准高效的治疗，随着其价格的降低，将会更多地应用于各种临床医疗上。

在检测、诊断与疗效评估方面，整形外科未来的发展需要强大的医学影像学的有力支持，随着医疗影像发展和深度学习等新技术的进步，各种测量与成像新技术会越来越多地应用于临床，可以更加精准和全面地收集治疗前的二维和三维检测数据参数，获得更优化和个性化的治疗方案，和治疗后治疗效果的评价，促使整形外科向着更加量化、科学、经济、高效的方向发展。特别是日趋成熟的三维技术和 VR 等技术的应用很可能引起整形外科术前计划、方案个性化制订、医患沟通和术后效果评估的革命，引起整形外科各方面的深刻变化。可以预见，未来整形外科将在术前多方面参数精确测量分析与诊断、手术设计立体与直观的导航、预测患者术后可能的骨性或软组织动态变化、术中即时的手术效果的反馈评价与方案修订，以及术后手术效果全面准确的评

估等方面迎来高速发展。同时伴随着网络通讯技术的进步，数字诊疗、远程医疗、家庭诊疗等新的诊疗体系也会获得进一步发展。

（李儒新）

第二节　光电设备作用于皮肤组织的工作原理

（一）光在皮肤中应用的概述

光是一种电磁波，从短波到长波可以分为紫外线（200～400nm）、可见光（400～700nm）、近红外"Ⅰ"（755～810nm）、近红外"Ⅱ"（940～1 064nm）、中红外（1.3～3μm）和远红外光（3μm 及以上）（图 13-2-1）。不同波长的光在组织中的穿透深度是不同的，这是由光在组织中的吸收和散射所共同决定的，吸收和散射越大，光的穿透深度越小。

皮肤是一种具有光学特性的组织，可分为表皮（主要靶基是黑素）、真皮（主要靶基是血红蛋白、水和胶原），其下为皮下组织（主要靶基是脂肪），不同的靶基有相应的吸收光谱，这是决定光在皮肤组织中穿透和吸收的主要因素。

（二）光与皮肤组织的相互作用过程

当光照射皮肤后，光与皮肤组织的相互作用可以分为：①光在皮肤组织中的传输；②光在皮肤组织中的吸收和产热过程；③皮肤靶基局部温度的升高和蛋白质的变性；④散热。

1. 光在皮肤组织中的传输　当光线照射到皮肤表面后，它会经历一系列反射、折射、吸收和散射。对于大多数组织而言，当光的波长 $>2.5μm$ 或 $<250nm$ 时，组织对光的吸收作用占主导地位。光通过组织传播时也会逐步减弱，散射则是其主要的衰减因素。

2. 光在皮肤组织中的吸收　在激光医学中，皮肤的主要靶基有：血红蛋白、黑素（文身墨水）和水（图 13-2-2）。

（1）血红蛋白：HgO_2（氧合血红蛋白）有 3 个吸收峰，分别是 415nm 处的最大吸收峰，和 540nm、577nm 两处较小的吸收峰。对于脱氧血红蛋白，其吸收峰值分别为 430nm 和 555nm。这些血红蛋白对光的吸收峰是选择性光热作用原理的基础。尽管 415nm 光是血红蛋白的理论最大吸收

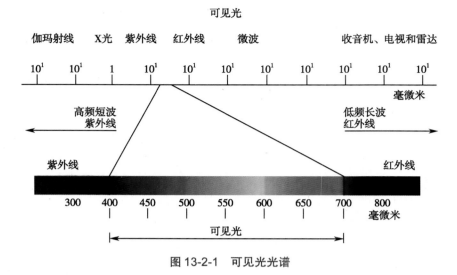

图 13-2-1　可见光光谱

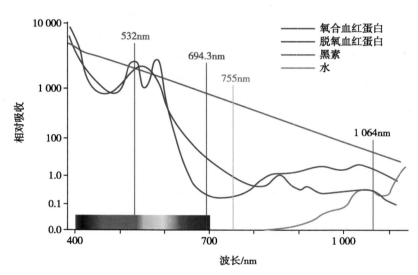

图 13-2-2　水、氧合血红蛋白、脱氧血红蛋白及黑素的光吸收曲线

峰值，但太短的波长使之无法深达皮肤真皮，不能作为血管治疗的可行性选择。此外，表皮黑素对 415nm 的光也有极强的吸收，会造成皮肤色素减退等副作用。因此 540nm 和 577nm 的激光是治疗皮肤血管性疾病更理想的波长。

（2）黑素：大多数色素性病变是由于表皮或真皮黑素过多造成的。在 280～1 200nm 的波段内，随着波长的增加，黑素对光的吸收逐渐减少。短波长的光（＜800nm）会被表皮黑素优先吸收，而波长较长的光（例如 1 064nm）则可以绕过表皮黑素，到达真皮。

（3）水：真皮中含水量较高，约占真皮的 65%。在 400～800nm 的可见光波段，水对光的吸收很少（生活中可见光很容易通过一杯水）。水对光的吸收在 980nm 处有一个小峰，随后在 1 480nm 和 10 600nm 处有两个较大的吸收峰。水对光的最大吸收峰在 2 940nm（与 Er：YAG 的波长一致）。

（4）脂肪：脂肪对光的吸收峰在 1 200nm 和 1 700nm。相对于水而言，脂肪对光的吸收很少。1 200nm 可能是最佳选择，因为水在这个波长的吸收率下降，使得光能穿透更深。

（5）碳：是皮肤持续加热的产物。一旦在皮肤表面形成碳，皮肤就变得"不透明"了，也就是说，大多数的激光能量将被皮肤表面的碳吸收。这一特点已经被创造性地应用到临床美容，人们在皮肤表面使用碳粉后，采用调 Q 的 Nd：YAG 激光对表皮进行照射，使得原本穿透深度很深的激光转换成了作用浅表的激光。

（6）胶原蛋白：干胶原蛋白的吸收峰约为6μm和7μm。

3. 光在皮肤组织中的产热　光导致的皮肤温度升高是由光子能量转换为热能产生的。在紫外光（ultraviolet，UV）和可见光（visible light，VIS）波段，光与组织相互作用后发生电子跃迁，红外光及波长更长的光则是通过生物分子的旋转和振动激发被组织吸收。这些反应一般分成两步，首先，分子被"泵送"到激发态。然后，通过一个非辐射衰变的过程，与附近的分子发生非弹性碰撞、产生热量。

4. 散热　光在皮肤组织中产生的热量，主要通过热传导、热对流或辐射等方式来消散。在大多数激光应用中，热辐射可以忽略不计。热传导是散热的主要机制，通过热传导，可以将热量传递到其他不需要组织结构，比如从血流中带走热量。

（三）常见的激光-组织反应

1. 光热效应　通常为1ms～100s；1～10^6W/cm²。大多数用于激光美容的设备都基于光热作用，即光能转换为热能。光的吸收和散射是所有光生物效应和激光-组织相互作用所必需的。

光热效应的强度不同，会产生不同的结果（从凝固到汽化）。在43℃以下，即使长时间暴露，皮肤也能保持完整。在43～50℃的温度作用下，组织结构首先发生变化，数分钟后皮肤组织出现坏死。温度上升可以增加组织/细胞发生变性/坏死的速率。例如，体外培养的人成纤维细胞在45℃，约20分钟的暴露后发生死亡；然而，超过100℃的温度下，仅10^{-3}s的热暴露即可导致该细胞死亡。一般来说，高于60℃的温度，持续超过6s，即可导致不可逆的组织损伤。在一定的阈值功率密度下，光对组织产生的凝固作用可以转变为汽化（烧蚀），将水变成蒸汽并通过蒸发带走大部分热量。炭化（皮肤焦黑）是热效应最严重的不可逆损伤结果；此外，因无法判断焦痂下组织损伤的深度，因此需避免在表面炭化的皮肤上继续加热。

2. 光机械和光电离效应　通常为脉宽10ps～100ns；功率密度10^8～10^{12}W/cm²的光辐照下产生的组织学效应。

（1）光机械作用：通常发生在极短脉宽、极高能量的激光对文身等色素性疾病的治疗过程中。

根据惯性约束理论，在皮/纳秒级高能激光照射下靶基没有时间发生移动，靶基内巨大压力的产生，及随后冲击波的释放导致色素基团的爆破。因此如果你用手接触文身治疗区域的皮肤，会感受到这股反冲力。

（2）光分解作用：该效应通常发生在10^7～10^8W/cm²的紫外线辐照后，因不产生热效应故很少有残余热损伤（residual thermal damage，RTD）。与红外激光器直接加热水分子不同，这些紫外波段内的激光可以打破许多有机化合物的化学键，例如准分子激光（308nm）。准分子激光（XeCl）的作用机制与窄谱紫外线相同，照射后会导致细胞增殖减少，究其原因很可能是影响了表皮细胞的DNA合成及有丝分裂。早在1981年，Parrish就在其研究中指出300～313nm之间的波长产生的光分解作用是最有效的，准分子激光器可能通过免疫调节的方式发挥作用。当激光能量＞800mJ/cm²时，准分子激光也会产生一定的热量。

（3）等离子体（plasma）导致的剥脱：当等离子体功率密度超过10^8W/cm²时，会在组织上发生光击穿效应。而选择合适的参数可以导致皮肤剥脱，此过程没有热机械或热损伤的迹象。在激光文身去除的过程中有时会产生等离子体，局部可以观察到火花。不同于激光在组织上产生等离子体效应，使用射频激发氮气（N_2）产生等离子体的过程有热传导发生。

3. 光化学效应　通常为脉宽10～1 000s，在功率密度10^{-3}～10W/cm²光辐照下发生的组织学效应。常见的光化学反应包括荧光、磷光和光动力作用。当被吸收的光转换成不同颜色的光并释放时产生了荧光或磷光。因为电子跃迁需要高能量的光，这种光化学反应多发生在光谱的紫外部分。荧光光谱在临床诊断中的应用十分广泛，比如，在使用5-氨基酮戊酸（5-Aminolevulinic acid，ALA）后，测定皮肤中内源性荧光物质原卟啉-Ⅸ（protoporphyrin Ⅸ，PpⅨ）的含量；由于角蛋白能发出荧光，因此使用绿光激光照射粟丘疹时，会显示出明亮的黄色，可以用以区分深层的粟丘疹和珍珠状的基底细胞癌；此外，内源性荧光还可被应用于对NADH、胶原蛋白和氨基酸的分析。

光动力作用（photodynamic therapy，PDT）是光敏剂被一定波长的光激发后，经历一系列反应最终形成单态氧,激发的单态氧与生物分子作用,即产生光动力反应。皮肤学中最常见的光敏剂是PpIX,它是一种内源性光敏剂,也可以由外源性光敏剂ALA在体内转化形成。PpIX的主要吸收峰为415、504、538、576及630nm。大多数光化学反应在低功率密度下更有效,例如,BLU-U光或Omni-Lux在日光性角化(actinic keratosis, AKs)治疗中的应用。PDT过程非常复杂,涉及对光敏剂ALA的优化,包括皮肤药代动力学、ALA到PpIX的转换动力学以及适当的光剂量(包括功率密度、波长等)传递等过程。目前采用血卟啉和苯并卟啉衍生物作为光敏剂,对血管尤其是皮肤深部的血管病变进行特异性的治疗是PDT的最新研究方向。

4. 生物刺激作用 典型的生物刺激能量范围在$1\sim10W/cm^2$,不伴有温度的升高。常见的生物刺激反应包括:①增加细胞吞噬活性;②降低细菌增殖率;③增强皮肤修复能力;④加速创面愈合等。这些生物刺激作用正在被更多的研究,其中一些已经成功地实现了从实验室到临床的转化。例如,590nm的LED光调仪在高重复率和低功率密度下工作,以增加胶原蛋白合成和提升面部紧致度;800nm的LED年轻化及促毛发生长效应,但是相关的基础研究还未给出理想的理论支持。

(四)选择性光热分解作用

选择性光热分解理论(selective photothermolysis, SPT)于1983年由Richard Rox Anderson和John Parrish提出,这一概念为激光在临床医学的应用提供了理论基础。选择性光热分解原理的三大原则:①特定波长的激光能够穿透皮肤组织并且优先被靶组织吸收;②激光作用时间必须短于靶组织的热弛豫时间,以避免造成周围组织的热损伤;③足够的激光能量以破坏靶组织。

皮肤的不均一性使得激光可以对体积很小的靶组织造成选择性地损伤,而且激光经聚焦后,降低了皮肤被大面积加热及受损的可能性。例如,我们使用4mm的圆形、大光斑调Q的Nd:YAG激光治疗文身,结果观察到白霜反应仅限于1mm宽的文身本身。也就是说,即使在大光斑的作用范围内,文身外部的正常皮肤在激光照射下仍然保持正常。因此,选择性光热分解原理被广泛地应用于血管性疾病、色素性疾病以及文身的激光治疗。

选择性光热分解作用的原理同样适用于以水为靶基的激光治疗,通过选择合适的波长、脉宽和热弛豫时间,我们可以对皮肤组织进行精确地加热和剥脱。

1. 波长(详见前文)。

2. 脉宽 在激光医学领域,脉宽(脉冲宽度)是指脉冲峰值降低至一半时所对应的两个时刻差。在脉冲能量不变时,峰值与脉宽成反比,脉宽愈短,激光对组织的作用愈强,对组织的损伤也愈大。临床上一般长脉宽是指脉宽时间为毫秒(ms, $10^{-3}s$),短脉宽是指微秒(μs, $10^{-6}s$),超短脉宽指纳秒(ns, $10^{-9}s$)及皮秒(ps, $10^{-12}s$)。

脉宽与光热效应效应强度(从凝固到汽化)相关。在血管性疾病的治疗过程中,采用短脉宽(纳秒级Q开关532nm)激光加热血管,即刻汽化效应导致血管壁的急性损伤和紫癜的发生;采用中等脉宽($0.1\sim1.5ms$)的激光对血管进行缓慢加热,使血液凝固,凝固的血栓会导致血管的封闭,但不伴随即刻的血管破裂;用更长脉宽($6\sim100ms$)的激光照射血管后,形成血栓的比例更高,而即刻的副作用更少。

此外,脉宽的选择需要与靶组织相匹配。在太田痣的治疗中,我们需要采用纳秒级的1 064nm激光,使得靶组织黑素得到足够的热量,并被破坏。但是如果采用长脉宽毫秒级的1 064nm激光,会使得色素靶基温度不足,无法被破坏。

3. 热弛豫时间 热弛豫时间(thermal relaxation time, TRT),是靶组织冷却到其峰值温度下降一半所需的时间(表13-2-1)。一般来说,体积较大的物体需要更长的时间来冷却。对于相同体积物体而言,球体的冷却速度比圆柱体快,圆柱体的冷却速度比平板快。因此在定义热弛豫时间时,靶组织的大小和结构都非常重要。如果脉宽太长,靶组织会在脉冲过程中逐渐冷却,靶组织无法得到充分加热。例如痣和雀斑的激光治疗,由于痣是由聚集的黑素细胞组成的结节(通常直径可达数百微米),因此在治疗痣的过程中,厚厚的黑素细胞"结节"需要很长时间才能冷却,热弛豫时间将接近1s。如果采用高能量、长脉宽的翠绿宝石激光,这样就会有相当大的热量从靶组织处扩散开。而雀斑是一片约 10μm 厚的黑素细胞，用同样的方法治疗雀斑"薄薄的一层黑素细胞"时，热量会很快扩散，靶组织迅速冷却。因此，以毫秒级激光治疗痣会造成瘢痕，且其对雀斑的疗效不佳。而纳秒级激光治疗，雀斑得到了很好的清除；同时，由于每次治疗的热效应仅限于皮损的最表面，痣则需要多次治疗。因此，激光作用时间（脉宽）必须短于靶组织的热弛豫时间。

TRT 是仅适用于特定波长（或特定皮肤结构，如表皮）的定义。对于大多数皮肤的靶组织而言，可以使用一个简单的规则：以秒为单位的 TRT 大约等于以毫米为单位的靶组织大小的平方。例如，0.5μm 黑素体（5×10^{-4}mm）的 TRT 约为 25×10^{-8}s（250ns）内，而 0.1mm 鲜红斑痣的 TRT 约为 10^{-2}s（10ms）。但该 TRT 是由方程得出的，仅提供一个近似的脉冲宽度，并不代表绝对冷却时间。

表 13-2-1　常见靶基的热弛豫时间

靶基	TRT
红细胞	2μs
200μm 毛囊	40ms
黑素小体（0.5μm）	0.25μs
痣细胞（10μm）	0.1ms
0.1mm 直径血管	10ms
0.4mm 直径血管	80ms
0.8mm 直径血管	300ms

4. 热弛豫时间相关概念

（1）热损伤时间：在某些情况下，激光照射后即刻受热的组织，并非是靶组织，比如激光脱毛时，毛干首先被加热，随后将热传递至毛囊。根据热损伤时间定义，是能实现靶组织不可逆损伤所需要的时间。因此在激光脱毛中，热损伤时间代表毛囊达到热损伤所需要的时间，而非毛干。并且由于毛囊与毛干的体积不同，一般毛干大小是 100μm，而毛囊的大小是 30μm，所以毛囊的热损伤时间可以接近数百毫秒，远远大于热弛豫时间。

（2）热动力选择性：这一概念仅适用于热沿同一方向呈线性传导的情形，通过调节脉宽的长短来选择加热不同大小的靶组织，例如，在治疗血管性疾病并需要避开表皮的黑素时，我们可以把脉宽延长到黑素的热弛豫时间之外。在这种情况下，黑素只会被温和地加热，无法到达损伤的程度，而更深部位、更大体积的血管可以被更好地选择性治疗。

5. 激光能量

选择性光热分解原理中指出，激光的能量必须足够强（高于阈值），才能实现对靶组织的破坏。例如，采用能量密度非常低的光去多次照射雀斑时，虽然重复的低能量密度照射已被证明可增加变性胶原纤维的再生，达到皮肤紧致的效果，但是只要多次照射之间的间隔足够长（没有产生热积累），那么即使照射 10 次，也无法清除雀斑。

在实际治疗过程中，医生需要密切关注治疗区域皮肤的终点反应，及时调整治疗参数（能量、脉宽等），因为皮肤组织的光学特性会因皮肤中的靶基浓度的实时改变而变化。例如，在 1 次 PDL 照射后皮肤血流增加，皮肤温度上升，紫癜阈值会下降，因此在第 2 次照射时，需要降低能量密度；全身麻醉会减少鲜红斑痣中的血流量，因此治疗时需要适当提高光剂量。

6. 光斑直径

在具有相同的表皮能量密度的条件下，大光斑的光束比小光斑光束穿透皮肤更深，可造成更深的皮下柱形损伤。例如，使用 6mm 光斑 Nd:YAG 激光治疗腿部静脉曲张时仅需要 3mm 光斑光束约 1/2 的能量密度即可达到与后者相同的疗效。对于穿透较浅的激光，如 CO_2 和 Er:YAG 激光，光束的直径对组织作用差别不大。大光斑可以增强对真皮靶基的作用，但对于体积较小的靶基还是应该选用小光斑。例如，治疗小的血管时，具有较高能量密度的小光斑加热小体积靶基产生能量会高于较大的光斑，治疗效率更高。

7. 冷却

在皮肤激光手术中，常见的 IPL、KTP 激光和 PDL 都有可能造成表皮的损伤，采用表皮冷却可以有效提高这些激光治疗的效率和安全性。表皮冷却的目的是为了保护表皮，其次是保证足够的能量穿透到靶目标，比如毛囊或皮下血管。在激光脱毛中，真皮层的毛囊是治疗的靶目标，但是表皮内的黑素会吸收光，并导致表皮发热。表皮冷却还可以止痛，几乎所有的冷却措施都能缓解疼痛。因此，充分的表皮冷却与足够的脉冲时间同样重要。冷却措施可以在激光治疗前、治疗过程中以及激光治疗之后进行。后冷却可有效防止逆行加热效应（即热从血管回到表皮）对表皮的破坏。

8. 点阵式光热分解作用 点阵式光热分解作用是选择性光热分解作用的拓展应用，其靶基主要是水，常被应用于皮肤重建和瘢痕的治疗。点阵化即将光束"分解"成数十个直径大约100μm的光斑，并以250～500μm的间距进行分布。与传统的激光皮肤重建技术相比，采用点阵式光热分解技术有利于皮肤组织从局部的微损伤中恢复，而不会造成广泛的表皮损伤。

（五）光与组织相互作用的一些新概念

1. 聚焦激光束 聚焦激光束使用聚光透镜能增加激光在真皮的疗效（主要是针对毛囊、血管和水），同时减少对表皮的损伤。理论上，我们应该使用较小的光束来实现对表皮的保护。

2. 负压真空靶组织 通过真空抽吸的方式将皮肤吸入光路，将表皮对光的吸收系数降低约25%，从而增强皮肤的透光性，使得更多的高能高频光子可以穿过表皮。

3. 利用高渗溶液增加皮肤透光性 通过局部应用或皮内注射诸如甘油的溶液增强皮肤的透光性，增加表面血管和文身颗粒的可见性，已经被应用于血管性疾病和去除文身的治疗中。例如，Perfluorodecalin（全氟萘烷）外用于皮肤，可加速清除文身治疗后的即时白霜反应（通常约5分钟后消失），有利于第2次治疗的实施。

4. 表面"炭化" 碳能增加所有波长的吸收。在皮肤表面涂抹一层薄薄的含碳物质，就可以将激光的穿透深度变浅。例如，由于激光能量几乎全部被皮肤表面的碳吸收，所以694nm的红宝石激光器可以被"转换"成具有CO_2激光效果的浅层治疗。

5. 光子再循环 光照射人体皮肤后会产生反射，这些反射光子散射到环境中是一种"光浪费"。因此科学家设计了一个简单的半球形反射器，将反射光折回到皮肤上的入射点，减少了浪费，增强了光效应。

（六）射频与皮肤组织反应

1. 射频技术 射频（radio freqency, RF）是一种高频交流变化的电磁波，RF产生热能的机制与光不同，这是一个将电能转化成热能的过程，RF电流通过皮肤时的升温取决于皮肤局部的电阻和电流密度。RF产热的方式有多种，一种是通过对真皮层容积式加热，同时通过冷却机制保护表皮；另一种是微针，可通过微针刺进入皮内，产生微小的热凝固损伤。RF治疗的优势在于它是"色盲"的，RF不会被皮肤组织中的色素和血红蛋白吸收，因此，几乎所有皮肤类型都可以进行射频治疗，以达到紧致皮肤，减少皱纹，改善皮肤质地的目的。射频能量可以刺激新胶原蛋白和弹性蛋白的产生，因此需要多次治疗，一般每月1次，至少3次，且疗效需要在最后一次治疗后的1～3个月才出现。

2. 皮肤RF治疗常见设备类型

（1）单极系统，在皮肤表面贴上电极板，脉冲式产热几秒钟后，对表面进行冷却。

（2）双极系统，正反电极被放置皮肤表面，电流在皮肤浅层之间形成电流回路。通常，在这种系统中，加热深度大约是电极之间距离的1/2。

（3）射频微针，将针或针电极阵列放置在皮肤中，使得在预定深度处产生非常聚焦的加热区。

（七）超声波与皮肤及皮下组织反应

超声波可以穿透至组织数毫米深的部位，超声的传播以能量依赖的方式导致分子振动并在组织中产热。通过利用专门的手具将超声波聚焦在可控的深度范围内，并以极高的强度在局部组织产生选择性热损伤区域，导致胶原蛋白变性和凝固性坏死。与光相比，超声的优点是能够将能量传递到组织更深的部位。例如，即使具有相对较深穿透能力的光（1 064nm），在皮肤2mm深度处的能量较皮肤表面将减少超过60%。而且在没有冷却、且脉宽时间非常长（>1s）的情况下，采用激光对深部组织进行加热是很有挑战性的，尤其当靶基为水时。这种情况下唯一可行的方式是通过导管将光直接输送到真皮和脂肪组织。目前超声可达到的最深层次是皮下2～4cm深的脂肪层。总而言之，较低的频率将导致更深的穿透和更大的伤害，且成剂量依赖性。此外，微型超声设备通过将光束聚焦在皮肤表面下方数毫米处，可用于所有皮肤类型，且表皮不会受到伤害、无停工期。目前已被FDA批准用于提眉、紧致颈部和颏下区域皮肤。

（姚　敏）

第三节　光电技术在皮肤色素性相关疾病中的应用

一、概论

色素性皮肤病调、化学药物、炎症等因素有关。色素增加性疾病可表现为黑素细胞数量增多、黑素细胞数量正常但过分活跃，合成大量黑素颗粒，亦或两者兼有之。根据色素沉积于皮肤的深浅层次不同分为表皮色素增加性疾病和真皮色素增加性疾病，表皮色在各种族中都很常见，病因及确切机制尚不明确，可能与遗传因素、内分泌失素增加性疾病和真皮色素增加性疾病。由于光线存在丁达尔效应（Tyndall effect）可引起不同深度的黑素呈现视觉差异。表皮病变常成黑色或褐色，位于真皮上层的病变呈灰蓝色，而真皮深层病变则呈青色。

激光和光治疗色素性病变的基础是选择性光热解作用原理。黑素作为一种目标色团，在紫外光、可见光和近红外光范围内具有较宽的吸收光谱，其光吸收率随着波长的增加而减少（图13-3-1）。

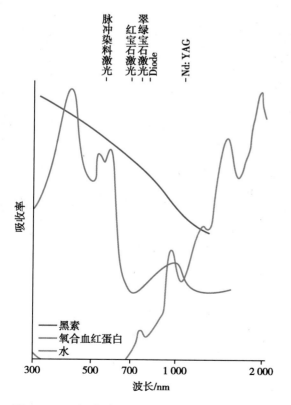

图 13-3-1　水、氧合血红蛋白及黑素的光吸收曲线

黑素的合成位点主要包括黑素细胞的胞内细胞器和黑素小体，在黑素细胞内合成后，黑素小体及黑素被转移至角质形成细胞。这些含有黑素的黑素细胞直径约1μm，其热弛豫时间在50～500ns。根据选择性光热裂解的原理，用于治疗的激光脉宽需小于靶组织的热弛豫时间，因此须用脉宽短、能量高的激光器照射黑素体，才能导致黑素迅速加热从而破裂以达到治疗效果。

虽然，电子显微镜证实了黑素细胞和黑素化的角质细胞可被特定激光高选择性破坏，但尚不清楚其具体机制（图13-3-2）。在使用Q开关激光治疗色素性病变时，治疗部位立即产生灰白色。造成这种组织反应的原因是黑素体中因受热而产生蒸汽腔，蒸汽腔会引起可见光的散射，产生白色视觉。电镜显示，激光照射后黑素小体内空泡的产生及消失时间与临床观察到的灰白色出现及消失时间一致。气泡的具体成分尚不清楚，但可能是水蒸气、氮气或其他气体。适当的激光照射剂量对黑色素小体损伤与皮肤美白效果相关。换句话说，如果临床灰白色是不可见的，则激光曝光剂量是不够的。由于表皮黑素含量较高，深色皮肤的最小治疗剂量较低。随着波长的增加，黑素吸收减少，所需的阈值激光照射剂量增加。如果治疗剂量低于这一阈值，在黑素细胞受到非致死性损伤后，反而会被刺激生成更多黑素。

二、激光设备

（一）Q开关激光

目前应用较广泛的三种短脉冲色素选择性激光是：

1. **Q开关红宝石激光**　Q开关红宝石激光（Q-switched ruby laser，QSRL）波长为694nm，在脉宽为28～40ns时发出红光。

2. **Q开关绿宝石激光**　Q开关绿宝石激光器的波长为755nm，脉宽为50～100ns。

3. **Q开关 Nd：YAG 和 KTP 激光**　Q开关 Nd：YAG（neodymium-doped yttrium aluminium garnet，掺钕钇铝石榴石晶体）激光器波长为1 064nm，通过在激光束的路径中放置倍频 KTP（KTiOPO$_4$，磷酸钛氧钾）晶体，波长可以减半至532nm。

这些激光器通过提供不同波长的高强度、短脉冲辐射，选择性地破坏黑素。波长较短的激光

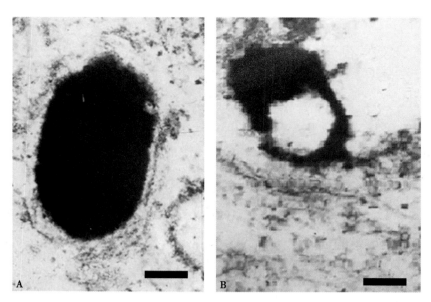

图 13-3-2　电镜下观察到的黑素小体
A. 治疗前；B. 治疗后

可以较好地被黑素吸收，但波长更长的激光可以穿透皮肤更深的层次，提高对深层次病变的疗效（图 13-3-3）。新一代调 Q 激光器可发射出皮秒单位级的更短脉冲，被称为皮秒激光。皮秒激光最初被研发用于去除文身纹，但最近它们在治疗表皮和真皮色素病变方面的效果也已被证明。

（二）强脉冲光

强脉冲光（intense pulsed light，IPL）也可用于色素增多性疾病，发射的多色光范围在 515～1 200nm，并使用滤光片来过滤高于或低于预定波长的光。由于黑素具有广泛的吸收光谱，不必使用单色激光器对浅表黑素进行靶向性治疗，

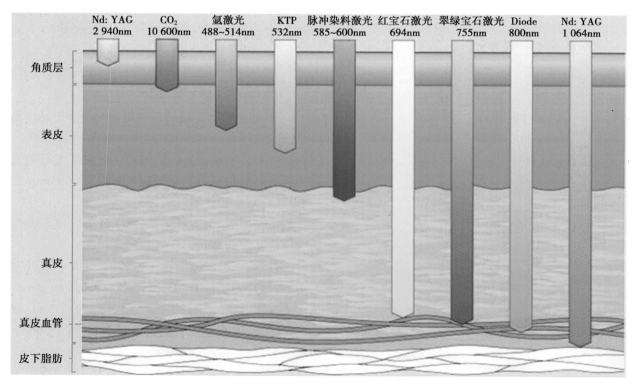

图 13-3-3　不同波长激光的穿透深度

IPL 发射的较短波长亦可被黑素吸收。IPL 以一系列单脉冲、双脉冲或三脉冲（毫秒级）的形式释放光。与毫秒级激光器一样，IPL 的毫秒脉宽近似于表皮的热弛豫时间（10ms），对靶目标产生光热效应，而不是光机械效应。为了避免对正常周围表皮的损伤，大多数 IPL 装置在治疗过程中使用皮肤降温来保护表皮免受过度的热损伤，但 IPL 装置不适合应用于真皮层色素性病变。

（三）剥脱汽化类激光

主要是 CO_2 激光和铒激光，它们是一系列以水作为靶目标的激光，并能将整个表皮包括黑素细胞和黑素化的角质形成细胞一同破坏。早期的设备可以去除一层相对均匀的表皮层和与表皮相关的色素。根据能量的大小，传递至表皮或邻近的真皮层。24～48 小时后，包含黑素细胞和含色素的角质形成细胞的表皮层脱落，然后再生，留下一层新的表皮，减少不必要的阳光诱导色素。较新的点阵激光技术破坏表皮和真皮的部分圆锥形组织，同时使其余部分不受影响。这样，当周围的正常组织修复每一个治疗区的损伤时，会更快愈合。近年来，结合局灶性光热作用理论研发的点阵式剥脱性激光对色素性病变有一定疗效且较少引起不良反应。

三、表皮色素增加性疾病

（一）雀斑

雀斑（freckles）是常染色体显性遗传病，常见于面部，呈棕褐色点状色素沉着。其颜色与日光照射剂量相关，冬季色浅，夏季色深。雀斑的病理表现为表皮基底层黑素细胞体积增大，数量正常，黑素颗粒合成分泌增多。

用于治疗雀斑的激光包括 Q 开关倍频 Nd：YAG 激光（532nm）、Q 开关红宝石激光（694nm）、Q 开关翠绿宝石激光（755nm）及脉冲染料激光（510nm），一般可在 1～2 次治疗后治愈，但有复发可能

（图 13-3-4）。治疗时的即刻反应为皮肤灰白色改变但不出现皮肤飞溅或形成水疱。IPL 也可以用来治疗雀斑，IPL 治疗具有疼痛度低、无停工期等优势，但需要更多次治疗。

（二）雀斑样痣

雀斑样痣（lentigines）是一种常见的因色素沉着过多导致的病变，表现为深褐色圆形斑点，可轻度凸起，病变与日晒无关。皮损部位多不对称，呈片状或线条状分布于单侧。病理学表现为真 - 表皮交界处黑素细胞数量增多，细胞内黑素小体数量增多，呈杆状脊状突起，有时可观察到痣细胞巢。

雀斑样痣的治疗效果整体差于雀斑。用于治疗雀斑的激光包括 Q 开关倍频 Nd：YAG 激光（532nm）、Q 开关红宝石激光（694nm）和 Q 开关翠绿宝石激光（755nm）。化学剥脱和冷冻疗法的疗效均逊于调 Q 激光治疗。治疗即刻反应为斑点区变白，应注意避免能量过高导致色素脱失及瘢痕形成。

（三）咖啡斑

咖啡斑（Café au lait macules，CALMs）是一种色泽均匀的浅棕色色斑，其发病率因种族而异，从 0.2% 到 18% 不等，病因不明，但与多种系统性疾病相关（如神经性溴化症、结节性硬化病、努南综合征等）。临床表现为边界清晰的色素沉着斑，可在出生时或儿童期出现，可位于身体任何部位，不会自行消失。全身多发咖啡斑（6 个以上）应高度怀疑神经纤维瘤。病理学呈基底层黑素细胞增多，黑素细胞和角质形成细胞过度黑素化，巨大黑素颗粒增多。

可用于治疗咖啡斑的设备包括 Q 开关倍频 Nd：YAG 激光（532nm）、Q 开关红宝石激光（694nm）、Q 开关翠绿宝石激光（755nm）及脉冲染料激光（510nm）（图 13-3-5）。但激光治疗咖啡斑的效果欠佳且预期不可估，常需多次、多种波长激光治

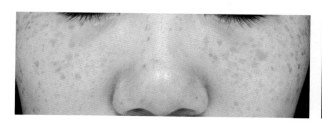
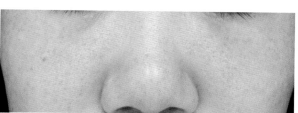

图 13-3-4　雀斑 KTP 532nm 激光治疗一次后

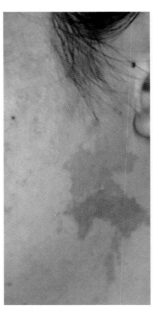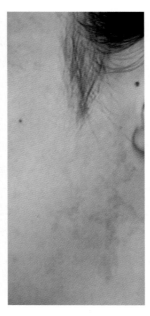

图 13-3-5 咖啡斑 KTP 532nm 激光治疗二次后

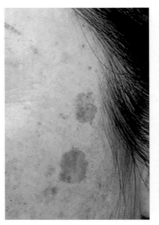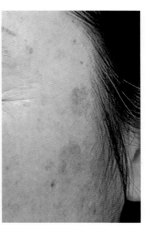

图 13-3-6 脂溢性角化 KTP 532nm 激光治疗一次后

疗才能达到清除效果。经多次治疗可使咖啡斑暂时性清除或颜色变浅，但即使病灶早期被清除，仍有 50% 的患者会出现复发现象。激光治疗咖啡斑后，尤其是皮肤类型较深的患者，常出现炎症后色素沉着。

（四）脂溢性角化病

脂溢性角化病（seborrheic keratosis，SK），俗称老年斑，是角质形成细胞成熟迟缓所致的一种良性皮肤肿瘤，与皮损、日晒、年龄或 HPV 感染相关，鲜有恶变。常见于 40 岁以上人群，好发于面颈部及四肢，常多发。皮损呈淡黄色、浅褐色甚至黑褐色斑块或丘疹，可逐渐增大，不会自愈。病理表现为角化过度、棘层肥厚、黑素细胞或黑素小体数量增加。

脂溢性角化病对激光治疗同样有效（图 13-3-6）。可选用 Q 开关倍频 Nd:YAG 激光（532nm）、Q 开关红宝石激光（694nm）、Q 开关翠绿宝石激光（755nm）和 IPL。一般来说，较薄的脂溢性角化对激光治疗的反应要好于较厚的病变。对增生的疣状病变可使用 CO_2 激光进行汽化治疗。

（五）其他表皮病变

斑痣（nevus spilus）是以咖啡斑为背景并在其上分散生长痣细胞的一种疾病。治疗方案参考咖啡斑，但作为背景的咖啡斑部分往往会复发。

贝克痣是一种色素过多合并毛发生长的斑块，常见于男性的上躯干或肩部，这些病变也可能与真皮平滑肌错构瘤有关。贝克痣的色素成分及对激光治疗的反应类似于咖啡斑，易复发（6～12 个月内），治疗后出现炎症性色素沉着。对于病变处色沉程度较轻的患者，可只行激光脱毛治疗以改善大体外观。

四、真皮色素增加性疾病

（一）黑色素痣

激光治疗黑色素痣是有争议的，因为目前尚不清楚激光照射是否会引起痣细胞恶变。在使用调 Q 激光照射体外培养的黑素细胞后观察到，细胞表面整合素的表达发生了变化，随后细胞迁移也发生了改变。临床上，激光治疗后出现的良性痣可出现组织学异型性，被称为假性腺瘤。尽管如此，至今仍未见到关于激光治疗后良性色素性病变恶化的报道。理论上，激光治疗黑素细胞病变可通过减少现有潜在恶性前细胞的数量来降低良性色素病变恶化的风险。因此，还需要更多的研究来评估 Q 开关激光治疗痣的结果，在此之前，需谨慎地在激光治疗之前进行活检，以明确痣的性质。对于有恶性黑色素瘤家族史及个人史的患者，不应进行激光治疗。

QSRL、Q 开关绿宝石激光（755nm）和 Nd:YAG 激光对扁平的或轻微隆起的黑色素痣均有一定疗效。颜色较浅的痣对较短波长激光反应最好，而较深色的痣通常对黑素吸收谱内的任何波长均可作出反应。为达最佳效果，常需进行多种治疗，但复发率高。在较深的真皮层可能会长期存在含有少量色素的痣细胞，它们被浅层色素细胞覆盖而不受激光的影响。因调 Q 激光穿透力有限，不能有效治疗较厚的乳头状或圆顶状的真皮痣。虽然调 Q 激光可有效改善先天性痣，但由于深层网状真皮和附件内的痣细胞持续存在，经常会发生色素沉着。理论上，毫秒级脉冲比 Q 开关脉冲更适合治疗诸如先天性痣一类的偏厚病变，因为它们产生的热损伤选择性较小，可破坏整个细胞巢，而不是单个色素细胞。但是，由于先天性痣有转化为恶性黑色素瘤的可能，且激光治疗后残留的痣细胞仍存在于真皮，因此需要对激光治疗的痣进行谨慎的长期随访。

连续激光和 QSRL 都被用来治疗恶性痣，但有复发风险，可能是由于更深的附件结构中的色素细胞持续存在所致。激光治疗恶性痣应限制适用于不具备手术条件的极端情况，且应密切随访以尽早发现任何复发症状。

（二）太田痣

太田痣是一种斑点状的蓝灰斑，通常位于三叉神经的边缘和第二分支内。患病的男女比约为 1∶5，且亚洲人患病率最高，约半数患者为先天患病，其他的多出现在 10～20 岁。太田痣可累及角膜、巩膜、鼻黏膜、鼓膜等黏膜表面。组织学表现为细长的树突状黑素细胞分散在真皮浅层。已报道过太田痣内黑色素瘤的发生，但很少。

调 Q 激光在治疗太田痣方面疗效较好，色素消退的程度通常与治疗的次数成正比。大多数使用 QSRL 治疗四次或四次以上的患者可达到 70%

以上的消退。虽尚无组织学检测报告，但治疗后色素沉着仍偶尔发生。治疗后的组织活检显示黑素细胞在表皮下方 1.5mm 已崩解。除了 QSRL，Q 开关绿宝石激光（755nm）和 Nd∶YAG 激光（1 064nm）同样有效（图 13-3-7）。并没有足够的证据证实哪一种激光的治疗效果更好。

堀母斑（Hori nevus）虽被称为获得性太田痣，但二者本质上有所不同。Hori 斑多为双侧，不累及黏膜组织，并在成年后出现。治疗方法参考太田痣，但疗效不及前者。

（三）黄褐斑与炎症后色素沉着

黄褐斑是一种常见的获得性色素沉着，最常见于成年女性及皮肤Ⅲ型以上的人群。在脸颊、额头、上唇、鼻子和下颌上见到棕色至蓝色的斑点。它与阳光照射、妊娠和口服避孕药有关，部分患者无任何诱因的情况下也会发病。病理表现为真皮浅层至表皮层的黑素颗粒沉着，部分伴有毛细血管增生及炎性细胞浸润。炎症后色素沉着（postinflammatory hyperpigmentation，PIH）与黄褐斑有相似的临床和组织学形态，但常继发与皮肤炎症或损伤，因此病变部位并不局限于面部。

黄褐斑和 PIH 的发病机制不明，尚无可以疗效确切可以根治的某种疗法。目前多采用药物联合激光治疗。氢醌、熊果苷、氨甲环酸等药物可用于治疗黄褐斑。在使用激光治疗黄褐斑及 PIH 时，强调低能量激光多次治疗，尽可能控制治疗时产生的热损伤，以免造成新的炎症及色素沉着。大光斑、低剂量的调 Q 激光或低能量 Q 开关

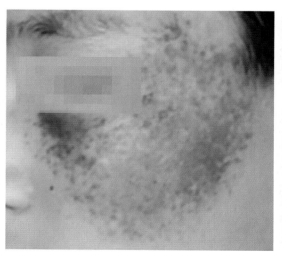
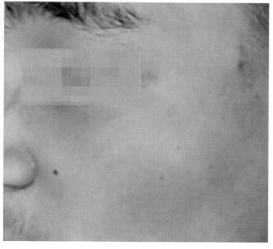

图 13-3-7　太田痣 Q 1 064nm 激光治疗四次后

点阵激光是临床上较为安全有效的治疗方法,治疗间隔1个月,疗程可维持1~2年。近年来多报道称使用点阵模式的755nm的皮秒激光可以缩短疗程达到更好的疗效,但多数患者在半年内出现复发。点阵铒激光可以通过排出含有黑素的微治疗区组织来达到治疗目的,同样可以治疗上述疾病。其对PIH治疗效果较好,用于黄褐斑时有色素沉积加重的风险,使用时推荐高密度、低剂量治疗。

(四)文身

文身的本质是位于真皮层的外源性色素沉着。其主要原理是人为制造皮肤损伤,将染料带至表皮以下真皮浅层。因皮肤的正常生长周期导致染料颗粒塌陷,从而达到永久标记颜色的目的。因文身工艺技术良莠不齐,色素颗粒可分布于表皮层至脂肪层的任何深度。专业性文身多可精确地将染料导入同一层次,较易去除。非专业文身常因色素分布深浅不一且伴有瘢痕形成而难以治疗。因外伤导致有色异物进入皮肤组织造成的色素改变亦可视为文身,多伴随瘢痕形成,常见的异物有墨水、粉尘、沥青等。外伤性文身不仅颗粒粗大、成分复杂,且常分布深浅不一,治疗难度大。

激光可以作为文身的首选疗法,过半数患者可在4次治疗后达到75%的缓解。根据选择性光热解作用理论,可以选择适合波长的激光去除不同颜色的文身。最常使用的设备有Q开关红宝石激光(694nm)、Q开关翠绿宝石激光(755nm)及和Q开关Nd:YAG激光器(1 064nm、532nm)。Q开关红宝石激光(694nm)对除红色文身外的其他颜色文身均有疗效,且对伴有瘢痕形成的文身具有较好疗效。Q开关翠绿宝石激光(755nm)对绿色文身治疗效果最佳,亦可用于治疗蓝、黑色文身。Nd:YAG 1 064nm激光是治疗蓝、黑色文身的首选设备,且穿透深度更深、不易被皮肤组织内的黑素小体吸收,可降低肤色较深患者治疗后色素脱失的风险。红色文身治疗首选Nd:YAG 532nm激光。在波长相同时,皮秒激光因其脉宽更短,可使染料颗粒被迅速加热而被击碎,同时保护组织内其他发色团不被伤害,可作为激光治疗文身的首选(图13-3-8)。

激光治疗文身特有的副作用包括文身颜色改变、染料浸润范围扩大和染料碎片造成的超敏反应。

(五)药物诱导的色素沉着

米诺环素可引起局部或弥漫性黏膜皮肤色沉,多发生在约5%的长期口服治疗寻常痤疮的患者中。已报道了三种色素沉着模式,Ⅰ型表现为局灶性蓝灰色色素沉着,经常发生在痤疮瘢痕处。Ⅱ型和Ⅲ型分别为蓝色和棕色,在胫前区及阳光暴露区域较明显。停止使用米诺环素后,色素沉着会逐渐消退,但可能需要数年时间。QSRL可有效治疗米诺环素诱发的色素沉着,多数患者可在1~4次治疗后清除。也可使用Q开关翠绿宝石激光(755nm)及和Q开关Nd:YAG激光器(1 064nm、532nm)治疗。胺碘酮和丙米

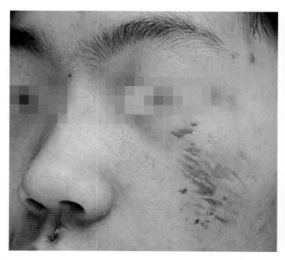
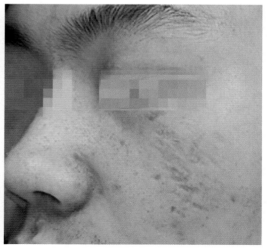

图13-3-8 外伤性文身pico 755nm激光治疗二次后

嗪也能引起色素沉着，并同样可使用 QSRL 进行治疗。为了防止复发，激光治疗应尽量推迟到色素常规消退的时间之后（6 个月），以保证色素尽可能被机体自然代谢。

五、激光治疗色素性病变的注意事项

（一）患者评估

治疗前掌握详细病史，包括用药史、是否有暴晒史、激光治疗病史、出血性疾病和传染病史，特别是肝炎和艾滋病毒感染史。近期曾使用视黄酸的患者或有增生性瘢痕或瘢痕疙瘩史的患者应谨慎治疗。近期因暴晒至肤色变黑的患者应嘱其严格防晒至肤色恢复常态后再进行治疗，否则会提高治疗区域色素脱失的风险。相同部位 3 个月内接受调 Q 激光、皮秒激光及剥脱性激光治疗的患者不应在治疗后 3 个月内再次治疗，文身患者的首次治疗应至少在文身 3 个月之后。

治疗前必须明确诊断，如果诊断存疑，应尽可能进行治疗前病理检查以确诊。充分告知治疗的预期和可能出现的不良反应，签署治疗知情同意书，对治疗前病灶进行医学照片拍摄并存档，治疗后对患者进行详尽的护理指导。

（二）麻醉

在治疗色素性病变时，麻醉与否取决于病变的位置、大小、深度以及患者的疼痛阈值。用于表皮色素性病变激光的疼痛程度约等同于橡皮筋在皮肤表面抽打。用于治疗真皮色素性病变的激光因具有更高的剂量和更长的波长会造成更大的痛苦，往往需要麻醉。多选用利多卡因乳膏局部外服加包封至少 30 分钟，必要时可使用区域神经阻滞或静脉麻醉。

（三）安全防护

所有治疗室内人员必须佩戴合适的防护眼镜，应注意识别并选用可高效滤过治疗所用波激光的护目镜。操作时佩戴口罩、帽子及无菌手套，治疗后严格消毒治疗手锯。

（四）术后护理

调 Q 激光治疗后即刻出现的灰白反应会在 20 分钟内消退，继而出现红斑、水肿、瘙痒和刺痛的类荨麻疹反应。这可能持续几个小时，无法避免，但可通过术前口服抗组胺药物及术后冷敷得到缓解。在所有患者中，治疗后的病变在几天

内出现较深的颜色，然后形成一层薄的结痂，结痂在 7～10 天内脱落。治疗剂量过高可能会导致治疗区域出现水疱，尤其当使用短波长设备治疗深色皮肤患者时，出现水疱的风险最高，应告知患者充分冷敷以减少不必要的热损伤。术后 3 个月内需严格防晒，包括物理防晒及脱痂后正确使用防晒霜。色素性疾病在治疗后数月内可能出现色素沉着，属正常现象。

（董继英）

第四节　光电治疗在血管瘤与脉管畸形中的应用

一、婴幼儿血管瘤

婴幼儿血管瘤分为增生期、消退期和消退完成期，光电治疗在整个病程演变过程中也占有一定地位，需要根据不同时期的皮损特征，选择合适的激光进行治疗。

1. 脉冲染料激光（pulse dye laser，PDL）PDL 用于治疗浅表婴幼儿血管瘤已有 20 余年。1989 年，Glassberg 等首次报道了使用 PDL 治疗大面积浅表血管瘤。随后，PDL 治疗婴幼儿血管瘤的应用在世界范围内逐渐展开，主要用于浅表血管瘤的早期干预、溃疡病灶的治疗和消退期残留毛细血管扩张的治疗。其主要原理为 595nm 波长接近血红蛋白的吸收峰，能够特异性损伤血管内皮细胞，促进血管瘤消退。但由于其波长较短，只能穿透约 1mm 皮肤，故其对浅表性血管瘤效果较好。

在增生期血管瘤的激光治疗方面，2000 年 Poetke 等研究 PDL 治疗浅表和深在的血管瘤病灶的疗效差异，对 165 名儿童的 225 个单独血管瘤进行了前瞻性研究，该研究使用 585nm PDL，脉宽 0.3s，光斑直径 5mm，能量密度 5～7J/cm²，平均接受（2.0±1.1）次治疗，随访 5 个月。结果在增生期血管瘤患者中，153 个浅表血管瘤治疗后，52 个（34%）获得极好疗效，80 个（52%）获得好疗效，21 个（14%）血管瘤深部出现增生导致治疗较差；54 个混合型血管瘤病灶治疗后，33 个（61%）深部病灶继续增生，21 个（39%）病灶浅表效果好，深部病灶稳定无变化，通过超声检

查也证实深部病灶无效。在消退期血管瘤患者中，18 个（67%）浅表病灶获得极好的疗效，6 个（33%）浅表病灶获得好的疗效。同时治疗后 206 个（92%）病灶无皮肤质地改变，8 个（4%）治疗前有溃疡病灶的残留小的散在瘢痕，无永久色素改变。结论是 PDL 对增生期血管瘤的浅表病灶以及消退期残留的浅表病灶有效，不能预防增生期深在病灶的增生。2006 年，Kono 等报道指出带有表皮冷却系统的 595nm 长脉冲 PDL 在婴幼儿血管瘤治疗中相比传统 PDL 更安全。在 2009 年冷却系统出现前，对于 PDL 的治疗效果的确存在争议。Chen 等总结了 10 年时间内接受 PDL 治疗的 657 例浅表性婴幼儿血管瘤患儿的疗效及安全性，总体的有效率高达 91.17%，治疗次数平均为 2~5 次，常见的并发症包括皮肤色素改变及皮肤的萎缩，而这些并发症常会在几个月内自行消失。这项研究结果也证实了 PDL 治疗浅表型婴幼儿血管瘤的有效性。2013 年，Kessels 等采用前瞻性随机对照研究比较浅表血管瘤 PDL

治疗与随访观察的效果差异，应用 595nm PDL，脉宽 0.45~40ms，光斑直径 7mm，能量密度 7~15J/cm^2，并带有 30/10ms 到 40/10ms 的表皮冷却系统，研究表明，长脉冲宽度可穿透更深的组织，疗效更好，且表皮冷却可显著降低并发症的发生率，在 11 例 PDL 治疗组患儿中并未出现皮肤萎缩和色素脱失，虽然病灶在超声深度和表面积与对照观察组无显著性差异，但患儿 1 周岁时皮肤红色的消退程度具有显著差异。对于浅表婴幼儿血管瘤，针对局部外用 β 受体阻滞剂与 PDL 的疗效差异，笔者通过前瞻性自身对照研究比较了 21 例增生期浅表型血管瘤患者，半侧外用噻吗洛尔乳膏，半侧使用 595nm PDL 治疗，结果显示 PDL 治疗侧血管瘤消退显著优于噻吗洛尔乳膏，且皮肤不遗留永久性质地改变，能够更早清除浅表血管瘤病灶（图 13-4-1）。综上，对于增生期血管瘤的浅表病灶，PDL 可作为选择性治疗方案，但治疗过程中需使用较低能量循序渐进的治疗，切忌追求一次激光治疗去除全部病灶，这样会增加皮

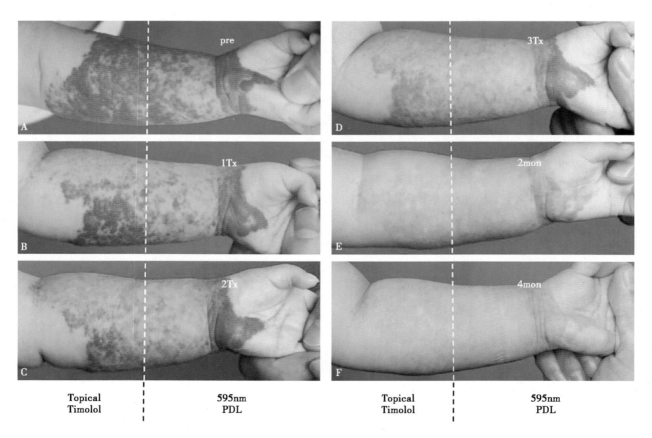

图 13-4-1　患儿女性，2 个月龄，（A）治疗前；（B）分别接受 PDL 和噻吗洛尔乳膏治疗，1 次治疗后 1 个月随访；（C）2 次治疗后 1 个月随访；（D）3 次治疗后 1 个月随访；（E）末次治疗后 2 个月随访；（F）末次治疗后 4 个月随访，PDL 侧病灶消退显著优于噻吗洛尔乳膏治疗侧

肤损伤后浅表瘢痕形成的风险，应以控制血管瘤的生长，促进消退为原则，面积较小的点状浅表病灶可优先选择 PDL 治疗（图 13-4-2），对于大面积的浅表病灶，如外用药物有禁忌或效果不佳时，PDL 可作为备选方案。

PDL 可用于治疗清洁、浅表的血管瘤溃疡创面，组织穿透深度达 0.3～1.2mm，1991 年首次报道 PDL 能够帮助缓解溃疡性血管瘤的疼痛，促进溃疡创面愈合，加速血管瘤的消退。但 PDL 在溃疡性血管瘤中存在争议，确切的作用机制不明。Morelli 等使用 PDL 治疗 37 例溃疡性血管瘤，治疗间隔 2 周，3 次治疗后溃疡均愈合，68% 的溃疡在 1 次治疗后 2 周内愈合，疼痛也在治疗后 2～3 天内减轻。另一项前瞻性研究 PDL 治疗 78 例溃疡性血管瘤，治疗间隔 3～4 周，91% 的溃疡仅需 2 次治疗就能愈合形成表皮。另报道 PDL 治疗 16 例血管瘤溃疡，经 1～3 次治疗后 15 例（94%）溃疡愈合。也并非有所有的报道都具有如此高的有效率，一项回顾性分析 22 例溃疡性血管瘤的研究，在治疗后仅有 50% 的有效率，甚至出现一例溃疡加重。而且具有完整皮肤的血管瘤接受 PDL 治疗后也存在发生溃疡的风险，因此仍需要严格的随机对照研究来进一步证实 PDL 在该治疗中的地位。还有学者建议溃疡性血管瘤经过 1 周积极的保守治疗无效，可以选择 PDL 治疗，能够促进溃疡在 1～4 周内愈合，明显优于保守治疗

后 2～3 个月的溃疡愈合。笔者回顾了门诊收集的 15 例创面清洁的溃疡性血管瘤患儿，采用脉冲染料激光（波长 585nm，脉宽 0.45ms，光斑 5mm，能量密度 6.0～6.5J/cm²），治疗间隔时间 2～3 周，结果 93.3% 的患儿仅接受 1 次 PDL 治疗，并在 1～2 周内溃疡完全再上皮化；剩余 1 例（6.7%）接受 2 次 PDL 治疗后溃疡再上皮化，溃疡的平均完全再上皮化时间为（1.68±0.23）周，所有患儿均在治疗后 1～2 天内疼痛缓解，治疗后无一例发生溃疡创面的扩大，无出血、感染等并发症发生。证明了低能量脉冲染料激光能加快溃疡性血管瘤的创面愈合，缓解疼痛，治疗后无出血、感染及溃疡加重等并发症，可作为溃疡性血管瘤早期治疗的方法（图 13-4-3）。值得注意的是，PDL 治疗溃疡时，创面基底的清洁至关重要，简单地使用激光照射痂皮无效。同样，国内外也有学者外用噻吗洛尔治疗血管瘤的溃疡创面来促进愈合。基于这些病例报道，笔者也开展了 RCT 的临床研究，比较 PDL 与噻吗洛尔治疗血管瘤溃疡疗效，希望给出客观的数据来指导临床应用。

针对消退期血管瘤残余病灶，尤其是瘤体表面残余的红血丝，使用 PDL 治疗 3～5 次后，可清除毛细血管扩张，颜色明显好转（图 13-4-4）。

2. Nd:YAG 激光 Nd:YAG 激光波长 1 064nm，为固体激光，可产生连续或脉冲激光。周国瑜等应用美国 Candela 激光公司生产的 Gentle YAG

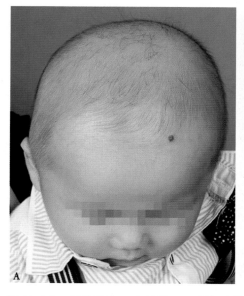
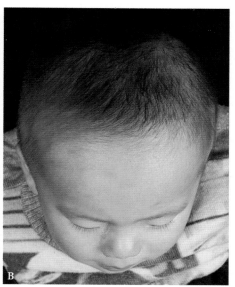

图 13-4-2 患儿男性，5 个月龄，（A）眉间血管瘤增生期，病灶高出皮肤，（B）595nm PDL 激光治疗 4 次后，病灶完全清除，随访无复发

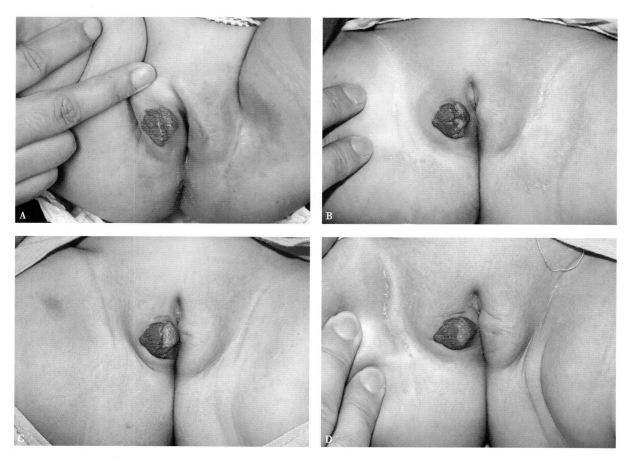

图 13-4-3　女性患儿，15 周龄，左外阴部溃疡性血管瘤，（A）治疗前溃疡面积 2cm²；（B）脉冲染料激光（585nm，0.45ms，能量密度 6.5J/cm²）治疗后 1 周，2/3 溃疡创面愈合，残余 1/3 创面再次脉冲染料激光治疗；（C）第二次激光治疗后 1 周，溃疡基本愈合；（D）第二次激光治疗后 2 周，溃疡完全愈合

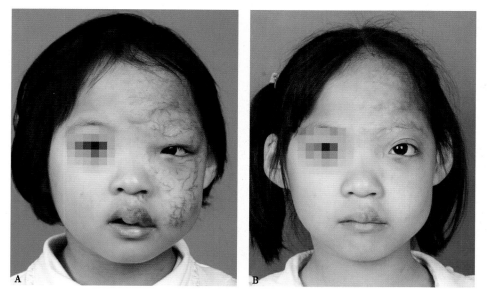

图 13-4-4　患儿女性，3.5 岁，（A）左面部血管瘤消退后皮肤表面残留毛细血管及小静脉的扩张；（B）595nm PDL 激光治疗 8 次后，95% 随访无复发

1 064nm 激光，采用最小激光凝固剂量方法，激光能量参数为 170～240J/cm²，光斑直径 1.5mm，脉宽 30～60ms，共 1～2 个疗程，随访 3～6 个月，结果显示治愈率 75.22%；有效清除率 24.78%。副作用中伴色素沉着共 11 例（9.73%），色素脱失 2 例（1.77%），色素改变均自然恢复，历时 4～5 个月，瘢痕 7 例，占 6.19%。李为儒等回顾 476 例采用强脉冲光及 Nd:YAG（1 064nm）激光治疗的血管瘤患者，对其疗效进行分析，经随访 2 年，皮肤浅表血管瘤治愈率为 88.4%，有效率为 10.7%，副作用轻微。尽管治愈率高，然而由于 Nd:YAG 对表皮的损伤及后期可能产生的瘢痕，目前国际上将其应用在婴幼儿血管瘤上的治疗较少，仅有少数文献支持，且往往是与 PDL 联合应用。临床发现，对于增生期血管瘤，长脉冲 Nd:YAG 激光治疗后表皮损伤风险高，治疗后继发瘢痕形成概率高；对于消退期血管瘤残留的皮肤毛细血管扩张，尤其是残留的扩张小静脉，可选择使用长脉冲 Nd:YAG 激光治疗。

3. 剥脱性二氧化碳点阵激光　对于消退完成期的婴幼儿血管瘤，常常存在皮肤改变，严重的改变需要通过外科整形手术矫正，而较轻微的皮肤改变，如皮肤松弛、色素沉着以及浅表瘢痕，通过剥脱性二氧化碳点阵激光就可以有效地改善皮肤的颜色、质地及外观（图 13-4-5）。

对于血管瘤消退后残留的扩张血管和皮肤质地的改变，通常需要联合治疗，应用 PDL 或长脉冲 Nd:YAG 激光去除毛细血管扩张，然后使用点阵激光进一步改善皮肤质地，达到美容性外观修复的效果（图 13-4-6）。

总之，婴幼儿血管瘤的治疗是一个综合序列化治疗，增生期的血管瘤浅表病灶应在病灶出现后尽早开始治疗，可以采用 PDL 治疗来促进病灶的提前消退。对于治疗不及时的相对较厚的病灶，可以联合长脉冲 Nd:YAG 激光治疗，促进深部病灶的消退。一旦进入消退期，针对残留的毛细血管扩张的激光治疗，可采用 PDL 或长脉冲 Nd:YAG 激光去除毛细血管扩张，残留的皮肤松弛及瘢痕，则需要采用点阵激光治疗来进一步改善。

二、毛细血管畸形

毛细血管畸形（capillary malformation，CM）血流动力学上属于低流量血管畸形，可累及皮肤和黏膜的毛细血管网，尤其在面部区域，有时可侵入到更深层的结构。毛细血管畸形主要包括皮肤和 / 或黏膜毛细血管畸形（即葡萄酒色斑）、新生儿红斑、毛细血管扩张。

（一）葡萄酒色斑

葡萄酒色斑（port wine stain，PWS）又名鲜红斑痣、焰色痣（nevus flammeus），俗称"红胎记"。病灶表面皮肤颜色似葡萄酒样而命名，在旧的教

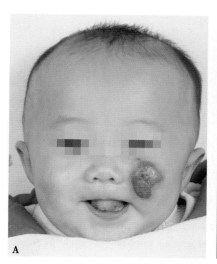
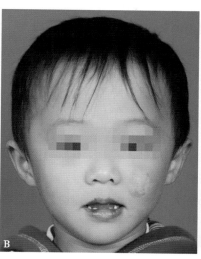
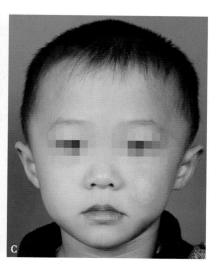

图 13-4-5　患儿男性，2 个月龄，（A）左颊部血管瘤增生期，病灶高出皮肤；（B）3 岁时随访，血管瘤大部分病灶消退，残留纤维脂肪组织，表面皮肤松弛菲薄，局部毛细血管扩张；（C）595nm PDL 激光治疗毛扩 2 次，后继续使用 CO₂ 点阵激光治疗 6 次，病灶表面皮肤紧致，皮肤厚度增加

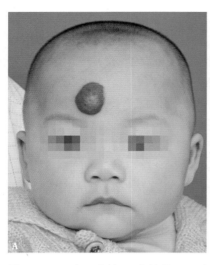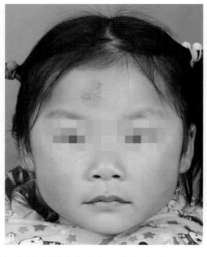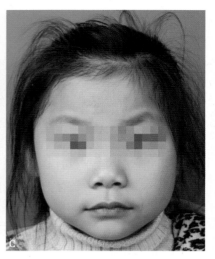

图 13-4-6　患儿女性，8 个月龄，（A）额部血管瘤增生期，病灶高出皮肤；（B）3 岁时随访，血管瘤大部分病灶消退，病灶变平，残留纤维脂肪组织，表面皮肤松弛菲薄，局部毛扩；（C）595nm PDL 激光治疗毛扩 3 次，后继续使用 CO_2 点阵激光治疗 5 次，病灶表面皮肤紧致，皮肤厚度增加

科书中把它归为毛细血管瘤，但从组织学观察，葡萄酒色斑并不是一个增生性的病变，在光镜下可见病变主要表现为真皮内毛细血管及后微静脉的扩张畸形。因此，现在认为这种皮肤外观似葡萄酒样的血管病变属于毛细血管畸形。

葡萄酒色斑在出生时即发现，在新生儿中的发生率为 0.3%～0.5%。在婴幼儿期葡萄酒色斑通常表现为粉红色或红色，病灶平坦，界限清楚，压之可褪色。随着年龄的增长，葡萄酒色斑病灶等比例增大，颜色常逐渐加深，从深红色至暗紫红色或紫色。在成年期，65% 的患者在 45 岁之前就有葡萄酒色斑逐渐增厚，表面可形成不规则铺路石状或结节状皮损，少数病例增生的结节可呈葡萄状或瘤样，甚至极度扩大而下垂，影响器官的功能障碍，对患者生活造成影响。

因此，葡萄酒色斑的光电治疗应尽早开始，既可以最大限度提高疗效，同时减少皮损对患者心理和社会生活的影响。

1. 激光治疗　1963 年 Leon Goldman 医生最早将激光用于治疗血管性疾病，当时使用红宝石激光、Nd∶YAG 激光和氩激光（argon laser）治疗葡萄酒色斑和静脉畸形，并于 1968 年首次报道 45 例患者的激光治疗，从此激发了激光在此领域应用的兴趣。1983 年，哈佛大学麻省总院 Anderson 和 Parish 提出了选择性光热作用（selective photo-thermolysis，SPT）理论，其包括三个基本条件：

①选择能作用到靶组织并优先被靶结构吸收的波长；②脉冲持续时间应小于或等于靶组织的热弛豫时间（thermal relaxation time，TRT）；③选择能在靶组织上产生足够的温度，使之破坏的合适能量。这一里程碑式的发现，为葡萄酒色斑的治疗带来了第二次革命性的飞跃。根据这一原理，脉冲染料激光（pulsed dye laser，PDL）随之应运而生，成为目前国内外葡萄酒色斑治疗的经典模式。

（1）脉冲染料激光（PDL）：第一代脉冲染料激光工作波长为 577nm，位于氧合血红蛋白（HbO_2）第三吸收峰，脉宽为 0.45ms。之后又改良为 585nm 波长，使激光穿透深度得以加大，从波长 577nm 的穿透深度 0.5mm 增加到波长 585nm 的穿透深度 1.2mm。我们临床治疗中有部分儿童和成人葡萄酒色斑，经 585nm PDL 治疗后病灶基本被清除（图 13-4-7）。然而大多数病例很难获病灶的完全清除，而且有显著比例的病灶对治疗有耐受。

近年来，随着对激光和葡萄酒色斑之间的相互作用了解的深入，使脉冲染料激光设计有所改善，产生了许多第二代脉冲染料激光。最重要的改进包括更长的脉宽、更长的波长、更高的能量和使用动态冷却系统（dynamic cooling devices，DCD），被证实能够更加有效地治疗葡萄酒色斑。我们在临床上使用 595nm PDL 治疗葡萄酒色斑，治疗后即刻紫癜反应明显（图 13-4-8），也获得了较好的红斑消退（图 13-4-9）。但波长、脉宽、能

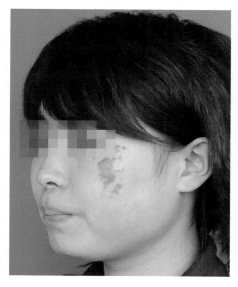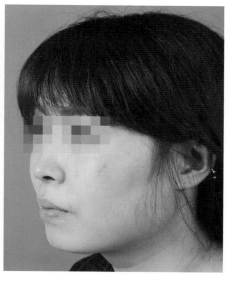

图 13-4-7　患者女性，23 岁，左面部葡萄酒色斑，经 8 次 585nm PDL 治疗后，获得病灶的基本清除，激光参数：能量密度 6.7～6.9J/cm²，脉宽 0.45ms，光斑 5mm

量、皮肤冷却系统都会影响到 PDL 治疗葡萄酒色斑的疗效。

尽管 PDL 能够有效治疗葡萄酒色斑，但仅有 20% 左右的患者能获得红斑的完全消退，其余患者在接受多次的 PDL 治疗后，有许多原因导致葡萄酒色斑对 PDL 治疗到达平台期或抵抗治疗（图 13-4-10），传统 PDL 治疗的改良以及新的激光或光疗已被用于解决这些治疗抵抗的葡萄酒色斑。

（2）双波长激光（dual wavelength laser，DWL）：PDL 的穿透深度仅有 1～2mm，而 1 064nm Nd∶YAG 激光穿透深度更大（5～6mm）。研究发现，高铁血红蛋白对 1 064nm Nd∶YAG 激光有吸收峰值，而且 595nm PDL 激光治疗后，治疗区域的血管中氧合血红蛋白大量转换为高铁血红蛋白，这使得 1 064nm Nd∶YAG 激光的吸收率提高 3～5 倍。因此双波长激光（595nm PDL/1 064nm Nd∶YAG）理论上来说可能适用于增厚型和难治性的葡萄酒色斑病灶。

笔者进行前瞻性自身对照的临床研究，入选 14 例增厚型 PWS 患者，平均治疗次数 3 次，每次治疗间隔 2 个月。PDL 治疗区域的有效率为 64.3%，DWL 为 100%（图 13-4-11），两组疗效评

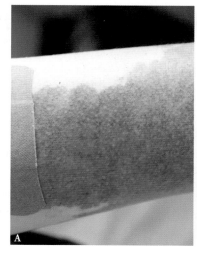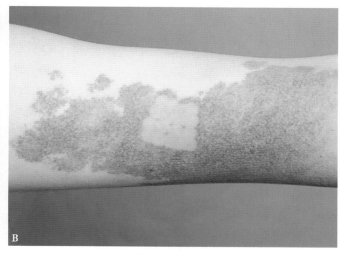

图 13-4-8　患者女性，23 岁，左上肢葡萄酒色斑，使用 595nm PDL 治疗，能量密度 11J/cm²，脉宽 1.5ms，光斑 7mm，DCD 冷却强度 2，（A）为术后即刻紫癜反应，（B）为术后 2 个月，红斑消退明显

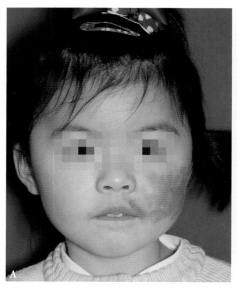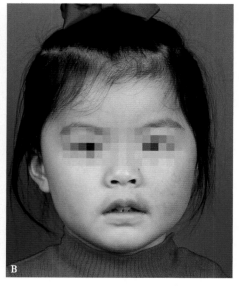

图 13-4-9　患儿女性,3岁,(A)左面部 V2 皮区葡萄酒色斑;(B)经 595nm PDL 激光治疗(能量密度 11J/cm²,脉宽 1.5ms,光斑 7mm,DCD 冷却剂喷射时间:20ms;间隔:20ms)2次后,红斑获得显著消退

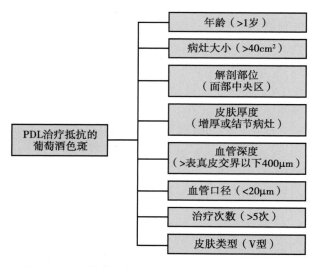

图 13-4-10　葡萄酒色斑对 PDL 治疗抵抗的因素总结

分分别是 1.64 ± 0.50 和 2.71 ± 0.73,$p < 0.05$,两组有显著性差异,结果发现 DWL 在治疗增厚型葡萄酒色斑,特别是以血管扩张为主的增厚型病例中,比单波长 PDL 有一定的优势(图 13-4-12)。

在平坦型难治性葡萄酒色斑上,入选 74 例患者,平均治疗次数 3 次,每次治疗间隔 2 个月。PDL 治疗区域的有效率为 45.9%,DWL 为 40.5%,两组疗效评分分别是 1.55 ± 0.67 和 1.55 ± 0.74,$p > 0.05$,差异无统计学意义。结果显示 DWL 和 PDL 相比较并没有明显的优势(图 13-4-13),这

可能和平坦型难治性葡萄酒色斑的治疗瓶颈是血管口径小($< 50\mu m$),而不是病变血管较深或是血管口径较大。同时,对于平坦型病灶,双波长激光对表皮热损伤更大,瘢痕发生风险更高,需要谨慎应用 YAG 激光的能量。

总的来说,595nm PDL/1 064nm Nd:YAG 双波长激光治疗增厚型葡萄酒色斑有较为明显的疗效和优势,其有效率和清除率较单纯脉冲染料激光可明显提高。掌握良好的适应证和激光参数(最小紫癜量 PDL 和低能量 Nd:YAG 30～45J·cm⁻²/15ms),根据畸形血管扩张程度,逐级增加激光能量,由经验丰富的医师进行治疗,可以达到较为满意的效果。

(3)755nm 翠绿宝石激光(alexandrite laser):血红蛋白在 700～900nm 波长处有一个小的吸收峰,这就使得 755nm 翠绿宝石激光能够作用于更加深在的血管,长脉冲翠绿宝石激光治疗时设置脉宽在 3～20ms,理论上可以穿透 2～3mm 深的皮肤。

翠绿宝石激光治疗 PDL 抵抗性葡萄酒色斑的有效性主要有两点优势,一是相比黄色波长,755nm 波长的黑素吸收少,相比于 PDL,755nm 有更深的组织渗透性(PDL 的 1.5～1.75 倍),翠绿宝石激光能够治疗更加深在的葡萄酒色斑病

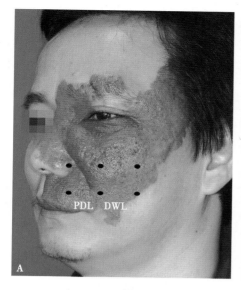
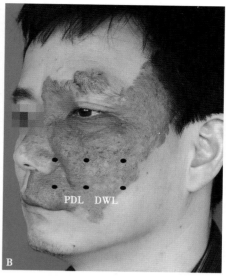

图 13-4-11 左面部 V2 区增厚型葡萄酒色斑

A. 治疗前，左面部可见各一 1.5cm×1.5cm 的标记区域；B. 一次激光治疗后随访，可见双波长激光 DWL（10J•cm^{-2}/2ms＋50J•cm^{-2}/15ms）治疗区病灶厚度变薄，颜色变浅，明显优于 PDL（12J•cm^{-2}/2ms）治疗区域

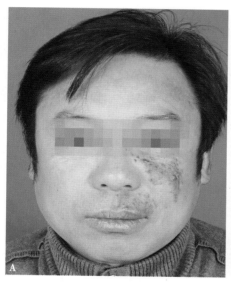
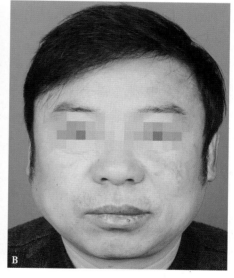

图 13-4-12 左面部 V2 区增厚型葡萄酒色斑

A. 治疗前，可见病灶增厚和小结节形成；B. 经 10 次双波长激光 DWL（11J•cm^{-2}/2ms＋45J•cm^{-2}/15ms）治疗后，病灶达到 95% 以上的消退

灶。二是 755nm 波长对脱氧血红蛋白有更高的吸收系数，这是静脉血管的主要色基，使得它们对以静脉成分为主的畸形比葡萄酒色斑的有效性增加。当葡萄酒色斑病灶对 PDL 治疗无反应时，可考虑采用翠绿宝石激光治疗，我们在临床上使用翠绿宝石激光治疗 PDL 耐受的葡萄酒色斑，能获得病灶的有效改善（图 13-4-14）。但值得注

意的是，长脉宽翠绿宝石激光治疗窗较窄，临床应用时需要逐级提高能量，以免损伤皮肤产生瘢痕。同时需要告知患者，使用 755nm 翠绿宝石激光治疗时，可能会发生术区永久的毛发减少。

（4）1 064nm Nd∶YAG 激光：PDL 抵抗和增厚性葡萄酒色斑需要使用比 PDL 具有更深的穿透深度和更长脉宽的激光比如 1 064nm Nd∶YAG

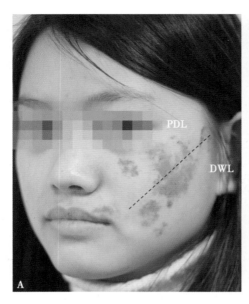
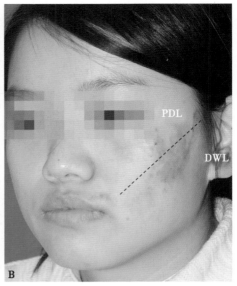

图 13-4-13 左面颊平坦型难治性葡萄酒色斑

A. 治疗前（既往 2 次 585nm PDL 治疗无效），可见左面颊散在平坦型葡萄酒色斑病灶，如图中所示分为上下治疗区域；B. 6 次治疗后随访，DWL（9.5J•cm⁻²/2ms＋35J•cm⁻²/15ms）与PDL（11.5J•cm⁻²/2ms）疗效相等

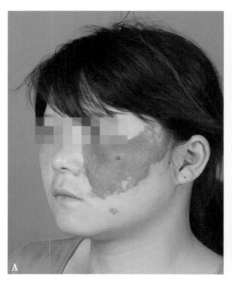
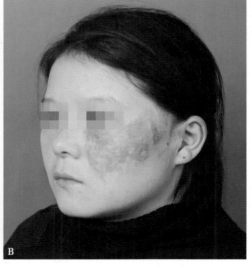

图 13-4-14 患者女性，30 岁，（A）面部 V2 皮区葡萄酒色斑，经 755nm 翠绿宝石激光治（25J/cm²，5ms）；（B）治疗 3 次后，病灶厚度变平，颜色消退 50% 以上

激光进行治疗。更大口径的血管具有更长的热弛豫时间，因此当它们对常规激光系统变的无反应时，需要更长的脉宽来靶向治疗。除此之外，更长波长的 Nd:YAG 激光可以在 5～6mm 深度达到热凝固效果，这远远大于 PDL 治疗的 2mm 的最大穿透深度。尽管 Nd:YAG 激光对深部血管病灶有效，然而其较低的血红蛋白吸收率和 1 064nm 处水的吸收率增加，需要更高的能量密

度来达到足够的光凝，随之而来造成非选择性热损伤。用于葡萄酒色斑治疗时必须非常慎重，1 064nm Nd:YAG 激光使用能量密度大于 1.2 倍的最小紫癜剂量时，即有可能带来瘢痕和色素异常的潜在风险。

我们在临床上应用长脉冲 1 064nm Nd:YAG 激光治疗增厚性葡萄酒色斑，采用点阵式分次治疗模式，在获得葡萄酒色斑病灶清除的同时，可

以最大限度地减少皮肤瘢痕形成，获得良好的临床疗效，尤其对于年龄相对较大而又不愿意接受手术切除修复的患者，激光治疗能去除病灶，避免了葡萄酒色斑增厚病灶的继续发展（图 13-4-15）。在治疗抵抗性葡萄酒色斑时，当经验丰富的激光医生使用 1 064nm Nd∶YAG 激光时，仍然可以作为 PDL 的一个理想的辅助手段。

（5）强脉冲光（intense pulsed light，IPL）：IPL 的应用标志着光学治疗技术一个新的进展。1976 年，Muhlbauer 第一次描述利用多光子红外光的热凝固作用治疗婴幼儿血管瘤和葡萄酒色斑。1990 年，Goldman 和 Eckhouse 开始研制高能量闪光灯治疗皮肤血管性疾病，1994 年诞生了第一台市场化的 IPL 系统 PhotoDerm®（Lumenis Ltd. Yorkneam，Israel），随后 IPL 技术得到了蓬勃发展。

IPL 是一个非相干光源，不是传统意义上使用单一波长的激光，而是一个宽光谱的可见光，通过滤光片滤掉其中低波长的光，能产生的波长范围在 500～1 200nm 之间，具有更长的脉宽，脉宽和能量密度的可调性更大，这些特性允许 IPL 能够治疗不同深度和直径的血管，使得 IPL 成为葡萄酒色斑治疗非常有吸引力的选择。

有研究报道了 IPL 治疗 40 例 PWS 患者，28 例（70%）有 70%～100% 的清除，达到 100% 病损清除的平均治疗次数，淡红色为 4 次，红色为 1.5 次，紫红色达到 70%～99% 清除需 4.2 次。2004 年对 22 位中国葡萄酒色斑患者进行 IPL（Multilight，550/570/590nm，2.5～5ms，35～75J•cm^{-2}，双脉冲或三脉冲）治疗 5～7 次后，有 40% 患者获得大于 50% 临床清除，1 例治疗后有水疱出现，6 例在 1 周内有治疗部位的水肿，没有一例遗留永久性的皮肤改变，疼痛较轻，患者耐受好，不影响日常生活。IPL 治疗 PDL 耐受性葡萄酒色斑的潜在作用也被一些研究所证实，对 12 例先前治疗耐受的葡萄酒色斑患者，经 IPL 治疗后，58% 的病灶能够获得良好到极好的反应率。在另一项研究中，15 例患者接受 IPL 治疗，7 例葡萄酒色斑患者先前对 PDL 耐受，6 个患者表现为 75%～100% 的改善，平均消退 84%。

尽管 IPL 被认为在治疗葡萄酒色斑病灶是安全有效的，但与 PDL 之间的疗效比较方面，国际上仍存在争议。我们采用 IPL 和 PDL 进行自身对照的临床比较，发现 IPL 的疗效与 PDL 相当（图 13-4-16），然而对于颈部和躯干部病灶，IPL 的效果明显高于面部（图 13-4-17）。IPL 的不良反应发生率高于 PDL，表现为浅表瘢痕和色素减退。这可能与亚洲人种皮肤色素含量高于高加索人种，导致表皮吸收 IPL 的能量较多，出现表皮热损伤的概率要高，因此，在治疗时如遇肤色较深的患者，应适当降低治疗能量。

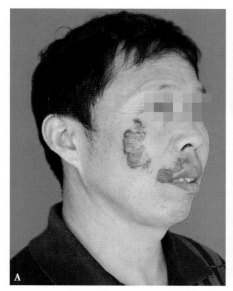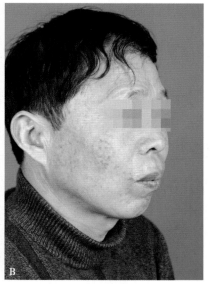

图 13-4-15　患者男性，45 岁，（A）右面部增厚性葡萄酒色斑；（B）经 6 次长脉冲 1 064nm Nd∶YAG 激光治疗后（能量密度 90～100mJ/cm²，双脉冲 3ms/40ms/5ms），病灶达到 95% 以上的清除

总之,IPL 是治疗葡萄酒色斑的一种前景良好的方法,其优势在于光斑面积大,治疗后颜色消退均匀度较高,治疗的参数可调范围较大,可适用于不同畸形血管口径的葡萄酒色斑,较好的术后护理和经验丰富的操作者可以保证其安全性和有效性。对于颈部和躯干部位的葡萄酒色斑,使用 IPL 治疗能明显提高有效率、减少治疗费用

和次数。对于一些 PDL 治疗抵抗的葡萄酒色斑患者,IPL 可作为另一个可以尝试的选择。

(6)光动力学治疗(photodynamic therapy,PDT):PDT 是一种药械联用技术,涉及给药和照光两个步骤。其原理是通过病灶局部的选择性光敏化作用来破坏肿瘤和其他病理性靶组织,即光敏剂在靶细胞优先聚集,并给予吸收了光敏剂

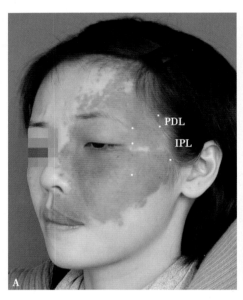
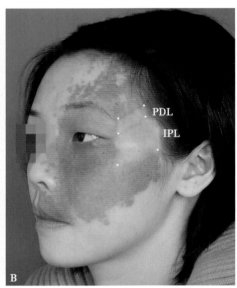

图 13-4-16　患者女性,25 岁,左面部 V1、V2 皮区葡萄酒色斑,进行 PDL(585nm,6.8J/cm²,0.45ms,5mm 光斑)和 IPL(560nm,22J/cm²,3ms/30ms/3ms)自身对照治疗。(A)治疗前,对照治疗区病灶颜色一致;(B)经 3 次对照治疗(治疗间隔 8 周)后,PDL 与 IPL 治疗区颜色消退相当

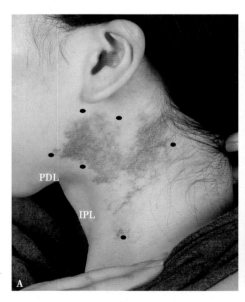
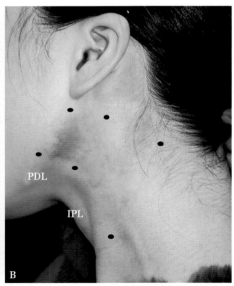

图 13-4-17　患者女性,23 岁,左颈部葡萄酒色斑,进行 PDL(595nm,11J/cm²,2ms,7mm 光斑)和 IPL(560nm,22J/cm²,3ms/30ms/3ms)自身对照治疗。(A)治疗前,对照治疗区病灶颜色一致;(B)经 3 次对照治疗(治疗间隔 6 周)后,可见 IPL 治疗区颜色消退明显优于 PDL 治疗区

的病变部位适当波长的光照，通过光敏剂介导的和氧分子参与的能量和/或电子转移，在病变组织内产生具有细胞毒性的活性氧（reactive oxygen species，ROS）（如单态氧），通过氧化损伤作用破坏靶部位细胞器的结构和功能，引起靶细胞的凋亡和坏死，从而达到治疗目的的新型医疗技术。

1990年Orenstein等根据鸡冠模型的结果研究，首次提出使用PDT选择性地破坏真皮血管病变而不损伤表皮。1991年解放军总医院顾瑛教授首次报告新型PDT方案（血管靶向光动力疗法）治疗葡萄酒色斑获得成功，成为全世界PDT治疗葡萄酒色斑的先驱。之后随着光敏剂、光源和引导器械的发展，国内便展开了大量的临床工作，PDT治疗葡萄酒色斑日趋成熟。

我国是国际上开展PDT治疗血管瘤最早的国家之一，也是国际上治疗临床病例最多的国家。1997年，上海交通大学医学院附属第九人民医院整复外科血管瘤与脉管畸形中心第一次在国际上报道中国的PDT临床经验，当时使用的光敏剂为PsD-007，给药剂量为5～7mg/kg体重，使用578nm的CLV-5铜蒸汽激光进行照射，疗效评价分为四级：极好、好、一般、差（表13-4-1）。治疗118例葡萄酒色斑患者，98.3%治疗后有改善（表13-4-2），其中未治疗组的葡萄酒色斑经一次PDT后消退极好、好、一般、差分别为27.1%、46.6%、24.6%、1.7%。在平坦葡萄酒色斑治疗组经一次PDT后，91.5%获得优或良的改善，极好、好、一般、差分

别为37.8%、53.7%、8.5%、0。在增厚型葡萄酒色斑治疗组经一次PDT后，33.3%获得优或良的改善（图13-4-18）。随访一年疗效稳定无复发，且未发生增生瘢痕、永久色素沉着、色素减退等并发症。

上海交通大学医学院附属第九人民医院整复外科血管瘤与脉管畸形中心对PDT治疗PWS的疗程长期随访，2014年，我们报道了接受光动力学治疗的面部葡萄酒色斑患者术后18年的随访结果，术后消退PWS病灶稳定未见复发，仅有PDT残余病灶有红色加深现象（图13-4-19），组织病理学检查也可见已经闭锁的毛细血管遗迹，管壁呈裂隙状，结构似正常血管，无明显扩张畸形（图13-4-20）。

由于第一代光敏剂治疗后患者亦需避光1个月，血卟啉甲醚（HMME）作为国内自主知识产权的一类新药，商品名海姆泊芬，是一种纯化的单体卟啉，从组织中清除迅速，正常组织光毒性反应极低，避光5～7天即可，与第一代光敏剂比较，HMME具有性质稳定、体内排泄快、皮肤的光敏反应持续时间短、安全性较大等特点，III期临床试验结果显示，注射用海姆泊芬5mg/kg剂量单疗程总有效率为89.7%，总显效率为43.5%，基愈率为11.2%，疗效显著优于安慰剂组（总有效率24.5%，总显效率0.9%，基愈率0.0%）。双疗程总有效率97.4%、总显效率64.0%、基愈率28.1%，双疗程疗效优于单疗程（图13-4-21）。

海姆泊芬在2016年9月正式获得中国CFDA批准，也是目前国际上唯一临床应用于葡萄酒色斑光动力学的二代光敏剂，是目前国内葡萄酒色斑的首选治疗，能够获得自然的红斑消退和皮肤质地，同时对于PDL抵抗的PWS，PDT能够进一步促进残留红斑皮损的消退（图13-4-22），显示了极其好的临床应用前景。

表13-4-1 疗效评价

疗效分级	描述
极好（excellent）	病灶基本清除，极少残留
好（good）	病灶明显改善
一般（fair）	部分清除，需要再次治疗
差（poor）	几乎无改变

表13-4-2 不同类型葡萄酒色斑经一次PDT治疗后的疗效

葡萄酒色斑类型	例数	疗效			
		极好	好	一般	差
平坦	82	31（37.8%）	44（53.7%）	7（8.5%）	0（0）
扩张	18	1（5.6%）	5（27.8%）	12（66.7%）	0（0）
其他治疗后	18	0（0）	6（33.3）	10（55.6%）	2（11.1%）
总计	118	32（27.1%）	55（46.6%）	29（24.6%）	2（1.7%）

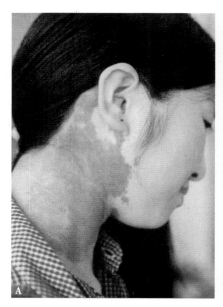
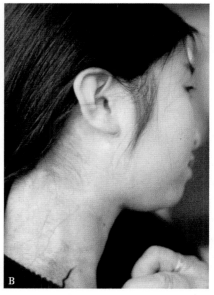

图 13-4-18　患者女性,青少年,(A)右颈部葡萄酒色斑,为最早使用早光动力学治疗的患者;(B)一次 PDT 治疗后,治疗区域红斑完全消退,随访未见复发

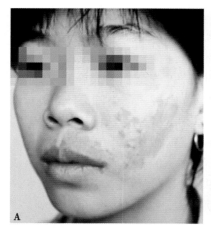
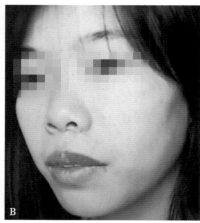
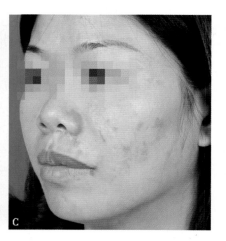

图 13-4-19　患者女性,成人,(A)左面部三叉神经 V2 皮区葡萄酒色斑;(B)1 次 PDT 治疗后,治疗区域红斑完全消退,皮肤质地无改变;(C)18 年后随访,见散在红斑复发

总之,葡萄酒色斑的光电治疗应尽早开始,一岁以内的婴幼儿以脉冲染料激光治疗为主,如红斑皮损不能消退,后续选择光动力学治疗。对于一岁以后的患者,可直接选择光动力学治疗。成人患者,如病灶未增厚,同样也首选光动力学治疗,如病灶已增厚,可选择穿透更深的长脉宽 Nd:YAG 激光或翠绿宝石激光,待病灶平坦后,再继续更换光动力学治疗或脉冲染料激光治疗。但随着年龄的增大,少部分患者出现的严重外观畸形需要借助整形外科的手术,来改善畸形外观。

(二)新生儿红斑

新生儿红斑(naevus flammeus neonatorum)为最常见的婴幼儿血管性疾病,又被称为鲑鱼斑(salmon patch)、鹳咬斑(stork bite)、项背红斑(erythema nuchae)、天使之吻(angel's kiss)。新生儿红斑也归属于浅表毛细血管畸形,但其病程特征完全不同于葡萄酒色斑,会随着年龄增长逐渐变淡。

新生儿红斑临床表现为浅粉红色至红色斑片。与葡萄酒色斑相比,新生儿红斑具有特征性的分布,面部新生儿红斑的典型部位位于前额、眉间、

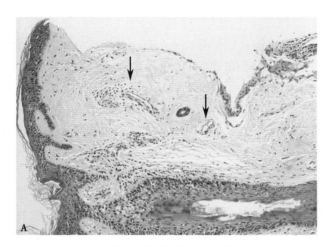
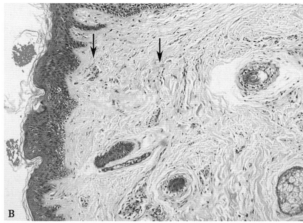

图 13-4-20 A. 少量未消退的残余病灶的组织病理学表现可见真皮层内轻度扩张的小血管；B. 完全消退区可见血管呈现裂隙状结构，无明显扩张畸形

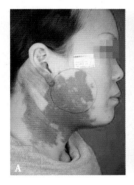
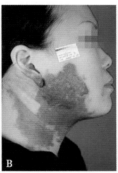
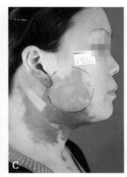
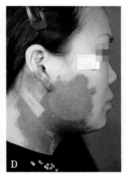
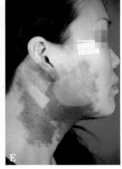

图 13-4-21 患者女性，成人，38 岁，（A）右面部 V3 区葡萄酒色斑，病灶紫红色、略增厚，黑色记号笔标记为 PDT 治疗区，未接受任何治疗；（B）经 532nm 激光（功率密度为 90mW/cm²）PDT 治疗 20 分钟后第 4 天，可见病灶呈暗紫色；（C）第一次 PDT 治疗后 2 个月随访，可见病灶颜色消退约 50%；（D）同一治疗区经第二次 532nm 激光（功率密度为 90mW/cm²）PDT 治疗 20 分钟后第 4 天，可见病灶略暗伴有少许黑点；（E）第一次 PDT 治疗后 2 个月随访，可见病灶颜色消退约 80%

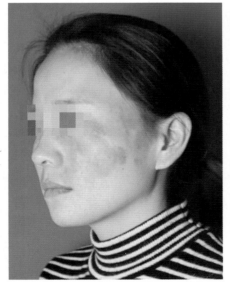
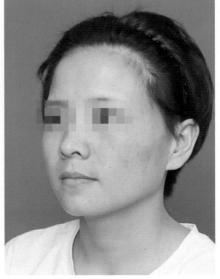

图 13-4-22 患者女性，成人，35 岁，左面部葡萄酒色斑，经 3 次 PDL 治疗后无效，采用 HMME-PDT 治疗 2 次，左面部红斑基本痊愈，未出现不良反应

上睑、鼻部、上唇，被美好地称为"天使之吻"；枕项部中线区域的新生儿红斑被流行地称为"鹳咬斑"；偶尔位于头皮顶部和腰骶部（图13-4-23）。

通常新生儿红斑无需治疗，大多数面部新生儿红斑在1～2岁时可自行消退。但超过2/3的病例额部线部位的红斑未能完全消退。项背部的新生儿红斑相较于前面部的红斑消退缓慢，在许多成人中存在，但不会随着年龄的增加而出现病灶的增厚。如果红斑未能完全消退，对激光的光热作用的反应也很好，可采用脉冲染料激光进行治疗，通常比葡萄酒色斑疗效更好（图13-4-24）。

（三）毛细血管扩张

毛细血管扩张（telangiectasias）为皮肤或黏膜上扩张的小血管，可以表现为线状、放射性状、点状等外观。原发性毛细血管扩张并无伴随皮肤疾病或系统性疾病，但大多数的毛细血管扩张为获得性的，或是许多皮肤疾病的一个表现。原发性毛细血管扩张绝大多数为散在发生，少数仍可见良性遗传性家族史。

毛细血管扩张的主要表现属于血管畸形中的毛细血管病变。广义的毛细血管扩张由片状的网状毛细血管构成，可进行性扩展至大范围体表区

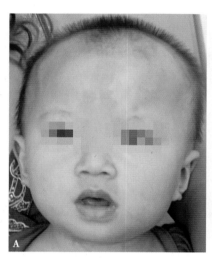
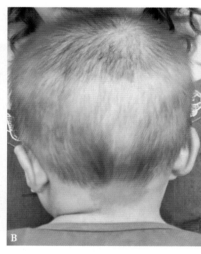
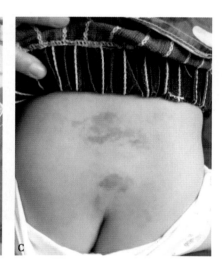

图 13-4-23　同一患儿新生儿红斑的分布区
A. 面部红斑典型分布于额部、眉间、上眼睑、鼻部、人中、上唇；B. 项部红斑累及头顶及枕部；C. 同时合并腰骶部红斑

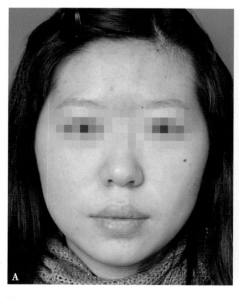
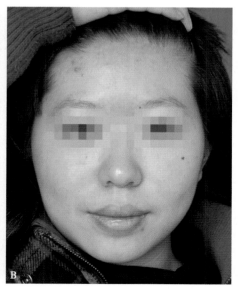

图 13-4-24　患者女性，23岁，（A）额部中线部位的新生儿红斑至成年未完全消退；（B）使用595nm脉冲染料激光治疗1次，可见红斑显著消退

域。广义的原发性毛细管扩张可以发生于任何年龄且无明确病因，曾被报道为常染色体家族显性遗传。儿童时期的毛细血管扩张需做全面评估排除继发性毛细血管畸形，如结缔组织性疾病、着色性干皮病、皮肤异色病、毛细血管共济失调性扩张。

面部毛细血管扩张是一种以肉眼可见的毛细血管扩张及皮肤泛红为特征的血管性疾病，给多数患者带来美容性烦恼。

扩张的血管直径从 0.1～1mm 不等，根据扩张血管的外观不同，毛细血管扩张可分为线型、树枝型、蜘蛛型和丘疹型。面部毛细血管扩张多见于肤色白皙的女性，好发于鼻翼、鼻部及面颊中部，是皮肤光老化及玫瑰痤疮的重要表现之一。其发病机制尚不明确，通常认为在缺氧、激素、化学物质、感染、物理因素等多种因素的影响下，通过释放或激活血管活性物质，导致毛细血管新生或扩张。面部毛细血管扩张不仅影响美观，还给患者带来不适感，因此探索安全、有效的治疗方法至关重要。

面部毛细血管扩张的临床治疗不断出现新的技术和方法，如外用药物、系统用药、电外科手术、硬化治疗和激光治疗等。近年来，不断发展的光电治疗技术由于其临床疗效好、创伤小、安全性高，已被广大患者所接受。

如同毛细血管畸形，原发性毛细血管扩张主要治疗是脉冲染料激光。对于一般表现为细丝线状

及蜘蛛状面部的毛细血管畸形，在 2～3 次 595nm 脉冲染料激光治疗后即可清除（图 13-4-25）。使用长脉宽治疗（>6ms）可避免术后紫癜反应，但术后疗效较局限。使用多个脉冲叠加治疗的技术被认为可以获得更好的疗效。使用波长更长的 1 064nm Nd:YAG 激光可能可以治疗更深部的血管，但可能增加瘢痕及溃疡的风险，适用于点状毛细血管扩张的治疗（图 13-4-26）。对于大面积的毛细血管扩张，也可采用 IPL 进行全面治疗，可避免 PDL 治疗后的光斑不均匀（图 13-4-27）。

（四）静脉畸形

静脉畸形（venous malformation，VM）是一种较为常见的先天性静脉发育畸形，可发生于身体各个部位，对于浅表皮肤或者黏膜部位的静脉畸形，激光治疗可作为首选。

1. 长脉宽 1 064nm Nd:YAG 激光　对于皮肤或黏膜浅表的静脉畸形，首选长脉宽 1 064nm Nd:YAG 激光进行治疗，其穿透深度可达 4～6mm，因此能有效作用于浅表病灶。血红蛋白是主要的靶基，以去氧血红蛋白为主，受热时可诱导高铁血红蛋白的形成。高铁血红蛋白对激光具有最高的吸收率，因此蓝色病灶的疗效往往优于红色病灶。脉宽选择在 7～8ms 时，治疗时不会出现明显的血管爆裂和紫癜，能观察到病灶即刻凝固收缩，治疗后局部组织不出现萎缩。通过多次的激光治疗，能有效清除浅表病灶，获得正常皮肤（图 13-4-28）或黏膜（图 13-4-29）外观，同

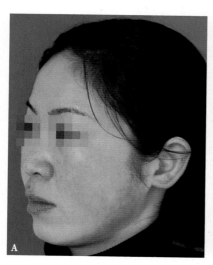
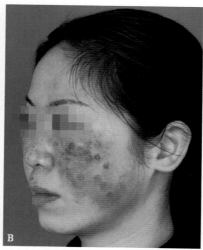
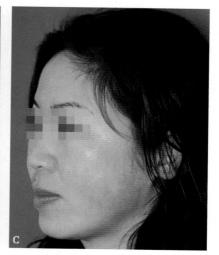

图 13-4-25　A. 面部毛细血管扩张，呈线状和弥散性红斑；B. 采用 595nm PDL 治疗，7mm 光斑，1.5ms，能量 10～11J/cm²，即刻可见紫癜反应；C. 治疗后 2 个月随访，毛细血管扩张改善

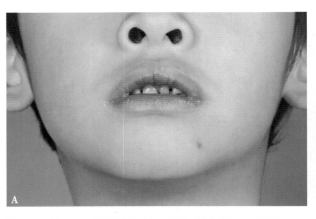
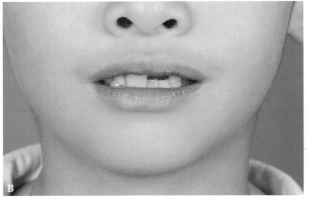

图 13-4-26 A. 颏部毛细血管扩张，呈点状；B. 采用 1 064nm Nd:YAG 激光治疗，5mm 光斑，10ms，能量 200mJ/cm²，治疗后 5 个月随访，毛细血管扩张清除

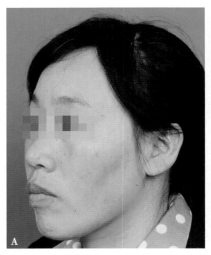
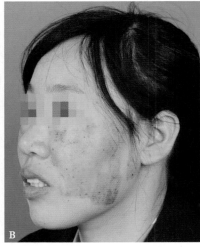
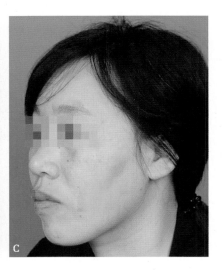

图 13-4-27 A. 面部毛细血管扩张，呈线状和弥散性红斑；B. 采用 IPL 治疗，560nm，8ms，能量 20～22J/cm²，治疗后 2 天，可见皮肤发红，局部散在薄痂；C. 治疗后 2 个月随访，毛细血管扩张改善

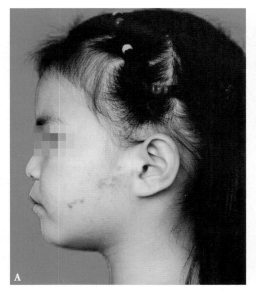
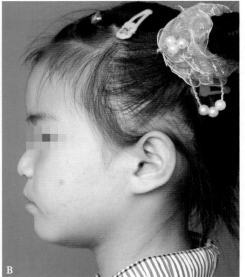

图 13-4-28 左下颌皮肤浅表静脉畸形，经长脉宽 1 064nm Nd:YAG 激光治疗 3 次，浅表病灶完全清除

时也能减少血管内硬化治疗造成皮肤损伤，也可以为手术治疗提供完好的皮肤，达到美容性外观（图 13-4-30）。

2. **连续性激光** 对于黏膜的静脉畸形，比如腔道内黏膜甚至眼结膜内病灶，可选择连续性激光如 Nd:YAG 激光、半导体激光进行治疗，可以高效清除病灶，减少黏膜破溃出血风险（图 13-4-31、图 13-4-32）。对于舌体的巨大病灶，同样可采用连续性激光进行腔内治疗，经少量治疗次数即可缩小病灶（图 13-4-33），减少硬化治疗的次数。

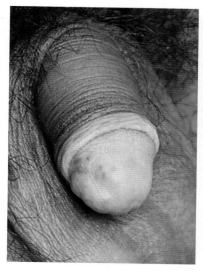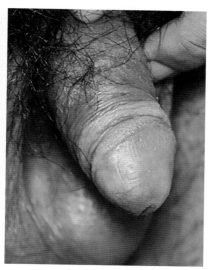

图 13-4-29 龟头黏膜浅表静脉畸形，经长脉宽 1 064nm Nd:YAG 激光治疗 4 次，浅表病灶完全清除，龟头外形保留完好

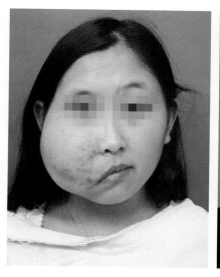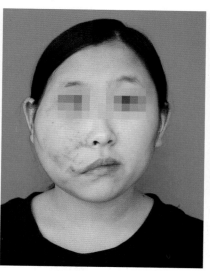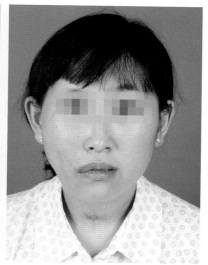

图 13-4-30 右面部巨大静脉畸形，深部病灶血管内无水乙醇硬化治疗，浅表病灶进行长脉宽 1 064nm Nd:YAG 激光治疗，深部病灶缩小，浅表皮肤恢复正常外观，达到美容性治疗目的

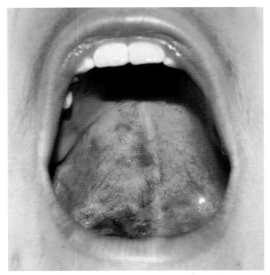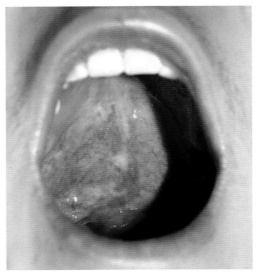

图 13-4-31　口腔上颚部黏膜静脉畸形，使用连续 1 064nm 激光治疗 2 次后，病灶大部消退，减少黏膜出血风险

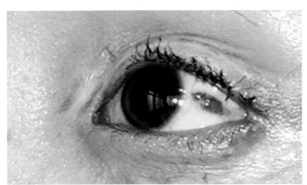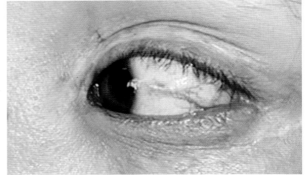

图 13-4-32　左眼巩膜、下睑静脉畸形，使用连续 1 064nm 激光治疗 1 次后大部消退，未产生眼球损伤

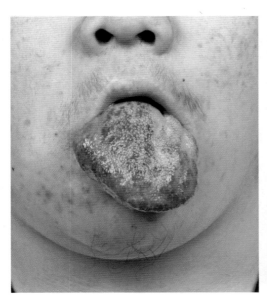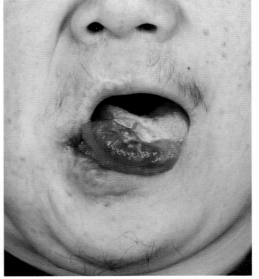

图 13-4-33　舌部巨大静脉畸形，使用连续 980nm 半导体激光治疗 2 次后，病灶明显缩小，恢复正常进食功能

（林晓曦　马　刚）

第五节　光电技术在面部年轻化及身体塑形中的应用

一、人体成长与衰老

人体从出生、成长、成熟、衰老到死亡，是生命周期的必然过程。生命进程要经受基因、经历、疾病、环境等多种因素影响，既可因心神愉悦、饮食无忧、环境舒适、精于保养，使身体健康、容貌靓丽；亦可因精神抑郁、营养不良、疾病缠身使衰老加速，尽显苍老。

人类用来抵御衰老的方法有多种，自古就有炼丹成仙的美丽传说，到了近代，科学技术的发展，使人类可以更加客观、科学地看待衰老与抵抗衰老的辩证关系，更加注重利用科学技术的进步，研究、发现延年益寿的方法。现代科学，使人类能够通过改善工作环境、提高生活质量、改善健康状态、甚至能够使用修改致病基因技术延长生命。抗衰，由内而外，已然成为社会的热点话题与需求。

进入 21 世纪，借助光电技术，使自己的身体发生改变，让年轻、美丽的容貌与形体得以延续，让丑陋的外观得以改善，让衰老的皮肤变得年轻，这些都已成为现实生活中实实在在发生的事情。

借助光、电等物理能量和技术抵抗面部与身体因衰老产生的外在变化，用美营造我们的生活，这是现代科学技术给我们人类带来的福利，是人类在长期与衰老抗争过程中寻找出的科学方法。

二、光电技术在面部年轻化中的应用

（一）皮肤衰老

1. 皮肤衰老的原因　皮肤衰老是一个复杂过程，可分为内源性老化（intrinsic ageing）和外源性老化（extrinsic ageing）。前者受基因等人类遗传物质控制，表现为随年龄增长，全身各系统、器官，不可逆转的自然衰老；后者指人体在成长过程中遭受环境、疾病等周边因素影响，涉及因素复杂，是辅助的老化进程。每个人因经受的外源性老化因素不同，使人体老化在似有天命的大趋势下，表现出显著的个体差异。生活中，人的皮肤与外界接触紧密，衰老表现出现的最早、形式也最复杂。

2. 头面部衰老的临床特征　人体头面部形态，是人体存在、辨识的最重要部分。年轻时，头面部各器官比例大小适度，搭配均匀，各突起的骨性结构表面软组织包被，厚度均匀、富有弹性，外观圆润；表面的皮肤，无论肤色，均富有质感，光洁、细腻、润滑。

25 岁以后，人体骨性支撑结构开始萎缩，表面被覆组织出现松弛、移位，骨性结构与肌肉附着点变得凸出，韧带松软、脂肪细胞缩小、皮下脂肪减少、脂肪囊移位。皮肤也开始逐渐萎缩、变薄，病理改变为胶原减少，真皮变薄，细胞外基质中的透明质酸减少，细胞器功能下降。皮肤组织学变化，使其逐渐干燥、变薄、弹性下降、出现细小皱纹与松弛下垂。皮肤因日光照射性损伤，可出现色素沉着性色斑、脂溢性角化、毛细血管扩张等病理性改变，同时变得粗糙，毛孔增大。

头面部衰老进程中，除皮肤发生改变外，面型以及面部结构的平坦程度也在发生同步变化。头颅借助地心引力的长期持久作用，面型逐渐变窄、加长。面部软组织可因皮下脂肪减少、移位与重新分布，使头面部颅骨、眉骨、颧骨等骨性隆凸部位表面及周边，隆起更加明显，而周边，尤其是下方，比如双额外侧部、颞部、面中部、颊部等都出现了程度不等的软组织凹陷。

（二）光电技术在面部年轻化中应用的原理及病理变化

在面部年轻化治疗中应用的光电技术，通常有激光、射频、超声等多种能量源。几类能量源，在波长、频率、使用方法、组织效应等方面各自特点。同时，面部皮肤老化也有皱纹、松弛、干燥、脂溢性角化、毛孔粗大等多种临床表现。因此，光电技术在面部年轻化中的应用，其实是一个比较庞大、复杂的学术内容，本节受篇幅限制，只能选择在面部年轻化光电治疗中与最常见症状皱纹、松弛治疗相关的治疗技术进行简单介绍，供学习、参考。

1. 激光　在生物医学领域，激光与生物组织作用后，可引发组织产生光热、光机械、光化学、光刺激等生物效应。在医疗美容领域，激光治疗主要是利用光热效应。

激光作用到皮肤后，组织中的蛋白、色素、血红蛋白、水等成分都会吸收激光能量，不同成分对同一波长激光的吸收能力不同，同一成分对不同波长激光的吸收能力也存在差异。紫与紫外谱段光子能量较高，被生物分子吸收后，能使靶粒子发生跃迁，由基态跃迁到激发态，活跃的激发态粒子可通过碰撞引发动能转化，碰撞生热；红外谱段光子能量相对较小，靶粒子吸收光子能量不足以产生跃迁，但可转化为生物粒子的转动能和振动能，增强生物分子的热运动，引发吸收热现象，提高受照组织温度。产生的热量，依据温度高低，可使皮肤发生热致红斑（45℃以下）、热致凝固（72℃以上）、热致沸腾（100℃及以下）、热致炭化（300～400℃）、热致燃烧（500℃以上）和热致汽化（千度以上）等效应性改变。

在面部年轻化治疗过程中，医生根据患者面部皱纹、皮肤松弛的程度，以及以往积累的治疗经验，可使用激光设备，调节输出功率或能量，利用适宜光热效应，使皮肤受热充血、肿胀、真皮胶原蛋白收缩，即刻减轻、消除皱纹；大面积蛋白收缩，可使皮肤整体向深部肌肉、骨骼方向包裹，产生紧致、提升的效果；当真皮温度达到60℃时，变性蛋白可诱发组织修复反应，在未来一段时间增加蛋白表达，使真皮增厚的效果进一步加强。

2. 射频 射频（radio frequency，RF），又叫射电，是射频电波的简称。射频的频谱范围从75KHz到3 000GHz，临床使用的射频手术刀的工作频谱通常位于几百千赫，无创美容射频治疗仪的工作频谱则为几到几十兆赫。

射频技术于1864年面世，20世纪80年代末才开始用于人体深部器官的临床手术与治疗，出现了多种射频手术刀与治疗仪。1999年，美国FDA批准将射频技术用于美容治疗，才使单、双极等射频治疗技术在美容治疗领域推广。

临床常用的有创射频治疗仪的频率多位于低频（30～300KHz）、中频（300～3 000KHz）；无创美容射频治疗仪的频率多位于高频（3～30MHz）。当射频通过人体时，人体作为导体，各种带电粒子会随射频电流的电极变化产生剧烈运动与碰撞，产生电热效应。根据射频电流的强度与流动方式，可产生不同的温度，造成组织细胞产生变性、凝固、坏死等多种组织反应。

无创单、双极射频治疗仪在美容外科主要用于面部皮肤收紧与改善皮肤质量。大量基础研究与临床应用报告显示，皮肤经射频治疗后，I型胶原mRNA的表达比未治疗组明显增高，电热作用使胶原蛋白收缩，并可诱发新胶原蛋白生成。

3. 超声 声波是机械振动波，可借助气体、液体、固体等介质传播，频率高于20 000Hz，称为超声。超声的传导能力依赖介质的密度，密度越高，传导速度越快。超声作用于生物组织，组织吸收能量，分子、细胞运动加剧，通过摩擦、碰撞产热，热效应是超声作用的基本方式。

在面部年轻化治疗中使用的超声，换能器多采用聚焦方式输出能量。这种换能器可使声波能量聚焦在焦点（或焦域），使局部高密度能量造成组织升温，根据需要达到70℃左右。通常而言，换能器的焦点（或焦域）位置，是由换能器设计、制造环节确定好的，但换能器使用不同频率，焦点（或焦域）的位置能发生改变。

面部由浅入深，有皮肤、皮下、表情肌、固有肌、骨膜与骨骼几个基本层次，从皮肤到骨膜，纵向分散分布有树突状纤维组织，贯穿各层，将组织衔接成整体，使深部肌肉运动，尤其是表情肌运动能够带动皮肤产生表情。聚焦超声面部年轻化治疗正是利用了这一结构特点。

面部年轻化治疗中使用的微点聚焦超声，根据面部解剖数据，治疗手具的焦点（或焦域）位置，通常聚焦在：①真皮深层与皮下组织浅层；②皮下脂肪层；③面部表情肌层（面部浅表肌腱膜系统，superficial muscular aponeurosis system，SMAS）三种。其中，应用最多的是第三种，聚焦在SMAS层者，使用目的是借助焦域高温，造成表情肌蛋白变性、凝固、收缩，继而借助纤维连接结构带动面部皮肤同步移位，产生面部皮肤提升的效果。焦域深度设计在皮下脂肪层者，既可通过温度造成脂肪组织内穿行的纤维连接机构受热收缩，也可通过温度破坏脂肪细胞，产生皮肤紧致与瘦脸的效果。焦域深度设计在真皮深层与皮下组织浅层者，主要目的是使真皮胶原蛋白受热收缩，紧致皮肤、减少皱纹。微点聚焦超声多层次面部应用的综合效果是减皱、紧肤、提升，实现面部年轻化。

4. 强脉冲光 强脉冲光是非相干光，不是激光。最常见的氙灯，可辐射出350～1 200nm光谱的光能。人体皮肤，含有色素、血红蛋白、水等成分，每种成分都有对应的吸收光谱。采用多波长强光照射皮肤时，每种色基就会从复合光中选择性吸收其中能够强吸收的对应波长光能，根据能够吸收光能的强度，产生像激光近似的效果，比如脱色、脱毛、清除表浅血管等。强光的能量分布在较宽的光谱范围，不像激光的能量分布，相对分布光谱范围窄，因此，强光不像激光更易获得高峰值功率。不同氙灯光谱能量分布不同，因此作用于同一组织，可表现出吸收差异，临床使用不同强光治疗，可获得不同适应证。

1999年，Bitter在使用PhotoDerm（VascuLight）治疗时，发现强脉冲光还能减轻、消除浅表皱纹，就此提出"光嫩肤"概念，由此临床增加了强脉冲光面部年轻化的治疗项目。

强脉冲光和激光的能量释放方式都是光子，两者与皮肤组织的作用机制相近，但强脉冲光光谱宽、峰值功率低，脉宽可调范围小，临床可产生光热作用与光刺激作用。病理生理表现是，根据组织温度升高的等级，可导致皮肤细胞内酶活性提高，醣原、蛋白合成增强；毛细血管扩张，局部充血；胶原纤维和弹力纤维可发生变性、再生等生物效应性。临床表现是，皮肤产生轻度反应性水肿，真皮增厚，皮肤保水性增强，纹理改善，皱纹减轻。

近年，随着氙灯制作水平的提高，灯管中加入特殊发光物质，可使某些特定波长光谱位置输出能量增高，满足靶色基临床选择性吸收治疗的需要。由此生产出的窄光谱强光，可在满足疾病治疗的同时，减少无效光谱能量对皮肤的伤害。

（三）光电技术在面部年轻化中的应用

临床有多种物理方法可开展面部年轻化治疗，常见有激光、射频、超声。本单元将根据能量源作用到皮肤后的组织反应，分为有创、微创、无创几种类型，选用临床常见治疗方法简要介绍。

1. 有创面部年轻化治疗 专用于面部皱纹、紧肤与提升的有创光电治疗设备，早期是扫描气化（剥脱）型激光，包括二氧化碳（波长10 600nm）激光与铒（波长2 940nm）激光。

（1）扫描超脉冲CO_2激光面部年轻化治疗：二氧化碳激光，波长10 600nm，靠组织中水吸收，吸收率高，具有较高组织凝固、气化性能。传统CO_2激光是连续输出，采用陶瓷或射频激光管后，可输出峰值功率500mJ、脉宽600～1 000μs、光斑直径3mm的超脉冲激光。借助扫描器，可将激光光束由点持续照射改变为面照射，并使面上激光能量分布均匀一致。超脉冲激光与扫描器的组合使用，解决了面部皮肤浅层气化的均匀度问题，实现有创面部年轻化治疗的目的。

扫描超脉冲CO_2激光面部年轻化治疗，就是使用超脉冲CO_2激光，借助扫描器，在表皮层，根据需要，进行逐层气化剥脱。尽管二氧化碳的水吸收率较高，但仍有部分能量可以传导到真皮深层，吸收后转化为热能，引起真皮胶原收缩，据统计，收缩幅度可达30%。由于创面下皮肤生发组织广泛存在，使创面能够在无瘢痕形成状态下，在经过收缩的创面上，用1～2周时间愈合。术后，皮肤经短暂红斑期、皮肤老化期，转化为紧致、皱纹明显减少或消失、鲜嫩、光滑、肤色与肤质更显年轻的面部状态。

扫描超脉冲CO_2激光面部年轻化治疗，在欧美浅肤色人种的临床实践中，除对创伤修复过程的诟病外，获得了比较正面的评价与认可。此项技术，曾于20世纪90年代中后期进入我国，临床治疗效果学界比较认可，但术后过程，特别是黄种人的沉着问题，影响了该项技术的深入使用。目前临床已更倾向于通过无创技术开展面部年轻化治疗。

（2）扫描超脉冲Er:YAG激光面部年轻化治疗：铒激光，波长2 940nm，组织水吸收率比CO_2激光高约30倍，是激光中组织水吸收率最高、气化能力最强的激光器。

Er:YAG激光的水吸收率高，组织吸收强，光在组织中穿透浅，气化强烈，创面基底凝固层厚度通常少于10μm，因此创面深层凝固带厚度过薄，无法封闭血管，创面有渗血。铒激光面部年轻化治疗，表皮气化与换肤功能好，创面愈合时间比二氧化碳激光明显缩短，术后色素增生反应也轻。但水吸收率过高，会影响穿透深度，因此气化型铒激光在紧肤、提升效能方面不如二氧化碳激光。

2. 微创面部年轻化治疗 面部皮肤在有表皮细小破坏、真皮受热收缩状态下，可产生皱纹减轻或消失，皮肤收紧的效果。目前，针对面部皱纹、松弛，采用微创治疗的光电类仪器有激光和射频，其中，以微针射频和点阵二氧化碳激光临床使用最多。此外，还有点阵铒激光、高能量1 550nm 附近的半导体或光纤激光器等设备，均具有微创除皱效果，但强度弱于上述两种产品，限于篇幅，这里不再赘述。

（1）微针射频：射频在流经皮肤时，需克服皮肤电阻产热，根据输出功率或能量的高低，升高不同温度，导致流经组织细胞发生变性、凝固、坏死等组织反应。当真皮温度达到 50～60℃，真皮胶原受热收缩。蛋白变性可诱发炎症修复反应，增加蛋白表达。微针射频通过针的微创组织穿刺，借助金属导体，将射频能量直接导入到皮肤内部，根据需要，调整针刺入深度，将热能作用在真皮浅层、深层，甚至皮下脂肪层。

微针，直径约百微米，传导射频产热，组织受热的变性、凝固厚度通常小于 450μm，形成的创面能快速无痕愈合。微针既可使用单针，也可使用多针，针长通常 3～5mm，根据需要可以调整。微针还可分为裸针和护套针两种，前者针体全部为金属，与皮肤接触部分均可导电，产生的电热效应，贯穿针体全长；后者针体大部涂有绝缘材料，仅针尖裸露金属，产生的电热效应只限于针尖位置，针尖穿刺到哪，电热反应就发生在哪，可加热的组织体积小。

使用微针射频作用面部皮肤，电热效应使表浅皱纹消失、皮肤紧致，疗效维持可达半年，是目前面部年轻化治疗的重要微创手段之一。

（2）点阵超脉冲 CO_2 激光：基础研究发现，将超脉冲 CO_2 激光光束直径，调到 100～500μm 时，气化创面的愈合规律与大于这一直径的同类激光不同，创面可接受更高能量，但创口愈合时间却明显缩短，且能达到近乎无瘢痕愈合的效果。根据上述发现与后续研究，2003 年，Huzaira M 等提出局灶性光热作用理论。市场上出现大量不同波长与输出方式的点阵激光器。

点阵激光根据水吸收率的高低，以及与皮肤作用是否产生气化，大致可分为气化剥脱型与非气化剥脱型两类。气化型点阵超脉冲 CO_2 激光照射皮肤后即刻形成的损伤灶，中央为气化区，深达真皮，周边为凝固区，呈环绕的带状，凝固带

内胶原收紧，形成治疗中肉眼可见的皮肤向治疗区中心收缩的现象。2 天后，微损伤灶完全被内陷的表皮取代。7 天后，碎屑大部分脱落，真皮内梭形细胞数量显著增加，成纤维细胞增多。治疗后 1 个月，微表皮坏死皮屑被正常角质层取代。治疗后 3 个月，微损伤灶消失，完成表皮再生、真皮重塑、蛋白收缩、表浅皱纹消失、皮肤紧致的临床治疗过程。

应用点阵超脉冲 CO_2 激光实施的面部年轻化治疗过程，经过十几年的临床应用，疗效确实，整体效果稍弱或接近扫描超脉冲 CO_2 激光面部年轻化治疗，治疗便捷、手术创伤小、创面恢复时间短、术后色素增生发生率低、患者接受度高，在微创面部年轻化治疗手段中，是一种可以接受的技术。但近年，受无创面部年轻化治疗技术发展的影响，选择该项治疗的患者群体在逐渐减少。

3. 无创面部年轻化治疗 无创面部年轻化治疗，技术手段较丰富，激光、射频、超声、强脉冲光设备均可实现这类操作，是面部除皱、紧肤、提升等年轻化治疗最常用的治疗方法。与有创、微创操作类设备比较，主要变化是应用的操作手具特点不同，设备输出的功率（或能量）密度更低，或者具有冷却等辅助条件，使被操作表皮不会产生气化、炭化、坏死等病理性变化。无创操作过程中，组织内积累能量，在组织致死剂量之下，单位时间内能量积累越高，热效应越强，产生的组织效应越明显，与年轻化治疗相关的临床改变往往越好。

激光类设备，波长、输出模式较繁杂，多以脉冲方式输出，既有为降低能量密度而采用的平板式接触模式治疗手具，也有为提高能量密度而采用的点阵模式治疗手具。各种设备波长、脉宽、强度、水吸收能力、治疗模式不同，治疗后对应除皱、紧肤、提升效果以及疗效维持的时间长短也不同，因本节篇幅无法一一讲解，感兴趣的读者可以更深入地研究各种科研资料。根据脉宽分类：有微秒级的 1 550nm 半导体激光、1 540nm 铒玻璃激光、1 656nm 光纤激光、1 064nm 固体激光、1 927nm 铥激光、2 940nm 铒激光等；有皮秒级的 755nm 聚焦点阵、1 064nm 聚焦点阵等。宽泛的说，目前临床使用的、具有一定强度的各种无创激光器，例如纳秒激光、毫秒激光，在面部治

疗过程中也可产生除皱效果,都有相关临床文献报告。

射频类设备,同样种类、品牌繁多,是目前面部年轻化治疗最常用的器械。限于篇幅,无法逐一介绍。只做几点提示,供参考:①通常而言,单位时间、单位体积组织接收的射频能量越高,组织反应越明显,因此在相同能量密度治疗条件下,定点操作,临床疗效可能比滑动操作明显,但患者疼痛与并发症发生风险更高;②面部接受治疗的实际面积越大,产生紧致、提升效果可能越明显;③皮肤冷却可以增加射频在皮下组织发生热效应的深度;④单极射频负极板的放置位置,可影响电路电阻的分布,临床治疗,同一操作者,负极板的放置位置应相对固定。

微点聚焦超声无创面部年轻化治疗,本节前面已介绍过原理,这里同样仅提示几点,供参考:①聚焦超声在组织内的治疗靶点叫焦域,不是一个点,而是具有一定大小的体积,通常高 $1\sim1.5mm$,直径约 $1mm$,呈圆柱状,换能器的工艺误差,可使形态产生变化,因此每个治疗手具的焦域形状也会发生微小变化。②焦域中心温度,不应超过 70℃,因为高于 $70\sim75℃$,蛋白就会发生热凝固。但临床常会发生因操作不当导致皮肤烫伤与溃烂,说明焦域温度高于蛋白热凝固温度的情况存在,应小心使用。③由于焦域的存在,使用者要清晰地知道治疗靶组织的解剖特点以及靶部位周边的重要解剖结构。④治疗前使用超声辅助检测表情肌层深度,通过规范操作使治疗手具与皮肤贴实,可有效减少并发症。

三、光电技术在身体塑形中的应用

在整形外科的发展历程中,对形体美的研究与实践,一直占据重要位置,有关体形雕塑手术、微创与无创减脂塑身治疗一直吸引着方方面面人士的关注。

1. 脂肪与肥胖　脂肪是人体重要的组织结构,是能量储存库。人生不同阶段,脂肪占体重比例不同,出生时,约为17%;进入青春期,脂肪发生表型变异,男性约占10%,女性可达20%;成年后,男性通常为15%～20%,女性则是25%～30%。

脂肪可分白色与褐色两类。白色脂肪细胞可产生瘦素,瘦素水平的高低与肥胖程度成正比。

褐色脂肪细胞主要功能是调控体温,是减肥药物治疗的重要靶目标。

人体脂肪多位于皮下,通称皮下脂肪,分三层,皮下脂肪浅层(superficial adipose tissue,SAT)、浅筋膜和皮下脂肪深层(deep adipose tissue,DAT)。

浅层脂肪来自外胚层,紧靠皮肤,可随皮肤移动,易合成、储存和分解,属于代谢性脂肪。浅层脂肪的特点是内含大量纤维,呈隔状将脂肪分成多边形小叶。浅层脂肪就位于真皮与中膜层之间的纤维隔里。纤维隔上与真皮、下与浅筋膜牢固结合。当脂肪细胞肥大时,纤维亦随之拉长,并向两侧扩张,形成中央隆起的团状脂肪。浅层脂肪分布全身,厚度约 1cm,内含血管、淋巴管、汗腺和神经。

浅筋膜层是一层连续的、富有弹力纤维的纤维组织膜。

深层脂肪源于中胚层,位于深浅筋膜之间,主要功能是储存能量,在机体长期饥饿时提供能量。深层脂肪容易合成但不宜分解,属于静止性脂肪。深层脂肪仅在身体的某些部位存在,在腹直肌鞘前方的脐周区域较厚,向外逐渐变薄。其他常见部位包括:股骨外侧、大腿内上侧、上臂的前外与后侧、小腿后部等,而前胸、后背、腹股沟区、臀皱襞、乳房下皱襞等部位均无深层脂肪存在。在人体增肥时,深层脂肪增厚明显,可达正常厚度的8～10倍。吸脂手术主要是吸除深层脂肪,保留浅层脂肪。

2. 光电减脂塑身　减脂塑身手术的发展大致可分三个阶段:第一阶段,从19世纪末到20世纪60年代,主要是采用皮肤脂肪切除术来实现减脂塑身目的。在此阶段,外科医生进行了针对脂肪的微创操作尝试。第二阶段,从20世纪70年代到90年代,社会上出现了脂肪抽吸手术,并在肿胀麻醉技术基础研究成果的支持下得到广泛应用。第三阶段始于20世纪90年代,多种现代科学技术的研究成果应用到吸脂塑形领域,陆续出现了电子辅助吸脂、超声辅助吸脂、激光辅助吸脂、射频辅助吸脂等先进辅助吸脂设备,使减脂塑形技术获得空前发展。进入21世纪,美容外科受微创、无创美容理念影响,减脂塑身技术又陆续加入了微创、无创的现代科技元素与理念,使光电技术与身体塑形结合的更加紧密。

3. 光电身体塑形的代表性项目，原理与应用　光电技术在身体塑形中应用的可圈可点的设备很多，大致可分为两类：一类是有创融脂或吸脂辅助设备，另一类是无创身体塑形设备。尽管在临床效果上后者不如前者成熟，还存在各种各样的技术问题，但无创减脂塑身具有更强的市场号召力，是未来发展的方向。下面仅就几种技术做简要介绍。

（1）超声身体塑形技术：可分为有创的超声辅助吸脂技术与无创聚焦超声融脂技术两类。

1）超声辅助吸脂（ultra-assisted liposuction，UAL）技术：有放置体表或插入皮下两类，均可借助超声振动产生的热效应与机械效应，选择性破碎和乳化低密度的脂肪细胞，达到增加脂肪吸出量、提高效率、减少出血、改善术区平整程度、降低手术并发症的目的。在手术实施过程中，换能器振荡产生的热能还可使手术部位肤下胶原蛋白受热收缩，适度产生皮肤紧致的效果。

2）无创聚焦超声融脂技术：此项技术是使用特殊形状的超声换能器，使超声能量在空间聚焦，通过调节输出功率的高低，破坏在焦点（焦域）的脂肪细胞。融脂类聚焦超声，根据输出能量密度的强度可分为两类。①高强度聚焦超声，能量强度可在焦域处产生空化效应，对局部脂肪组织直接破坏，产生空穴。因治疗部位脂肪减少，达到塑形目的；②热效应聚焦超声，焦域处的超声能量不足以产生空化效应，但60℃以上的高温，同样可造成脂肪细胞膜的破损，同时高温造成焦域处组织受热凝固坏死，形成瘢痕，最终产生身体塑形的效果。这种方法，由于局部温度较高，易产生不适感。

（2）激光身体塑形技术：激光身体塑身技术比较复杂，激光波长选择、组织吸收特点、输出功率高低等都可对脂肪破坏过程产生影响，因此激光辅助吸脂与融脂技术有多个波长、多种原理与治疗模式。

激光身体塑形技术，可粗分为无创减脂技术与微创吸脂辅助技术两大类。前者又有弱激光无创减脂技术、强激光无创减脂技术、脂肪高选择性激光无创减脂技术三种。后者则有介入式水吸收激光辅助吸脂技术、介入式脂肪高选择性吸收激光辅助吸脂技术以及介入式强激光与其他辅助能量联合应用技术等多种形式。其中，脂肪高选择性激光，无论有创与无创设备，基本都处于临床基础研究阶段。

20世纪90年代，Alfelberg发现，激光可以在减少组织损伤与出血的情况下，选择性地破坏脂肪组织，并同步加热胶原使皮肤回缩，产生身体塑形的效果，因此提出激光融脂塑形概念。从那时起，陆续出现1 064nm的Nd：YAG、10 600nm CO_2、980nm半导体等强激光进行有创融脂以及635nm半导体弱激光、1 060nm半导体强激光大光斑与1 064nm的Nd：YAG扫描的无创融脂塑形治疗。

临床在使用光学设备进行无创或有创融脂身体塑形环节上，应用的原理与技术手段不尽相同，所要达到的目的也有较大差异。粗略分类有如下几种：①弱激光无创融脂。2000年，Neira等人在实施吸脂手术前，使用低功率激光对手术治疗区进行无创照射，使用后发现，可以明显提高吸脂手术效率，缩短手术操作时间。美国Erchonia公司由此生产出毫瓦级专门用于融脂的635nm、532nm半导体激光。弱激光无创减脂技术的原理目前尚不十分清楚，通常认为是光的生物刺激作用，激活了ATP系统，导致细胞膜上出现开口，甘油三酯溢出；也有专家认为，上述变化是由于光机械作用。具体原因有待深入研究。②强激光无创融脂。2017年，Decorato等人使用1 060nm半导体激光对皮下脂肪进行无创减脂塑形治疗。他们将具有表面冷却设计的1 060nm半导体激光用特制装置固定在受试者腹部。半导体激光治疗窗为90cm²，输出功率密度为5W/cm²，持续照射25分钟，皮下脂肪治疗温度42～47℃，术后6个月，超声检测皮下脂肪厚度，平均减少18%。脂肪热损伤研究表明，脂肪温度超过43℃，持续15分钟，细胞膜脂质双分子层结构即可丧失完整性，引发迟发性脂肪细胞坏死。③强激光扫描无创融脂。Gasper等借助扫描器，使用具有可变方波技术的1 064nm Nd：YAG激光，对患者面颈、躯干、四肢脂肪堆积部位进行扫描治疗，取得较好效果。此项技术较新，在黄种人应用的具体效果尚在临床研究阶段。④激光辅助吸脂。Goldman发现，在吸脂手术的同时，使用1 064nm Nd：YAG激光，将激光能量经光纤传导照射脂肪组织，可在脂肪中造成隧道，使脂肪细胞融解、脂肪组织中分布的血管凝固、纤维结构以及真皮深层的蛋白可因受热收缩。Badin 使用 980nm 半导体激光，观察到同样的效果。激光辅助吸脂技术在小部位应用时，完全可以抛开吸脂设备，单纯借助穿刺针保护光纤，将光纤导入皮下脂肪层，直接进行脂肪融解。融脂操作完成后，医生采用适度驱赶与挤压操作，就可将部分融解后的脂肪从穿刺孔排出，按吸脂手术方法常规处理创面，获得手术部位的良好愈合与满意手术效果。激光融脂与传统吸脂手术比较具有切口小，出血少，创面小的优点，深受有面颈部等精细塑形要求的求美者的追捧。

（3）射频减脂塑身技术：射频流经人体组织可产生多种效应，利用不同形式的生物效应，就会有不同类型的临床融脂操作模式。在身体塑形方面，主要利用电热效应，根据操作方式又可分为射频辅助吸脂技术、微针射频身体塑形技术、无创射频身体塑形技术三类。

1）射频辅助吸脂（radiofrequency assisted liposuction，RFAL）技术：与前述激光辅助吸脂技术和超声辅助吸脂技术基本原理相同，只是在吸脂的同时将光能与声能换成了电能。吸脂手术的吸脂套管本身就是金属导体，射频能量可借助吸脂套管导入到套管的尖端，通过电热效应导致融脂与纤维间隔和真皮深层胶原的加热，产生目标部位脂肪融解、皮下组织与皮肤收缩的效果。由于单极射频的负极板被设计在吸脂手具外部，联成一体，可以与吸脂套管同步移动，可使电能在正负极间的夹持组织内流动产生作用，因此射频辅助吸脂的融脂位置具有良好定位。

2）微针射频身体塑形技术：与面部年轻化使用的微针结构基本相同，只是针体更长、更粗，导入的射频能量更高。微针融脂的设备目前较少，主要是对针体材料要求较高，能满足针体又长、反复穿刺皮肤针尖不会钝化，同时耐受高功率、大电流、不会因高热发生变形的要求。目前此类技术刚刚面世，还有待深入研究与实践。

3）无创射频身体塑形技术：此类技术一直是基础研究的热点，国际上也出现过一些设备用于无创减脂塑身治疗。由于射频在人体组织中的传导特点，产热部位主要发生在真皮，至多到浅层脂肪，很难对深层脂肪产生作用。因此，目前无创射频身体塑形技术在临床更多用于皮肤收紧，融脂效果有，但较弱。市面上还有一种专用于无创融脂的场射频技术，利用射频侧方进入人体传导，在适宜条件下，电力线可部分流经脂肪的特点，选用适配频率的射频，在脂肪层高效产热，实现破坏脂肪细胞，减脂塑身的目的。

光电技术在面部年轻化及身体塑形中的应用，内容较多，本节限于篇幅，只能简单总结，如需深入研究，请参阅更专业的专注或书籍。

（李文志）

第六节　光电技术在皮肤瘢痕治疗中的应用

（一）光电技术简介

光电技术是基于能量源与组织间产生的光物理学作用（如热、机械、电磁作用）和光生物学作用（如光化学、光生物调节作用），并应用于医学诊断及治疗的技术和方法。瘢痕治疗常用的光电技术主要包括激光、光子及射频（微等离子体）等。由 R.Rox Anderson 教授等提出的两个激光医学发展史上的"里程碑"理论，即选择性光热作用和点阵光热作用，为激光技术在皮肤治疗领域的应用奠定了基础，也是指导光电技术应用于瘢痕治疗的关键性工作原理。选择性光热作用理论是基于不同生物组织对光具有不同的吸收峰值，因此激光能选择性作用于目标靶组织并产生光热作用，对周围组织则没有或仅有很微弱的热损伤。点阵光热作用理论是激光可在皮肤上形成一块有规则、以阵列形式排列的微细小孔的治疗区域，每个小孔直径数十至数百微米，小孔周围为正常的皮肤组织，从而诱导损伤后的组织再生，并避免大面积损伤引起的组织修复反应导致的不良并发症。

（二）临床用于皮肤瘢痕治疗的光电技术及设备

1. 作用于瘢痕组织血管、减少血供为主的光（激光）治疗

（1）强脉冲光及脉冲染料激光：强脉冲光（intense pulsed light，IPL）是一种连续、多波长的非相干性光，采用输出波长为 540/（560～1 200）nm 的 IPL 或窄光谱 500～600nm 的染料脉冲光（dye pulsed light，DPL），均可靶向血管中的血红蛋白并用于选择性治疗；其治疗瘢痕的原理为选择性光热作用，在组织上发挥与激光相似的生物学特性。IPL/DPL 穿透皮肤后可被瘢痕中血红蛋白选择性吸收并产热以损伤血管内皮细胞，从而引起血管闭塞并起到减少瘢痕组织血供的效果，通过减少对瘢痕组织的营养供给，延缓纤维组织增生或促进其萎缩。此外，IPL/DPL 还可以通过光热作用，导致胶原纤维损伤，促进胶原重塑。由于 IPL/DPL 具有波段可选、脉宽可调及能量较 PDL 低等特点，IPL/DPL 不易引起局部皮肤损伤，适合对表皮薄的红斑性瘢痕中管径微小、弥漫或表浅的血管进行治疗；可采用多次治疗的方式对早期红色（充血性）增生性瘢痕进行干预，每次治疗间隔 1~2 个月。但治疗过程中需警惕因剂量过高造成皮肤损伤。

脉冲染料激光（pulse dye laser，PDL），波长为 585nm 或 595nm，是一种经典的用于治疗血管性疾病的激光，其治疗原理同样是以血管内的血红蛋白为靶基的选择性光热作用。普遍认为 PDL 治疗瘢痕的主要机制是以血红蛋白为靶基，选择性破坏瘢痕组织中的微血管，使血管闭塞、内皮细胞变性坏死，从而使瘢痕组织缺血、减少瘢痕营养物质的供给。此外，PDL 还可抑制成纤维细胞的增殖，以及下调结缔组织中生长因子的表达。PDL 多用于红斑性（充血性）瘢痕的治疗，可改善瘢痕色泽、厚度及柔韧性。红斑性瘢痕多为早期瘢痕，其表皮、真皮结构异常，瘢痕表皮菲薄、真皮内血管管径微小、表浅且弥漫，PDL 治疗可针对红斑性瘢痕真皮内弥漫的新生血管。PDL 治疗瘢痕应采用中、低剂量，较高治疗剂量时易造成损伤诱导的瘢痕新生；间隔 1~2 个月可再次治疗，治疗间隔过短、频率过高时易发生色素减退或脱失的现象。

（2）Nd：YAG 激光：可变脉宽倍频 Nd：YAG 波长 532nm 激光（variable pulse width，VPW 532nm）或长脉宽 1 064nm Nd：YAG 激光，波长位于血红蛋白吸收峰值附近，因此，理论上以上激光也可用于充血性瘢痕的治疗，但由于是非特异性作用，其用于治疗血管的安全剂量窗口较窄，使得正常皮肤组织易受到损害。毫秒级脉宽的 532nm 激光可治疗较大管径的血管，但其治疗深度受

限；此外，长脉宽 1 064nm Nd：YAG 激光对血红蛋白产生非特异性热凝固作用，易造成皮肤热损伤。因此，Nd：YAG 激光应用于瘢痕中血管治疗时需采用中低剂量，避免因剂量较高造成皮肤损伤而致新的瘢痕形成。

2. 直接作用于瘢痕组织的激光设备 点阵激光（fractional laser，FL）是激光器传递激光束的一种工作模式，点阵激光技术是一种微创治疗方式。传统激光以片状皮肤为作用目标，但片状热损伤后可形成瘢痕；而点阵激光以规则、均匀排列成阵列的模式在皮肤上打上微细的小孔，将片状损伤区分解成数个微小、三维的热损伤区域，即微治疗区（microscopic treatment zones，MTZs）。点阵激光传输点阵的密度和深度可控，MTZs 在皮肤中形成微柱状热凝固坏死带，因每个微损伤区周围有大量正常组织包绕，损伤区域可完成损伤的快速、安全的愈合。通常来说，在正常皮肤上，直径小于 500μm 的 MTZs 可刺激损伤区域组织通过再生（regeneration）而非修复（repair）的方式完成愈合，避免因热损伤过度导致瘢痕形成，因而被广泛地应用于瘢痕治疗中。点阵激光可通过对组织的剥脱汽化、热凝固及热刺激诱导瘢痕重塑、松解粘连，并改善瘢痕的弹性、功能、平整度及颜色。根据点阵激光在组织上发挥的组织学效应可将其分为剥脱性点阵激光和非剥脱性点阵激光。

（1）剥脱性点阵激光：剥脱性点阵激光（ablative fractional laser，AFL）常见有波长为 10 600nm 的二氧化碳（CO_2）点阵激光和波长为 2 940nm 的铒：钇铝石榴石（Er：YAG）点阵激光。AFL 作用于组织可使组织即刻气化，并引起气化区周围的真皮层受热后胶原收缩，最终可使 I 型胶原和弹力纤维增加，刺激损伤修复及瘢痕重塑。Er：YAG 点阵激光对水的吸收率远比 CO_2 点阵激光高（是二氧化碳激光的 10~20 倍），在组织上产生的剥脱效应更精准，对周围组织热损伤较小，因此组织损伤恢复时间短，色素沉着发生率较低。但 Er：YAG 点阵激光穿透性不如 CO_2 点阵激光强，对真皮层胶原刺激作用较弱，因此更适合于表浅瘢痕的治疗。虽然通过增加剂量或同一部位重叠治疗可增加 Er：YAG 穿透性，但因其缺乏止血作用，可引起皮肤渗血。CO_2 点阵激光穿透深度较深，可有

效刺激真皮胶原纤维增生并促进其重排,但治疗能量密度较高时会出现术后结痂及色素沉着。

(2)非剥脱性点阵激光:非剥脱性点阵激光(non-ablative fractional laser,NAFL)常见的有 1 550nm、1 565nm 波长的铒玻璃激光和 1 064nm、1 320nm、1 440nm 的 Er:YAG 点阵激光。因水对以上波长激光的吸收较 2 940/10 600nm 激光弱,表皮角质层含水量较真皮层少,且激光器手具具备即刻冷却功能,NAFL 治疗后真皮组织只发生凝固性坏死而非气化,且表皮结构保持完整,可减少感染发生的风险。但 NAFL 对真皮胶原的热刺激相对较小,引起胶原收缩及重塑的效应较 AFL 弱,常需要增加治疗次数才能达到与 AFL 相当的疗效。此外,非剥脱性激光并非绝对不引起剥脱,当治疗剂量足够高时也可引起组织剥脱。

3. 临床用于皮肤瘢痕治疗的电(射频)设备 微等离子体(micro-plasma)技术利用射频激发空气中的氮气产生的光和热直接作用于瘢痕组织,并同时产生剥脱和热刺激效应。点阵微等离子技术(fractional micro-plasma radiofrequency technology,FMRT)是一种新兴的、可以调控剥脱效应和热效应比值的治疗手段。可在皮肤表面形成点阵样剥脱性损伤,此技术对表皮产生轻至中度汽化剥脱的同时,能诱导真皮胶原新生和组织重塑。组织学研究表明,与 CO_2 激光相比,FMRT 产生的热凝固带更窄,因而 FMRT 被认为是针对亚洲人皮肤相对安全的光电治疗。无论早期、还是后期陈旧性非增生性瘢痕均可使用微等离子。定点的微等离子治疗可刺激凹陷性瘢痕生长,因此用于治疗凹陷性及萎缩性瘢痕的疗效较好;此外,微等离子也可联合超声药物导入的方法增强其对创伤性瘢痕的疗效。与激光相似,治疗剂量过高也可引起局部损伤过度,并导致瘢痕形成和色素异常。

(三)根据皮肤瘢痕类型及阶段选择不同光电治疗策略

结合当前瘢痕治疗的研究进展以及临床经验,需根据就诊患者的瘢痕类型及分期制订个体化的瘢痕综合治疗方案;治疗手段包括压力疗法、硅酮类外用药物、局部注射、光电技术及手术等。对于具备光电治疗适应证的患者,需依据瘢痕不同表现对其进一步分类从而选择适当的治疗措施。对有明显挛缩畸形或伴有功能障碍的瘢痕,可先通过手术(瘢痕松解术、皮瓣改形、皮片或皮瓣移植等)缓解瘢痕的张力,再进行光电治疗;在瘢痕形成早期进行包括压力疗法、硅酮类外用药物及光电治疗在内的综合治疗,可较好地防治瘢痕增生。

1. 红斑性瘢痕 新生未成熟瘢痕,伴有浅表血管扩张的成熟增生性瘢痕及瘢痕疙瘩均属于红斑性(充血性)瘢痕。该类瘢痕组织内血管管径微小、分布多弥漫、表浅,可呈现表皮结构异常(表皮薄)的特点。针对红斑性瘢痕的治疗一般采用靶向血管的强脉冲光(IPL/DPL)、脉冲染料激光(PDL)、532nm 激光及长脉宽 1 064nm 激光,对瘢痕组织进行所谓的"褪红"处理。目前红斑性瘢痕最常采用低剂量 IPL/DPL 或脉冲染料激光治疗,根据需要可每 1～2 个月进行 1 次治疗;对于伴有明显增生的红斑性瘢痕,则 IPL/DPL 联合 CO_2 点阵激光治疗的效果更佳。(图 13-6-1)

2. 增生性瘢痕 增生性瘢痕由各种损伤累及皮肤真皮深层而引起,瘢痕明显高于周围正常皮肤,局部增厚变硬,可伴有局部组织的牵拉、挛缩畸形及功能障碍。AFL 和 NAFL 均可用于增生性瘢痕的激光治疗,两者可交替进行或同时应用。目前尚缺乏对这两类激光单独用于治疗增生性瘢痕疗效的对比研究。目前的 AFL 和 NAFL 可穿透瘢痕的最大深度分别为 4.0mm 和 1.8mm;AFL 引起的组织剥脱可缓解瘢痕挛缩形成的张力;因此 AFL 治疗增生并伴有挛缩的瘢痕疗效较 NAFL 好。在 AFL 中,CO_2 激光与 Er:YAG 激光相比穿透更深,真皮组织中水对 CO_2 激光的吸收产热可产生更强的胶原重塑效应,同时热凝固作用可有效减少损伤导致的出血。

应用 AFL 治疗增生性瘢痕的一般原则是使用低剂量、低密度的点阵激光,并避免在同一部位同时进行多次的重复治疗,以防止过度的热损伤导致新的瘢痕产生;激光治疗深度可根据瘢痕的厚度进行调整,但使用较高能量脉冲时应相应降低点阵密度以减少发生新生瘢痕的风险;增生性瘢痕一般需要通过多次治疗才能达到理想的疗效,每次治疗间隔 3 个月;根据瘢痕的动态变化,综合应用 IPL/DPL/PDL 及 FL 分别对瘢痕内血管及瘢痕组织进行序贯性治疗,可显著改善瘢痕增生。(图 13-6-2)

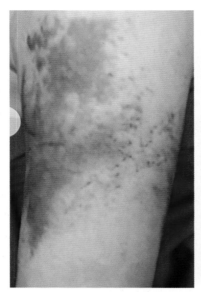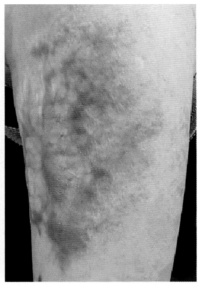

图 13-6-1 烧伤瘢痕 CO_2 点阵激光 + DPL 治疗 2 次后

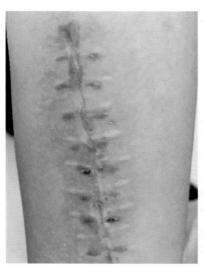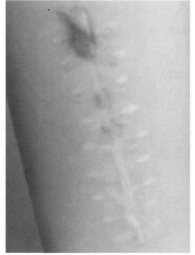

图 13-6-2 增生性瘢痕 CO_2+ DPL 治疗 2 次后

3. 非增生性瘢痕 非增生性瘢痕是由损伤（外伤、手术等）及慢性炎症（痤疮等）等因素导致的真皮胶原和 / 或皮下组织损害后形成的扁平、萎缩或凹陷性瘢痕。该类瘢痕质地坚硬或柔软，平坦或略高 / 低于周围正常皮肤表面；深部可与肌肉、肌腱及神经等组织粘连，导致局部血液循环较差；因表皮薄及反复摩擦破损，可形成慢性溃疡。

非增生性瘢痕治疗的首选是点阵激光（AFL/NAFL）和 / 或微等离子，其点阵式热作用在瘢痕上产生的微小热损伤可以促进胶原新生及重塑，

从而改善瘢痕的质地、外观及功能。然而，不恰当的热损伤刺激会导致新的瘢痕形成，因此，需根据患者情况制订个体化治疗方案。（图 13-6-3）

（四）皮肤瘢痕光电治疗前、后处理原则及并发症防治

多数情况下瘢痕光电治疗前需局部外用利多卡因乳膏进行局麻，必要时可使用全麻。由于光电治疗产生的热能在皮肤组织内蓄积，且皮肤的散热效率低，为避免过度的热损伤、缓解局部疼痛，光电治疗后需即刻进行 15～30 分钟的冷敷，以降低皮肤组织内温度。

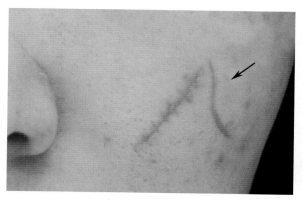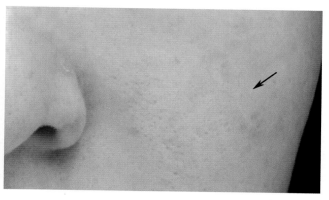

图 13-6-3　面部瘢痕点阵 CO_2 激光治疗 2 次后

虽然瘢痕的激光治疗作为一种物理治疗具有较安全、副作用少的优点，但光电瘢痕治疗后有发生轻微、中等及严重并发症的可能。激光治疗后引起的轻微并发症为治疗即刻出现的灼痛感，可持续数小时到 1 天。中等程度并发症可表现为治疗区红、肿、水疱、渗出、痂皮及紫癜等，通常可持续数天，极少数患者可出现局部感染。针尖样出血为较常见的 AFL 并发症，当结痂、渗出或水疱发生时，需注意保护治疗区以避免感染，待治疗区完全愈合后方可进行下次治疗，因此两次 AFL 的间隔期为 3 个月左右。色素异常是瘢痕激光治疗后常见并发症之一，但适当的激光治疗剂量、即刻的治疗后冷敷及正确的防晒可以有效预防色素沉着；避免光电治疗剂量太高或次数过于频繁可以防止因治疗导致的色素减少和色素脱失。治疗后出现新生的增生性瘢痕是光电瘢痕治疗后可能出现的最严重的并发症，其发生与过高的治疗剂量及频率相关，谨慎选择治疗剂量和治疗范围可明显减少，甚至避免严重并发症的发生。

（姚　敏）

第七节　微等离子体技术在整形美容领域的应用

（一）概述

等离子体是一种处于高解离态的气体，即原子或气体分子失电子后形成的离子化气态物质，因其带正电的粒子数等于带负电的粒子数，所以等离子气体总体上呈电中性。

等离子体技术是一种利用等离子体来获得高温热原的技术，目前已被广泛的应用于医疗行业，例如切除组织、烧灼止血、灭活病毒、转染基因等方面。

微等离子体技术是由以色列物理学家 Ziv Karni 博士基于射频原理发明的一种微等离子体融合多点离子单极射频微剥脱技术，即运用微单极射频能量将空气中的氮气等气体激发为微等离子态，同时利用像素射频技术将微等离子作用于皮肤产生治疗效果。相较于传统的等离子技术，微等离子体技术一改其创伤过大、剥脱过浅的弱势，在作用于皮肤时，可产生很强的热作用至真皮深层以刺激胶原新生、瘢痕组织重塑，同时瘢痕表皮及周围正常皮肤发生适度的微剥脱而启动创伤修复机制，以达到创面快速愈合及瘢痕再上皮化的治疗效果。常见的等离子治疗仪实物见图 13-7-1。

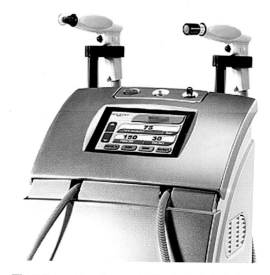

图 13-7-1　Alma Laser 闪耀离子束瘢痕治疗仪

（二）治疗原理

传统的激光治疗理念认为激光可准确地气化瘢痕组织以达到"磨削"增生性瘢痕的治疗效果。此外，激光的选择性光热作用可使瘢痕胶原再生重塑来改善瘢痕外观。而对于微等离子体技术，其治疗瘢痕的临床过程不再是单纯的"瘢痕→瘢痕"，而是"瘢痕→接近皮肤"的过程。

其原理是，当治疗手具在距离皮肤表面很小距离时，发射射频能量将空气中的氮气激发为高能量的微等离子态，微等离子体接触皮肤时将能量迅速传递到治疗区域，瞬间产生气化、热损伤等效应。一方面，离子束不会过度气化皮肤，而是引起表皮至真皮浅层的微剥脱。这种微剥脱每剥脱点直径 $80\sim120\mu m$，深度可达 $150\mu m$ 或更深，剥脱点间保留正常皮肤，通过这些正常表皮细胞的增殖、迁移与分化，迅速修复周围受损的表皮，进而使得瘢痕自四周开始，外观变得更接近正常皮肤。微剥脱的表皮并未直接脱落且无炭化形成，而是直接附着于表皮起到一种"生物敷料"的作用，可有效保护创面、促进瘢痕修复直到新生表皮形成，这也是微等离子体治疗瘢痕后皮肤红斑持续时间较短、恢复期短、不良反应少的原因之一。另一方面，离子束产生的热损伤效应有别于传统激光光子的产热模式，其热作用不会随着穿透深度的增加而快速衰减，亦不会产生过热的炭化层而增加治疗风险（图13-7-2）。这种热效应可稳定而有效地加热真皮深层胶原组织，以

刺激成纤维细胞在正常调控下合成新的胶原纤维及基质，填充缺损的组织空隙，并可促进原有排列紊乱的胶原纤维进行重塑，增强瘢痕抗张能力，使瘢痕尽快进入稳定状态，最终达到瘢痕修复、肤质改善的效果。

（三）治疗时机

传统的观点认为瘢痕的治疗应以手术为主，时机选择在瘢痕成熟稳定后再进行，主要原因是此时瘢痕较为稳定，组织界线清楚利于切除，可在一定程度上降低瘢痕复发的风险。在等待手术期间多采用非手术的抗瘢痕手段预防或治疗瘢痕，例如压迫疗法、激素注射等。等待的结果往往令人失望，这些手段常无法有效地抑制瘢痕增生的趋势，且大部分患者瘢痕瘙痒的症状难以缓解，苦不堪言。

随着对微等离子体技术、脉冲染料激光及点阵激光等技术的研究日益深入，瘢痕治疗的观念正在发生革命性的改变，"预防重于治疗"的理念被越来越多的临床医生所接受。一般认为，受伤2~4周后就可以开始接受微等离子体技术的治疗，以尽快稳定、修复瘢痕，减少瘢痕后期造成的颜面损毁及躯体畸形。目前来看，微等离子体技术在瘢痕的早期预防性治疗中已经取得了非常理想的效果，对瘢痕增生的抑制程度要远远强于传统的激素注射及加压疗法，尤其对于幼儿的外伤或烧烫伤瘢痕，大面积烧烫伤瘢痕，可以明显地改善瘢痕凹陷或增生的外观，缓解瘙痒及疼痛等症状。

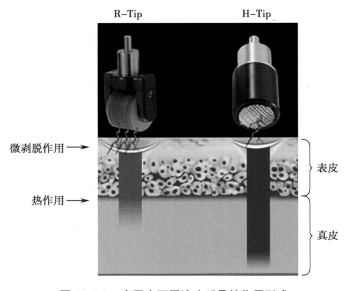

图13-7-2　离子束不同治疗手具的作用形式

（四）适应证

1. 早期受伤瘢痕（3～6 个月以内）。

2. 陈旧性瘢痕。

3. 合并色素异常的非挛缩性瘢痕与轻度挛缩性瘢痕。

4. 萎缩性瘢痕。

5. 增生性瘢痕。

（五）禁忌证

1. 期望值过高超出现实的患者，例如要求治疗后瘢痕部位完全与正常皮肤一致者。

2. 依从性较差的患者，不能遵循医嘱定时进行术后创面的护理，不能定期复诊再次治疗者等。

3. 瘢痕体质和处于妊娠期等体内激素水平较高的患者需谨慎治疗，可先进行小面积的试验性治疗，观察疗效后再决定是否适宜进行大面积的治疗。

4. 性格急躁不能配合后续治疗的患者。

5. 3 个月内曾服用维 A 酸类药物，或 6 个月内曾行皮肤磨削、化学剥脱、填充剂等治疗，2 周内曾服用阿司匹林类药物者。

6. 治疗区域皮肤有细菌或病毒感染者。

7. 治疗区域有金属植入，如除颤器或心脏起搏器者。

8. 有精神类疾病，严重心、肺、肾功能不全，血液病，传染病（乙肝、HIV 感染），糖尿病史者。

（六）治疗过程

1. 治疗区域清洁后采用复方利多卡因乳膏进行表面麻醉 1～2 小时（不多于 5 小时），清理麻药后，使用 75% 医用酒精消毒治疗区 3 遍。

2. R-Tip 滑动治疗。治疗头紧贴皮肤处为离子单极热效应，前后两端未接触皮肤处为微等离子剥脱效应，该治疗模式的热作用与剥脱作用相对均等。治疗时，程序使用 IN-Motion 滑动治疗模式，功率设置根据瘢痕的具体情况进行调节，每次治疗从不用方向滑动 3～4 遍，使微等离子射频均匀地作用于皮肤，该治疗模式适用于线性瘢痕及大面积瘢痕。

3. H-Tip 热效应治疗。治疗头内置弹簧，利用弹簧的弹力与皮肤的弹性，使治疗头自然贴合皮肤，产生明显的离子单极热效应，该治疗模式下热作用相对剥脱作用更多。治疗时，程序使用 Stationary 定点治疗模式，功率设置根据瘢痕具体

情况进行选择，每个治疗点重复 3 次，以获得足够的热效应。该治疗模式相较来说产生更少的剥脱，患者的恢复期更短。

4. 术毕，予以创面修复敷料涂抹治疗区域（图 13-7-3）。

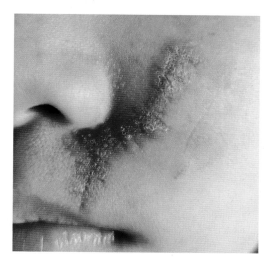

图 13-7-3　PLASMA R-Tip 模式治疗后即刻表现
可见治疗区域轻度水肿，剥脱点浅而宽，点间保留正常表皮

（七）术后注意事项

1. 治疗后有轻度的灼热感，局部可出现红斑、水肿等现象，常持续 2～3 天。

2. 治疗后治疗区域脱痂前需保持清洁，不可洗脸或沐浴，脱痂后（一般在 1 周左右）方可正常洗浴，应用皮肤护理产品。

3. 治疗后需注意防晒，脱痂后可使用防晒霜，建议 SPF > 30，PA > ++。

4. 一般治疗间隔期为 2 个月左右，视瘢痕情况调整治疗时间。

（八）临床应用及面临的问题

1. **早期伤后瘢痕**　烧伤、摔伤、手术等原因造成的伤口愈合后会形成外伤瘢痕。基础研究和临床应用研究显示：早期应用微等离子体技术干预瘢痕，可改变伤口愈合的生理过程，使瘢痕较快褪红、变软，尽快进入稳定期而不易发展为病理性瘢痕。

2. **痤疮瘢痕**　痤疮留下的瘢痕有两种：一种是增生性瘢痕，另一种是凹陷性瘢痕，又可进一步细分为冰锥型、碾压型及箱车型。通过微等离子体治疗，大部分瘢痕能获得一定的治疗效果，

但对于冰锥型瘢痕，因其特殊的结构特点（口小底深），治疗能量无法有效地接触瘢痕，故而疗效欠佳。

3. 表浅性瘢痕合并色素沉着 传统的激光治疗会造成皮肤组织的物理缺损，使得术后色沉的风险相对较高。微等离子体技术产生的能量作用于皮肤时不受肤色的限制，其产生的热能量不需要通过色基吸收后再传递给皮肤组织，而是直接传递于皮肤组织，此外，离子束不会过度气化组织，产生的微剥脱效应足已启动皮肤创伤修复机制。真皮的热刺激反应被认为是重要的瘢痕治疗机制，微等离子体技术保留了足够热效应的同时大大降低了治疗后色素沉着的风险，为临床治疗合并色素沉着的瘢痕提供了一种安全可靠的方法。（图13-7-4）

4. 增生性瘢痕 对于较厚的增生瘢痕，微等离子体产生的热效应难以到达深层组织，因此单纯应用微等离子体技术治疗此类瘢痕的效果并不十分理想。临床中，治疗医师常联合超声波对微等离子体在皮肤表面形成的微孔导入激素类药物，促使药物有效、均匀的被瘢痕组织吸收，以增强治疗效果。

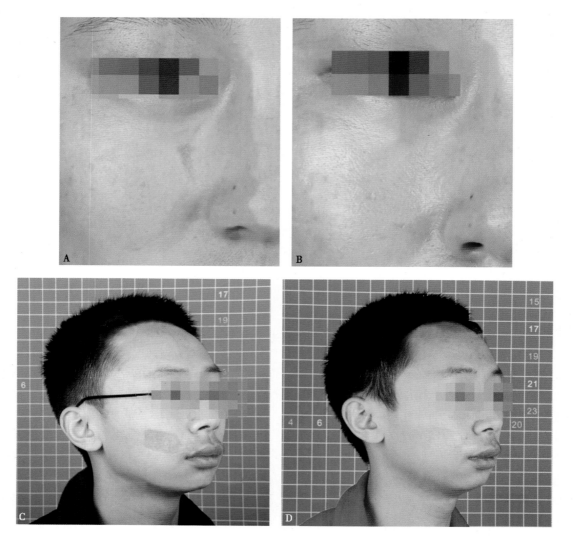

图13-7-4　A. 患者1年前因意外擦伤遗留面部瘢痕，轻度凹陷伴色素沉着；B. 经1次PLASMA治疗后；C. 患者10余年前因烧伤遗留面颊凹陷瘢痕，伴色素沉着；D. 经4次PLASMA治疗后

（王连召）

第八节　光电技术在皮肤脱毛中的应用

一、引言

去除多余体毛是当代全球性的审美趋势，在激光脱毛（laser hair removal，LHR）问世之前，人们曾用毛发漂白、剃毛、拔毛、脱毛蜡、化学脱毛剂等手段去除多余的毛发。各自存在不同缺点：如剃毛、拔毛只能维持数天，再生毛发长得又粗又硬。脱毛蜡易造成毛囊炎、电解脱毛需逐根去除且对术者要求较高，目前很少使用。

1996 年，哈佛的皮肤病学专家 Rox Anderson 和 John Parrish 首次发表了成功应用红宝石激光器进行长期和永久性脱毛的论文，掀开了人们使用激光脱毛的新篇章。以激光和其他光为基础的脱毛技术因其去毛方法快速、高效、痛苦少、并发症少等特点，一跃成为最受欢迎的医学美容治疗项目之一。

二、毛发的基本生物特性

毛囊在解剖学上分为：①漏斗部，毛囊孔到皮脂腺插入部位；②下段，立毛肌的插入部位到毛囊根部。毛囊生长周期分为生长期、退行期和休止期。毛囊的生长周期决定了毛发的生长周期。毛发生长期：毛球基质细胞快速发育，并向毛干分化，使得毛发延长，且毛囊黑素最多，是激光脱毛的最佳作用目标。退行期：毛球通过凋亡降解。随后毛囊进入休止期，毛球基质内或其附近的干细胞重新分化为新的毛囊，毛囊再次进入生长初期。因此，要达到永久性脱毛，需要破坏毛球及真皮毛乳头处的毛囊干细胞。

毛发的主要类型包括：胎毛、毳毛和终毛。成年人的皮肤通常只存有毳毛和终毛。毳毛直径为 30～50μm，终毛毛干的直径为 150～300μm。毛发颜色是由毛干的色素含量和类型所决定的，黑素细胞产生两种类型的黑素：真黑素和褐黑素，真黑素是一种棕 - 黑色的色素，褐黑素是一种红色色素。终毛着色，毳毛一般不着色。

三、光电技术脱毛的机制和应用

激光脱毛通过选择性光热作用和扩展的选择性光热作用的原理，利用毛干的黑素作为色基，选择性吸收电磁波谱中与红光和近红外波长相匹配的吸收光谱，转化为热能，热量由含色素部位向周围组织弥散，彻底破坏邻近的毛球及真皮毛乳头处的毛囊干细胞，达到永久脱毛的目的（图 13-8-1）。但当毛囊干细胞不能被完全破坏时，会诱导毛囊会进入退行期，可能导致暂时性的脱毛。要实现最佳的脱毛效果，依赖于合适的患者选择和最佳的治疗参数选择。

（一）患者选择

脱毛治疗前需要对患者进行详细的病史采集、体格检查和治疗前的知情同意，包括制订切合实际的期望值和评估潜在的风险。对于女性患者，

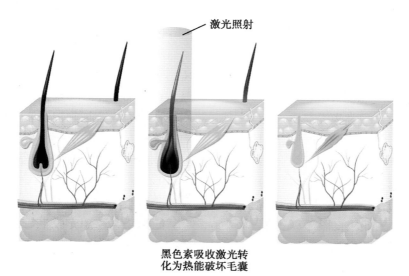

激光照射

黑色素吸收激光转化为热能破坏毛囊

图 13-8-1　激光脱毛原理示意图

应当了解其内分泌和月经情况，激素水平不平衡可能促使毳毛转化为终毛，影响治疗效果。对治疗反应不佳的患者，应当排查可能会导致多毛症的其他情况，包括：激素的原因、家族性遗传因素、药物（如皮质类固醇、免疫抑制剂、自己或配偶使用米诺地尔）、肿瘤、局部或复发性皮肤感染史、单纯疱疹病史、瘢痕疙瘩、暴晒史、患者的爱好或可能会干扰治疗的习惯、患者的服药史等。

肤色是一个会显著影响治疗效果和安全性的因素。深肤色患者的表皮黑素可与毛囊内发色团的黑素竞争，减少毛囊对激光的吸收，同时使表皮对激光的吸收相对增加，提高不良反应的发生率。肤色不深，但近期晒黑的患者，应等到晒黑褪去后行脱毛治疗，或降低治疗参数，以减少不良反应的发生。

（二）治疗参数的选择

1. 波长 临床上利用光谱中红至红外波长的高能量、毫秒级脉冲设备，如激光和强脉冲光，因其可穿透真皮层深部并被黑素选择性地吸收，从而破坏毛囊，达到永久去除毛发。如果波长太短，穿透深度教表浅，则毛囊中黑素吸收的能量少，会使毛发脱除不彻底。同时，表皮中的黑素会竞争性吸收能量，导致不良反应。因此，选用特定波长的激光或强脉冲光，调定适当的能量，可选择性地破坏毛囊而达到治疗目的。

依据皮肤组织对光的吸收和散射特点，脱毛设备的波长必须穿透至真皮足够达到毛囊的膨大部和球部。600～1 100nm 波长光可被黑素选择性吸收，并且可穿透至真皮深层。因此常见设备的波长包括：694nm 红宝石激光、755nm 翠绿宝石激光、800nm 半导体激光、1 064nm Nd:YAG激光以及 500～1 200nm 强脉冲光。

2. 脉冲宽度 脉冲宽度是指激光暴露的持续时间。组织的靶目标吸收激光能量后，温度升高，并向周围邻近组织发生热传导。靶目标的热能向周围组织发生的这种热传导过程称为热弛豫，衡量热弛豫速度快慢的依据就是热弛豫时间。当脉冲宽度等于或小于该组织的热弛豫时间时，激光所产生的热效应仅限于靶组织，而不引起周围组织的热损伤，因此会出现最大的热限制，这就需要对脉冲宽度进行调节。

毛囊的平均直径是 200～300μm，其热弛豫时间为 40～100ms，表皮的热弛豫时间是 9ms 左右。为尽量减少表皮的损伤，激光脱毛最理想的脉冲宽度应大于表皮的热弛豫时间而小于毛囊的热弛豫时间，即在十几毫秒到 100ms 之间。理论上，脉宽应短于或等于毛囊的热弛豫时间，然而，有时实际的靶目标却不含有色素，甚至离色素结构有一定距离，如毛囊干细胞，而这些细胞是永久脱毛的重要靶点。这时，可以通过长脉宽（长于毛干的热弛豫时间）产生的热弥散作用损伤毛囊干细胞，进而破坏毛囊。

3. 能量密度 其定义为单位面积的能量密度输送量，单位是 J/cm^2。应根据患者毛发密度、肤色深浅和脱毛部位选择能量密度，同时密切观察皮肤及毛发的反应情况，适时调整能量密度。使用合适的脱毛能量治疗时，可嗅到毛发焦煳味，听到皮内有微爆破声，手触皮肤表面可感觉到爆破所引起的局部振动感，几分钟后毛囊口有与毛囊一致的红斑和水肿，且无光斑形状红斑，为最佳能量密度的反应，其脱毛效果及安全性最好。

脱毛过程中，表皮黑素会竞争性吸收能量，深肤色患者脱毛比较困难的原因也在于此。如果能量过大，一方面会使脱毛效果下降，另一方面易导致表皮受损出现水疱、色素异常、瘢痕形成等不良反应。

4. 光斑 光斑大小通常是指以毫米表示的激光束直径，或者强脉冲光手具的矩形接触面面积。光斑调节的最重要原则是：光斑应大于光的穿透深度 5～10mm。增大光斑可以增加激光的穿透深度。小光斑治疗时，光束被表皮、真皮中的各组织散射一部分，到达靶组织的绝对量不足以破坏毛囊；而大光斑在散射一部分光束的同时，仍能穿透到组织深层，加热毛囊，去除毛发。此外，光斑的大小还影响治疗速度。

脱毛时应沿某一方向逐个光斑进行治疗，每个光斑稍有重叠，尽量保持光的发射方向与毛发生长方向一致，以保证每个光斑的能量被充分吸收（图 13-8-2）。

（三）术后护理

激光或强脉冲光脱毛后，治疗区域毛囊周围会有红斑或水肿，常规护理是即刻的冷敷，如红斑范围较大、水肿较明显，可以外用皮质类固醇缩短红肿的持续时间。为了防止加重局部热损伤引起

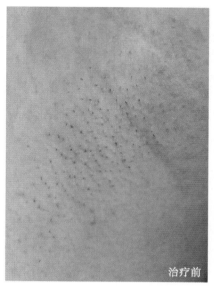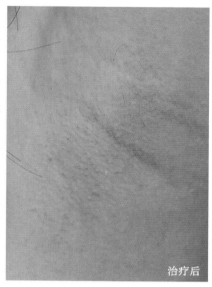

治疗前　　　　治疗后

图 13-8-2　激光脱毛治疗前后对比

更严重的不良反应，也要注意术后 1～2 天局部禁用温度过高的热水冲洗。一般来说，每次激光治疗后只有约 15% 的毛发会被永久去除，因此需要忠告患者，大多数毛发将可能重新生长，并需要多次治疗。且不同部位的毛发生长周期不同，会导致治疗所需次数不同。头发及胡须治疗效果往往欠佳。术后需要严格防晒，可使用防晒霜、穿不能透过紫外线的衣服，最重要的是要避免阳光照射。

（四）不良反应

术前选择合适的患者、术中选用合理的激光治疗参数以及注意皮肤冷却可以有效地降低不良反应的发生。临床上出现不良反应主要由表皮的热损伤引起。影响因素包括皮肤中的黑素含量、治疗部位、治疗所用仪器类型、能量密度、有无冷却措施、季节变化和阳光照射等。常见的不良反应如下：

1. 疼痛或灼热感　这是最常见的术中不良反应，并可在术后持续数小时。治疗前可根据治疗部位的不同及患者痛阈的不同，选择不同的治疗参数，每次治疗前注意干净剃除治疗区毛发，治疗时经常清洁治疗头，避免碎毛发等杂物沾染而灼伤皮肤。对特别不耐受的患者可于治疗前局部外涂复发利多卡因乳膏减轻疼痛。术中注意观察患者的皮肤反应，如果局部皮肤灼热感明显，则应立即予以局部冰敷至患者的症状和体征减退。

2. 毛周红斑　由于治疗的终点反应为皮肤微红或有轻微毛囊反应，故大部分患者都会出现不同程度的毛周红斑，通常数小时内会自行消退，但也可能持续 1～2 天，甚至 1 周，如果反应较重则可局部冰敷减轻其症状。

3. 毛囊水肿水疱　由治疗能量过高所致。通常 12～24 小时后水肿开始自行消退，如使用间断冰敷可加速其消退，必要时外涂烧伤膏。如果出现小水疱可不予以处理，待其自然吸收，如果出现的水疱较大，则需刺破水疱表面将里面的渗液挤出，注意保护水疱表皮，外用消炎药膏。

4. 炎症后色素过度沉着或色素减退　与治疗能量过高有关，通常肤色深的人更容易发生。色素沉着也可能与治疗期间日晒有关，所以防晒相当重要。如果治疗区出现色素沉着，则应推迟第二次的治疗，待色素沉着消退后再行治疗，或在下次治疗的时候将治疗能量降低并避开色素沉着的区域。口服维生素 C、氨甲环酸，外用氢醌霜或行化学剥脱术，可加速色素沉着消退。

5. 皮肤划痕症　一般由定位划线时使用黑色笔所致。因黑素吸收大量光热，导致划线部位的皮肤损伤而出现水肿水疱，故定位划线时避免用黑色笔。

6. 痤疮样反应　一般跟患者的年龄、性别、使用的仪器、肤色、治疗部位及多囊卵巢综合征有关，表现为治疗区脱毛后出现痤疮，持续时间 3～21 天。如果症状比较轻微，可待其自行恢复，对于比较严重的痤疮样反应，可局部湿敷硫酸镁及红蓝光照射，缓解其症状。

7. 结痂 由治疗能量过高引起。可局部消毒，外用抗生素软膏防止感染，1周左右待其自行脱落，并注意局部防晒。掉痂后，可能出现炎症后色素过度沉着，可给予相应治疗。

8. 其他罕见的不良反应包括 永久性色素脱失、瘢痕形成、异常多毛症（即毳毛转变成深色的终毛）等，产生的原因也多与治疗能量过高有关。

四、家用脱毛激光和强脉冲光设备

近年来，随着科学技术的不断进步，家用脱毛设备层出不穷。越来越多的消费者向临床医生寻求家用脱毛设备的相关建议。家用脱毛设备缺乏安全性和有效性的临床数据，目前许多临床医生并不熟悉这些设备。但人们总是追求简单、便捷，临床医生必然会收到患者的咨询，因此，了解家用脱毛设备也显得愈加重要。

市面上的家用脱毛设备，分为半导体激光设备和强脉冲光设备。作用原理与专业设备一样，依据选择性光热作用理论，黑素吸收光能产生的热效应可以破坏毛囊外毛根鞘隆突区域的毛囊干细胞，达到永久脱毛和延缓毛发再生的效果。

（一）几款常见家用脱毛设备介绍

常见家用脱毛设备如美国品牌 Remington、Tria Beauty 和 Silk'n；欧洲品牌 Philips 和 SmoothSkin；国产品牌如 DEESS 和 CosBeauty 等；这些品牌的脱毛产品均通过美国 FDA 认证或欧洲 CE 认证。因为部分制造商不提供详细技术参数，以及设备声明参数与实测参数有一定差距等原因，表13-8-1 的数据仅供参考：

（二）家用脱毛设备的特点

1. 便捷 家用脱毛设备体积小、重量轻、操作简单，不需要培训即可使用。

2. 安全 家用脱毛设备提供的能量密度较低，使用相对安全，最常见的不良反应是皮肤暂时水肿和局部红斑，出现水疱、瘢痕或色素问题较少见。此外，一些品牌制造商的高级机型已经配备自动检测皮肤类型的模块，不需要人工选择能量强度，机器会自动根据检测结果设置能量，在使用上更加方便和安全。

除了对深肤色人群需要设置低能量以保证使用安全外，最大的安全隐患是激光或强脉冲光对视网膜的光暴露。理论上，暴露于低于 400nm 和高于 750nm 波长光源可能会导致白内障、青光眼或角膜损害。家用设备的出光口有相应的安全保障措施，必须贴紧皮肤甚至压紧皮肤才可以正常出光，这避免了不当操作导致的光源外泄。经过 FDA 或 CE 认证的设备符合国际电工委员会（IEC）的标准，属于 1 类或 1M 类（在正常使用期间无危害）设备，使用时不需特殊配备防护眼镜，虽然部分产品有配备防护眼镜。

3. 私密和舒适 家用设备保证了对于特殊部位脱毛的私密性要求。

由于家用设备的能量密度低，所以治疗疼痛感并不剧烈，在使用后进行简单冷敷及皮肤护理即可。

4. 成本低 家用脱毛设备的发射次数一般在十万到百万数量级，使用寿命长，可以满足全身高频使用以及多人或家庭使用。

5. 有效性 目前尚无针对家用脱毛设备的多中心、大样本、随机、双盲、对照试验支持其有

表 13-8-1 部分家用脱毛设备的技术参数

设备制造商	设备名称	光源波长 /nm	能量密度 /(J·cm⁻²)	光斑 /cm²	机构认证
Shaser	Remington ILight Elite	650～1 100	8	4	FDA 认证
Tria Beauty, Inc.	Tria Laser 4X	810	8～20	1	FDA 认证
Home Innovations Ltd.	Silk'n Flash&Go	>475	5	6	FDA 认证
Syneron Medical Ltd.	MēELOS	550～1 200 + RF	9 + 5W RF	6	FDA 认证
Cyden Ltd.	SmoothSkin Gold	530～1 100	7～10	3	FDA 认证
Philips	Philips Lumea Prestige	>570	6.5	4	CE 认证
深圳格思达	DEESS ILight	510～1 200	4.5	5.4	FDA 认证
深圳可思美	Cosbeauty Perfect Smooth	510～1 200	5.1	4.2	FDA 认证

效性。家用强脉冲光设备有较多的文献支持，但大部分是设备商提供的数据，样本量小、随访时间短且缺少对照试验。安全性是设备制造商和监管机构的首要考虑因素，所以出于对安全性的考虑必然会牺牲一定的有效性。于是，对于购买了家用脱毛设备的消费者而言，需要治疗更多次数才能维持相对满意的疗效。但这并不代表家用脱毛设备是无效的，其脱毛效果可从以下几个方面进行考量：

（1）波长：脱毛光源波长的最佳范围是600～1 100nm，波长小于600nm不能达到足够的穿透深度，波长大于1 100nm则会限制黑素的吸收。波长过短容易造成表皮损伤。家用激光设备一般是810nm、808nm半导体激光系统，是适宜的脱毛波长。

（2）能量密度：光源至少需要提供$5J/cm^2$的能量密度才能充分破坏毛囊，防止再生。出于成本和安全性的考虑，设备制造商为家用脱毛设备设计的最高能量密度远不及专业设备。专业脱毛仪器提供的能量密度一般在10～$100J/cm^2$。而家用设备：激光设备最大能量密度在$20J/cm^2$左右，强脉冲光设备最大能量密度在$10J/cm^2$左右。虽然能量密度不足，但在高频率使用后仍然会发现毛发数量、毛发直径和毛发密度的减少，消费者在一定程度上是满意其脱毛效果的。

有研究显示，使用家用脱毛设备处理离体毛囊后，可诱导离体毛囊发生形态学的催化转变，由于对真皮乳头层和毛囊外毛根鞘细胞的累积作用，长期治疗可使毛囊体积减小。家用设备与专业的激光或强脉冲光脱毛系统相比，每个脉冲的能量作用和脱毛背后的生物学机制或许并不相同。

（3）出光效率：光斑大小和出光频率是限制操作效率的重要因素，也是限制使用频率的重要因素，而提高治疗效果需要保证使用频率。激光设备的出光口多在$1cm^2$内，例如腋窝这样的小面积脱毛可以快速进行，但面对大面积脱毛，激光设备的确显得无力；强脉冲光设备的出光窗口一般在3～$7cm^2$，更有操作效率。因为身体的很多部位皮肤并不是完全平整的。对于需要紧贴皮肤否则不能出光的家用设备而言，治疗头需要适合多种身体部位，所以大多数强脉冲光设备配备有多个尺寸的滤波器。家用设备一般是单脉冲出

光，每次发射一般需要间隔1～2s，甚至更长。无法连续发射使得面对大面积脱毛时，使用者通常难以持续保持耐心。

目前尚无统一的国际标准对家用脱毛设备的技术和配置进行规范，除了上文表格中举例的部分已经过认证的家用脱毛设备外，市面上还有相当数量的未认证、未经足够安全测试的产品，对于这类设备进行统一规范化的管理具有重要意义。目前也没有临床证据等级更高的学术报告验证家用脱毛设备的有效性和安全性，作为医生应该理解并意识到现有报告的局限性，以为患者提供相应的专业知识、选购建议和使用指导。

（胡志奇）

第九节　光电治疗在其他领域中的应用

光电技术是近些年新兴的治疗方法，主要指激光、强脉冲光、射频、超声等与光和电相关的技术，除了前几节中提及的5大应用（血管性、色素性、年轻化、瘢痕、脱毛）之外，临床上还有一些其他的应用，比如激光烧灼、激光手术刀、激光皮下介入治疗、嫩肤治疗、弱激光照射治疗等。本节就体表肿物去除和皮下组织的光电消融做一简述。

一、体表肿物的去除

1. 二氧化碳激光的应用　使用激光进行体表赘生物的烧灼，是激光最早在整形美容领域的应用，也是日常工作中使用最多的操作。最常用的烧灼激光是二氧化碳激光，它是整形美容科所必备的激光设备。二氧化碳激光属于气体激光器，其发光物质是二氧化碳气体，发出的激光波长是10 600nm，是远红外光，肉眼不可见，所以通常机器会配置同光路的指示光，以便操作时瞄准病灶。目前远红外光的传输还不能通过光纤传导，所以机器通常需要安装5～7个关节臂，通过全反射镜片传导激光，在光传导末端的手柄上有一个凸透镜，将平行的激光束聚焦到焦点上，功率密度极高（超过$1 000W/cm^2$），可用于组织切割；在旁焦点的位置，功率密度降低（$200W/cm^2$），而光斑增大，可用于组织的烧灼。临床治疗时使

用切割法切除一些有蒂的病灶或切开皮肤；对于大部分赘生物，均使用烧灼法去除。

二氧化碳激光的治疗适应证广泛，几乎遍及所有的生长在皮肤表面甚至皮内的赘生物，如：色素痣、脂溢性角化症、汗管瘤、睑黄瘤、皮赘、疣、鸡眼、皮角、粟丘疹、皮脂腺痣等，还可应用于黏膜疾病的烧灼，如宫颈糜烂、口腔黏膜疾病等。上述这些病灶在没有激光设备的时候，通常是使用冷冻、高频电切等方法去除，而激光出现后，很快就取代了这类治疗，成为首选的治疗方法，激光的主要优势是可控性强、对正常组织影响小、非接触性的治疗，表 13-9-1 中列举了激光治疗的优越性。

表 13-9-1 激光、电刀、冷冻三种治疗方法的对比

	激光烧灼	电刀烧灼	冷冻
治疗器具接触病灶	不接触	接触	接触
对病灶组织的作用	炭化、汽化	有	有
对病灶周围正常组织的作用	微小	有	有
治疗深度的判断	即刻直视	即刻直视	脱痂后判断

2. YAG 激光的应用 大部分皮肤赘生物都可以使用二氧化碳激光进行治疗，少数血管性的赘生物或者血管含量较高的病灶如血管痣等，如果使用二氧化碳激光治疗，在烧灼过程中止血效果较差，创面渗血不止，无法迅速削除赘生物。此时，宜选择 YAG 激光治疗。Nd:YAG 激光的发光物质是钇铝石榴石（俗称蓝宝石），属于固体激光，其激光的波长是 1 064nm，是近红外光，可以通过光导纤维进行传导。连续波的 Nd:YAG 激光直接照射在组织上，组织内的血管立刻就出现收缩和凝固，功率密度加大后，还可以产生烧灼效果。和二氧化碳激光的切割和烧灼相比，YAG 激光的主要作用是凝固，表 13-9-2 展示了两种激光器的主要差别。

二、皮下组织的光电消融

1. 激光皮下介入治疗 在整形美容领域，绝大部分激光都是作用在皮肤表面的，特殊情况下，也可以通过光导纤维将激光引入皮下组织，作用在皮下脂肪组织或汗腺等，进行皮下组织的治疗。

表 13-9-2 二氧化碳激光和 Nd:YAG 激光的对比

	CO₂ 激光	Nd:YAG 激光
波长	10 600nm	1 064nm
激光束传输	关节臂反射镜	光导纤维
光束作用组织	聚焦	散射
对组织的作用	烧灼、切割	凝固
止血效果	差	好
治疗深度的判断	即刻直视	脱痂后判断

常用的激光波长有 980nm（半导体激光）、1 064nm（Nd:YAG 激光）、1 320nm（Nd:YAG 激光）、1 440nm（Nd:YAG 激光）。这类激光进入皮下组织层，通过光热作用，可以消融皮下脂肪，达到融脂的效果；加热真皮组织，达到紧肤的效果；消融汗腺，达到治疗腋臭的效果。这类波长的激光，对血管的凝固作用明显，在治疗过程中可同时凝固血管，减少术中出血。

激光融脂术主要应用于面部和身体轮廓的脂肪塑形及皮肤紧致，适应证有：皮下脂肪堆积伴中等程度的皮肤松弛；小范围的皮下脂肪堆积，尤其是面颈部的局部脂肪堆积；致密的皮下脂肪堆积，如项部脂肪垫；吸脂引起的皮肤凹凸不平的修整；皮瓣的二次修薄；皮肤蜂窝状改变；男性乳房肥大（脂肪型）等。使用激光融脂消融脂肪瘤，可以避免皮肤表面留下手术瘢痕。激光融脂与传统的负压吸脂相比较，具有以下优点：①对组织的损伤小，操作轻，医生劳动强度低；②激光凝固小血管，术中出血少；③激光刺激真皮胶原的重塑，可收紧皮肤；④对于纤维组织含量高的脂肪团块效果优于负压吸引。

使用激光皮下介入可以有效治疗腋下多汗和腋臭症，对于轻中度的腋臭有良好的治疗效果，和手术相比，避免了腋下的手术瘢痕，仅通过米粒大小的切口，即可将激光治疗头插入皮下进行治疗，术后完全没有痕迹，其创伤仅次于肉毒毒素注射疗法，是一个非常有效的微创治疗手段。

2. 聚焦超声治疗 超声波是指频率范围（20~20 000Hz）在人类可以听到的范围以外的声波，超声设备除诊断以外，也可以应用在治疗上。2009 年超声治疗设备 Ulthera 被美国 FDA 批准临床应用于眉毛的拉升。超声波通过聚焦处理，在焦点上可以产生很高的温度和作用力，对组织产

生热作用甚至破坏作用，而非焦点处的超声波能量较低，不会对组织产生作用，所以超声波可以顺利地穿过浅层组织，作用在靶组织上。

超声治疗设备分为强超声和弱超声两大类：强超声称为"高能聚焦超声"（high-intensity focused ultrasound，HIFU），其输出能量较高而频率较低，焦点位置较深（10～18mm），可对组织产生较强的热作用，导致组织内产生空洞（cavitation）；弱超声又名"高频聚焦超声"（intensive frequency focused ultrasound，IFUS）或称为"微聚焦超声"（microfocused ultrasound，MFU），其输出能量较低，而频率较高，焦点位置较浅（1.5～4.5mm），仅在焦点位置对组织产生蛋白凝固作用，不会大范围地破坏组织。

整形外科将弱超声设备用于紧致皮肤组织，这一设备产生的超声波可以安全的穿过皮肤和皮下组织，聚焦在皮下脂肪层深面或 SMAS 层的位置，焦点处可达到 65℃ 的高温，精准的产生点状的组织（1mm³）蛋白凝固。重复超声波的发射，可以在治疗的组织层次内产生成千上万个凝固点，在治疗时即可对组织产生收紧作用，此后还可以刺激新的胶原形成，继而产生更持久紧致作用，从而达到面部年轻化的效果。

强超声设备主要用于消融脂肪组织，超声波在焦点位置的能量集中，可以对脂肪组织产生机械压力使其分解并产生空洞，其原理是高频超声波作用在组织时可对组织产生交替的正负压作用，如此反复的推拉作用可以使脂肪细胞破裂，而对组织内的血管神经并不会造成不可逆的损害。此外，融脂设备使用了脉冲发射的超声波，两个脉冲之间的时间间隔给组织以消散热量的间隙，以最大限度的保护周围的正常组织。动物实验显示，超声溶脂设备可以使皮下脂肪的温度上升到 45～46℃，而皮肤的温度维持在 40～41℃，可以在减少脂肪的同时，保证皮肤及其附属器官

不受影响。临床治疗显示，HIFU 治疗一个疗程后，可以达到皮下脂肪层变薄 2cm 以上的效果，可以达到减脂和塑形的效果。

3. 射频治疗　射频（radio frequency，RF）是一种高频率的电磁波，对组织可产生电解和热作用，但其作用原理与激光对组织内色基的选择性光热作用完全不同，射频电流是受组织内电阻的影响而转化为热能的。所以射频能穿过干燥的皮肤，可在不损伤皮肤的前提下，只作用于深层的含水量高的组织。射频的频率为 100kHz～300GHz，相当于每秒钟数万到数亿次的极性交换，当射频电流进入人体组织时，因电流及磁场的快速变化，可使组织内的水分子和细胞内的离子产生快速运动和振荡，粒子间的相互摩擦可产生热能，从而使组织升温。根据温度的高低，组织可产生不同的变化。当组织内温度缓和升高时，毛血管扩张、微循环加快、细胞膜通透性增加、细胞器活性提高、新陈代谢加快，这种效应可应用于组织的理疗、皮肤软组织的收紧等。当温度超过蛋白质变性的阈值时，组织内可发生细胞变性、水分汽化蒸发、组织凝固坏死，可用于组织的消融。

射频对组织的作用强度取决于射频的类型、频率、组织电磁场和阻抗大小等。在一定范围内，射频穿入组织的深度和频率成反比、与组织内的含水量成反比，对组织的作用强度和组织内的含水量成正比。射频技术在临床上已经有广泛的应用，比如射频消融和电气透热，利用射频的电热作用对组织进行消融、电凝、切割、电灼等，从而达到去除病灶及消除肿瘤的目的，近 10 余年，射频在整形美容领域的应用也逐渐增多。对于皮下脂肪组织或汗腺的治疗，可使用插入式的射频设备，将射频的一个发射极插入组织内，进行脂肪、汗腺、肌肉的消融，也可以取得一定的疗效。

（吴溯帆）

参 考 文 献

[1] 周炳琨，高以智. 激光原理. 7 版. 北京：国防工业出版社，2014.

[2] 石顺祥，陈国夫. 非线性光学. 西安：西安电子科技

大学出版社，2012.

[3] 张志刚. 飞秒激光技术. 北京：科学出版社，2011.

[4] Anderson RR, Farinelli W, Laubach H, et al. Selective

photothermolysis of lipid-rich tissues: a free electron laser study. Lasers Surg Med, 2006, 38(10): 913-919.

[5] Ross E, Anderson R. Laser tissue interactions. In: Goldman M, editor. Cutaneous and cosmetic laser surgery. Philadelphia, PA: Elsevier, 2006.

[6] Walfre Franco, Amogh Kothare, Stephen J Ronan, et al. Hyperthermic injury to adipocyte cells by selective heating of subcutaneous fat with a novel radiofrequency device: feasibility studies. Lasers Surg Med, 2010, 42(5): 361-370.

[7] White WM, Makin IR, Barthe PG, et al. Selective creation of thermal injury zones in the superficial musculoaponeurotic system using intense ultrasound therapy: a new target for noninvasive facial rejuvenation. Arch Facial Plast Surg, 2007, 9(1): 22-29.

[8] Saedi N, Metelitsa A, Petrell K, et al. Treatment of Tattoos With a Picosecond Alexandrite Laser: A Prospective Trial. Arch Dermatol, 2012, 148(12): 1360-1363.

[9] Kessels J P H M, Hamers E T, Ostertag J U. Superficial Hemangioma: Pulsed Dye Laser Versus Wait and See. Dermatologic Surgery, 2013, 39(3pt1): 414-421.

[10] Chen W, Liu S, Yang C, et al. Clinical efficacy of the 595 nm pulsed dye laser in the treatment of childhood superficial hemangioma-analysis of 10-year application in Chinese patients. J Dermatolog Treat, 2015, 26(1): 54-58.

[11] Ying H, Zou Y, Yu W, et al. Prospective, open-label, rater-blinded and self-controlled pilot study of the treatment of proliferating superficial infantile hemangiomas with 0.5% topical timolol cream versus 595-nm pulsed dye laser. J Dermatol, 2017, 44(6): 660-665.

[12] Thomas RF, Hornung RL, Manning SC, et al. Hemangiomas of infancy: treatment of ulceration in the head and neck. Arch Facial Plast Surg, 2005, 7(5): 312-315.

[13] 马刚, 林晓曦, 陈辉, 等. 脉冲染料激光治疗溃疡性血管瘤的临床研究. 组织工程与重建外科杂志, 2012, 08(2): 88-90.

[14] 李为儒, 林湘群, 肖学敏. 强脉冲光及 Nd:YAG(1 064nm)激光治疗皮肤血管瘤疗效观察. 中国美容医学, 2012, 21(1): 89-90.

[15] 马刚, 林晓曦, 李伟, 等. 长脉冲 Nd:YAG 激光治疗龟头静脉畸形. 组织工程与重建外科, 2010, 6(3): 159-160.

[16] X F, J D, S W, et al. Advances in the treatment of traumatic scars with laser, intense pulsed light, radiofre-quency, and ultrasound. Burns & trauma, 2019, 7: 1.

[17] 光电技术治疗皮肤创伤性瘢痕专家共识编写组. 光电技术治疗皮肤创伤性瘢痕专家共识(2018 版). 中华烧伤杂志, 2018, 34(9): 593-597.

[18] Zhu R, Yue B, Yang Q, et al. The effect of 595nm pulsed dye laser on connective tissue growth factor(CTGF) expression in cultured keloid fibroblasts. Lasers Surg Med, 2015, 47(2): 203-209.

[19] AA D, C G, A R, et al. Efficacy of Combined Intense Pulsed Light(IPL)With Fractional CO-Laser Ablation in the Treatment of Large Hypertrophic Scars: A Prospective, Randomized Control Trial. Lasers in surgery and medicine, 2019, 51(8): 678-685.

[20] Anderson RR, Donelan MB, Hivnor C, et al. Laser treatment of traumatic scars with an emphasis on ablative fractional laser resurfacing: consensus report. JAMA Dermatol, 2014, 150(2): 187-193.

[21] H G. Evaluation of nonablative fractional laser treatment in scar reduction. Lasers in medical science, 2017, 32(7): 1629-1635.

[22] LZ W, JP D, MY Y, et al. Treatment of facial post-burn hyperpigmentation using micro-plasma radiofrequency technology. Lasers in medical science, 2015, 30(1): 241-245.

[23] KY P, MY H, NJ M, et al. Combined treatment with 595-nm pulsed dye laser and 1550-nm erbium-glass fractional laser for traumatic scars. Journal of cosmetic and laser therapy, 2016, 18(7): 387-388.

[24] 王梦, 金锐, 米晶, 等. 窄谱强脉冲光治疗烧伤瘢痕的疗效评价. 组织工程与重建外科杂志, 2015, 11(3): 196-198.

[25] 张逸秋, 董继英, 王梦, 等. 窄谱强脉冲光联合点阵二氧化碳激光治疗增生性瘢痕瘙痒的临床效果. 中华烧伤杂志, 2018, 34(9): 608-614.

[26] 彭银波, 郭琪格, 宋晨璐, 等. 瘢痕疙瘩的光电治疗. 组织工程与重建外科杂志, 2018, 14(4): 200-202.

[27] 董继英, 姚敏. 光电声技术治疗创伤性瘢痕的研究进展. 中华烧伤杂志, 2018, 34(6): 418-421.

[28] 李勤, 吴溯帆. 激光整形美容外科学. 杭州: 浙江科学技术出版社, 2012.

[29] 丁金萍, 陈博, 武静静, 等. 微等离子体射频技术治疗面部烧伤后色素沉着. 中华整形外科杂志, 2014, 30(2): 99-101.

[30] 蔡景龙. 瘢痕整形美容外科学. 杭州: 浙江科学技术出版社, 2015.

[31] Wang LZ, Ding JP, Yang MY, et al. Treatment of facial post-burn hyperpigmentation using micro-plasma radio-frequency technology. Lasers in medical science, 2015, 30(1): 241-245.

[32] Hruza GJ, Avram MM. Lasers and lights. 3rd ed. London: Saunders Elsevier, 2013.

[33] Aleem S, Majid I. Unconventional Uses of Laser Hair Removal: A Review. J Cutan Aesthet Surg, 2019, 12(1): 8-16.

[34] Zandi S, Lui H. Long-term removal of unwanted hair using light. Dermatol Clin, 2013, 31(1): 179-191.

[35] Dorgham NA, Dorgham DA. Lasers for Reduction of Unwanted Hair in Skin of Color: A Systematic Review and Meta-analysis. J Eur Acad Dermatol Venereol, 2019, 34(5): 948-955.

[36] Gan SD, Graber EM. Laser hair removal: a review. Dermatol Surg, 2013, 39(6): 823-838.

[37] Town G, Botchkareva NV, Uzunbajakava NE, et al. Light-based home-use devices for hair removal: Why do they work and how effective they are? Lasers Surg Med, 2019, 51(6): 481-490.

第十四章　组织衰老机制和治疗

第一节　组织衰老的病理生理基础及表现

随着年龄增长，机体由于形态改变、功能减退、代谢失调而导致机体对外部环境适应能力下降的综合状态为老化和衰老。老化为年龄增长出现的生理性的过程，而衰老更多指伴有严重退行性变的、快速的病理性老化。

组织的衰老是多种因素共同作用导致的，以人体上表现最直观的皮肤组织为例，皮肤衰老的因素主要为内源性和外源性，内源性包括遗传、机体生理功能减退，外源性包括环境因素如紫外线、吸烟及有害物质损伤。

皮肤衰老包括皮肤结构和生理功能的改变，大体表现为皮肤的松弛、变薄，皱纹的形成、皮肤苍白，温度降低，渗透性改变，外界刺激低反应，修复能力降低、不均匀的色素沉着以及一些皮肤病的发病率增加等。

组织学层面可以出现表皮、真皮以及皮肤附属器等的结构和功能的改变。

表皮层改变可见表皮角化过程受损，在尚未出现真皮层改变的时候，单独的表皮损伤即可表现为细小皱纹形成并逐渐变粗大。角质层水分含量随着年龄增长而减少，细胞的黏着性减弱，角质层总的厚度变薄。表皮层改变致使皮肤保水功能下降，出现干燥和脱屑。随着年龄增长，表皮周期缩短，浅表的创伤愈合时间延长，导致皮肤轻微损伤后容易发生继发感染。表皮中的朗格汉斯细胞与细胞免疫有关，衰老皮肤中的朗格汉斯细胞相应功能退化，如对抗原处理的错误也能导致皮肤对变应原的敏感性降低，皮肤发生肿瘤的概率增加。

皮肤基底膜层连接表皮与真皮，是保存皮肤平整和维持屏障功能的结构基础。基底膜主要由Ⅳ型和Ⅶ型胶原构成，其中Ⅳ胶原维持皮肤表面的机械稳定性。UVB照射可加速胶原酶对Ⅳ型胶原的降解，导致基底膜结构破坏，皮肤机械稳定性中断，易形成皱纹。Ⅶ型胶原主要是维持基底膜与真皮乳头层稳定，在光老化过程中，Ⅶ胶原明显减少，导致表皮真皮的连接不稳定。衰老的皮肤表皮层与真皮层之间真皮乳头突入表皮变浅变少，两者之间的交界变得平坦，由于这些改变，导致表皮和真皮之间的结合不紧密，皮肤容易受到外力损伤形成水疱。

皮肤真皮组织的老化表现为真皮密度降低，皮肤真皮组织主要由弹性组织和胶原组织构成，胶原占皮肤干重的70%～80%，衰老皮肤组织中胶原纤维含量减少。真皮中最主要的结构蛋白胶原纤维主要由成纤维细胞合成和分泌，成年人皮肤中主要为Ⅰ型和Ⅲ型胶原，其中Ⅰ型胶原约占80%。随着年龄增长，真皮层成纤维细胞数量减少，蛋白合成功能下降，皮肤松弛、弹性减退。胶原纤维变粗，排列杂乱无章。真皮网状层弹力纤维发生结构变性，导致皮肤出现凹陷。老化的皮肤中弹性纤维降解、变细，皮肤的弹性和顺应性明显降低。皮肤变硬，皱纹容易形成且难以平复，显得粗糙不平。

衰老皮肤中血管发生改变，在组织结构上，自然老化的皮肤毛细血管逐渐减少，血管的数量和管径都有不同程度的降低。在紫外线照射引起的皮肤衰老中表现有差异，如急性紫外光照射的皮肤可出现毛细血管的扩张，排列紊乱。长期慢性照射可出现表皮下真皮浅层血管的数量减少，管径变细，导致皮肤暗淡、皮温降低、对皮肤的滋养降低等。

随着年龄增长，皮肤中所含的黑素细胞数量逐渐减少，皮肤颜色变淡，更易吸收紫外线，引起皮肤肿瘤的危险性增加。紫外线光照可以促进黑素的合成，导致皮肤不均匀的黑素沉着。真皮中的血管的相对减少，导致皮肤随着年龄增长变得苍白，对环境温度变化的调节反应也不敏感。

另外，皮肤附属器也会随着增龄出现改变。老化皮肤中的汗腺数目减少，功能减退，对热的出汗反应减弱。皮脂腺分泌减少，皮肤变得干燥、粗糙、光泽减退。皮肤压觉小体和触觉小体数目也明显减少，故容易出现温度触觉感觉障碍。随着年龄增长，皮肤毛发生长减慢、进而脱落导致毛发稀疏。

衰老皮肤的皮下组织明显减少，直接导致皮肤萎缩，皱纹形成。同时，脂肪组织量的降低可能导致体温降低以及对压力的承受能力降低，更容易出现损伤和溃疡。

（张余光）

第二节　组织衰老发生机制

细胞不能永久分裂和自我更新，年龄增长必然导致老化和死亡。细胞组织随着增龄或受到各种有害因素影响不能自我更新和修复时，表现为机体出现相关的疾病，如肿瘤、骨关节炎、动脉粥样硬化、阿尔茨海默症等。

整复外科中最常见也是最重要的组织衰老即是皮肤衰老。皮肤的衰老分为内源性衰老和外源性衰老，内源性因素如遗传、器官的生理功能的减退导致的皮肤衰老称为内源性衰老，也是自然老化。外源性因素如紫外线照射、吸烟及接触有害物质等引起的皮肤衰老称为外源性衰老，外源性的皮肤老化是指皮肤过早出现的老化。皮肤衰老的主要原因是真皮中的胶原蛋白含量降低，以上两者均可影响皮肤组织的胶原含量。其中最主要的内源性因素和外源性因素即为增龄和紫外线光照。

1. 年龄因素　不同年龄的人成纤维细胞的蛋白合成是不同的，老年人的成纤维细胞合成Ⅰ型和Ⅲ型胶原均较年轻人少。同一部位的皮肤，老年人的胶原含量比年轻人少。并且随着年龄增长，真皮内的弹性纤维逐渐变细、变短。皮肤组织细胞外基质减少，特别是弹性蛋白减少，弹性纤维降解增多，导致皮肤松弛无弹性。

2. 过量紫外线光照　紫外线根据波长的不同可分为：长波紫外线（UVA）、中波紫外线（UVB）和短波紫外线（UVC），其中 UVA 可穿透表皮达到真皮深层并积累，导致皮肤损害和严重老化。由于紫外线过度照射所引起的皮肤老化称为光老化，其程度取决于皮肤的类型、人种、地理位置、光暴露的程度以及防护措施等。

内源性因素和外源性因素是相互影响和促进的，这些因素对皮肤组织衰老的影响主要有：诱导细胞凋亡增加、胶原合成减少、胶原降解增加，另外还有一些其他因素的影响和促进。

一、细胞凋亡增加

随着年龄增加，组织老化，成纤维细胞老化伴随 DNA 和蛋白质的氧化损伤。紫外线照射可直接导致成纤维细胞基因调控异常，致使急性 DNA 损伤和突变，同时引起成纤维细胞的 DNA 修复能力下降。紫外线照射也能使线粒体 DNA 的突变增加，被认为是人类皮肤老化的重要因素。紫外线照射还能引起 DNA 合成抑制物增多，影响转录、翻译、合成等过程，最终导致蛋白合成降低。故紫外线能诱导成纤维细胞的凋亡，损伤皮肤成纤维细胞的 DNA，导致成纤维细胞凋亡。

二、胶原合成减少

紫外线照射可使皮肤成纤维细胞增殖活性降低，细胞形状发生改变，细胞生长、分化和功能等明显改变。成纤维细胞是皮肤真皮中最主要的细胞，负责合成胶原纤维和细胞外基质。上述导致成纤维细胞功能、数目改变以及凋亡的因素，可直接导致胶原合成减少。

转化生长因子 -β（TGF-β）是成纤维细胞合成胶原的重要的相关因子。TGF-β 与细胞膜表面的 TGF-βⅡ型受体（TGF-β RⅡ）结合，磷酸化 TGF-βⅠ型受体（TGF-β RⅠ），接着启动磷酸化的 Smad2 和 Smad3，Smad2 和 Smad3 再与 Smad4 结合进入细胞核调节下游的基因表达。其中，Smad7 是调节该通路的一个负性调节因子。前胶原蛋白受 TGF-β 通路的调节，任何影响成纤维细胞 TGF-β、TGF-β RⅡ、Smad2/3/4/7 表达的因素均能影响前胶原蛋白的表达，进而导致胶原合成受影响。紫外线能通过调控 TGF-β/Smad 通路的表达影响胶原合成，通过诱导下调通路中 TGF-β RⅡ 的表达、上调 Smad7 的表达，抑制 Smad2 的磷酸化，削弱 TGF-β 的信号传导，使 Ⅰ/Ⅲ 型胶原前基因的表达减少，导致胶原合成减少。

三、胶原降解增加

紫外线照射可通过诱导真皮成纤维细胞基质金属蛋白酶（MMPs）的表达加速胶原纤维的降解。MMPs 是基质金属蛋白酶，是降解真皮胶原纤维的主要蛋白酶，紫外线照射能导致胶原降解加速，可通过活化成纤维细胞 MAPK 通路，诱导 MMPs 表达增高、打破 MMPs 与金属蛋白酶组织抑制剂（TIMPs）之间的平衡失调导致胶原降解增加。UVB 照射可加速基底膜 Ⅳ 型胶原的降解，在皮肤皱纹明显的部位，MMP-2 和 MMP-9 的活性显著增加。

紫外线照射可降低成纤维细胞的抗氧化能力。紫外线照射可引起局部白细胞浸润，产生大量的活性氧簇（ROS），同时导致成纤维细胞线粒体功能损害，产生大量的 ROS。ROS 能导致成纤维细胞活力下降，凋亡增加。随着年龄增加，皮肤中过氧化氢酶含量和活性降低，紫外线照射还进一步抑制成纤维细胞中的过氧化氢酶含量，导致皮肤清除自由基的功能障碍，加速皮肤老化。

细胞因子的异常。紫外线照射可上调核因子 κB（NF-κB）诱导细胞炎症因子的表达增加，刺激细胞释放促炎症因子进一步放大紫外线光照的作用，导致 MMPs 的分泌增多，胶原降解增加。活化蛋白 -1（AP-1）也是重要的调控因素之一，UVA 的照射能上调 AP-1 的合成成分 c-Jun 的 mRNA 表达和蛋白量，激活 AP-1，最终使 MMPs 增多而增加胶原酶降解。另外，AP-1 还可以加剧光老化端粒的缩短。

四、其他因素

另外还有一些外源性因素也参与影响和加速皮肤组织的衰老，如环境因素和不良的生活方式等。

研究认为，环境中的红外线辐射可以通过上调 VEGF，下调 TSP-2 诱导皮肤新生血管生成、炎症细胞浸润以及 MMPs 降解胶原纤维，同时改变皮肤的结构蛋白，导致皮肤老化。环境污染可以通过刺激皮肤组织产生大量的 ROS，直接破坏皮肤组织细胞。环境污染还可以刺激皮肤血管生成白介素和 VEGF 直接影响血管生成，加速皮肤衰老。

不良的生活方式，如不良饮食习惯、睡眠不规律、吸烟等也参与皮肤衰老。

高糖饮食导致皮肤老化的机制主要是由于高糖引起蛋白质和葡萄糖结合形成非酶糖化反应的产物：晚期糖基化终末产物（AGEs）。AGEs 可直接引起胶原蛋白变性、抑制胶原纤维的合成并促进其降解，还能在紫外光照射下产生大量的 ROS，对皮肤造成氧化损伤，加速皮肤老化。

吸烟是加速皮肤老化的重要因素之一，吸烟引起皮肤衰老加速主要是通过烟雾中的有害物质如焦油、多环芳烃等不断蓄积直接刺激皮肤组织。吸烟刺激表皮细胞的乙酰胆碱受体导致皮肤血管收缩皮肤缺血、血液黏度增加致微循环不畅。吸烟可以直接抑制成纤维细胞胶原合成，同时可诱导 MMP-1 和 MMP-3 的表达增加导致皮肤胶原降解增加，弹性下降。吸烟还可通过提高皮肤氧化应激水平，导致大量胶原蛋白遭到破坏，促使皮肤老化。

五、衰老细胞

增龄是导致机体罹患疾病的最重要因素之一。衰老和衰老相关的疾病是组织整体的表现，目前研究认为组织中细胞衰老是不同步的。受到周围环境和有害因素的影响，少数细胞较早发生衰老和机能下降，这类细胞失去自我修复和分裂能力，却能引起局部炎症细胞聚集、细胞外基质重塑、抑制组织干细胞的功能甚至引起正常细胞凋亡，对周围的组织细胞产生有害的影响。少数过早衰老的细胞残留于局部能触发并加速正常的组织衰老过程，选择性消除这些过早衰老的细胞对延缓组织衰老相关疾病具有非常重要的意义。

需要注意的是，细胞衰老并不是完全有害的。衰老细胞与正常生理过程如损伤愈合、肿瘤等密切相关。为了保护机体正常运转，过度增生、潜在致瘤的细胞能被机体组织察觉，自发或被动终止细胞分裂并提早进入衰老和凋亡过程。损伤愈合研究发现，衰老细胞可能参与促进组织愈合，甚至能通过抑制局部过度纤维化，促进成瘤细胞的清除而引导组织再生。

　　研究发现，部分衰老细胞虽然停止自我分化更新，但是仍能抵御细胞凋亡，在组织中长期存在并持续分泌大量细胞因子促进周围组织发生病理反应。如何识别组织中存在的潜在致病的衰老细胞，并针对性清除此类衰老细胞是研究的重点也是难点。目前研究能对衰老细胞半定量标记，包括衰老相关 -β- 半乳糖苷酶（SA-β-Gal）、高迁移率族蛋白 B1（HMGB1），细胞周期抑制剂如 p16^{INK4A}、p14^{ARF}、p19^{ARF} 和 p21 等，还有衰老细胞分泌的特殊细胞因子等。通过以上方式发现衰老细胞可出现在特定病灶中，认为衰老细胞参与促进疾病的发生发展过程，但是具体发生机制目前还未完全研究清楚。

　　选择性清除衰老细胞包括直接清除细胞和中和衰老细胞分泌的生物活性物质。目前直接清除衰老细胞的方法包括针对性激活和调节衰老细胞中凋亡相关 Bcl-2 家族的表达、干扰 p53- 叉头样转录因子 O4（FOXO4）相互作用、抑制衰老细胞分泌相关的细胞因子等。也有利用免疫介导衰老细胞的清除，通过衰老细胞表面特殊标记定位细胞，类似肿瘤靶向治疗。衰老细胞能分泌大量促炎因子、细胞因子、生长因子等生物活性物质参与组织衰老过程。减少衰老细胞分泌的物质也是目前研究的方向，包括转录、合成和分泌各个环节干扰合成、抑制分泌物质的产生、中和已经分泌的因子等。

　　增龄和衰老是自然过程，目前研究对衰老细胞如何影响衰老过程和衰老相关的疾病认识还是不够的，我们对于衰老的研究仍然处于早期阶段。可以针对性通过减少衰老因素、去除过早老的细胞延缓衰老，但是都不能真正阻止衰老。希望未来关于衰老发生和发展机制研究能进一步阐明衰老的机制并为延缓衰老提供新的思路和方法。

（张余光）

第三节　延缓皮肤衰老方法与新思路

　　衰老是自然界的一个必然规律，人类衰老是随着年龄增加而出现，是由于遗传等内源性因素和外源性因素共同作用导致的一个复杂的生物学过程。虽然衰老是一个不可逆的生理退行性改变，但是并不是不可延缓的。目前，延缓组织衰老的方法主要基于衰老的机制和组织衰老的病理变化，从基因、分子、细胞、组织器官水平综合考虑，而采取的各种预防和干预措施，延缓、阻止，甚至在一个时期内逆转衰老这一过程。

一、延缓衰老的治疗

　　皮肤是人体最大的器官，同时也是机体衰老表现最明显的器官之一，尤其是面部，主要表现为皮肤松弛变薄、皱纹增加、出现脂溢性角化等色素改变、皮下脂肪分布变化、体积容量的减少，肌肉萎缩、变硬。临床上常用 Glogau 分型法对皮肤光老化及皱纹的程度进行客观性分级评价（表 14-3-1）。目前临床上延缓皮肤组织衰老的方法主要有手术和非手术两大类。

（一）手术治疗

　　虽然通过外科手术方式无法从根本上对抗衰老，但是通过外科手术技术可以改善皮肤老化的特征，恢复年轻的容貌。

　　1. 眼袋矫正术及上睑皮肤松弛矫正术　可以去除眼周多余皮肤组织，以达到改善皮肤松弛和皱纹的目的。面部除皱术（rhytidoplasty）或面部提升术（face lifting）是针对衰老引起的面部皱

表 14-3-1　皮肤光老化 Glogau 分型法

分型	光老化程度	年龄范围/岁	皱纹情况	皮肤特点
I	轻度	28～35	没有皱纹	早期光老化，轻度色素变化，无角化，少有皱纹，不需要或者少量化妆
II	中度	35～50	动态皱纹	早期至中度光老化，早期可见褐色雀斑样痣，角化可触及但不明显，微笑时出现皱纹，需要一些粉底遮盖
III	重度	50～65	静态皱纹	重度光老化，明显的色素不均，毛细血管扩张，角化可见，无表情时也有皱纹，常常需要浓妆遮盖
IV	极重度	60～75	全是皱纹	极重度光老化，皮肤颜色灰黄，出现皮肤癌前病变，皱纹遍布，无正常皮肤，化妆无法掩盖

纹、组织松弛而进行的手术治疗。百余年来，面部除皱术经历了由简到繁、分离平面由浅到深的发展过程，从20世纪20年代后期的皮下分离的第一代除皱术，到20世纪70年代的皮下分离加表浅肌肉筋膜系统（superficial musculo-aponeurotic system，SMAS）分离提紧的第二代技术，骨膜下剥离提紧和其后的复合除皱术第三代技术。后来，随着微创外科技术及内镜外科技术的广泛应用，又提出了小切口、内镜除皱术等。虽然面部除皱术是对抗面部组织衰老最直接有效、可靠、持久，将面部主要解剖结构恢复到更年轻的方法，但也存在一些不可克服的缺点，首先，手术只能解决皱纹、皮肤松弛的问题，对衰老带来的皮肤色素改变、软组织容量减少等问题无能为力，而且疼痛、恢复时间长和可能出现出血或血肿、神经损伤、皮肤坏死、秃发、瘢痕增生、双侧不对称等并发症，让不少人望而却步。

2. 自体脂肪移植技术 自体脂肪注射移植技术延缓衰老是指通过负压抽吸获得自体脂肪，在体外经过加工处理后移植到手背、面部凹陷等需要的部位，以达到填充软组织容量、促进组织再生、恢复年轻轮廓的目的。Neuber 在 1893 年首次报道采用切取小块脂肪移植治疗面部的组织缺损，之后随着吸脂技术的发展，许多整形外科医师开始尝试将抽吸的脂肪移植用于凹陷组织的填充或增加软组织的量。

在组织衰老的进程中，会出现皮下软组织萎缩，皮肤失去支撑出现皱纹、凹陷及下垂等，自体脂肪因其来源丰富、无排斥、取材方便，是软组织填充不可多得的材料。为提高自体脂肪移植的成活率、减低并发症发生率，治疗过程中应尽可能的缩短分离纯化的时间，保存脂肪颗粒的完整性和活性，维持适当的环境温度（20℃左右）。脂肪移植具体操作步骤应遵循"3低3多（3L3M）"原则：低负压（low pressure）抽吸获取脂肪，低速离心（low speed），减少对脂肪组织的损伤，并提高脂肪纯度；单点低体积（low volume）、多平面（multi-plane）、多隧道（multi-tunnel）、多点（multi-point）注射脂肪组织。

Tonnard 等于 2013 年首次提出了纳米脂肪（nano fat）的概念，不同于传统的脂肪移植，纳米脂肪是将抽吸获得的脂肪经机械乳化而得到更为细小的脂肪组织，从而使脂肪移植更加精细化。纳米脂肪除含有干细胞外，还有大量破碎的脂肪细胞以及乳化的油脂，Tonnard 等认为这些凋亡的脂肪细胞可以吸引巨噬细胞产生生长因子，刺激干细胞分化和组织再生。

3. 软组织填充注射治疗 通过注射填充剂的方法来消除或改善皮肤皱纹，从而达到修复或美化面部外形的效果。随着面部组织老化，对不同部位的组织容量缺失以及组织移位进行填充治疗，已成为面部年轻化的主要治疗手段。应用注射填充剂的历史久远，早在数百年前就有使用石蜡油注射面部填充和丰胸的记载，随着工业技术的不断发展，各种可用于皮肤或皮下注射，修复、纠正静态皱纹和凹陷的填充剂被研发出来。理想的软组织填充剂应当是：无毒，不致畸、致癌，不存在免疫排斥反应；塑形效果好，组织相容性好，不会出现炎症反应、填充剂迁移等。根据维持时间分类，可以分为暂时性填充剂、半永久性填充剂和永久性填充剂。美国整形外科医师协会2018 年报告中显示，软组织填充剂使用中，透明质酸（hyaluronic acid，HA）遥遥领先位居第一位，第二位是钙羟基磷灰石（calcium hydroxylapatite），第三位是富血小板血浆（platelet-rich plasma），第四位是聚乳酸（polylactic acid），第五位是脂肪移植。常用的软组织填充剂见表 14-3-2。

透明质酸是目前较理想的非永久性皮肤填充剂。HA 是一种普遍存在于人体和动物体内的

表 14-3-2　各种软组织填充剂

成分	制剂	皮试	降解时间
透明质酸	Restylane Hylaform Juvéderm Captique	不需要	6～12 个月
牛胶原	Zyderm Zyplast	需要	3～6 个月
富血小板血浆	实验室制备	不需要	3～5 个月
自体脂肪	实验室制备	不需要	永久存活
脱细胞真皮基质	Cymetra	不需要	3～6 个月
钙羟基磷灰石	Radiesse	不需要	2～7 年
聚乳酸	Sculptra	不需要	2～4 年
聚甲基丙烯酸甲酯＋牛胶原	Artecoll/Artefill	需要	永久

由角质形成细胞、成纤维细胞、内皮细胞等合成的黏多糖，是一种可降解吸收的生物材料，可吸收相当于自身重量500～1 000倍的水分。主要通过体积充填及与水结合起作用，同时研究表明HA可以通过刺激真皮胶原蛋白合成发挥作用。HA在所有物种中的结构都是一样的，天然的HA注射体内后1～2天内就会被降解吸收，最终代谢为二氧化碳和水，为了保持HA在体内的填充效果，现有的HA产品都是经过化学交联修饰的，其降解吸收速度减慢，填充效果维持时间更长。与之前最常用的产品胶原类填充剂比较，HA具有无免疫原性、不需皮试、无需冷藏保存、疗效时间长。

4. 肉毒毒素治疗 肉毒毒素是由肉毒杆菌产生的一种外毒素，Jean Carruthers在1992年首次报道了在因眼睑痉挛接受肉毒毒素注射治疗的患者中，其眉间皱纹得到明显改善，并在鱼尾纹、额纹等治疗研究中，取得满意的效果，2002年美国FDA批准肉毒素用于改善眉间纹，由此肉毒毒素迅速并广泛应用于减轻或消除动态皱纹，据美国整形外科医师协会（American society of plastic surgeons，ASPS）的统计显示，2018年美国肉毒毒素注射例数为743万，与2000年的78万例数相比，10余年来上升了845%，已成为整形美容所有操作项目的第一位。

肉毒毒素的作用机制是通过作用于周围运动神经末梢、神经肌肉接头，抑制乙酰胆碱的释放，引起肌肉麻痹松弛，减轻或消除了由于表情肌肉收缩引起的皱纹，同时起到面部提升的作用，在某种程度上能延缓皱纹发展而达到延缓衰老的效果。一般肉毒毒素注射后2～3天肌肉开始出现松弛，效果持续3～6个月，因此需要重复注射。目前我国可使用的肉毒毒素有美国的保妥适（BOTOX）和国产的衡力。总体来说，肉毒毒素的注射总体来说是安全的，常见不良反应是暂时或者可逆的，如过敏反应、眼睑下垂、表情不自然、头痛、注射部位瘀斑等，其发生与注射技术密切相关，故注射医生应熟练掌握肌肉、血管、神经的解剖结构。

5. 脱细胞生物材料 细胞外基质（extra cellular matrix，ECM）是由细胞合成并分泌到细胞外，分布在细胞表面或细胞之间的胶原蛋白、非胶原蛋白、蛋白聚糖类大分子等，对细胞的黏附、增殖、分化及组织的形成发挥着重要的作用。随着再生医学与组织工程的不断发展，由细胞外基质组成的脱细胞组织已被广泛应用于临床，起到支持组织和器官再生的作用，已有来源于猪、马、牛等动物的真皮、心包、小肠等组织的动物源性脱细胞基质材料产品进入临床应用。脱细胞基质材料是组织通过脱细胞后获得保留其生物活性成分和结构的基质材料，其促进组织再生基质的机制是为细胞迁移、增殖、分化提供三维的支架环境，同时保留了细胞外基质中的各种活性成分，能促进组织的修复与再生，起到延缓组织衰老的作用。2009年Choi等首次报道了制备脱细胞脂肪组织基质（decellularized adipose tissue，DAT），DAT来源于脂肪组织，其来源广泛、获取简单，DAT通过注射到机体内能获得长期稳定的脂肪组织。同时DAT能够模拟天然细胞微环境，促进脂肪、血管等组织的再生。目前需要解决的问题是如何提高DAT的产量以及如何更有效地去除免疫原性细胞成分。

（二）非手术治疗

1. 光声电技术 近年来，光声电等物理技术光在医疗行业得到飞速的发展，其在延缓组织衰老的治疗效果也逐渐提升。光声电物理技术是利用选择性光热作用、机械作用等原理，通过对皮肤或皮下组织进行激光、强脉冲光、射频、超声波等技术处理，治疗皮肤色素性和血管性病变，改善肤色与肤质、减少皱纹、促进深层胶原蛋白增生、收紧筋膜，起到延缓组织衰老的作用。

（1）剥脱性嫩肤技术：剥脱性嫩肤技术是指精确去除表皮和部分真皮使表皮再生重建，同时热刺激使胶原重塑与生成，从而达到嫩肤作用。常用于剥脱性嫩肤的激光有波长10 600nm超脉冲CO_2激光、2 940nm铒：钇铝石榴石（erbium：yttrium-aluminum-garnet，Er：YAG）激光等，通过发射接近水的吸收峰波长的激光，使治疗区域组织气化剥脱。剥脱性嫩肤技术改善皱纹和紧致皮肤的效果明显，然而剥脱性嫩肤技术可导致较强的组织热损伤，治疗后恢复时间长，容易出现感染、色素沉着或者脱失，甚至形成瘢痕等副作用，使得应用其应用逐渐减少。

（2）非剥脱性嫩肤技术：非剥脱性嫩肤技术

通过选择性光热作用，以水、黑素、血红蛋白作为靶组织，在不损伤表皮的情况下，通过选择性光热作用和生物刺激作用，直接作用于真皮，使胶原收缩重塑变性、活化成纤维细胞合成新的胶原蛋白，从而提高皮肤弹性、减少皱纹，避免了治疗后皮肤感染、色素沉着以及形成瘢痕的问题。常见有波长 1 064nm、1 320nm 的钕：钇铝石榴石（Nd：YAG）、1 540nm Er：YAG 激光、1 450nm 半导体激光、1 540nm 铒玻璃激光、585nm 或 595nm 脉冲染料激光。

（3）点阵激光：皮肤自身具有强大的修复能力，当其受到损伤时，会启动创伤愈合修复程序，使皮肤再生和重塑，达到延缓组织衰老的目的。剥脱性嫩肤及非剥脱性嫩肤均能启动皮肤的创伤修复再生机制，尽管剥脱性嫩肤效果好，但是恢复时间长，治疗后容易出现瘢痕、色素改变等副作用，非剥脱性嫩肤相对较安全，但是疗效欠佳。点阵激光（fractional laser）不仅有剥脱性治疗的效果，又有非剥脱性治疗的安全性，点阵激光是基于 Anderson 提出的局灶性光热作用原理（fractional photothermolysis）这一治疗理念进行治疗的激光技术，激光发射出直径细小且一致的光束，在皮肤产生阵列排列的微热损伤区（microscopic treatment zones，MTZ），MTZ 内激光热损伤呈柱状可深达真皮，同时在点阵激光治疗区域，只有 MTZ 的热损失区域，MTZ 之间都留有未损伤的皮肤组织，在创伤修复的过程中未损伤区域充当活性细胞储库，迅速迁移至 MTZ 完成表皮再生的过程，促使新的胶原合成、胶原重塑，从而使皱纹减轻、皮肤紧致、毛孔缩小、肤质改善等，以达到延缓衰老的目的。与传统剥脱性激光减相比，点阵激光的损伤范围大大减少，创伤愈合更快，并避免瘢痕的形成。

（4）强脉冲光技术：强脉冲光（intense pulse light，IPL）是一种以脉冲方式发射的连续多光谱、非相关，具有高强度的光源，波长范围为 400～1 200nm，在不破坏正常皮肤的前提下，输出的较短波长光被皮肤中的黑素和血红蛋白优先吸收，使血管凝固、色素细胞或者色素团破坏，从而达到治疗毛细血管扩张、色素性皮肤疾病的目的，另外较长波长的光被水吸收产生光热作用和光化学作用，使真皮的胶原纤维和弹性纤维重新排列，促进成纤维细胞合成胶原，达到延缓组织衰老的目的。

（5）射频：射频（radio frequency，RF）是一种高频变化的交流电磁波，射频治疗是利用选择性电热作用，当射频电流作用于组织时，产生振荡电流，在电极之间产生一种急剧沿电力线方向的往返振动，因各种离子的大小、质量、电荷和移动速度均不尽相同，在振动过程中摩擦碰撞产生热量，可作用于真皮深层和皮下组织，由于胶原被加热使胶原分子的三螺旋结构内氢键断裂，导致胶原收缩、重塑，直至变性，使真皮增厚，皮肤紧致，同时射频在真皮产生热损伤启动组织的损伤修复机制，引起轻微的炎症反应，趋化巨噬细胞至热损伤区诱导分泌各种细胞因子和生长因子刺激成纤维细胞，促进新的胶原形成，另外，当热作用达到 SMAS 筋膜层时，可造成 SMAS 的即刻收缩和往后的胶原蛋白增生，从而达到紧肤、改善皱纹，延缓衰老的效果。

（6）等离子、超声、光动力技术：等离子是利用超高频电激发氮气分子，使其解离成带有能量的气体离子和电子，即等离子。这种特殊可控的能量能够瞬间透过皮肤的表皮及真皮，引起表皮轻微剥脱，产生的热损失刺激胶原纤维及弹力纤维再生；超声技术是利用聚焦超声，以非侵入式地机械波效应刺激成纤维细胞产生新的胶原，同时产生热效应，达到消除皱纹、改善肤质的作用。

光动力治疗（photodynamic therapy，PDT）是利用光动力效应进行治疗疾病的一种技术，通过特定波长的光照射使进入人体的光敏剂受到激发，激发的光敏剂将能量传递给氧，生成单态氧，单态氧与周围生物大分子发生氧化作用，选择性杀伤病变细胞而不损伤正常组织细胞，达到治疗的目的。目前应用最广泛的光敏剂是 5- 氨基酮戊酸（5-aminolevulinic acid，5-ALA），5-ALA PDT 在美国被批准用于日光性角化，临床研究显示，该疗法有助于改善皱纹、色素沉着、毛细血管扩张等。

2. 化学剥脱术 化学剥脱术是将具有剥脱作用的化学剥脱剂均匀涂于治疗区域，使治疗区域发生角质层的分离，使表皮和真皮乳头层不同程度坏死而引起剥脱，用药后色素细胞减少分布均匀，真皮胶原纤维发生重新排列，成纤维细胞及胶原再生，使新生皮肤替代原有不完美的皮肤，细小皱纹消失，从而延缓组织衰老。

化学剥脱术分为浅层、中层和深层三种类型。其中浅层剥脱通过对表皮损伤，最深可损伤至真皮乳头状层，中层剥脱损伤深度达真皮网状层上部，深层剥脱的损伤深度能达到真皮网状层中部，其抗衰老的效果及不良反应发生率与剥脱深度成正比。常用的化学剥脱试剂有 α- 羟基酸（alpha hydroxy acids，AHAs）、三氯醋酸、Jessner 溶液、Baker 苯酚等。在化学剥脱术治疗皮肤衰老的应用中，针对日光性黑子、表皮色素异常等表皮光老化皮损，采用浅层化学剥脱治疗就能够有效改善患者的皮肤色泽；针对皮肤细小皱纹、浅表肿物等皮肤改变，就需要采用中层化学剥脱；针对重度皱纹，则需深层化学剥脱进行治疗。虽然化学剥脱术能使皮肤质地、皱纹和皮损得到一定的改善，但是治疗过程中患者存在疼痛，治疗后恢复时间长，还有剥脱深度不能精确控制，疗效不确定，并可能出现术区皮肤感染、瘢痕、色素沉着、脱失等不良反应。

3. 干细胞治疗　干细胞治疗是延缓衰老的一种很有前途的治疗方法，应用人自体来源（皮肤、脂肪、骨髓等）或者异体来源（脐带、胎盘）的干细胞，经体外处理后局部注射机体组织或者静脉输注到人体，因其具有多向分化的能力，通过分化成多种组织细胞，替代衰老死亡的细胞，起到再生抗衰老的作用，同时干细胞还可以分泌产生多种生长因子，如血管内皮生长因子（VEGF）、成纤维细胞生长因子（bFGF）、转化生长因子 -β1（TGF-β1）、TGF-β2、角质细胞生长因子（KGF）等，通过促进血管生成及胶原蛋白合成，增加真皮内成纤维细胞含量来改善皮肤的衰老，同时还具有抗氧化、修复损伤 DNA，抑制黑素合成的功能。然而干细胞的应用还存在一些不利的方面，包括大规模干细胞制备流程标准、胚胎干细胞使用的伦理问题等。

2001 年 Zuk 研究团队发现并证实脂肪干细胞（adipose derived stem cell，ASCs）的存在。因其具有来源丰富、取材简单、低免疫原性和免疫调节作用，在医学领域展现了广阔的应用前景，成为抗衰老理想且最实用的干细胞。目前临床上对 ASCs 的使用剂量多根据临床经验使用，暂无统一标准，但是国内外学者相继报道证实 ASCs 局部注射技术在面部抗衰老中是确实有效的，能有效预防、改善皮肤的光老化以及改善皮肤皱纹、纹理、色素等皮肤衰老的症状。

2006 年 Youshimura 等提出细胞辅助脂肪移植技术（cell-assisted lipotransfer，CAL），在脂肪移植中增加血管基质片段（stromal vascular fraction，SVF）能提高脂肪移植的成活率。SVF 是脂肪组织经胶原酶消化后分离获得的含有 ASCs 和血管基质的成分，将 SVF 高度纯化后，制备 SVF 胶（SVF-gel），能有效改善皮肤组织衰老。

4. 自体细胞活性物质治疗技术　自体细胞活性物质是指通过一定的分离、浓缩、提取等技术，按照规范化的操作流程从人体自身血液获取的，经验证具有治疗或美容作用的血液浓缩制品，也包括通过其他技术于体外制备的具有生物活性的物质（如生长因子等）。自体活性物质包括富血小板血浆（platelet-rich plasma，PRP）、富血小板纤维蛋白（platelet-rich fibrin，PRF）、浓缩生长因子（concentrate growth factors，CGF），其中富含多种生长因子，如血小板衍生生长因子（PDGF）、转化生长因子（TGF-β）、胰岛素样生长因子（IGF）、表皮生长因子 EGF）、成纤维细胞生长因子（FGF）、血管内皮生长因子（VEGF）等。将这些细胞活性物质注射到人体体表的特定部位或外用，其中的生长因子对促进细胞的增殖与分化，增加胶原合成能力和抑制其降解，促进细胞外基质合成和沉降及组织的修复再生有着极其重要的作用，并且生长因子之间有良好的协同作用，从而达到体表年轻化及延缓衰老的目的。

外泌体（exosome）是由细胞内多泡体（multivesicular body，MVB）与细胞膜融合后，释放到细胞外基质中的一种直径 60～100nm 的膜性囊泡，是最初由 Johnstone 等在研究网织红细胞向成熟红细胞转变过程中发现的由网织红细胞释放出的一种小囊泡。1987 年 Johnstone 将其命名为"exosome"。现今，其特指直径在 40～100nm 的盘状囊泡。多种细胞在正常及病理状态下均可分泌外泌体。2007 年，Valadi 等发现鼠的肥大细胞分泌的外泌体可以被人的肥大细胞捕获，并且其携带的 mRNA 成分可以进入细胞质中被翻译成蛋白质，不仅仅是 mRNA，外泌体所转移的 microRNA

同样具有生物活性，在进入靶细胞后可以靶向调节细胞中 mRNA 的水平。这一发现使得研究人员对外泌体的研究热情激增，截至目前，已经通过 286 项研究发现了 41 860 种蛋白质、2 838 种 microRNA、3 408 种 mRNA。研究发现，脐带间充质干细胞来源的外泌体可以轻松穿透角质层到达真皮，促进人皮肤组织 I 型胶原和弹力蛋白的生成，改善皮肤质地，延缓衰老。

5. 药物治疗 抗氧化剂可通过口服或者局部外用抑制活性氧（reactive oxygen species，ROS）的产生或清除 ROS，抑制皮肤炎症反应及基质金属蛋白酶（matrx metalloproteinases，MMPs）的表达，促进胶原合成，达到延缓皮肤光老化的目的。常用的抗氧化剂包括过氧化物歧化酶、过氧化氢酶维生素 C、维生素 E、谷胱甘肽过氧化酶、辅酶 Q10 以及绿茶、芦荟这些天然的抗氧化剂。

维 A 酸是体内维生素 A 的代谢中间产物，是目前文献报道最多的用于治疗光老化的药物，已被美国 FDA 批准可用于治疗光老化。大量对照临床试验表明，外用 0.025%～0.1% 维 A 酸后，皮肤皱纹明显减少，粗糙感明显降低，并出现表皮增厚，颗粒层厚度增加，角质层连接紧密和黑素含量减少等组织学改变。

激素替代疗法（hormone replacement therapy，HRT）除了用于治疗更年期引起的症状，也可用来减缓皮肤衰老。研究表明，绝经后妇女经雌激素治疗后，可通过雌激素受体作用于皮肤，能改善皮肤厚度、胶原蛋白含量和弹性，并能促进水合作用，使皮肤保湿能力增强。然而，有研究表明长期 HRT 治疗会提高发生心脑血管意外、子宫内膜癌及乳腺癌的风险。

6. 多种方法联合治疗 组织的衰老是多种机制因素综合作用的结果，针对一种机制而采取的抗衰老方法只能解决其中的一部分问题，延缓衰老的治疗方法很多，只应用一种方法无法满足所有需求，所以多技术方法的联合综合应用就成为今后的发展趋势。例如除皱术手术只能解决皱纹、皮肤松弛的问题，联合光声电技术、软组织注射填充或自体脂肪移植可以解决衰老带来的皮肤色素改变、软组织容量减少等问题；PRP 辅助脂肪移植能提高移植后脂肪存活率等。总之，影响组织衰老的因素是多方面的，应根据个体情况评估，采取综合性的治疗方法才能更好地达到延缓组织衰老的目的。

二、皮肤衰老的预防

光照射是引起衰老的主要外源性因素，日光中紫外线照射使皮肤光老化，所以防晒就显得尤为重要，如果没用足够的防晒措施，采用其他方法延缓衰老的效果就会大打折扣。目前防晒措施有规避性防晒、遮挡性防晒、使用防晒化妆品。室外活动要注意规避紫外线指数（ultraviolet index，UVI）数值高的时段和地点，使用遮阳伞、太阳帽、遮阳镜、衣物等遮挡日光，尽量避免体表直接暴露于阳光下。涂抹防晒剂是最常用最有效的防晒方法，可分为物理性防晒剂、化学性防晒剂和抗氧化剂，物理性防晒剂主要通过遮挡、反射、散射 UV 起到防晒作用，化学性防晒剂通过可选择性吸收 UV 起到防晒作用，抗氧剂对日光没有吸收和发射作用，但加入后可提高皮肤抗氧化能力，起到间接防晒的作用。

吸烟也是一个不可忽略的外源性因素，长期暴露于香烟烟雾会导致皮肤皱纹的形成增加。另外，长期的精神紧张、情绪不稳定、睡眠不足也会加速皮肤的老化。因此，应避免接触香烟烟雾、环境污染等外源性衰老因素，保持愉快的心情、充足的睡眠，同时保持健康的体魄，是预防衰老的基础。

三、展望

衰老是在多系统多脏器相互影响、相互作用下逐渐进行的，它的不可逆转性与人们对永葆青春的渴望之间存在着矛盾，由古到今，人们都在努力了解组织衰老的真相，寻找延缓甚至逆转衰老的方法。

细胞是机体的基本结构和功能单位，现有的研究表明，细胞衰老是衰老的重要标志，也是衰老发生机制之一，靶向清除衰老细胞是一种很有前景的年轻化策略。近期的 *EBioMedicine* 杂志第一次在人体试验中发现 senolytics（达沙替尼＋槲皮素）能够成功清除衰老细胞，通过利用蛋白质组学和转录组学数据的生物信息学技术，研究发现了衰老细胞抗凋亡途径（SCAPs）的网络，senolytics 能禁止衰老细胞利用这些 SCAP 网络的能力，显著降低了脂肪组织和皮肤组织内衰老细胞的负担，同时减少了脂肪组织巨噬细胞的积累，增强了脂肪祖细胞的复制潜能，并减少了关键的循环细胞衰老相关分泌表型（SASP）因子，促进多组织内衰老细胞的清除。

SASP是衰老细胞分泌的各种细胞因子，在正常细胞中能抵御外界有害环境，但随着身体衰老机能下降大量分泌SASP，在诱发机体炎症的同时，加速机体衰老，导致多种衰老相关疾病的产生。基于这个机制，通过清除减少SASP，减缓机体衰老的药物研究逐渐增多。例如雷帕霉素通过抑制哺乳动物雷帕霉素靶蛋白（mammalian target rapamycin, mTOR），减少SASP因子的分泌，从而调节体内炎症反应，延缓细胞衰老；白藜芦醇通过Sirt1/NF-κB通路调节MRC5成纤维细胞衰老相关特征，并减少SASP因子的分泌；阿达木单抗通过诱导衰老细胞的表观遗传修饰miR-146a-5p和miR-126-3p，降低IL-6、IL-1β等SASP因子的表达。

进一步研究了解SASP以及SASP影响衰老的具体机制，才能保证这些抗衰老药物的安全有效。

非酶糖基化（non-enzymatic glycation, NEG）衰老学说认为，随着年龄的增长，糖基化产生的晚期糖基化终产物（advanced glycation end products, AGEs）的不断累积，使相邻蛋白质等物质交联损伤，是促进皮肤组织衰老的原因。目前NEG的抑制方法主要倾向于预防AGEs的形成、减少AGEs对细胞的影响和破坏AGEs的交联三方面进行。通过抑制NEG来延缓组织衰老，也将会成为一个重要的研究方向。

研究表明，人类的生理衰老伴随着端粒的不断缩短，端粒酶的表达，能延长端粒的长度，延缓细胞衰老的速度，从而达到延缓衰老的目的。虽然激活端粒酶看起来是逆转组织衰老的理想方法，高表达端粒酶逆转录酶能显著增强皮肤成纤维细胞和角质细胞的增殖能力，但皮肤致癌的风险也同时增加，其次绝大部分的实验主要集中在细胞、动物实验上，因此需要进一步对端粒、端粒酶与衰老的关系进行研究，为延缓组织衰老提供有效安全的方法。

Spiering等证实了DNA复制与组织衰老密切相关，随后研究表明，皮肤的衰老主要是DNA合成的抑制物基因表达增多，许多与细胞活性有关的基因受抑制及氧化应激对DNA损伤而影响其复制、转录和表达的结果。因此如何通过阻止或减少DNA合成抑制物形成、提高DNA甲基化水平保护宿主不被损伤、在基因水平上进行调控延长细胞寿命或增加细胞分裂次数来延缓组织的衰老，仍待进一步研究。

《细胞》杂志上发表了一篇关于衰老标志的论文，从分子生物学角度对衰老的机制进行了解析。文中将衰老归于九大原因，包括基因组失稳（genomic instability）、端粒损耗（telomere attrition）、表观遗传学改变（epigenetic alterations）、蛋白质稳态丧失（loss of proteostasis）、营养素感应失调（deregulated nutrient sensing）、线粒体功能障碍（mitochondrial dysfunction）、细胞衰老（cellular senescence）、干细胞耗竭（stem cell exhaustion）和细胞通讯改变（altered intercellular communication），而这些因素都受到遗传基因的密切调控。已有越来越多的证据表明，基因影响着人类的衰老过程，美国专家耗时10年确定了大约238种基因，将这些基因"静默"，酵母细胞的存活期限延迟，许多相同的基因也存在于人类身上，这意味着将它们删除或者关闭可能会延缓衰老。基因的研究让我们对于衰老的认识逐渐从现象进入本质，为人类打开一扇抗衰老的大门。

延缓衰老是一项综合性的复杂工程，目前很难建立一个统一的理论来将各种机制串联在一起，无论是从机体水平，还是细胞、分子水平，各种衰老机制学说之间都相互影响、补充或者同时起作用，因此从整体的角度出发，多层次深入地研究完善机体衰老机制是当前首要的目的，寻找衰老的终极原因所在，这样才能真正达到掌握衰老、延缓甚至逆转衰老的目的。

组织衰老的机制复杂，相应的治疗方法也多种多样。各方面的治疗作用只对组织衰老表现具有一定的改善作用，不足以对抗人体内在衰老的强大趋势，寻找研发更安全、高效的抗衰老方法也是今后研究的方向。

（刘宏伟　李科成）

参 考 文 献

[1] 王炜. 整形外科学. 杭州：浙江科学技术出版社, 1999.

[2] 谢芸, 鲁峰, 刘宏伟, 等. 自体脂肪移植在整形与修复重建外科领域应用的指南. 中国修复重建外科杂志, 2016, 30（07）：793-798.

[3] 卢忠, 乐百爽. 点阵激光临床应用专家共识. 实用皮肤病学杂志, 2018, 11（06）：321-324.

[4] 汪淼, 丁寅佳, 赵启明, 等. 细胞活性物质抗衰老技术规范化指南. 中国美容整形外科杂志, 2016, 27（09）：585-587.

[5] Stratigos AJ, Katsambas AD. The role of topical retinoids in the treatment of photoaging. Drugs, 2005, 65（8）：1061-1072.

[6] Tonnard Patrick, Verpaele Alexis, Peeters Geert, et al. Nanofat Grafting: Basic Research and Clinical Applications. Plastic and Reconstructive Surgery, 2013, 132,（4）：1017-1026.

[7] LaTonya J. Hickson, Larissa G.P. Langhi Prata, Shane A. Bobart, et al. Senolytics decrease senescent cells in humans: Preliminary report from a clinical trial of Dasatinib plus Quercetin in individuals with diabetic kidney disease. EBioMedicine, 2019, 47：446-456.

[8] 范巨峰, 赵启明. 医学抗衰老. 北京：人民卫生出版社, 2017.

[9] 刘金娟, 杨宏发, 李勇坚, 等. 紫外线对人皮肤成纤维细胞老化损伤的影响中国免疫学杂志, 2019, 35（9）：1053-1058.

[10] 王家琪, 李甜, 杨田野, 等. 皮肤衰老血管改变及脂肪干细胞对其治疗的研究进展中国美容医学, 2018, 27（3）：144-148.

[11] 刘美辰. 脂肪间充质干细胞治疗皮肤老化的研究进展组织工程预重建外科杂志, 2014, 10（4）：236-239.

[12] Bennett G. Childs, Martina Gluscevic, Darren J. Baker, et al. Senescent cells: an emerging target for diseases of ageing. Nature Reviews Drug Discovery, 2017（16）：718-735.

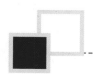

第十五章　美容外科的美学与心理学

第一节　美学与美容外科学

一、美与美学

美与美学的概念

1. 美的概念

（1）美的概念：美的概念内涵十分丰富，并可以从词性角度理解不同的含义（表15-1-1）。

表15-1-1　美的释义

词性	释义	英译	例词
形容词	漂亮；好看	beautiful；pretty	美丽；美观；美貌
	指滋味甘美可口	delicious	美食；美味
	令人满意的；好	nice；fine	美德；物美价廉
名词	指美好的人或事物		美不胜收；成人之美
	指好的品德或表现		
动词	使事物变美，变好	beautify	美容；美发
	称赞	praise	

美的含义层次与意义多样，概括来说美是美的形态（审美客体）在人（审美主体）心理引发的美感，是客观与主观的统一，是美的形式引发的审美愉悦。因此形式美与美感是美的根本存在方式。

（2）美的基本形态：美的形态是指美的存在形式。根据美在现实世界中所存在的领域不同，可以分为自然美、社会美、科技美、艺术美、生活美、人体美几种形态。

基于美容外科与美容医学审美对象的原因，我们把美学焦点集中在人体美学方面。人体美是指人的身体外形的美，是现实美中最重要的组成部分，具体可分为形体美与姿态美。形体美主要是指人体外部的身材、相貌及其呈现出的线条、比例、色彩的美，这是一种静态的美。姿态美是人的行为举止的美，也就是人体各部分在空间活动中所构成的姿势美，这是一种动态的美。

2. 形式美与人体美　形式美指构成事物的物质材料的自然属性（色彩、形状、线条、声音等）及其组合规律（如整齐一律、节奏与韵律等）所呈现出来的审美特性。形式美的构成因素一般划分为两大部分：一部分是构成形式美的感性质料，一部分是构成形式美的感性质料之间的组合规律，或称构成规律、形式美法则。

客观世界的任何事物，都有其内容和表现这一内容的形式。所谓内容，是指构成事物的各种要素，包括事物的内在矛盾、特性、运动过程和发展趋势等的总和。所谓形式，就是内容诸要素的结构方式和表现形态，是内容的存在方式。任何美的事物，总是内容和形式独特的统一体作用于人的感官而引起美感，所以美的内容总是某种形式的内容，美的形式总是某种内容的形式。

（1）形式美的内容：形式美是自然、社会和艺术中各种感性形式因素（色彩、线条、质感、形体和声音等）有规律的组合所显现出来的审美特征。社会美、自然美和艺术美中，都包含了形式美的存在因素。形式美的内容是形式本身所包含的某种意义。如红色表示热烈，绿色表示安静，白色表示纯洁；直线表示坚硬，曲线表示流动；方形表示刚劲，圆形表示柔和；整齐表示次序，均衡表示稳定，变化表示活泼等。

（2）形式美的形式：任何一种审美对象都必须以一定的客观物质材料作为其现实存在的必要条件。作为一种事物所固有的物质属性，色彩、形状、线条、声音等物质因素，既是事物的审美对象，也是事物的共同基本因素，并由这些共同基本因素构成美的形式。并不是所有的物质属性都能成为审美对象的条件，构成审美对象的物质属性必须能唤起人的审美需要。例如对称（symmetric）、比例（proportion）、和谐（harmonious）等。

（3）容貌形体美学：容貌形体美是人体美学研究的主要对象，也是美容外科不可或缺的研究内容。

人体美（beauty of human body）是指人的容颜和形体组合成的美，属于形式美、自然美范畴，但带有社会性。人体的自然性因素来自先天的遗传禀赋，是自然美的最高形态；人体又是人类在改造客观世界，同时也改造自身的社会劳动实践过程中形成和演变的，体现了人的本质力量和特定时代，民族的审美观念、审美态度。

人体美包括两方面，就人的形体、体态、容貌而言，由形式美法则决定，要求人体线条挺拔，富于变化，匀称，有魅力，各部分的比例以及肤色、动作、姿态符合人类的普遍尺度。就人体美的本质而言，它是健、力、美的统一，展现出人的活泼、勇敢、热情、蓬勃向上的精神状态。

人体美的发展同社会条件密切相关，不同时代、民族的人对人体美的审美标准有同又有异，文明的社会环境、美好的社会生活和长期的锻炼、保养为人体的日益美化提供了可能性。人体美是人重要的审美对象，能使人愉悦，坚定对人的本质力量的自信。

3. 美容概念与分类

（1）美容的概念：美容一词可以从两个角度来理解。"容"包括脸、仪态和修饰三层意思。"美"则具有形容词和动词的两层含义。形容词表明的是美容的结果和目的是美丽的、好看的；动词则表明的是美容的过程，即美化和改变的意思。因此美容是使人漂亮或更美丽的一种活动和过程，或指达到此类目的所使用的物品和技术。凡一切增进人体美的方法均可被看作美容。如乳房的健美、减肥纤体、文饰等。

（2）美容的分类：国内习惯上将美容分为生活美容和医疗美容两大类。实际上根据美容的手段、目的以及部位的不同，可以对其进行多层次的分类。根据美容学科属性与手段分类，总体上美容可以分成三大类，即修饰美容、保健美容和医疗美容。

4. 哲学美学与科学美学

（1）哲学范畴的美学：美学（aesthetics）是一个哲学分支学科。美学的概念是德国哲学家鲍姆加登在1750年首次提出来的，他认为需要在哲学体系中给艺术一个恰当的位置，于是他建立了一门学科研究感性的认识，并称其为"Aesthetics"（感性学）。

美学是研究人与世界审美关系的一门学科，即美学研究的对象是审美活动。审美活动是人的一种以意象世界为对象的人生体验活动，是人类的一种精神文化活动。

美学属哲学下级学科之一，该专业从属于哲学。要学好美学需要扎实的哲学功底与艺术涵养，它既是一门思辨的学科，又是一门感性的学科。

（2）走向科学的美学：长期以来，人们期待美学像心理学一样从哲学走向正真的实验科学。经历近百年的努力，至今未能正真实现美学成为科学的目标，美学依旧留在了哲学的范畴内。但是用实验科学的方法研究美学现象的实践从来就没有停止过，这些美学现象的科学研究主要集中在容貌社会心理以及美感心理学的科学研究方面。美容外科以及医疗美容领域中的大量美学研究基本上是科学美学研究的范畴。

二、美容医学与美容外科术语学

（一）医疗美容与美容医学

1. 医疗美容的定义 根据卫生部颁布的《医疗美容服务管理办法》，"医疗美容是指运用手术、药物、医疗器械以及其他具有创伤性或者侵入性的医学技术方法对人的容貌和人体各部位形态进行的修复与再塑。"该定义对医疗美容目的、方法和属性做了概括性的描述，是能较全面概括国内目前医疗美容现状的定义。

2. 医疗美容服务的对象与特点 医疗美容服务对象，从不同的学科角度会有不同的描述方式。按传统临床医学观念，常将医疗美容服务对象称作患者或病人；按服务与经营理念也可以称医疗美容服务对象为顾客、客户等；按医学美学与心理学观点还可以用更为中性的称呼"求美者"。由于医疗美容首先属于医学范畴，亦称"求美就医者"。求美者是一个特殊群体，其特点表现在如下几个方面：

（1）"健康的"医疗服务对象：从传统的医疗模式上看，医疗美容服务对象不同于其他临床科室，从表面上看，往往是健康人，即大多数不存在躯体疾患。这些人不是为了解除机体的病痛或抢救生命而求医。

（2）"心理问题"的高发群体：从心理学角度上看，医疗美容服务对象是心理问题的高发人群。医疗美容服务纠纷发生率较高，其中与医疗美容服务的目标和性质有关，也与求美者的心理问题有关。

（3）主观与客观双重需求者：除精神或心理医学解决的是患者的心理问题外，其他的临床医学均是解决患者的肌体问题。医疗美容则不同，它所面临的基本任务是解决求美者主观与客观的双重需求问题。因为"美"本身不仅仅是容貌形体本身的形态，也关乎求美者自我的审美知觉。

3. 美容医学与美容外科：中西方的差异　中国与美国均在 20 世纪 90 年代提出了美容医学（Aesthetical Medicine）的概念，并成立了相关的学会。成立于 1990 年的中华医学会医学美学与美容分会是最早的国内美容医学代表学会。美国美学医学会（American Academy of Aesthetic Medicine，AAAM）成立于 1999 年，是成立于 1975 年的国际美容医学联盟（UIME）的成员国。同样的"美容医学"学科概念，但各自的学科内涵上有很大的区别。西方的"美容医学"是侠义的概念，"Aesthetical Medicine"对应的概念是"Aesthetical Surgery"，由于"Aesthetical Surgery"学科更为悠久，所以也更为壮大；而西方的"Aesthetical Medicine"主要是外科以外的各个学科，包括皮肤、医疗美容技术，以及内科等医学学科。而中国"Aesthetical Medicine"概念提出起始就是整合的美容医学概念，将美容外科、美容皮肤科、美容亚科，以及美容中医科整合到一个整合的医疗美容体系中，由此，在中国临床医学服务项目体系中有了所谓的"医疗美容"一级临床科室。

（二）美容外科的学科概念

1. 作为整形外科分支的美容外科　传统美容外科属于整形外科的一个分支，即整形外科包括整复外科与美容外科两个重要组成部分。前者是对人体形态与功能异常的修复，例如唇腭裂整复、耳缺失再造等；后者是对人体器官形态功能

正常状态下的美化。从这个意义上说，美容外科是美容整形外科的简称。

2. 当代美容外科概念发展　早期的西方常用的美容外科术语多是"Cosmetic Surgery"，因为当时的美容手术主要局限于头面部、五官。现代的美容外科的英语为"Aesthetical Surgery"，所涉内容除面部美容手术外，还包括躯体任何部位的美容手术。随着"美容"界定范围的扩大，使之与更多的学科发生了关联。

从美容外科的手段来看，临床医学各个具有外科属性的学科也加入到美容外科学科之中。例如皮肤美容外科、妇科美容外科等。于是形成了包含多学科的广义美容外科概念。

三、美容外科的人文属性与软学科基础

（一）美容外科可以成为艺术吗？

美容整形外科的艺术性问题，也是该学科领域一个重要的话题。中外相关文献均有不少论述。从医学的发展史来看，临床医学是一个从"艺术"和"技艺"到科学与技术的过程。无论现代临床医学如何科学与技术化，临床医学的技术性与技艺性不可或缺，这是医学大家的共识。尤其像美容外科这样的临床学科，就是临床医学艺术性与技艺性的代表。

1. 美容外科的目的　美容外科的直接目的是塑造人体形态美，即要以人体美学为主要临床目标。美容外科的过程与目的尽管与人体雕塑艺术不完全相同，但美学与艺术的维度有许多近似的问题。"雕塑"是对艺术对象的加减法，美容外科的基本方法也是用手术来完成加减，来塑造轮廓与形态。

2. 美容外科的对象　美容外科的对象是一些传统健康概念上的正常人，带着自身的美学观念来寻求美化自身的路径。因此有别与整形外科与人体正常与异常的判断。而有关美的判断一方面是形态上是否符合形式美的规律，另外一方面取决于求美者对自身的评价。所以，对求美者的美学分析，心理评估就十分重要。实践证明，美容外科求美者是心理问题的高发人群。

3. 美容外科的结果　无论美容外科实践者选择何种方法与路径解决求美者的诉求，最终的结果只有一个，让求美者对手术后的自我形态感

觉良好。因此，心理效应是美容外科最基本的评价标准。

（二）美容外科的人文与社会属性

1. 美容外科的美学与心理学基础 美容外科的人文属性体现在美学与心理学的不可或缺。缺少美学与心理学基础的美容外科是不完整的学科，而且，美学分析与心理评估技能也是美容外科医生不可或缺的临床技能。

2. 医疗美容与美容外科的社会属性 从技术层面说，医疗美容与美容外科与其他临床学科或整形外科并没有本质的区别，即有着共同的临床医学的技术与科学标准。它们的根本区别在于社会属性方面，即前者是商业医疗，后者是公益医疗。这一社会属性的根本区别，决定了医疗美容与美容外科服务的特殊性。

第二节 美容外科中的美学研究与应用

一、美容外科美学研究的维度与方法

（一）医学人体美学研究的维度

医疗美容与美容外科研究美学的重点在于人体美学。人体美是最复杂的美学现象之一，是以自然美为基础的身体审美文化现象。完整的人体美学研究维度至少有以下一些方面：

1. 美学解剖学 解剖学的诞生是艺术家与医学家共同努力的结果。对人体的科学解释与美学理解，均需要对人体结构真实地把握。医学科学家期待的是对形态与功能的相关性，而艺术家需要对形态与美学关系进行理解。美容外科医生对解剖学必须站在科学与美学双向来理解。正像面部注射安全性与艺术性均离不开面部解剖学的基础。

2. 美学体质人类学 体质人类学开创了人体美科学研究的先河。作为体质人类学研究的基本方法之一的人体测量是科学研究人体美最早、也是最经典的方法。早在19世纪，欧洲大量的人类学家就采用了人体测量的方式来探索人体美。迄今，也是临床美学研究的最重要方式之一。

3. 人体形式美学 形式美是各类事物最客观的美的存在，因此形式美学是研究美的客观规律。我们通常说的美容外科所遵循的美的标准，准确的表达就是要遵循人体形式美学的规律，例如：和谐、对称、比例、平衡、曲线与线条等。

4. 身体审美心理学 美不仅仅是客观存在的形式，也是审美主体的主观感受。除了形式美以外，美感就是美学研究重要的关键词。尤其是美容外科的临床对象，是一个个不同的审美个体，他们不仅仅有客观存在的容貌形体，还有对自己容貌形态的审美感受，心理学把这种对于自我身体的审美知觉叫做体象。美容外科医师必须从身体审美心理学角度理解与评估求美者的诉求，而不是仅仅从他们的身体上发现美学缺陷。

5. 人体审美文化 最经典的美学是价值哲学，美很多时候是人们的价值观，并以审美文化历史性地存在。不从这个意义上看美学，你就无法理解过去中国的"三寸金莲"，也无法理解当下中国美容整形领域并不少见的"网红脸"。

（二）美容外科美学研究的内容与方法

美容外科美学更多是从科学的角度研究人体美学，特别是人体形式美学规律。美学解剖学的方法、体质人类学的方法、现代影像学与测量方法，结合形式美学与吸引力心理的研究是当前美容外科美学研究的主流方式。

二、人体形式美学的研究

（一）面部黄金比例研究

Ricketts 也许是第一个描述黄金分割和美丽面容之间关系的牙科医生。他通过分析商业广告中年轻漂亮的模特的面容，发现黄金分割和容貌之间的关系，较好的面容在面部比例中有很多符合黄金分割。并且，他通过对头面部影像正位和侧位的测量分析，指出美的确可以用科学的方法进行分析。

而黄金比例的忠实拥护者 Marquardt（2002）在黄金分割的基础上，运用了大量的黄金比例，将前人二维审美的概念扩展到了三维的空间，并主要以黄金十边形为主，设计了"黄金面罩"（图15-2-1）。

Marquardt 认为这是符合美学的理想面孔，而这个量化的标准"黄金面罩"应用起来也很方便，很多学者将其用于面部的结构和比例分析，也有很多医生将其应用在整形美容方面。

随着时代的发展和研究的深入，许多学者发

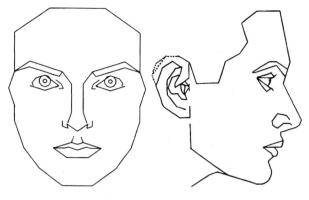

图 15-2-1　黄金面罩

现黄金比例并不是面部的最优比。Holland（2008）发现 Marquardt 的面罩存在许多问题，如种族通用性，他发现非洲和亚洲的人就很不适合此面罩。其次，性别适用性也有限，此面罩太过于男性化以至于应用在女性身上时往往会得到错误的信息。最后，就算是应用在白种人身上也不尽如人意。这一说法也为 Kiekens（2008）等人进行的验证提供了支持，他们通过实验来让成年人评判青少年的面部比例与面孔吸引力的关系，结果表明二者之间的关联并不显著。

　　在黄金比例这个概念上，大多采用的面孔材料以及选取的被试都是欧美人，亚洲此方面的研究甚少，所以对于此方面的跨文化研究十分必要。并且由于时代的变化，古典的审美标准可能并不适用于现在的面孔，所以对于我们中国面孔，也有必要了解什么是适合我们的最优比例。

（二）面部对称美的研究

　　对称在形式美中是一个很重要的概念。人们相对于不对称的东西，往往更偏爱对称的事物，人们通常将对称与美丽联系起来。虽然现在的艺术创作当中艺术家们往往追求不对称所体现的独特美，但是在现实生活当中对于大多数事物人们还是更加喜爱对称的，因为那样看起来更加匀称和谐。对于容貌来说，除了看起来更加和谐以外，还预示着一定的健康水平，如对于 21 三体综合征之类的疾病来说，会体现在面部的不对称上。

　　Rhodes（2009）认为平均脸之所以吸引人正是因为它们的对称性。Rhodes（2001）将对称与吸引力之间的关系进行了一定的细化，他研究了人们是否可以检测面部不对称的细微差别，然后

影响吸引力的评级。他将每个脸设计成了 4 个版本：一个正常的脸，一个完美对称的脸，一个高对称面（通过减少完美对称的脸和正常的脸之间的差别的 50% 制造出来）和一个不对称的脸（通过增加它们之间 50% 的差异制造出来）。结果如他所料，吸引力与对称性共变，即对称性越好的脸吸引力就越大，对称性越差的脸吸引力就越小。虽然很多人意识不到，但其实人们对于面部的对称性是十分敏感的，人们总是偏爱更加对称的脸。

　　Jones（2004）研究发现，对于对称脸的偏爱并不产生性别差异，无论男性还是女性都更喜欢对称的脸。但是在对于长期伴侣的选择上，还是存在性别差异的，对称的影响对于男性更加大。男性在选择长期伴侣的问题上，对于面部对称性的要求更加高，他们会更多地选择面部较对称的女性。

　　但是也并不是生硬的对称脸就具有吸引力，人们不仅喜欢对称的，还喜欢自然的面庞。Jones（2004）通过研究发现，尽管人们偏爱对称的脸，但是并没有人偏爱那些自相似的脸。自相似脸就是通过计算机技术将一个人的左脸或者右脸半脸做对称形成一张完全对称的完整的脸。因此自相似的脸看起来就会有些怪，而通过计算机模拟出来的对称脸获得更多人的青睐可能是由于它看上去更加自然，也就是说人们偏爱那些更加自然的、类似于真实的一张对称的脸。

三、平均脸与面部吸引力

（一）平均脸是标准美学脸吗？

　　平均脸就是许多个性的面孔经过计算机的数据处理后，将面部的主要部位进行数字处理，再平均呈现出图像而产生的面孔，平均脸不属于任何一个真实存在的个体，而是许多个体的融合脸（Baudouin 2004）。

　　在图示东方男性个体面孔与平均脸吸引力测试（图 15-2-2）中，前 5 张面孔是现实的个体面孔，而第 6 张面孔是前 5 人的平均脸。受试者在 6 张面孔中选择相对美的面孔，绝大多数人选择了第 6 张平均脸。该测验结果具有跨性别、跨地区、跨民族的一致性。

　　平均脸的美学意义在于证明容貌与形体美的三个基本点：①人类审美眼光的一致性大于差异

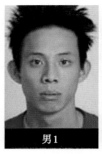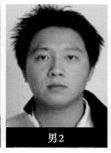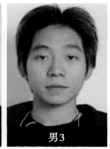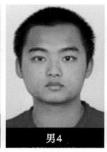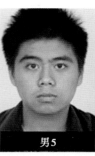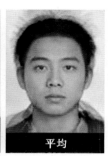

男1　　男2　　男3　　男4　　男5　　平均

图 15-2-2　东方男性个体面孔与平均脸吸引力测试

性；②美的标准的客观性大于主观性；③容貌美学的平均值几乎等于基本美学标准值。

平均脸并不是完全意义上的平均水平，通常平均脸要比任何一张原始脸要更有吸引力，这引起了很多人的兴趣。将许多长相并不怎么优秀甚至有些丑陋的面容融合在一起怎么会形成一个很好看的面孔呢？很多人之所以不好看大部分是因为某局部的五官不够精致、比例不符合整张脸或者不符合其他器官，又或是左右脸不对称，因为现实中要做到两边脸完全对称是非常困难的，也有可能是皮肤暗沉、肤色不均等问题。

不平均即是个性，我们每个人都是有个性的个体，但是平均脸就是"去个性化"，虽然很美，其实没有个性，因为经过许多不平衡的脸的融合，这张脸趋于平衡，均匀。五官的大小和比例都趋于平均水平，所以看上去这组合很和谐，皮肤也因为处理的关系显得平滑均匀，这些都无疑使其具有吸引力，所以我们会认为平均脸最美。

其实不光是对于同一个国家的人的容貌存在这种现象，这个现象存在跨文化跨民族的一致性，美的标准是被人们广泛共享的，甚至来自于不同的文化背景。对于不同国家不同民族的人的容貌，我们也总是倾向于认为平均后的面容比组成这张平均脸的面容要更加好看。Komori（2009）等人的研究表明，即便是对于没有接触过西方美女标准的人群来说，他们也认为平均过后的西方女性的脸最美丽。

Baudouin（2004）等人认为平均的美不光具有跨民族的一致性，还具有跨生命周期的一致性。从婴儿时期开始，人类就更加偏爱漂亮、有吸引力的脸。虽然婴儿不能用言语来表达自己喜爱哪一张脸，但是我们可以通过婴儿对于图片的注视时间长短来判断他们更加偏爱哪些图片。有实验结果表明，当向婴儿呈现一组包含有平均脸的照片时，他们对平均脸的关注时间更长。

（二）不断变化中的平均美

对于平均美来说，跨民族跨年龄的一致性并不意味着它是一个固定的概念。

当今时代，并不只有娇柔妩媚、秀发如瀑如墨的女性才能获得大家认可，也不只有身材健硕、音色雄厚、棱角分明的男人才能得到大家的喜爱，相反，现在越来越多受欢迎的人展现出了性别特征模糊的气质、介于男女角色之间的特点，越来越多中性化的审美影响着我们。

现在的女性有中性美的趋势，并不再像传统女性那样含蓄、腼腆、细腻、娴静，而是有些男孩子气地大方、不拘小节、侃侃而谈，认为这才是美的，与我们传统观念中关于女性的审美标准产生了很大出入。

不仅是女性中的中性美现象，现在男性中也有越来越多的中性美的趋势。不同于那些阳刚之气十足的"纯爷们"，现在许多带点阴柔之气、线条柔和、有点青涩的男性往往成为少女们尖叫的偶像，这种中性美的审美标准也和我们以往对于帅气男人的标准有很大出入。

不仅是在不同时代对于平均美的认识不同，对于不同的区域虽然有平均美的审美一致性，但是并不完全相同，例如对于不同国家不同区域对于脸部的各个特征（区域）的平均美的审美标准并不完全相同。

（三）个性美与平均脸

平均脸美在各方面都很和谐均匀，它没有什么不美丽的特征，但是也因为这样它失去了个性。有时候我们认为一个人或一个事物充满吸引力正是因为他独特的个性魅力，那种独一无二的气质。所以，平均脸是很美，但最漂亮的脸却不一定是一张平均脸。

Baudouin（2004）等学者认为当一个女人被视为更有吸引力时，她的脸是对称的而且接近平均水平，并且还具有一定的特征，像大眼睛、小鼻子、突出和高颧骨、小下巴和一个丰满的嘴唇等。然而这些特征具有美感也主要是因为平均化的吸引力。其实，当一些面部特征不是普通的尺寸而是更大或更小，有时反而会增加吸引力。当颧骨更突出和更高，嘴唇更加丰满，鼻子的面积更小，眼睛更大有可能会使得人们变得更美。

这点在日常生活中也可以见到，比如我们有时候会觉得某位明星特别的美，显然她的容貌并不是平均美，相反，可能有些特征具有她自己的特色。因此，即使平均化在吸引力中是最重要的面部特征，那些最具吸引力的女性的脸也不仅仅是接近平均水平。

Cunningham（1995）和他的合作者提出了"多适宜模式"，即吸引力取决于多个维度。面部吸引力分五个维度，每个纬度代表一个不同的方面，且与特定的面部特征相联系。其中三个维度是生物性的，与年龄相关的方面，即新生儿、性成熟和衰老特征。其他两个纬度则受个人和社会变量的影响，即面部表情和修饰特征。新生儿特性被认为具有年轻活泼、开明和随和的品质；性成熟特征表明青春期后的状态，并可能显示出强度、优势、地位和能力。它们也可能表明一个有效的免疫系统、健康的抗寄生虫机体和对环境的适应功能。衰老特性可能传达出非竞争性的优势。表情特征意味着幸福状态、与他人类似的兴趣和社会可接近性，以及激动和兴奋等情绪状态，而修饰特征则表明较好的社会适应、状态和角色。人脸的吸引力取决于这些不同方面的和谐程度（除了衰老的特性）。

当一个女性的脸越不对称，她就越会被认为不具有吸引力。然而，对于不同形式的不对称脸的分析表明，只有双点不对称对吸引力有显著的负面影响。从中我们发现双点垂直不对称的负面效应主要是基于两个面部特征：眼睛区域和面部边界。

当一个女性的脸不对称的时候会被人觉得不美。然而，只有两个主要的来源真正起了作用：眼睛区域的垂直和水平的不对称以及面部边缘的垂直不对称。这可能有些难懂，我们举个例子：也就是说当一个女性的眼睛不在脸上的同一高度时（垂直不对称），或者当她的眼睛距离脸部中间的间距不相等时（水平不对称），又或者是当她其中一半的脸比另一半的脸要大时，这我们就会觉得她不是那么美。

Baudouin（2004）对于平均化与魅力之间关系的研究也支持了上面的观点。他通过研究发现，平均化对于面部不同特征的影响程度是不同的，也就是说，在不同的位置远离平均脸，所带来降低吸引力的程度不同，而主要起作用的地方集中于眼睛和嘴巴的部分，而其他地方远离平均并没有这两个地方远离平均所带来的负面影响大。

不仅如此，除去这两个最大与吸引力有显著相关的方面，还发现了一些偏离平均但是反而会增加吸引力的方面，如眉毛的厚度、宽度以及鼻子和下巴的区域。这个研究也支持了前面的说法，虽然平均美是具有吸引力的，但是一些面部特征的尺寸偏大或者偏小的时候反而会使人充满个性的美感，增加吸引力，因此，最美的女性不仅仅是接近平均水平。

四、容貌形体分析与审美评估

临床容貌与形体美学分析是美容外科医生重要的临床技能之一，其重要性并不亚于其他的医学技能。

（一）临床容貌分析的概念

意大利面部美容外科医师 Fabio Meneghini（2012）给临床容貌分析（clinical facial analysis，CFA）下的定义是：CFA 是用来评估和诊断患者面部的方法，用以界定其面部是否协调，面部尺寸大小，面部外观如何，是否匀称，以及是否可见面部变形。该技术是建立在直接观察，临床照片，以及惯用的 X 射线影像计算机分析的基础上的。

临床容貌分析对很多临床学科必不可少的，例如整形医生、耳鼻喉科专家、头颈部医生、美容医生、牙科，对任何一个研究面部美学或面部功能的医生来说都是如此。此外，容貌分析对很多非医学领域的专家来说也非常重要，例如理发师、眼镜设计师、化妆师和美学家。

（二）临床容貌形体美学分析的形式

1. 经验性判断　借助以往的经验直接对容貌和形体的状况进行模糊的、概念的分析，判断其能否通过计划的治疗方法达到最终的目的，称为经验性判断。这是在实际工作中最常用的、也是最直接的容貌和形体分析方式。经验性判断主观成分更多，故对分析者的素质要求较高。

2. 定性分析　定性分析则是主要凭分析者的直觉、经验，凭分析对象过去和现在的延续状况及最新的信息资料，对分析对象的性质、特点、发展变化规律作出判断的一种方法，为较宏观的分析，是有和无的定义。如单睑、肿眼泡、继发面部不对称、外伤性歪鼻等。

3. 定量分析　属客观分析方法。通过检查、测量、计算等方式，描述容貌和形体的状况，从而判断治疗的量化指标。如对乳房不对称的测量描述，对上睑下垂的测量描述等。定性分析与定量分析应该是统一的，相互补充的；定性分析是定量分析的基本前提，没有定性的定量是一种盲目的、毫无价值的定量；定量分析使定性分析更加科学、准确，它可以促使定性分析得出广泛而深入的结论。例如：我们先观察到双眼大小不一样，得出双侧眼裂不对称，上睑下垂可能性大的定性分析结果（经验判断），后经测量得出双眼在静态时睑裂宽度相差 2mm，睁大眼时相差 4mm 的定量分析结果。如此我们定性的判断经定量分析得出了更科学的结论。

（三）容貌形体美学分析的工具与媒介

1. 容貌形体美学分析的工具　主要是指用于人体测量，对容貌形体做定量测量分析的工具。传统的工具包括：直角规、三角规、角度计、卷尺等；现代测量包括：照片测量、X 线头影像测量法、云纹影像、立体摄影光学，以及三维扫描等方法。

2. 容貌形体美学分析的媒介　是指美学分析过程中，用于与求美者沟通的有效介质，常用的包括：镜子、画板、术前术后对比照片、参考照片，以及电脑等。

（四）临床容貌形体美学分析的形式

临床容貌形体美学分析就是从美容外科的目标出发，对容貌与形体进行美学分析与评估的过程，其方法主要有：

1. 审美观察　是指对某一特定的典型个体之美进行局部或整体的观察，从而认识其美貌特征，适用于对美貌个体的个案性研究。

2. 审美检查　类似临床诊断学的体格检查，是在审美观察的基础上，进一步通过相关的检查进行核实。

3. 测量分析　在医学人体研究中的测量方法主要用于人体形态美研究，其主要方法有直观计量法和影像测量法两类：直观计量法主要采用各种传统计量工具对人体不同部位进行测定。影像测量法主要是运用各种影像技术来研究人体形态美的方法。常用的有照片测量、X 线头影像测量法、云纹影像和立体摄影等方法。

五、美容外科美学设计

（一）美容外科美学设计概念

严格意义上讲，美容外科的设计可以分为美学设计与术式设计。美学设计的目标是根据美学的评估，并根据形式美学的标准以及求美者的诉求，塑造新的美学形态。术式设计是根据美学设计的目标进行的技术路径设计。

任何一个美容外科手术实施中，自觉或不自觉的美学设计是不可避免的。李靖然（2018）将 10 位美容外科受术者术前术后的照片形成平均脸，对比二者的吸引力以及特征变化。如图 15-2-3 所示，术后平均脸吸引力增强，而且容貌特征发生了变化，由传统的东方面容，趋向西化的面容。这一结果揭示当今中国美容外科美学设计的一个基本的趋向：将东方特征的面孔西化。从平均脸的研究表明，这种设计趋向很多时候的确美化容貌，但就个案而言，美学设计的误区就在其中。因为不合理地改变一个面孔的种族美学特征，也就失去了一张面孔的和谐。

（二）美容外科美学设计层次与原则

1. 美容外科美学设计层次　从一般美学现象与美的感觉来说，美是有层次的。从美学形象设计的角度上说，美是有境的。类比化妆造型的美化化妆、纠正缺陷化妆，以及个性风格化妆，一个优秀美容外科医生的手术刀也是在力图达到更高的美学层次。

美容外科美学设计层次可以由低到高地体现在遵循一般形式美的规则的医美设计方程式、系统分析整体设计，以及个性化医美设计方面。

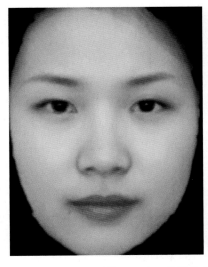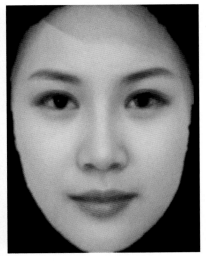

图 15-2-3　美容外科术前、术后的平均脸

2. 美容外科美学设计原则　主要有三个维度：①以客观美学评价为基础，主要通过容貌与形体分析获得的美学结果，来确定设计的美学目标。②根据求美者的主观核心审美关切，以及个性化需求等，并考虑手术预后的美学效果与顾客期待，甚至要考虑求美者经济承受能力等。③设计的技术维度，充分考虑美容外科与其他医美技术的可行性与创伤大小，包括医生自身的技术擅长。

第三节　美容外科相关心理研究与应用

一、美容外科与心理学关系

在美容外科的实践活动中，始终蕴含着维护、修复和塑造人体美的意识、方法与标准。英国整形外科医生曼彻斯特认为："美容整形外科与心理学有着密切的关系，因为美容外科是要处理人们的情感、心理、社会需要以及渴望……美容外科在很大程度上是一个心理和社会的过程。"因此，美容外科又可称为"医学 - 心理学综合学科"。

心理学对于美容外科的意义

1. 美容心理学是美容外科的重要基础学科
作为医学的分支学科，美容外科要以基础医学、临床医学为基础是毫无疑问的，但由于其目的不同于其他医学分支学科，故还有其独特的基础学科。人体美学和美容心理学便是美容外科最重要的基础学科，换句话说，人体美学和美容心理学本身就是美容外科的重要组成部分。

2. 美容心理学美容外科实践的必要手段　美容外科是用手术、药物或其他医疗器械等技术达到美的目的，解决求美者自身美感或者心理问题。但医学方法有很大的局限性，许多情况下不可能完全达到求美者理想的要求。更何况美或丑是一种感受，不可能像对待疾病那样客观。事实证明，求美者往往存在心理问题，倘若遇到一个心理有严重障碍的求美者，应该用的不是手术刀，而是心理疏导。

3. 美容外科的对象决定了美容心理学的重要地位　大量的研究资料表明，美容求术者或多或少存在这样或那样的心理问题。不少美容外科医生切身体会到，对美容求术者心理与人格的把握，远远比对其缺陷的了解重要得多。同样，对其心理认识偏差的纠正，也并不比对其形态上的矫正容易。

二、美容外科与心理效应研究

（一）心理效应是美容外科的结果

美容外科手术结果的评价更多的是从心理效应维度来进行的。国际上对美容整形外科手术心理效应研究比较充分。研究范围包括不同对象，不同美容外科项目，对心理不同维度影响的相关研究面面俱到。例如 N.A.Papadopulos 的研究（2007）选取了 228 名受术者，分为术前，手术后 3 个月，手术后 6 个月进行。采用生命质量量表，包括以下维度：生理、社会、心理、情绪、被试对自身状态的精神领域的评估。被试生活中某一特定领域重要性及满意度的变化都将影响其生命质量。结果显示，两方面的生命质量在术后明显提高，一是健康水平，二是外表。对健康的积极影响是持续的，但对外表的影响在术后 6 个月有所降低。超过 84% 的被试对手术结果感到可以接受或十分满意，85% 的被试愿意再次接受相同的治疗，94% 的受术者愿意将他们接受的手术推荐给其他人。

各种研究均可以证明，美容外科的结果主要导向是其心理效应这个维度。

（二）美容外科与体象改善

Soest（2009）对 155 名美容外科手术受术者术前及手术后 6 个月进行问卷调查，并设立对照组为没有进行过手术的同龄女性。早前研究表明，术前试验组对照组在心理问题上没有差异，在体象及自尊方面有差异。对于试验组来说，本研究进一步表明受术者术后体象，即对身体的满意度有明显改善，自尊方面有较小的提升，但差异同样显著。然而，在术前、术后心理问题方面没有太大改变。在术前有越少心理问题的受术者，手术后其体象及自尊程度提升程度也越高。也就是说受术者的术前心理问题可能对手术结果满意度产生负面影响，其两者存在明显的负相关。作者认为体象包括两个方面：形象定位，即对形象对一个人的重要程度；容貌评价，即一个人对自己外表的满意程度。高形象定位、低容貌评价者更倾向进行美容外科手术。而这和对照组明显不同。受术者术后形象定位几乎没有变化，对容貌评价有明显提升。

有多项研究结果表明进行隆胸手术的受术者在手术后两年内体象的得分明显提升。宾夕法尼亚大学医学院的 Sarwer（2007）利用 7 项流行病研究调查，对前来求助丰胸手术的妇女和未有兴趣的妇女进行术前心理特征比较，因为方法学的局限，术前心理特征很难得出一个稳固的结论。术后对那些受术妇女进行再调查发现，她们的满意度高，通过手术患者的体象也得到提高。

（三）美容外科与自尊提升

佛罗里达大学的 Cynthia（2003）认为自尊水

平和美容整形之间有强烈、直接的相关联系，自尊在某种程度上来说就是个人对自身的满意和不满意。护士和医生对于自尊和美容整形关系的准确认识有助于更好地理解和尊重求美者寻求美容整形帮助的原因，这种理解不是简单地认为美容整形能给受术者带来积极和消极的影响，而是从求美者个人意义去把握。

求美者往往会对身体给予更多的关注，他们实际或者感知到的身体问题几乎总是影响到情绪和心理。生理外表是个体的外在自我，而人们容易把外在自我投射到个体的内在价值，身体所呈现的形象就成了个体自我价值的代表。

随着科技生活水平的提高，越来越多的人倾向于寻求美容手术来改善生理上的缺陷，一方面来说，美容整形手术能便捷快速地改善个体生理外表的形象，个体在外在自我上的改善一定程度上提升了自我的价值，从而有利于自尊感水平的提高；但是自尊水平是和美容整形术的效果直接关联的，由于人们的心理素质及审美观的不同，一些客观仍属理想的美容手术，其结果并没有使受术者感到满意，相反可能在其心理上引起负面反应，自尊水平还可能降低。

在这方面，国外学者专家对受术者术前术后的心理状态和自尊感做了大量的研究调查和评估探讨，对我们客观的认识美容整形和自尊之间的联系有着重要的帮助。

Cynthia（2007）曾对于患者隆乳术前后自尊水平是否存在统计学上的差异进行了研究。他采用前测后测设计方法，使用罗森伯格自尊量表（RSES）对被试进行检测，所有被试均是从佛罗里达美容整形中心秘密招聘，共有 84 名被试参与，平均年龄在 33 岁，术前自尊平均得分为 20.7 分，术后平均得分为 24.9 分，自尊水平得到提高。

英国诺丁汉大学行为科学系的 Sheard（1996）等人，对 53 名寻求鼻整形术的患者进行了心理效应的预期研究，这些患者在术前被单独评估，然后在术后 1 个星期和 4 个月之后再评估，使用了德尔加多应激量表、自尊量表、内外向量表和就一系列手术期望相关的问题进行施测。最后结果是手术的干预效果对自尊水平的提高起到了很强的影响作用。

（四）美容外科手术也是一种心理干预手段

Sharon（2006）从四个方面论证了美容外科手术是一种心理干预疗法。首先是与健康相关的生活质量 HRQL（Health-related quality of life），有证据表明，进行胸部缩小术的受术者在与健康相关的生活质量方面明显提高，但在其他种类的手术中没有相关证据。另一方面除胸部缩小术以外的其他种类的受术者，在术前与健康相关的生活质量方面受到的影响较少。这一结果和前人研究结果相同。

三、美容外科就医者的人格研究

（一）人格与体象、容貌的关系

人格（personality），也称个性。人格一词来源于拉丁文"persona"，原意是指面具。有的心理学家根据人格的词源，将其定义为"面具"，即一个人的公开自身。关于人格的定义有很多，但共同点是：人格被看作一贯的行为方式。

美容外科的复杂性来自求美者复杂的心理状态和人格，其中对求术者人格的把握有着十分重要的意义。Robert Goldwyn 博士在《超越外表》（*Beyond Appearance*）一书中写道："美容外科是很难把握的，因为对技术的要求远远低于对美容外科患者人格和期待的把握。"

人格、体象、容貌三者之间有着内在的有机联系。它们之间的关系体现了人的生理与心理方面的统一。

1. **人格与体象关系**　体象是人格不可分割的组成部分。人格的中心是自我，自我的重要成分包括"自我意象"（self image），即自我认知的形象，体象恰恰是自我意象最重要的内容。按心理学家高尔顿·奥尔波特（Gordon Allport）的理论，儿童（4～6岁）开始形成自我意象，即形成了"好的我""坏的我"的参照系的良知，对体象的认知就包含其中。

2. **容貌与体象关系**　人的容貌与形体是客观的生理性的存在，它通过他人或自我的评价对体象形成有决定影响。一般的规律是容貌、形体较好的人，多可以形成较为积极的体象；反之，容貌丑陋或有缺陷的人，多会形成消极体象。在日常生活中人们会有这样的感受，漂亮的人自我感觉较好，也更为自信，而长相差的人容易自卑。

3. **容貌与人格关系**　容貌对人格形成的影响包括两个方面：一是特定的容貌或形体是与特定的人格相对应的。二是容貌与形体通过对体象形成的影响而作用于人格形成。

（二）美容外科就医者人格分类

美容外科就医者的人格可以按一般的心理学人格分类方法加以分类，譬如，将患者的气质分为多血质、胆汁质、黏液质和抑郁质等；也可将性格分为内倾或外倾。但国内外不少学者根据临床实践，对美容外科就医者进行了多种分类。如 Reich（1975）根据美容外科就医者的人格特点，将他们分为5类：

1. **忧虑型**　这类患者优柔寡断，表面上看与医生特别配合，实际上顾虑重重。他们在手术前往往要医生提供详细的手术方法及改善后的容貌情况。对这类患者不能急于手术，要耐心地做好工作，让患者充分考虑成熟再做决定。

2. **依赖型**　这类患者需要周围人的支持和帮助，如果周围人说手术成功，他会表现得非常高兴，如果周围人稍有议论，他们会非常沮丧和忧虑。此外，他们又表现出一种假独立性，即使术前签了协议书，但术后稍不满意，就不执行该协议。

3. **情感型**　这类患者易于表达自己的感情，思想活跃而不切合实际。由于他们愿望明确，因而手术少有顾虑，即使对术前谈话中的一些并发症及不良后果，也丝毫没有异议。他们往往给医生好感。

4. **偏执型**　这类患者对自己的缺陷往往夸大，常常怀疑别人，易激怒，常要求他们所熟悉或以前给他们做过手术的医生再次给他们手术。对这类患者要有耐心并引起警惕，因为一旦他们接受手术，可能反过来向你诉苦，甚至指责医生。对这类患者不要轻易担保什么，特别是不能与其对立。有些医生将这类患者看作潜在的危险。

5. **分裂型**　这类患者胆怯、害羞，给人一种怪癖感。他们缺乏表达自己思想的信心和勇气，就诊时常常由家人陪同代言，对手术后的效果缺乏自信而难以满意。

（三）美容外科就医者特殊人格类型

美容外科就医者的人格对美容手术，特别是术后结果关系十分密切。Napoleon（1993）等对

133 名美容整形患者进行了长达 1 年半的研究说明了这一点：患者的人格不同，对事对人的态度和行为方式也不同。Napoleon 研究发现，美容外科就医者特殊人格比例是：自恋型人格所占的比例最高，达 25%；其次是依赖型人格，占 12%、戏剧型人格占 9.75%；再下来依次为边缘型人格、强迫型人格、反社会型人格、分裂型人格、分离型人格、回避型人格、偏执型人格等。并根据这些人格，探讨了与美容整形医疗过程相关因素的关系。

现根据美容外科遇到的最多的患者——自恋型、依赖型、戏剧型、边缘型、强迫型人格等加以概况介绍。

1. **自恋型人格患者**　与正常人比较，自恋型人格的患者手术满意率较低。这些患者会因为经济因素而决定是否手术。他们中的绝大多数接受手术出于自我动机，并且保持着"自我驱动"（self-driven）的行为趋向，表现在他们对手术效果的非现实期望上。

这些人主观对自己吸引力的评定往往比客观评定高。当自恋型的患者对自身的容貌评定结果具有较高的吸引力时，尤其是患者认为其童年吸引力极高时，这预示着手术的满意度会降低。自恋型的患者既使对手术效果满意，也会对显著的美容外科效果采取一种不以为然的反应方式。

2. **依赖型人格患者**　这些患者多是被动地寻求美容手术，在与其他的类型比较中，他们自愿做手术的最少，而且非常关心手术的费用问题，并根据费用来决定是否采用手术。总的说来，他们容易对手术效果满意。

3. **戏剧型人格患者**　此类患者对手术的满意或不满意都很多见，在统计上呈现双峰状图。这体现了这类患者易冲动、易变的人格特征。戏剧型的患者多为女性，其中自愿手术的人也不多。年龄往往较年轻。

4. **边缘型人格患者**　边缘型人格的患者对手术满意程度往往低于其他类型的患者，而且对手术满意程度与手术的客观标准无关。即使是最轻微的并发症也会导致一场大灾难。这类患者往往低估自己容貌，即主观评价低于客观评价，也可以说存在明显的体象障碍问题。此类患者中有不少是"躯体变形障碍"患者。

5. **强迫型人格患者**　此类患者对手术结果的满意度较低，并乐此不疲地吹毛求疵。常常拒绝承认手术效果不错或比原来要好些，这与他们的自我满足域值较高有关。他们一般不会提出与手术无关的意见，且仅要求一个部位的手术。是否接受美容整形手术，费用对他们来说是一个决定性的因素。

四、美容外科与体象障碍研究

（一）体象与体象障碍

体象（body image）也称为身体意像、自像、身像等，是人们对自己身体的心理感受，是对自己身体的姿态和感觉的总和，简言之，是个体对自己身体所给予以美丑、强弱等主观评价。

从对个体心理发展及导致的结果来看，体象可以分为积极体象（positive body image）和消极体象（negative body image）。从自我概念出发，前者是一种有利于自我肯定、自我接受的体象，所以也可以称之为肯定性的体象；后者是一种不利于自我肯定、自我接受的体象。对于消极体象，有众多的表达术语。根据对个体的影响程度，人为的将其分为体象困扰和病态体象两大类。

体象困扰主要是指体象蔑视。病态体象指的是一些与体象有关的心理障碍，包括神经症和精神病症，如体象变形、体象障碍等。

体象蔑视（body image disparagement）是一种慢性的心理困难或失调，是否定评价自身容貌形体的结果，并表现为一系列贬低自我的心理困难。其主要表现是自我否定、自我蔑视，自己不能接受自己，常常伴随着自卑感、自我封闭、自我放弃等行为。

体象变形（body image distortion），"Distortion"在英文中为"委屈""曲解""变形"的意思，在物理学中，指透镜成像产生的"畸变"。人在哈哈镜面前看到的是一个变了形的自己的面孔或形体。人们在认识自我形象确立体象的过程中，也要借助类似镜子一样的媒体，以及复杂的内心活动，所以人们有时也会形成一个变了形的自我体象，我们可以将这样的一个过程称为"哈哈镜效应"。

体象障碍（body image disturbance）又称为躯体变形障碍（body dysmorphic disorder），是一个精神或病理心态的症状，是对自身躯体形态的歪曲认识或错觉。

（二）体象与美容外科关系

体象是美容心理学的一个核心问题，自然也是美容外科的一个焦点。体象与美容外科的关系可以从理论和实践上概括为以下几点：

1. 重塑体象——美容外科的目的　从根本的意义上，与其说美容外科是重塑人体形态，还不如说是重建患者的体象。在西方一些文献中，为了将美容手术与一般的整形重建手术相区别，常用体象治疗（body image treatment）与体象手术（body image surgery）这些术语。从中我们也可理解美容外科的意义。这是不仅是由于不少美容外科受术者存在程度不同的体象困扰和体象障碍，也因为体象本身就是一种心理的知觉，任何一个要求美容的患者都或多或少存在对自身的不满，也就是说或多或少有些体象问题。对这些美容者来说，缺陷不仅仅有生理学外表的根据，也是心理发展过程中多种要素对体象影响的结果。

2. 体象困扰——美容外科受术者的特征　人的美与丑不仅仅在于客观生理形态的存在，还在于自己对自己的感受，也就是自我的体象。尽管绝大多数人仅仅是为美而去美容的，但是也有相当数量的人存在着这样或那样的对自身容貌形体的不满。

3. 体象纠正——美容外科的手段　美容外科的目的是为患者建立良好的体象，然而要达到这个目的单单靠手术刀是不能解决问题的。从根本上说，许多求美者需求美是由于病态的体象，因此，心理医学、精神医学配合美容手术治疗或单独运用于对求美者的治疗均是必要的。

按一般的常规，美容外科医生是不治疗存在较严重心理障碍的美容整形患者的。但近年来不少美容整形医生与精神、心理医生合作，开展了手术刀加心理疗法的工作。一些医生根据患者心理异常的具体情况，分别侧重地使用手术或心理治疗，如 Ohjimi（1988）与精神病学家合作诊治了 25 名美容整形求术者的结果也证实了这一点。他们将 25 名具有心理障碍的求美者分为手术与非手术两组，分别采用手术和心理治疗。结果是令人惊奇的，不但手术组取得了良好的效果，而且非手术组也取得了同样好的效果。不能不令人惊叹，美容手术刀与心理疗法竟然有如此异曲同工的效果。此外，还有些医生对有较严重心理障碍的患者联合使用手术和心理疗效，如 Edgerton（1991）报告，他们采用手术-心理疗法治疗了 100 名体象障碍的求美者，获得了良好的疗效。

（三）美容外科与躯体变形障碍

1. 躯体变形障碍的概念　躯体变形障碍（body dysmorphic disorder，简称 BDD）是指客观身体外表并不存在缺陷，而个体想象出自己的缺陷，或仅仅存在轻微的缺陷，而将轻微的缺陷夸大，并由此产生心理痛苦的心理病症。DMS-3-R 给躯体变形障碍下的定义是："对身体外表的想象的缺陷的一种先占观念。"对该病症，最早在欧洲有许多流传，在 21 世纪中的许多文献里，都有丰富多采的描述。在我国的 CCMD-2-R 中，将其列入了疑病症。目前躯体变形障碍目前在美国的《精神障碍诊断和统计手册》第五版（DSM-5）中被分类在"强迫症和相关疾病"一节中。

躯体变形障碍是个体为想象缺陷而痛苦的神经症（或躯体化症），是一种与美容医学关系十分密切的心理异常现象。然而，有相当一部分体象障碍患者并不去寻求心理或精神治疗，而是找美容外科、口腔科和皮肤科医生纠正其想象的容貌缺陷，自然带来了许多复杂的临床问题。

2. 美容外科中的 BDD　BDD 的患者专注于想象中的或轻微的外表，这会导致严重的痛苦以及社会和职业功能的损害。尽管在整容手术中报告的 BDD 患者比例高达 15%，但对于这些患者的最佳治疗方法还没有达成共识。

BDD 患者寻求美容手术可能仅仅是一种强迫性行为，只带来暂时的焦虑缓解，但长期维持和恶化紊乱。

考虑到整容手术中患者的高患病率和整容手术后患者的不良结局，经过适当培训的医疗专业人员在识别和诊断这一病理过程中对提供高质量的精神病治疗至关重要。

Sweis I E（2017）等认为：BDD 在整容手术人群中普遍存在，也是一种常被忽视但严重的精神疾病。如何识别和管理 BDD 患者，以及保护自己免受潜在诉讼和伤害方面，是个迫切需要解决的问题。BDD 患者在美容手术后往往预后不佳，这可能导致美容外科医生面临来自患者伤害的危险。在术前必须对怀疑有 BDD 诊断的患者有充分的警惕，特别要注意 BDD 高危患者。

五、美容外科求美者心理评估

心理评估是美容外科诊断过程中必不可少的程序。美容外科医师应该明确心理诊断的目的，把握美容心理诊断的要点。包括：筛选合适的美容就医者、提供针对性心理辅导的依据，以及提高美容治疗或手术的满意度，避免不必要的医患纠纷。

（一）求美者的一般心理评估

1. 情绪评估　包括焦虑、抑郁、愤怒等，从而判断求美者的状态。

2. 压力评估　了解求美者工作、生活压力等，有助于沟通深入开展。

3. 其他　包括心情、神情等，对一般心理状态进行评估。

（二）求美者的人格类型评估

很多美容手术，单纯从技术角度看来是非常成功的美容外科手术，但是求美者却对手术效果并不满意，这是其人格复杂性的特点所致，所以，对于求美者的人格类型评估就显得非常重要。

1. 求美者的人格类型　人格是指一个人的心理面貌的总和，即一个人经常表现的、比较稳定的、具有一定倾向的、独特的心理品质的总和。受众多因素的影响，人格的类型呈现出不同的种类，在咨询接待过程中要有侧重的进行诊断。

2. 求美者人格类型的诊断与引导　包括两个方面，一是根据美容外科就医者的人格特点，将他们分为 5 类，即忧虑型、依赖型、情感型、偏执型、分裂型，确定类型，针对性引导。二是确定美容外科就医者特殊的人格类型，例如多发的自恋型人格、依赖型人格，再下来依次为边缘型人格、强迫型人格、反社会型人格、分裂型人格、分离型人格、回避型人格、偏执型人格等。并根据这些人格，进行针对性的心理辅导与治疗（详见本章第三节）。

（三）求美者的动机评估

1. 求美动机产生的原因　求美动机与行为的产生一方面出于人对美的需要，另一方面，还受到外界环境的影响，即外界环境的求美刺激可以引起某种相应的求美动机。

（1）内在的需求：人对美的需要是引起求美动机的内在条件，求美动机除了来源于爱美的需要外，还从属于其他的心理需要，如恋爱、婚姻、求职等需要，这种由人的内在需要而引发的求美动机称为内部求美动机。

（2）外在的诱因：外在的刺激或诱因所引起的求美行为，称为外部求美动机。在实际工作中，单单因为内部或外部求美动机来就诊的案例极为少见，多是两种情况并存的，求美动机存在多样性和复杂性。

2. 求美动机的类型　分为正常的求美动机，也称合理的求美动机，以及病态的求美动机，也称不合理的求美动机。

（四）求美者心理评估程序

根据中华医学会组织编著的《临床技术操作规范美容外科分册》要求，美容外科求美者的心理评估应该履行必要的程序，其中包括一般程序和特殊程序：

1. 一般程序　是指美容医师必须履行的诊断程序。包括：

（1）与美容就医者进行充分的交流沟通。

（2）了解美容就医者要求手术的确切目的。

（3）把握美容就医者的期望值。

（4）细心观察美容就医者的行为。

（5）必要时应该了解美容就医者的社会背景。

（6）最后判断求美者有无畸形、缺陷、老化及瑕疵，术后有无改善或达到美容就医者所提要求的可能性。

2. 特殊程序　是指美容外科医师根据自身的经验，在必要时请有关精神医学专业人员参与的诊断程序。

（1）必要时进行有关人格与心理障碍的心理测试，以做出准确的诊断。

（2）必要时请精神病科医师会诊。美容外科的精神科会诊十分必要，在国外已经成为一种常规。

六、美容外科心理诊断与心理禁忌证

（一）美容临床心理诊断的概念与方法

心理诊断（psychodiagnosis）是运用心理学的方法和技巧，对人们的心理状态、心理差异及行为表现进行评估，并确定其性质和程度的过程。

心理诊断的方法有：观察法、会谈法、个案

法、测验法等。测验法是心理诊断中使用较多、技术性较强的诊断方法。

（二）美容外科的心理禁忌证

中华医学会组织编著的《临床技术操作规范·美容外科分册》"禁忌证"制订的比较宽松，主要是考虑到美容外科实践中的心理学知识普遍不足。美容外科的心理禁忌设计了两个层次，一是应该慎重对待的美容外科求术者，列为相对心理禁忌证；二是应该避免手术的美容外科求术者，称作绝对心理禁忌证。

（三）相对心理禁忌证

相对心理禁忌证指在没有明确的心理诊断或心理辅导协助下，应该暂缓手术，等到时机成熟时再慎重选择手术的就医者。"相对禁忌"包括以下几类：

1. 对手术期望值过高者。
2. 不能与医师充分沟通者。
3. 对医师不信任者。
4. 对手术犹豫者。
5. 有躯体感觉异常者。
6. 推测有体象障碍表现者。
7. 推测有人格障碍者。

（四）绝对心理禁忌证

绝对心理禁忌证指完全不适合手术者，包括以下几类：

1. 医者与就医者意见分歧明显。
2. 经精神医学鉴定，有明确的、严重的心理障碍者。
3. 有明确的妄想症状者或诊断明确的精神分裂求美者。

七、美容外科心理干预与辅导

（一）美容外科心理干预与辅导的概念

心理干预（psychological intervention）是指在心理学理论指导下有计划、按步骤地对一定对象的心理活动、个性特征或心理问题施加影响，使之发生朝向预期目标变化的过程。心理干预包括健康促进、预防性干预、心理咨询和心理治疗等。

心理干预与心理治疗、心理咨询、心理辅导是几个相关的概念。根据实施者、实施内容、实施目的有所不同。其中心理干预是一个最广泛的概念，心理治疗是最狭义、最专业的概念，因

为实施者应该是精神科医师或临床心理医生。心理咨询、心理辅导实施者可以是专业心理咨询师，也可以是有心理学基础的其他专业人员，如非心理科室的医师、各类教师等。由此，美容外科医师可以实施的是一般意义的心理干预和心理辅导。其实，美容外科技术实施的本质也是一种心理干预。

美容外科术前的心理疏导不同于带有专业性质的心理咨询，它是对人进行的心理辅导或心理帮助的行为，任何心理咨询的过程中都包含着心理疏导，但心理咨询是更专业、更深层次的心理疏导。在美容治疗的过程中，求美者在选择美容治疗、接受治疗和治疗之后，心理上经历着激烈的煎熬与变化，除了治疗前和治疗后必要的美容心理咨询外，美容医生为求美者作适当的心理疏导，对提高美容治疗的效果有着重要作用。

（二）美容外科心理干预与辅导的意义

1. **帮助美容求美者克服体象问题** 大量的研究资料表明，美容整形求美者存在一定的体象问题或障碍。对于有些求美者，即使外表缺陷已经纠正，消极体象也不会随之消除，还需要进行心理调适才能够真正接受自己。也就是说，用手术等医学美容的方法使容貌改变是迅速的，但是体象的改变却不那么容易。美容医生应该充分理解这一点，在用手术刀美容的同时，还应该注重患者的心理美容。

2. **对美容求美者手术前后的疏导** 从心理学角度来说，医学治疗或者手术是一种心理应激，实施前后是比较容易发生心理问题的时刻，特别是结果不如人意时，求美者会有强烈的情绪反应。这就要求一方面做好术前的心理辅导和准备，另一方面还要及时做好术后的心理疏导工作，解除手术对求美者心理的负面影响。

3. **帮助求美者做出合理选择** 对那些不适合手术的求美者，要对他们实施心理疗法，以非手术的方法解除心理负担。心理治疗可以使那些心理敏感的美容求美者建立自信心，从而避免不必要的美容手术，也避免出现新的烦恼。

4. **与美容手术联合使用（手术-心理疗法）** 对有较为严重的心理问题，又不愿意放弃美容手术的求美者，经过慎重选择后，在心理治疗的基础上，采用手术疗法，也可以达到良好的效果。

（三）美容外科术前心理辅导

治疗前心理疏导主要是与求美者建立良好的医患关系，使受术者对手术的方法、过程、作用和最终效果有所了解，为治疗的顺利进行和手术效果的评价打下一个良好的基础。治疗前的心理状态一般不是很稳定，一方面求美者对治疗抱有良好的期望；另一方面又对治疗存有一定的疑虑。因此，治疗前心理疏导的内容应该包括：

1. 术前适时心理疏导　在建立良好的医患关系的基础上，对治疗或手术进行必要说明，让受术者对治疗或手术的方法、作用、过程及效果有一定的了解，消除受术者的焦虑、恐惧心理，稳定受术者的情绪，使其积极配合手术的进行。

（1）提供信息：详细介绍治疗或手术情况、确定最佳手术方案、提供有关医院规章制度的信息。

（2）行为控制：学会行为控制技术，如放松练习、分散注意法、深呼吸等。

（3）积极安慰和鼓励受术者，增强其美容的信心和自信。

2. 调整求美者期望值　由于术前求美者的期望值对术后的满意度影响极大，所以术前降低求美者期望值的心理疏导工作显得十分重要，并且要为求美者术后的失望做好心理疏导准备。特别是对于自恋型的求美者，更要重点疏导，因为此类求美者开始容易将事情看得理想化，后来又容易失望。不少求美者对医学美容不同程度地存在一种幻想，似乎美容医学无所不能，能将一切丑陋化为美丽。美容医生应特别注意科学与真实地宣传美容医学实际功效，纠正求美者不切实际的幻想。如果不能纠正，宁可不手术。

3. 调整求美者的情绪　美容外科，特别是美容外科措施对求美者是一种心理刺激，大多数求美者对手术有害怕和顾虑心理。临近手术时，求美者的心理负担加剧，心情紧张，焦虑恐惧，甚至坐卧不安，夜不能眠。医学美容工作者应该针对求美者的情绪做好心理疏导工作，特别要善于对求美者解释说明，让求美者心中有数，消除顾虑和其他一些不良心理。

4. 对美容手术必要的说明　有些求美者对美容医生过分信任，术前表现出心情十分轻松。这一现象提示，求美者可能对手术的并发症以及一些其他意外缺乏足够的认识和心理准备，一旦手术出现问题往往无法应付，反过来对曾信任的医生万分抱怨。因此，美容医生必须对手术可能的情况向求美者做出说明。绝不能因为美容求美者的信任而对他们打保票。

（四）美容外科术后心理辅导

一般来说，美容外科术后是求美者心理问题较为集中和重要的阶段。术后的各种实际问题在较长的恢复期内将不时地出现。主要表现为：疼痛和不适带来的负面情绪；对手术效果的担心；以及恢复期身体形态的不良刺激等。该期间心理辅导的主要内容有：

1. 认真观察情绪变化　主动与求美者沟通，鼓励求美者说出担心的问题，了解求美者焦虑的原因并予以耐心解释，消除求美者的错误猜测，加强心理的支持，减少其抑郁、焦虑等不良心理反应。

2. 反馈手术信息　求美者麻醉清醒后，应立即告之手术的有利信息，并给予支持、安慰和鼓励，以减轻其心理压力。不利的信息，一般只告诉家属，做好保护性医疗措施。

3. 做好疼痛护理　疼痛是术后的一个过程，除对机体的组织损伤给予有效的治疗措施外，采用心理治疗和心理护理也具有良好的效果。如减轻求美者的心理压力，与求美者建立相互信赖的友好关系，协助其克服疼痛；分散求美者对疼痛的注意力，可使其疼痛处于抑制状态，减轻其疼痛的感受强度；采用积极暗示可使求美者放松、消除紧张，提高其痛阈值，减轻或消除疼痛；指导想象，让求美者集中注意力想象自己美容手术恢复后的美丽容貌或身处一个意境或风景，再配以优美音乐，也可松弛和减轻疼痛。

4. 帮助求美者克服抑郁情绪　求美者由于担心容貌变化，术后发生抑郁情绪的很多，应酌情实施针对性的心理护理，若求美者因手术效果的错误评价导致心理问题，可告诉其正确的评价方法，即根据其自身容貌特点、手术情况及术后检查情况进行客观评价，不能仅与自己术前或其他同类求美者比较，使求美者感知美容手术后正在康复。

（何　伦）

参 考 文 献

[1] 何伦. 美容医学的术语学、元医学及分类学研究. 中华医学美容杂志, 1996, (1): 4-6.

[2] 何伦, 刘菡. 美容医学与美容整形的学科基本术语分析. 中华医学美学美容杂志, 2013, 19 (2): 152-153.

[3] Marquardt S R, Stephen R. Marquardt on the Golden Decagon and human facial beauty. Interview by Dr. Gottlieb. Journal of clinical orthodontics, 2002, 36 (6): 339.

[4] Holland E. Marquardt's Phi mask: Pitfalls of relying on fashion models and the golden ratio to describe a beautiful face. Aesthetic plastic surgery, 2008, 32 (2): 200-208.

[5] Kiekens R, Kuijpers-Jagtman A M, van't Hof M A, et al. Putative golden proportions as predictors of facial esthetics in adolescents. American Journal of Orthodontics and Dentofacial Orthopedics, 2008, 134 (4): 480-483.

[6] Rhodes G, Geddes K, Jeffery L, et al. Are average and symmetric faces attractive to infants? Discrimination and looking preferences. Perception, 2002, 31 (3): 315-321.

[7] Komori M, Kawamura S, Ishihara S. Averageness or symmetry: Which is more important for facial attractiveness? Acta Psychol, 2009, 131 (2): 136-142.

[8] Jones B C, Little A C, Feinberg D R, et al. The relationship between shape symmetry and perceived skin condition in male facial attractiveness. Evolution and Human Behavior, 2004, 25: 24-30.

[9] Baudouin J, Tiberghien G. Symmetry, averageness, and feature size in the facial attractiveness of women. Acta Psychol, 2004, 117 (3): 313-332.

[10] Cunningham M, Roberts A, Wu C, et al. Their ideas of beauty are, on the whole, the same as ours-consistency and variability in the cross-cultural perception of female physical attractiveness. J Pers Soc Psychol, 1995, 68: 261-279.

[11] Fabio Meneghini. Clinical Facial Analysis CFA Springer. London: Heidelberg New York Dordrecht, 2012.

[12] N.A.Papadopulos. Quality of life following aesthetic plastic surgery: a prospective study. Journal of Plastic, Reconstructive & Aesthetic Surgery, 2007, 60 (8): 915-921.

[13] T von Soest, I L Kvalem, H E Roald, et al. The effects of cosmetic surgery on body image, self-esteem, and psychological problems. Journal of Plastic, Reconstructive & Aesthetic Surgery, 2009, 62 (10): 1238-1244.

[14] D.Sarwer. The Psychological Aspects of Cosmetic Breast Augmentation. Plast Reconstr Surg, 2007, 120: 110-117.

[15] Figueroa Cynthia.self-esteem and cosmetic surgery: is there a relationship between the two. Plastic Surgical Nursing, 2003, 23 (1): 21-24.

[16] Honigman RJ, Phillips KA, Castle DJ. A review of psychosocial outcomes for patients seeking cosmetic surgery. Plast Reconstr Surg, 2004, 113 (4): 1229-1237.

[17] Figueroa Cynthia. Effect of Breast Augmentation Mammoplasty on Self-Esteem and Sexuality: A Quantitative Analysis. Plastic Surgical Nursing, 2007, (1): 16-36.

[18] Sheard C, Jones NS, Quraishi MS, et al. A prospective study of the psychological effects of rhinoplasty. Clinical Otolaryngology And Allied Sciences, 1996, 21 (3): 232-236.

[19] Sharon A. Cook. Is cosmetic surgery an effective psycho therapeutic intervention: A systematic review of the evidence. Journal of Plastic, Reconstructive & Aesthetic Surgery, 2006, 59 (11): 1133-1151.

[20] Collins ED, Kerrigan CL, Kim M, et al. The effectiveness of surgical and nonsurgical interventions in relieving the symptoms of macromastia. Plast Reconstr Surg, 2002, 109 (5): 1556-1566.

[21] Kerrigan CL, Collins D, Kim M, et al. Reduction mammaplasty: defining medical necessity. Med Decis Making, 2002, 22 (3): 208-217.

[22] Kerrigan CL, Schwarz G, Charbonneau R. Measuring quality of life in women undergoing surgery for breast hypertrophy. Can J Plast Surg, 2001, 9: 221-225.

[23] Reich J. Factors influencing patient satisfaction with the results of esthetic plastic surgery. Plast Reconstruct Surg, 1975, 55 (1): 5-13.

[24] Napoleon A. The presentation of personalities in plastic surgery. Ann Plattsburg, 1993, 3 (3): 193-208.

[25] 何伦. 体象与美容医学的关系. 实用美容整形外科杂志, 1996, (7): 271-273.

[26] Edgerton MT, Langman MW, Pruzinsky T. Plastic sur-

gery and psychotherapy in the treatment of 100 psychologically disturbed patients. Plast Reconstr Surg, 1991, 88(4): 594-608.

[27] Ohjimi H, Shioya N, Ishigooka J. The role of psychiatry in aesthetic surgery. Aesth Plast Surg, 1988, 12(3): 187-190.

[28] Kerfant N, Henry A S, Ta P, et al. Body dysmorphic disorder and aesthetic surgery: A systematic review. Annales De Chirurgie Plastique Et Esthetique, 2015, 60(6): 512.

[29] Sweis I E, Spitz J, Barry D R, et al. A Review of Body Dysmorphic Disorder in Aesthetic Surgery Patients and the Legal Implications. Aesthetic Plastic Surgery, 2017, 41(4): 949-954.

[30] 何伦, 陈旭辉, 徐冉. 自尊与美容整形相关性研究的评述. 中国美容整形外科杂志, 2012, 23(1): 1-4.

[31] 何伦, 何家声. 精神医学与心理治疗对美容医学的意义和作用. 中国美容整形外科杂志, 2000, 11(5): 230-232.

[32] 何伦. 躯体变形障碍——美容医学重要的精神医学问题. 中国美容整形外科杂志, 2000, 11(3): 155-156.

[33] 何伦. 美容临床心理学. 北京: 人民卫生出版社, 2013.

第十六章　美容外科学进展

第一节　眼整形技术及其科学问题

眼部整形技术（oculoplastic surgery）泛指涉及眼眶、眼睑、泪道和眼周面部的各类手术技术，可以是修复重建类的手术，也可以是单纯美容意义的手术，有时二者兼有，某些眼睑和眼周问题不仅会影响一个人的外表，还会影响他们的视力、眼部舒适度等眼部功能。

（一）上睑成形术

1. 东西方在上睑成形术理念上的差别　上睑成形术（upper eyelid blepharoplasty）主要是要处理上睑皮肤松弛和可能伴随的眶隔脂肪膨隆，这往往是眼部老化的最早表现，严重者可以引起倒睫和视野缺损。

东西方的上睑成形术的患者人群针对的重点和年龄分布是不一样的。在西方人群中最常见于50岁之后，以解决皮肤松弛为主。而在东方，尤其是在中、日、韩等东亚国家，20～30岁的年轻人群是上睑成形术的主要群体，手术的主要目的是创造一个上睑褶皱，从而赋予一个更宽的眼睛外观，俗称"双眼皮手术"。

在东亚传统的塑像和绘本中，眼睑一直都是典型的东方型眼睛，即单睑细目。进入现代后由于西方文化的强势传入，审美情趣开始变化，追求更宽的上睑皱襞，用手术去除多余的上睑皮肤、内眦赘皮和眼部脂肪，逐渐被接受，已经成为东亚地区最为常见的美容手术之一。但是，对眼睑外形的形态塑造，在对上睑解剖结构有清晰的了解前提下，还必须基于患者本人的固有条件，结合种族特性，加强沟通，塑造合适的外观，不应盲目跟风，要避免庸俗的审美。

2. 手术基于的解剖认识的演变　关于重睑线的形成机制，早先提出的重睑形成学说以 Sayoc 为代表，认为提上睑肌腱膜发出纤维并穿过眼轮匝肌止于皮肤从而形成上睑皱襞，扫描电镜检查也证实在上睑皮肤与提肌腱膜之间有纤维联系结构的存在。但是有学者对中国上睑皱襞重睑者的尸体进行解剖学研究，却未在上睑皮肤区域内寻及上睑提肌所发出的纤维，因此东亚人群重睑的形成还与皮肤、眼轮匝肌的厚薄以及眼部脂肪多少等多种因素有关。

上睑提肌功能主司上提眼睑，其运动受动眼神经支配与调控，起自于视神经孔附近并沿上直肌的上方走行，其提肌腱膜延续呈类似扇形分布，在到达上睑板上缘位置时，与眶隔发出的纤维相连形成相对固定的附着。而眶隔从眶上缘延伸到提上腱膜也有不同的分布范围，距上睑板缘10～15mm，这一范围可供手术者参考。

上睑提肌腱膜的大部分纤维附着于整个睑板上缘，并伸展到睑板前中和下 1/3 交界处，与部分上睑皮肤相连。由于上睑提肌在纵向地收缩，睑板向上方提升，纤维所连皮肤继之上提，因而形成相应的重睑皱襞结构。所以，一般上睑成形术主要采用将眼睑皮肤与上睑提肌腱膜固定的方法，这样形成的重睑皱襞稳定、持久，且具有一定的纵深而富有整体层次感，伴随睫毛上翘，使眼睛的整体外观上更显美观。

3. 手术方法的历史沿革和目前常用术式　1896 年，Mikamo 第一次提出了非切开法重睑术，并描述了重睑特征，认为日本人的重睑手术应保持适当的重睑宽度，从而获得更为自然的效果。1929 年，Maruo 首次提出了切开法重睑成形术。随后一些学者提出了在切开眼睑之后适当去除肌肉和脂肪，从而塑造更加明显的重睑形状。由于重睑人群数量巨大，学者们也开发出了众多的重睑术式，总体归纳起来大致可分为非切开法和切开法。

（1）术前检查

1）术前应仔细观察睑裂的大小及形态、眼睑皮肤松弛程度、睑板宽度、睑缘到眉弓距离、外上眶缘与眉弓位置区别、泪腺位置及内眦赘皮情况。

2）上睑及眼周有炎症者暂缓手术。

3）详细了解受术者的年龄、职业、心理状态和手术的主观审美要求。

4）女性患者应避开月经期、妊娠周期。受试者应检查血小板和出、凝血时间，判断有无异常，术前1周停服类固醇激素和阿司匹林等抗凝药物。

5）术前应拍摄照片，以待术后比较。

（2）手术方法

1）切开法：切开睑板固定法是历史最悠久的重睑成形手术方法，因为它能调节和改变上睑各层次的组织结构，可以解决眼睑存在的许多复杂问题，如上睑皮肤松弛、睫毛内翻、上睑臃肿、眶脂下垂、眶隔松弛、泪腺脱垂等。形成后的重睑稳固而又持久，皱襞深，整体结构富有立体感。缺点在于手术相对比较复杂，需要熟悉眼睑解剖区域，施术者要有一定整形外科、眼科手术操作的基础。一旦对上睑进行了比较大的改变，如果形态不良，出现并发症，修复相对困难。整形美容外科医师一定不能视重睑手术为简单小手术，须谨慎对待。

手术基本设计是在距睑缘6～9mm画下部切口线，上部切口线可以参考眉毛弧度及对应走行方向。上、下切口之间的宽度即为去除的皮肤量，依上睑松弛度而定，可以通过夹捏做相应决定。切口的内侧端一般不超过泪小点。外侧松垂越严重，切口外侧端越靠向外，反之需要适当地减少刀口的长度。

手术步骤通常的顺序是：切除标记范围内的皮肤及眼轮匝肌，睑板部眼轮匝肌给予保留或适当去除，眶隔脂肪视情况适当去除，暴露睑板上缘或提上睑肌腱膜远侧端，缝合切口上下缘固定于睑板或提上睑肌腱膜的适当高度，有的术式在切口内埋有缝线固定切口下缘眼轮匝肌与睑板或提上睑肌腱膜，最终使睑板前皮肤和肌肉与睑板或上睑提肌腱膜形成瘢痕性粘连。

切开法的优点在于手术后效果持久，可处理过多的皮肤、肌肉组织，以及睑板前和眶脂肪成分，但对于眼睑的创伤较大，术后易水肿较重，有

的患者较易遗留术后瘢痕。位于切口线的术后瘢痕一般在3～6个月内比较明显，但是随着时间的推延而逐渐变淡，但对瘢痕体质和思想顾虑比较重的患者，施行此手术要慎重小心，应在术前对其进行反复沟通确认。老年受术者由于上睑部分淋巴回流相对比较迟缓，上睑肿胀时间较长，手术后恢复的过程会相应延长。

如果在设计的重睑线上仅在中间位置做一处5～10mm左右的短切口，在此切口下方进行类似全切法的操作，又称"一点法"。在部分上睑皮肤没有明显松弛的患者也可形成重睑，具有损伤小，术后恢复快，瘢痕不明显的优点。但术后有时会出现外侧重睑形成较浅且短，甚至不明显。

如果在设计的重睑线内、外眦及中间三处各切开一长约3mm的切口，切口下方进行类似全切法的操作，又称"三点法"，形成的重睑较一点法更加持久稳定，但这两种方法都不能去除上睑皮肤，不适用于有上睑皮肤明显松弛的患者。

2）非切开法：以埋线法和其他各种改良的方法为主，主要原理是利用缝线将上睑皮肤与睑板或提上睑肌腱膜固定，手术操作相对简单、术后反应轻微、恢复快，效果不佳时容易修复，受到很多患者欢迎。这个方法的适用人群较窄，只对应眼睑皮肤相对薄、无需去皮、眶内脂肪较少、眶隔止点高、无内眦赘皮的患者。

埋线法按缝线埋置是否连续可分为间断埋线法和连续埋线法，埋线在穿过皮肤、眼轮匝肌与睑板或提上睑肌腱膜固定过程中，可以穿透睑结膜或不穿透睑结膜，穿透睑结膜类的手术术式形成的重睑术后更为稳定可靠，但结膜面水肿、血肿、术后眼角膜摩擦症状的出现率也较高，需谨慎操作。上睑是活动非常频繁的部位，埋线的固定时间过长可能会松脱、埋线移位，导致重睑消失，单睑复发。

4. 未来发展的展望与思考　重睑术的核心是眼睑皮肤与睁眼的动力系统发生联系，这种联系在埋线法中是通过置入不可吸收缝线实现的，缝线与经过组织的力学疲劳在所难免。在切开法中这种联系是通过形成人工瘢痕粘连实现的，东亚人群由于特有的肿泡眼情况，这个人工瘢痕必须足够有力才能确保重睑的维持，但又与患者希望瘢痕尽量不明显形成矛盾。因此，重睑术未来

的发展方向是需要对眼睑精细解剖进一步深入研究，跳出原来的形成瘢痕的固有思路，发展更为仿生、自然的微创术式。

（二）下睑成形术

1. 下睑解剖以及相应的成形术的历史沿革

下睑眶隔内有内、中、外3个脂肪团块。中、内两脂肪团之间伴行下斜肌。外侧脂肪团位于眼球前方底部。每个脂肪球都各自有其包膜，手术分离可及。也有认为中、外两脂肪球和内侧脂肪球在组织学上具有一定区别，内部脂肪是小块的分叶样组织，排列紧密，而外侧及中央脂肪团较大，排列松软，颜色浅。

正常情况下，眼眶内脂肪容量与下睑支持结构维持平衡，当这种平衡由于眶内脂肪堆积过多或下睑支持结构变薄弱而发生改变时，眶内脂肪突破下睑的限制突出于眶外，下睑部组织臃肿、膨隆，呈袋装垂挂，即形成下睑袋畸形，是下睑老化的明显标志。下睑袋的整形称下睑成形术（lower lid blepharoplasty），去除或重置疝出的眶隔脂肪，收紧皮肤，使睑颊沟过渡平滑，恢复患者下睑部年轻的外观。在恢复过程中要注意保持或恢复下眼睑缘与角膜下缘的接触，外眦角在内眦角上方1～2mm处。具体术式主要分为结膜入路的内切口下睑成形术和皮肤入路的外切口下睑成形术。

随着对下睑区域临床解剖学了解的深入以及对面部衰老体征解剖认识的完善，发现下睑袋的成因有多个因素，包括因为面部衰老而导致的眼轮匝肌力量的松弛或萎缩，随着时间渐进递增的眶脂肪增多、眼球悬韧带（Lockwood's韧带）松弛导致眼球相对位置下降压迫眶脂肪向前疝出，以及因而引起的眶隔薄弱、外眦韧带松弛变长使下睑的悬吊力量减弱等。针对这些病因，传统仅仅去皮去脂的下睑成形手术逐渐增加了新的内容，包括对眶隔的修复、提升眼轮匝肌下脂肪（SOOF）、悬吊眼轮匝肌、附加外眦支持、松解眼轮匝肌节制韧带等，以应对不同患者的下睑袋特点并提升手术效果。

90年代后，眶脂肪保留、重置理念逐渐推广开来，1994年，Camirand等报告了经结膜眶隔后入路眶脂肪保留、切口下部结膜睑囊筋膜复合瓣与弓状缘缝合固定法下睑成形术。一些经结膜入路保留眶脂肪、重置眶脂肪或提升眼轮匝肌下脂肪（SOOF）的下睑成形术式相继见诸于众。

2. 当前的主要术式和发展

门诊面诊时应将下睑袋与眼轮匝肌肥厚相区别，术前从睑袋的皮肤表面观察，应嘱受术者低头、双眼上视，按突出的下睑3个脂肪团的分布形状规划手术区域，手术前后应做相应的摄像以便前后比对。

（1）术前检查

1）解患者现病史及既往史情况，血压、血糖、心电图需在正常范围。

2）了解患者眼部疾病、眼压等眼部基础情况。

3）评估睑袋情况及分度，根据皮肤、肌肉、脂肪的松弛、下垂情况，制订个性化的诊疗方案。

4）术后注意观察术区情况、视力情况，及时对症处理。

5）治疗前后收集完整的病例资料（文字、图像或者视频），定期随访，评估恢复情况。

（2）结膜入路下睑成形术：传统手术方法为下睑皮肤、下睑穹隆结膜及眶下缘区作局部浸润麻醉。睑缘牵引，翻开下睑暴露睑结膜，于睑板下缘3～4mm处在睑结膜上做10mm的横形切口，相对牵开结膜切口，用眼睑拉钩将下睑眼轮匝肌拉开，向下钝性分离暴露眶隔，切开眶隔，用手轻压眼球，待眶隔内的脂肪团疝出，分离、用电刀切除脂肪、止血。依次处理中、内、外三个脂肪团，让剩余的脂肪团回推到眶内，结膜切口不缝合。术后，眼部适当加压包扎24小时并持续冷敷。

该法无显露性瘢痕、无眼睑外翻、睑球分离、睑裂闭合不全等手术风险。但不能同时对下睑皮肤、眼轮匝肌进行处理。

（3）皮肤入路下睑成形术：传统手术方法为局部浸润麻醉后在离下睑睫毛缘2～3mm外平行于下睑缘切开皮肤，可以先去除一条宽2～3mm的皮肤，沿切口下缘垂直切开眼轮匝肌，于眶隔浅面掀起下睑肌皮瓣一直到下眶缘，切开眶隔，轻压眼球，将疝出的眶脂肪适当去除，严格止血。在眼睛向上看，张嘴的情况下看是否还有多余的皮肤可以去除，但需要慎重。最后将刀口上下方的皮肤和眼轮匝肌对合缝合，术后适当加压包扎，密切观察是否有眶隔内出血，如果不能及时处理，持续出血会渗入球后形成血肿，严重者可压迫视神经导致失明。

皮肤入路也可以沿睑缘切除一条皮肤后，在

下睑皮肤与眼轮匝肌之间分离掀起皮瓣，在眼轮匝肌表面不同的高度切开进入眶隔浅面，打开眶隔适当去除眶脂肪。有医生认为皮瓣法可以比肌皮瓣法去除更多的下睑皮肤，由于皮肤与眼轮匝肌的紧密联系，锐性分离创伤相对较大，由于下睑皮肤菲薄，分离时需加以注意保护。

手术方法改进：1981年，Loeb开始利用保留的内侧脂肪团覆盖眶下缘来矫正泪槽畸形。之后越来越多的整形外科医生不再单纯追求更多的去除眶脂肪，而是充分利用这些脂肪充填泪沟和中面部，改善泪沟和睑颊沟畸形。术中在掀起肌皮瓣后释放弓状缘结构，肌皮瓣剥离范围可达到眶下缘下方1～1.5cm范围，注意不要损伤眶下神经血管束，将释放的眶脂肪与骨膜浅面结构缝合固定，也有学者在骨膜下分离和固定。

也有医生在术中用缝合线将中面部软组织向上悬挂缝合固定于眶缘相对应的骨膜上，以起到中面部提升的效果。

3. 展望与思考　有关下睑成形术的探讨越来越不局限于下睑本身，而是要建立一个中面部的全局观。合理进行脂肪容量的填充，其方式、方法值得进一步思考。下睑不仅是眼部的重要结构，也是中面部的重要组成。下睑皮肤松弛的矫正，眶隔脂肪的处理，以及下睑支撑力量的维持或加强，要做好这三个下睑成形术的核心内容，必须要在中面部这个整体中去思考和处理，例如近年来中面部脂肪室概念的提出，发现中面部浅层脂肪室容易下垂、深层脂肪室容易萎缩的特点，越来越多的眼整形专科医师不再在下睑成形术中单纯切除眶隔脂肪，而是运用其对中面部凹陷处进行充填，得到了很好的年轻化效果。下睑-中面部这方面的研究还比较初步，不够系统，也缺乏共识，需要持续的深入研究。

（三）上睑下垂矫正术

1. 上睑下垂的病因学认识　正常人在平视前方时，上睑遮盖角膜上方1～2mm，如上睑覆盖角膜上方超过2mm，处于低于其正常解剖位置，眼裂较正常变小，可诊断为上睑下垂。

上睑下垂的原因纷繁复杂，并不总是由提上睑肌的病变引起的，它可以是先天性的或是后天继发的，可以是真性的或假性的，可以是单独的一个疾病或是综合征中的一个表现，甚至会是中枢神经系统或全身严重疾患的最初眼部表现，容易误诊误治。

真性上睑下垂的原因分为四类：

1）机械性：由于上睑增厚及重量增加而引起的上睑下垂。由眼睑本身病变所致，如感染、肿瘤及炎症。

2）腱膜性：上睑提肌腱膜从睑板脱离，多为继发性，常为老年性退变或创伤造成。

3）肌源性：上睑提肌的发育不良造成，是先天性上睑下垂最常见的原因，患者上睑提肌收缩及松弛功能均受损，临床表现为患侧上睑下垂并伴下视时上睑迟滞，上睑提肌肌力减弱及重睑皱襞消失。单纯的先天性上睑下垂75%为单侧，大多数表现为单一病情。

婴幼儿先天性上睑下垂，国内文献报道发病率为0.56%，居先天性眼病发病率的第2位，国外有报道发病率为0.12%，多为常染色体显性遗传。患儿由于上眼睑遮盖部分或全部瞳孔，患眼视野受限，患儿往往养成视物时仰头、蹙额、扬眉等习惯，可影响颈部肌肉和颈椎的正常发育，长期视力受损可以引起废用性弱视、近视、散光等，给患儿的身体和心理发育造严重影响，危害较大，需要及早治疗。

肌源性上睑下垂有时会是先天性综合征中的一个表现，如睑裂狭小综合征（又称小眼征，blepharophimosis syndrome），表现有双侧的上睑下垂，睑裂狭小，内眦间距过宽，倒转型内眦赘皮和下睑外翻。

肌源性上睑下垂也可能是全身性肌肉疾病中的一个表现，最常见的是重症肌无力。如果肌无力及上睑下垂程度非进行性，也可行手术矫正。

4）神经源性：是动眼神经和支配Müller肌的交感神经功能障碍导致的上睑下垂。动眼神经核及核下性病变均可导致动眼神经源性上睑下垂，原因很多，包括脑血管病、颅内肿瘤、脱髓鞘疾病、动脉瘤、基底脑膜炎、外伤、海绵窦疾病和动眼神经炎症等。Müller肌由交感神经支配，上睑下垂如伴发瞳孔缩小、无汗、病侧眼球轻微下陷则提示同侧颈部交感神经病变，又称Horner综合征。凡可引起颈部及脑干部交感神经受损伤，压迫的原因如外伤、手术、肿瘤、炎症、血管病变等因素，均可引起此病征。

假性下垂是指以上四类原因之外的病变造成的外观上类似上睑下垂,但眼睑上提系统功能正常的情况,包括重度皮肤松弛(dermatochalasis)、眼睑痉挛(blepharospasm)、眼睑失用症、Duane 眼球后退综合征、对侧眼睑退缩、上斜视(hypertropia)和眼球内陷(enophthalmos)等。眼球内陷时受累眼球向后退缩导致上睑覆盖于角膜上较正常低的位置,与正常对侧相比显得有上睑下垂的情况,常见于创伤后眼眶骨折或因眶骨消蚀性病变导致眼眶容积加大的情况。

2. 与上睑下垂有关的解剖学探讨　与上睑下垂发病和治疗有关的解剖结构有多个,以下分别进行简要介绍。

1)提上睑肌:提上睑肌起于眶内破裂孔上方的骨膜,肌腹(为横纹肌)在眶上壁与上直肌之间前行,至眶缘下方移行为腱膜,转向前下方走行止于睑板上缘。腱膜上窄下宽,呈扇形。该肌收缩时,上睑向上后方做弧形上举。

2)Müller 肌:Müller 肌是由交感神经系统支配的非横纹肌,起自 Whitnall 韧带附近的提上睑肌远端并与其肌纤维相交织,向下通过腱性成分止于上睑板上缘。Müller 肌具有协助维持上睑保持上提状态的作用,在睁眼状态时,该肌起 2~3mm 的上提上睑的作用。

3)Whitnall 韧带(节制韧带):为提上睑肌表面筋膜增厚而形成的一束横行腱膜,大致位于眼球赤道部正上方。其前缘下方为提上睑肌肌腹与腱膜的移行部位,是提上睑肌腱膜最上缘的标志。Whitnall 韧带充当提上睑肌运动的滑车,对泪腺也起支持作用。

4)额肌:额肌是一块宽阔菲薄的四边形肌肉,收缩能上提眉毛,属于表情肌。额肌起自前额中上部的帽状腱膜,其上缘在颅骨冠状缝下方,其在正中线处有明显的分隔。额肌向下与眼轮匝肌眶部肌纤维相互交织并有部分额肌纤维向前下方止于眉区皮肤及皮下。额肌内侧部分肌纤维止于鼻骨形成降眉肌,额肌中部肌纤维与止于眶内上缘的皱眉肌相互交织。

关于上睑下垂的手术治疗的文献报道很多,术式多种多样,主要分为针对提睑板-提上睑肌动力系统进行处理和利用外源性肌肉(额肌)进行处理的两大类。

3. 当前的主流手术方法介绍

(1)术前检查

1)睑缘角膜映光距离(MRD):检查者用拇指沿眉毛长轴方向按压住额肌,同时用一光源置于患者眼前,此时角膜中央反光处到上睑缘的距离即为 MRD,正常值为 4~5mm。当患者肌力较差,睁眼时无法暴露角膜中央反光处时,则检查者用手上提睑缘,上提的量同时计为负数则为该眼的 MRD。

2)睑裂大小:检查者用拇指沿眉毛长轴方向按压住额肌,嘱患者睁眼平视,此时在瞳孔中央处测量上下睑的距离,即为睑裂大小。另外还应检查患者上视、下视时的眼裂大小作为补充。

3)上睑提肌肌力:检查者用拇指沿眉毛长轴方向按压住额肌后先嘱患者向下看,再嘱患者向上看,此时上睑移动的距离即为上睑提肌肌力。通常上睑提肌肌力评估量 <4mm 为肌力差,4~<7mm 为肌力中度,7~<10mm 为肌力良好,≥10mm 为正常。

4)上直肌及其他眼外肌功能测定:动眼神经支配数条眼外肌和眼内肌,动眼神经麻痹表现为病变同侧眼的上直肌、下直肌、内直肌及下斜肌中一条或数条麻痹。用手撑开患者眼睑,嘱其双眼向各方向运动,观察眼外肌特别是上直肌的功能。上直肌功能正常的情况下,眼球向上旋转至最大程度时角膜下缘可位于内外眦连线上。

当眼睑闭合时,反射性冲动到达眼外肌,致使眼球向上及轻度向外旋转,称 Bell 现象(Bell 征阳性),该机制在眼睑闭合不全时可保护角膜。当上直肌麻痹或同时有下斜肌功能不全时,Bell 现象消失(Bell 征阴性),上睑下垂矫正术后发生暴露性角膜炎的风险增大,需谨慎对待。

上睑下垂伴随眼外肌麻痹时还可出现复视,此时下垂的上睑会掩盖复视症状,矫正上睑下垂前需先解决复视,否则上睑下垂矫正后患者复视反而变得明显。

5)额肌肌力测量:该指标可在进行额肌相关手术时提供参考值。嘱患者下视,在眉弓下缘中央部做一标记,然后嘱患者上视,测量标记点的活动距离即为额肌肌力。

6)被动睁眼检查:用手指或器械主动将患者下垂的眼睑向上撑开,模拟手术增加睑裂的效果，观察另一侧眼睑是否会出现下垂。该检查是基于有理论认为，正常情况下双侧提上睑肌从大脑神经核团接受到的神经冲动的强度是一致的，双侧提上睑肌的活动是共轭的，又称赫林法则（Herring's law of equal innervation for eye movement）。如果患者双眼活动遵守赫林法则，则一侧眼睑经手术睁大后，中枢神经核团冲动反馈性降低，导致未做手术的另一侧的提上睑肌得到的神经冲动也同时减少，上睑出现不同程度的下降。并非所有的患者都遵守赫林法则，但检查发现遵守的患者需要术前跟其沟通术后出另一侧眼睑出现下垂的可能。

7）下颌-瞬目综合征（Marcus Gunn 现象）：有患者在张嘴、咀嚼或将下颌向健侧方向运动时，下垂的上睑可以突然提起。咀嚼肌休息时上睑下垂又重新出现，常为散发性并累及单侧。其原因为支配提上睑肌的动眼神经纤维与支配翼外肌的三叉神经纤维之间有异常的中枢性或周围性联系从而发生错误的支配所致。反常运动在青春期后有减轻的趋势，青春期后仍无改善者或伴有弱视、斜视、屈光参差的患者应尽量早期手术治疗，以利尽早改善视功能。手术多采用患侧上睑提肌断离联合额肌瓣悬吊术。

（2）手术方法

1）利用上睑提肌相关手术：利用上睑提肌行上睑下垂矫正术是最符合人体生理结构的一种术式，常包括上睑提肌前徙、上睑提肌折叠、上睑提肌缩短 3 种手术方式。但对于重度上睑下垂，上睑提肌功能极差，单纯用上睑提肌手术有时会出现矫正不足的情况。

2）利用额肌相关手术：通常适用于重度上睑下垂患者，或由于外伤、手术等原因，上睑提肌结构破坏。常见的手术方式有额肌瓣、额肌筋膜瓣、利用自体或异体材料悬吊的额肌动力来源矫正方法。

3）利用 Müller 肌的手术：理论上通过结膜-Müller 肌切除来缩短 Müller 肌，以增加 Müller 肌肌力而抬高上睑，通常适用于轻度上睑下垂。

4）睑板切除术：通过适量切除部分睑板，以达到抬高上睑的作用，需注意睑板宽度至少保留5mm。可单纯适用于轻度上睑下垂患者，也可联合上睑提肌缩短手术，用于中、重度下垂患者。

5）上睑提肌与上直肌联合筋膜鞘（CFS）悬吊术：CFS 是上直肌和上睑提肌之间的筋膜组织，对于重度下垂患者，可将此结构与睑板缝合增强悬吊效果。但因该筋膜与上直肌相联系，所以缝合固定时需注意勿引起上直肌功能障碍，术后出现复视、下斜视的并发症。

4. 并发症　上睑下垂术后容易出现并发症，眼部比较敏感，并发症会引起患者明显不适，严重者会影响患者视力，需要重视术后的护理与宣教。并发症主要分为两大类，一类是矫正不足或复发，另一类为矫正后眼睑相关动力系统不平衡引起的。

（1）矫正不足：术后患眼睑缘遮盖角膜上缘＞2mm，仍表现为下垂外观。不建议术后过早修复，上睑提肌在术后有早期休克现象，表现为肌力下降。建议在术后 3～6 个月后待皮肤及组织瘢痕软化后再考虑修复。需要区分是由于缝合固定不牢固等手术操作原因，还是对上睑提肌发育情况估计不足选择了不合适的术式。

（2）矫正过度：术后患眼睑缘超过角膜上缘，或明显高于对侧，表现出不对称外观。往往是因为术中上睑提肌缩短量过大，或额肌瓣处理位置过高导致过矫。严重者一般不能适应，为防止角膜暴露性损害，需尽早进行手术处理。过矫不严重者，需密切观察，半年后根据上睑位置酌情处理。

（3）睑裂闭合不全：术后上睑提升力量得到加强，睁眼时眼睑恢复到正常位置，但眼轮匝肌的闭眼力量相对变弱，术后早期会出现睑裂闭合不全，往往需要比较长的时间以重新建立睁眼与闭眼力量的平衡。可在术后早期 Frost 线缝合上提下睑以关闭眼裂，睡前涂药膏保护角膜直至睑裂闭合不全消失或不引起暴露性不适。

（4）上睑迟滞：术前由于上睑提肌纤维化、不能完全松弛，患者已有不同程度的上睑迟滞，向下看时上睑不能相应下移，术后这个情况会变得更加明显。随着术后时间推移，该现象会有所缓解，但不会完全消失。嘱患者避免向下注视可掩盖这一现象。

（5）暴露性角膜炎：术后患眼有异物感、畏光、流泪、充血、角膜点状浸润、角膜上皮水肿剥脱或继发角膜溃疡睑裂闭合不全、泪液分泌减少、术后倒睫等。处理是下睑做 Frost 缝线，涂抗生素眼膏，佩戴绷带镜。如已发生角膜溃疡，则需重新手术将上睑放回合适高度，必要时则加行睑缘缝合。

（6）眼睑内翻倒睫：术后眼睑缘内翻，睫毛接触眼球多因上睑提肌或额肌与睑板缝合位置过低，牵拉致眼睑内翻；或刀口下唇皮肤过多，松弛下垂并推挤睫毛形成倒睫。需重新打开切口，调整上睑提肌或额肌与睑板缝合固定位置；缝合皮肤切口时，切除刀口下唇部分皮肤以缩窄下唇宽度，减少皮肤堆积。

（7）眼睑外翻：眼睑脱离眼球，表现为睑球分离，睫毛极度上翘最常发生于眼睑水平张力过低的情况，如各种外眦成形术后外眦韧带离断。其他见于穹隆结膜水肿、缝合过程深部组织缝挂过高等原因。轻度外翻可观察恢复情况，如比较严重则需重新打开切口调整。

（8）结膜脱垂：睑结膜臃肿脱垂，下垂暴露至上睑缘下。原因为上睑提肌分离过高或术后结膜组织水肿。术中发现结膜脱垂可用 5-0 丝线在结膜穹隆做 2～3 对褥式缝合，结扎于皮肤切口部位；术后早期发现可还纳后加压包扎或同时行 2～3 对褥式缝合，结扎于皮肤切口部位；如术后脱垂时间较长，则可剪除部分脱垂结膜组织，但应注意避免破坏颞上方泪腺开口导管。

5. 展望与思考　上睑下垂是整形外科与眼科都会涉及的病种，在轻到中度上睑下垂的术式选择上两个专科基本是一致的，但在重度上睑下垂术式的选择上有所不同：眼科偏向于额肌瓣的方式，引入外源性肌力；整形科偏向于对睑板 - 提上睑肌 -CFS 这个原有的动力系统进行改建。这个不同源于两个专科的传统与理念的不同，可以通过大样本的多中心前瞻性临床研究来对两种治疗方案进行深入的客观考查，以解决一些一直悬而未决的争议，甚至为两种方案实现某种融合、创造出能达到广泛共识的更优方案奠定基础。

（杨　军　罗旭松）

第二节　鼻整形技术及其科学问题

一、国人鼻整形的特点

鼻整形在我国是整形外科领域起步较早的亚专业之一，早在三四十年代，整形外科的先驱就在鼻整形方面有不少开拓性工作。最著名的是上海倪葆春教授，他 20 世纪 20 年代毕业于美国约翰斯·霍普金斯大学医学院，回国后致力于整形外科的临床与科学研究，并于 1949 年在《中华医学杂志》英文版发表肋软骨移植矫正严重外伤后的鞍鼻畸形。这也是肋软骨应用在亚洲人鼻整形最早的文献。东方人具有与欧洲人不同的鼻解剖特点和人文环境，鞍鼻畸形远多于后者，因此国人隆鼻整形和鼻延长是整形外科临床的常见手术，而欧美人以降低或者鼻软骨等解剖结构调整为主。在过去的几十年中，鼻整形已成为整形外科临床最常见的整形美容外科手术之一。目前鼻整形的方向已由以前单纯追求外形美观，发展到注重外形和内在功能有机统一的综合鼻整形理念。此外，鼻整形还需要考虑与面部其他器官的和谐统一，鼻整形自身各亚单位的协调，以及与体型相称的整体观念。

鼻整形的内涵非常丰富，主要包含外形整复和功能恢复两大方面。各类原因导致的鼻中隔偏曲畸形，鼻骨偏斜、凹陷畸形，驼峰鼻畸形和鼻骨宽大畸形也是目前整形外科的常见疾病，涉及鼻骨、鼻中隔软骨、大翼软骨和侧鼻软骨的修复和结构重建。唇裂鼻畸形是近年来鼻整形新的增长点，唇裂是先天性畸形中常见的疾病，发育生物学上唇鼻相依决定了除个别不完全性唇裂外，几乎所有唇裂都涉及鼻或者鼻基底的畸形；随着综合鼻整形技术引入到唇裂鼻畸形治疗中，其疗效已大大提高，不少已经达到接近正常的疗效。先天性颅颌面裂如眶距增宽症等，往往合并鼻畸形，我国作为人口众多的国家，尽管从发病率看不高，但在各大整形诊治中心也不罕见，这涉及多学科合作的 MDT 模式治疗，也是当前亟待重视的鼻整形难点。鼻缺损畸形可源于上述的先天性鼻畸形以及外伤（包括烧伤）、鼻部皮肤肿瘤切除手术或放疗引起的并发症、感染或免疫缺陷性疾病，包括部分缺损或者全鼻缺损的修复再造，既基于整形重建原则，又兼有鼻呼吸功能的需要等，时常涉及衬里、支撑和外部皮肤三层结构的重建与修复。

二、鼻整形材料选择的科学问题

鼻整形发展历史上有多种材料用于隆鼻手

术，液体石蜡、液体硅胶等都曾经用来注射隆鼻，后来因为感染、移位和肉芽肿的发生而弃用。象牙等珍贵动物来源的隆鼻材料也有尝试应用，因其来源缺乏和动物保护以及可能的并发症而不能作为隆鼻材料。前些年国内一部分机构曾风靡聚丙烯酰胺水凝胶注射隆鼻，注射物在皮下组织内扩散、鼻形态失常等遗留病例目前在临床上依然可见。目前常用的隆鼻材料有固体硅橡胶、膨体聚四氟乙烯（ePTFE）、自体软骨（包括耳软骨、鼻中隔软骨、肋软骨）、自体筋膜或真皮脂肪（颞深筋膜、腹直肌筋膜、臀沟真皮脂肪移植物等）等。透明质酸（玻尿酸）可以在一定程度上模拟隆鼻形态的效果，而且注射后若出现不理想或者不满意的结果可以很方便地用透明质酸酶溶解，在临床上有一定的应用价值。熟悉面部尤其是鼻部的血管走行解剖对预防透明质酸注射产生的栓塞并发症非常重要。有文献报道脂肪注射隆鼻获得良好的效果，只是如何提高鼻背部脂肪成活率尚待进一步研究。

1. 固体硅橡胶 20世纪五六十年代开始应用的固体硅橡胶是一种有机高分子材料，理化性质稳定，价格低廉，作为鼻整形的填充物具有优良的生理惰性及稳定性。对人体组织无刺激、无毒，不会被组织吸收，一般不容易变形，且耐高温，经高压蒸汽灭菌后不变质。固体硅胶雕刻准备特别方便，组织相容性好、罕见排异反应等优势在隆鼻整形中仍然有重要的临床应用价值。其主要缺点是其质地较硬，在鼻背皮肤较薄的患者容易透光、发红，随着时间推移存在假体下移、包膜挛缩的可能性。因为硅胶界面不能与周围组织形成粘连，无法与植入腔隙的自体组织结合，只与假体包裹性愈合，故较易出现假体移位、外露及远期鼻骨骨质吸收等情况。其放置层次需要在鼻骨骨膜和鼻背筋膜下，以使其与基底贴合固定；硅胶假体隆鼻特别注意L-型假体避免鼻尖张力，防止远期撑顶皮肤出现外露，目前多用柳叶形硅胶假体以减少鼻尖的并发症。

2. 膨体聚四氟乙烯 一种有机氟化物四氟乙烯的多聚体，于20世纪70年代作为人造血管材料首先用于临床，其在加工膨化过程中产生多孔的超微结构，微孔直径平均为50μm，植入体内周围组织包括微小血管可以长入，不形成纤维

囊。加之其质地轻柔，植入后期不会因重力作用而逐渐移位，可以有效地避免术后发生假体活动和外露。膨体聚四氟乙烯应用于隆鼻的最大的优点是术后形态相对逼真，假体界面因存在大量的微孔后期与周围组织形成牢固粘连。膨体与周围组织紧密结合在正常情况下属于优点，而出现并发症需要取出时反而是不足，市场价格贵于其他隆鼻材料也是其临床广泛应用的限制因素。早期应用膨体出现比较高的感染率，随着临床经验的积累，特别是对操作过程中无菌观念的把控，目前其感染率大约在2%，与硅胶和其他材料相比，应用膨体隆鼻并没有增加手术的感染率，也佐证了其安全性和可靠性。值得指出的是，膨体隆鼻一旦发生感染，由于材料的微孔特别容易隐匿细菌和不洁物，使得感染灶不易控制，控制后也存在复发之虞，多数情况下需要及时手术完整取出假体，待日后考虑再次行鼻整形手术。

3. 多孔聚乙烯 医用线性高密度的多孔聚乙烯生物材料，又称为Medpor。实验和临床研究表明该材料理化性质稳定、对机体无毒性，其微孔直径在50～100μm，植入鼻部后血管和组织快速长入，有利于增加与组织的相容性及稳定性。术后并发症概率较低。其主要缺点为质地较硬，不宜塑形，后期不易取出，需要取出时对鼻部正常软组织损伤较大，给鼻的再次修复带来困难。且由于材料多孔，易藏匿细菌，须严格消毒。消毒方式可选择高压蒸汽消毒，温度超过110℃可引起材料变形。目前市场上已有新一代多孔聚乙烯产品问世，可以做成1mm左右厚度的不同规格的薄片，可望在鼻延长、鼻支架重建方面有新的拓展。

4. 羟基磷灰石 是骨和牙齿的无机成分，是具有良好生物相容性的人工合成材料，对人体无致敏作用、无致癌性，不易溶解。羟基磷灰石微粒人工骨一度作为注射隆鼻的材料来源，注入后材料的形状相对固定，多不会在组织中弥散。其缺点是材料呈沙砾状，置入时操作较困难，不易塑形，需要有一定的临床经验；后期一旦出现问题需要取出时，因其与正常组织粘连紧密，手术取出会对鼻部软组织造成比较大的损伤，往往需要软组织的充填修复。羟基磷灰石现已很少用于鼻整形。

5. **自体软骨**　常取自耳郭软骨、鼻中隔软骨和肋软骨。自体软骨移植的优点是不会产生排异反应，抗感染能力强且成活率高。实验证明自体软骨的感染率低于异体移植物；但需供区另行切口切取移植物，增加了患者的创伤，可能遗留供区瘢痕和相关的并发症。目前自体肋软骨作为鼻支架材料重建获得了广泛的重视和应用，对严重的短鼻、挛缩鼻畸形，部分唇裂鼻畸形，原来使用其他人工合成材料反复手术失败的病例，以及鼻修复再造和先天性鼻畸形如 Binder 综合征等有良好的适应证。鼻中隔软骨用作撑开移植物和延伸移植物以及盾牌等有一定的价值。耳郭软骨多用于鼻尖和鼻翼软骨的加强和支撑。在抵抗挛缩力量上，依次为肋软骨优于鼻中隔软骨，然后才是耳郭软骨。吸收率方面，耳郭软骨比较容易软化、吸收，其中承受的应力在耳郭软骨转归上也起到至关重要的作用。有报道将自体软骨细胞经体外培养扩增后，注射于受术者下腹部，使其体内再生成为软骨 - 脂肪复合组织，然后取出作为鼻的填充物，取得良好的效果，目前尚待进一步研究。

6. **组织工程化软骨**　组织工程学是材料学与生物医学相结合的一门综合学科，其基本原理是将种子细胞培育在生物支架上，给予必要的生长因子以实现体外构建正常的自体组织。组织工程技术有望为整形外科带来革命性的变革，从而解决目前异体移植物的排异、自体移植物供区损伤、移植材料难以获得等一系列问题，上海第九医院整复外科在此领域已取得可喜的成就，组织工程化软骨制备的研究在鼻整形领域已进入临床应用阶段。

7. **异体肋软骨**　经过处理的同种异体肋软骨近些年在鼻整形领域应用有成功的报告，由于其远期吸收率较高且异体软骨主要是尸体来源的途径，还远没有被医生和患者广泛接受，对鼻修复重建患者缺乏适当的供区或者不宜增加供区损伤时有一定的价值，对单纯以美容为目的求美者而言用途有限，在研究领域仍然有学者在不断进行降低抗原、减少异体软骨吸收的探索。

8. **计算机图像处理技术**　随着数码摄影、摄像、计算机图像处理包括三维图像重建技术的发展，鼻整形手术前后可以做到精细化、个性化手术设计和手术效果模拟，从而使医患之间从原来单纯的语言沟通，上升到具象化的图片、影像辅助交流；使求美者对鼻整形效果的预期和期望更接近实际，同时也使鼻整形的术前设计对手术过程更具有针对性的指导意义。

三、手术设计的理论基础

"三脚架"理论目前依然是设计和解释鼻尖整形和鼻延长术式设计和实施的理论参考依据。在这个理论中，大翼软骨的两个外侧角各为三脚架的两翼，两个内侧角合二为一作为重要的另一支点。鼻尖的突出度以及向头侧和尾侧的旋转可以通过调整各个支点的长度和力矩来实现。

国人鼻整形鼻背多以垫高，鼻尖多采用支撑和加强为主。插入大翼软骨内侧角之间的鼻小柱支撑移植物是加强大翼软骨内侧支撑的主要术式选择，也起到增加鼻尖突出度的作用。鼻中隔延伸移植物是衔接鼻中隔和鼻尖、鼻小柱的桥梁；发挥着向下延伸鼻中隔、固定鼻小柱支撑移植物、携带和固定大翼软骨穹隆，稳定鼻尖位置的功用。大翼软骨外侧角支撑 / 延伸移植物是三脚架理论加强和重建两外侧角支撑的具体体现。当然实践中三脚架理论也存在不完善之处，生理性的鼻尖各结构之间属于柔性连接，而不是三脚架理论的刚性结构，在手术设计和操作中需要注意平衡鼻尖结构稳定性和活动性，做到刚柔相济，形态与功能的和谐统一。

四、主要鼻整形术式及其技术路径

确定患者寻求鼻整形美容手术的原因，询问鼻是否受过创伤的病史和性质；既往的治疗记录和放射检查是重要的临床依据。原来治疗的方式一般通过病史和鼻部切口的位置得以了解。是否存在鼻塞症状，间歇性还是持续性。此外，还需询问是否有鼻出血病史以及嗅觉功能障碍情况。体检包括外鼻各亚单位形态，血管收缩前后的鼻内镜检查，CT 扫描或者 MRI。计算机模拟图像分析处理能直观地反映和显示手术前后鼻形态的变化，有助于辅助手术实施和与患者术前沟通。鼻部手术要注意鼻基底的高低，与上下唇和颏部的关系。鼻部整形美容手术多是外形改善和功能恢复的有机结合。

1. **闭合式鼻整形美容术**　适用于单纯的隆

鼻手术，鼻中隔尾部偏曲矫正，单纯的鼻中隔移植物切取手术等。闭合式鼻整形的基本操作一般常用鼻前庭大翼软骨下缘切口，根据手术需要切口可略向内侧穹隆和鼻小柱侧方延伸。分离层次和范围与下述的开放式鼻整形步骤相同，闭合式切口往往是单侧鼻孔切口入路，手术中分离的范围要注意对称，以免手术假体植入后发生偏斜。

2. **开放式鼻整形美容术** 适合于各类鼻整形手术，目前已是临床最常用的鼻整形美容术式。鼻小柱阶梯状或者倒"V"形切口结合鼻腔内大翼软骨下缘切口是开放式鼻整形手术的标准切口。在鼻小柱的最窄部分作划线标记后作倒"V"形切口（或阶梯状切口）。沿标志线切开鼻小柱的皮肤，保护大翼软骨的内侧角免受损伤。紧贴大翼软骨表面的层次分离，充分暴露其内侧角、穹隆和外侧角。然后向上在鼻背的软骨表面继续解剖到大约鼻骨的水平，至此侧鼻软骨得以清晰暴露，可见软骨和鼻骨的交界处。根据手术之需要，决定是否作骨膜下的分离，假体植入的患者需要行适当范围的鼻骨骨膜下分离，形成可放入假体的腔隙。对于需要截骨整形的患者，鼻骨的剥离不能过度，以免使其在截骨术后出现不稳定。

3. **鼻骨的截骨技术** 鼻骨截骨术常用于歪鼻畸形和驼峰鼻畸形的矫正，前者是通过截骨矫正偏斜的鼻骨，后者多用来闭合开放的鼻骨顶部。内侧斜形截骨始于鼻中隔和鼻骨交界处两侧附近，截骨线向上外侧方向长 5～10mm 为度，防止损伤或产生鼻骨不稳定畸形。外侧截骨经靠近下鼻甲的鼻内切口，剥离侧鼻与面颊部交界的骨膜，显露梨状孔上外侧的上颌骨额突部分。如果需要缩小鼻骨基底，则截骨始终在鼻骨侧面保持低位（从低到低）直到前述内侧斜截骨水平。如果不需要鼻骨基底变窄，那么截骨方向从低到高斜向背侧（从低到高）。另一种方法是使用 2mm 骨凿经皮肤进行外侧截骨术。在侧鼻和面颊部交界处选择小的穿刺点，然后沿着与鼻内入路与截骨相同的路线进行截骨术，其优点是骨膜没有剥离，保持完整，增加了鼻骨的稳定性；不足之处是可能遗留局部的痕迹，单纯经皮外侧截骨不能同时行内侧截骨。

4. **鼻缺损的修复原则** 鼻部包括鼻尖、鼻背、鼻小柱和一对鼻翼、侧鼻和软三角等亚单位。鼻缺损修复的目的是恢复缺损或者缺失的亚单位，而不是仅填充缺损区。在手术设计和操作过程中，需要对缺损的位置、大小、形状和深度作调整，甚至摒弃亚单位内的正常组织以提高手术效果。依照鼻亚单位的修复原则可以将瘢痕置于隐蔽的亚单位交界处。此外，作为整个亚单位进行缺损修复时，皮瓣下受床的成纤维细胞收缩，结果抬高了皮瓣的轮廓，正符合期望的局部外观。值得指出的是，亚单位分区是目前指导鼻部修复重建的重要原则之一，但并不是唯一的，也不是每个作者都同意扩大切除的理念，坚持单纯的缺损重建在临床实践中还很常见。一是医生的认知差异，比如尽量保留正常组织是整形外科的基本原则，为不少医师所坚持，更重要的还有患者的接受程度。

（李圣利　李青峰）

第三节　乳房整形技术及其科学问题

概　述

由于先天和／或后天的因素，导致许多女性乳房形态、大小和／或手感欠缺或不佳。在很大程度上，极大地困扰了女性的生理和心理健康。乳房整形成为整形美容外科中不可或缺的组成部分。乳房整形是以整形外科的基本原理和乳房美学知识为基础，应用整形外科技术、手段和方法，在人体上进行乳房形态、大小的雕塑和重建，获得具有个性化美感的且有一定柔软度的乳房。乳房整形技术不仅是一门整形外科技术，而且是兼有艺术性的医疗技术。女性乳房是呈现半流动状态的固态组织，不同体位能显出不同的形态，这给乳房整形的设计和评估带来困难。因此，整形外科医师应同时具备相当的乳房艺术洞察力和娴熟的整形外科技巧，根据手术者整体曲线，综合评估而制订出乳房整形的总体设计方案和技术流程。随着社会时代的发展和变迁以及生活习惯的改变，乳房整形也涉及于一些男性患者，主要是男性乳房过度发育的整形。

一、隆乳术

从 1962 年发明了硅凝胶假体以及次年 Cronin

和 Gerow 报告世界上第一例应用硅凝胶假体的隆乳术以来，隆乳术已成为最常见的美容整形手术之一。据不完全统计，在美国，超过百分之一的成年女性做了隆胸手术。如此高的手术普及度，在某种程度上表明，隆乳术的满意度较高。许多调查表明，总体而言，隆乳术后，妇女增进了自我形象，增加自我信心，同时可能获得更好的人际关系。

（一）乳房植入材料的演变

隆乳术发展的轴线是隆乳材料的艰难选择，而这一抉择始终伴随着两个问题的回答：材料是用人工材料还是自体组织，填充方式是切口植入还是针孔注射入体内。历史上，许多注射材料都因为各种严重并发症而被禁止使用，业界经过长时间的不懈探索，直到 1962 年，Cronin 等报道了世界上第一例硅凝胶假体隆乳术，才开始了现代隆乳术的新纪元。

至今，乳房假体的发展历时 60 多年。在这 60 多年的发展历程中，假体本身的发展由第一代假体到现在最新的第五代乳房假体。第一代假体以涤纶片固定底板，充填硅油，呈现泪滴形状。其包膜挛缩发生率非常高而不久被淘汰。由于当时推测包膜挛缩是由于硅胶袋太厚导致，70 年代中后期出现了壳更薄的第二代硅胶植入物。由于其高破裂率而成为一代失败的假体。由于 20 世纪 70 年代发现硅胶壳的硅油渗漏现象，为了最大限度地减少硅油渗漏，20 世纪 80 年代诞生第三代光面硅凝胶假体，通过在两层弹性硅薄膜之间

加入一"阻挡层"，减少硅渗漏。有数据表明，这些改变延长了假体壳的寿命，同时减少了纤维囊挛缩的发生率。毛面或纹理面的第三代硅凝胶假体如果充填了较为黏滞的硅凝胶，被称为是第四代硅凝胶假体。而第五代硅凝胶假体的填充物则以高铰链的硅凝胶替代。

（二）毛面假体

20 世纪，在南美国家广泛使用的表面覆盖聚氨酯泡沫层的硅凝胶假体能明显降低包膜挛缩发生率，此聚氨酯泡沫呈绒毛面。然而，在随后的动物实验中发现，聚氨酯在体内降解的产物：甲苯二胺（TDA）有潜在致癌性，导致美国 FDA 禁止其临床应用。为了减少纤维囊挛缩率，美国假体生产厂商推定是毛面的作用，而出了毛面乳房假体，期望获得类似的效果。美国麦格公司推出了 Biocell 毛面假体和扩张器，Mentor 公司推出了 Siltex 毛面假体（图 16-3-1）。他们的制作工艺各不相同。前者是盐蚀工艺，而后者为印压技术。然而，21 世纪初，由于世界上出现 BiA-ALCL（假体相关间变性大细胞淋巴瘤）的患者，数量逐渐增多，其中 90% 使用的是 Biocell 毛面假体。2019 年 7 月 24 日，美国 FDA 要求艾尔健公司（已收购麦格公司）自动招回其毛面假体。自此，市场上没有 Biocell 毛面假体。

（三）圆形和解剖形假体

以假体的形态划分，有圆形假体和解剖型假体。解剖型假体中灌注的硅凝胶都是铰链硅胶，以维持胶的稳定性。硅凝胶铰链程度的不同，会

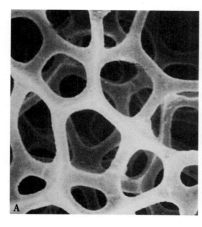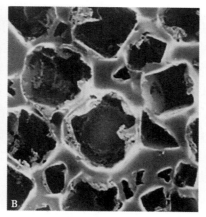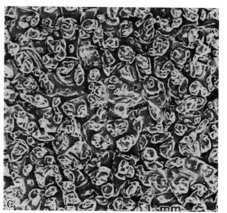

图 16-3-1　电镜下三种不同类型的毛面硅胶面

A. 聚氨酯面；B. Biocell 面，每平方毫米 3.1 个孔，孔大小为 289μm；C. Siltex 面，不规则结节高度为 65～150μm，宽度达 60～275μm

导致胶呈现不同的物理性状。例如，如果增加铰链度，原呈液态感的凝胶的均质性和坚硬度会改变，而如同一块软果冻。这些充填高铰链硅凝胶的假体形态稳定，因此英文亦叫"form-stable gel"。

（四）乳房假体的安全性

在 1988 年，美国 FDA 将乳房假体从 2 类医疗器械归为 3 类医疗器械。3 类医疗器械是属于永久植入物范畴，这意味着大幅度地提高了乳房假体的准入要求。同时设立了要求生产厂商提供有详尽数据的上市前准许应用申请（PMA）。

1992 年左右，由于怀疑硅凝胶乳房假体可能导致系统性红斑狼疮等自身免疫性疾病，美国 FDA 曾限制应用硅凝胶乳房假体（临床研究除外）。到 1999 年，许多独立研究机构，例如美国国立医学研究院（IOM）等，包括独立法官任命的临床研究机构，开展的临床多中心研究和统计学研究表明：硅凝胶乳房假体与自身免疫性疾病的发病率之间并无必然联系。美国 FDA 遂于 2006 年 11 月同意当时两大美国假体生产公司（Mentor，Mcghan）获得上市前许可（PMA）。

聚氨酯面硅凝胶假体植入人体后，假体组织周围巨噬细胞保持长期功能状态，虽有延缓和抑制成纤维细胞产生纤维化的作用，不发生挛缩，但是 Hester、Okunksi 和 Chowdary 等研究表明，组织异物反应剧烈，还容易有金黄色葡萄球菌感染，引起炎症反应，对此材料应用仍有争议。

21 世纪初，学者逐渐关注到一种 T 细胞淋巴瘤和毛面假体有关联。这种淋巴瘤被命名为 Bia-ALCL（breast implant associated-anaplastic large cell lymphoma），是 2016 年 WHO 对 ALCL 分型中的一种。它的特征是 CD30 阳性而 ALK 阴性。ALK 基因编码的是间变性淋巴瘤激酶，位于染色体 2p23。BIA-ALCL 是一种罕见的外周 T 细胞淋巴瘤。目前发病机制并不明确，但是已有的临床研究证据指向慢性炎症、假体材质、微生物感染及遗传易感性。临床特征方面，大约 60% 的患者出现乳房植入物与纤维囊之间的相当量积液，少数人在移植物附近存在散在的肿块（占 17%），或者肿块和积液并存（占 20%）。

到 2019 年 11 月 11 日，世界上确诊的患者有 829 位，其中 90% 使用的是 Biocell 毛面假体。2019 年开始，世界上一些国家，例如法国、澳大利亚、韩国等禁止使用高毛面假体，主要是 Biocell 毛面假体。2019 年 7 月 24 日，美国 FDA 要求艾尔健公司自动招回其 Biocell 面假体。目前，大多数学者认为，虽然出现了 Bia-ALCL，但是其世界上发生率很低。迄今为止，我国尚没有相关病例报道。综合各种利弊风险，假体隆乳术仍然是最安全的隆乳手术方式之一。目前硅凝胶乳房假体隆胸仍是世界范围内的主流隆胸手段。

（五）乳房假体工程学

在乳房假体的发展历史上，通过改变乳房假体特定的单个元素，即可获得不同类型的乳房假体，主要涉及：外壳的厚度、壳表面性状、凝胶黏滞性、假体凝胶的填充度等。其实，这四个方面不是孤立存在的，而是最终表现在乳房假体的整体性能上。在某种意义上，这就叫做乳房假体工程学。

这四方面中任何一方面的改变，都会导致植入物的手感发生变化，而这种变化在体外和植入假体后都可以显现出来。一些乳房假体制造商将主要注意力集中在凝胶本身，在乳房假体中填充了铰链度更高的凝胶，假体更稳定且更坚固。而另一个优化假体性能的方法，不是改变硅胶的铰链度，而是给一定壳厚的假体填充较多的凝胶量，使得植入物有不同的触感。例如 Mentor 公司的 Xtra 假体。每个整形外科医生要尝试获得最佳结果的话，需要根据可用的知识证据和各自的经验来确定采用哪种植入物，为患者带来理想的手术效果。没有一个植入物对每一位患者都是完美的。关键是找出患者对手术的期望，选择某一款假体来帮助满足她的愿望。

（六）手术目的

隆乳目的应该是以最可预期、可控的方式，用最少的可能并发症以改善乳房大小和形状。手术需要考虑到患者现有的乳房尺寸和乳房组织特征，确定达到患者的理想手术效果所可以选择的适当尺寸和特性的乳房植入物。手术方式的可控性和效果可预期性也是达到手术目的不可或缺的条件。

（七）手术治疗

每年，有大量的妇女接受隆乳手术治疗。妇女寻求隆乳术主要是极其强调她们的生理外形，但是我们需要花时间来了解她们的手术动机，因此手术前的交流和沟通是非常有必要的。许多患者有恰当的动机和切合实际的目标，关键是需术前花时间区分和辨别出那些不切实际的或者通过手术来达到其他的非手术目的的期望。

（八）隆乳术的麻醉选择

隆乳术的首选麻醉方式是全身麻醉，目前大多数隆乳术均采用气管内插管麻醉。局部（肿胀）麻醉和肋间神经阻滞麻醉是辅助麻醉手段，常伴全身麻醉一起使用，以减少全身麻醉用量。

（九）手术入路

隆乳术常用的入路有腋窝入路（包括：腋窝横皱襞入路、腋窝前皱襞切口）、乳晕入路、乳房下皱襞入路和脐孔入路。目前由于乳房假体都是硅凝胶假体，脐孔入路置入硅凝胶假体没有可行性。过去尚有腋前线入路，因术后瘢痕明显外露，现在已经很少采用。医生和患者选择何种手术入路切口时，应该以获得最佳手术效果为前提的同时，同时考虑瘢痕的隐蔽性。一般而言，只要没有明显的瘢痕增生、色沉或异位，大多数接受过隆乳术前教育并获得理想效果的隆胸患者不会太介意瘢痕的位置。患者大都能理解瘢痕是隆乳术的必要"代价"。但另一方面，由于不同人种瘢痕增生和色沉程度的差异以及皮肤质感的不同，东方人对瘢痕位置的选择应采取更为审慎的态度。

（十）术前评估与假体选择

隆乳手术效果的优劣，很大程度上取决于术前评估和假体选择是否科学恰当。当手术医生仅凭主观印象而不是客观定量的测量结果选择假体和手术方案时，手术效果的稳定性就会有偏差。医生审美和艺术眼光是医学的有益补充，但不能替代客观测量。测量需要在良好的光线下，受术者于站位，显示手术切口以及手术分离范围，首先需要评估患者的胸廓对称性，软组织分布情况，乳房在胸廓的位置等。参数涉及：胸骨中线、胸骨旁线、腋前线、乳房下皱襞、胸 - 乳线、锁 - 乳线、乳头 - 乳头线、现有乳房的基底宽度、乳房外下方及下皱襞皮下组织厚度、乳头到下皱襞的距离（N-IMF）、乳房皮肤向前拉伸度、乳房上极软组织厚度、乳头 - 乳房下皱襞最大拉伸距离等数据（图 16-3-2）。

通过这些测量，并完成系列评估，有助于帮

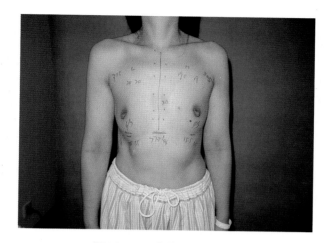

图 16-3-2　术前标记的数据

助患者理解自身组织特性的局限性，避免假体的不良选择造成无法矫正的不可逆组织损伤和畸形。医生必须实事求是地审视患者的理解水平和动机，例如：她们会坚持植入大假体并使乳沟尽量靠拢，这些可能使组织产生无法修复的不良后果。通过测量时和患者的互动交流，可以帮助患者知晓她们想要的结果必须和自身组织条件相匹配。手术效果会很大程度上受到她们现有的组织厚度、乳房基底宽度和皮肤延伸度所限制。

（十一）手术操作及评价

1. 隆乳入路类型　根据患者的组织覆盖条件，假体可以安放在乳腺下或胸大肌下。但前提是假体要有良好的组织覆盖。同时手术分离出的假体放置囊腔，需要不仅大小适宜，而且具有良好的对称性。这些是手术后乳房形态对称，效果稳定的重要条件。

（1）腋窝入路：腋窝入路隆乳术仍然是我国最常采用的隆乳手术。它具有切口远离乳房且最为隐蔽，乳房无手术瘢痕的优势。诚然，由于手术入路远离手术腔隙的操作区域，无法直视下完成操作，所以采用内镜技术是腋窝入路隆乳术的必备标准技术。只有采用了内镜操作，才能将手术盲视操作改为直视下操作，才能获得稳定的、持续的、个性化的良好隆乳手术效果。

（2）乳晕入路：乳晕入路是隆乳术最直视的入路。在我国南方地域有较多的应用。此入路的最大的优势是入路在乳房穹隆最顶端，经此入路到达乳房各边界的距离基本相等且较短，是 360 度操作方位中最短的入路。尤其对隆乳手术的继发畸形治疗有较大优势。诚然，它的缺点是在乳晕边缘有瘢痕和 / 或色素减退。同时，手术需要切开乳腺，对乳腺有一定损伤，一般不建议用于未哺乳而需要哺乳的患者。对于乳晕直径小于 3.5cm 的患者，采用此切口也需要慎重。

（3）下皱襞入路：下皱襞入路是目前大多数西方国家采用的最常用的入路。其切口位置位于乳房的边缘——乳房新下皱襞处。下皱襞入路也是较为直接的入路，通道较短，操作可在直视下完成。它最大的优势是恢复相对较快，相对乳房较大的患者切口隐蔽。其瘢痕隐蔽性的最大挑战在于，必须通过术前设计将瘢痕恰好定位在新下皱襞位置，而且需要通过术中良好把控，最大限度地在术后维持切口位置的稳定性。确保乳房假体植入后，新乳房下皱襞正好和下皱襞切口重叠一线。

2. 假体植入和术后处理　植入假体是完成手术的重要步骤之一。需要通过系列规范操作，保证植入假体的绝对无菌。在置入假体时，动作要轻柔，切忌使用暴力强力挤压，不然容易导致假体壳机械力损伤而形态改变、硅凝胶内容物的铰链断裂、甚至假体破裂等情况出现。

（十二）值得思考的问题

乳房假体隆乳术是一常见的且患者满意度相对较高的美容手术。然而，隆乳手术尚不完美。其相关并发症，例如：纤维囊挛缩、BIA-ALCL 等的存在，在相当程度上影响手术整体效果的进一步提升。纤维囊挛缩的发病机制有瘢痕增生学说、生物膜学说等。近年来虽然生物膜学说逐渐成为主流观点，然而生物膜理论不能解释所有的临床问题和现象，其明确的发病机制和成因尚有探讨的空间。BIA-ALCL 作为近年来新出现的罕见病，越来越受到整形业界的关注。慢性炎症、假体材质、微生物感染及遗传易感性等四大问题是目前对其发病机制的主流认知。但是这些因素是如何起作用的，他们之间有何内在的联系，是否有因素起到决定性作用等都尚无明确结论。有待于进一步的深入研究探讨。

二、巨乳缩小术

乳房的过度增生（发育）而体积过度增大，称为乳房肥大症，又称巨乳症。其伴或不伴有不同程度的乳房下垂。过大乳房会造成体形臃肿，行动不便，肩背酸痛，甚至出现湿疹等皮肤疾病。巨乳症的病因尚不十分明确，有多因素的倾向。有家族遗传特性，体重也是因素之一。乳房过度增生是一类整复外科常见疾病，其定义国际上仍没有准确定论。

按照病因学分类，乳房肥大可分为青春期乳房肥大、妊娠期乳房肥大、药物所致乳房肥大（如布西拉明和青霉胺）和特发性巨乳症（idiopathic gigantomastia, IG）。特发性巨乳症是一类乳房异常增大，严重影响患者生活质量及外观的疾病。它的主要临床症状是乳房过度生长，重者乳头位置可超越膝盖水平，时常出现乳房疼痛、乳房皮肤表面溃疡、背部疼痛、驼背以及乳头感觉缺失等症状。IG 的主要治疗措施包括外科手术治疗及使用雌激素拮抗剂：他莫昔芬等药物辅助治疗。手术治疗可明显缩小乳房体积，但该疾病极易在留有乳腺组织的区域（如术后残留的乳腺组织或副乳处）复发。一旦复发，则乳房外形怪异且再一次影响患者的生活质量，不得不再次行手术治疗。目前，我们对此类疾病的发病机制还知之甚少。

既往 IG 患者的病理报道中，患者的病理改变主要为乳腺实质被致密的胶原结缔组织所替代，末端导管和残余小叶腺泡有囊状扩张，偶伴分泌物。有学者认为乳房过度增生与雌孕激素过度分泌有关，但 IG 各病例报道中患者的血清相关激素水平包括：β-hCG、血清雌二醇、孕酮、催乳素、促甲状腺激素、生长激素、黄体生成素、卵泡刺激素和睾酮均无明显异常。

青春型乳房肥大（virginal hypertrophy）是另一个不同类型，发病率低，病因不明。常在青春期前出现巨大乳房，但是身体其他发育正常。此类患者也复发性较高。病因可能是雌激素局部高敏感性。有学者使用三苯氧胺能成功抑制乳腺切除后的复发。

（一）术前准备

常规全麻术前检查。在术前两周停用各种活血、激素类药物，例如：阿司匹林、高剂量维生素 E、非甾体抗炎药等。吸烟对手术后创口愈合有较大影响，可能出现伤口不愈、脂肪坏死、感染等。建议患者停止吸烟，并告知各种相关风险。

术前推荐常规乳腺 B 超或 MRI 检查，尤其是年龄在 30～40 岁的患者，作为基础图片进行比较，可以通过比对排除新生物，对术后有坏死、结节钙化的患者尤其重要。

（二）手术方法

随着现代整形技术的发展和审美要求的提高，巨乳缩小术衍生出许多手术术式。这些手术术式具有各自的技术特点，然而其核心是在保留相对完好的乳头乳晕血供和神经支配的前提下，尽可能缩小乳房体积，重塑乳房。缩乳手术主要有以下几种术式：

1. 下蒂法乳房缩小术 下蒂法在欧美是最常用的手术方法。下蒂法手术相对安全，切除较快，教授容易，对于极大的乳房能获得相对稳定的效果，并发症较少。由于此手术方法具有在乳头下保留相对大量的乳腺组织的特点，故术后更有可能母乳喂养。决定是否能用此方法的最大限制因素是乳头到下皱襞的距离。如果过长，为保证乳头乳晕复合体的血供，而需要较宽的蒂部，这会影响腺体切除量。由于重力和瘢痕作用，此法的乳头容易相对较高且乳房形态容易呈现上极坍塌。

标记：患者处于坐位或站立位。标记胸骨中点的位置，两侧新乳头到锁骨中线的距离，乳房的中轴线以及乳房下皱襞位置。下皱襞线的乳房体表投影的皮肤上标记新乳头位置，确保两侧的对称性。新乳头位置的定点确保宁低勿高。以中轴线两侧设计对称三角，大约长 7cm，宽度保证能容纳新乳头乳晕复合体。三角的下点做垂直线到 IMF，形成去表皮的下蒂位置，通常 7～8cm 宽。延长 IMF 线的两端和三角底部尖端相连。建议在术中定位乳头点，避免乳头乳晕复合体过高或过外等畸形的发生。

手术操作在患者手臂外展 90° 的平卧位进行。首先去除三角区域和蒂部的表皮组织。切开上部组织，到胸肌筋膜表面。确保皮瓣有一定的厚度，而保证乳房上极的丰满度。然后在蒂的两侧切开 IMF 皮肤，向胸肌筋膜分离。切除蒂部两侧翼组织，送病理组织检查。切除完成后，在患者坐位定位新的乳头位置。如果乳房外侧过大，可以抽吸外侧脂肪以缩小乳房横径，不必延长切口。

2. 垂直切口法 垂直切口法最早始于 Lejour 的大力推广。据称能用于切除每侧 1 300g 体积的乳房。此方法的优势在于免除了水平横切口，获得理想乳房形态的同时，没有乳晕增大、扁平以及环乳晕皮肤皱褶等源于环乳晕切口手术的不良结果。其缺点是早期乳房形态欠完美，需要数月才能获得稳定的可接受的外形。同时需要较长的学习曲线才能获得较好效果。垂直切口法切除的是中央和下部乳腺组织。切口在环乳晕，以及从乳晕六点位置到新下皱襞的垂直切口，呈现一"棒棒糖"形状。

术前设计：首先标定胸骨中线和下皱襞位置。乳房垂直中轴线标定经 IMF。新乳头位置位于 IMF 的乳房体表投影上。向内外侧推移乳房画出乳房内外侧标记线。内外侧标记线在原 IMF 上 2～4cm 水平相连成下缘切口线。环乳晕切口成洋葱头外形。标准的是 14～16cm 长度，乳晕直径是 4.2cm。最高点在原乳头定点上 2cm，弧线的最内侧点通常相距离中线 8～12cm。

操作技术：首先在乳头乳晕周围划线区域去表皮，宽度 2～3cm。掀起垂直蒂，保留大约 1cm 厚的蒂部。在乳房下部和中央部分切除腺体，保留外侧和上部腺体。切除的方法类似于 Pitanguy 的手术方法。腺体深面向上缝合于胸肌筋膜以提升乳晕位置。两侧腺体瓣向中央靠拢缝合形成乳房下极。垂直切口通常缝合成皮肤皱缩状态。Lejour 建议术后 2 个月 24 小时穿戴弹力运动文胸。

3. L 切口乳房缩小术 1924 年有学者最早报道了这个技术。Chiari 于 1988 年详细描述了此手术方法。其主要特点是省略 T 切口中的内侧瘢痕，保留了垂直切口以外的水平瘢痕，而形成 L 型切口。这技术不仅适合巨乳缩小，也可以用于乳房悬吊手术。切除的位置主要是下、内、基底的乳腺组织，保留上蒂部。

设计：L 型切口的设计较其他手术方法复杂，较为个性化。基于每位患者的胸廓宽度和解剖。首先标记腋前线、乳房中线和胸廓正中线。两侧腋前线的距离的 1/4 长度定为 X（大约 8.5cm）。A 点标记是 IMF 在乳房体表的投影点。A′ 点位于 A 点上 2cm。其他设计线在患者平卧时完成。C 点位于距中线 Xcm 且 IMF 上 1cm。B 点距中线 X＋2cm，而且距离 C 点 6cm。B′ 点在 A 点的水平位置且距离腋前线大约 X+4cm。C′ 点距离腋前线 X+2cm，而且距离 B′ 点 6cm。

手术操作：完成乳晕周围去表皮操作后，沿 CD 做手术切口，将下半部腺体和皮肤分离开，直到 IMF 水平。然后向上广泛分离乳腺下区域，上极到乳房上边缘，内外侧到保护好肋间神经前皮支和外皮支。在患者半卧位时，开始腺体切除。提拉 A 点，切开 BC 和 B′C′ 线，切面成角 60 度。C′D 切口垂直于皮肤，保留上极乳腺、乳晕下方乳腺和下方乳腺的两柱。随后切除乳房基底组织，保留内外乳腺柱 6～7cm 高。内外乳腺柱沿 BC 和 B′C′ 缝合。形成 L 型切口的垂直瘢痕段。新乳晕 38～40m 直径。L 切口的水平臂沿 IMF 延长，修正多余的皮肤。

4. 短横瘢痕乳房缩小术　短横瘢痕乳房缩小术是基于减小倒 T 法水平切口的手术改良方法。主要代表性的医师有 Marchac 和 Chiari。1980 年，Marchac 报道了这个方法，适用于小到中度乳房肥大的手术治疗，一般不大于 600g。乳房切除后的上猫耳朵变为乳晕复合体位置，下面的猫耳朵通过水平切口修整。一部分多余皮肤则留在胸廓上。

设计：首先标记乳房垂直轴线，延至下皱襞直到胸廓表面。标记乳房上极线。通过内外推移乳房腺体标记乳房内外侧切除范围。水平下边缘设计于原 IMF 上 5cm。上圆弧线和两侧垂直切口相连。

手术操作：去表皮完成后，首先切开低位的水平切口，从胸大肌表面掀起腺体，一直到乳房的上极。腺体切除类似于 Pitanguy 方法。两侧腺体切除垂直于皮肤切口。沿乳晕下 2cm 切除中部腺体组织，量根据需剩余多少腺体而定。然后悬吊腺体后方组织于胸大肌筋膜。乳晕下方内外腺体柱对合。乳房下边缘应高于原 IMF 数厘米。在新下皱襞水平做 5～8cm 水平切口，切除多余皮肤组织，遗留瘢痕尽可能短。去除新下皱襞下方的乳腺和脂肪组织。最后新下皱襞大约高于原下皱襞 2cm。最后垂直切口长度大约 5cm。建议佩戴具有水平宽边的弹力胸罩 6 周。

5. 上蒂巨乳缩小术（Pitanguy）　经典的 Pitanguy 方法是上蒂法的乳房缩小术，最适合于中度的乳房肥大和下垂。他的原则如下：①保留

皮肤和腺体之间的胚胎学关系，基于上真皮蒂转移乳头乳晕复合体。②有限分离。③龙骨状切除乳房下极组织。④最小的死腔。⑤灵活的乳头乳晕复合体位置。

设计：先设计小的乳房一侧，新乳晕复合体位于锁骨中线垂直线和 IMF 体表投影焦点略低的位置。腺体切除完成之后确定乳头位置。三角形钥匙孔的宽度决定于组织的切除量。B 点和 C 点通常距离 A 点 7cm，不高于乳头的水平线。D 点和 E 点位于 IMF 在胸廓上的焦点。CD 和 BE 同等长度。根据皮肤弹性可以呈现弧度。皮肤较紧的，弧线是凹的。皮肤松的采用凸线。DE 沿 IMF，在两端略微上翘。

手术操作：去表皮后，切开 CD、BE 和 DE 线，切除下极腺体。切除后，内外侧两组织瓣对拢，B、C 点和 IMF 中点缝合。伤口在中间聚拢形成倒 T 型切口。4-0 可吸收线缝合深层组织，通常不放置引流。最后在坐位定新 NAC 位置。新乳头乳晕复合体通常比理想的位置低一点，距离 IMF 4.5～5cm。最后引出乳头乳晕复合体。

6. 环乳晕切口法　环乳晕方法是将切口限制在乳晕周围。大多数情况下，纯乳晕切口的巨乳缩小术的效果不太满意，因为乳晕会变大，而导致美学上和乳房体积不成比例，伴有不美观的环形瘢痕。乳头乳晕复合体变平，失去突度。Benelli 提出的 Roung-Block 技术缓解了组织拉伸问题，该技术使用不吸收缝线作为缝合线。Goes 采用乳房植入人工网罩补片而获得乳房的突度。虽然 Goes 认为组织学和放射报告是安全的，但此方法仍然不是主流的方法。目前环乳晕缩小术局限于切除量有限的手术之中，同时荷包缝合技术必须使用非吸收的缝线材料。材料容易出现断裂，感染或外露等问题。一旦发生，乳晕及其周围瘢痕会明显增宽而失去美学外观。

7. 内上蒂巨乳缩小术　内上蒂的当今代表是加拿大医生 Elizabeth Hall-Findley。站立位设计手术切口，参照乳房下皱襞位置的乳房上体表投影点定位新乳头位置点，新乳晕以旁开乳房中轴线各 7cm 设计弧线。以乳房中轴线为标准评估乳房组织移动度，标记乳腺组织切除范围，设计内上蒂位置和腺体切除范围。

全麻满意并完成去表皮后，沿乳房半月形切

口内弧的边缘,垂直切开皮肤、皮下组织、乳腺组织达到乳腺后筋膜。于腺体后方,胸肌筋膜表面掀起去除区组织,保证内上蒂组织的厚度和血供。将乳头乳晕复合体向上旋转定位于新乳晕位置,拉拢两侧的皮瓣和乳腺组织,收缩为新的饱满半球状态。

8. 值得思考的问题 巨乳缩小术是常见的乳房整形美容手术。世界上有许多手术术式。这些术式的核心内容是如何在保证乳晕乳头血供的前提下完成乳房体积的缩小和形态的重塑。发展到今天,手术技术的日益成熟和患者高涨的效果要求仍然是一对竞争体。如何应用三维扫描和三维打印技术,达到个性化的乳房体积和形态的重塑是乳房整形发展的大势所趋。同时特发性巨乳症的高复发率困扰并阻碍临床效果的提升,有文献提示其和雌激素受体的高敏感性有关,其发病的机制尚有待深入阐明,以利于降低复发率,提高治愈率。

三、乳房再造

乳房再造或称乳房重建是指对先天或后天造成的乳房部分或完全缺失的乳房畸形进行的器官再造、形态的完善。常见的先天畸形包括 Poland 综合征、严重的乳房发育不良。后天疾病继发畸形常见的原因包括:乳腺癌治疗术后、乳房血管瘤治疗术后、乳房烧伤后继发畸形。乳腺癌术后患者数量巨大,是乳房再造的主要患者群。

乳房再造是整形外科一个极富创造性和挑战性的领域。其创造性在于为了获得具有美学标准的对称的半流体特性的乳房器官,需要创造性地使用已有的整形技术,不仅使自体移植组织满足重建乳房体积的要求,而且表现出理想乳房的曲线;通过精准的设计使再造乳房与对侧乳房位置对称、形态对称;对畸形类型进行分析诊断是制订再造计划的重要前提;合理的制订再造目标和再造流程,使再造手术更加经济和更快恢复。而目前的临床经验或文献报道的分类模式、再造流程都还有很大的可以改进的空间。乳腺癌术后这一主要患者群,是背负着"我患了乳腺癌"这样的心理压力的人群,面对眼花缭乱的手术方式的选择,会困惑和畏惧。在医患沟通上既要有完善的风险告知,又要维护患者对手术的信心。因此无

论是一期还是二期,在再造条件的评估和时机的把握上都要十分严谨,也具有巨大的挑战性。

(一)乳腺癌术后乳房再造的时机

1. 即刻乳房再造 又称一期乳房再造,是在乳腺癌切除的同时进行乳房再造,通常由乳腺肿瘤外科医生与整形外科医生联合实施。此时再造,乳房皮肤弹性质地好,从组织条件方面考虑,是乳房再造的最佳时机;时间上也节省了皮瓣剥离的步骤;患者没有经受缺失乳房的心理创伤,有更好的心理效益。但一期再造也有高风险的一面:如一旦出现皮瓣坏死、感染、切口延迟愈合的并发症,可能推迟化疗的开始、甚至直接再造失败;或是乳房皮肤的回缩幅度超过预期使再造形态与既定目标产生偏差。

2. 二期乳房再造又称延期乳房再造 是指在乳腺癌切除术与放、化疗结束后,经过一定的恢复期后,再择期进行的乳房再造。二期乳房再造时患者在精神状况和身体条件方面已趋于稳定,受区皮肤软组织条件定型,对于决策再造方案更加游刃有余,增加了再造效果的可预测性。但是面临的困难是,乳房受区的原有皮肤已经回缩,局部可以利用的皮肤面积相对一期更少。如果以完成再造为乳腺癌综合治疗的一个时间节点,总的治疗时间很长。乳房缺失时间长,容易产生心理负担和生活不便。

3. 分期即刻乳房再造 通过即刻与延期两个阶段完成的乳房再造。所谓即刻是指在乳腺癌切除的同时,于胸部受区置入组织扩张器。利用扩张器的支撑维持乳房受区皮肤的面积,减少回缩;所谓延期,是指不在乳腺癌手术当天完成再造方案的选择,而是等最终病理结果与放化疗方案明确,以及乳房皮肤血供状况明确之后。一部分满足再造条件的,可以此时完成再造;不符合条件的,待二期再造。这种再造时机的介入方式,在降低再造风险和提早"完成再造"的时间上保持了一种平衡和调整方案的灵活度。

(二)乳房再造常用技术

乳房再造的基本内容包括皮肤覆盖的再造、乳房体积的再造、乳头乳晕复合体再造,以及为了乳房对称性而完成的健侧乳房的修整(乳房缩小、乳房下垂矫正或乳房增大术)。皮肤覆盖的再造方法包括组织扩张和自体皮瓣移植等,乳房体

积的再造方法包括：应用假体、皮瓣组织瓣移植、游离自体脂肪移植等。自体皮瓣的主要供区为背部和腹部，对于不宜选择腹部供区的患者，可选择股内侧或臀部的供区。乳头再造目前常用的是局部皮瓣（如箭式皮瓣、双叶皮瓣等），乳晕再造多采用文身方法。以下对一些常用的皮肤和体积再造方法进行介绍：

（1）单纯采用假体进行的乳房再造：适合于无皮肤缺损、皮下组织厚度足够的或经过组织扩张器扩张后皮肤软组织条件符合覆盖要求的先天性或后天继发的乳房缺损病例，特别是部分预防性乳腺切除的即刻乳房再造病例。此处"无皮肤缺损"是以皮肤软组织能够充分无张力覆盖假体表面为限。乳腺癌外科手术一期时，乳房皮肤软组织弹性最佳，是患侧乳房皮肤表面积最大的时间点，之后如果没有植入物支撑，皮肤会有回缩，表面积缩小；如果在术后辅助放疗，皮肤会有进一步收缩、变薄和硬化可能，而且程度不可预测。因此在分期即刻乳房再造术中，有乳腺癌术后即刻植入扩张器，待放疗结束后再行再造方案的选择。如果放疗后皮瓣仍然满足植入假体的，则置换假体；如果皮肤软组织有缺损或质地不佳，则改用单纯自体组织或自体组织加乳房假体重建乳房。能够覆盖假体的皮瓣厚度，以 1cm 以上厚度为理想状态。假体的植入层次通常为胸大肌后。胸大肌覆盖不完全的区域可以使用周围组织的肌瓣、筋膜或生物补片等材料加强包被。相对于圆形假体，解剖形假体更易于获得自然的外观，也有更多大小和形态选择，以与健侧对称。扩张器置换假体时通常需要对包膜腔的大小和位置进行调整，如果采用解剖形假体，则应尽可能去除所有包膜，基底中心部位不易去除的包膜可少量旷置。

（2）背阔肌肌皮瓣乳房再造：背阔肌肌皮瓣血管恒定，血运充沛，皮瓣移植后容易成活，手术相对安全可靠；同时背阔肌蒂部可以充填腋窝区的组织缺损，重建腋前皱襞。但背阔肌提供的组织量相对不足，常需与假体联合应用，此时背阔肌肌皮瓣的主要作用是修补皮肤缺损或提供足够面积的肌肉覆盖假体。不适合进行背阔肌肌皮瓣乳房再造的情况包括（但不限于）：胸背血管损伤、对侧体积较大又不接受假体、不接受背部瘢痕、对上肢运动功能要求比较高等。通常情况

下，一期手术行背阔肌肌皮瓣转移时不提倡采用即刻置入扩张器、二期更换假体的再造方式。如必须即刻置入扩张器，应于二期在假体置换扩张器时再行背阔肌肌皮皮瓣转移。血清肿是背阔肌肌皮瓣移植最常见的并发症之一，因此术后背部放置引流时间较长，多数情况下引流超过一周，并辅助加压包扎。

（3）横行腹直肌肌皮瓣（TRAM 皮瓣）：TRAM皮瓣可以携带的自体组织量大，再造乳房手感好，但该皮瓣需要损失一侧甚至两侧腹直肌，对运动功能有一定影响。有可能引起腹壁薄弱和腹壁膨隆，但未见腹壁疝的报道。TRAM 皮瓣乳房再造的适应证比较宽泛，可应用于乳房体积及皮肤缺损量大、不能接受乳房假体置入的病例；怀疑胸部放疗后有血管损伤的可能、不适宜采用显微外科皮瓣进行乳房再造的情况；腹部皮肤较松弛，可以提供一定的组织体积和皮肤量；采用假体置入、背阔肌肌皮瓣乳房再造失败的病例。TRAM 皮瓣乳房再造的禁忌证：曾接受过吸脂手术等腹部手术，术前检查有明确的血管破坏；腹壁薄且皮肤紧张，能提供的组织量很小；尚有生育要求以及对腹壁运动功能要求非常高的病例；不接受下腹部的横行切口瘢痕等。TRAM皮瓣的血供并不足以携带整个下腹部皮瓣，单蒂TRAM 皮瓣的 Ⅳ 区及 Ⅲ 区的一部分常因血供较差无法利用，腹部正中纵行瘢痕会影响 TRAM 皮瓣瘢痕远端的血运，造成皮瓣对侧大部分区域血运障碍。术中应观察皮瓣血运情况，减少术后皮瓣坏死风险。当乳房缺损较大，需要大量组织修复时，可采用双蒂 TRAM 皮瓣，以携带全部横行腹部皮瓣。但双蒂 TRAM 皮瓣转移使腹直肌功能完全丧失，应用时须谨慎。TRAM 皮瓣腹部供区切口长、创面大、恢复慢，腹部切口部分裂开、脂肪液化、延迟愈合十分常见。吸烟、肥胖、糖尿病、切口张力过大是切口愈合不良的危险因素。术后须保持屈膝屈髋位，避免一切导致腹内压增高（如咳嗽、便秘）等因素，以利于腹部切口一期愈合。

（4）腹壁下动脉穿支皮瓣（DIEP 皮瓣）：DIEP皮瓣是以腹壁下血管为蒂，将腹壁下动、静脉及其穿支从腹直肌内解剖出来，不携带腹直肌及腹直肌鞘的下腹部横行皮瓣。DIEP 皮瓣的血供恒

定，可提供的组织量大，保留了腹直肌，供区并发症少，且皮瓣的血管蒂长有利于塑形。该技术掌握的学习周期较长，需要具备显微外科血管吻合技术。DIEP 皮瓣乳房再造的适应证是需要提供的组织量大、供区及受区血管条件良好、不能接受乳房假体乳房再造的病例；采用假体、背阔肌肌皮瓣等方式乳房再造失败的病例；腹部皮肤较松弛，可以提供一定的组织体积和皮肤量；不接受腹直肌完全损伤的病例。DIEP 皮瓣乳房再造的禁忌证包括有长期吸烟史、周围血管病变、严重的器质性病变不适宜采用显微外科皮瓣进行乳房再造的情况；不接受显微外科手术的风险；一般情况差不能耐受较长时间手术；腹部曾接受过吸脂等手术，术前检查有明确的血管破坏；腹壁薄且皮肤紧张，能提供的组织量很小；不能接受下腹部的横行切口瘢痕等情况。术前供受区 CT 血管造影（CTA）有助于了解腹部血管穿支情况以及受区血管情况，做到心中有数，可以大大缩短手术时间，减少手术风险，提高手术成功率。对于再造需求组织量和皮肤面积较大的患者，可采用双蒂 DIEP 皮瓣，以保证携带全部下腹部皮瓣。DIEP 皮瓣通常采用胸廓内血管或胸背血管为受区血管。术后早期需严密观察皮瓣血运，一旦发生血管危象，应及时行吻合口探查，解除血管危象的原因，挽救皮瓣。DIEP 皮瓣乳房再造手术腹部切口并发症的预防与 TRAM 皮瓣相同。

（5）脂肪移植：近年来，游离脂肪移植技术已成为乳房重建术后修整的主要辅助技术。脂肪移植可用于纠正自体组织皮瓣或植入物乳房重建术后局部组织缺损，以改善重建乳房的外形。在延期植入物重建前，可改善胸壁包囊质地和顺应性，有助于后续的组织扩张和假体植入。而且脂肪移植还可用于增加自体组织皮瓣的容积。

脂肪移植的广泛应用得益于技术的改进以及临床实践中对肿瘤学安全性的验证。Myckatyn 等报道了一项多中心的病例对照研究，观察了 2006—2011 年 1 197 例即刻乳房重建术后复发的患者，并选择 972 例无复发患者作为对照，结果发现，脂肪移植并非肿瘤复发的风险因素。

展望：不断地提高再造乳房的美学效果，减少供区的损伤是整形外科医生追求的目标。未来，利用组织预构技术、组织再生技术等新兴手段是否可以完成乳房皮肤软组织重建；改进的瘢痕修复技术，是否可以提高乳房术区的瘢痕美观度；新兴的人工材料组织相容性提高，是否可以为再造提供更多的更简便的手段。这些都是在乳房再造方面不断探索的领域。对于乳腺癌患者，是否能够有精准的切除手段，做到该切的切，该保留的保留，在保证肿瘤安全性的前提下，保留更多的乳房软组织，将为患者带来更好的修复效果和生活质量，但还需要在未来积累更多高级别的临床证据证明保乳手术的肿瘤安全性及对患者预后的影响。

（余 力 郑丹宁）

第四节 微创美容及其科学问题

微创美容与传统手术相比，主要存在着三个优势：①微创、痛感低、恢复快；②更加精准的呈现治疗效果；③可重复性和可逆性，降低纠纷。所以即使是年资较低的医生，也可以很快掌握基本的操作技术，但是要想游刃有余，就要对产品特性、解剖特征、技术特点进行进一步的掌握。总而言之，首先要完全掌握解剖的"共性"，也要留意患者的"个性"，做到因地制宜，才能为患者提供更高的服务质量，提升患者的满意度。由于篇幅的问题，我们将对容易忽视的一些科学性问题进行探讨。

一、肉毒毒素注射美容

1989 美国 FDA（食品和药品管理局）批准 A 型肉毒毒素用于人体，肉毒毒素能暂时性的阻断胆碱能神经传导从而造成骨骼肌的松弛和麻痹，除了用来治疗一些肌肉亢进的疾病，也能很好的弱化表情肌收缩引起的皱纹和咀嚼肌肥大引起的轮廓不柔和。但是由于药物的代谢，这些作用会在注射后 4～6 个月左右逐渐减小，直至消失。掌握面部肌肉解剖是用好肉毒毒素的关键，掌握肌肉的收缩方向、力度、解剖特点，就能更加精准地找到注射点、注射剂量和层次。

1. 表情肌的注射 不是所有的表情肌都可以注射。针对一些肌肉动度减轻以后，不影响美观和功能的表情肌，注射肉毒毒素的确可以很好地改善面部皱纹和下垂的现象，包括可以针对一些不良的表情进行管理,比如皱眉、撅嘴、露龈笑等等,这些表情会引起社交障碍,让对方感到不适,而由于习惯性的问题没办法自觉性纠正,那么使用药物控制不失为一个较好的方法,然而随着药物的作用逐渐减轻,之前的不良症状依然会逐渐出现。

另外,也有一些表情肌是不可以注射的,例如:笑肌、颧大肌、颧小肌、提口角肌,这些肌肉的注射会引起颜面部表情的异常,尤其是张口受限、面部下垂,严重者可影响患者的正常生活。还有一些肌肉,我们可以选择性的注射,例如:眼轮匝肌、口轮匝肌,在部分层次和位置进行小剂量注射,可以很好地改善口周和眼周的皱纹情况,同时不影响功能,当然在某些功能亢进的特殊患者,我们也是会加大用量和在禁忌位置进行注射。比如眶下是肉毒毒素治疗的禁忌区,很容易造成提上睑肌麻痹,从而造成上睑下垂,但是针对上睑松弛的患者,我们可通过激光联合肉毒毒素透皮给药的方式,将药量和给药深度很好地控制,就能很好地避免并发症的发生,又能减小眼轮匝肌的下拉力量,达到加大眼裂和减轻眼周皱纹的作用。

有些患者在达到很好的美容效果的同时难免有一些伴随症状的出现,要提前告知患者,并设计好进一步的治疗方案,增加患者的满意度和减小症状的恐慌感。例如,进行口轮匝肌的注射以减轻口周皱纹的治疗,在药物起效的初期,患者会有明显的口唇无力的感觉,甚至是感到含水、吹气的困难,这个症状是一过性的,2周左右患者就能适应,无需处理。再者,鱼尾纹的注射可伴随引起颞肌的萎缩,尤其是在颞部凹陷的患者中最为常见,这种症状只有通过软组织充填的方法进行改善,但是充填过后,可以提升眼尾的下垂,可以改善眉尾的下垂,达到一举两得的效果。

了解肌肉解剖的重要性,有利于掌握注射的层次,有的部位肌肉的位置较浅,如眼轮匝肌,所以为了使药物作用于目标肌肉,我们建议使用皮下注射的方式,而不是像给男性患者进行皱眉肌内注射那样垂直进针于肌腹。了解肌肉解剖的重要性,有利于掌握注射的剂量,菲薄的肌肉可降低注射量,较为肥厚的肌肉可加大注射量,男性普遍比女性的肌肉要肥厚。了解肌肉解剖的重要性,有利于掌握注射的禁忌,如在注射降口角肌时常常会累及降下唇肌,注射眼轮匝肌常常不慎累及到提上睑肌,都会造成严重的并发症。了解肌肉解剖的重要性,有利于掌握注射的浓度,有证据表明,药液稀释浓度越小,药物的弥散面积越小,所以为了避免并发症,我们可以根据解剖的特点,选择合适的药物稀释浓度,达到更好的注射效果。

2. 咀嚼肌的注射　咀嚼肌的注射主要在咬肌的治疗,这个部位的治疗已经达到了家喻户晓的地步,大家统称"瘦脸针",通过注射肉毒毒素使咬肌麻痹、萎缩达到脸部下颌轮廓优化的目的。虽然看似简单,但是还是会有一些并发症的发生,还是要注意几个问题。

咬肌肥大还是别的原因?有些患者的下颌线看起来宽大,常被误认为是咬肌肥大造成的,而下颌骨曲度、腮腺肥大也是造成下面部宽度过大的原因之一,这些问题不是单纯的注射肉毒毒素就能纠正的,甚至在注射咬肌后,下面部容量性的减小,支撑力的下降,也可能造成腮腺下坠,适得其反。

针对一些年龄超过30岁,甚至是面容松弛的年龄较轻者,如果咬肌较大,注射瘦脸前应适当评估,避免注射瘦脸后,因为咬肌容量短时间内突然降低,而皮肤和皮下软组织短时间回弹能力不足,造成下面部下垂,甚至是口角囊袋、鼻唇沟凹陷的出现,使患者呈现出衰老的状态。这样的情况的出现,我们是可以通过在咬肌内注射时配合进行颈阔肌的注射,而进行预防的。颈阔肌位于颈部前方和侧方,是浅表肌肉腱膜系统的组成部分,颈阔肌前部肌纤维收缩可以使下唇和口角向下和外侧牵拉,也可以降低下颌,所以在其下颌缘附着的位置注射肉毒毒素,可以有效减小下拉的力量,从而达到提升的效果。

还有一些患者,因为其本身颞部软组织凹陷,容量不足,在注射咬肌后,咀嚼功能弱化,颞肌也随之萎缩,造成颞部凹陷加重的现象,可根据患者的审美要求,进行颞部的脂肪填充或者填充剂填充以扩充容量改善外观。当然,还有一些患者,因为注射瘦脸后咬肌已经萎缩,仍然喜欢咀嚼韧性较大的食物,造成颞肌代偿性的肥大,外观看起来是颞部丰盈的状态,这种情况可选择肉毒毒素的治疗或者静待患者咀嚼肌自行调整适应后逐渐恢复。

3. 其他治疗　对于肉毒毒素近些年的研究发展，除了面部抗衰老和美容的目的，各种各样的适应证层出不穷。对于减少腺体分泌的研究，衍生出了毛孔粗大、鼻头的黑头以及腋下和肢端多汗症的治疗，原理是控制皮脂腺和汗腺的分泌；对在脱发的研究中，肉毒毒素因为可以控制脂溢性脱发患者头皮的油脂分泌，同时松弛帽状腱膜达到提高头皮血供营养的作用，而被大家重视；对于冻伤后遗症的治疗、瘢痕的预防和治疗、水源性肢端角化症的治疗等更多的疾病需要我们去了解，去发现。

二、填充材料注射美容

自从 1899 年维也纳医生 Robert Gersuny 首先将液体石蜡作为填充材料注射到人体内，注射美容填充材料的研发与应用迅速发展，石蜡油（菜油、矿物油、羊毛脂、蜂蜡）、液态硅胶、聚丙烯酰胺水凝胶，这些产品因为严重的并发症终被禁止使用，2003 年获批使用的透明质酸产品，因具有良好的组织相容性、可降解、作用可控，一直被使用至今。经过长达 10 年的应用，出现了很多安全有效的填充产品，但是产品品质参差不齐，注射技术良莠不齐，并发症频繁发生，使我们将关注点盯在了产品质量和注射技术这两方面。

1. 产品选择　患者选择产品主要考虑的是品牌效应、价格对比，而作为医生我们要从不同的角度来进行考量，产品本身也是有不同特性的。

非活性和活性填充材料：非活性材料是通过容积替代来发挥作用的（透明质酸，俗称玻尿酸），而活性材料可以诱导成纤维细胞聚集，分泌胶原（FDA 认证的有左旋聚乳酸和聚甲基丙烯酸甲酯），了解两者的区别非常重要，局部的容量缺失严重，填充适合非活性材料，而针对全颜面部的小剂量容量增加的注射适合选择活性的填充材量。

可降解和不可降解填充材料：虽然不可降解材料可以达到长期填充的效果，但是对于患者不满意外形等情况的出现，很难像可降解材料那样及时地纠正，且取出困难，所以选择前如果不能确定患者的审美要求和注射后效果，可以先使用可降解材料进行首次治疗，确定患者满意度后，再进行不可降解材料的充填。目前可降解材料主要有各种胶原、透明质酸等，常规降解时间是在 3 个月到 2 年不等。透明质酸最大的优势是有专属的快速分解酶，可以通过透明质酸酶来迅速溶解。

真皮内和真皮下充填材料：不同填充材料的选择需要考虑治疗部位的治疗层次和治疗位置的特性。黏稠度越大、分子量越大的材料，适合层次越深的组织填充，支撑力越好，也不容易因为填充物的硬度造成触摸感差别过于明显和填充物轮廓明显形成凹凸不平的形态问题。而小分子的填充物，如透明质酸和胶原蛋白，可以作为真皮内的填充材料，但是单点注射的剂量不可过大，否则容易引起皮内结节，或者是丁达尔现象（一种由于覆盖组织菲薄，光线折射引起的视觉现象）。

交联技术和过敏反应：在最常用的填充剂透明质酸中都会使用交联剂延长产品的降解时间，交联剂基本分为三种，每一种化学材料都可以使透明质酸单链更加稳定，但是由于其对人体的危害，产品中的含量都是被严格限制的，甚至在很多产品中检测不到交联剂的存在。但是，某些患者对某种透明质酸填充物过敏，并不代表完全不能使用同类产品，要考虑到交联剂的过敏反应，可以换不同交联剂的产品尝试。

弹性和聚合度：不同产品的这两个参数是完全不同的，填充比较柔软的部位，常建议使用弹性更高的产品，例如口唇的填充，治疗后柔软程度是一个很重要的评价指标，极大的影响患者的满意度；而对于骨性结构突触的部位，则应使用聚合度较好的材料，比如说鼻背的填充，材料聚合度差，就有可能出现鼻背越来越宽大的现象。

2. 注射技巧　解剖与危险：提高填充技巧，首先要了解注射部位的血管及软组织层次的解剖知识，能精准地将填充材料注射到适当的层次，避免将填充材料注射到血管内，从而引起严重的栓塞，造成组织创伤，往往有些严重创伤是不可逆的，例如失明。但是，即使将这些知识烂熟于心，人们的个体差异我们还是难以避免，注射时的手法、推注力、痛感等都成为我们的指示牌，一旦觉得有危险的可能，都要尽快停止注射，而不要加大力度强行推注。

手法与技巧：通常来说，填充材料的注射方

式分为连续单点注射、线性注射、十字交叉注射、定点大剂量注射和扇形注射。每种方法的选择都应该根据注射部位的美学、解剖特性进行选择，才能起到很好的支撑作用，达到美观的效果。当然，按照剂量的大小划分，也可以分为微量注射和大量注射，在层次越浅、组织越菲薄的位置，必须采取微量，甚至分次的、多次的微量注射，而对于某一个特定部位的容量较大缺失，组织的厚度又足够，则可以进行剂量较大的注射，例如衰老引起的面颊部的容量问题。

3. 其他相关问题　术后处理：相较于肉毒毒素的治疗后，填充物在初期组织融合性没有那么好的时间里，医生对于患者是有更多的术后管理要求的，除了避免大幅度面部表情以免挤压填充材料导致移位或者隆起外，还会对患者有塑形的要求。用指腹平压，而不是按摩的塑形医嘱，常常被忽视，甚至填充剂隆鼻后的塑形手法、力度不到位，使鼻根部填充物上移至眉间，造成患者术后满意度低。

异物性相关炎症：一部分人认为和填充材料生产过程中残余的细菌、动物蛋白相关，也有人认为和交联剂、填充物异物性构造或其分解产物激活了免疫应答有关。如果不严重，可暂不处理，等待填充材料自行分解后可好转；较严重时，可控制炎症后将填充物移除。当然，如果患者后期仍有填充的愿望，也可以使用填充剂，需分析炎症的原因，使用其他类型的填充材料。

三、中胚层疗法

近年来新兴的皮肤美容抗衰老疗法，用特定的注射器（枪）将皮肤所需的营养物质突破真皮屏障，注射在真皮内，经过物理、化学的刺激，经由皮下组织直接快速的吸收后，促进皮肤的再生作用。根据不同注射物的种类不同，作用也是不同的，大致可分为补水、抗皱、美白、淡斑、祛痘等功效，这些注射物多是由人工合成或者动物源性提取的，自体全血离心所得到的高浓度富血小板血浆也是可以改善上述症状的中胚层疗法填充剂，这些中胚层疗法都需要多次定期持续的治疗才能达到一个稳定的、明显的疗效。

当然，也有一些手动注射而非使用注射枪的情况下，出现大量的皮下结节，和注射层次过浅、单点注射量过大、注射物过敏等因素有直接关系，如果注射材料里面含有小分子的透明质酸，可以使用透明质酸酶进行溶解，改善此类并发症的表现，但是对于过敏的情况，如果是其他成分引起的，只能配合口服及外用的抗过敏药物治疗，等待症状的消退。

四、线技术

俗称"线雕"，是直接采用植入蛋白线的方式达到提升、抗衰老的医学美容方式，可以改善面部软组织松弛的现象，针对下垂不太严重的患者，可以替代传统的拉皮手术治疗。常见的并发症是：术后淤青、术后肿胀、术后疼痛、凹凸不平等。一般术后并发症是可以自行消失的，如果出现了明显的凹陷，可对局部进行松解，如果不能松解，可通过对局部的按摩、理疗等方式，加快线体的吸收。

医生的操作是有效避免并发症的唯一途径，粗暴的操作手段和术后的肿胀、淤青以及疼痛是密不可分的，减少组织创伤、血管损伤，才能减轻并发症的症状。但是凹凸不平的现象，完全是线体埋置层次和均匀性的问题，和医生的操作密不可分，当然，某些皮下软组织菲薄的患者，即使我们万分小心，也较难避免此类情况的发生。

（樊　星）

参 考 文 献

[1] Sayoc BT, Col L, Sayoc BT, et al. Absence of Superior Palpebral Fold in Slit Eyes: An Anatomic and Physiologic Explanation. Am J Ophthalmol, 1956, 42(2): 298-300.

[2] 宋儒耀，方彰林. 美容整形外科学. 3版. 北京：北京出版社，2002.

[3] 王炜. 整形外科学. 杭州：浙江科学技术出版社，1999.

[4] Sergile S L, Obata K. Mikamo's double-eyelid opera-

tion: the advent of Japanese aesthetic surgery. Plast Reconstr Surg, 1997, 99(3): 662-669.

[5] Shirakabe Y, Kinugasa T, Kawata M, et al. The double-eyelid operation in Japan: its evolution as related to cultural changes. Ann Plast Surg, 1985, 15(3): 224-241.

[6] Maruo M. Plastic construction of a "double eyelid".Jpn Rev Clin Ophthalmol, 1929, 24: 393-406.

[7] 邢新, 杨超. 眼睑美容与重建外科. 杭州: 浙江科学技术出版社, 2018.

[8] Castanares S. Blepharoplasty for herniated intraorbital fat; anatomical basis for a new approach .Plast Reconstr Surg, 1951, 8(1): 46-58.

[9] Camirand A, Doucet J. Reinforcing the orbital septum of the eye through a transconjunctival approach. Oper Tech Plast Reconstr Surg, 1994, 1(3): 160-171.

[10] Loeb R. Fat pad sliding and fat grafting for leveling lid depressions. Clin Plast Surg, 1981, 8(4): 757-776.

[11] Hamra S T. Arcus marginalis release and orbital fat preservation in midface rejuvenation. Plast Reconstr Surg, 1995, 96(2): 354-362.

[12] 《上睑下垂诊治专家共识》制定专家组. 上睑下垂诊治专家共识. 中华医学杂志, 2017, 97(6): 406-411.

[13] 张涤生, 周丽云. 张涤生整复外科学. 上海: 上海科技出版社, 2002.

[14] Anderson JR. A new approach to rhinoplasty. Trans Am Acad Ophthalmol Otolaryngol, 1966, 70(2): 183-192.

[15] Baker SR. Reconstrcution of the nose. In: Baker SR, ed. Local flaps in facial reconstruction, 3rd ed. Philadelphia, PA: Elsevier Saunders, 2014.

[16] Fernandes JR, Pribaz JJ, Lim AA, et al. Nasal reconstruction current overview. Ann Plast Surg, 2018, 81(6S Suppl 1): S30-S34.

[17] Robitschek J, MDa, Peter Hilger P. The Saddle Deformity Camouflage and Reconstruction. Facial Plast Surg Clin N Am, 2017, 25(2): 239-250.

[18] KRONOWITZ S J. Delayed—immediate breast reconstruction: technical and timing considerations. Plast Reconstr Surg, 2010, 125(2): 463-474.

[19] ALBINO F P, PATEL K M, SMITH J R, et al.Delayed versus Delayed—Immediate Autologous Breast Reconstruction: A Blinded Evaluation of Aesthetic Outcomes. Arch Hast Surg, 2014, 41(3): 264-270.

[20] PUSIC A L, MATROS E, FINE N, et al.Patient—Reported Outcomes 1 Year After Immediate Breast Reconstruction: Results of the Mastectomy Reconstruction Outcomes Consortium Study. J Clin Oncol, 2017, 35(22): 2499-2506.

[21] HU E S, PUSIC A L, WALJEE J F, et al.Patient—reported aestheticsatisfaction with breast reconstruction during the long—term survivorship Period. Plast Reeonstr Surg, 2009, 124(1): 1-8.

[22] Petit J Y, Maisonneuve P, Rotmensz N, et al.Fat Grafting after Invasive Breast Cancer: A Matched Case—Control Study. Plast Reconstr Surg, 2017, 139(6): 1292-1296.

[23] Myckatyn T M, Wagner I J, Mehrara B J, et al.Cancer Risk after Fat Transfer: A Multicenter Case—Cohort Study. Plastic Reconstr Surg, 2017, 139(1): 11-18.

[24] JAGSI R, JIANG J, MOMOH A, et al.Trends and variation in use of breast reconstruction in patients with breast cancer undergoing mastectomy in the United States. J Clin Oncol, 2014, 32(9): 919-926.

[25] John B. Tebbetts. Augmentation Mammaplasty: Redefining the patient and surgeon experience. Mosby Elsevier, 2010.

[26] 王炜. 整形外科学. 杭州: 浙江科学技术出版社, 1999.

[27] Khashayar Mohebali, Roger N Wixtrom. Breast Implant Engineering and Performance. Plast Reconstr Surg, 2018, 142(4): 6S-11S.

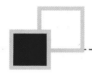

第十七章　整形外科研究相关期刊及投稿介绍

整形外科与医学其他领域广泛交集，其研究对象不局限于某种疾病或某解剖部位，凡是以医学手段修复或改善体表器官的形态和功能从而获得心理愉悦的研究都可以纳入整形外科的范畴。它所涉及的人体部位从头顶到足跟，与它相关的医疗手段从手术到药物甚至只是某种手法，它所涵盖的研究内容包括医学美容；细微皮损的美容性修复；毛发、指甲等皮肤附属器官疾病的治疗；重大体表组织缺损的修复；四肢功能的修复重建；全身各部位瘢痕治疗；体表器官的整形再造，血管瘤与脉管畸形的诊治；体表肿瘤的诊治等。鉴于此，整形外科的研究成果理论上有可能被各相关专业期刊接受，反之亦然。但是每种期刊仍有其主流刊登方向，这里仅介绍以整形外科为主要刊登内容的学术期刊。

第一节　整形外科相关的外文期刊介绍

一、整形外科相关外文期刊列表及基本信息

以中国科学院文献情报中心的全球科技期刊集成平台（jbest.las.ac.cn）为依据搜索与整形外科相关的学术期刊。以 plastic surgery 为检索词，检索到的期刊共 26 种，其中 SCI/MEDLINE（PUBMED）收录期刊 12 种，见表 17-1-1；以 craniofacial 检索到的期刊 4 种，其中 SCI/MEDLINE（PUBMED）收录期刊 3 种，见表 17-1-2；以 hand surgery 检索到的期刊 7 种，其中 SCI/MEDLINE（PUBMED）收录期刊 5 种，见表 17-1-3；以 burn 检索到的期刊 6 种，其中 SCI/MEDLINE（PUBMED）收录期刊 2 种，见表 17-1-4；以 microsurgery 检索到的期刊 5 种，其中 SCI/MEDLINE

（PUBMED）收录期刊 2 种，见表 17-1-5。以 reconstructive surgery（reconstruction），craniomaxillofacial surgery 未检索到期刊。

表格中红色字体的期刊为 SCI、MEDLINE（PUBMED）收录的期刊，绿色的为被 SCI 收录而未被 MEDLINE（PUBMED）收录的期刊，紫色为 MEDLINE（PUBMED）收录，SCI 未收录的期刊。

二、SCI、MEDLINE（PUBMED）收录外文期刊概要信息及投稿介绍

1. Journal of Plastic Surgery and Hand Surgery，英国，Taylor & Francis 出版和管理，ISSN：2000-656X，英语，双月刊，2018 年影响因子为 1.037，投稿链接 https://mc.manuscriptcentral.com/jphs，同行评议审稿。

本刊主要刊登整形外科、手外科、颅颌面外科（含唇腭裂）及相关学科的基础及临床研究类文章。偶尔会拓展刊登其他内容，如显微外科，颅面外科、烧伤等专业方向的博士论文。

2. Journal of Plastic，Reconstructive Aesthetic Surgery（JPRAS），前身为 British Journal of Plastic Surgery，Churchill Livingstone 出版和管理，ISSN：1748-6815，英语，月刊，2018 年影响因子 2.228，投稿链接 https://ees.elsevier.com/jpras/default.asp，同行评议审稿。

本刊内容涵盖美容和再造等整形外科的各个领域。主要刊登整形外科先进技术研究类文章，包括唇腭裂及头颈外科、手外科、四肢创伤、烧伤、皮肤肿瘤、乳腺外科和美容外科。主要栏目有创新性文章、述评类文章、信件类文章、整形外科各领域著作的述评，以及整形相关的基础科学实验类文章。

3. Plastic and Reconstructive Surgery（PRS），美国，Lippincott Williams & Wilkins 出版和管

理，ISSN：0032-1052，英语，月刊，2018 年影响因子 3.946，投稿链接 https://www.editorialmanager.com/prs/default.aspx，同行评议审稿。

创刊 70 余年，是美国整形外科医生协会的官方刊物，被誉为整形医生及相关领域研究者的参考书。本刊的主要内容为整形外科各个领域的最新技术及随访研究，包括：乳房再造、颌面外科、手外科与显微外科、烧伤修复、基础研究、美容外科以及资讯及医学法律学方面的文章。美容部分拓展刊登新技术、新方法类文章。

4. Clinics in Plastic Surgery，美国，W.B.Saunders Co. 出版和管理，ISSN：0094-1298，英语，季刊，2018 年影响因子 1.215，投稿链接 http://www.elsevier.com/locate/issn/00941298，同行评议审稿。

每期刊物针对性刊登某一特定临床问题的诊断和治疗方法的研究类文章。

5. Aesthetic Plastic Surgery，美国，Springer New York LLC 出版和管理，ISSN：0364-216X，英语，双月刊，2018 年影响因子 1.399，投稿链接 http://www.springer.com/medicine/surgery/journal/266，同行评议审稿。

本刊宗旨是为美容整形艺术最新进展提供论坛。刊登偏好依次为：存在重大分歧的创新性技术的讨论类文章、老技术新思考新应用的讨论类文章；特殊病例的个案报告；美容外科器械、制药、手术室设备改进类文章；美容外科相关的人文学科类文章，如医患关系的心理因素、患者-公众相互关系的心理学研究等；以美容外科为主要治疗手段的体表畸形的基因学研究，及预防用药研究类文章；身体美学判断影响因素研究类文章；先天性、获得性缺陷的美容性修复和再造类文章。

6. Annals of Plastic Surgery，美国，Lippincott Williams & Wilkins 出版和管理，ISSN：0148-7043，英语，月刊，2018 年影响因子 1.448，投稿链接 http://journals.lww.com/annalsplasticsurgery/pages/default.aspx，同行评议审稿。

整形再造外科学综合性期刊。为学科最新的基础与临床进展及未来发展方向提供讨论平台。主要刊登原创性研究类文章、个案报告以及整形外科医生感兴趣的各个领域的创新点报告、新技术、通信、学术简讯类文章等。

7. Facial Plastic Surgery，美国，Thieme Medical Publishers，Inc. 出版和管理，ISSN：0736-6825，英语，双月刊，欧洲面部整形学会的官方学术期刊，2018 年影响因子 1.329，投稿链接 http://www.thieme.com/books-main/otolaryngology/product/2156-facial-plastic-surgery。

本刊涵盖整形美容各个领域。主要刊登头颈面部美容与重建类文章，每期针对特定问题进行编排。包括：瘢痕修整、眶周及面中部年轻化、面部创伤、面部植入物、鼻整形、颈部整形、唇裂、面部提升以及新兴的微创手术。还欢迎作者针对每个专题发表全球视角的、关键性的评价。

8. Ophthalmic Plastic and Reconstructive Surgery，美国，Lippincott Williams & Wilkins，ISSN：0740-9303，英语，双月刊，2018 年影响因子 1.134，投稿链接 http://journals.lww.com/op-rs/pages/default.aspx，同行评议审稿。

本刊以发表眼整形相关研究和综述类文章为特点，主要包括：眼睑下垂、眼睑重建、眶部疾病的诊断和外科治疗、泪腺疾病、眼睑畸形等。最新的诊断技术、外科仪器设备、治疗方法、某些新发现的详细分析和临床应用类文章也是本刊的刊登内容。

9. Seminars in Plastic Surgery，美国，Thieme Medical Publishers，Inc. 出版和管理，ISSN：1535-2188，英语，季刊，2018 年影响因子 0.561，未被 MEDLINE（PUBMED）收录，投稿链接 http://www.thieme.com/books-main/plastic-surgery/product/2164-seminars-in-plastic-surgery，同行评议审稿。

每期集中讨论一个专题，涵盖整形外科美容与重建领域的所有内容，主要包括乳房再造、鼻整形、脂肪移植与再生、颅颌面创伤修复以及其他整形外科技术。刊物也欢迎整形外科新技术类文章，比如组织游离移植、激光、内镜面部整形手术等。

10. Plastic Surgery，美国，Sage Publications，Inc. 出版和管理，ISSN：2292-5503，英语，季刊，2018 年影响因子 0.667，未被 MEDLINE（PUBMED）收录，投稿链接 http://www.pulsus.com/journals/journalHome.jsp?sCurrPg=journal&jnlKy=6&fold=Home，同行评议审稿。

Plastic Surgery（前身为 Canadian Journal of Plastic Surgery），是加拿大整形外科医师协会、加拿大美容整形外科协会、加拿大手外科协会等学术组织的官方刊物。其主要目标是服务于加拿大整形外科的学术研究、学术组织指导和职业继续教育。刊登内容包含整形再造及美容领域的所有研究。

11. Facial Plastic Surgery Clinics of North America，美国，W.B.Saunders Co. 出版和管理，ISSN：1064-7406，英语，季刊，2018 年影响因子 1.157，投稿链接 http://www.elsevier.com/locate/issn/10647406，同行评议审稿。

本刊主要刊登关于疾病诊治的创新性临床研究类文章。每期集中讨论一个面部整形专题。在其主页里着重提出对审稿专家学术造诣和专业对口方面的高要求。

12. JAMA Facial Plastic Surgery，美国，American Medical Association 出版和管理，ISSN：2168-6076，英语，双月刊，2018 年影响因子 3.056，投稿链接 http://archfaci.jamanetwork.com/journal.aspx，同行评议审稿。

本刊是美国面部整形再造学会、欧洲面部整形学会、国际面部整形联会的官方刊物，是 JAMA 期刊网络家族会员。声称以改善患者的生活质量为办刊目标，关注再造和美容的临床前沿技术，鼓励进行相关基础学科的探索，尤其是面部发育和创伤愈合等方面的研究。本刊每周四线上刊发一次，每年出版 6 期，既有线上版，也有纸刊。投稿接受率约 22%，审稿周期大约 34 天。所有文章都会先在线发表。

本刊是一个多学科期刊，重点是为面部整形医生提供精准和创新性学术信息。其办刊目标为通过发表关于头颈部美容再造的高质量论文来促进面部整形外科的学科发展；促进全球整形医生的教育与提高，也刊发关于伦理和公共政策方面的稿件。

13. Cleft Palate-Craniofacial Journal（CPCJ），加拿大，Sage Publications，Inc. 出版和管理，ISSN：1545-1569，英语，双月刊，2018 年影响因子 1.471，投稿链接 http://www.cpcjournal.org/，同行评议审稿。

CPCJ 是关于唇腭裂及其他颅面畸形的多学科刊物，临床与基础并重，是北美唇腭裂学会的官方刊物。

14. The Journal of Craniofacial Surgery，美国，Lippincott Williams & Wilkins 出版和管理，ISSN：1049-2275，英语，每年出版 8 期，2018 年影响因子 0.785，投稿链接 http://journals.lww.com/jcraniofacialsurgery/pages/default.aspx，同行评议审稿。

本刊涵盖颅颌面外科涉及的所有领域，基础与临床研究并重。刊登文章类型包含论著、综述、约稿述评等，偶尔刊登国际期刊的文摘和颅面外科国际书目。

15. Orthodontics & Craniofacial Research，美国，Wiley-Blackwell Publishing，Inc. 出版和管理，ISSN：1601-6335，英语，季刊，2018 年影响因子 0.946，投稿链接 http://onlinelibrary.wiley.com/journal/10.1111/（ISSN）1601-6343，同行评议审稿。

本刊发表牙齿和颅颌面畸形相关的基因、生长、发育研究类论文。既刊登询证研究类论文，也欢迎有争议问题的讨论类文章。其办刊目标是促进学术团体和医生之间的有效交流，欢迎所有高质量的论文，包含设计严谨的临床循证研究、临床流行病学研究、技术创新类研究。同时本刊也欢迎与牙齿畸形和颅颌面畸形相关的基因学研究、发育生物学研究、综合征研究、正常和异常的颅面发育研究等稿件。稿件类型可以是论著、个案报告、信件等。

16. Journal of Plastic Surgery and Hand Surgery，前身是 Scandinavian Journal of Plastic and Reconstructive Surgery and Hand Surgery（1990-2009），Scandinavian Journal of Plastic and Reconstructive Surgery（1967-1989），英国，Taylor & Francis 出版和管理，ISSN：2000-656X，英语，双月刊，2018 年影响因子 1.037，投稿链接 http://www.tandfonline.com/toc/iphs20/current，同行评议审稿。

办刊目标是为国际整形医生、手外科医生及相关学科医生提供学术论坛。主要刊登基础及临床研究的原创性文章。范围如下：手术方法及随访研究；手外科和整形外科相关的基础研究；颅颌面含唇腭裂研究。偶尔刊登其他领域的文章如显微外科、颅面外科或者烧伤等领域的文章。增刊通常刊登博士学位论文。

17. Journal of Hand Surgery（American Volume），美国，W.B.Saunders Co. 出版和管理，ISSN：0363-5023，英语，每年出版 10 期，2018 年影响因子 2.09，投稿链接 http://www.jhandsurg.org，同行评议审稿。

本刊发表上肢疾病相关的原创类文章。临床和基础研究都涵盖。有意义的个案报告也有刊登。

18. Journal of Hand Surgery（European Volume），英国，Sage Publications Ltd. 出版和管理，ISSN：1753-1934，英语，每年出版 9 期，2018 年影响因子 2.225，投稿链接 http://jhs.sagepub.com，同行评议审稿。

本刊声称是手及上肢功能修复专业医生的必备读物。主要服务于手外科、整形再造外科和矫形外科医生。刊登全世界该领域原创性、权威性和高信息量的论文。

19. The Journal of Hand Surgery Asian-Pacific Volume，新加坡，World Scientific Publishing Co.Pte. Ltd. 出版和管理。ISSN：2424-8355，英语，每年出版 3 期，投稿链接 http://www.worldscientific.com/worldscinet/jhs，同行评议审稿。

MEDLINE 收录，未被 SCI 收录。开放获取类期刊。主要刊登手及上肢外科研究类文章。

20. Hand Surgery and Rehabilitation，法国，Elsevier Masson 出版和管理，ISSN：2468-1229，英语，每年出版 6 期，2018 年影响因子 0.571，投稿链接 http://www.journals.elsevier.com/hand-surgery-and-rehabilitation，同行评议审稿。

本刊是法国、比利时、瑞士手外科协会的官方刊物，也是法国手康复协会的官方刊物。其前身是 Chirurgie de la Main。发表原创研究文章、文献综述、技术要点以及法国和英国的病例报告。本刊每 2 年出版一期法语增刊，专门刊登法国手外科协会关于手外科、外周神经和上肢外科的优秀论文。

21. Burns，英国，Pergamon Press 出版和管理，ISSN：0305-4179，英语，每年出版 8 期，2018 年影响因子 2.247，投稿链接 http://www.elsevier.com/locate/issn/03054179，同行评议审稿。

本刊致力于为热损伤预防和治疗的专业人士提供交流平台。期刊聚焦于热损伤的临床、基础及社会影响研究。涵盖热损伤的预防、流行病学及治疗学等方面。刊登临床研究、基础研究、文献综述、个案报告、热损伤护理等论文。选题方向包括烟损伤对动物和人的影响研究；组织学和细胞学变化相应的治疗；化学损伤对人和动物皮肤的损害研究；冷损伤的生物学和临床效应；炎症反应及抗炎治疗用于改善细胞的生理功能；外科治疗技术等。

22. Journal of Burn Care & Research，美国，Oxford University Press 出版和管理，ISSN：1559-047X，英语，双月刊，2018 年影响因子 1.538，投稿链接 http://journals.lww.com/burncareresearch/pages/default.aspx，同行评议审稿。

本刊提供烧伤预防、教育和紧急救护的最新进展。是美国烧伤协会的官方刊物。主页内容声称是美国唯一的专门针对烧伤治疗和基础研究的期刊。发表关于外科治疗、基础研究、修复重建、急诊救护、烧伤预防及教育的原创类文章。其他方面包括物理和康复治疗、营养、公共事件、诊断治疗的最新计算机技术等。

23. Journal of Reconstructive Microsurgery，美国，Medical Publishers，Inc. 出版和管理，ISSN：0743-684X，英语，每年出版 9 期，2018 年影响因子 1.837，投稿链接 http://www.thieme.com/books-main/plastic-surgery/product/2158-journal-of-reconstructive-microsurgery，同行评议审稿。

本刊创刊于 1984 年，为显微再造外科提供国际化论坛。杂志刊登最新的原创研究类文章，包含基础研究、移植和临床观察类研究。如果是综述类文章，其讨论的主题应当是有关复杂再造和显微外科的最新热点问题。另外，也设有特别栏目刊登关于新技术、新发明、新材料的文章及有意义的个案报告。杂志也刊登有争议问题的辩论、编者述评、书评和读者来信类的稿件。

24. Microsurgery，美国，John Wiley & Sons，Inc. 出版和管理，ISSN：0738-1085，英语，每年出版 8 期。2018 年影响因子 1.945，投稿链接 http://onlinelibrary.wiley.com/journal/10.1002/（ISSN）1098-2752，同行评议审稿。

本刊是一本国际化的多学科交叉学术期刊，核心是有关卓越的显微外科技术的原创性研究。刊登临床研究、基础研究、综述等类型的文章，也会约请专家撰写述评和发表相关学科的研究成果。目标学科包括矫形外科学、耳鼻咽喉头颈外科学、儿外科、血管外科、泌尿外科、整形外科等。读者对象包括显微外科医生、整形外科医生、手外科医生、血管外科医生、矫形外科医生、神经外科医生、头颈外科医生、妇科医生、眼外科医生、泌尿外科医生、儿外科医生等。

表 17-1-1　以整形外科（plastic surgery）为检索词可以检索到的期刊及相关信息

序号	刊名	ISSN	主办单位	国家/语种/刊期/收录
1	European Journal of Plastic Surgery	0930-343X	Springer	德国，英语 6期/年 1971创刊， 原名 Chirurgia plastica
2	Indian Journal of Plastic Surgery	0970-0358	Medknow Publications and Media Pvt.Ltd.	印度，英语 3期/年
3	The Internet Journal of Plastic Surgery	1528-8293	Internet Scientific Publications，Llc.	美国，英语 持续
4	Plastic Surgical Nursing	1550-1841	Lippincott Williams & Wilkins	美国，英语 双月刊
5	Cirugia Plastica	1405-0625	Asociacion Mexicana de Cirugia Plastica，Estetica y Reconstructiva，A.C.	墨西哥，西班牙语 3期/年
6	Voprosy Rekonstruktivnoi i Plasticheskoi Khirurgii	1814-1471	Sibirskoe Otdelenie Meditsinskikh Nauk * Tomskii Nauchnyi Tsentr，Nauchno-Issledovatel'skii Institut Mikrokhirurgii	俄罗斯，俄语 季刊
7	Plastic Surgery International	2090-1461	Hindawi	美国，英语 持续
8	Modern Plastic Surgery	2164-5213	Scientific Research Publishing, Inc.	美国，英语 季刊
9	GMS Interdisciplinary Plastic and Reconstructive Surgery DGPW	2193-8091	German Medical Science（G M S）	德国，德语 持续
10	Archives of Aesthetic Plastic Surgery	2234-0831	Korean Society for Aesthetic Plastic Surgery	韩国，韩语 3期/年
11	Maxillofacial Plastic and Reconstructive Surgery	2288-8101	SpringerOpen	德国，英语 双月刊
12	Plastic Surgery Journal for Trainees	2051-4484	Plastic Surgery Journal for Trainees	英国，英语 季刊
13	Plastic Surgery：Case Studies		Pulsus Group，Inc.	加拿大，英语 3期/年
14	Journal of Plastic Surgery and Hand Surgery	2000-656X	Taylor & Francis	英国，英语 双月刊 SCI，Medline，JCR：Q3
15	Journal of Plastic，Reconstructive & Aesthetic Surgery	1748-6815	Churchill Livingstone	英国，英语 月刊 SCI，Medline，JCR：Q2
16	Plastic and Reconstructive Surgery	0032-1052	Lippincott Williams & Wilkins	美国，英语 月刊 SCI，MEDLINE，JCR：Q1

续表

序号	刊名	ISSN	主办单位	国家/语种/刊期/收录
17	Clinics in Plastic Surgery	0094-1298	W.B.Saunders Co.	美国，英语 季刊 SCI，MEDLINE，JCR：Q2
18	Aesthetic Plastic Surgery	0364-216X	Springer New York LLC	美国，英语 双月刊 SCI，MEDLINE，JCR：Q3
19	Annals of Plastic Surgery	0148-7043	Lippincott Williams & Wilkins	美国，英语 月刊 SCI，MEDLINE，JCR：Q3
20	Facial Plastic Surgery	0736-6825	Thieme Medical Publishers，Inc.	美国，英语 双月刊 SCI，MEDLINE，JCR：Q4
21	Ophthalmic Plastic and Reconstructive Surgery	0740-9303	Lippincott Williams & Wilkins	美国，英语 双月刊 SCI，MEDLINE，JCR：Q3
22	Seminars in Plastic Surgery	1535-2188	Thieme Medical Publishers，Inc.	美国，英语 季刊 SCI，JCR：Q4
23	Plastic Surgery	2292-5503	Sage Publications，Inc.	美国，英语 季刊 SCI，JCR：Q4
24	Facial Plastic Surgery Clinics of North America	1064-7406	W.B.Saunders Co.	美国，英语 季刊 SCI，MEDLINE，JCR：Q4
25	JAMA Facial Plastic Surgery	2168-6076	American Medical Association	美国，英语 双月刊 SCI，MEDLINE，JCR：Q2
26	Australasian Journal of Plastic Surgery	2209-170X	Australian Society of Plastic Surgeons	澳大利亚，英语 半年刊

表 17-1-2　以颅面外科（craniofacial）为检索词检索到的期刊及相关信息

序号	刊名	ISSN	主办单位	国家/语种/刊期/收录
1	Journal of Dental，Oral and Craniofacial Epidemiology	2325-095X	Sharmila Chatterjee's Analytic Science Initiative	美国，英语 季刊
2	Cleft Palate-Craniofacial Journal	1545-1569	Sage Publications，Inc.	加拿大，英语 双月刊 SCI，MEDLINE，JCR：Q3
3	The Journal of Craniofacial Surgery	1049-2275	Lippincott Williams & Wilkins	美国，英语 8期/年 SCI，MEDLINE，JCR：Q4
4	Orthodontics & Craniofacial Research	1601-6335	Wiley-Blackwell Publishing，Inc.	美国，英语 季刊 SCI，MEDLINEJCR：Q2

表 17-1-3　以手外科（hand surgery）为检索词检索到的期刊及相关信息

序号	刊名	ISSN	主办单位	国家\语种\刊期\收录
1	The Journal of Hand Surgery Asian-Pacific Volume	2424-8355	World Scientific Publishing Co.Pte. Ltd.	新加坡, 英语 3 期 / 年 MEDLINE,
2	The Internet Journal of Hand Surgery	1937-8203	Internet Scientific Publications，Llc.	美国, 英语 半年刊
3	Journal of Plastic Surgery and Hand Surgery	2000-656X	Taylor & Francis	英国, 英语 双月刊 SCI, MEDLINE, JCR: Q3
4	Journal of Hand Surgery （American Volume）	0363-5023	W.B.Saunders Co.	美国, 英语 10 期 / 年 SCI, MEDLINE, JCR: Q3
5	Journal of Hand Surgery （European Volume）	1753-1934	Sage Publications Ltd.	英国, 英语 9 期 / 年 SCI, MEDLINE, JCR: Q1
6	Hand Surgery and Rehabilitation	2468-1229	Elsevier Masson	法国, 英语 6 期 / 年 SCI, MEDLINE, JCR: Q3
7	Journal of Hand Surgery Global Online	2589-5141	Elsevier Inc.	美国, 英语 季刊

表 17-1-4　以烧伤（burn）为检索词检索到的期刊及相关信息

序号	刊名	ISSN	主办单位	国家\语种\刊期\收录
1	Mediterranean Council for Burns and Fire Disasters.Annals	1592-9558	Mediterranean Council for Burns and Fire Disasters	意大利, 法语、英语 季刊
2	International Journal of Burns and Trauma	2160-2026	E-Century Publishing Corporation	美国, 英语 季刊
3	Burns & Trauma（Print）	2321-3868	Medknow Publications and Media Pvt.Ltd.	印度, 英语 季刊
4	Scars，Burns & Healing	2059-5131	Sage Publications Ltd.	英国, 英语 持续
5	Burns Open	2468-9122	Elsevier BV	荷兰, 英语 持续
6	Burns	0305-4179	Pergamon Press	英国, 英语 8 期 / 年 SCI, MEDLINE, JCR: Q2
7	Journal of Burn Care & Research	1559-047X	Oxford University Press	美国, 英语 双月刊 SCI, MEDLINE, JCR: Q2

表 17-1-5　以显微外科（microsurgery）为检索词检索到的期刊及相关信息

序号	刊名	ISSN/CN	主办单位	国家\语种\刊期\收录
1	Journal of Hand and Micro-surgery	0974-3227	Thieme Medical and Scientific Publishers Pvt.Ltd.	印度, 英语 3 期 / 年
2	Archieves of Reconstructive Microsurgery	2288-6184	Korean Society for Microsurgery	韩国, 韩语 / 英语 季刊

续表

序号	刊名	ISSN/CN	主办单位	国家\语种\刊期\收录
3	Hand and Microsurgery	2458-7834	SAGEYA Yayincilik	土耳其，英语 3 期／年
4	Journal of Reconstructive Microsurgery	0743-684X	Thieme Medical Publishers，Inc.	美国，英语 9 期／年 SCI，MEDLINE，JCR：Q2
5	Microsurgery	0738-1085	John Wiley & Sons，Inc.	美国，英语 8 期／年 SCI，MEDLINE，JCR：Q2

第二节　整形外科相关的中文期刊介绍

一、整形外科相关中文期刊列表及基本信息

以中国科学院文献情报中心的全球科技期刊集成平台（jbest.las.ac.cn）为依据搜索与整形外科相关的学术期刊。以整形外科、唇腭裂、美容、烧伤、手外科、显微外科、优生、创伤为检索词，去除关联度低的期刊后共有 20 种刊物，见表 17-2-1。其中 2018 年中信所（中国科学技术信息研究所 ISTIC）核心影响因子大于零者 17 刊（表 17-2-1 中红色条目）。

二、2018 年 ISTIC 核心影响因子大于零的中文期刊概要信息及投稿介绍

1. **中华显微外科杂志**　1978 年 8 月创刊，前身为《显微外科》，1985 年更名为《显微医学杂志》，1986 年改为现刊名。中华医学会主办，是中华医学会显微外科学会的官方刊物，双月刊。以及时报道国内外显微外科的新进展，反映我国显微外科水平和发展方向为己任，同时积极介绍基层医院开展和普及显微外科的情况，适合从事显微外科、骨科、整形外科、手外科、神经外科、关节外科、泌尿外科、口腔颌面外科、眼科、耳鼻喉科、妇科、脊柱外科、腔镜和内镜的应用等手术学科及解剖学等基础医学专业人员投稿和阅读。

2. **中华整形外科杂志**　1985 年创刊，其前身为《中华整形烧伤外科杂志》，2000 年开始使用现刊名。中华医学会主办，中国医学科学院整形外科医院承办，月刊，是中华医学会整形外科分会官方刊物。办刊宗旨是：贯彻党和国家的卫生工作方针政策，贯彻理论与实践、普及与提高相结合的方针，反映整形外科及相关领域临床及科研工作的重大进展，促进国内外学术交流。主要刊登整形外科具有科学性、实用性、创新性、导向性的原创类文章，临床与基础并重。刊登的主要领域包括：先天性体表畸形的诊治及相关的病因学等方面的基础研究、获得性体表畸形及功能障碍的修复重建、体表肿瘤及血管脉管畸形的诊断治疗、医学美容及相关的临床基础及交叉学科的研究。栏目设置有：标准与规范、述评、临床论著、实验论著、病例报告与文献综述、复杂病例分析、整形外科教育、其他。对于有重要意义的文章本刊会对栏目做相应调整及补充，同时也欢迎资讯类稿件。本刊实行重点选题与自由来稿相结合的稿件组织形式，既保证杂志在学科的权威性、导向性，又欢迎并培育专家学者的个人创新。

3. **中华手外科杂志**　1985 年创刊，中华医学会主办，双月刊，编辑部设在复旦大学附属华山医院。以广大手外科医师为主要读者对象，也适合整形外科、骨科、显微外科和普通外科医师阅读。重点介绍和报道手外科领域中先进的科研成果和临床诊疗经验；优先介绍各专业中的创新及发明；关注对临床有指导作用以及和临床密切结合的基础理论研究；介绍国外的新技术及新进展。

4. **中华烧伤杂志**　1985 年创刊，前身为《中华整形烧伤外科杂志》，2000 年开始使用现刊名。中华医学会主办，月刊。杂志力求充分展示本学科及相关领域的新理论、新技术、新方法、新经验，注重实用性，讲究可读性。全方位展示本专

业的研究进展、临床治疗和护理经验，将整形与康复理念贯穿于烧伤救治全过程，将独到的修复技术应用于各种类型的难治性创面。

5. 华西口腔医学杂志　1983 年 8 月创刊，四川大学主办。其主要任务是报道我国口腔医学工作者在防病治病、科学研究、教学等工作中取得的经验、科研成果、技术革新、学术动态等。报道形式包括专家论坛、基础研究、临床研究、专栏论著、病例报告、方法介绍、综述、专论、消息等栏目，可供从事口腔医学及相关学科的临床医务人员、教学、科研、情报人员及口腔医学专业的在校学生阅读。其唇腭裂及相关研究与整形外科相交叉。

6. 中国修复重建外科杂志　1987 年创刊，中国康复医学会、华西医科大学附属第一医院主办，月刊，是中国修复重建外科杂志编辑委员会编辑出版的跨学科的医学专业性学术期刊。主要相关学科包括登骨科、手外科、显微外科、整形外科、颌面外科、普外科、泌尿外科、神经外科、妇产科、五官科等。主要内容包括采用手术方法进行组织、器官的移植与移位；采用生物制品或非生物制品进行植入或替代，采用非手术方法进行组织结构的修复、重建功能、改善外形等。稿件形式可以是临床研究，经验总结、基础研究、有前瞻性见解的个案报道，有关的新技术、新疗法、经验教训、专题讲座、专题讨论、国外最新文献摘要等。

7. 中华损伤与修复杂志电子版　中华医学会主办、中华医学电子音像出版社出版、首都医科大学附属北京友谊医院承办的专业性电子学术期刊，是"中华医学会系列杂志"之一，双月刊，逢双月出版。以从事损伤与修复相关专业临床和科研工作者为主要读者对象，采用图文声像多种形式，反映损伤与修复领域基础研究和临床应用信息与成果，推动我国损伤与修复研究和临床工作发展。光盘内包括所有文章的电子版内容，以及专题演讲视频、专家讲座视频、热点问题讨论会视频、临床病例讨论会视频、查房视频、手术操作视频等。

8. 组织工程与重建外科杂志　2005 年创刊，上海交通大学主管，上海交通大学医学院附属第九人民医院主办，双月刊，是组织工程学和整形重建外科学的专业学术期刊，着重报道组织工程领域的基础研究，组织构建和生物材料研发，以及整形重建外科领域的重大进展、新技术和新动态。

9. 神经损伤与功能重建　2006 年创刊，华中科技大学同济医学院主办，月刊。本刊紧跟国际神经科学发展趋势，对神经系统疾病的基础与临床研究的新动态、新技术、新进展和新经验，予以实时追踪、报道，同时对基层医务工作者所关注的临床诊断方法、治疗方法、相关技能予以介绍，突出科学性、创新性和实用性。本刊坚持理论与实践相结合，普及与提高相结合，国内与国外相结合，交流神经病学领域的学术研究成果和实践经验，促进我国神经病学事业的蓬勃发展。主要作者及读者对象为神经内外科、从事修复重建工作的临床医师、各大科研机构的研究人员、进修生、研究生、博士生以及医学院校的教师等。

10. 中华医学美学美容杂志　中华医学会主办，双月刊。以医学美学与美容学的基础理论和临床应用研究为重点方向，是面向中高级医学美学与美容学专业人员的学术期刊。本刊专业领域涵盖美容外科、整形外科、美容皮肤科、美容牙科和医学美容。刊登美容外科、美容皮肤科、美容牙科、美容内科、物理美容、药物美容、中医美容和美容护理等研究和应用。栏目有：临床论著、实验研究、医学美学、经验总结、病例报告、技术革新、综述、讲座，继续教育园地等。

11. 中国美容整形外科杂志　1990 年 10 月创刊，月刊，为中国第一本美容外科学术期刊。现由中国医师协会、辽宁省人民医院、沈阳军区总医院主办，联合丽格（北京）医疗美容投资连锁机构有限公司、沈阳友谊美容医院协办。主要刊登美容整形外科及相关学科在国内外领先的科研成果、临床诊疗经验（手术和非手术方法均可）及基础理论研究（包含研究生论文）。

12. 口腔颌面修复学杂志　本刊为首都医科大学附属北京口腔医院与中国人民解放军总医院联合主办的口腔修复专业学术期刊，季刊，面向全国发行，是国内第一本关于口腔修复学的专业性杂志。栏目包括：颞下颌关节研究、口腔生物力学研究、种植义齿研究、烤瓷修复、固定义齿修复、总义齿修复、可摘局部义齿修复、修复前正畸、修复前外科、颌骨缺损修复、面部缺损修复、牙体缺损修复、修复技术、口腔修复心理、修复材料、专题讲座等栏目。

13. 中国美容医学　1992 年 6 月创刊，西安交通大学和第四军医大学联合主办，原名为《中国医学美学美容杂志》，1998 年第 1 期更名为《中国美容医学》，月刊。办刊目标为创建具有中国特色的美容医学学科服务，促进科研，面向临床，加强各有关学科的横向联系，反映该学科领域的研究成果和最新进展，传播与交流国际国内美容医学的新业务、新技术、理论研究与经验总结，指导和帮助读者提高专业修养和技术水平，增进学科的发展建设。主要栏目有：基础研究、学科动态、整形美容外科、眼耳鼻美容、口腔颌面美容、齿科美容、皮肤与激光美容、中医药美容、综述、讲座、前沿追踪和国外美容医学信息等。主要读者对象为美容医学相关学科的临床医师、专业美容师以及从事美容医学的研究、教学、管理人员。本刊涉及到医学领域的多个学科及综合性边缘学科，美容中医药和皮肤激光美容栏目的设立使其更加具有中国特色并完善了学科发展需求。

14. 口腔颌面外科杂志　1991 年创刊，同济大学主办，双月刊。主要刊登口腔颌面外科及相关学科的基础与临床研究的新成果、新技术，以及临床经验等文章。设有专家论坛、基础研究、临床研究、临床总结、病例报道、综述、讲座等栏目。

15. 中国口腔颌面外科杂志　2003 年 3 月创刊，中华口腔医学会主办、中华口腔医学会口腔颌面外科专业委员会承办，双月刊。主要栏目包括临床及基础研究论著、综述、讲座、学术争鸣、临床总结、短篇报道等，及时报道和反映我国口腔颌面外科领域的新成果、新经验、新理论、新知识，开展国际学术交流，开辟继续教育园地，以繁荣和发展我国的口腔颌面外科学事业。

16. 中国优生与遗传杂志　本刊是中国优生科学协会和中日友好医院主办，兰州医学院遗传室和北京航天医院协办的全国性学术期刊。

17. 中国生育健康杂志　北京大学主办，为全国性的综合性学术期刊，双月刊，为广大从事妇幼保健、妇产科、儿科、男性科、生殖医学、计划生育等学科及从事相关学科基础、遗传、营养、环境、流行病、健康教育、医学管理、医学伦理、社会人文研究的专业人员提供展示研究成果、学术交流的平台。

表 17-2-1　整形外科相关中文期刊列表

序号	刊名	ISSN/CN	收录、影响因子（2018 中信所）	主办单位	地址
1	中华显微外科杂志	ISSN 1001-2036 CN 44-1206/R	CMA·CSCD·ISTIC·PKU 1.731	中华医学会	广东广州
2	中华整形外科杂志	ISSN 1009-4598 CN 11-4453/R	CMA·MEDLINE·CSCD·ISTIC·PKU 1.021	中华医学会	北京
3	中华手外科杂志	ISSN 1005-054X CN 31-1653/R	CMA·CSCD·ISTIC·PKU 0.985	中华医学会	上海
4	中华烧伤杂志	ISSN 1009-2587 CN 11-2650/R	CMA·MEDLINE·CSCD·ISTIC·PKU 0.929	中国医师协会	重庆
5	华西口腔医学杂志	ISSN 1000-1182 CN 51-1169/R	MEDLINE·ISTIC·PKU·CSCD 0.759	四川大学	四川成都
6	中国修复重建外科杂志	ISSN 1002-1892 CN 51-1372/R	MEDLINE·CSCD·ISTIC·PKU 0.746	中国康复医学会	四川成都
7	中华损伤与修复杂志电子版	ISSN 1673-9450 CN 11-9132/R	CA·ISTIC 0.694	中华医学会	
8	组织工程与重建外科	ISSN 1673-0364 CN 31-1946/R	ISTIC 0.667	上海交通大学医学院附属第九人民医院	上海
9	神经损伤与功能重建	ISSN 1001-117X CN 42-1759/R	ISTIC 0.65	华中科技大学同济医学院	湖北武汉

续表

序号	刊名	ISSN/CN	收录、影响因子 （2018中信所）	主办单位	地址
10	中华医学美学美容杂志	ISSN 1671-0290 CN 11-4657/R	CMA·ISTIC 0.627	中华医学会	北京
11	中国美容整形外科杂志	ISSN 1671-7040 CN 21-1542/R	CMDA·ISTIC·CA 0.52	中国医师学会	辽宁沈阳
12	口腔颌面修复学杂志	ISSN 1009-3761 CN 11-4424/R	ISTIC 0.511	首都医科大学附属北京口腔医院	北京
13	中国美容医学	ISSN 1008-6455 CN 61-1347/R	CA·ISTIC 0.474	西安交通大学	陕西西安
14	口腔颌面外科杂志	ISSN 1005-4979 CN 31-1671/R	CA·ISTIC 0.406	同济大学	上海
15	中国口腔颌面外科杂志	ISSN 1672-3244 CN 11-4980/R	CA·ISTIC· 0.381	中华口腔医学会	上海
16	中国优生与遗传杂志	CN 11-3743/R	ISTIC 0.374	中国优生科学协会	北京
17	中国生育健康杂志	ISSN 1671-878X CN 11-4831/R	ISTIC 0.279	北京大学	北京
18	中国烧伤创疡杂志	ISSN 1001-0726 CN 11-2650/R	ISTIC	中国医师协会	北京
19	实用手外科杂志	ISSN 1671-2722 CN21-1466/R	CMDA·ISTIC	中国医师协会	辽宁沈阳
20	感染、炎症、修复	ISSN 1672-8521 CN 11-5225/R		中国人民解放军总医院第一附属医院	北京
21	中国医疗美容	ISSN 2095-0721 CN 11-6007/R		中国整形美容协会	北京

讨　　论

学术期刊是行业繁荣的必然产物，是专家学者智慧的结晶，其对学科的发展既有思想层面的引领，又有客观层面的促动。整形外科研究生及其他青年学者是学科的未来之所系。学术论文的撰写是学者成长的正向催化剂，学术论文的发表既是对作者的肯定，又是作者对学科发展的贡献。作为医学及相关学科的从业人员，进行科学研究，撰写并发表学术论文是个人学术生涯的必要组成部分，是个体对行业乃至人类社会发展的责任和义务。发表学术论文的质和量一直而且在可以预见的未来都必然是衡量人才价值的重要指标。在繁杂的学术期刊中选择科学严谨的媒介发表研究成果至关重要。

本文以中国科学院文献情报中心的全球科技期刊集成平台（jbest.las.ac.cn）为依据，以与整形外科高度关联的词汇进行搜索，初步获取刊物名单与基本信息，再经笔者逐一浏览各刊官网进行排查，最终确定目标刊物，列表如上。刊物信息及组稿倾向来源于各刊官网，部分刊物的主要介绍参考了万方医学（http://med.wanfangdata.com.cn/）及梅斯医学（http://www.medsci.cn/）。如有错漏，敬请读者指正。

注：文中所列期刊信息以2018年公开发布的数据为依据，个别期刊信息在2020年5月校稿时进行了补充。期刊评价指标随计算机构会有差异，每年会有变化，期刊官网内容会随时更新。

（何乐人）

中英文名词对照索引

P

Q

R

S

T

W

X

Y

Z